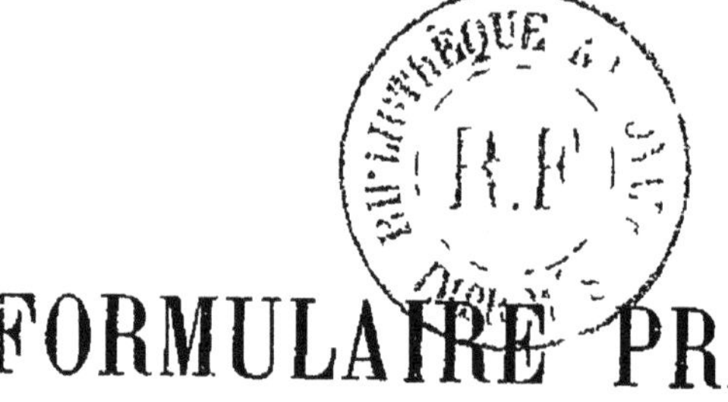

FORMULAIRE PRATIQUE

DE

THÉRAPEUTIQUE ET DE PHARMACOLOGIE

FORMULAIRE

PRATIQUE

DE

THÉRAPEUTIQUE ET DE PHARMACOLOGIE

PAR

A. GILBERT ET P. YVON

Professeur de Clinique médicale
à la Faculté
Médecin de l'Hôtel-Dieu
Membre de l'Académie de Médecine.

Docteur en Pharmacie
Membre de la Société de Pharmacie
et de la Société de Biologie
Membre de l'Académie de Médecine.

Ancien Formulaire de Dujardin-Beaumetz

VINGT-SIXIÈME ÉDITION

REVUE, CORRIGÉE ET AUGMENTÉE

PAR

A. GILBERT ET Ch. MICHEL

PARIS

OCTAVE DOIN ET FILS, ÉDITEURS

8, PLACE DE L'ODÉON, 8

1914

PRÉFACE

DE LA VINGT-SIXIÈME ÉDITION

Publié pour la premiere fois en 1887, ce formulaire avait atteint sa huitieme édition de langue française lorsque disparaissait l'un de ses deux fondateurs, DUJARDIN-BEAUMETZ Maintenant, c'est YVON qui, soudainement, est emporté, si bien qu'apres avoir, pendant dix sept années, collaboré avec lui a la rédaction de cet ouvrage, je suis appelé a lui donner un successeur.

Il m'a semblé que ce serait rendre encore un hommage à sa mémoire que de choisir entre tous les praticiens et les savants celui qui déjà l'a remplacé dans la direction de son officine, qu'il a associé à plusieurs de ses travaux et qu'il a ainsi désigné en quelque sorte lui-même

Ancien préparateur à l'Ecole de pharmacie, Membre de la société de pharmacie, Membre de la Commission du Codex, M. le Dr MICHEL d'ailleurs est pleinement qualifié pour assumer la tâche qui va désormais lui incomber et je ne doute pas que les fideles lecteurs du *Formulaire* ne lui fassent le meilleur accueil

Professeur A GILBERT

*
* *

Parmi les médicaments nouveaux inscrits dans cette nouvelle édition, le plus remarquable est certainement le *chlorhydrate d'émetine* Les expériences de Wedder (1911) établissant le pouvoir amibicide de l'émétine, les résultats surprenants obtenus par L. Rogers de Calcutta (1912) dans le traitement de la dysenterie et des abces amibiens du foie, résultats confirmés par ceux de nombreuses observations publiées au cours de cette dernière année, permettent d'ores et déjà de considérer ce médicament comme un véritable spécifique de l'amibiase humaine.

Les constatations de Barker relatives a l'anémie spéciale que semble determiner l'inhalation prolongée des vapeurs de *benzine*, et les expériences de Selling démontrant le pouvoir destructeur de cet agent (souvent désigné sous le nom de *benzol*) à l'égard des leucocytes, ont suggéré l'idée de l'employer dans le traitement de la leucémie. Les résultats favorables enregistrés par von Koranyi et nombre d'auteurs plaident en faveur de l'adoption de cette thérapeutique nouvelle, bien qu'elle ne soit pas exempte de dangers et qu'elle ne puisse exclure, dans tous les cas, la radiothérapie également opposée aux leucémies.

L'un des médicaments les plus anciennement et les mieux connus, *l'ether*, voit s'étendre singulièrement le champ déjà vaste de ses applications . il est aujourd'hui vanté comme antiseptique chirurgical particulièrement propre, du fait de la diffusion de ses vapeurs, à la désinfection des plaies anfractueuses et surtout de la cavité péritonéale.

Comme nouveautés thérapeutiques de moindre importance, il nous faut signaler encore : l'emploi du *thymol* comme tœnifuge, et de l'essence de *Chenopodium anthelminthicum* contre l'ankylostomiase; l'application du *cyanure double d'or et de potassium* au traitement du lupus;

le traitement de la tétanie et du laryngospasme par le *bromure de calcium*.

Mentionnons enfin, dans le domaine de la *vaccino-thérapie*, l'extension de l'emploi des *vaccins antityphiques*, et, en *opothérapie*, les nouvelles applications de l'*hypophyse* comme *ocytocique* et comme hémostatique interne (contre hémoptysies).

En plus de ces additions, cette nouvelle édition comporte quelques modifications dans les articles consacrés aux médicaments les plus importants : là où les « propriétés thérapeutiques », les « indications » et « contre-indications » pouvaient paraître trop sommaires, nous avons, sous la forme concise qu'exige le cadre de cet ouvrage, apporté quelques développements jugés nécessaires.

La *posologie* de certaines préparations, notamment de celles de belladone, de jusquiame, de chanvre indien, de strychnine, a été modifiée conformément aux données les plus récentes de la chimie pharmaceutique et de l'observation clinique.

Quelques formules, aujourd'hui tombées en désuétude ou dont les constituants ne figurent plus dans l'arsenal pharmaceutique moderne, ont été supprimées ou remplacées par d'autres répondant mieux aux exigences actuelles.

Les divers aide-mémoire ont été révisés et complétés conformément aux progrès de la thérapeutique ; M. Grivot, laryngologiste des hôpitaux, a bien voulu revoir et mettre à jour celui de *thérapeutique otologique*.

Le chapitre des agents physiques s'est enrichi d'un article sur la *radiumthérapie*, que nous devons à l'obligeance de M. le Dr Guilleminot.

Enfin la « *constante d'excrétion uréique* » d'Ambard fait l'objet d'un paragraphe nouveau dans les annexes consacrées à la chimie biologique.

A. Gilbert et Ch. Michel

Mars 1914.

Paul YVON

(1848-1913)

Il nous faut hélas ! inscrire sur le seuil de cette vingt-sixième édition un suprême hommage à la mémoire de l'ami, du maître et du collaborateur qui, depuis bientôt trente ans, consacrait son savoir et ses soins au perfectionnement de l'œuvre créée par DUJARDIN-BEAUMETZ : ce *Formulaire pratique de thérapeutique et de pharmacologie.*

PAUL YVON, pharmacien honoraire, Membre de l'Académie de Médecine et de la Société de Pharmacie, directeur du Service pharmaceutique des sérums à l'Institut Pasteur, est mort subitement, le 21 avril 1913, à l'âge de soixante-cinq ans. Sa disparition sera vivement regrettée du corps médical et pharmaceutique français, car peu d'existences furent remplies d'un labeur plus constant et plus dévoué au progrès des sciences pharmacologiques. Alors qu'il pouvait aisément s'abandonner à un repos bien mérité, il tombe, surpris en pleine activité : quelques instants même avant sa fin, après avoir rempli ses fonctions à l'Institut Pasteur, il se rendait encore à son ancienne officine de la rue de La Feuillade, pour y rassembler divers documents destinés à la nouvelle édition de ce *Formulaire !* .

C'est en 1875 que P. YVON devint titulaire de cette officine — autrefois illustrée déjà par Dorvault — où il effectua la plupart des travaux qui établirent sa réputation.

Avant cette époque, YVON, interne en pharmacie des hôpitaux, avait été préparateur de physique à l'École de

Pharmacie de Paris et, pendant quelque temps, chef des travaux de physique et de chimie à l'Ecole vetérinaire d'Alfort Ces circonstances expliquent la prédilection qu'il montra par la suite pour les recherches de physique médicale ou pharmaceutique, recherches au cours desquelles il déployait une rare ingeniosite au service d'un grand sens pratique.

C'est ainsi que nous eûmes de lui : un *photomètre base sur la sensation du relief* (1872); un *siphon régulateur pour filtrations continues*; un dispositif pour le renforcement des sons dans le *teléphone* de Reiss; un *hygromètre à condensation avec tables;* un *appareil a distillation des solutions etherées et chloroformiques*; un travail sur le *spectre d'absorption de la brucine* (1875); un *diabetomètre à penombres;* un *dispositif pour l'evaporation rapide des extraits aqueux* (1880). un *appareil à microphotographie* (1885), des mémoires sur l'*electrolyse des calculs urinaires* (1894) et sur la *production du voile en photographie* (1898); une *étude sur le compte-goutte normal* (Thèse de Doctorat en pharmacie, 1905).

Nous devons en outre à Yvon un grand nombre de recherches et de publications relatives à des sujets de chimie et de pharmacie. Mentionnons en chimie. un procéde de *dosage du cuivre seul ou en presence du zinc ;* la *purification du sulfure de carbone par la tournure de cuivre* (1872), la *preparation du protoiodure de mercure cristallise* (1873) et celle du *bromure de lithium* (1875); une thèse soutenue en 1875 pour l'obtention du diplôme de pharmacien de 1re classe et intitulée · *De l'analyse chimique de l'urine normale et pathologique au point de vue clinique*, travail qui, plus tard remanié et augmente, devait constituer le *Manuel clinique de l'analyse des urines* aujourd'hui a sa septieme édition; une étude des *nitrates de bismuth*, un mode de *préparation du bromure d'ethyle ;* la *composition du liquide cephalo-rachidien* (1877); le *dosage clinique de l'urée dans l'urine et dans le sang*, et la description de cet *uréomètre à mercure*, merveille de simplicité, qui suffit à établir la renommée de son auteur, *l emploi de la glycerine pour la preparation des sels dissociables par l'eau ;* des modes de *préparation du tartrate de fer et d'ammoniaque*, du *bromure de zinc*, du *salicylate de de quinine* (1879), et de l'*acétanilide* (1887); un procédé de *dosage volumétrique du plomb; l'iodosulfate de cinchonine succédané de l'iodoforme* (1889) ; le *contrôle et la purification de l'alcool absolu par le carbure de calcium* (1898) ; les *émetiques d'arsenic et d'aniline* (1910).

Des sujets de pharmacie traités par P. YVON, il faut citer : les modes de *préparation du sirop de Tolu* et des *décoctions de racine de grenadier* (1875) ; l'*extrait fluide de seigle ergoté ;* l'*emploi du chloral comme vésicant* (1877) ; les procédés de *préparation du miel rosat*, des *sirops d'écorces d'oranges amères* et de *quinquina ;* le *dosage de la morphine dans l'opium* (1879) ; des études sur la *purification du chloroforme* (1882), sur la *poudre de viande* (1884), sur l'*essai du sulfate de quinine* (1886), sur le *vin de quinquina* (1902), sur la *gaze phenolée*, les *capsules gélatineuses et leur dosage* (1909), etc.

La légitime autorité que lui conférait son savoir valut à YVON l'honneur de siéger parmi divers Corps savants ou Commissions scientifiques et de prendre une part très active à leurs travaux C'est ainsi qu'il fut membre : de la Société d'Emulation pour les sciences pharmaceutiques, des Sociétés de Thérapeutique, de Biologie, de Pharmacie, de l'Académie de Médecine, des Commissions du Codex, de la Commission d'hygiène du Ier arrondissement, de la Conférence internationale peur l'unification des formules des médicaments héroiques, etc.

Telle est, en raccourci, l'œuvre de PAUL YVON ; l'activité étonnante qu'il y déploya fut sans doute l'une de ses moindres qualités ; car ce savant, plein de droiture, de modestie et de bon sens, était encore et avant tout d'une inépuisable bonté, toujours disposé à aider de ses inestimables services ou de ses précieux conseils.

G. et M

Cet ouvrage est divisé en deux parties :

La première partie est consacrée aux **agents thérapeutiques** (*en rouge*).

La deuxième partie aux **aide-mémoire de thérapeutique** (*en vert*).

Après une *Annexe* réservée à la **Chimie biologique** (*en jaune*) viennent en dernier lieu les **tables des matières** (*en bleu*).

TABLE DES MATIÈRES

PREMIÈRE PARTIE

Les Agents Thérapeutiques.

DEUXIÈME PARTIE

Aide-Mémoire de Thérapeutique

ANNEXES

Chimie biologique

TABLES

PREMIÈRE PARTIE

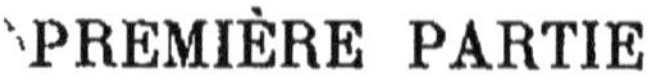

LES AGENTS THÉRAPEUTIQUES

Ils sont distingués en 3 catégories : **chimiques, physiques psychiques.**

PREMIER CHAPITRE

LES AGENTS CHIMIQUES

Ce chapitre comprend les divisions suivantes :

1° **Notions préliminaires et art de formuler ;**

2° **Les médicaments;**

3° **Appendice pour les injections hypodermiques;**

4° **Les eaux minérales;**

5° **Les aliments et les régimes;**

6° **Appendice pour les désinfectants et la désinfection.**

I

NOTIONS PRÉLIMINAIRES

ET ART DE FORMULER

POIDS ET MESURES

Le système *métrique* ou *décimal* est le seul qui soit aujourd'hui employé en France. Tous les chiffres de nos formules exprimeront donc soit des *grammes* (gr.), soit des *centimètres cubes* (c.c.).

Nous croyons cependant utile d'indiquer la correspondance des poids anciens avec les nouveaux.

POIDS ANCIENS

EXPRESSION GRAPHIQUE	RAPPORTS NUMÉRIQUES	RAPPORTS DÉCIMAUX	RAPPORTS USUELS
		gr c	gr c
℔	La livre correspondant à 16 onces. . .	489.504	500
	1/2 livre = 8 onces... .	244 752	250
	1/4 livre ou quarteron = 4 onces. ..	122 376	120-125
	1/2 quart = 2 onces .	61 188	60
℥	L'once	30 594	30
	1/2 once	15 287	15
ʒ	1 gros ou 72 grains	3 824	4
	1/2 gros..	1 912	2
℈	1 scrupule	1 274	
	1/2 scrupule.	0 637	
GR ou g	1 grain.	0 053	0,05
β	1/2 grain (1)	0 025	0,025

(1) 1/2 grain faible 0 gr. 02; fort 0 gr. 03.

CORRESPONDANCE DES POIDS ANGLAIS AVEC LE GRAMME

Livre	Once	Drachme	Scrupule	Grain
453 gr. 592	28 gr. 34	3 gr. 888	1 gr. 296	0 gr 0648

Mesures de capacité — Le litre ou 1000 cc. et ses subdivisions : les mesures sont peu employées en pharmacie . presque tous les éléments d'une formule sont indiqués en *poids*

CORRESPONDANCE DES MESURES ANGLAISES AVEC LE LITRE

Gallon	Pinte	Fluidonce	Fluidrachme	Minim
4 lit. 543	0 lit 578	28 cc 39	3 cc. 54	0 cc. 059

ÉVALUATION EN POIDS DES DIVERSES QUANTITÉS DÉSIGNÉES SOUS LES NOMS SUIVANTS

	Poids
Une cuillerée à café . . . . . d'eau. . . .	5 gr.
— à dessert . . . —	10 —
— à soupe . . — . . .	15 —
Un verre ou 8 cuillerees à soupe —	120 —
Une poignee de semences d'orge	80 —
— — de lin	50 —
— de farine de lin	100 —
Une pincée de fleurs (camomille — guimauve . .	2 —
— — (arnica — mauve). . . .	1 —

Il est très important pour le médecin de connaître la contenance exacte en cuillerées à *soupe*, à *dessert* et à *café*, des fioles de pharmacie. Presque toujours, en effet, il prescrit de prendre par cuillerées la potion ou le sirop qu'il ordonne, et il arrive presque toujours aussi que le nombre de cuillerees prises par le malade n'est point celui qui aurait dû exister théoriquement. Cela tient à plusieurs causes. d'abord, que les nombres indiqués par le Codex sont des nombres théoriques et pas du tout pratiques, ensuite, que ces nombres sont indiqués pour l'eau et non pour les préparations pharmaceutiques. De plus la contenance de la cuiller varie suivant les fabricants On trouve des cuillers qui contiennent jusqu'à 20 grammes d'eau, il y en a même beaucoup, mais il faut les emplir complètement ; ce qui n'est pas commode pour administrer un médicament à un malade, surtout s'il est alité. Il en résulte qu'une potion dure rarement le temps qu'avait pensé le médecin et qu'il n'est jamais fixé sur les doses que prendra le malade. Pour éviter cet inconvénient, nous conseillons de consulter le tableau suivant, emprunté à l'art de formuler de l'un de nous (1); livre auquel nous ferons quelques emprunts :

POIDS PRATIQUE DES DIVERSES CUILLERÉES DES MÉDICAMENTS

	CUILLER		
	A soupe ou potage	A dessert ou entremets	à café
Liquides aqueux et vins .	16 gr.	12 gr.	4 gr
Liquides alcooliques à 60°	12	9	3
Juleps gommeux — Potions.	18	13,5	4,5
Sirops.	21	16	5
Huiles.	12	9	3

(1) *Traité de l'art de formuler*, par P. Yvon. — Asselin et Houzeau, éditeurs.

CONTENANCE EN CUILLERÉES A SOUPE, A DESSERT ET A CAFÉ, DES FIOLES DE PHARMACIE

POUR LES PRINCIPAUX TYPES DE MEDICAMENTS

CONTENANCE en grammes des fioles de pharmacie	SOLUTIONS Typ sol d'arséniate de soude — d iodure de potassium			POTIONS — JULEPS Julep gommeux			SIROPS Sirop de Tolu			TEINTURES ET HUILES Teinture de quinquina.		
	CUILLEREES			CUILLEREES			CUILLEREES			CUILLEREES		
	à soupe	à dessert	à café	à soupe	à dessert	à café	à soupe	à dessert	à café	à soupe	à dessert	à café
Poids de la cuillerée	16 gr	12 gr.	4 gr.	18 gr	13 gr 5	4 gr 5	21 gr	16 gr	5 gr.	12 gr.	9 gr	3 gr.
4	» »	» »	1	» »	» »	» »	» »	» «	» »	» »	» »	1 fort
8		1 faible	2			2 faible		1/2	1/2	3/4	1	3 faible
15	1 faible	1 fort	4 faible	1 faible	1 fort	3 + 1/3	3/4	1	3	1 fort	1 + 1/2	5
24	1 + 1/2	2	6	1 + 1/3	2 faible	5 + 1/3	1 fort	1 + 1/2	5	2	2 + 1/2	8
30	2 faible	2 + 1/2	7	1 + 2/3	2 fort	6 + 2/3	1 + 1/2	2 faible	6	2 + 1/2	3 + 1/3	10
45	3	4	11	2 + 1/2	3 + 1/3	10	2 fort	3 faible	9	5	5	15
60	4 fort	5	15	3 + 1/3	4 + 1/2	13	3 fort	4 + 1/2	12	6	6 + 1/2	20
90	5 + 1/2	7 + 1/2	22	5	7 faible	20	4 + 1/3	5 + 1/2	18	7 + 1/2	10	30
125	7 + 1/2	10 + 1/2	31	7	9	28	6	8	25	10 + 1/2	14	42
155	10	13	39	8 + 1/2	11 + 1/2	34 + 1/2	8 faible	9 + 1/2	31	13	17	52
187	11 + 1/2	15 + 1/2	47	10 + 1/2	14	41 + 1/2	9	11 + 1/2	37 + 1/2	15 + 1/2	21	62
210	13	17 + 1/2	52 + 1/2	12	15 + 1/2	46 + 1/2	10	13	42	17 + 1/2	23	70
250	15	21	62 + 1/2	14	18 + 1/2	55 + 1/2	12	15 + 1/2	50	21	28	83
310	19 + 1/2	26	77 + 1/2	17	24	69	15	19 + 1/2	62	26	34 + 1/2	103
1/2 bout 333	21	27 + 1/2	83	18,5	25	74	16	22	66 + 1/2	27 + 1/2	37	111
375	23	31	94	21	28	83	18	23 + 1/2	75	31	41 + 1/2	125
1/2 litre 500	31	41 + 1/2	125	28	37	111	24	31	100	41 + 1/2	55 + 1/2	166 + 1/2
Boute 750	47	62 + 1/2	187 + 1/2	42 faible	55 + 1/2	166 + 1/2	36	47	150	62 + 1/2	83 fort	250
Litre 1000	62 + 1/2	83	250	55 + 1/2	74	222	47 + 1/2	63	200	83	111	333

Au moyen de ce tableau le médecin voit de suite quelle quantité en poids il doit prescrire pour avoir tant de cuillerées, il peut, par exemple résoudre facilement le problème suivant :

Il ne doit venir voir son malade que dans douze heures : et il veut lui donner une potion renfermant par cuillerée *a soupe un* centigramme de kermès, quel poids de julep formulera-t-il?

En consultant le tableau dans la division *potions* et en prenant la colonne des *cuillerees a soupe*, il trouve, en descendant la ligne verticale, le nombre 12; sur cette ligne horizontale, à gauche il trouve le nombre 210, ce qui lui indique qu'il devra formuler un julep gommeux de 210 grammes avec 12 centigrammes de kermès

Dosage des médicaments par gouttes. — Ce mode de dosage tres employe pour les medicaments actifs ne presente d'exactitude que si les gouttes sont comptees avec un instrument spécial désigné sous le nom de *compte-gouttes* L'instrument adopte par le Codex et appelé *compte-gouttes normal*, est constitué par un *tube* ou un *recipient de verre*, dont la forme peut être variable, et auquel est soudé un tube d'écoulement. Cet instrument doit satisfaire aux conditions suivantes :

1° Le diamètre *exterieur* du tube d'écoulement doit être de *trois* millimetres

2° Le diamètre *intérieur* du même tube doit être égal a *six diximes* de millimètres.

3° L ecoulement du liquide doit toujours se faire en chute libre.

Vingt gouttes d'eau distillee, comptées avec le compte-gouttes normal, doivent a la température de + 15 degres, peser *un* gramme, à moins de deux centigrammes près.

Poids des gouttes à la température de + 15°, des principaux médicaments chimiques et galéniques, inscrits dans la Pharmacopée française

	POIDS DE		NOMBRE DE GOUTTES POUR 1 GRAMME
	XX GOUTTES	C GOUTTES	
	Gramme.	Grammes.	
Acetique (acide) cristallisable D = 1,0553	0,358	1,790	56
— — dilue	0,648	3,240	31
Alcool absolu .	0,295	1,475	68
— a 95 c	0,315	1,575	64
— a 90 c .	0,330	1,650	61
— a 80 c	0,347	1,735	57
— a 70 c .	0,358	1,790	56
— a 60 c	0 380	1,900	53
Alcoolature d'aconit (feuille)	0,377	1,885	53
Ammoniaque diluee	0,879	4,395	23
— officinale D = 0,925	0,803	4,015	25
Ammonium (acétate d') dissous	1,002	5,010	20
Amyle (azotite d') Ether amylnitreux .	0,272	1,360	73
Azotique (acide) dilue	0,969	4,845	21
— — officinal D = 1,394	0,840	4,200	24
Bromhydrique (acide) D = 1,077	0,981	4,905	20
Bromoforme (solute officinal de) .	0,333	1,665	60
Chlorhydrique (acide) dilué .	0,993	4,965	20
— — officinal = 1,171.	0,942	4,710	21

	POIDS DE XX GOUTTES	POIDS DE C GOUTTES	NOMBRE DE GOUTTES POUR 1 GRAMME
	Gramme.	Grammes.	
Chloroforme anesthésique (contient 5 gr d'alcool éthylique dans 1 000 gr de chloroforme	0,335	1,675	60
Chloroforme rectifié	0,340	1,700	59
Créosote officinale D = 1,085	0,487	2,435	41
Cyanhydrique (acide) dissous (soluté contenant 2 gr d'acide pur pour 100 gr)	0,883	4,415	23
Eau distillée	1,000	5,000	20
— — de laurier cerise	0,897	4,485	22
Élixir parégorique	0,375	1,875	53
Essence d'anis	0,478	2,390	42
— de menthe poivrée	0,385	1,925	52
— de térébenthine	0,358	1,790	56
Ether alcoolisé (liqueur d'Hoffmann)	0,267	1,335	75
— anesthésique officinal D = 0,720	0,214	1,070	93
Ethyle (acétate d'), éther acétique	0,316	1,580	63
— (bromure d'), éther bromhydrique	0,288	1,440	69
Eucalyptol	0,378	1,890	53
Fer (perchlorure de) officinal D = 1,26	1,091	5,455	19
Huile au bi iodure de mercure	0,400	2,000	50
— de croton	0,398	1,990	50
— phosphorée au centième	0,400	2,000	50
Lactique (acide) officinal D = 1,24	0,515	2,575	39
Laudanum de Sydenham (formule nouvelle)	0,468	2,340	43
Liqueur de Fowler	0,592	2,960	34
Méthyle (salicylate de)	0,537	2,685	37
Phénol aqueux (phénol liquéfié)	0,521	2,605	38
Phosphorique (acide) dilué	1,014	5,070	20
— — officinal D=1,349	1,032	5,160	19
Pyridine	0,491	2,455	41
Soluté d'arsénite de potasse (liqueur de Fowler	0,592	2,960	34
— officinal de bromoforme	0,338	1,665	60
— de digitaline cristallisée au millième	0,356	1,780	56
— de chlorhydrate de morphine au cinquantième	1,004	5,020	20
Sulfurique (acide) alcoolisé	0,349	1,745	57
— — dilué D = 1,068	1,014	5,070	20
— — officinal D = 1,842	0,781	3,905	26
Teinture d'aconit	0,350	1,750	57
— d'arnica	0,369	1,845	54
— de belladone	0,351	1,755	57
— de camphre concentrée	0,335	1,675	60
— de cantharide	0,352	1,760	57
— de colchique	0,355	1,775	57
— de digitale	0,351	1,755	57
— de fèves de St Ignace composée (gouttes amères de Beaume)	0,372	1,860	54
— d'iode	0,327	1,635	61
— de jusquiame	0,350	1,750	57
— de lobélie	0,351	1,755	57
— de noix vomique	0,348	1,740	57
— d'opium	0,354	1,770	56
— de scille	0,355	1,775	56
— de strophanthus	0,351	1,755	57
— de valériane	0,371	1,855	54

Densité. — La densité est un caractère important qui est souvent indiqué. Nous ferons usage, mais plus rarement et en les spécifiant bien, des chiffres fournis par l'aréomètre de Baumé, dont la graduation est arbitraire; pour l'alcool, les chiffres seront ceux de l'alcoomètre centésimal de Gay-Lussac.

Art de formuler. — Après avoir fait son diagnostic, le médecin doit formuler. Le Codex met à sa disposition tous les médicaments *officinaux* qui se trouvent préparés d'après une formule invariable, et qu'il lui suffit de désigner en fixant la dose. Mais souvent il doit ou modifier les formules du Codex ou en faire de nouvelles; il fera composer un médicament *magistral.*

Les formes pharmaceutiques sont très nombreuses et présentent chacune des avantages et des inconvénients; les plus employees sont les poudres, les tisanes, les potions, vins, extraits, sirops, pastilles, pilules et granules, pommades, suppositoires et lavements.

Les *poudres* représentent le médicament dans toute sa pureté et avec toute son energie d'action; le dosage est toujours rigoureux, on les administre delayées dans un liquide ou enveloppées dans du pain azyme (cachets).

Les *potions* constituent la forme pharmaceutique la plus employée : on peut les accommoder à tous les goûts; l'administration est facile et le dosage exact si l'on prend les precautions que nous avons indiquées plus haut.

Les *vins* sont de bons véhicules médicamenteux; ils contiennent tout à la fois les principes solubles dans l'eau et dans l'alcool · les *extraits* représentent, sous un petit volume, tous les principes solubles des plantes débarrassés des matières inertes. Pour les administrer on les convertit en *sirops* ou *pilules*. Les *capsules* et *perles* offrent un excellent moyen d'administrer les liquides volatils, ou ceux dont l'odeur ou la saveur sont désagreables. Les *suppositoires* et *lavements* offrent la possibilité de faire absorber par le rectum diverses substances médicamenteuses · le suppositoire présente l'avantage de pouvoir être introduit sans aucun préparatif et facilement conservé.

Un certain nombre d'autres considérations doit guider le médecin pour le choix de la forme pharmaceutique. Très souvent, il est appelé dans un cas urgent, et doit avant tout aviser à l'indication thérapeutique la plus pressante. S'il doit prescrire un médicament agissant *promptement* et qui puisse être *rapidement* absorbé : qu'il choisisse la forme liquide ; par exemple qu'il prescrive le sulfate de quinine en potion au lieu de l'employer en pilules.

Chaque forme pharmaceutique présente des avantages et des inconvénients, le médecin doit bien les connaître et en tenir compte dans ses prescriptions, afin de se conformer, autant que possible, aux goûts et souvent aux caprices du malade : si la gravité de la maladie necessite plusieurs visites par jour, le medecin ne devra prescrire que de petites quantités de médicaments afin de pouvoir en modifier facilement soit le dosage, soit la nature. S'il se trouve en face d'une affection chronique, qui exige l'emploi du médicament pendant un temps assez long, il choisira une forme pharmaceutique susceptible d'une longue conservation (sirops, pilules, poudres) Dans les grandes villes le médecin peut prescrire indifferemment tous les médicaments, le pharmacien les a sous la main, ou peut se les procurer facilement. Il n'en est pas de même dans les petites localités ou les campagnes La nuit il ne faut jamais formuler des préparations longues ou délicates, et surtout de remèdes nouveaux. Tous les médicaments actifs et urgents sont *officinaux;* la première préoccupation du médecin doit être d'agir promptement. Il y a enfin des considérations relatives aux malades et qui ont bien leur importance La maladie frappe indifféremment le pauvre et le riche, et les mêmes soins doivent être prodigués à tous les deux. Il y a cependant, au point de vue du traitement des nuances délicates que le médecin doit savoir apprécier. sans en rien laisser paraître. Il y a là une question de tact et de dignité professionnelle dont l'application judicieuse constitue une des grandes difficultés de la médecine pratique. Parmi les médicaments il y en a que l'on doit employer quand même, malgré leur prix élevé, et que l'on ne peut remplacer par des succédanés, par exemple le *sulfate de quinine* Mais il n'en est pas toujours ainsi. Une purgation est-elle nécessaire, le médecin pourra très bien tenir compte de l'état de fortune du malade, aux uns il prescrira une *limonade au citrate de magnésie*, aux autres une bouteille d'eau *de Sedlitz* ou même une quantité équivalente de *sulfate de magnésie :* l'effet thérapeutique obtenu sera le même dans les trois cas, et souvent le médecin aura la satisfaction d'avoir épargné à son client une dépense inutile. Il existe enfin un certain nombre de médicaments qui, en raison de leur prix élevé, doivent être proscrits de la médecine du pauvre ce sont les spécialités pharmaceutiques; heureusement le praticien pourra souvent les remplacer par d'autres qu'il formulera.

Posologie. — On désigne sous le nom de *dose* la quantité pondérale de médicament qu'il faut administrer pour produire l'effet thérapeutique désiré Nous indiquons à chaque substance les limites minima et maxima. L'action d'un médicament varie parfois suivant la dose employée; ainsi l'*émétique* agit comme *vomitif* à la dose de 5 à 15 centigrammes; si on l'administre à la dose de 30 à 60 centigrammes, la tolérance s'établit et le médicament devient *contro-stimulant.*

Le calomel agit comme purgatif à la dose de 10 centigrammes à 1 gramme; à faible dose, 1 à 5 centigrammes, il est employé comme antisyphilitique, toujours à dose faible, 5 à 10 centigrammes, mais divisé par prises de 5 milligrammes à 1 centigramme au plus, administré à des intervalles réguliers, toutes les demi-heures par exemple, il agit comme purgatif d'un effet toujours certain sans que le médecin soit exposé à voir survenir des accidents qui suivent quelquefois l'administration de ce médicament à hautes doses.

L'effet d'un médicament peut aussi varier suivant le mode d'administration : l'émétique agit comme *vomitif* à la dose de 5 à 10 centigrammes, administré aux mêmes doses, mais en *lavage*, c'est-à-dire dissous dans une grande quantité d'eau, il devient *purgatif*, l'*ipeca* pris en nature est *vomitif*, mais en décoction, il devient *antidiarrhéique*.

L'action d'un médicament peut encore être influencée par un certain nombre de particularités tenant au malade.

En première ligne nous placerons l'*âge :* plus le malade sera jeune et moins les doses devront être élevées passé un certain âge, il faudra diminuer ces doses. Nous ne pouvons mieux faire que de reproduire ici le tableau dressé par Gaubius et qui se trouve dans tous les ouvrages classiques.

Au-dessous d'un an	1/16	à	1/20
Au-dessus d'un an	1/15		1/12

Au-dessus de 2 ans	. . . .	1/8
— 3 ans	. . . .	1/6
— 4 ans	. . . .	1/4
— 7 ans	.	1/3
— 14 ans	. . . . . .	1/2
De 20 a 60 ans.	. . . . .	1

Au-dessus de ce dernier âge, 60 ans, on suit la gradation inverse.

Chez la femme les doses employées sont généralement plus faibles.

Chez l'enfant, Brunton fait réduire les doses d'apres la formule suivante

Formule de Brunton — Pour un enfant âgé de n années la dose doit être égale a $\frac{n+1}{25}$ de celle qui serait prescrite à un adulte.

Exemple · La dose pour un adulte étant de 0 gr. 15 . celle pour un enfant de 4 ans sera les 5/25 de 0 gr 15 soit $\frac{0,15 \times 5}{25} = 0,03$.

Cette regle ne souffre guere d'exception que pour les narcotiques, surtout pour l'*opium*, à l'action duquel les *enfants* et les vieillards sont extrêmement sensibles. Par contre, il est des medicaments qui sont supportes bien plus facilement par les enfants que par les adultes, le *calomel* par exemple On considère les femmes comme un peu plus sensibles que les hommes à l'action des médicaments

Le médecin doit toujours tenir compte du tempérament du malade ; très souvent en effet, il n'y a pas entre l âge et l'*habitus* le rapport que l'on est habitue à trouver. Les antécédents doivent egalement être pris en sérieuse considération : le climat du pays, le milieu dans lequel vit le malade peuvent également fournir au praticien des indications qu'il ne doit pas negliger; dans un pays marécageux où règne habituellement la fievre il faudra forcer les doses de sulfate de quinine. Il est souvent nécessaire de tenir compte de l'état moral du sujet, de sa pusillanimité, des idees préconçues.

Habitude, tolérance. — Lorsqu'un individu fait pendant longtemps usage du même médicament, son organisme finit par s'y habituer, et, pour continuer à obtenir l'effet voulu, il faut élever progressivement les doses. Prenons pour exemple l'opium Au début, 2 à 5 centigrammes ont une action très énergique, peu à peu il faut élever la dose, et l'on a vu cette dose atteindre jusqu'à 10 grammes par jour et plus.

La *tolerance* n'est pas du tout la même chose Reveil la définit : *un defaut de reaction de l'organisme contre un agent plus ou moins toxique.*

Par exemple le *tartre stibie :* cette substance administree à la dose de 5 centigrammes agit comme vomitif Lorsqu'on la donne à doses plus élevecs et à des intervalles très rapproches, l'organisme finit tres rapidement par la tolérer; elle ne cause plus de vomissements, et étant absorbée, elle produit des effets thérapeutiques differents. La tolerance resulte quelquefois de l'*habitude;* mais souvent aussi elle s'établit d'emblee

La force d'*habitude* augmente d'autant plus que l'usage du médicament est continue plus longtemps; la *tolerance* cesse souvent tout à coup sans cause appréciable, et l'effet premier du médicament reparaît.

Très peu de medicaments sont susceptibles d'être tolérés ; on s'habitue à un tres grand nombre

Pour ces derniers M le professeur Bouchardat a donné les règles suivantes :

1° On ne s'habitue point aux substances qui agissent comme *poisons* sur tous les êtres de l'echelle organique ;

2° On s'habitue au contraire à celles qui, tout en étant *poison* pour l'individu auquel on les administre, n'agissent point comme tel sur quelques autres.

Idiosyncrasies. — On désigne par ce mot l'aptitude plus ou moins grande des divers individus à ressentir l'effet des medicaments.

Quelques temperaments sont d'une susceptibilité exagérée ; d'autres sont entièrement réfractaires.

Les particularites que l'on peut observer sont extrêmement nombreuses, on peut les classer en deux catégories.

Idiosyncrasies pour les doses. — Certains sujets sont abondamment purgés avec une faible dose d'huile de ricin ou de sulfate de magnesie, 10 à 15 grammes; chez d'autres il faudra porter cette dose à 50 ou 60 grammes pour produire le même effet.

Deux à trois centigrammes d'opium procureront à l'un un calme et un repos suffisant; pour un autre 10 à 15 centigrammes seront nécessaires

Les révulsifs et même les vésicants seront sans action sur certains épidermes; sur d'autres ils produiront un effet exagéré, et l'on devra employer tous les moyens usités en pareils cas pour moderer leur action.

2° *Idiosyncrasies pour les effets produits.* — Lorsqu'on s'adresse à des médicaments de composition complexe, comme l'opium, l'effet produit sur l'economie est la résultante de tous les effets partiels. Certains tempéraments éprouvent, d'une façon beaucoup plus vive, un de ces effets au détriment des autres, et dès lors la resultante n'est plus celle que l'on observe habituellement : c'est ainsi que l'opium, meme à doses tres faibles, agite certains individus au lieu de les calmer, il va même jusqu'à leur donner des convulsions.

Quelquefois il se produit des effets insolites, dont la persistance rend impossible l'emploi du médicament.

Par exemple, l'iodure de potassium produira un coryza intense; le bromure une éruption cutanée; l'application d'un vésicatoire produit une violente cystite.

Pour qu'un médicament soit absorbé, il faut qu'il soit mis en contact avec une muqueuse, ou porté directement dans l'interieur des tissus : de là, un certain nombre de modes d'administration que l'on peut classer dans l'ordre suivant, au point de vue de la rapidité d'absorption et par suite de l'energie d'action :

1° Absorption intravasculaire.
2° — pulmonaire.
3° — par injection hypodermique et intramusculaire.
4° — par le tissu cellulaire dénude.
5° — rectale.
6° — par les gencives et les muqueuses de l'œil.
7° — stomacale.
8° — par la peau.

Association des médicaments — Les medicaments que fournissent au médecin les trois règnes ne sont pas suffisants pour répondre à toutes les indications thérapeutiques, très souvent il est oblige d'augmenter ou de diminuer l'energie d'une substance, de modifier son action; de l'accommoder au tempérament et à l'idiosyncrasie du malade. Pour atteindre ce but, il a recours à l'*association*, c'est-à-dire qu'il administre le medicament en question, mélange avec un ou plusieurs autres, de manière à obtenir un effet tout autre que s'il l'employait seul.

On peut, en associant les médicaments, avoir pour but les résultats suivants :

1° *Augmentation de l'énergie* (addition d'extrait de quinquina à une décoction de cette substance).

2° *Diminution ou suppression d'une action irritante* (association du *savon* a l'aloes ou à la scammonee).

3° *Correction de l'effet secondaire d'un médicament* (association de la magnesie ou de la rhubarbe aux preparations ferrugineuses).

4° *Obtention simultanée de plusieurs effets* (sulfate de soude et émétique).

5° *Obtention d'un effet qui ne pourrait être obtenu par aucune des substances prises isolement* (ipecacuanha et opium, poudre de Dower).

Des incompatibilités — Il y a incompatibilité entre *deux* ou *plusieurs* substances, lorsqu'elles peuvent constituer par leur association un mélange défectueux, soit pour la forme, soit pour les résultats physiologiques auxquels son administration donnerait lieu. Il y a quatre sortes d incompatibilite :

1° *Incompatibilite physique* (véhicule employé en quantité insuffisante pour dissoudre un sel).

2° *Incompatibilite pharmaceutique* (le camphre ramollit un certain nombre de substances; ne pas faire argenter de pilules contenant de l'iode, du mercure, etc)

3° *Incompatibilite physiologique* (prescription simultanée des toniques et de l'eau de Vichy, association de l'opium à un vomitif)

4° *Incompatibilite chimique.* — Ce groupe est le plus important de tous ; il comprend un nombre considérable d'erreurs que le médecin doit eviter d'une façon absolue; car, si celles que nous avons signalées peuvent jusqu'a un certain point compromettre sa réputation, celles dont il nous reste à parler peuvent avoir de sérieux inconvenients pour le malade, lui faire courir les plus grands dangers et causer quelquefois sa mort.

La règle *unique* et *absolue* (à moins qu'on n'ait en vue cette réaction), est la suivante·

Il ne faut jamais associer des substances qui par une reaction mutuelle peuvent donner naissance a des composes nouveaux.

Nous indiquerons à chaque médicament les principales substances incompatibles.

Manière de formuler — L'énumération des soins dont le médecin conseille d'entourer le malade peut être faite oralement, mais celle des medicaments nécessite toujours la transcription d'une *ordonnance* ou *prescription.*

Cette ordonnance peut comprendre une ou plusieurs formes pharmaceutiques et sera divisee en trois parties pour chacune d'elles .

1° L'*inscription*, constituée par l'enumeration des diverses substances qui doivent entrer dans la composition du médicament ;

2° La *souscription* qui donne quelques détails sur la manière d'effectuer la preparation ;

3° L'*instruction* qui est destinée au malade et lui indique le mode d'emploi du médicament.

Il n'y a d'indispensable que l'*inscription* et l'*instruction*. La *souscription* manque le plus souvent : elle n'a du reste sa raison d'être, que dans le cas où le médecin juge utile d'indiquer un *modus operandi* tout à fait spécial et en vue d'obtenir un résultat particulier. Ordinairement il suffit de tracer au-dessous de l'inscription les lettres F.S.A. : *fac* ou *fiat secundum artem*.

Lorsque après avoir examiné le malade, le médecin se dispose à faire sa prescription, il devra tout d'abord recommander le silence aux personnes qui l'entourent, et, surtout eviter qu'on lui adresse à ce moment des questions qui peuvent le troubler et lui faire commettre des erreurs qui, pour être dites d'inattention, n'en sont pas moins susceptibles d'être fort graves dans leurs conséquences. Nous ne saurions trop insister sur ce point : il est de la plus haute importance, et chaque praticien a bien à se reprocher quelques erreurs de ce genre, toujours causées par l'interruption inopportune de l'entourage.

Autre détail qui peut paraître parfaitement puéril, mais qui a bien aussi son importance : que le medecin ne se serve pas de crayon, et surtout qu'il écrive lisiblement. Combien de fois n'est-il pas arrivé au pharmacien de ne pouvoir dechiffrer une ordonnance écrite avec un crayon ! Combien de fois, brusquement arrache au sommeil, n'a-t-il pas eté obligé d'étudier une ordonnance avant de pouvoir l'exécuter.

Les abréviations jointes à la mauvaise écriture sont très souvent une cause d'erreur ou d'inexactitude dans l'execution d'une ordonnance.

Si le médecin ne se sert pas de papier timbre à ses initiales ou mieux avec son nom ou son adresse, il devra *signer lisiblement*. Cette precaution est *indispensable ;* elle permet au pharmacien d'aller lui demander un renseignement, de lui faire part d'une incompatibilite, et surtout de ne delivrer qu'a bon escient certains médicaments qui ne peuvent sortir de chez lui que sous la responsabilité d'un docteur.

Souvent des individus malades ou autres ont pu se procurer de l'émétique, par exemple, sur simple présentation du nom de cette substance place au-dessus d'une signature illisible, alors que cette substance leur était invariablement refusée s'ils venaient la demander eux-mêmes.

Dans les grandes villes surtout, où le nombre des médecins est assez considérable pour que leur signature ne soit pas connue de tous les pharmaciens, les abus de ce genre sont tres fréquents.

Aujourd'hui beaucoup de medecins ont adopté l'usage du papier portant leur nom et leur adresse ainsi que nous l'indiquions en commençant. Il serait bien à desirer que cette pratique se géneralisât. Il est encore bon qu'ils indiquent le nom du malade lorsque des raisons de convenance ne s'y opposent point. Cela permet au pharmacien de retrouver le malade dans le cas d'une indication oubliée, ou même d'une erreur commise.

Nous avons à faire quelques observations relatives à l'*inscription :*

1° Chaque substance devra être désignée par son nom scientifique, et jamais par sa denomination vulgaire.

2° Lorsqu'un acide forme plusieurs sels avec la même base, il faut bien specifier celui que l'on veut prescrire.

3° Si le metal a deux oxydes, il faut bien distinguer. sels de protoxyde ou proto-sels ; sels de bi-oxyde ou persels.

4° Les noms devront être ecrits en entier et sans aucune abréviation, surtout s'il s'agit de substances douees de proprietes energiques

5° L'indication de la dose est ordinairement faite en chiffres, il suffit d'indiquer la place des grammes au moyen des initiales gr. ou du mot écrit en entier. Quelques praticiens écrivent le poids en toutes lettres, c'est une excellente précaution qui devrait toujours être prise, lorsqu'il s'agit des subdivisions du gramme.

6° Lorsqu'il s'agit de substances vénéneuses, la prescription doit être signee, datée, et *enoncer en toutes lettres la dose desdites substances ainsi que le mode d'administration du medicament.* (Ordonnance du 29 octobre 1846.)

7° Toutes les fois que le médecin voudra prescrire une quantité *atteignant* et surtout *depassant* la dose maximum, il devra écrire cette quantité en *toutes lettres*, la souligner, et même insister en ajoutant : *je dis telle dose.*

8° Lorsqu'on prescrit par gouttes, il faut écrire ce mot en toutes lettres, et ne pas se contenter des initiales, qui pourraient être confondues avec celles du gramme. Il est bon de se servir des chiffres romains pour indiquer le nombre de gouttes.

9° Il ne faut jamais écrire deux noms de médicaments sur la même ligne.

10° Il faut toujours bien spécifier si le médicament est destiné à l'*usage externe.*

RENSEIGNEMENTS DIVERS

La nouvelle édition de la *Pharmacopee française* est publiée et ses prescriptions sont obligatoires depuis le 15 septembre 1908. Un assez grand nombre de formules ont été modifiées, soit dans le **mode de préparation**, soit dans le **titre** du medicament. Ces modifications ont été nécessitees soit par les progrès de la science, soit pour obeir aux décisions de la Conférence internationale de Bruxelles pour l'unification de la formule des **médicaments héroïques.** La posologie de ces médicaments se trouve, par suite, modifiée et parfois d'une manière très notable (1). Les plus importantes de ces modifications sont les suivantes :

Acide cyanhydrique dissous. Le titre a été élevé et porté à 2 p. 100, **en poids** La préparation est donc sensiblement **deux fois plus active** que celle de la *Pharmacopee* de 1884 XXIII gouttes pesent **un** gramme

Diastase. — Le titre est élevé de 50 à 100 . le nouveau produit est donc plus actif.

Eau distillée de laurier-cerise. — Le titre a été élevé de **cinq** centigrammes à **dix centigrammes d'acide cyanhydrique pour 100,** en poids. L'eau distillée de laurier-cerise est donc actuellement **deux fois plus active** que celle de la *Pharmacopee* de 1884 XXII gouttes pesent **un** gramme.

(1) Les nouvelles posologies sont indiquées dans le *Formulaire magistral* Pour plus amples détails, consulter les « Commentaires pharmaceutiques du Codex ». O. Doin, éditeur.

Élixir parégorique — Modifications de formules et de titre. dix grammes correspondent à **cinq centigrammes** de **poudre d'opium** et renferment **cinq milligrammes** de **morphine**. La nouvelle préparation est donc sensiblement **moitié moins active** que celle du *Codex* de 1884.

La posologie **en gouttes** n'a pas varié : LIII gouttes pesent **un** gr.

Élixir de pepsine — La nouvelle préparation est sensiblement **deux fois plus active** que celle du *Codex* de 1884.

Emplâtres d'extrait de **belladone, de cigue, d'opium.** — Ces emplâtres ne renferment plus que 25 p. 100 au lieu de 75 p. 100 d'extrait

Extrait alcoolique d'aconit. — Cet extrait doit être titie et ne pas renfermer plus de 1 p 100 d'alcaloides totaux

Extrait alcoolique de feuille de belladone — L'extrait aqueux de feuille, inscrit au Codex de 1884, est supprimé ainsi que l'extrait alcoolique de semence Il n'existe donc plus qu'un seul extrait de belladone : l'**extrait alcoolique de feuilles**, qui est **environ** (?) deux fois plus actif que l'ancien.

Extrait alcoolique de feuille de jusquiame — Mêmes observations que pour l'**extrait de belladone**

Extrait alcoolique de noix vomique. — Cet extrait renferme **16 grammes d'alcaloides totaux pour 100.**

Laudanum de Sydenham — Modification de la **formule** et du **titre** : L'eau alcoolisée a ete substituée au vin de Grenache.

Un gramme de laudanum de Sydenham correspond a

	Codex 1884	*Codex* 1908
Opium (poudre d')	0 gr 125	0 gr 100
Opium (extrait d')	0 — 0625	0 — 050
Morphine	0 — 0125	0 — 010
Gouttes	XXXIII	XLIII

La nouvelle preparation est donc environ un quart moins active que l'ancienne, et il faut XLIII gouttes au lieu de XXXIII, pour représenter **un** gramme.

XX gouttes du laudanum de 1884 representaient 0 gr 038 d'extrait d'opium
XX — — 1908 representent 0 — 023 —

La posologie **en gouttes** doit être une fois et demie plus élevée.

Pancréatine. — Doit saccharifier 100 fois son poids d'amidon au lieu de 60 · l'essai sur les matieres proteiques n'est pas modifié

Pepsine. — La pepsine officinale doit peptoniser 100 fois son poids de fibrine essoree au lieu de 50 elle est donc deux fois plus active que l'ancienne.

Pilules d'iodure mercureux opiacées — Pilules de Ricord — Elles renferment toujours **cinq centigrammes** d'iodure mercureux ; mais seulement **deux** centigrammes de **poudre** d **opium**, au lieu de **quatre.**

Potion de Todd. — Substitution de l'alcool à 60° a l'eau-de-vie vieille

Sirop de belladone. — Renferme environ **un tiers**, moins de principes actifs que celui de la *Pharmacopee* de 1884.

Sirop de bi-iodure de mercure Sirop de Gibert — Formule nouvelle, modification de la formule classique. Le sirop du *Codex* renferme pour 20 grammes **un centigramme** de bi-iodure de mercure et **cinquante centigrammes** d'iodure de potassium.

Ce dosage est plus élevé de **un cinquième** que celui de la formule classique dont il faut 25 grammes pour contenir les mêmes poids de substances actives. La dose prescrite doit donc être diminuée de **un cinquième**.

Soluté d'arsenite de potasse. Liqueur de Fowler. — La nouvelle formule maintient le dosage pondéral **au centième** d'acide arsénieux, mais par suite d'addition de 12 p. 100 d'alcool a 90c, le nombre de gouttes correspondant à **un** gramme de liqueur se trouve modifié.

Pharmacopée de 1884 . . .	un gramme	=	XXIII gouttes
— de 1908. .	—	=	XXXIV —

XX gouttes	(*Codex* 1884)	renfermaient 8,7 soit 9 mgr.	d'acide arsénieux
XX —	(*Codex* 1908)	renferment 5,9 soit 6 mgr.	—

Evaluée **en gouttes**, la nouvelle liqueur est environ **un tiers moins active** que l'ancienne

Soluté de chlorhydrate de cocaïne pour injection hypodermique. — Renferme **un centième** de son poids de chlorhydrate de cocaine au lieu de **un cinquantième** : il est donc **moitié moins actif**

Soluté de chlorhydrate de morphine pour injection hypodermique. — Renferme **un cinquantième** de son poids de chlorhydrate de morphine, au lieu de **un vingt-cinquième** : il est donc **moitié moins actif.**

Soluté officinal d'eau oxygénée : Doit titrer 12 volumes d'oxygène au lieu de 10.

Tablettes de bi-carbonate de soude : Pastilles de Vichy. — Chaque tablette renferme **10 centigrammes** de bi-carbonate de soude, au lieu de **25 milligrammes**, c'est-à-dire **quatre fois plus.**

Teintures d'aconit, de belladone, de colchique, digitale, gaiac, d'ipecacuanha, de jusquiame, de lobélie, de strophanthus, elles sont preparées **au dixième** avec l'alcool a 70c au lieu de **au cinquième** avec l'alcool à 60c, d'une manière générale, elles sont environ **moitié moins actives** que celles du *Codex* de 1884

Teinture de fèves de Saint-Ignace composée. Gouttes amères de Baumé — Preparée en employant pour 100 gr. de fèves de Saint-Ignace, 500 grammes d'alcool a 70c au lieu de 200 gr d'alcool à 60c. Cette teinture est donc **deux fois et demie moins active** que celle de la *Pharmacopee* de 1884.

La posologie des gouttes n'est pas modifiée.

Teinture d'iode. — Préparée au dixieme avec l'alcool à 95c au lieu de **au treizième** avec l'alcool à 90c. La nouvelle teinture est plus riche en iode (1 . 1,3) et plus active

Teinture de noix vomique. — Préparée avec l'extrait de noix vomique et l'alcool a 70c de façon a équivaloir a une teinture de poudre **au dixième**; elle renferme donc sensiblement **moitié moins** de principes actifs que celle du *Codex* de 1884 La posologie par gouttes n'est pas modifiee.

Teinture d'opium préparée **au vingtième** d'extrait d'opium et avec l'alcool a 70c de manière à equivaloir a une teinture de poudre au dixième, elle est donc très notablement moins active **(un tiers environ)** que celle du *Codex* de 1884, laquelle etait une teinture d'extrait **au treizième** préparée avec l'alcool à 60c. XX gouttes de la nouvelle teinture renferment 3mm57 de morphine au lieu de 5mm8 que contenait celle du *Codex* de 1884.

Dans la nouvelle *Pharmacopée* sont indiquées les quantités **maxima par dose et par 24 heures** auxquelles sont ordinairement prescrits les médicaments les plus usités Le plus souvent, ces doses ne concordent pas avec celles qui figurent dans notre *Formulaire magistral* En effet, dans la pratique, suivant les cas, la gravité de l'affection, les idiosyncrasies. le médecin peut être oblige de prescrire des doses élevées de médicament, doses qui, dans certains cas dont il est seul juge, peuvent déterminer de l'intolérance et même un commencement d'intoxication. D'autre part, avec certains médicaments pour lesquels la tolérance s'établit facilement, le médecin est amené peu à peu à dépasser, et souvent de beaucoup, la dose toxique pour un sujet non accoutumé Dans ces conditions, le pharmacien qui exécute la prescription ignorant le plus souvent les raisons auxquelles a obéi le médecin, ne peut savoir si la dose prescrite est le résultat d'un **lapsus**, ou si au contraire elle est conforme à la volonté du signataire, Le tableau des doses **maxima**, inscrit pour la première fois dans la *Pharmacopée française* n'a qu'un caractère officieux, il y figure à titre de simple renseignement, sans que les tribunaux puissent en tirer arguments

Les rédacteurs du livre officiel l'ont bien spécifié, ils n'ont voulu entraver en rien la liberté du médecin. Ils lui recommandent uniquement, par mesure de prudence, d'avertir le pharmacien que la dose élevée qu'il prescrit est bien voulue et non le résultat d'un lapsus ; c'est pour cela qu'on lui impose d'insister et après la désignation de la dose d'ajouter . Je dis **telle dose** Cette obligation ne dispense pas le médecin de se conformer, lorsqu'il prescrit des substances toxiques, aux prescriptions de l'article V de l'ordonnance du 29 août 1846, qui prescrit d'écrire **en toutes lettres** les doses des dites substances. La nomenclature de ces substances vénéneuses a été révisée et complétée

Nous reproduisons le tableau inscrit au nouveau *Codex* en renvoyant le lecteur à l'*Aide-Mémoire* de thérapeutique des empoisonnements par les **antidotes**.

DOSES MAXIMA DE CERTAINS MÉDICAMENTS

inscrits à la pharmacopée française

Ces chiffres sont indiqués, *à titre de simple renseignement* Ils représentent le *maximum de la dose thérapeutique usuelle.* Si le médecin croit devoir la dépasser, il ajoutera pour attirer l'attention . *je dis* telle *dose.*

Observation. — Les noms des médicaments dont la formule et par suite la posologie ont été modifiées dans la nouvelle édition du Codex, sont précédés d'un signe *.

DÉNOMINATION DES MÉDICAMENTS (ORDRE ADOPTÉ DANS LE CODEX)	DOSE MAXIMA POUR UNE DOSE	DOSE MAXIMA POUR 24 HEURES
Acétanilide	0 gr 30	1 gr 50
Acetylsalicylique acide (Aspirine)	1 —	6 —
Aconitine	0 — 0002	0 — 0006
Aconitine (azotate d')	0 — 0002	0 — 0006
Alcoolature d'aconit (feuilles)	1 —	5 —
Amyle (azotite d')	0 — 20	1 — 40
Antipyrine	4 —	8 —
Apomorphine et chlorhydrate	0 — 015	0 — 015

DÉNOMINATION DES MÉDICAMENTS (ORDRE ADOPTÉ DANS LA PHARMACOPÉE FRANÇAISE)	DOSE MAXIMA	
	POUR UNE DOSE	POUR 24 HEURES
Arecoline (bromhydrate d')	0 gr 0005	0 gr 0015
Argent (azotate d')	0 — 03	0 — 15
Arsenieux (anhydride)	0 — 005	0 — 015
Atropine	0 — 0005	0 — 001
Atropine (sulfate d')	0 — 001	0 — 002
Bromoforme	0 — 50	1 — 50
Cafeine	0 — 50	2 —
Calomel	1 —	1 —
Chloral (hydrate de)	4 —	12 —
Chloroforme	0 — 50	3 —
Cocaine (chlorhydrate de)	0 — 05	0 — 15
Codeine	0 — 05	0 — 20
Codeine (phosphate de)	0 — 075	0 — 30
Colchicine	0 — 002	0 — 004
Conine (bromhydrate de)	0 — 03	0 — 15
Creosote	0 — 50	1 — 50
Cuivre (sulfate de)	0 — 75	0 — 75
* Cyanhydrique (acide), 2 p 100	0 — 10	0 — 50
Cyanure de mercure	0 — 01	0 — 04
— de potassium	0 — 01	0 — 04
Diethylsulfone-dimethylmethane (sulfonal)	2 —	2 —
Diethylsulfone-ethylmethylmethane (trional)	2 —	2 —
Digitaline cristallisée	0 — 0003	0 — 001
Dimethylamino antipyrine (Pyramidon)	1 —	3 —
* Eau distillée de laurier-cerise à 0 gr 10 p 100	2 —	10 —
Emetique	0 — 20	0 — 60
Ergotinine	0 — 001	0 — 002
* Extrait alcoolique d'aconit	0 — 03	0 — 10
* Extrait alcoolique de belladone	0 — 03	0 — 10
* Extrait alcoolique de cigue	0 — 05	0 — 20
Extrait alcoolique de colchique	0 — 05	0 — 20
* Extrait alcoolique de digitale	0 — 05	0 — 20
Extrait alcoolique d'evonymus atropurpureus (Evonymine brune)	0 — 10	0 — 20
* Extrait alcoolique de jusquiame.	0 — 10	0 — 30
* Extrait alcoolique de noix vomique, contenant 16 grammes d'alcaloïdes pour 100	0 — 04	0 — 10
Extrait alcoolique de scille	0 — 20	0 — 50
— aqueux d'ergot de seigle	1 —	6 —
— aqueux d'opium	0 — 10	0 — 30
— fluide d'ergot de seigle	1 —	6 —
— fluide d'hydrastis	1 —	4 —
Fer (arséniate de)	0 — 05	0 — 15
Gaiacol	0 — 50	1 — 50
— (carbonate de)	0 — 50	2 —
Huile de croton	0 — 05	0 — 10
— de foie de morue phosphoree, au vingt millième	20 —	40 —
— phosphoree au centieme	0 — 10	0 — 20
Hydrastine	0 — 10	0 — 30
Hydrastinine	0 — 05	0 — 15
— (chlorhydrate d')	0 — 05	0 — 15
Iodoforme	0 — 20	1 —
* Laudanum de Sydenham.	2 —	6 —
Mercure (benzoate de)	0 — 01	0 — 05

DÉNOMINATION DES MEDICAMENTS (ORDRE ADOPTE DANS LA PHARMACOPEE FRANCAISE)	DOSE MAXIMA POUR UNE DOSE	POUR 24 HEURES
Mercure (bichlorure de)	0 gr 02	0 gr 06
— (bi-iodure de)	0 — 02	0 — 08
— (cyanure de)	0 — 01	0 — 04
— (protochlorure de)	1 —	1 —
— (proto iodure de)	0 — 05	0 — 20
Methylarsinate de sodium (Arrhenal)	0 — 20	0 — 20
Morphine (chlorhydrate de)	0 — 02	0 — 08
Naphtol β	1 —	3 —
Pelletiérine (sulfate de), en solution tannique	0 — 40	»
Phenacétine	1 —	3 —
Phenol	0 — 10	0 — 30
Phényle (salicylate de). (Salol)	1 —	6 —
Phosphore	0 — 001	0 — 002
Phosphure de zinc	0 — 008	0 — 016
Picrotoxine	0 — 002	0 — 006
Pilocarpine (azotate de)	0 — 02	0 — 05
— (chlorhydrate de)	0 — 025	0 — 05
Piperazine	0 — 75	3 —
Plomb (acetate neutre de)	0 — 10	0 — 30
Podophylline	0 — 05	0 — 20
Potassium (chlorate de)	1 —	4 —
— (cyanure de)	0 — 01	0 — 04
Poudre d'aconit (racine)	0 — 10	0 — 30
— d'aconitine, au centième	0 — 020	0 — 050
— d'azotate d'aconitine, au centieme	0 — 020	0 — 050
— d'agaric	0 — 50	1 — 50
— de belladone (feuille)	0 — 15	0 — 50
— de cantharide	0 — 05	0 — 15
— de cigue	0 — 25	0 — 75
— de digitale	0 — 20	1 —
— de digitaline cristallisée, au centième	0 — 03	0 — 10
— d'ergot de seigle	1 —	4 —
— de fève de Saint-Ignace	0 — 10	0 — 30
— de gomme-gutte	0 — 25	0 — 50
— d'ipécacuanha	2 —	2 —
— d'ipécacuanha opiacee (Poudre de Dower)	1 —	4 —
— de jaborandi	3 —	3 —
— de jusquiame	0 — 20	0 — 60
— de noix vomique	0 — 10	0 — 30
— d'opium	0 — 20	0 — 60
— de rue	0 — 50	1 —
— de sabine	0 — 50	1 —
— de scille	0 — 25	1 —
— de stramoine	0 — 25	1 —
— de strophanthine, au centieme	0 — 03	0 — 10
Pyramidon	1 —	3 —
Resorcine	1 — 25	5 —
Quassine	0 — 004	0 — 012
Salicylate de sodium	2 —	12 —
Salicylique (acide)	1 —	4 —
Salol	1 —	6 —
Santonine	0 — 10	0 — 30
Sodium (arseniate de)	0 — 01	0 — 02
— (cacodylate de)	0 — 20	0 — 20
— (chlorate de)	1 —	6 —

DÉNOMINATION DES MEDICAMENTS (ORDRE ADOPTÉ DANS LA PHARMACOPÉE FRANÇAISE)	DOSE MAXIMA	
	POUR UNE DOSE	POUR 24 HEURES
—	—	—
Soluté d'arsenite de potasse	0 gr 50	1 gr 50
— officinal de bromoforme	5 —	15 —
— de chlorure mercurique (Liqueur de Van Swieten)	20 —	60 —
— de digitaline cristallisée, au millième	0 — 30	1 —
Spartéine (sulfate de)	0 — 05	0 — 25
Strophanthine	0 — 0003	0 — 001
Strychnine	0 — 005	0 — 015
— (sulfate de)	0 — 006	0 — 018
Sulfonal	2 —	4 —
* Teinture d'aconit (racine), au dixième	0 — 50	1 — 50
* — de belladone au dixième	1 —	4 —
— de cantharide, au dixième	0 — 50	1 — 25
* — de colchique, au dixième	1 — 50	6 —
* — de digitale au dixième	1 — 50	5 —
* — de fève de St-Ignace composée (Gouttes amères de Baumé)	0 — 25	1 — 75
* — d'iode, au dixième	0 — 25	1 —
— de jaborandi	15 —	15 —
* — de jusquiame, au dixième	1 —	4 —
— de lobelie, au dixième	1 — 50	5 —
* — de noix vomique, au dixième	1 —	5 —
* — d'opium, au dixième	2 —	6 —
— de scille	1 — 50	5 —
* — de strophanthus, au dixième	0 — 15	0 — 60
Théobromine	1 —	4 —
Thymol	0 — 50	4 —
Trional	2 —	2 —
Vératrine officinale	0 — 002	0 — 10
Zinc (cyanure de)	0 — 02	0 — 10
— (sulfate de)	1 —	1 —
— (valérianate de)	0 — 10	0 — 50

LISTE DES SUBSTANCES VÉNÉNEUSES

inscrites à la Pharmacopée française

QUI DEVRONT ÊTRE

TENUES DANS UN ENDROIT SUR ET FERMÉ A CLÉ

et dont le médecin devra écrire la dose *en toutes lettres.*

Aconit (tubercules d').
Aconitine.
— (azotate d').
Adrénaline
Apomorphine
— (chlorhydrate d').
Arécoline (bromhydrate d').
Arséniate de sodium.
Arsénieux (anhydride). (Acide arsénieux).
Atropine.
— (sulfate d').
Belladone (feuilles de).
Bromoforme.
Cantharidate de potassium.
Cantharides.
Cantharidine.
Chloroforme
Cigue officinale (fruits de).
Cocaïne
— (chlorhydrate de).
Codéine.
— (phosphate de).
Colchicine
Colchique (semences de).
Conine (bromhydrate de).

Cyanhydrique (acide) dissous.
Cyanure de mercure.
— de potassium.
Digitale (feuilles de)
Digitaline cristallisée.
Emétique (Antimonio tartrate acide de potassium)
Ergot de seigle
Ergotinine
Esérine (salicylate d').
Extrait d'aconit
— de belladone
— de ciguë
— de colchique
— de digitale
— de jusquiame
— de noix vomique
— d'opium
Fèves de Saint-Ignace.
Gouttes amères de Beaume (Teinture de fève de Saint-Ignace composée)
Granules d'aconitine
— d'aconitine (azotate)
— d'anhydride arsenieux (Granules d'acide arsenieux)
— d'atropine (sulfate)
— de digitaline cristallisée
— de strophanthine
— de strychnine (sulfate).
Huile de croton
— phosphorée
Hydrastinine
— (chlorhydrate d')
Jusquiame (feuilles et semences de)
Laudanum de Sydenham.
Liqueur arsenicale de Fowler. (Soluté d'arsenite de potasse au centième)
Mercure (azotate de bioxyde de) dissous
— (benzoate de)
— (bichlorure de) (Sublimé corrosif)
— (bi-iodure de)
— (nitrate acide de)
(oxyde jaune de)
— (oxyde rouge de) (Précipité rouge)
Morphine
— (chlorhydrate de)
Noix vomique
Opium
Phosphore
Phosphure de zinc
Picrotoxine
Pilocarpine
Pilocarpine (azotate de)
— (chlorhydrate de).
Poudre d'aconitine, au centième.
— d'aconitine (azotate), au centième
— de belladone
— de cantharide.
— de ciguë
— de digitale
— de digitaline cristallisée, au centième
— d'émétique
— de fève de Saint-Ignace.
— de jusquiame
— de noix vomique
— d'opium
— de rue.
— de sabine
— de stramoine
— de strophanthine, au centième.
— de sublimé corrosif et d'acide tartrique
Rue (feuilles de)
Sabine (feuilles de).
Soluté de digitaline cristallisée, au millième
— de morphine au cinquantième, pour injection hypodermique
Spartéine (sulfate de)
Stramoine (feuilles de)
Strophanthus (semences de).
Strophanthine.
Strychnine
— (sulfate de)
Teinture d'aconit
— de cantharide
— de fève de Saint-Ignace
— de noix vomique
— d'opium.
— de strophanthus
Vératrine

MÉDICAMENTS	CODEX 1884		CODEX 1908				POSOLOGIE[1]	DOSES MAXIMA			
	Pour une dose	Pour 24 h	Pour une dose		Pour 24 heures			Pour une dose		Pour 24 heures	
	Poids	Poids	Poids	Gouttes	Poids	Gouttes		Poids	Gouttes	Poids	Gouttes
	gr	gr	gr		gr			gr		gr	
Cyanhydrique (acide) dissous	0,20	1	0,05 à 0,10	I à II	0,25 à 0,50	V à X	Diminuée de *moitié*	0,10	II	0,50	X
Eau distillée de laurier-cerise	2 à 4	10 à 20	1 à 2	»	5 à 10	»	Diminuée de *moitié*	2	»	10	»
Élixir parégorique	5	20	5	»	40	»	*Doublée*	»	»	»	»
Extrait d'aconit (racine, alcoolique)	0,01 à 0,03	0,05 à 0,10	0,01 à 0,03	»	0,05 à 0,10	»	Pas de modification	0,03		0,10	»
Extrait de belladone (feuille, alcoolique)	aqueux 0,02 à 0,05	0,05 à 0,20	0,01 à 0,03	»	0,05 à 0,15	»	Diminuée de *un tiers*	0,03	»	0,10	»
Extrait de ciguë (feuille, alcoolique)	aqueux 0,05	0,30	0,05	»	0,25	»	Diminuée de *un cinquième*	0,05	»	0,20	»
Extrait de digitale (feuille, alcoolique)	aqueux 0,05	0,30	0,02 à 0,05	»	0,10 à 0,20	»	Diminuée de *un tiers*	0,05	»	0,20	»
Extrait de jusquiame (feuille alcoolique)	aqueux 0,05 à 0,10	0,40	0,03 à 0,10	»	0,20 à 0,30	»	Diminuée de *un tiers*	0,15	»	0,30	»
Extrait de noix vomique titré (alcoolique)	0,05	0,15	0,02 à 0,04	»	0,10 à 0,12	»	Pas de modification	0,04	»	0,10	»
Extrait d'opium	0,01 à 0,10	0,30	0,01 à 0,10	»	0,30 et plus	»	Pas de modification	0,10	»	0,40	»
Laudanum de Sydenham	0,50 à 2	2 à 4	0,50 à 2	»	1gr et plus	»	Accrue en poids de *un quart*, en gouttes de *moitié*	3	»	6	»
Sirop d'aconit	10	40	15	»	60	»	Accrue de *un tiers*	»	»	»	»
— de belladone	5	30	10	»	40	»	Accrue de *un tiers*	»	»	»	»
— de digitale	20	100	20	»	100	»	Pas de modification	»	»	»	»
— de biiodure de mercure (Gibert)	1 cuillerée à soupe	10 cuiller	1 cuillerée	»	8 cuillerées	»	Diminuée de *un cinquième*	»	»	»	»
Soluté d'arsénite de potasse (liqueur de Fowler)	0,10 à 0,50	1,50	0,10 à 0,50	III à XVII	1,50	LI	Pas de modification en poids. En gouttes, accrue de *moitié*.	0,50	XVII	1,50	LI
Soluté de cocaïne (chlorhydrate)	Titre un *cinquantième*		Titre un *vingtième*				*Doublée*	»		»	»
Soluté de morphine (chlorhydrate)	Titre un *vingt-cinquième*		Titre un *cinquantième*				*Doublée*	»	»	»	»
Teinture d'aconit[2] (racine) à 1/10e	0,10	0,75	0,20 à 0,50	X à XXX	1,50	LXXXV	*Doublée.*	0,50	XXX	1,50	LXXXV
Teinture de belladone à 1/10e	0,20	2	0,50 à 1	XXX à LVII	4	»	*Doublée.*	1	LVII	4	»
— de colchique à 1/10e	1	4	0,50 à 1,50	XXX à LXXXV	6	»	*Doublée.*	1,50	LXXXV	6	»
— de digitale à 1/10e	0,20	2	0,50 à 1,50	XXX à LXXXV	5	»	*Doublée*	1,50	LXXXV	5	»
— de fèves de Saint-Ignace (gouttes amères de Baume)	0,05	0,40	0,10 à 0,25	V à XII	0,75	XC	Au maximum *doublée*.	0,25	XII	[illegible]	[illegible]
Teinture de jusquiame à 1/10e	»	3	0,50 à 1	XXX à LVII	4	»	*Doublée*	1	LVII	4	»
— de noix vomique titrée à 1/10e	0,50	2	0,50 à 1	XXX à LVII	5	»	*Doublée*	1	LVII	5	»
— d'opium à 1/10e	0,50	3	1 à 2	LVII à CXV	6	»	Accrue de *un tiers*	2	CXV	6	»
— de strophanthus à 1/10e	0,05	0,25	0,05 à 0,15	III à X	0,60	XXXV	*Doublée*	0,15	X	0,60	XXXV

[1] Ces indications sont approximatives, mais ne peuvent être considérées comme ayant une valeur absolue.
[2] Toutes ces teintures étaient, dans le Codex de 1884, préparées *au cinquième*.

II

LES MÉDICAMENTS

Nous avons suivi pour ce formulaire l'ordre alphabétique. Les alca-ïdes sont placés à la suite des plantes dont ils sont tirés *atropine* apres *lladone*, *morphine* après *opium*, etc. Les substances chimiques sont acees suivant la partie qui constitue l'élement le plus actif dans le édicament, les *bromures de potassium et de sodium* à *bromure*, le *lfate de quinine* à *quinine*, etc.
La notation arithmétique est faite en grammes, centigrammes, illigrammes ; le nombre de gouttes est marqué en chiffres romains.

ABRÉVIATIONS ET RENSEIGNEMENTS DIVERS

a.	De chaque.
FHD.	Ancien formulaire Hôtel-Dieu.
g ou agit.	Agitez.
lc.	Alcool ou alcoolique
l'ext.	A l'extérieur.
l'int.	A l'intérieur.
od.	Codex de 1908.
od 84.	Codex 1884
rist.	Cristallisé.
uil.	Cuillerée.
ens	Densité.
th.	Ethéré.
xt.	Extrait.
. s. a.	Fac ou fiat secundum artem.
.	Fac ou faites
. H. C. P.	Formulaire hôpitaux civils de Paris.
F. H. M.	Formulaire hôpitaux militaires.
Fus.	Fusible.
Gout.	Gouttes.
Gr. ou gra.	Gramme.
H.	Heures.
Inc. Incpt.	Incompatible.
Inf.	Infuser ou infusion.
M. ou Mél.	Mêlez.
M. S. A.	Misce secundum artem.
Milligr	Milligramme.
Part. empl.	Partie employée.
P. E.	Parties égales.
Ph. All	Pharmacopée allemande.
Ph. Brit	Pharmacopée britannique.
Ph. Ed.	Pharmacopée Edimbourg.
Pil.	Pilules.
Pos.	Posologie.
Pot.	Potion.
Prép. pharm.	Préparations pharmaceutiques.
Prép us.	Préparations usuelles.
Princ. act.	Principes.
Prop.	Propriétes.
Prop thér.	Propriétés thérapeutiques.
Q. V.	Quantum volueris.
Sir.	Sirop.
Syn	Synonyme.
Teint.	Teinture.
Tis.	Tisane.
T. les H	Toutes les heures.
Us. ext.	Usage externe.
Us. int.	Usage interne.
V. ou Voy.	Voyez.

ABRÉVIATIONS DES NOMS D'AUTEURS

Bouch.	Bouchardat.	Mial.	Mialhe
Cad	Cadet	Ric	Ricord.
Dorv.	Dorvault	Soub.	Soubeiran
Duj -Beau	Dujardin-Beaumetz	Syd	Sydenham.
Guib	Guibourt.	Trouss.	Trousseau.

La solubilité est indiquée tantôt par rapport à *une* partie de la substance soluble dans *tant* de parties de véhicule (1 gr se dissout dans 16 gr. d'eau), tantôt par rapport à 100 gr de véhicule (100 gr. d'alcool dissolvent tant de substance).

Lorsqu'il existe plusieurs préparations de la même substance, le pharmacien, en cas de non indication, délivrera la moins active.

AVIS IMPORTANTS

Pour être plus amplement renseigné sur les *propriétés* et *indications thérapeutiques* des médicaments inscrits au *formulaire magistral*, le lecteur est prié de consulter les divers *aide-mémoire*

A moins d'utilité incontestable les formules du Codex ne sont pas transcrites, le médecin pouvant les désigner par le nom sous lequel elles figurent au livre officiel.

La posologie de chaque médicament est établie pour *l'adulte*, quand il y a lieu elle est indiquée également pour *l'enfant* En cas de doute on peut l'établir au moyen de la table classique de Gaubius.

Table de Gaubius

Au-dessous d'un an	....	1/16	à 1/20
Au-dessus d'un an	..	1/15	1/12
— de 2 ans	.	1/8	
— 3 ans		1/6	
— 4 ans	..	1/4	
— 7 ans	.	1/3	
— 14 ans	..	1/2	
De 20 à 60 ans	...	1	

Au-dessus de ce dernier âge, 60 ans, on suit la graduation inverse.
Les doses maxima et minima que nous avons indiquées sont pour l'adulte et doivent par conséquent être prises égales à l'unité.

Posologie infantile. — Voir page VIII, la *règle de Brunton*.

OBSERVATION TRÈS IMPORTANTE

Considérant le grand nombre de sels d'alcaloïdes usi aujourd'hui, la société de Pharmacie de Paris a émis vœu suivant :

« Il est utile, afin d'éviter les erreurs dans l'exécuti des prescriptions, que les médecins écrivent, en pre lieu, le nom de l'Alcaloïde, puis, entre parenthèses, ce de l'Acide. »

Exemple **QUININE** (Chlorhydrate). — **MORPHINE** (Sulfate

A

ABSINTHE. — *Artemisia absinthium,* Composées — *Syn.* Aluyne, grande absinthe, absinthe amere

Part. empl. — Feuilles et sommités.

Princ. act. — 1° Essence d'absinthe. — 2° Absinthine ou amer d'absinthe

Propr. — Stomachique, emménagogue, fébrifuge, vermifuge.

Posologie. — Eau distillee d'absinthe, 25 à 100 gr., — Elixir stomachique de Stoughton, 5 a 20 gr , Extrait aqueux, 0 gr 20 à 2 gr., — Huile essentielle, 0 gr 50 à 1 gr., — Poudre, 2 à 5 gr.; — Sirop, 50 à 100 gr ; — Teinture, 10 à 20 gr., — Tisane, 5 gr par lit., — Vin, 30 à 125 gr.

Incomp. — Sels de fer, de zinc, acétate de plomb.

ELIXIR TONIQUE DE GENDRIN

Eau distillee de menthe ou vin de Malaga		250 gr
Extrait de cascarille	ãã	5 —
— d absinthe		
— de gentiane		
— de myrrhe		
Fleurs de camomille		6 —
Ecorce d'orange amere		10 —
Sous-carbonate de potasse		15 —

F s a 1 cuillerée a café, dans un 1/2 verre d'eau, 1/4 d heure avant chaque repas

PILULES CONTRE ANOREXIE

Extrait d'absinthe	ãã	0 gr 05
— de gentiane		
— centaurée		
Poudre de quinquina		Q S

Pour 1 pilule 1 a 2 avant les repas.

— **ABSINTHINE** — Principe amer de l'*Absinthe.* (Duquesnel)

Prop. — Contre anorexie, digestions lentes

Posol. — 0 gr 10 à 0,15 et meme 0,20 centigr. à chaque repas, en pilules dosées à 0 gr. 05 centigr

— **ABSINTHE MARITIME.** — *Artemisia maritima.*

Propr. — Vermifuge.

Prép. us. — Infuse. 5 à 10 gr. dans une tasse de lait ou d'eau, en lavement, 5 à 20 gr contre les oxyures.

ACÉTANILIDE (Voy **ANTIFÉBRINE**).

ACÉTIQUE (acide) (CH^3CO^2H).

— **CRISTALLISABLE OU MONOHYDRATÉ** Lames cristallines incolores, liquide au-dessus de 17°. Soluble dans l eau, l'alcool et la glycérine.

Propr. thér. — *A l'ext.* caustique et vesicant (vésicatoire de Beauvoisin) antiseptique. En inhalations contre la syncope *Sels anglais* = Sulfate de potasse impregne d'acide acetique aromatisé dit *vinaigre anglais* (Cod. 84) Acide acétique crist 100 gr , camphre 10 gr., essence de lavande 0 gr. 10, essences de cannelle et de girofle ãã 0 gr 20.

— **DU COMMERCE** — *Syn* Acide pyroligneux *Dens.* 1,060. — Contient environ 50 p. 100 d'acide cristallisable. *Vinaigre phéniqué* (Cod. 84) : Phenol 10, acide pyroligneux 200, eau dist 790 gr.

LOTION CONTRE LA CALVITIE (Brocq)

Acide acétique crist	5 gr
Teinture de cantharide	10 —
— de romarin	20 —
— de jaborandi	20 —
Rhum	100 —

— **VINAIGRE OFFICINAL.** — *Vinaigre de vin.*

Propr. thér. — Stimulant de l'appétit, antipyrétique (lotions vinaigrées) — astringent — antiseptique.

Prép. us. Vinaigre aromatique — sirop de vinaigre framboisé. — Oxymel simple ou mellite de vinaigre (Codex 84). — Vinaigre antiseptique ou des 4 voleurs. — Vinaigre camphré (Codex 84).

INJECTION CONTRE LA SUPPURATION DU CARCINOME UTERIN

Vinaigre blanc	300 gr.
Teinture d'eucalyptus	45 —
Acide salicylique	1 —
Salicylate de soude	20 —

F. s. a. 1 à 5 cuillerées à soupe pour 1 litre d'eau tiède.

— **TRICHLORACÉTIQUE ACIDE.** — Cristaux incolores, odeur faible, très caustiques, déliquescents, solubles dans l'eau et l'alcool ; utilisé comme caustique dans les affections des fosses nasales et du larynx.

SOLUTION

Acide trichloracétique	1 gr.
Eau distillée	100 —

F s a en badigeonnages

MIXTURE COMPOSÉE

Acide trichloracétique	0 gr 10
Iode	0 gr. 25
Iodure de potassium	0 — 50
Glycérine	5 —
Eau distillée	10 —

F s a en applications l'amygdalite lacunaire.

ACÉTONE. — $CH^3.CO.CH^3$. — Liquide de densité 0,814. Soluble dans tous les liquides.

Prop. thér. — Anesthésique — anthelmintique — antiasthmatique (en inhalations sous le nom de **SPIRONE**) Préconisé par Gellhorn pour le pansement des cancers inopérables de l'utérus. (Application après un curettage unique).

Un mélange à parties égales d'acétone et d'alcool à 95° est conseillé par Von Herff pour la désinfection des mains et du champ opératoire (Ce mélange dégage des vapeurs irritantes pour les yeux).

Posologie. — XV à XXX gouttes 3 à 4 fois par jour comme anthelmintique, dans une infusion aromatique tiède. — *Us. ext* Collodions divers, voir à **COLLODION**.

POTION.

Acétone	2 gr.
Alcoole d'orange	5 —
Sirop d'écorce d'orange	30 —
Eau de tilleul	120 —

Par cuillerée à soupe, contenant 0,20 *d'acétone.*

IODACÉTONE (Gallois)

Acétone	10 gr.
Iode	4 —

Dissolvez

En badigeonnages pour faire avorter les furoncles La solution ancienne est moins irritante que la récente.

ACÉTONE-CHLOROFORME — Voir **CHLORÉTHONE**

ACÉTOPHÉNONE. — V. **HYPNONE.**

ACÉTOPYRINE — *Syn* **ACÉTO-SALICYLATE D'ANTIPYRINE** — Poudre cristalline blanche, odeur légère d'acide acétique, très peu soluble eau froide et ether soluble alcool, préconisée par Winterberg et Braun dans rhumatisme articulaire aigu, névralgies, sciatique, migraines.

Dose. — 1 à 3 gr par 24 heures, en cachets de 0 gr. 50 centigr Enfants 0 gr 0,05 a 0 gr 10 par année

ACOÏNE (Diparaanisylmonoparaphénethylguanidine). — Poudre cristall blanche, fus. a 176°, sol dans l eau Proposee par les Drs Trolldenier et Hesse comme anesthesique local succédané de la cocaine Avec un solute à 1/200° l'anesthesie persisterait 1 heure, les solutes plus concentres sont plus actifs, mais irritants — *Injection hypodermique* Dose 5 a 10 milligr — Voir le chapitre spécial (page 383).

ACONIT. — *Aconitum napellus.* — Renonculacées. *Syn.* Napel, Capuchon, Tue loup bleu.

Part. empl. — Racines, feuilles.

NOTA — En cas de non-indication le pharmacien délivrera les préparations de *feuilles* Les preparations de *Racines* sont *tres actives* et beaucoup plus que celles de *feuilles* (de six a dix fois plus), leur activite etant assez constante, on doit leur donner la preférence.

Le Codex de 1908 fait titrer les principales préparations d'aconit qui doivent renfermer *l'extrait* alcoolique de racines 1 p 100 d'alcaloides totaux et la *teinture* de racines 0 gr. 05 p. 100

Princ. act. — Alcaloides *aconine*, *benzoyl-aconine*, *napelline* et, surtout, **ACONITINE**.

Propr. — *Analgesique* particulièrement efficace dans les *nevralgies* des branches du trijumeau (n. faciale). Decongestif utile contre laryngites, bronchites, angines, grippe, goutte aigue.

Il est prudent de debuter par des doses faibles, les accidents d'*intolérance* (sensations de picotement sur la langue et de fourmillements dans les membres) étant assez frequents

Prépar. usuelles — Equivalence. — Posologie.

Unité Feuille 0 gr 10 = Racine 0 gr. 01.

Préparations —	Equivalence pour 0 gr 10 de feuilles —	Posologie. —
Feuilles alcoolature	0 gr 60 – XXV gout	1 à 6 gr – L a CCL gouttes.
— poudre (**unite**)	0 — 10	10 a 50 centigr.
— teinture	0 – 50 – XXVI gout	1 a 6 gr – L a CCC gouttes
Racines alcoolature	0 — 035 II —	10 a 60 centig – V a XXX gout
— extrait alcoolique	0 — 0022	1 a 6 centigr
— poudre (**unité**)	0 — 01	2 a 15 — *Enfants* 1 centig par annee
— sirop	4 — 00	10 a 20 gr p dos jusq 50g en 24 h.
— teinture a 1/10e	0 — 10	0 gr 20 a 1 gr 50 - X a LXXX gout *Enfants* I a II gouttes par annee

N.-B — De ces préparations, 4 seulement sont inscrites au Codex de 1908 *Alcoolature de feuilles, teinture de racines, extrait alcoolique de racines et sirop* préparé avec la teinture (v plus loin).

2.

MIXTURE ANESTHÉSIQUE

Teinture d'aconit (feuilles) 40 gr.
Teinture de coca 20 —
Chloroforme 10 —

M contre névralgies, en frictions sur les gencives

MIXTURE ANTIGASTRALGIQUE (J Simon)

Teinture de colombo 10 gr.
— de belladone 5 —
— d'aconit (feuilles) 5 —
Elixir parégorique 5 —

V a X gouttes avant chaque repas.

MIXTURE CONTRE LA CÉPHALALGIE.

Bromure de potassium 3 gr. 50 centigr.
Teinture de racine d'aconit X gouttes
Eau distillée 125 gr.

F dissoudre, a prendre en une fois

MIXTURE C LARYNGITE AIGUË

Teinture de rac d'aconit } ãã 5 gr.
— de belladone
— de coca

M.

X à XX gouttes 3 fois par jour.

PILULES CONTRE NÉVRALGIE FACIALE

Extrait de rac d'aconit 0 005 milligr
Bromhydrate de quinine 0 10 centigr

1 à 3 par jour

POTION CONTRE LA GRIPPE (Grasset).

Teinture de racines d'aconit. XX à XXX gouttes
Antipyrine 2 gr.
Sirop de fl d'oranger 30 —
Eau de tilleul 90 —

1 cuillerée toutes les 2 heures.

POTION CONTRE L'ENROUEMENT.

Infusion de fruits pectoraux 100 gr.
Alcoolature d'aconit (feuilles) XX à XXX gouttes
Sirop de baume de Tolu } ãã 15 gr.
Sirop de codéine

F. s. a. à prendre dans la journée.

POTION CONTRE LA GOUTTE AIGUË.

Teinture de semences de colchique X à XX gouttes
Teinture de digitale XV —
Alcoolature de feuilles d'aconit XV —
Hydrolat de laitue 80 gr.
Sirop des 5 racines 20 —

F. s a par cuiller de 2 en 2 heures.

SIROP D'ACONIT (Codex)

10 gr. contiennent 25 centigr. de teinture de racine Dose 10 à 60 grammes

ACONITINE. — **Extrêmement toxique.** — ($C^{34}H^{47}Az O^{11} = 645$), à peine soluble dans l'eau froide 1 pour 4431, soluble alcool à 90°, 1 p 37, éther, benzine.

L'Aconitine *cristallisée* est seule inscrite au Codex, et doit seule être utilisée aujourd'hui ; le médecin ne doit pas oublier qu'elle est *au minimum* 10 à 15 fois plus active que l'*Aconitine amorphe* de l'ancien Codex, et doit tenir compte de ce fait dans la posologie Thérapeutiquement on peut considérer l'Aconitine cristallisée comme environ 2,000 fois plus active que la poudre de racine d'Aconit.

Indic. thér. — Tics douloureux, névralgie faciale.

Prép. et posologie. — Aconitine *cristallisée*, 1 à 2 dixièmes de milligr. par dose , 1/2 milligr. *au maximum*, par jour, *en plusieurs fois. (Écrire la dose en toutes lettres et souligner.)* **Très vénéneux.**

Azotate d'aconitine cristal. — **Extrêmement toxique.** — Soluble eau, 1 pour 50 *(Même posologie* que l'Aconitine cristallisée.) — Les granules renferment respectivement 1/10e de milligr. d'aconitine cristallisée et 1/10e de milligr. de nitrate d'aconitine cristallisée

A la suite de nombreux accidents, dont quelques-uns mortels, dus à l'administration de l'Aconitine cristallisée à très faible dose 1/2 et 1/4 de milligr., plusieurs praticiens ont cru prudent de conseiller le dosage des granules d'aconitine cristallisée et de ses sels à 1/10 de milligramme et le Codex prescrit aujourd'hui ce dosage · pour en assurer la rigueur le livre officiel fait préparer une poudre colorée en rose et renfermant *un centième* de son poids d'*Aconitine cristallisée*. Cette poudre sert à la confection des granules et autres préparations magistrales.

Le médecin ne doit jamais employer l'aconitine s'il ne lui est pas possible de surveiller le malade et de voir l'effet produit par l'administration des premiers granules, *quel qu'en soit le dosage*.

Injection hypodermique. — Voir au chapitre spécial. Page 356.

GRANULES D'ACONITINE OU DE NITRATE D'ACONITINE CRISTALLISÉE (Codex)

Dosés à 1/10 de milligr 1 à 5 par 24 h

Ces granules sont colorés en rose

PILULES C NÉVRALGIE FACIALE (Laborde).

Sulfate de quinine	0 gr. 20 centigr
Azotate d'aconitine cristallisée	1/10 de milligr.
Extrait de quinquina	Q s

Pour une pilule, 2 à 3 de ces pil en 24 h Ne pas dépasser cette dose

ACTÆA RACEMOSA — CIMIFUGA (Renonculacées).

Le rhizôme, qui renferme de la **cimifugine**, est préconisé comme tonique cardiaque, nervin et contre les bourdonnements d'oreille (A. Robin et Mendel).

Posol — Teinture 1/5° X a LX gouttes. Extrait fluide X à XX gouttes.

ACTOL. — Voir **ARGENT LACTATE**

ADHÉSOL. — Voir a **STÉRÉSOL**

ADONIS VERNALIS. — Renonculacées.

Part. empl. — Tige et feuilles

Princ. act. — *Adonidine*.

Propr. thér. — Tonique cardio-vasculaire et diurétique agissant comme la digitale, il est moins efficace que cette dernière, mais il ne s'accumule pas.

Prép. pharm. et posol. — Infusion (20 gr. pour 1000) 200 gr. dans les 24 h., extr. aqueux et alcoolique 0 gr. 50 à 1 gr. par 24 h Teinture 4 a 8 gr.

— **ADONIDINE** — Glucoside de l'*Adonis vernalis* — Soluble dans eau et alcool.

Prép. et posologie — Tannate d'adonidine 1 à 2 centigr. par jour. — Adonidine 5 à 15 milligr. par jour, en granules.

Injection hypodermique. — Voir au chapitre spécial, page 356

ADRÉNALINE. — Principe actif des *glandes surrénales*. Voir **SURRÉNALES** (glandes)

ÆTHONE — Orthoformiate d'éthyle Ether de Kay liquide incolore, odorant, soluble dans l'eau et l'alcool Sédatif préconisé contre toux, coqueluche, asthme etc XX à XXX gouttes chez l'adulte, X a XX gouttes chez l'enfant.

AGAR-AGAR. — Voir **GÉLOSE**.

AGARIC. — *Polyporus* ou *Boletus officinalis*. Champignons. *Syn.* Agaric blanc, agaric purgatif, polypore.

Princ. act. — Résine amère. — *Acide agaricique*.

Propr. thér. — Purgatif, drastique à hautes doses (2 à 3 gr.), *inusité*; *anhidrotique* a petites doses, employé contre les sueurs des phtisiques.

Prép. pharm. et posologie. — Poudre 0 gr. 25 à 0 gr. 50 par dose, jusqu'à 1 gr. 50 en 24 heures, enfants 0 gr 03 par année.

PILULES D'AGARIC BLANC OPIACÉES (Rayer).

Agaric blanc pulv.	0 gr 15 centigr.
Extrait d'opium	0 — 03 —

M pour 1 pil 1 à 2 le soir contre sueurs des phtisiques

PILULES D'AGARIC ET QUININE.

Agaric blanc	1 gr
Tannate de quinine	1 —
Extrait de gentiane	Q S

M p 20 pil renfermant chacune 0 gr 05 de principe actif. — 4 le soir contre sueurs colliquatives des phtisiques

POUDRE (Bamberger)

Agaric blanc	0 gr 80 centigr
Sucre	5 — 00 —

Div en 6 doses. 2 doses avant de se coucher contre sueurs des phtisiques

— **ACIDE AGARICIQUE** (syn impropre *agaricine*). — Cristaux blancs solubles dans l'eau et l'alcool faible, *sans amertume* (celui qui est amer est impur, irritant, purgatif et vomitif) Dose 1 à 5 centigrammes en plusieurs fois, contre sueurs des phtisiques. *Injection hypodermique.* — Voir au chapitre spécial, page 306.

AGARIC DU CHÊNE. — V. *Amadou.*

AGATINE (Salicyl-α-méthylphenylhydrasine). — Obtenue par Ross et preconisee par Rosembaum, Löwenthal, etc , comme antinevralgique et antirhumatismal . Dose 0 gr. 50 par prise, repetee 2-3 fois par jour.

AGURINE. — Voir à **THÉOBROMINE.**

AIL. — *Allium sativum* Liliacées.

Part. empl. — Bulbes.

Princ. act. — Huile volatile sulfureuse. *Sulfure d'allyle*

Prép. thér. — Excitant, rubefiant, anthelminthique.

Prép. pharm. et posologie. — *A l'int.* oxymel 30 à 60 gr. : en lavement 10 à 20 gr. pour 1 lavement — *A l'ext.* comme rubefiant et vésicant — vinaigre des 4 voleurs.

ALLYLE (SULFURE D'). — Préconisé contre le choléra par Pertick et Angyen, puis comme antituberculeux par Sejournet et contre dyspnée des asthmatiques. *En injection hypodermique.* — Voir le chapitre spécial, page 374.

SOLUTION HUILEUSE

Sulfure d'allyle	0 gr 50
Huile d'olive stérilisée	100 —

1 c c puis 2 c c par jour dans la fosse sus épineuse

ALLYLE (TRIBROMURE D'). — Liquide incolore miscible à l'éther, préconisé contre l'hystérie, l'asthme, les convulsions des enfants. *X à XX gouttes par jour en capsules*

On peut egalement en injecter hypodermiquement 2 à 4 gouttes diluées dans de l'éther

AIROL. — *Oxyiodogallate de bismuth.* — Poudre insipide, inodore, couleur gris verdâtre, insoluble dans les dissolvants usuels, inalterable à la lumière, mais se decompose au contact des liquides aqueux et se transforme en un produit basique de couleur rouge.

Prép. thér. — Antiseptique assez puissant, agit surtout comme siccatif sur les plaies, il n'est ni irritant ni toxique — Succédané de l'iodoforme, mêmes usages et mode d'emploi. Le Dr Domenico Farnara l'a préconise contre la lèpre en pommade à 10 p. 100.

INJECTION C. GONORRHÉE (F. Legueu).

Airol	2 gr
Glycerine	15 —
Eau distillee	5 —

1 injection par jour, apres lavage préalable du canal avec de l'eau boriquee.

POMMADE ANTISEPTIQUE ET CICATRISANTE (Stauffer).

Airol	1 a 2 gr.
Lanoline / Eau distillee, ãã	20 —

M. contre brûlures, ulceres variqueux, etc.

PATE POUR LE PANSEMENT OCCLUSIF DES PLAIES (Bruns).

Airol / Glycerine / Mucilage de gomme arabique	ãã 10 gr.
Argile	20 —

Appliquer une couche épaisse sur les plaies prealablement suturees.

POUDRES CICATRISANTES

1° Airol pulv.	Q. V.
2° Airol	10 gr
Talc	20 —

M. gerçures, intertrigo des enfants.

ALBARGINE. — Combinaison d'azotate d'argent et de gélatine, soluble dans l'eau, ne coagule pas l'albumine : préconisee par Borneman contre gonorrhée. 1 a 3 injections par jour avec des solutions aqueuses dont on elève progressivement le titre de 0 gr. 25 à 1 p 100 ; conseillee ensuite par Clem contre colite muco-membraneuse, en lavements . 0 gr. 20 à 0 gr. 40 pour 1/2 lavement.

ALBUMINE. — Blanc d'œuf, soluble dans l'eau, coagulable par la chaleur, l'acide azotique et l'alcool.

Prop. thér. — Antidiarrheique, antidote des poisons minéraux.

Prép. pharm. — Eau albumineuse : 4 blancs d'œuf dans un litre d'eau.

Incomp — Acides, alcool.

LAVEMENT NUTRITIF

Blancs d'œuf	N° 4
Chlorure de sodium	5 gr
Eau ou lait	200 -
Laudanum de Sydenham	V gouttes

M - Pour un lavement

POTION ALBUMINEUSE (Ricord).

Eau distillee de laitue	60 gr
Sp thebaïque	30 —
Blanc d'œuf	1 ou 2

M. a prendre dans la journee contre la diarrhee.

ALBUMOSES. — Voir a **PRÉPARATIONS ALIMENTAIRES.**

ALCALI VOLATIL. — V. *Ammoniaque liquide.*

ALCOOL. — C^2H^6O. — *Syn.* **ALCOOL ÉTHYLIQUE**, alcool ordinaire, esprit-de-vin.

Propr. thér. — *A l'ext. Antiseptique* et astringent employé pour le pansement des plaies, la désinfection de la peau *Excitant* en frictions ou en lotions Préconisé par Cheinisse contre fievre typhoide, en compresses imbibées d'alcool a 90° (adultes) ou a 85° (enfants) que l'on applique sur l'abdomen. — *A l'int* Empêche la dénutrition, tonique, stimulant du systeme nerveux, excitant diffusible précieux dans les maladies infectieuses avec tendance au collapsus, accelere les mouvements cardiaques et respiratoires. Doses . 10 à 50 gr. par 24 heures en nature, de préference aux *eaux-de-vie* naturelles quelle que soit leur qualité car elles renferment toujours des produits étrangers plus ou moins toxiques (aldehydes, alcools supérieurs, etc) qui constituent le *bouquet* On emploie également l'alcool sous forme de *vins de liqueurs* (Malaga, Porto, Grenache, etc.).

Prép. pharm. — Entre dans la composition de nombreuses préparations (alcoolats, alcoolatures).

LAVEMENT STIMULANT

Vin blanc	} ãã	100 gr.
Eau-de-vie		
Eau chaude		

MIXTURE ALCOOLIQUE

Elixir de Garus	30 à 50 gr.
Infusion de thé	120 —

Par cuillerées.

POTION ALCOOLIQUE (Jaccoud).

Vin rouge	100 gr.
Alcoolé de cannelle	8 —
Ext aqueux de quinquina	3 à 4 —
Cognac	30 à 100 —
Sp d'éc d'orange	30 —

M. par cuillerée à soupe toutes les 2 heures

POTION CONTRE LA PNEUMONIE (Gubler)

Alcool à 85°	50 gr
Eau	50 —
Sp. d'éc. d'or am.	50 —

M. une cuillerée à soupe toutes les 2 heures

POTION CORDIALE (Cod).

Banyuls	110 gr
Sp d'éc d'or amère	40 —
Teinture de cannelle	10 —

M par cuillerée à soupe toutes les heures.

POTION DE PETER (phtisie).

Ext de quinquina	4 gr
Cognac	40 —
Julep	100 —

M. par cuil à soupe toutes les 2 h

POTION DE TODD (Cod)

Eau-de-vie *ou* rhum *ou* alcool à 60° (Codex 1908)	40 gr
Sirop simple	30 —
Teint de cannelle	5 —
Eau distillée	75 —

M

POTION CONTRE PNEUMONIE AIGUE DES ENFANTS, 5 ans (Dauchez).

Antipyrine ou analgésine	1 gr 50
Eau-de-vie de Cognac	30 —
Sirop de quinquina	30 —
Teinture de cannelle	1 —
Eau distillée de tilleul	100 —

Par cuillerée à dessert toutes les 2 heures.

PUNCH (Bouchardat).

Thé	10 gr.
Eau bouillante	250 —

F. infusez, passez, ajoutez

Rhum ou cognac	150 gr
Sp simple	150 —
Citron coupé	n° 1

M par petites tasses de temps en temps contre collapsus, période algide du choléra, etc.

ALIMENTAIRES (**PRÉPARATIONS**) — V. à **PRÉPARATIONS ALIMENTAIRES**

ALKÉKENGE — *Physalis alkekengi.* Solanées — *Syn* Coqueret, cerise d'hiver ou de Juif — **Part. empl.** — Baies, tiges, feuilles.

Princ. act. — *Physaline* (Dessaignes et Chautard).

Prop. thér. — Diurétique, fébrifuge

Prép pharm et posol. — *A l'int* Extrait · 4 à 6 gr ; Poudre 5 à 20 gr ; Vin : 15 à 30, diurétique, 60 à 100, fébrifuge. — *A l'ext* Lotions, fomentations, injections calmantes, 60 à 120 gr par 1000 gr. d'eau.

PILULES ANTIGOUTTEUSES (Laville).

Extrait d'alkékenge	3 parties.
Sol de silicate de soude à 30°	1 —
Poudre de chamœdris	Q. S

Diviser en pilules de 30 cent. . 4 à 10 par jour.

ALOÈS. — Suc extrait de plusieurs espèces d'*aloes*, famille des Liliacées. 1° Aloès socotrin (*aloe socotrina*), 2° aloès des Barbades (*aloe vulgaris et aloe vera*); 3° Aloès du Cap (*aloe ferox, africana, perfoliata, spicata, linguæformis*) — L'aloès des Barbades est environ 5 fois plus actif que celui du Cap.

Part. empl. — Suc épaissi des feuilles.

Princ act. — *Aloïnes* diverses, *émodine.*

Prop. thérap. — Purgatif drastique, emmenagogue, anthelmentique, stomachique à petites doses. — Contre-indiqué chez les enfants.

Prép pharm. et posol — *A l'int* Extrait : 0 gr. 05 à 0 gr 10, tonique, stomachique, — 0 gr 15 à 0 gr. 50 purgatif. — Pilules simples et savonneuses (Cod.) à 0 gr. 10. — Pilules écossaises d'Anderson (Cod.), 2 à 6 — Poudre : 0 gr 05 à 0 gr. 10, tonique, — 0 gr 15 à 1 gr 50 purgatif; — Teinture simple : 5 à 20 gr, — Teinture composée : elixir de longue vie, 5 à 20 gr — *A l'ext* Suppositoires contenant 0 gr 50 d'aloès teinture et soluté hydro-alcoolique.

GRAINS DE SANTÉ (Cadet)

Aloès socotrin	100 gr.
Jalap	100 —
Rhubarbe	25 —
Sirop d'absinthe	Q s

F s a pilules de 15 centigr. 1 à 2 par jour

LAVEMENT ALOÉTIQUE.

Poudre d'aloès	5 gr.
Soluté de savon à 1/10	250 —

F. dissoudre

PILULES CONTRE PRURIT (W Shoemaker)

Extrait d'aloès	0 gr 050 milligr
Quinine	0 — 125 —
Oxyde de zinc	0 — 015 —
Extrait de réglisse	Q s

Pour une pilule, 3 par jour (ménopause)

PILULES ALOÉTIQUES SAVONNEUSES (Burdach).

Aloès	ãã 0 g 05 centig
Calomel à la vapeur	
Savon médicinal	

M p 1 pilule. 1 à 5 pilules (anthelminthique)

PILULES ANTE CIBUM

Aloès du Cap	10 gr
Extrait de quinquina	5 —
Poudre de cannelle	2 —
Sirop d'absinthe	3 —

F s a 100 pilules renfermant chacune 0 gr. 10 d'aloès 1 ou 2 avant le repas

PILULES DE BONTIUS (Cod).

Aloès des Barbades	ãã 10 gr
Gomme-gutte	
Gomme ammoniaque	
Vinaigre blanc	Q. s.

Pour pilules de 0 g 20 3 à 6 par jour.

PILULES C LITHIASE BILIAIRE (Keye)

Aloès	0 gr 05 centigr
Extrait de belladone	0 — 02 —
Sulfate de strychnine	0 — 003 millig

Pour une pilule à prendre le soir au coucher

PILULES LAXATIVES (Moissenet).

Aloès	0 gr 20 centigr.
Résine de jalap	0 — 05 —
Extrait de jusquiame	0 — 01 —
Essence d'anis pour une pilule	1/4 de goutte

1 à 2 le soir tous les jours ou deux jours suivant effet

PILULES PURGATIVES (Trousseau).

Aloès	0 gr 05 centigr.
Extrait de rhubarbe	0 — 05 —
Gomme-gutte	0 — 05 —
Extrait de coloquinte	0 — 01 —
Extrait de jusquiame	0 — 02 —
Essence d'anis	0 — 004 milligr.

M pour 1 pilule arg 1 par jour.

PILULES TONI-PURGATIVES.

Oxyde de fer noir	0 gr 04 centigr
Aloès socotrin	0 — 03 —
Extrait de quinquina	0 — 10 —

Pour 1 pilule. 2 à 4 par jour.

SUPPOSITOIRE ALOÉTIQUE (Cod.).

Beurre de cacao	2 gr 50
Aloès	0 — 50 centigr.

— **ALOÏNES.** — BARBALOÏNE. — ISOBARBALOÏNE. — SOCALOÏNE. — Corps cristallisés de couleur jaune, retirés des diverses espèces d'aloès. Peu usités comme purgatif. Dose : 0 gr. 05 à 0 gr. 15 associés à la magnésie, en pilules ou cachets.

ALPHOL (**SALICYLATE DE NAPHTOL** α). — Isomère du bétol, mêmes propriétés et antinévralgique. — Dose 1 à 2 gr. par jour.

ALUMINE (**ACÉTO-TARTRATE**). — Astringent et très bon antiseptique — en plaques incolores, soluble dans son poids d'eau ; réaction acide : on l'emploie en solution de 1/2 à 5 p. 100

On peut préparer ce sel au moment d'en faire usage en dissolvant 5 gr. d'acétate d'alumine dans une solution à 2 p. 100 d'acide tartrique. On peut diluer au besoin.

ALUMINE (**BORO-TANNATE**). — *Syn.* **CUTOL**. — Astringent et antiseptique, utilisé soit en poudre soit en pommade 10 à 20 p. 100 contre eczéma aigu humide, fissures, ulcères suintants.

ALUMINE (**BORO-TARTRATE**). — *Syn.* **BORAL**. — Astringent et antiseptique; préconisé dans les lésions purulentes de l'oreille moyenne en injections ou pommades a 10 p. 100.

ALUMINE (**BORO-TANNO-TARTRATE**). — *Syn.* **CUTOL SOLUBLE**. — Astringent, antiseptique, préconisé en solution a 10 p. 100 dans la glycérine en badigeonnages contre l'angine folliculaire, la métrite, les engelures.

ALUMINE (**SULFATE**) $Al^2(SO^4)^3, 18 H^2O$. - Très soluble dans son poids d'eau.

Prop. thér. — Astringent.

Prép. pharm. — En collyres, injections, etc.

INJECTION ASTRINGENTE ANTISEPTIQUE

Sulfate d'alumine	2 gr.
Hydrate de chloral	1 —
Eau distillee	100 —

F. dissoudre contre l'otorrhee.

LOTION CONTRE LE PRURIT VULVAIRE
(Gill et Winckel).

Sulfate d'alumine	1 gr. 50 centigr.
Eau distillée	120 gr.

F. dissoudre. 2 ou 3 lotions tiedes par jour.

PILULES ASTRINGENTES.

Sulfate d'alumine	0 gr. 05 centigr.
Cachou	0 — 15 —

F. s a 1 pil, en prendre 4 a 8 dans les 24 heures.

ALUMINIUM. L'aluminium très finement pulvérisé et converti en pâte par addition de glycérine a été préconisé par Klemperer comme topique dans les hémorragies gastriques et les ulcères de la muqueuse stomacale. Cette pâte a laquelle on a donné le nom d'*escaline* est délivrée en tablettes renfermant 2 à 5 gr. de poudre d'aluminium, et se convertit en émulsion lorsqu'on la délaie dans l'eau. — Sussmann utilise ce médicament dans le traitement des rhagades, des fissures a l'anus et des hémorragies hémorrhoïdales.

ALUMNOL (Naphtol-disulfonate d'aluminium). — Poudre blanche, soluble dans l'eau et la glycérine

Prop. thérap. — Astringent et antiseptique : solutions aqueuses de 1 a 1,50 p. 100; usité en gynécologie et pour le lavage des plaies; solutions plus concentrés à 10 p. 100 pour abcès fistuleux — a été préconisé en badigeonnages contre les maladies de la peau.

ALUN $(SO^4)^2 AlK + 12 H^2O$. — *Syn.* **SULFATE DOUBLE D'ALUMINE ET DE POTASSE**. — 1 gramme se dissout dans 10 gr. 5 d'eau froide et 2 gr. 50 de glycérine ; insoluble dans l'alcool.

Propr. thér. — Astringent, styptique. — *Alun calciné* caustique.

Prép. pharm. et posologie — *A l'int.* Poudre : 0 gr. 25 à 2 gr. jusqu'à 12 dans coliques de plomb. — *A l'ext.* Gargarisme astringent (Codex). Poudre en injections, lotions — *Alun calciné ou desséché* caustique déshydratant usité en applications (poudre) contre végétations, verrues, ongle incarné.

Incompatibilités — Alcalis et leurs carbonates ; sels de plomb, de chaux, émétique, infusés astringents, lait.

BOLS ASTRINGENTS.

Conserve de rose	5 gr.
Ext de ratanhia	2 —
Alun	0 — 5 décigr
Opium	0 — 1 —
Poudre de cachou	Q s

F. s a 20 bols 2 toutes les 3 ou 4 h.

COLLUTOIRE ASTRINGENT.

Poudre d'alun	5 a 10 gr
Miel rosat	30 —

COLLUTOIRE CONTRE APHTHES

Alun	gr.
Teinture de cachou	4 —
Miel rosat	3 —

F s a

COLLYRE ALUMINEUX

Alun	1 gr
Eau de rose	50 —

EAU D'ALUN COMPOSÉE (Injection de Pringle).

Alun cristallisé	15 gr.
Sulfate de zinc	12 —
Eau chaude	1000 —

EAU HÉMOSTATIQUE (Pagliari).

Benjoin	1 gr
Alun cristallisé	2 —
Eau	20 —

GARGARISME ALUNÉ (Codex)

INJ ALUMINEUSE POUR URÈTHRE (Ricord)

Eau distillée de roses	200 gr
Alun	1 —

INJECTION VAGINALE (Ricord)

Alun	10 a 50 gr
Eau bouillie	1 litre

LAVEMENT ALUNÉ CONTRE DYSENTERIE

Alun	8 a 12 gr
Ext de valériane	4 —
Laudanum de Sydenham	1 —
Amidon	30 —
Décocté de guimauve	500 —

PILULES TONIQUES ASTRINGENTES.

Extrait de quinquina	10 gr.
Alun pulvérisé	10 —
Poudre de cannelle	Q. s

Pour 100 pilules 5 à 10 par jour

POMMADE CONTRE ENGELURES NON ULCÉRÉES (Mayet).

Alun calciné	2 gr 50 centigr.
Iodure de potassium	1 —
Laudanum de Rousseau	1 —
Pommade rosat	2 — 50 —
Axonge	15 —

M. onctions matin et soir sur les engelures.

POTION ALUMINEUSE CONTRE LES HÉMORRHAGIES UTÉRINES PASSIVES

Alun		4 a 6 gr
Infusé de roses		150 —
Sp. de sucre	ãã	20 —
Sp diacode		

Par cuillerées

POUDRE C. HERPES GÉNITAL (Gaucher)

Alun pulv	ãã	60 gr.
Poudre d'amidon		

POUDRE CONTRE VÉGÉTATIONS VÉNÉRIENNES (Vidal).

Alun desséché	2 gr.
Poudre de sabine	1 —

POUDRE POUR PRÉVENIR LES ENGELURES (Baudot)

Borate de soude	15 gr
Alun	10 —
Benjoin	10 —
Moutarde	60 —
Racine d'iris	50 —
Son	50 —
Son d'amandes	150 —

En lotions avec un peu d'eau

PRISES CONTRE L'HÉMOPTYSIE (Oppolzer).

Alun	4 gr.
Chlorhydrate de morphine	0 — 05 centigr.

Sucre blanc pulv. 4 gr.

M. et divisez en 12 prises 1 prise chaque heure.

PRISES CONTRE L'HÉMOPTYSIE (Bamberger).

Alun	1 gr
Feuilles de digitale	0 gr. 20 centigr.
Chlorhydrate de morphine	0 — 05 —
Sucre blanc	5 —

M. et divisez en 6 doses. 1 paquet toutes les 2 heures.

ALYPINE. — Produit synthétique (chlorhydrate d'un aminealcool) préconisé comme anesthésique local, analogue à la stovaïne. Soluté aqueux à 10 p. 100 (cautérisation au thermo-cautère) solutés à 2 ou 3 p. 100, 1 à 1 1/2 c. c. (incisions de phlegmons, panaris; extractions dentaires) (Voir au chapitre spécial page 383).

AMADOU. — Agaric de chêne. *Polyporus fomentarius* ou *igniarius*. Champignons. — *Syn.* Agaric des chirurgiens. Amadou non salpêtré.

Prop. thérap. — Employé pour arrêter le sang des hémorragies légères et des piqûres de sangsues.

Amadou nitré — Sert à la confection des moxas.

AMANDES. — Fruit de l'amandier. — *Amygdalus communis.* Rosacées. Deux variétés.

1° AMANDES AMÈRES.

Princ. act. — *Huile*, **AMYGDALINE.** et *émulsine.* — L'amygdaline au contact de l'eau et de l'émulsine (qui est un ferment) se dédouble en glucose, *acide cyanhydrique* et *essences d'amandes amères;* la production de ces corps a donc lieu quand on pile des amandes en présence de l'eau.

Prop. thér. — Antispasmodique (v. acide cyanhydrique). Employées surtout pour la préparation du looch blanc, du sirop d'orgeat et de lotions cosmétiques.

Prép. pharmac. et posol. — *A l'int.* 1° Eau distillée 1 à 10 gr. par jour. — 2° Lait d'amandes amères (4 à 6 gr d'amandes) — 3° Huile essentielle *purifiée*, 1 à 5 centigr. — 4° Non purifiée, 1 à 3 centigr — *A l'ext.* Huile essentielle non purifiée, 2 à 4 gr — Eau distillée, en lotions, etc.

Incompatibilités. — Acides minéraux, sulfate de fer, soufre, chlore, nitrate d'argent, iodures, oxydes de mercure, calomel et protochlorure de mercure.

LOTION D'AMANDES COMPOSÉE (Hermann).

Amandes amères blanchies	30 gr.
Hydrolat de fl. d'oranger	60 —
— de roses	250 —

Faites une émulsion et ajoutez

Chlorhydrate d'ammoniaque	4 gr.
Teint. de benjoin	8 —

POMMADE A L'ESSENCE D'AMANDES AMÈRES

Essence d'amandes amères	ãã	5 gr.
Beurre de cacao		

M. a. s. Une friction toutes les heures contre les douleurs névralgiques dans le glaucome et l'iritis.

2° AMANDES DOUCES

Princ. act. — *Huile, émulsine :* diffèrent des amandes amères par l'*absence d'amygdaline.*

Prop. thérap. — Emollientes.

Prépar. pharm. et posol. — *A l'int.* Emulsion ; looch (Codex). — Sirop d'amandes douces (sirop d'orgeat, Codex). — Huile : 15 à 30 gr. — *A l'ext.* Q. v. Liniment oléo-calcaire (Codex).

EMULSION SIMPLE OU LAIT D'AMANDES (Codex).

Amandes douces	50 gr
Sucre blanc	50 —
Eau distillée	1000 —

F. S. A

LINIMENT OLÉO CALCAIRE OPIACÉ (contre crevasses du mamelon)

Eau de chaux	18 gr
Huile d'amande douce	12 —
Ext d'opium	0 — 10 centigr

LINIMENT CONTRE LES GERÇURES, CREVASSES DU SEIN ET DES MAINS.

Beurre de cacao		7 gr.
Huile d'amande douce		5 —
Oxyde de zinc	ãã	0 — 10 centigr.
Borate de soude		
Essence de bergamote		VIII gouttes.

F s a un liniment

LOOCH BLANC (Codex).

Amandes douces	30 gr.
— amères	2 —
Sucre blanc	30 —
Gomme adragante	0 — 50 centigr
Eau de fl d'oranger	10 —
Eau distillée	120 —

F S A.

INCOMPATIBLE *Calomel donnant du cyanure de mercure, qu'on éviterait en prescrivant le looch huileux*

LOOCH HUILEUX (Codex)

Huile d'amandes douces	15 gr.
Gomme arabique	15 —
Sirop de gomme	30 —
Eau de fl d'oranger	15 —
Eau distillée	100 —

F S A

AMIDON. — Polysaccharide ($C^6H^{10}O^5$)^n extrait de nombreux végétaux *Blé, Riz, Maïs, Pommes de terre (fécule)* etc.

Propr. thérap. — Analeptique. Emollient.

Prép. pharm. et posol. — *A l'int.* En gelée, 60 p 1000, tisane, 10 p 1000. — *A l'ext* cataplasmes. — En lavements 30 p. 1000; en glycérolé, 1/15°, en bain (Codex).

Incomp. — Acides, alcalis.

BAIN D'AMIDON

Amidon de froment	500 gr.
Eau	1000 —

Versez dans le bain.

CATAPLASME DE FÉCULE

Fécule de pomme de terre	100 gr.
Eau	1000 —

INJECTION AMIDONNÉE

Amidon	5 gr.
Eau dist de copahu	50 —
Gomme pulvérisée	2 —

4 à 8 inj. par jour

LAVEMENT D'AMIDON.

Amidon	15 gr
Eau	500 —

AMMONIAQUE. — AzH^3, *Syn.* **ALCALI VOLATIL** soluté ou liqueur d'ammoniaque. — (Solution de gaz ammoniac dans l'eau distillée.) — Très soluble dans l'alcool

Prop. thérap. — Stimulant diffusible, antiacide, antispasmodique, diaphorétique puissant. — Rubéfiant, caustique à l'extérieur.

Prop. pharm. et pos. — V à XX gouttes à l'int — 1° Alcoolat aromatique d'ammoniaque, XXX à XXXX gouttes. — 2° Eau de Luce (alcoolé d'ammoniaque succiné) X à XX gouttes.
Us ext. — Liniments ammoniacal, et volatil camphré (Codex).

Incompatibilités. — Acides, aluns, sels métalliques et organiques.

LIQUEUR AMMONIACALE ANISÉE

Alcool à 90°	96 gr
Essence d'anis	3 —
Ammoniaque	24 —

M.

X à XXX gouttes en plusieurs fois.

LINIMENT AMMONIACAL COMPOSÉ

Ammoniaque	5 à 10 gr
Chloroforme	10 —
Baume de Fioravanti	100 —

Mêlez.

LINIMENT EXCITANT (Codex 66).

Ammoniaque liquide à 0,92	5 gr.
Alcoolat de Fioravanti	40 —
Huile d'amande douce	40 —
Alcool camphré	15 —

F s a

LINIMENT VÉSICANT (Guépin)

Ammoniaque concentrée	1 partie
Huile camphrée	2 —

LOTION AMMONIACALE (Raspail) OU EAU SÉDATIVE CAMPHRÉE.

Ammoniaque liquide à 0,92	60 gr
Alcool camphré	10 —
Chlorure de sodium	60 —
Eau distillée	1000 —

(*Codex*).

LOTION EXCITANTE CONTRE L'ALOPÉCIE (Formul de l'hôpital St-Louis)

Ammoniaque	8 gr
Essence de térébenthine	25 —
Alcool camphré	167 —

POMMADE DE GONDRET

Suif	10 gr
Axonge	10 —
Ammoniaque à 0,92	30 —

Rubéfiant

POTION AMMONIACALE

Eau commune	100 gr.
Sirop de sucre	30 —
Ammoniaque liquide	0 gr. 50 à 1 gr

M à prendre en 3 ou 4 fois à 1/4 d'heure d'intervalle

POTION CONTRE L'ENROUEMENT (de Beauregard).

Ammoniaque liquide	X gouttes
Sirop d'erysimum	45 gr.
Infusion de tilleul	90 —

F. s. a. potion à prendre en une fois.

POTIONS CONTRE LA PNEUMONIE (Bamberger)

1° Esprit ammoniacal anisé	5 gr.

V *gouttes dans de l'eau sucrée en une 1/2 heure.*

2° Esprit ammoniacal anisé	2 gr.
Eau distillée	150 —
Sirop d'écorce d'orange amère	20 —

M. une cuillerée à soupe toutes les 2 heures

3° Esprit ammoniacal anisé	2 gr.
Sirop de polygala	20 —
Infusion de racine d'ipeca 1 à 2 pour 150	

M une cuillerée toutes les 1/2 heure.

TISANE DIAPHORÉTIQUE.

Ammoniaque	X à XX gouttes
Sirop de fleur d'oranger	50 gr.
Infusion de bourrache	950 —

— **ACETATE D'AMMONIAQUE.** Ce sel très déliquescent n'est employé qu'à l'état de solution (**ESPRIT DE MINDERERUS** ou *vinaigre ammoniacal de Boerhaave*) le soluté officinal contient 18,5 p 100 de sel supposé sec. *Quand on prescrit « acetate d'ammoniaque », c'est ce soluté que l'on désigne.*

Prop. thérap. — Stimulant, diaphorétique indiqué dans les affections broncho-pulmonaires, les fièvres éruptives et contre le collapsus, l'asphyxie, l'ivresse

Posologie. — *A l'int.* 5 à 20 gr. *Enfants* 0,40 à 0,60 par année.

Incompatibilités. — Alcalis et acides.

POTION A L'ACÉTATE D'AMMONIAQUE

Acétate d'ammoniaque	30 gr
Eau de fleurs d'oranger	30 —
Infusé de tilleul	120 —
Sirop de sucre	60 —

Par cuillerées à bouche

POTION CONTRE L'IVRESSE.

Acétate d'ammoniaque	10 à 15 gr.
Chlorure de sodium	4 —
Infusé concentré de café	50 —
Sirop simple	20 gr.

F s a potion à prendre en 2 fois, à 1/4 d'heure d'intervalle

POTION CONTRE LE CHOLÉRA INFANTILE (Parrot).

Acétate d'ammoniaque	2 gr.
Eau de chaux	30 —
Eau distillée	50 —
Sirop de coings	30 —

M. par cuillerées.

POTION CONTRE LE CHOLÉRA.

Liqueur de Hoffmann 10 gr
Acétate d'ammoniaque 8 —
Teinture de cannelle 5 —
Cognac ou rhum 40 —
Hydrolat de mélisse 60 —
Sirop de menthe 30 —
Par cuillerées toutes les 1/2 heures

POTION DIAPHORÉTIQUE (Bouchardat).

Acétate d'ammoniaque liquide 15 gr
Hydrolat de cannelle } ãã 50 —
— de menthe }
Sirop simple }
M. 1 *cuillerée d'heure en heure*

POTION DIAPHORÉTIQUE (Trousseau).

Acétate d'ammoniaque 8 gr.
Hydrolat de mélisse 60 —
Sirop d'éther 20 —
Sirop de fleurs d'oranger 20 —
M. par cuillerées d'heure en heure

POTION CONTRE DYSMÉNORRHÉES (Delioux)

Acétate d'ammoniaque 5 à 10 gr
Hydrolat d'oranger 40 —
— de mélisse 80 —
Sirop de safran 30 —

POTION STIMULANTE (pneumonie)

Acétate d'ammoniaque 5 à 10 gr
Extrait mou de quinquina 3 —
Potion cordiale 150 —
Par cuillerées toutes les heures.

POTION TONIQUE (pneumonie)

Acétate d'ammoniaque 10 gr
Teinture de cannelle 5 —
Extrait de quinquina 2 —
Eau distillée de mélisse 120 —
Sirop d'écorce d'orange amère 30 —
F. s. a. potion à prendre d'heure en heure.

— **BROMHYDRATE D'AMMONIAQUE.** — V. **BROMURE D'AMMONIUM.**

— **CARBONATE D'AMMONIAQUE.** — *Syn.* **SESQUICARBONATE D'AMMONIAQUE.** $(CO^3)^3 (AzH^4)^4H^2 + 2H^2O)$, alcali volatil concret — sel volatil d'Angleterre. — Soluble 5 parties d'eau.

Prop. thérap. — Stimulant diaphorétique, modificateur des sécrétions bronchiques. Rubéfiant en applications.

Prép. pharm. et posol. — *A l'int.* 0 gr 50 à 2 gr. — *Enfants* 0,03 à 0,05 par année. *A l'ext.* Sel de Preston, et sel volatil anglais.

ÉLIXIR ANTISCROFULEUX TEINTURE DE GENTIANE AMMONIACALE (Anc. Cod.).

Racine de gentiane 30 gr
Carbonate d'ammoniaque 8 —
Alcool à 56° 1000 —

POTION EXPECTORANTE

Carbonate d'ammoniaque 1 gr
Eau distillée de menthe 100 —
Sirop de Desessartz 20 —
M. — Une cuillerée à soupe toutes les 2 à 3 heures.

— **CHLORHYDRATE D'AMMONIAQUE.** $(AzH^4Cl.)$ Sel ammoniac. **CHLORURE D'AMMONIUM.** Soluble eau 3 parties, Glycérine 5, alcool 9 parties.

Prop. thérap. — Stimulant, diurétique, diaphorétique, expectorant. — *A l'extérieur* résolutif (contre contusions, entorses).

Prép. pharm. et posol. — *A l'int.* 1 à 2 grammes. — *Enfants* 0,03 à 0,06 par année — *A l'ext.* Lotions, gargarismes, collyres.

Incompatibilité. — Alcalis et leurs carbonates, acétate de plomb, azotate d'argent.

FOMENTATION DE SEL AMMONIAC (Ricord)

Eau 250 gr.
Sel ammoniac 10 —
Résolutif.

LOTION COMPOSÉE (Hermann)

Contre les gerçures.

Amandes blanchies 30 gr
Hydrolat de fleurs d'oranger 60 —
Hydrolat de roses 250 gr.
F. une émulsion, passez, ajoutez.
Chlorhydrate d'ammoniaque 4 gr.
Teinture de benjoin 8 —

LOTION CONTRE LA COUPEROSE (Hilland)

Chlorhydrate d'ammoniaque 10 gr.
Eau distillée 500 —
F. dissoudre

LOTION CONTRE TACHES DE ROUSSEUR

Chlorhydrate d'ammoniaque	ãã 4 gr
Acide chlorhydrique à 1/10°	
Glycerine	30 gr
Lait virginal	60 —

Toucher deux fois par jour les taches de rousseur.

POMMADES RESOLUTIVES.

1 Axonge	30 gr.
Chlorhydrate d'ammoniaque	2 —
Iodure de plomb	4 —
2 Axonge	30 —
Chlorhydrate d'ammoniaque	4 —
Camphre	1 —
Iodure de potassium	4 —

— **PHOSPHATE D'AMMONIAQUE** (bibasique) soluble dans 4 fois son poids d'eau

Prop. thérap — Préconisé contre la gravelle urique

Prép. pharm. et posol. — 2 à 6 gr. par jour, en solution, limonade.

LIMONADE.

Phosphate d ammoniaque	5 gr.
Limonade citrique	1000 —

Par verres dans la journée.

SOLUTION.

Phosphate d'ammoniaque	20 gr
Eau distillee	280 —

1 gr par cuiller à soupe
1 à 6 par jour.

AMYLE (IODURE D'). — *Syn.* Ether amyliodhydrique liquide incolore, légère odeur éthérée, tres réfringent.

Prop. thérap. — Preconisé par Huchard contre la dyspnée chez les cardiaques et les artérioscléreux, contre les migraines et dans les syncopes. — En inhalations, pur ou mélange à 1/5° de son poids de chloroforme. On le conserve en ampoules scellees.

— **NITRITE D'.** $C^5H^{11}AzO^2$ — *Syn.* **AZOTITE D'AMYLE. ÉTHER AMYLNITREUX.**

Prop. thérap. — *Vaso-dilatateur* puissant, dont l'inhalation provoque une congestion intense du thorax et surtout de la tête, avec sensation de chaleur et *accélération du pouls*

Indiqué en inhalations contre la douleur et l'angoisse de l'angine de poitrine, la migraine avec paleur, l'asthme, les syncopes (s. chloroformique surtout) Conseillé à hautes doses, L à C gouttes en 24 heures, contre pneumonie (Hayem) et, avec prudence, contre l'hémoptysie des tuberculeux (Claisse).

Les doses trop élevées peuvent entraîner de la dyspnée, des convulsions, de l'hémoglobinurie *Contre-indique* chez les congestifs et les athéromateux

Posol. — IV à X gouttes en inhalations, qu'on peut renouveler plusieurs fois *Enfants :* III à IV gouttes

On peut le prescrire en petites ampoules scellees contenant X à XV gouttes

— **SALICYLATE D'.** — Ether amyl-salicylique. Voir *acide salicylique*

— **VALERIANATE D'** — Ether amyl-valérianique. Voir *acide valérianique.*

AMYLÈNE *dit pur* ou **PENTAL.** — C'est du *trimethyléthylene* $(CH^3)^2 = C = CH\ CH^3$ avec des traces de ses isomeres (tous contenus avec lui dans l'amylene brut) Il est liquide, incolore et très inflammable (il bout à 38°).

Prop. thérap. — Preconisé par le Dr Von Mering comme hypnotique et anesthesique, il serait surtout utile pour les operations de courte durée, telles que l'avulsion des dents. — Son emploi ne paraît pas présenter grands avantages sur les anesthésiques connus et un certain nombre d'accidents ont été signalés . c'est un médicament *dangereux.*

AMYLÈNE-CHLORAL (**DORMIOL**) — Composé analogue à l'alcoolate de chloral et résultant de l'union du chloral anhydre avec l'alcool amylique tertiaire (*hydrate d amylène* ci-dessous) Liquide incolore, sirupeux, odeur camphrée, difficilement soluble dans l'eau, soluble dans l'alcool, l'éther, les huiles grasses. Le **DORMIOL** est fourni par la droguerie en solution alcoolique à 50 p. 100

Prop pharm. et posol. — *Hypnotique* indiqué contre les insomnies d'origine nerveuse, inefficace dans les insomnies dues a la douleur *Doses* 0 gr 50 a 2 gr 50 dans une potion gommeuse (émulsion) ou en capsules de 0 gr. 50 (1 à 4 le soir).

POTION HYPNOTIQUE

Dormiol à 50 p 100	10 gr.
Sirop d'écorce d'orange ou de framboise	30 —
Potion gommeuse	120 —

F. s a. 1 a 3 cuillerées à soupe au moment du coucher.

AMYLÈNE (**HYDRATE D'**). — *Syn. Alcool amylique tertiaire.* Liquide incolore, soluble dans eau 8 parties, alcool toutes proportions. *Hypnotique* efficace surtout chez les névropathes, les alcooliques. Agit au bout d'une demi-heure

Prép pharm. et posol. — 2 a 5 gr. par jour en *capsules, potion, lavement, Enfants :* 0 gr 05 a 0 gr 10 par année

CAPSULES dosées a 0 gr 50

4 a 10 par jour

LAVEMENT HYPNOTIQUE.

Hydrate d'amylène	2 à 6 gr
Mucilage de gomme	20 —
Eau Q. S pour 1/4 de lavement.	

POTION HYPNOTIQUE.

Hydrate d'amylène	5 gr.
Sirop de codéine ou morphine	30 —
Hydrolat de menthe	25 —
Eau distillée	90 —

F. s. a 0 gr. 50 par cuill. à soupe 2 à 10

AMYLÉNOL. — Voir **SALICYLATE D'AMYLE**

AMYLOFORME. — Combinaison du *formol* avec l'*amidon* (Classen) Poudre blanche inodore, non toxique, stable et insoluble dans tous les dissolvants usuels.

Prop. thér — Antiseptique, siccatif, succédané de l'iodoforme. On l'emploie en nature ou sous forme de gaze amyloformée.

ANALGÈNE : composé analogue a la phénacétine ; mais dans lequel le noyau phénol est remplacé par le noyau quinoline, et le groupe acétique remplacé par le groupe benzoïque.

Préconisé par Moncorvo comme succédané de la quinine et de la phénacétine . utile dans la malaria.

Dose · 3 a 4 gr. par jour, en 2 ou 3 fois *(en cachets).* — 0 gr. 50 à 2 gr. (enfants).

ANALGÉSINE. — Voir **ANTIPYRINE.**

ANÉMONE PULSATILLE. — Renonculacées. *Syn.* Coquelourde.

Part. empl. — Feuilles, fleurs

Pr. act. — *Anémonine*, acide anémonique.

Prop thérap. — *Anticatarrhale*, *anti-spasmodique* (employée contre coqueluche, asthme, catarrhes bronchiques), *emménagogue*

Prép. pharm. et posol. — *A l'int.* Alcoolature, V à XXX gouttes, — Extrait alcoolique, 5 à 10 centigr., — Poudre, 20 à 60 centigr.

PILULES ANTIAMAUROTIQUES (Rust.).

Poudre de valériane }	ãã 8 gr
— de fl d'arnica }	
— d'asa fœtida	0 — 60 centigr.
Emetique	0 — 60 —
Extrait de pulsatile	2 —

M pour faire des pilules de 0 gr 10 cent 8 à 10 par jour

ANÉMONINE. — Principe cristallisé, incolore, inodore, peu soluble eau et éther, plus soluble dans l'alcool, *vesicant* à la facon de la cantharidine.

Prop. thérap. — Catarrhe bronchique, toux convulsive, asthme (Bronsky).

Prép. posol. — 0 gr. 02 centigr. à 0 gr. 04 centigr. par jour, en cachets (inusite).

ANESTHÉSINE — *Ether para-amidobenzoïque, de l'alcool éthylique* — Poudre blanche, insipide et inodore, peu soluble dans l'eau, très soluble dans l'alcool, l'ether, le chloroforme, les huiles — Anesthésique local, à peine toxique. Injection hypodermique, voir page 383

Us. int 0 gr 20 à 0 gr 50 2 à 3 fois par jour en cachets, pastilles, contre l'hyperesthesie stomacale (en cas d'ulcere).

Us ext En pommade 5 a 10 p. 100 avec la lanoline, contre prurit et démangeaisons, en suppositoires (0,2 à 0,50 par suppositoire) contre hemorrhoides douloureuses

On emploie le *chlorhydrate d'anesthesine*, qui est soluble, comme anesthesique local.

SOLUTION HUILEUSE (Kessel).

Anesthesine	20 gr
Menthol	10 —
Huiles d'olives	100 —

Pour inhalations (laryngite avec dysphagie)

LINIMENT CONTRE BRULURES

Anesthésine	5 gr
Huile d'olive	200 —
Eau de chaux	200 —

F s a En onctions.

ANGÉLIQUE. — *Angelica archangelica.* Ombellifères. *Syn.* Angelique des jardins. Herbe du Saint-Esprit.

Part. empl. — Racines, feuilles, fruits.

Prop. thérap. — Stimulant, stomachique.

Prép. pharm. et posol. — Infusion de racine, 20 pour 1000. — Teinture 2 a 10 gr. en potion.

ANGUSTURE (VRAIE). — *Galipea febrifuga.* Rutacées

Part. empl. — Ecorce.

Pr. act. — Cusparine ou angusturine.

Prop. thérap. — Amer, febrifuge.

Posologie. — 1 à 4 gr.

N. B. — Ne pas confondre avec l'Angusture fausse qui est un *violent poison* (Strychnine et Brucine).

Incompatibilités. — Acides concentrés, infusés astringents, noix de galle, sulfates de cuivre et de fer.

VIN FEBRIFUGE (Dorvault)

Quina jaune	135 gr
Angusture vraie	15 —
Alcool à 56°	250 —
Laissez macérer 24 h et ajoutez	
Vin blanc de Bourgogne	1000 gr

60 à 125 gr fébrifuge, 15 à 40, tonique.

VIN FEBRIFUGE

Teint. de quinquina jaune	250 gr.
Teint d'opium	9 —
Quassia amara	9 —
Angusture vraie	16 —
Vin de Malaga	1500 —
Vin de Pouilly blanc	1500 —

M s a 30 à 50 gr dans fièvres intermittentes.

ANILARSINATE DE SODIUM — Voir *Arsenique (acide)*.

ANILIPYRINE β. — Composé renfermant *un* équivalent d'acétanilide et *deux* d'antipyrine ·

Corps blanc, cristallin, fusible à 105°, très soluble dans les dissolvants usuels. A 15° 10 gr. d'eau dissolvent 43 gr d'anilipyrine et 10 gr. d'alcool à 95° dissolvent 25 gr du même corps (Gilbert et Yvon)

Prop. thérap. — Antithermique, analgésique, nervin · jouit à la fois des propriétés de ses deux composants, sans présenter les inconvénients de l'acétanilide.

Indications. — Migraine, névralgies diverses, rhumatismes articulaires et musculaires, fièvre, etc.

Posologie. — 1 à 2 gr. en 24 heures *par doses fractionnées* de 0 gr. 50, en cachets.

Les solutions aqueuses étant instables, les formes potion ou solution sont à éviter.

ANIODOL. — Soluté aqueux de formol, glyceriné et additionné d'un corps de la série allylique. Bactéricide, antiseptique désodorisant, ni caustique ni toxique solution 1/4000° ou 5000° pour la pratique gynécologique, pansements, lavage des plaies et 1/2000° pour le lavage des mains et des instruments.

ANIS VERT. — *Carum* ou *Pimpinella anisum.* Ombellifères.

Part. empl. — Fruits.

Pr. act. — Huile essentielle.

Prop. thér. — Excitant, carminatif.

Prép. pharm. et posol. — *A l'int.* Alcoolat, 1 à 15 gr ; — Huile volatile, I à X gouttes ; — Hydrolat, 100 gr , — Infusé, 10 pour 1000 gr. ; — Oléosaccharure, 2 à 10 gr. — Poudre, 1 à 4 gr., — Sirop, 15 à 60 gr.

BAUME DE SOUFRE ANISE

Soufre	1 gr.
Essence d'anis	4 —

VI *à* VIII *gouttes en potion.*

POMMADE CONTRE L'OZENE (Dunn)

Essence d'anis	āā XX gouttes
Creosote de hêtre	
Vaseline	30 gr

POTION ANTISPASMODIQUE.

Essence d'anis	X gouttes
Éther sulfurique	XX —
Laudanum de Sydenham	XII —
Sp diacode	50 gr.
Infuse de badiane	150 —

M. s a.

ANTHRAROBINE. — Produit synthétique obtenu par réduction de l'alizarine (Liebermann). Poudre blanc jaunâtre, altérable à la lumière, insoluble dans l'eau, soluble 10 parties alcool et glycérine. Préconisé comme succédané de la chrysarobine et moins toxique. dermique, antiherpétique.

Prop pharm — Solutions glycérinées ou pommades de 10 à 20 p. 100 contre *psoriasis*, *pityriasis*, *herpes*.

ANTIFÉBRINE ou **ACÉTANILIDE** (*Phénylacétamide*) (C^8H^9AzO) — Lamelles cristallines brillantes, inodores, saveur brûlante Soluble 200 parties d'eau froide, 3 part 1/2 alcool, 6 part éther, 7 part chloroforme.

Prop. — *Antipyrétique* et surtout *analgésique*, utile contre névralgies, douleurs fulgurantes des tabétiques, rhumatismes. *Contre-indiqué* chez les cardiaques.

Posol. — 1 gr. à 1 gr. 50 par jour, mais jamais plus de 0 gr. 30 à 0 gr 50 par dose *en surveillant l'action* (cyanose et collapsus possibles)

En paquets ou mieux cachets de 0 gr. 25 à 0 gr. 50 centigr.

CACHETS CONTRE INFLUENZA (Graetzer)

Acetanilide	0 gr 25 centigr
Poudre de Dover	0 — 15
Valerianate de quinine	0 gr 05 centigr.

Pour un cachet 3 par jour de deux heures en deux heures

CACHETS CONTRE MIGRAINE (Hirtz)

Acetanilide	0 gr 20 centigr
Phénacetine	0 — 10 —

M pour 1 cachet 3 par jour

ÉLIXIR D ACÉTANILIDE (Yvon)

Acetanilide	5 gr.
Elixir de Garus	170 —

0 gr 50 par cuillerée à soupe.

ANTIMOINE (OXYDE BLANC D') — *Syn.* **ANTIMOINE DIAPHORETIQUE LAVE**, *Meta-antimoniate acide de potasse.* — SbO^4KH^2. — Poudre blanche, inodore, insoluble dans l'eau.

Prop. thérap. — Contro-stimulant. Expectorant.

Prép. pharm. et posol. — 1 à 6 gr. en potion. *Enfants :* 0 gr. 10 à 0 gr. 15 par année

Incompat. — Acides, sels acides, crème de tartre, sulfures et chlorures solubles.

LOOCH CONTRO-STIMULANT (Trousseau)

Looch blanc du Codex	150 gr
Antimoine diaph lave	4 à 6 —
Julep gommeux	60 gr

M. par cuillerées toutes les 2 heures

M à donner par cuillerée toutes les 2 heures.

POTION BÉCHIQUE

Oxyde blanc d'antimoine	4 gr
Infuse d hysope	90 —
Sirop de baume de tolu	20 —
Sirop de morphine	20 —

F s. a à donner par cuillerées toutes les heures

POTION EXPECTORANTE (Roger)

Oxyde blanc d'antimoine	0 gr 50
Sirop de digitale	10 —

POTION EXPECTORANTE (Comby)

Oxyde blanc d'antimoine		2 gr
Sirop de goudron	ãã	20 —
— polygala		
— fleur d'oranger		10 —
Eau distillee		40 —

F s a 4 à 5 cuillerees à cafe par jour dans une infusion de capillaire ou de violettes. (Broncho-pneumonie des enfants)

— **ANTIMOINE** (OXYSULFURE D') — Voir **KERMÈS MINÉRAL**.

— **ANTIMOINE** (protochlorure d') (trichlorure d'). $SbCl^3$ — *Syn.* **BEURRE D'ANTIMOINE.**

Prop. thérap. — Caustique énergique; caustique ou pâte antimoniale de Canquoin; voir a *Zinc* (chlorure de); attire facilement l'humidité et se liquéfie à l'air : on emploie le *deliquium* comme caustique.

Incompat. — Eau.

— **ANTIMOINE** (PENTASULFURE D'). — *Syn.* **SOUFRE DORÉ D'ANTIMOINE**, Sb^2S^5.

Prop. thérap. — Expectorant, contro-stimulant, antiherpétique, diaphorétique.

Prép. pharm. et posol. — 0 gr. 05 centigr. à 1 gr. en pilules.

Incompat. — Les mêmes que pour l'oxyde blanc.

PILULES ALTÉRANTES DE PLUMMER.

Soufre doré d'antimoine	0 gr. 03 centigr.
Calomel a la vapeur	0 — 03 —
Extrait de reglisse	Q. s

M. pour 1 pilule 1 a 5 par jour.

ANTIMOINE (TARTRATE DE POTASSE ET D') : Voyez *Emetique.*

Pour les autres préparations d'antimoine, *V. Emétique* et *Kermès.*

ANTIPYRINE ou **ANALGÉSINE.** ($C^{11}H^{12}Az^2O$.) — *Oxymethylquinizine methylee.* — *Dimethylphenylpyrazolon.* — Poudre cristalline inodore, saveur amere, très soluble dans moins de son poids d'eau, une partie et demie d'alcool, une partie de chloroforme et 50 parties d'éther.

Prop. thérap. — a) *Analgésique* efficace contre migraines, céphalées, névralgies, douleurs rhumatismales, coliques néphrétiques, hépatiques et saturnines.

b) *Antithermique* n'abaissant la température que chez les fébricitants, quelquefois indiqué contre les pyrexies d'origine infectieuse ; mais peu recommandable parce qu'elle tend a entraver la fonction rénale et determine parfois des sueurs profuses, notamment chez les tuberculeux.

c) *Antispasmodique* utile contre la chorée, la coqueluche, l'asthme, la maladie de Basedow, les polyuries et le diabète d'origine nerveuse.

d) *Hemostatique externe*, en applications locales (poudres ou solutions concentrées) contre l'épistaxis, les hémorragies gingivales, les hémorroïdes.

Accidents d'intolérance : érythemes, urticaire, troubles digestifs, albuminurie, vertiges, sueurs profuses, cyanose, tendance a la syncope, s'observent chez certains sujets particulièrement sensibles.

Posologie. — *Us. Int.* De 2 à 4 gr par dose et 8 gr. par 24 heures. *Enfants*, 0 gr 15 a 0 gr 30 par année En cachets, potion ou solution, en injection hypodermique. — *Voir au chapitre special*, page 357. — *Us. Ext.* Hémostatique en soluté concentré (1/5°).

ANTIPYRINE (G. See et Capitan)

Antipyrine	2 a 3 gr
Bromure de potassium	2 a 3 —

Contre epilepsie.

Antipyrine	1 a 2 gr.
Iodure de potassium	1 a 2 —

Affections cardiaques.

ANTIPYRINE CONTRE INFLUENZA (Capitan)

Antipyrine	2 gr
Chl de morphine	0 — 05 centigr.
— de cocaïne	0 — 15 —
Eau distillee	60 —

2 cuillerées à café par jour dans un grog.

CACHETS CONTRE MIGRAINE (migrainine)

Antipyrine	9 gr
Caféine	0 — 90
Acide citrique	0 — 10

M et divisez en 20 cachets environ 0 gr 50 d'antipyrine par cachet, 1 a 4.

INJECTION ANTIBLENNORRHAGIQUE (Mœhlau).

Antipyrine / Perchlorure de fer liquide	ãã 10 gr
Eau	240 —

En injections profondes apres lavage prealable du canal

LAVEMENT.

Eau tiede	120 gr
Jaune d'œuf	n° 1
Analgesine	2 a 4 gr.

PILULES CONTRE COLIQUES (G Sée et Capitan)

Antipyrine	0 gr. 10 centigr
Naphtaline	0 — 05 —
Iodoforme	0 gr 02 centigr
Tanin	0 — 10 —

Pour une pilule 3 a 4 par jour

POMMADE CONTRE BRULURES (Reclus)

Antipyrine / Acide borique pulv.	ãã 5 gr
Iodoforme pulv.	0 gr 5 a 1 —
Vaseline	50 —

F. s a.

SIROP CONTRE COQUELUCHE (Koplik)

Antipyrine	2 gr
Elixir paregorique	4 —
Sirop de Tolu	60 —
Teinture de digitale	1 —

F s a 1/2 cuillerée a cafe 3 fois par jour

SIROP C INCONTINENCE D'URINE chez les enfants

Antipyrine	15 gr
Sirop de belladone / Sirop de baume de Tolu	ãã 100 —

F s a 1 cuil a cafe matin et soir

— **AMYGDALATE (D').** — **TUSSOL.** — Corps cristallin, soluble dans l'eau, decomposable par les alcalis, preconise par Rehn contre la coqueluche et comme analgesique infantile.

Prép. pharm. : posol.. Potion, solution, cachets, paquets. *Adultes*, 0 gr. 50 a 4 gr , *enfants*, 0 gr. 05 a 0 gr 10 au-dessous d'*un* an, 0 gr. 10 a 0 gr. 25 jusqu'a *deux* ans, 0 gr. 25 a 0 gr 50 jusqu'a *quatre* ans, puis progressivement.

— **CHLORAL.** Voir **HYPNAL.**

— **FERRIQUE.** Voir **FERROPYRINE.**

— **IODEE.** Voir **IODOPYRINE.**

— **SALICYLATE DE.** Voir **SALIPYRINE.**

ANTISEPTOL. — *Iodosulfate de Cinchonine.* Produit défini se présentant sous forme d'une poudre couleur chocolat, legere, insoluble dans l'eau, soluble alcool et éther. Il renferme la moitie de son poids d'iode et s'emploie aux lieu et place de l'iodoforme dont il possede les proprietes antiseptiques (Yvon).

ANTISPASMINE. — Salicylate de soude et de narceine (c'est un melange), sédatif. — Dose . 0 gr. 05 a 0 gr. 15 en solution, sirop.

ANTITOXINE DIPHTÉRIQUE. — (Voir *Serum antidiphtérique*)

APIOL. ($C^{12}H^{14}O^4$) — Aiguilles cristallines extraites par distillation des semences du persil. Insoluble dans eau. Soluble dans ether, alcool et huiles grasses (Codex 1908). L'apiol fourni par la droguerie est liquide, et de consistance huileuse.

Prop. thérap. — Antipériodique, emménagogue, fébrifuge.
Prép. pharm. et posol. — 15 à 20 centigr matin et soir dans une capsule gelatineuse

APOCODÉINE. ($C^{18}H^{19}AzO^2$.)
Prop. thérap. — Comme l'apomorphine, vomitif, expectorant
Prép. pharm. et posol. — Chlorhydrate d'apocodeine, 1° en inj. hypoderm 5 à 20 milligr. (Voir au chapitre spécial), page 357, 2° en potion, 1 à 4 centigr *Enfants :* 0 gr 002 à 0 gr 005

APOLYSINE. *Syn.* Citrophène α ($C^{30}H^{25}O^7 + 3H^2O$). Composé voisin de la phenacetine et analogue au *Citrophene.* Poudre blanc jaunâtre, à saveur legèrement acide, soluble dans 55 parties d'eau froide, soluble egalement dans la glycerine et l'alcool Preconisee dans la pneumonie, la scarlatine, l'influenza, la sciatique, la migraine, etc Dose 1 à 6 gr par jour, par prises de 0 gr 50 à 1 gr. 50 à la fois en cachets de 0 gr 50.
Fischer la considere comme un médicament précieux dans le traitement des hyperpyrexies infantiles et donne les formules suivantes.

Apolysine	5 gr.	Apolysine	ãã	5 gr
Calomel	0 — 40 centigr	Sucre pulv		
Sucre pulv.	5 —	Poudre de jalap comp		2 —

Divisez en 10 doses 1 toutes les 2 h pour un enfant d'un an, contre hyperpyrexie

Divisez en 10 doses. 1 toutes les 2 h, contre embarras gastrique

On peut administrer l'apolysine en suppositoires dosés à 0 gr 50 dans les cas d'intolérance stomacale.

APOMORPHINE (**CHLORHYDRATE D'**). — **Toxique** — ($C^{17}H^{17}AzO^2,HCl$) Soluble dans 40 parties d'eau, 20 parties d alcool, insoluble éther, chloroforme et benzine.
Prop. thérap. — Emetique non irritant, contro-stimulant, expectorant — *Médicament dangereux.*
Prép. pharm. et posol. — Dose · 1/2 centigr à 1 centigr. 1/2 en inject. hypodermique. Voir au chapitre special, page 357. — 10 à 20 milligr. en lavement, potion.

POTION EXPECTORANTE (Juratz).

Chlorhydrate d'apomorphine	0 gr 01 à 3 centigr.	Acide chlorhydrique	V gouttes
Eau distillée	120 gr.	Sirop simple	30 gr

M. 1 cuillerée à soupe toutes les 2 h

ARAROBA. — Voir **GOA** (Poudre de).

ARBUTINE. — V. **BUSSEROLE**

AREC, ARÉCOLINE. Voir à **NOIX D'AREC.**

ARENARIA RUBRA. — Caryophyllees *Syn.* Sabline rouge.
Part. empl. — Toute la plante.
Prop. therap. — Diuretique.
Prép. pharm. et posol — *A l'int.* 1° Extrait aqueux, 1 gr. à 2 gr. 2° En infusion, 30 gr. pour 1000.

ARGENT (**AZOTATE D'**). (AzO^3Ag) Soluble eau, 1/2 partie; glycerine q. v, alcool, 10. *Syn.* **NITRATE D'ARGENT.**

Prop. thérap. — *A l'intérieur* . *astringent* indiqué dans certaines diarrhées chroniques, *antispasmodique* prescrit dans le tabes, la sclerose en plaques, la chorce, l'épilepsie.

A l'extérieur . *astringent*, *antiseptique*, et surtout *cathérétique* frequemment employé contre blennorrhagie, conjonctivites, angines plaques muqueuses, chancres, végétations, verrues, fongosités, ulcerations, etc.

Prép. pharm. et posol. — *A l'int.* 0 01 à 0,10 centigr. par 24 heures. — *A l'ext* Crayons mitiges. — Solutions de divers titres . 1/20e pour instillations uretrales , 1/500e pour lavages de la vessie , 1/50e en collyres , etc — Lavements . 0 gr. 10 a 0 gr 25 dans 250 gr. d'eau

Incompat. — Alcalis et leurs carbonates, chlorures, bromures iodures, cyanures solubles, sulfates, phosphates, acides tartrique, chlorhydrique, matières organiques.

COLLYRE AU NITRATE D'ARGENT

Nitrate d'argent 0 gr. 025 a 0 gr. 1
Eau distillee 20 —

II a III *gouttes.*

COLLYRE AU NITRATE D'ARGENT (Desmares).

Nitrate d'argent 0 gr 50 centigr
Eau distillee 10 —

F s a en instillations toutes les 1/2 heures

COLLYRE PRÉVENTIF CONTRE OPHTALMIE DES NOUVEAU-NES

Azotate d'argent cristallise 0 gr 10
Eau distillee 5 —

1 goutte dans chaque œil aussitôt apres la naissance

(Peut être prescrit par une sage-femme).

CRAYON DE NITRATE D'ARGENT MITIGE

1. Nitrate d'argent 1 gr
Nitrate de potasse 1 —
2 Nitrate d'argent 1 —
Nitrate de potasse 2 —

INJECTION ABORTIVE (Diday).

Eau distillée 20 gr.
Nitrate d'argent 0 — 45 centigr.

INJECTION CONTRE LA BLENNHORREE (Diday)

Nitrate d'argent 0 gr. 40 a 0 gr 60
Eau distillée 20 —

INJECTION CONTRE LA CYSTITE CHRONIQUE (Mercier)

Nitrate d'argent cristallisé 0 gr. 30 cent
Eau distillee 125 —

LAVEMENT AU NITRATE D'ARGENT (Trousseau).

Nitrate d'argent 0 gr 05 a 0 gr.15 centigr
Eau distillée 150 —

LAVEMENT ALBUMINO-ARGENTIQUE (Delioux)

Blanc d'œuf no 1
Eau distillee 250 gr.

Dissolvez, filtrez

Azotate d'argent 0 gr. 10 a 0 gr. 30

Dissolvez, ajoutez

Chlorure de sodium 0 gr 10 a 0 gr 30

PILULES DE NITRATE D'ARGENT.

Nitrate d'argent 0 gr. 50 centigr
Kaolin 2 — 50 —
Vaseline Q S

Pour 50 pilules contenant chacune 1 centig. de nitrate contre diarrhée rebelle.

POMMADE ANTIBLENNORHAGIQUE (Unna).

Nitrate d'argent 5 gr
Baume du Pérou 2 —
Cire jaune 2 à 6 —
Beurre de cacao 100 —

F s. a une pommade avec laquelle on enduit une sonde d'étain

POMMADE ANTIOPHTALMIQUE (Velpeau)

Nitrate d'argent 0 gr. 10 centigr
Axonge 8 —

M.

POMMADE AU NITRATE D'ARGENT CONTRE TUMEURS BLANCHES (Jobert).

Nitrate d'argent 4 gr
Axonge 30 —

M. en friction à la dose de 1 gr

SOLUTÉ POUR LAVAGES URÉTHRAUX
(Balzer et Tansard)

Nitrate d'argent — de zinc	āā	0 gr. 50
Eau distillée		100 —

10 cent cubes pour 1 litre d'eau distillée tiède pour un lavage quotidien de l'urèthre

SOLUTION CONTRE PLAQUES MUQUEUSES
(Fournier)

Nitrate d'argent	0 gr 50 centigr
Eau distillée	75 —

ALBARGINE Voir ce mot.

ARGENT (ALBUMINATE D'). — *Syn.* **LARGINE**, antiblennorrhagique, injections aqueuses à 0,50 et 1,50 pour 100.

ARGENT (CASEINATE D') — *Syn.* **ARGONINE.** Poudre blanche très peu soluble dans l'eau froide, se dissout facilement dans l'eau chaude. En présence de l'albumine elle se dissout plus facilement.

Prop thér. — Antiseptique et bactéricide plus faible que le nitrate d'argent, mais moins caustique.

Préconisé contre la blennorrhagie, en injection de 2 à 10 p. 100.

ARGENT (CHLORURE D') (AgCl). Soluble dans les chlorures et hyposulfites alcalins, insoluble dans eau

Prop. thér. — Antiépileptique, antiscrofuleux.

Prép. pharm. et posol. — *A l'int.*, en pilules à la dose de 10 à 50 cent.. inject. hypodermique (voir le chapitre spécial), page 357. *A l'ext*, en pommade.

PILULES CHLORO-ARGENTIQUES
(Mialhe)

Azotate d'argent cristallisé	0 gr 01 cent
Chlorure de sodium	0 — 04 —
Amidon	0 gr. 03 cent
Gomme arabique pulv.	0 — 01 —
Eau	Q s

M p. 1 pilule. 1 à 10 pilules par jour

ARGENT (CITRATE D').— *Syn.* **ITROL.** Poudre légère, inaltérable, très peu soluble dans l'eau (1/3800e), antiseptique, non irritant, préconisé pour le traitement des plaies. Pommade à 1 pour 100 de vaseline.

ARGENT (IODURE D') (AgI). Insoluble dans l'eau, peu soluble dans l'ammoniaque.

Prop. thér. — Antigastralgique, antisyphilitique (?).

Prép. pharm. et posologie. — 0,10 en pilules.

PILULES D'IODURE D'ARGENT

Iodure d'argent	0 gr 50 centigr
Extrait de salsepareille	Q s

F s a 50 pilules 5 à 10 par jour

ARGENT (LACTATE D'). — *Syn.* **ACTOL.** Poudre blanche altérable à la lumière, soluble dans l'eau (1/15e) antiseptique plus puissant, mais aussi plus irritant que l'Itrol. Solutés à 1/10000e, gargarismes, lotions, compresses.

ARGENT (NUCLÉINATE D'). — Syn. **NARGOL** : renferme 10 p. 100 d'argent métallique.

Prop thér — Mêmes indications et mode d'emploi que le protargol, indiqué principalement dans les conjonctivites et ulcérations de la cornée.

Prép. pharm. — Solutés aqueux de 10 à 20 p 100

PROTÉATE D'ARGENT Voir **PROTARGOL.**

ARGENT (SULFOICHTHYOLATE D'). — *Syn.* **ICHTHARGAN.** Combinaison renfermant 30 p. 100 d'argent Poudre brune, inodore, soluble dans l'eau, l'alcool dilué, la glycérine, les solutions doivent être conservées à l abri de la lumière

Prop. pos. — Antiseptique, bactéricide, antiblennorhagique Solution de 0,50 a 2 p. 1000 pour lotions, injections a 5 p. 100, pour tampons · poudre à 5 p. 100 avec talc.

TRINITROPHÉNOLATE D'ARGENT — *Syn* **PICRATOL** Renferme 30 p. 100 d argent modificateur, cathérétique employé dans le traitement des maladies des muqueuses.

ARGENT COLLOIDAL. — **1° Argent colloïdal chimique** — *Syn.* **Collargol** : préparé par Carey-Lea en reduisant le nitrate d'argent par le sulfate de fer en presence de l'acide citrique, petits grains noirs, à reflets métalliques, inodores, solubles dans l'eau. Antiseptique tres actif, introduit en thérapeutique par Crédé Préconisé dans le traitement des maladies infectieuses, medicales ou chirurgicales. Action bactéricide, faible, mais pouvoir catalytique énergique, analogue à celui des ferments, et qui se retrouve d'ailleurs dans tous les métaux à l'état colloidal, ou de division extrême (mousse de platine).

Prép pharm et pos — On l'administre a l'interieur en solution glycérinée, en pilules, injections sous-cutanees. (Voir le chapitre spécial, page 358)

Dose — 0 gr. 05 à 0 gr. 15 par jour.

2° **Argent colloïdal électrique.** — *Syn* **Electralgol.** — Obtenu en faisant éclater l'arc electrique entre deux lames d'argent plongeant dans de l'eau distillée. Il est plus pur que l'argent colloidal chimique qui retient une certaine quantité de substances reductrices employees pour sa preparation, l'electralgol est un liquide brun rougeâtre, stérile et injectable renfermant 25 centigrammes d'argent par litre, soit 1/4000° Il possède toutes les propriétés catalytiques et antiseptiques des colloides électriques *dits* purs (de Brédig) ; mais s'en distingue par sa stabilité.

Dose. — 5 a 10 cent cubes en injections intramusculaires, sous-cutanées ou intraveineuses (voir le chapitre special, page 358). L'électralgol peut, a l'encontre de l argent colloidal chimique, être employé en injections intrarachidiennes (P. Laurens).

Voir *Metaux ferments*

PILULES

Collargol	0 gr 50
Sucre de lait	5 —
Glycerine et eau	Q s

Pour 50 pilules renfermant chacune 0 gr 01 de collargol.

6 a 8 par jour aux repas.

POTION AU COLLARGOL (Netter).

Collargol	0 gr 10 a 0 gr 40
Elixir de Garus	30 —
Eau distillee	Q s pour 60 cent c.

F s a En 4 fois dans la journée, plusieurs jours de suite, comme adjuvant au traitement sérothérapique dans la diphterie

SOLUTION

Argent colloïdal		1 gr
Eau distillee		100 —
Blanc d'œuf	ãã	2 —
Glycérine		

0 gr 05 de collargol par cuil a café.
3 cuillerées a café par jour dans du lait 1/2 heure avant le repas.

Us. ext — En collyre (1 p. 100), pommade, ovules.

ONGUENT DE CRÉDÉ

Collargol	15 gr.
Eau distillée	5 —
Cire blanche	10 —
Axonge benzoinée	20 —

F. s. a.

OVULES

Argent colloïdal	0 gr 30
Eau distillee	I goutte
Beurre de cacao	30 gr

Divisez en 10 ovules

POMMADE

Argent colloïdal	10 a 15 gr.
Lanoline	35 gr
Axonge benzoinée ou Vaseline	50 —

F. s. a.

3 gr environ en frictions énergiques pendant 10 a 20 minutes dans l'aine ou l'aisselle, apres lavage préalable au savon puis a l'ether

(Phlegmons, lymphangites, ostéomyélite, érysipele, furonculose, fissure anale)

Netter l'emploie comme adjuvant au traitement sérothérapique de la diphterie 1 ou 2 frictions par jour a la face interne des cuisses ou aux plis articulaires

ARGENTAMINE — Solution de chlorure (de phosphate ou de nitrate) d'argent dans l'ethylènediamine.— *Antiblennorragique* solutions a 1 p 1000 — à 5000 en injections uretrales, collyres 3 a 10 p. 100 contre conjonctivites.

ARGYROL — *Syn* **VITELLINATE D'ARGENT** — Paillettes brun-noir, contenant 30 0/0 d argent, tres soluble dans l'eau, alterable a la lumiere.

Antigonococcique, injections 2 à 5 p 100, instillations 20 p 100, collyres contre conjonctivite blennorragique 25 p 100

ARISTOL. — ($C^{20}H^{24}I^2O^2$) — **THYMOL BI-IODÉ**, poudre chamois clair, insoluble dans l'eau et l'alcool; soluble dans l'éther, les huiles grasses et le chloroforme. Succedane de l'iodoforme, mêmes modes d'emploi pour usages externe et interne

LINIMENT CONTRE GOITRE (Pollak)

Aristol	0 gr 50 a 3 gr.
Ether sulfurique	5 —
Soluté alcoolique de savon de potasse	30 —

F s a en onctions le soir.

POUDRE ANTISEPTIQUE ET CICATRISANTE. (Geiger)

Aristol	6 gr
Sous-gallate de bismuth	8 gr.
Acetanilide	30 —

M pour pansement sec

POUDRE CONTRE BROMHYDROSE PLANTAIRE (Tenison Deane).

Aristol } ãã	4 gr
Alumnol }	
Poudre d'amidon	15 —

Us ext

ARISTOQUININE — Voir à **QUININE**.

ARMOISE. — *Artemisia vulgaris*. Composées. *Syn.* Ceinture ou couronne de Saint-Jean.

Part. empl. — Feuilles, racines, fleurs.

Princ. act. — Huile volatile

Prop. thér. — Tonique, stimulant, emménagogue

Prép. pharm. et posologie. — *A l'int* Eau distillee, 30 a 150 gr comme vehicule de potion, — extrait, 2 a 4 gr.; — infusion, 10 gr pour 1000; — poudre, 2 à 8 gr. (*antiépileptique*, poudre de Bresler), — sirop, 30 à 60 gr. — *A l'ext* Fumigations, 50 pour 1000.

Incomp. — Sulfates de fer et de zinc (pour us. ext.).

ARNICA.— *Doronicum montanum*. Composées. — *Syn* Tabac des Vosges, Plantain des Alpes, Betoine des montagnes, Herbe aux chutes, Herbe aux pêcheurs.

Part. empl. — Fleurs.
Pr. act. — Arnicine, cytisine, acide gallique.
Prop. thér. — Stimulant du système nerveux
Prép. pharm. et pos. — *A l'int.* Infuse, 2 à 5 gr. pour 1000 — Poudre, 0, 25 a 0, 50 — *A l'ext.* Teinture, 1 a 2 gr., — infuse, 2 à 4 gr pour 1000
Incomp. — Acétates de plomb, acides minéraux, sulfates de fer et de zinc.

LOTION CONTRE L'ORCHITE

Teinture d'arnica	10 gr
Eau	60 —

M.

TOPIQUE CONTRE FURONCLES (Brocq)

Teinture d'arnica	ãã P E
— d'iode	
Alcool camphre	

M En badigeonnages.

ARRHÉNAL. — V. *Méthylarsinate de soude*, page 34.

ARSACÉTINE. — **Acétyl-atoxyl.** — Poudre cristalline blanche soluble dans 10 parties d'eau; 4 à 5 fois moins toxique que l'atoxyl; ses solutions sont stérilisables a 120° sans décomposition. Mêmes usages et doses que l'atoxyl

ARSENIC (As.). — Inusité.
— **IODURE D'ARSENIC.** — V. à *Iodure.*
SULFURES D'ARSENIC. — (V. *Orpiment.*)
— **RÉALGAR.** 1° *Sulfure rouge d'arsenic* (AsS^3). — *Syn.* Arsenic rouge; insoluble eau, soluble alcalis. — Inusité.
— **ORPIMENT.** — 2° *Sulfure jaune d'arsenic* (As^2S^3). — *Syn.* Orpin, arsenic jaune, insoluble eau, alcool, éther
Prop. thérap. — A été employé comme febrifuge, épilatoire.
Prép. pharm. et posol. — Médicament réserve pour l'usage ext.

ÉPILATOIRE DE PLENCK.

Chaux vive en poudre	60 gr.
Amidon —	40 —
Sulfure d'arsenic en poudre	4 —

M. et avec Q. s. d'eau faites une pâte molle.

RUSMA, PATE ÉPILATOIRE DES TURCS.

Chaux vive	40 gr
Orpiment	5 —

Pulvérisez. Délayez dans :

Blancs d'œufs	ãã Q s
Lessive des savonniers	

En applications.

ÉQUIVALENCE DES PRÉPARATIONS ARSENICALES PAR RAPPORT
A **un milligramme d'acide arsenieux.**

Teneur en *arsenic:* acide arsénieux = 75,78 — Acide arsénique = 40,66

Préparations	Equivalence.	Posologie.
Acide arsénieux (**unité**)	0 gr 001	2 à 10 milligr.
Granules de Dioscoride	No 1	2 a 10
Liqueur de Boudin	1 gr	2 a 15 gr.
— de Fowler	0 gr. 10 - III gout. 1/2	0 g 10 a 1 g 50 - III a L gtt
Pilules asiatiques	1/5° = 0 g 005 par pilule	1 a 2 pilules.
Acide arsénique	0 gr 002	»
Arseniate d'antimoine	0 gr. 003	5 a 10 milligr.
— de fer	0 gr 005	5 a 20 centigr.
— de potasse	0 gr 002	2 a 10 milligr.
— de soude	0 gr 008	2 a 15 —
Granules, arseniate d'antimoine	No 3	5 a 10 granules.
— de fer a 0 gr. 005	No 5	5 a 20 —
— de potasse	No 2	2 à 10 —
— de soude	No 3	2 a 15 —

ARSÉNIEUX (ACIDE). (As^2O^3.) — **Très toxique** — *Syn.* Arsenic blanc. — **OXYDE BLANC D'ARSENIC.** — 1 partie d'acide arsénieux opaque se dissout dans 82 p d'eau, 5 p glycérine, 140 p alcool. Il renferme 76 p. 100 d'arsenic, il est environ *3 fois* plus actif que l'*arseniate de soude*

Prop. thérap. — *Reconstituant* indiqué dans la plupart des cachexies, modificateur de la nutrition utile contre certaines *dermatoses* (eczema sec, psoriasis, lichen), *sedatif du systeme nerveux* employe contre la chorée, les nevralgies, l asthme, l'emphyseme

A l'exterieur, caustique usité contre épithéliomas cutanés et pour détruire la pulpe dentaire

Posologie. — 2 à 3 milligr. par dose, 5 a 10 milligr par 24 heures. *Enfants* 0 gr 0002 a 0,0005 par année et par 24 heures en surveillant l'action

Incomp. — Sulfures, eau de chaux, azotate d'argent, décoctés astringents.

Form. pharmaceutiques. — Granules à *un* milligramme (dits granules de *Dioscoride*). *Injections hypodermiques* Voir au chapitre spécial page 351. Solution (liqueur de Boudin) au millieme; pilules arsenicales ou asiatiques, 5 milligr. par pilule. — *Us. exter.*, poudre arsenicale (frère Côme) 1/8.

LAVEMENT ARSENICAL (Boudin)

Solution arsenicale (Boudin)	50 gr
Eau tiède	50 —

PATE ARSNÉICALE DU FRERE CÔME (forte) OU ROUSSELOT

Arsenic blanc	1 gr.
Cinabre	5 —
Eponge torréfiée	2 —

Pulvérisez 1/8 d'arsenic

PATE ARSÉNICALE CAUSTIQUE (Baldock)

Acide arsénieux	4 gr.
Sulfate de morphine	2 —
Essence de girofles	1 —
Creosote	Q s pour faire une pâte épaisse

F s a utilisée par les dentistes pour détruire le nerf dentaire

PILULES ARSÉNICALES ASIATIQUES MODIFIÉES (Danlos)

Acide arsénieux	0 gr 50 centigr
Poivre noir pulverisé	5 gr.
Glycérine	3 gr.
Poudre de gentiane	Q s.

M et F 100 *pilules* 1 *à* 2 *par jour*. 5 *milligr d'acide arsén par pilule*

POUDRE ARSÉNICALE CAUSTIQUE (Danlos)

Acide arsénieux porphyrise	1 gr
Chlorhydrate de cocaine	1 —
Orthoforme	8 —

F s a faites une pâte avec quelques gouttes d'eau au moment de l'emploi

POUDRE ESCHAROTIQUE DE DUBOIS (faible)

Cinabre porphyrisé	16 gr
Sang-dragon	8 —
Arsenic blanc porphyrise	1 —

M 1/25 arsenic

SOLUTION OU LIQUEUR ARSÉNICALE (Boudin)

Acide arsenieux	1 gr
Eau distillee	1000 gr

10 *gr représentent* 1 *centigr.* 2 *à* 10 *grammes.*

— ARSÉNITE DE POTASSE — LIQUEUR DE FOWLER — Toxique.— Ce sel est tres soluble dans l'eau. On emploie seulement le solute aqueux designe sous le nom de *liqueur de Fowler* et que l'on prepare avec : acide arsenieux, 1 gr ; carbonate neutre de potassium 1 gr. ; alcool à 90°, 12 gr , alcoolat de melisse composé, 3 gr. ; eau distillée, Q. s pour 100 gr

Cette liqueur renferme *un centieme de son poids d'acide arsenieux*, XXXIV gouttes pèsent 1 gramme, c'est-a-dire que III gouttes représentent environ 1 milligr. d'acide arsénieux.

Posol. — III à XXX gouttes par 24 heures *Enfants :* I et jusqu'à II gouttes par année, en surveillant l'action — *En injection hypodermique* contre fièvres pernicieuses Voir au chapitre spécial, page 358

SAVON ARSÉNICAL, SAVON DE BÉCŒUR.

Acide arsenieux	32 gr.
Carbonate de potasse	12 —
Eau distillée	32 —
Savon de Marseille	32 —
Chaux vive	4 —
Camphre	1 —

Sert aux naturalistes pour conserver les dépouilles d'animaux.

SOLUTÉ ANTISEPTIQUE INTESTINAL (Wilson).

Liqueur de Fowler	4 gr.
Azotate d'ammoniaque	16 gr
Eau distillée	120 —

F s a une cuill à café toutes les 3 ou 4 heures, dans fièvre typhoïde

VIN COMPOSÉ

Liqueur de Fowler	5 gr
Gouttes amères de Baumé	2 — 50
Vin de gentiane / Vin de quinquina, ãã	250 —

F. s. a 1 cuil à soupe avant chaque repas.

—**ARSÉNIATE D'ANTIMOINE.** — Insoluble eau : ce médicament forme la base des granules dits *antimoniaux.*

Les granules d'arséniate d'antimoine sont dosés à *un milligramme.* Dose . 2 à 10

— **ARSÉNIATE DE FER** — Voir à **FER.**

—**ARSÉNIATE DE POTASSIUM.** — **Toxique.** (AsO^4,K^2H+7H^2O). Renferme 63,88 p. 100 d'acide arsénique. — *Syn.* Bi-arséniate de potasse, sel arsénical de Macquer. Très soluble dans l'eau, peu employé.

Prop. thérap. — Affections cutanées et des voies respiratoires.

Posol. — *A l'int.* 0 gr. 002 à 0 gr. 010 milligr.

Incompat. — Sels de chaux solubles, eaux calcaires, kermès, magnésie et ses sels ; oxydes de fer et leurs sels. Pour les formules, v. *Arséniate de sodium.* Injection hypodermique (voir chapitre spécial, page 358)

—**ARSÉNIATE DE SODIUM** ($AsO^4Na^2H,7H^2O$) —**Toxique** Une partie est soluble dans 4 parties d'eau, 60 parties d'alcool à 90°, 2 parties de glycérine. 1 gramme renferme 0 gr. 24 d'arsenic et correspond à 0 gr. 32 d'acide arsénieux, ce sel est donc *trois fois moins actif* que l'*acide arsénieux.*

Prop. thérap. — Comme l'acide arsénieux.

Posol. — *A l'int.* en granules (dosés à 1 milligr, *Codex*), solutions, sirops, vins, gouttes (v. ci-dessous liqueur ou solution de Pearson) : de 0 gr. 002 à 0 gr. 010 milligr. par dose, 0 gr 015 à 0 gr 020 par 24 heures. *Enfants :* 2 à 3 dixièmes de milligr. par année — *A l'ext.* Pommades 1/15. — Bains, 10 gr. pour un bain.

BAIN ARSÉNICAL (Gueneau de Mussy).

Arséniate de soude	2 à 10 gr.
Eau	Q. s.

Pour un bain.

PILULES D'ARSÉNIATE DE SOUDE (Biett.).

Arséniate de soude	0 gr. 005 milligr.
Extrait de cigue	0 — 05 centigr

Pour une pilule 1 à 2 par jour.

PILULES ARSÉNICALES (Guibout).

Arséniate de soude	0 gr. 001 milligr.
Extrait de gentiane	0 — 10 centigr.

Pour une pilule . 4 8 à par jour.

SOLUTION ARSÉNICALE (Pearson).

Arséniate de soude	0 gr. 05 centigr.
Eau distillée	30 —

XII gouttes contiennent 0 gr 001 *milligr. d'arséniate de soude Depuis quelques gouttes jusqu'à 8 gr. par jour Enfants II à XX gouttes selon l'âge*

N. B. — **L'acide arsénieux est environ 3 fois plus actif que l'arséniate de soude; ne pas l'oublier quand on alternera l'usage de ces deux médicaments.**

ANILARSINATE DE SODIUM. — ANILARSENIATE DE SOUDE — Chimiquement *Sel monosodique de l'acide paraaminophenylarsenique ;* Syn **Atoxyl** ou **Atoxyle**, decouvert par Béchamp en 1863, et dénommé par lui *Arsenanilide ;* renferme 31,4 pour 100 d'arsenic

Prop. — Poudre blanche cristalline, soluble dans environ 6 fois son poids d'eau

Prop. thérap. Pos. — L'anilarsinate de sodium est environ 50 fois moins toxique que l'acide arsénieux, mais demande cependant a être manié avec precaution, on l'administre par voie stomacale a la dose de 0 gr 05 a 0 gr 20 et de preference en injections sous-cutanées a la dose de 0 gr 25 a 0 gr 75 et au-dessus, repetées à intervalles variables, ou en injections intraveineuses a la dose de 0 gr 075 a 0 gr 20 Voir p. 357. Posologie chez les enfants. Voir table de Gaubius page 2.

L'anilarsinate de sodium a été préconise par Blumenthal contre l'*anemie* dans *tuberculose* et *affections cardiaques* a la dose de 0 gr. 05 a 0 gr 20 par jour, en pilules, — par Shild, contre les *dermatoses chroniques*, principalement *lichen* et *psoriasis*, doses journalieres croissantes de 0 gr. 04 a 0 gr 20 en injection hypodermique (voir page 350), on maintient cette derniere dose, mais seulement tous les deux jours, jusqu'à guérison, — par Mendel, contre *anemie, scrofules, adénites tuberculeuses, eczema ;* en injections intraveineuses, a la dose de 0 gr 075 a 0 gr 20 *progressivement ;* cette derniere dose est maintenue d'abord *deux* fois par semaine, puis *une* seule pendant un temps variable

L'anilarsinate de sodium a été reconnu actif contre les trypanosomiases expérimentales (en particulier la trypanosomiase humaine), par W. Thomas (de Liverpool), par Mesnil, Nicolle et Aubert, Laveran, etc, etc, il a éte employé avec succès contre la maladie du sommeil par Kopke, Broden et Rodhain, Koch, Van Campenhout, L Martin, etc Van Campenhout l'associe a la strychnine, Mesnil, Nicolle et Aubert recommandent de l'employer seul ou en alternant avec une couleur violette de benzidine (Trypanroth). Doses. 1°, 0 gr. 50 a 0 gr 75 et même jusqu'a 1 gr 50 par jour en injection hypodermique repétées tous les 8 a 10 jours (Kopke), 2° 0 gr. 25 et accroître tous les jours de 0 gr. 05 jusqu a 0 gr 80, administrer cette dernière dose pendant 2 a 3 semaines, puis la diminuer progressivement de 0 gr 25 par jour ; 3° L Martin administre d abord 0 gr 50 tous les cinq jours puis 1 gr. toutes les semaines Associe a l'emétique et surtout a l'émétique d'aniline (voir ce mot), il paraît constituer, en injection intraveineuse, le meilleur mode de traitement des trypanosomiases (A. Laveran).

Salmon a préconisé l'anilarsinate de sodium contre la syphilis, au lieu et place du mercure, a la dose de 0 gr 50 en injection hypodermique, répétée tous les deux jours, ne pas dépasser 6 injections Dans certains cas on peut élever la dose a 0 gr 75 et même a 1 gr, on reduit alors le nombre des injections

PILULES (Blumenthal)

Anilarsinate de sodium	0 gr. 05	centig
Masse pilulaire de Blaud	0 — 10	—

Pour 1 pilule

1 a 4 par jour l'administration par voie hypodermique paraît preferable

SOLUTION HYPODERMIQUE au dixieme

Anilarsinate de sodium	1 gr
Eau distillée Q s pour	10 cent. c

F. s a

Stérilisez en portant a 100° pendant 10 minutes au maximum

— **BENZO-SULFONE-PARA-AMINO-PHÉNYLARSINATE DE SOUDE. — HECTINE.**

Dérivé arsenical organique découvert par A. Mouneyrat et introduit en thérapeutique par Balzer se présente sous forme de petites aiguilles, incolores, inodores, insipides, très solubles dans l'eau, renfermant 19 pour 100 d'arsénic Les solutions peuvent être stérilisées a chaud sans décomposition L'Hectine est tres peu toxique, s'élimine tres rapidement et n'exerce aucune action nocive sur l'œil normal L'Hectine donne avec le mercure une combinaison (Hectargyre) tres soluble dans l'eau et stérilisable a chaud sans décomposition. Ces medicaments ont été préconisés par Balzer, Mouneyrat et Hallopeau pour le traitement de la syphilis déclaree, et par Hallopeau pour le traitement abortif de cette affection; on les utilise également pour le traitement du paludisme, de la fièvre de Malte, du psoriasis, etc. On les administre en injection hypodermique ou par voie stomacale.

Prép. pharm. et posol. :

SOLUTÉ STÉRILISABLE (*au dixième*)		GOUTTES	
Hectine ou Hectargyre	1 gr.	Hectine	1 gr
Eau distillee	Q s. pour 10 cent. c.	Eau distillee	Q s. pour 20 cent c
PILULES		XX gouttes contiennent	0 gr 05 d'Hectine
0 gr. 10 d'Hectine par pilule.			

Les injections hypodermiques se pratiquent dans la région fessière, et dans certains cas dans le tissu cellulaire sous-cutané du fourreau (Hallopeau). Pour la cure hypodermique, chez l'adulte, Balzer et Mouneyrat injectent 10 centigrammes de sel tous les deux jours les six premiers jours et ensuite 10 a 20 et jusqu'a 40 centigrammes tous les jours. Lorsque l'on a injecté 2 a 3 grammes de sel, suivant la gravité des cas, on suspend le traitement pendant 10 à 15 jours, puis on le reprend et, au besoin, on remplace l'Hectine par l'Hectargyre

Chez l'enfant les doses sont les suivantes

De 1 a 3 ans	0 gr 02 a 0 gr 05
De 3 a 8 ans	0 gr 03 a 0 gr 07
De 8 a 15 ans	0 gr. 07 a 0 gr 15

DIOXY-DIAMIDO-ARSÉNOBENZOL — DIAMIDODIOXYARSENOBENZOL. — Syn SALVARSAN. PREPARATION « 606 » D'EHRLICH-HATA [$OH.C^6H^3(AzH^2)As=As(AzH^2)C^6H^3OH$].

Poudre jaune, soluble dans les alcalis, carbonates alcalins et acides dilues; elle renferme 31 à 34 p 100 d'arsenic, et tue 1 kg de cobaye a la dose de 0 gr. 08 Le diamidodioxyarsénobenzol est delivré à l'état de *dichlorhydrate* en ampoules scellées portant l'inscription Hy 606 et renfermant de 0 gr 30 a 0 gr 70 de medicament.

Le Salvarsan est en effet très facilement oxydable et doit être conservé dans des ampoules scellees et remplies d un gaz indifférent

Prop. thérap. Posol. — Actuellement on peut affirmer que le diamidodioxyarsenobenzol exerce une action absolument surprenante, *surtout au point de vue de la rapidite*, tant sur les *spirochetes* que sur les *manifestations syphilitiques*.

Il a, en outre, été experimenté dans les *trypanosomiases*, le *paludisme*, les rechutes *de la variole*, etc.

Au commencement de ses recherches, Ehrlich était arrivé à cette conclusion que la seule thérapeutique rationnelle est celle qui consiste a administrer un médicament capable, en une *seule injection*, de détruire tous les parasites (trypanosomes, trépomènes) de sorte qu'en principe, une seule intervention serait suffisante.

Dans ces conditions, le médicament doit être administré avec prudence.

La dose varie de 0 gr. 30 à 0 gr. 60 chez l'homme en injection intra-musculaire, et de 0 gr. 25 a 0 gr. 45 chez la femme; dans des cas exceptionnels, on peut procéder a une nouvelle injection, *une*, mais de preférence *trois* à *quatre* semaines apres la première (Wechselmann). Les injections intraveineuses sont plus actives, il ne faut pas dépasser la dose de de 0 gr. 40 (Alt, Balzer) Iversen associe les injections intraveineuse et intramusculaire, il pratique d'abord une injection intraveineuse de 0 gr. 40 a 0 gr. 50, puis, 24 heures plus tard, une injection intramusculaire d'une quantite egale de médicament, soit un poids global de 0 gr 80 a 1 gr , sauf chez les névropathes pour lesquels la dose maxima ne doit pas dépasser 0 gr. 20 à 0 gr. 40.

Quelques praticiens auraient obtenu de bons résultats dans le traitement du *tabes* · on doit employer de faibles doses (Alt) ne dépassant pas 0 gr. 50 (Wechselmann).

Chez les nouveau-nés hérédo-syphilitiques ce dernier praticien conseille des injections à faibles doses, 0 gr. 015 à 0 gr. 020 répétees tous les 8 à 12 jours. Mais le meilleur traitement d'apres Scholtz, Ehrlich, etc. est l'allaitement au sein par une nourrice syphilitique a laquelle on a pratiqué une injection de dioxydiamidoarsénobenzol.

Les *contre-indications* du traitement par le dioxydiamidoarsénobenzol sont tout état cachectique, de quelque origine qu'il soit (Ehrlich); les systemes nerveux et vasculaires doivent être intacts (absence d'*artériosclérose*, d'*anévrysme*, de *paralysie gâteuse*. Les *néphrites* et *lesions oculaires* ne constitueraient pas une contre-indication.

Le nouveau médicament n'est encore qu'à la période d'essai et il a suscité, en France et a l'etranger deux séries d'appréciations opposées, l'avenir seul dira si les guérisons obtenues si rapidement sont durables. E. Finger (Autriche) conclut de sa pratique que le dioxy-diamidoarsénobenzol fait bien disparaître rapidement les manifestations syphilitiques; mais qu'il n'exerce pas sur le processus de ces affections une action plus énergique que le mercure, les récidives sont aussi fréquentes qu'après le traitement mercuriel, et ce dernier ne provoque pas de nécroses comme on peut en observer avec le dioxydiamidoarsénobenzol, enfin les accidents oculaires et auriculaires sont plus fréquents depuis l'emploi du nouveau médicament. D'après Gaucher les récidives sont déjà nombreuses; il existe des manifestations syphilitiques qui résistent au dioxydiamidoarsénobenzol et d'autres qui ne guérissent pas plus rapidement qu'avec le mercure, tandis que certaines disparaissent *très rapidement;* le nouveau médicament serait surtout un *cicatrisant*. Incontestablement on rencontre des lésions qui avaient résisté au traitement mercuriel et qui sont guéries, au moins momentanément, par le dioxydiamidoarsénobenzol mais ce médicament n'exerce aucune action sur les lésions viscérales, ni sur les lésions quaternaires ou parasyphilitiques.

Le Salvarsan a éte préconisé par Czerny pour le traitement des tumeurs malignes inoperables (syphilis étant écartée), il atténue les douleurs et provoque une diminution notable de la tumeur, surtout dans les sarcômes : on injecte simultanément 0 gr. 20 dans la tumeur et 0 gr. 20 à 0 gr. 40 de sel dans la région fessière.

Le Salvarsan présente une réelle activité dans le traitement du paludisme, d'après Ch. Nicolle et Conseil, il agit à doses faibles, 0 gr. 30 à 0 gr 40. La spirillose Nord Africaine, d'après Ed Sergent et Gillot, et la fièvre récurrente (Legendre) sont jugulées chez l'homme par des doses également faibles, 0 gr. 0075 à 0 gr 01 par kilogr

Dans les trypanosomiases les résultats du traitement sont douteux

Prép pharm. — La préparation du liquide injectable est assez compliquée, le dioxy-diamido arsenobenzol étant insoluble dans l'eau et le liquide injectable ne pouvant être stérilisé *à chaud* après sa préparation Il faut donc le préparer aseptiquement avec les substances et vases préalablement stérilisés

Différentes techniques ont été indiquées, toutes ont pour but de maintenir le médicament très finement pulvérisé, en suspension dans un liquide aussi *neutre* que possible Les pseudo solutions même très légèrement acides sont plus douloureuses que celles qui sont alcalines, d'autant plus qu'elles coagulent l'albumine, leur toxicité est plus grande. Le procédé qui paraît le meilleur est celui de Blaschko perfectionné par Emery et Pépin Le dioxydiamidoarsenobenzol est dissous au moyen d'un soluté de soude à 4 p. 100 employé en quantité telle que le liquide puisse influencer le papier à la phénolphtaléine sans modifier toutefois la couleur du papier de tournesol rouge

On triture très finement dans un mortier, de préférence en agate, la dose dioxydiamidoarsénobenzol, puis on ajoute la quantité d'eau stérile nécessaire pour porter le volume à 7 ou 8 cent. cubes.

On remplace avec avantage l'eau distillée par le sérum physiologique On pense aujourd'hui qu'un certain nombre d'accidents tels que fièvres, vomissements, diarrhée, phénomènes généraux infectieux ou méningés, consécutifs aux injections intraveineuses de Salvarsan, sont dus aux impuretés existant dans l'eau distillée ancienne, on doit donc employer, comme véhicule, de l'eau distillée récente et du chlorure de sodium chimiquement pur

MM. Levy-Bing et Lafay ont modifié la technique et adoptent comme excipient un mélange de *lanoline* 1 partie et huile d'*œillette* 9 parties préalablement stérilisé et dans lequel on délaye le dioxydiammoarsenobenzol très finement pulvérisé

La principale difficulté de la technique de Blaschko consiste dans l'obligation d'opérer aseptiquement MM L. Martin et Tendron de l'Institut Pasteur, qui emploient exclusivement le dioxydiamidoarsenobenzol en injection intraveineuse, préparent le liquide injectable de la manière suivante : on triture le médicament (0 gr. 40 à 0 gr 50) avec de la lessive de soude (1 goutte environ par 0 gr. 05 de médicament), la dissolution étant effectuée, on ajoute du *sérum physiologique* dans la proportion de 3 centimètres cubes par chaque centigramme de dioxydiamidoarsenobenzol, le liquide doit être limpide et nettement alcalin, on y fait tomber goutte à goutte de l'acide acétique dilué jusqu'à formation d'un léger trouble *persistant* que l'on fait disparaître ensuite par addition de quelques gouttes de lessive de soude diluée employée en quantité strictement nécessaire, le liquide redevenu limpide présente une réaction très légèrement alcaline, ce qui n'offre aucun inconvénient puisqu'il est destiné à l'injection intraveineuse On stérilise par filtration à la bougie

NÉO-SALVARSAN. — Dioxydiamidoarsénobenzol monométhylène sulfoxylate de soude ($C^{12}H^{11}O^2As^2.Az^2CH^2O.SONa$) Dérivé du Salvarsan et du formaldéhydesulfoxylate de soude Ce corps un peu moins oxydable que le Salvarsan doit cependant être conservé en tubes scellés. Il se dissout très facilement dans l'eau *froide* et le sérum physiologique (*ne pas chauffer les solutes*) Les solutés, qui doivent être préparés au moment de l'emploi, sont *neutres* et ne coagulent pas les albuminoides du sang, on peut les employer en injections intramusculaires ou intraveineuses Il serait plus actif et moins toxique que le Salvarsan, il ne renferme du reste que 21 p. 100 d'arsenic.

Doses. — Un tiers plus elevées que celles du Salvarsan, soit en moyenne 0 gr 60 a 0 gr. 90 chez l homme, 0 gr. 45 a 0 gr 75 chez la femme et 0 gr. 15 a 0 gr. 30 chez l'enfant suivant l'âge.

— MÉTHYLARSINATE DE SOUDE ($CH^3AsO^3Na^2 + 5H^2O$). — **Toxique** — **METHYLARSINATE DISODIQUE.** — **ARRHENAL.** — **ARSYNAL** — **ARRHÉNATE DE SOUDE.** — **NÉOARSYCODILE** — Préconisé par M. A Gautier comme succédané du cacodylate de soude. Ce dernier sel ne peut être administré longtemps sans danger par voie intestinale, il faut avoir recours aux injections hypodermiques, au contraire, le methylarsinate de soude, dont la toxicité est tres faible, peut etre administré indifféremment par voie hypodermique ou stomacale. Il est très soluble dans l'eau.

Prop. thérap. — Elles sont identiques à celles du cacodylate de soude Préconisé contre la tuberculose sous toutes ses formes, l'emphysème, la bronchite chronique, la grippe, l'asthme essentiel, l'hémichoree, la choree, la leucémie, l'anémie pernicieuse, les vomissements de la grossesse, le paludisme, la carcinomatose On doit administrer le methylarsinate de soude pendant *4 a 5 jours de suite, en faisant toujours suivre d'un intervalle de repos egal, le temps de la medication.* Surveiller l'action chez les sujets atteints d'affection cardiaque ou d'insuffisance hepatique

Dose. — 2, 5 et jusqu'a 20 centigr. par jour ; dans le paludisme on peut même atteindre 40 centigr

SOLUTION DE MÉTHYLARSINATE DE SOUDE (A. Gautier).

Méthylarsinate de soude	5 gr
Alcool phenique a 1/10	II gouttes.
Eau distillee Q s pour faire 100 cent c.	

Stérilisez par ébullition

Un centimetre cube represente 0 gr 05 centigr de methylarsinate de soude

Dose 1/2 a 4 centimetres cubes

Cette solution peut etre injectee hypodermiquement (Voir au chapitre special page 358)

On prépare egalement des granules doses a 0 gr 01 centigr.

SIROP CONTRE ANOREXIE (Variot)

Methylarsinate de soude	0 gr 10
Sirop de quinquina	10 —
Sirop simple	100 —

M Une cuil a cafe de 18 mois a 2 ans
— — a soupe de 2 a 4 ans.
Deux — a dessert de 4 a 8 ans

Pour stimuler la nutrition chez les enfants

— METHYLARSINATE DE FER — Dose : 0 gr 025 a 0 gr 005 en pilules.

— DE QUININE. — Dose 0 gr 025 a 0 gr 50 en pilules ou cachets

ARSYLINE. — Albumine phosphorée et arsenicale renfermant pour 100 2,6 de Phosphore et 0 gr. 17 d'Arsenic.

Poudre blanc jaunatre, inodore, saveur legèrement acide, toxicite très faible.

Prép. thér. Posol. — Préconisee par Kocher contre les affections de la peau, la leucemie, l'anémie, la malaria, etc. Dose : 3 a 4 gr. par jour.

ASA FŒTIDA. — *Ferula Asa Fœtida.* — *Ferula Narthex.* Ombellifères.

Part. empl. — Gomme résine.

Prop. thérap. — Incisif, antispasmodique, emménagogue et vermifuge.

Prépar. pharm. et posologie. — *A l'int.* — Poudre, 1/2 à 2 gr.; — alcoole et étherolé, 1 à 4 gr., en lavements, 2 à 4 gr

Incomp. — Emulsion d'amandes amères, eau de laurier-cerise, preparations prussiques

LAVEMENT D'ASA FŒTIDA CONTRE LA DYSMENORRHEE

Asa fœtida	5	gr
Jaune d'œuf nº 1 ou savon	5	—
Decocté de guimauve	250	—

F. s a

PILULES ANTISPASMODIQUES (Debreyne)

Camphre	āā	0 gr. 10 centigr.
Asa fœtida		
Extrait de belladone		0 — 02 —

M. pour 1 pilule. 1 à 6 par jour.

PILULES CONTRE LA CHOREE

Asa fœtida	6	gr	
Extrait de valériane	6	—	
Oxyde de zinc	1	— 25	centigr.
Castoreum	1	— 75	—
Extrait de belladone	0	— 50	—

F s a. 100 *pilules* 1 *a* 2 *matin et soir.*

PILULES CONTRE LA DYSMENORRHEE.

Asa fœtida	0 gr.	10 centigr.
Safran pulverisé	0 —	10 —
Extrait de valeriane	0 —	05 —
Extrait d'opium	0 —	01 —

M. pour 1 pilule. 3 à 5 par jour.

ASAPROL $(C^{10}H^{7}OSO^{3})^{2}$ Ca + 3 $H^{2}O$: combinaison calcique du dérivé α monosulfoné du naphtol β. *Syn.* **ABRASTOL.**

Poudre blanche ou légèrement rosée, inodore, saveur amère douceâtre; soluble dans 0,60 parties d'eau et 2 parties d'alcool; insoluble dans l'ether.

Prép. thérap. — Antiseptique, antithermique, antirhumatismal, analgesique; — succédané du salicylate de soude et mieux tolere par les dyspeptiques et les albuminuriques, il n'occasionne pas d'accidents cerébraux (Duj.-Beaumetz et Stackler).

Preconise contre les rhumatisme articulaire aigu et subaigu, rhumatisme musculaire, goutte, influenza, vers intestinaux.

Prép. pharm et posol. — 2 a 4 et jusqu'à 6 gr. chez l'adulte, 0 gr 50 a 3 gr chez l'enfant, selon l'âge, en potion, cachets ou paquets, de 0 gr. 50 a 1 gr. a prendre dans de la tisane ou du lait (1/2 à 1 litre), en lavements 1 gr. à 6 gr, selon l'âge, contre oxyures et lombrics (Kern).

Incompat. — antipyrine, sulfate de quinine.

POTION (Bompard)

Asaprol	2 a 4 gr
Eau distillee d'anis	30 —
Sirop simple	30 —

Par cuillerées a café dans les 24 heures

CACHETS (Duj Beaumetz, Stackler)

Salicylate de soude	0 gr 10 a 0 gr 50
Asaprol	Q S

Pour faire un cachet de 1 gramme
3 a 6 cachets par 24 heures

Pour toutes les autres preparations V. *Salicylate de soude.*

ASEPTOL. — **SUFOCARBOL** — *Syn* Acide ortophénosulfonique Se présente sous forme d'un liquide brun renfermant le tiers de son poids de substance active.

Prop. thérap. — Antiseptique. Mêmes usages et modes d'emploi que le phénol.

ASPERGES. — *Asparagus officinalis.* Asparaginées.

Part. empl. — Rhizome et jeunes pousses (turions).

Pr. act. — Asparagine.

Prop. thérap. — Mucilagineux, amer, diurétique, apéritif.

Prép. thér. et posol. — Asparagine, 60 centigr par jour en pilules ; — infuse, 20 gr. p. 1000 par jour, — sirop, 30 à 50 gram

ASPIDOSPERMINE. — V QUEBRACO

ASPIRINE ($C^9H^8O^4$). — Acide **ACÉTYL SALICYLIQUE**, acide **SALICYLACETIQUE** — Aiguilles blanches cristallines, solubles dans l'eau, 1 pour 125 environ, facilement solubles dans l'alcool, saveur agreable et légerement acide

Prop. thér. — Antithermique, analgésique, antirhumatismal, succédane de l'acide salicylique et des salicylates. Indiqué contre nevralgies, migraines, rhumatisme, lumbago, sciatiques, fievre des tuberculeux Determinerait parfois des sueurs profuses et des bourdonnements d'oreille

Prép pharm. posol. — Pour une dose 0 gr. 50 à 1 gr., pour 24 heures, 3 a 6 gr En cachets de 0 gr. 50 à 1 gr. *Enfants*, 0 gr 10 a 0 gr 20 par année.

CACHETS CONTRE CORYZA

Aspirine Chlorhydrate de quinine Sucre de lait	ãã	2 gr
Poudre d'anemone		0 gr 20
Sulfate d'atropine		un millig

Divisez en 12 cachets

3 a 4 par jour à 1 heure d'intervalle

CACHETS ANTINÉVRALGIQUES

Aspirine	0 gr 50
Cafeine	0 — 05

Pour 1 cachet 2 a 3 par jour

ATOXYLE. — V. *Anilarsinate de sodium.*

ATROPINE. — V. *Belladone.*

AUNÉE. — *Inula Helenium.* Compos. *Syn.* Inule, œil de-cheval.

Part. empl. — Racine

Pr. act. — Inuline. Helenine.

Prop. thér. — Tonique, excitant, diaphorétique.

Prép. pharm. et posol. — Décocté 5 p. 1000 (en lotions) ; — poudre, 2 à 10 gr

HÉLÉNINE (C^7H^9O). *Syn.* Camphre d'aunée peu soluble alcool, eau, huiles grasses.

Prop. thér. — Préconisé comme spécifique de la tuberculose.

0 gr. 25 a 1 gr. par jour en pilules de 0 gr, 25 ou en solution huileuse ; conseille contre leucorrhée, par Hamonic, en pilules et en badigeonnages du col utérin avec une solution alcoolique à 1/20e.

AUTOPYRINE. — Combinaison d'aspirine et d'antipyrine, mêmes indications et mode d'emploi que l'aspirine.

AVOINE. — *Avena sativa.* Graminées.

Part. empl. — Semences. — La semence *mondee* ou *décortiquée* constitue le *gruau* qui est employé en tisane : 20 p 1000 ; la *farine* d'avoine est adoucissante et analeptique, c'est un excellent aliment pour l'enfant. (Duj.-Beaumetz.)

AZOTE (Protoxyde d'). — Employé en inhalations comme anesthésique pour les opérations de courte durée. Le gaz doit être *tres pur*. on trouve aujourd'hui ce gaz liquefié et contenu dans des récipients metalliques, ce qui rend son emploi facile.

AZOTIQUE (acide). AzO^3,H. — Acide quadrihydraté. *Syn.* **ACIDE NITRIQUE.**

Prop. thér. — Caustique, tempérant.

Prép. pharm. et posol. — Acide dilué à 1/10e. En potions, X à XXX gouttes, en limonade, 2 pour 1000 (Codex).

INHALATIONS CONTRE BRONCHITE CHRONIQUE (A Capparelli)

Eau	250 gr
Acide azotique	X gouttes

Porter à l'ébullition et aspirer la vapeur pendant 5 à 10 minutes.

TISANE DIURÉTIQUE

Acide nitrique alcoolisé	5 gr
Sirop de sucre	100 —
Eau	900 —

Par tasses.

B

BADIANE. — *Illicium anisatum* Magnoliacées. — *Syn.* Anis étoile, anis de la Chine

Part. empl. — Fruits (sans les graines)

Princ. act. — Huile grasse et huile volatile.

Prop. thérap. — Stimulant, stomachique

Prép. pharm. et pos. — *A l'int.* Poudre, 1 à 4 gr., infusion 10 gr. par litre, teinture, 5 à 20 gr.

BAUME DU PÉROU. — V. à *Tolu.*

BELLADONE. — *Atropa belladona.* Solanées. — *Syn.* Morelle-furieuse, Belle-dame.

Part. empl. — Feuilles, racines, semences

Princ. act. — **ATROPINE — HYOSCIAMINE — HYOSCINE** (voir ces mots)

Prop. thérap. — a) *Sédatif* (*analgésique et antispasmodique*) du système nerveux, utile contre l'asthme, la coqueluche, la chorée, l'épilepsie, l'incontinence nocturne d'urine, la spermathorrée, les gastropathies douloureuses les coliques de plomb, la constipation opiniâtre, les douleurs de l'appendicite, des hémorroïdes et de la fissure anale

b) *Antisécrétoire* employé contre les sueurs profuses des tuberculeux, le catarrhe rhino-bronchique, l'hyperchlorhydrie.

c) *Mydriatique* (v. atropine).

Tolérance. — Elle est très variable suivant les sujets, d'où l'indication de doses faibles au début d'un traitement Les premiers signes de l'*intolérance* sont. la dilatation des pupilles, la sécheresse des muqueuses, l'excitation cérébrale et l'accélération du pouls Les doses relativement élevées, et progressivement accrues jusqu'à apparition de ces signes de saturation, sont quelquefois prescrites dans le traitement de la coqueluche chez les *enfants* (Gillet, Martinet)

Antidotes. — V *Empoisonnements.*

Préparations usuelles — Posologie. — On employait autrefois des préparations de *feuilles*, de *racines* et de *semences*. Or on a reconnu que la teneur en alcaloïdes de ces diverses parties de la plante était assez variable et que cette variabilité était moins accusée dans les feuilles (teneur en alcaloïdes. de 0 gr 30 à 0 gr. 50 p. 100) que dans les racines et semences (de 0 gr 20 a 0 gr. 60 p 100) C'est pourquoi les *préparations de feuilles ont été seules maintenues au Codex de 1908.*

PRÉPARATIONS DE FEUILLES (*Codex* 1908).

	Posologie par 24 heures — Adultes	Enfants par année d'âge
Poudre	0 gr 05 à 0 gr 25	1 centigr.
Extrait alcoolique	0 gr 01 à 0 gr. 05	1 milligr.
Teinture alcoolique (à 1/10, LVI gouttes = 1 gr.)... à	0 gr. 50 à 3 gr	10 centigr = V goutt
Sirop (à 10 p 100 de teinture).	5 à 30 gr	1 gr

N. B — En raison de sa teneur élevée (2 à 5 p 100) et d'ailleurs variable en alcaloïdes, l'extrait alcoolique (celui que délivre toujours le pharmacien à moins d'indications spéciales) ne devra être prescrit qu'avec prudence ; les doses *maxima* (0 gr 03 en une fois et 0 gr. 10 par 24 heures) inscrites au Codex nous paraissent trop élevées.

PRÉPARATIONS DE L'ANCIEN CODEX (1884) — **POSOLOGIE** — *Alcoolature de feuilles* (environ 4 fois plus active que la teinture ci-dessus) 0 gr. 15 à 0 gr 75, *enfants* I goutte par année — *Teinture éthérée de feuilles* (1/5e). X à L gouttes *Extrait de suc épuré de plante fraîche* (environ 5 fois moins riche en alcaloïdes que l'extrait alcool ci-dessus). 0 gr. 03 à 0 gr 15, *enfants* au-dessus de 2 ans 1/2 à 1 centigr par année — *Extrait alcoolique de semences* 0 gr. 01 à 0 gr. 05. — *Poudre de racines :* 0 gr. 03 à 0 gr 15. *Enfants :* 1 demi-centigr par année

POUR USAGES EXTERNES. — *Emplâtre* (Codex 1908) à 25 p 100 d'extrait alcoolique *Glycéré* d'extrait de suc épuré de belladone à 10 p. 100 (Cod 84) *Huile de belladone* (1 de feuilles fraîches p 2 d'huile) et *Baume Tranquille* (Cod. 84). *Pommades* à 5 p 100 d'extrait alcoolique de feuilles ou à 10 p 100 d'extrait de suc épuré *Suppositoires* avec 0 gr 01 à 0 gr 03 d'extrait alcoolique *Cigarettes* antiasthmatiques avec 1 gr. de feuilles sèches.

EMPLÂTRE FONDANT (Boinet)

Extrait de belladone } āā 4 gr.
Extrait de ciguë }
Iode pulvérisé 1 —
Emplâtre de Vigo 16 —

GOUTTES CALMANTES (Bamberger)

Teinture de belladone XX gouttes
Eau de laurier-cerise 5 gr

V *gouttes, 3 fois par jour contre la cardialgie et le pyrosis*

GOUTTES CONTRE LA COQUELUCHE (J Simon)

Teinture de belladone } āā 5 gr
Alcoolature de racine d'aconit }

V à X gouttes matin et soir

JULEP CALMANT EXPECTORANT

Oxyde blanc d'antimoine 1 gr à 2 gr
Extrait de belladone 0 — 05 centigr
Sirop d'opium 30 —
Julep gommeux 150 —

F s a par cuillerées toutes les heures

LINIMENT CONTRE TORTICOLIS (de Saint Germain).

Extrait de belladone 4 gr
Laudanum de Sydenham 15 —
Huile de jusquiame 75 —

M usage externe

ONGUENT MERCURIEL BELLADONÉ.

Extrait de belladone 3 gr.
Onguent napolitain 30 —

F s. a

En remplaçant l'onguent napolitain par de l'axonge, on a l'onguent belladone simple

PILULES ANTIÉPILEPTIQUES

Extrait de belladone 0 gr 02 centigr.
Oxyde de zinc 0 — 05 —

Pour 1 pilule 2 par jour.

PILULES CONTRE CONSTIPATION

Extrait de belladone 0 gr 10 centigr
Extrait de rhubarbe 0 — 25 —
Poudre de guimauve Q s

F 10 pilules, 1 le soir en se couchant.

PILULES CONTRE LA COQUELUCHE
(Bouchut).

Belladone pulvérisée 0 gr 025 milligr
Oxyde de zinc 0 — 025 —
Extrait de serpolet 0 — 050 —

Pour 1 pilule 1 à 6 par jour.

PILULES CONTRE LA DYSMÉNORRHÉE
(Green)

Extrait de belladone 0 gr 10 centigr
Camphre 4 —
Sulfate de quinine 2 —

F 30 Pilules 1 toutes les 2 heures

PILULES BELLADONÉES DE TROUSSEAU

Extrait de belladone 0 gr 01 centigr
Poudre de racine id 0 — 01 —

Pour 1 pilule. — 1 à 3 le soir contre constipation, incontinence d'urine, épilepsie

PILULES CONTRE L'INCONTINENCE D'URINE

Extrait de belladone 0 gr 05 centigr
Poudre de noix vomique 0 — 20 —
— de fer réduit 0 — 20 —
Extrait de quinquina Q s.

Pour 10 pilules 1 à 4 par jour

PILULES CONTRE LA SPERMATORRHÉE
(Gallois)

Extrait de belladone 0 gr 05 centigr
Lupulin } āā 0 — 60 —
Camphre }

Pour 10 pilules 2 à 5 par jour

POMMADE ANTIHÉMORRHOÏDALE
(Debreyne).

Extrait de belladone 2 gr
— d'opium 0 — 60 centigr
Onguent populeum 30 —

M s a

POMMADE CONTRE FISSURE A L'ANUS
(Gallois)

Extrait de belladone } āā 5 gr
Acétate neutre de plomb }
Axonge 30 —

M s a

POMMADE FONDANTE (Ricord)

Extrait de belladone }
Camphre } āā 4 gr
Laudanum de Rousseau }
Onguent mercuriel double 30 —

M.

POTION CONTRE L'ASTHME

Extrait de belladone 0 gr 05 centigr
Sirop de polygala 30 —
Infusion de tilleul 120 —

Par cuillerées d'heure en heure

POTION CONTRE LES GASTRALGIES.

Sirop de belladone 30 gr
Eau chloroformée (Codex) 100 —
Eau de menthe 20 —

Par cuillerées au moment des douleurs

POTION CONTRE LA COQUELUCHE.

Teinture de drosera 2 gr.
— de belladone 2 —
Sirop diacode 20 —
Eau de tilleul 130 —

F s a par cuillerées

POUDRE CONTRE LA COQUELUCHE (Brochin).

Fleurs de narcisse des prés 2 gr
Racine de belladone pulvérisée 1 —
Oxyde de zinc sublimé 2 —

M et divisez en 36 paquets 1 toutes les 4 heures

POUDRE ANTIASTHMATIQUE

Poudre de feuil de belladone }
— — de datura } āā 5 gr
— — de jusquiame }
Azotite de potassium }

Faire brûler une cuillerée à café de cette poudre et en inhaler les fumées au moment de l'accès d'asthme

POUDRE CONTRE LA COQUELUCHE (Kopp)

Poudre de racine de belladone 0 gr 15 centigr
Poudre d'ipecacuanha 0 — 20 —
Soufre lavé et sublimé 2 —
Sucre de lait pulvérisé 2 —

M et divisez en 12 paq 1 à 3 p jour.

SIROP CONTRE LA COQUELUCHE
(Archambault)

Extrait de belladone 0 gr 10 centigr
Sirop d'opium } āā 30 gr
Sirop de fleurs d'oranger }

F S A 1 cuillerée à café matin et soir

SIROP CONTRE LA COQUELUCHE
(Trousseau)

Sirop d'éther } āā 20 gr
— d'opium }
Sirop de belladone } āā 20 —
— de fleur d'oranger }

M 10 à 20 gr p jour, p cuil à café

SUPPOSITOIRES CALMANTS
(Duj -Beaumetz)

Extrait d'opium 0 gr 02 centigr
— de belladone 0 — 01 —
Beurre de cacao 3 —

M pour 1 suppositoire

SUPPOSITOIRES CONTRE CYSTITE (Guyon)

Extrait de belladone } āā 0 gr 01 centigr
Extrait d'opium }
Iodoforme 0 — 05 —
Beurre de cacao 4 —

Pour 1 suppositoire

TOPIQUE BELLADONÉ (Sordet)

Extrait de belladone 50 gr
Ether sulfurique 100 gr.

M s a pour faciliter la reduction des hernies etranglees.

TOPIQUE RESOLUTIF ET SEDATIF (Diday).

Extrait de belladone 6 gr
Teinture d iode 6 —

M epididymites

— **ATROPINE** ($C^{17}H^{23}AzO^3$). — **Très toxique.** — Soluble eau 1/500, alcool 8, ether 25, glycerine 43, chloroforme 3.

Prop. thérap. — Antispasmodique, antisecrétoire (voyez belladone); *mydriatique* tres usite en ophtalmologie contre kératites, iritis, perforations de la cornee, *contre-indique* s'il y a menace de glaucome, la dilatation de la pupille s'accompagnant d'une augmentation de la tension intra-oculaire

Prép. pharm. Posol. — *A l'int* 1/2 milligr. par dose, 1 milligr. par 24 heures en potions, sirops, pilules, granules à 1 milligr (Codex). Il serait préferable de doser ces granules et ceux de sulfate a 1/2 milligr. (La dose toxique de l'atropine se confond presque avec la dose thérapeutique !), ne doit qu'exceptionnellement et avec la plus grande prudence être administrée aux enfants, par dixiemes de milligrammes. — *A l'ext* 0,25 a 1 gr p 100 en pommade *Collyre huileux* au 1/100e avec huile d'olive lavée à l alcool et sterilisée (Panas).

Incompat. — Tanin, iode et autres incompat des alcaloides

POMMADE D'ATROPINE

Atropine 0 gr 05 a 0 gr 10 centigr
Vaseline 30 —

M

POMMADE CONTRE NEVRALGIES FACIALES

Atropine 0 gr 10 centigr.
Veratrine 0 — 05 —
Baume nerval 15 —

M. 3 onctions par jour

SOLUTION TITREE D'ATROPINE (Pouchet).

Atropine 0 gr 10 centigr
Glycerine D = 1 242 35 cent c.
Eau distillee 15 — —
Alcool a 95° Q. s pour 100 cent c

F s a

Un gramme ou LIII gouttes representent *un milligr.* d'atropine.

— **ATROPINE (SULFATE D').** — **Très toxique.** — $(C^{17}H^{23}AzO^3)^2 SO^4 H^2 + H^2O$ — Tres soluble 1 partie eau, soluble alcool 3 parties, presque insoluble ether.

Mèmes proprietes que l'atropine · 1/2 à 2 milligr par 24 heures. En injections hypodermiques. *Dose* 1/4 a 1 milligr au maximum (*V. au chapitre special*, page 359).

COLLYRE AU SULFATE D'ATROPINE (Abadie)

Sulfate neutre d'atropine 0 gr 05 centig
Eau distillee bouillie 30 —

COLLYRE AU SULFATE D'ATROPINE (Desmarres)

Sulfate d'atropine 0 gr 02 centigr
Eau distillee 10 —

PILULES CONTRE SUEURS NOCTURNES DES PHTISIQUES

Sulfate d'atropine 0 gr 001 milligr
Sulfate de zinc } āā 0 gr 25 centigr
Acide gallique }
Creosote de hètre X gouttes

F s a 10 pilules contenant chacune 1/10e de milligr de sulfate d'atropine 3 par jour

PILULES CONTRE LA TOUX (Vindevogel)

Sulfate d'atropine 0 gr 01 cent.
Chlorhydrate de morphine 0 — 10 —
Extrait de gentiane et poudre Q S

M pour 10 pilules 1 a 2 le soir

— **ATROPINE (VALÉRIANATE D')** — **Très toxique.** — $C^{17}H^{23}AzO^3, C^5H^{10}O^2 + H^2O$. — Tres soluble eau, soluble alcool, peu soluble éther. Dose 1/2 à 1 milligr. par 24 heures, on l'administre en granules doses a 1/4 ou 1/2 milligr.

— **MÉTHYLATROPINE-BROMHYDRATE (Bromure de).** — **Toxique.** — Petits cristaux blancs, facilement solubles dans l'eau ou l'alcool faible.

Prop thér. — Succédané de l'atropine, mais plus maniable, mydriatique, calmant, antiprurigineux, anesthesique local . préconise contre sueurs des phtisiques

Posol. — *Us. int.* 3, 6 et jusqu'à 12 milligr. en solutions, potions, pilules.

Us. ext 0 gr. 25 à 1 p. 100 en instillations et comme anesthésique local pour l'extraction des corps etrangers de la cornee.

— **ATROPINE — MÉTHYLO-NITRATE** Syn. **EUMYDRINE** — Poudre blanche soluble dans l'eau, serait 50 fois moins toxique que l'atropine. Utilisée comme mydriatique (son activite serait intermediaire entre celle de l'atropine et de l'homatropine,) solute aqueux à 1 pour 100, — preconisé par Erb contre sueurs des phtisiques.

BÉNESOL. — Solution d'un mélange de Cocaïne, Eucaïne, Menthol, Eucalyptol, Phenol et Nitrite d'amyle ; employe comme anesthesique local en chirurgie dentaire.

BENJOIN *du Styrax Benzoïn.* — Santalacées. Soluble dans alcool et ether.

Princ. act. — Huile volatile. Acide benzoïque.

Prop. thérap. — Excitant balsamique.

Prép. pharm. et posol. — *A l'int.* Poudre, 5 décigr à 2 gr. ; — teinture, 2 à 10 gr. En fumigation sur des charbons ardents.

EAU HEMOSTATIQUE (Pagliari)

Benjoin	250 gr.
Alun	500 —
Eau	5 kil

F bouillir pendant 6 heures, filtrez

POUDRE NASALINE CONTRE COQUELUCHE (Cartaz et Moizard).

Benjoin pulv — Salicylate de bismuth	ãã 5 gr
Sulfate de quinine	1 —

LAIT VIRGINAL.

Teinture de benjoin	10 gr
Eau de rose ou de mélilot	400 —

LOTION CONTRE ACNÉ (Phillippson)

Teinture de benjoin, Alcool camphre, Acide acétique concentre	ãã 6 gr
Alcool rectifie	100 gr

M en lotions

POMMADE CONTRE ENGELURES ULCEREES (Orosi)

Teinture de benjoin	4 gr
Glycérine	8 —
Huile de lin	15 —
Cire jaune	8 —
Essence de lavande	1 — 50 cent.

M.

POMMADE CONTRE LES CREVASSES DU MAMELON.

Beurre de cacao	30 gr.
Vaseline	10 —
Teinture de benjoin	10 —
Oxyde de zinc	5 —
Essence de rose	II gouttes

F s a

BENZANILIDE. ($C^{26}H^{11}AzO$). — Produit obtenu par l'action de l'*anhydride benzoique* ou du *Chlorure* de *Benzoile* sur l'*aniline :* paillettes brillantes, insolubles dans l'eau ; solubles dans l'alcool. *Prop. ther :* identiques avec celles de l'*acétanilide*, mais la benzanilide serait plus facile à manier. *Dose* 0,10 a 0,50 centigr.

Prép pharm. : Les mêmes que l'acetanilide.

BENZOÏLMORPHINE (Chlorhydrate de). — V. **PERONINE**.

BENZEUGÉNOL. — **BENZOATE D'EUGÉNOL** ; cristaux incolores, inodores, amers, peu solubles eau ; solubles alcool et éther, antithermique et antiseptique : 0 gr. 25 a 2 gr. en capsules, cachets, solution huileuse a 10 p 100 en injections hypodermiques, voir page 359.

BENZOIL-COCAINE. — V. **TROPACOCAINE.**

BENZOIQUE (acide) ($C^7H^6O^2$). — Une partie se dissout dans 400 d'eau, 2,5 d'alcool, 3 d'ether, 10 de glycérine *Syn.* Fleurs de benjoin, hydrate d'oxyde de benzoile

Prop. thérap. — Stimulant, diurétique, diaphoretique, expectorant, balsamique, préconisé contre les affections pulmonaires aigues et chroniques, contre pyélo-néphrite

Prép. pharm. et posol. — *A l'int* 0 gr. 20 centigr. à 2 gr. *Enfants*, 5 a 10 centigr par année — *Injection hypodermique* (voir au chapitre special, page 359).

MIXTURE ANTISEPTIQUE — LISTERINE

Acide benzoïque	8 gr
Thymol	2 —
Eucalyptol	II gouttes
Essence de Wintergreen	VI —
— menthe	II —
— thym	II —
Alcool a 90°	180 —
Borate de soude	8 gr
Acide borique	16 —
Eau Q s pour obtenir	1 litre

MIXTURE CONTRE POLAKIURIE (W Chun)

Acide benzoique	4 gr
Borate de soude	6 —
Eau distillée	180 —

M 3 cuillerees à soupe par jour

POTION BENZOÏQUE

Acide benzoïque	5 gr.
Potion gommeuse	125 —

Agitez 0 gr. 70 par cuillerées a soupe a prendre dans les 24 heures

POTION CONTRE LA CYSTITE CHRONIQUE (Gosselin)

Acide benzoïque	1 a 3 gr.
Glycerine neutre	4 a 6 —
Julep gommeux	150 —

F s a a prendre par cuillerees dans les 24 heures Agitez.

POUDRE BENZOIQUE ASTRINGENTE

Acide benzoique	ãã	8 gr.
Tanin		
Sucre		10 —

Divisez en 20 paquets 1 toutes les 2 heures à la periode de déclin de la coqueluche

— **BENZOATE D'AMMONIAQUE** ($C^7H^5O^2,AzH^4$). — Ce sel est le sel neutre, il est tres soluble dans l'eau ; à l'air et en solution aqueuse il perd une partie de son ammoniaque et se convertit en benzoate acide.

Mêmes propriétes et mode d'emploi que le benzoate de soude.

— **BENZOATE DE CALCIUM** ($(C^7H^5O^2)^2Ca + 4H^2O$. — *Syn.* Benzoate de chaux. 1 partie se dissout dans 20 parties d'eau froide, et dans une faible proportion d'eau bouillante

Prop. thérap. — Employe contre la goutte, la gravelle, la diathèse urique

Prép. pharm. et posol. — *A l'int.* 2 décigr. à 2 gr.

Incompat. — Acides et sulfates solubles.

SIROP DE BENZOATE DE CHAUX.

Benzoate de chaux	10 gr
Sirop de tolu ou de terébenthine	390 —

0 gr 50 centigr de sel par cuillerée à soupe de 20 gr

— **BENZOATE DE MERCURE.** — V. à **MERCURE** et aux *Injections hypodermiques*, page 371.

— **BENZOATE DE SOUDE** ($C^7H^5O^2Na+H^2O$). — Très solubl dans l'eau, 2 fois son poids; dans l'alcool, 24 fois.

Prop. thérap. — *Expectorant* utile dans les affections catarrhales du larynx, de la trachée et des bronches, *anti-goutteux* favorisant l'élimination de l'acide urique, *cholagogue* indique dans l lithiase biliaire, *antiseptique* urinaire employe contre pyélonéphrites et cystites.

Prép. pharm. et posol.— En cachets, solution, sirop, pilules — Dose de 2 gr. a 10 gr. par 24 heures *Enfants* · 0 gr 10 a 0 gr 25 par année

COLLUTOIRE CONTRE LE MUGUET.

Benzoate de soude	10 gr.
Miel blanc	10 —
Teinture de myrrhe	2 —

M.

POTION BENZOIQUE (angine granuleuse)

Benzoate de soude	10 gr
Teinture de coca	5 —
Sirop de tolu	40 —
Eau de laitue	100 —

1 gr. par cuillerée. une toutes les 2 heures

POTION CONTRE LA COQUELUCHE.

Benzoate de soude	5 gr.
Eau de fleurs d'oranger	10 —
Eau distillée de tilleul	70 —
Sirop de Desessartz	30 —

Par cuillerées à café toutes les heures.

POTION CONTRE PNEUMONIE LEGÈRE CHEZ L'ENFANT (Dr Perier)

Benzoate de soude	1 a 2 gr
Looch blanc	120 —

F. s a Par cuillerée a café, a dessert ou a soupe, toutes les 3 heures, selon l âge

POTION CONTRE LA TRACHÉO-BRONCHITE (Ruault).

Benzoate de soude	6 a 10 gr
Alcoolature de racine d'aconit	XX gouttes
Eau de laurier-cerise	3 gr
Sirop de tolu } ãã	30 —
— de codeine }	
Eau	60 —

A prendre en 3 ou 4 fois, dans les 24 heures.

SIROP CONTRE LARYNGITE CATARRHALE AIGUE (Ruault).

Benzoate de soude	15 gr
Sirop de terebenthine	50 —
— tolu	125 —
— bourgeons de sapin	125 —

1 gr par cuillerée a soupe 1 cuillerée toutes les 2 heures dans une infusion de bourgeons de sapin

SOLUTION

Benzoate de soude	10 gr
Eau de fleur d'oranger	20 —
Eau distillee	270 —

0 gr. 50 centigr par cuillerée a soupe On peut ajouter 10 *gr. de bicarbonate de soude.*

Pour les autres *Benzoates,* voir aux *Bases.*

BENZINE (C^6H^6).— *Synon :* **BENZOL, BENZÈNE** — Liquide incolore, d'odeur forte, bouillant a 80°, facilement inflammable, insoluble dans l'eau, soluble dans l'alcool absolu, l'ether et les huiles

Prop. thérap. — Preconisé par Koranyi contre les *leucemies* dont il abaisserait considerablement et rapidement le chiffre leucocytaire, en même temps qu'il diminuerait le volume de la rate et amelìorerait l'état général. Dans certains cas, la radiothérapie, appliquée préalablement et dont les effets sont semblables, a paru favoriser l'action du benzol.

La médication doit être surveillée : les doses élevées peuvent en effet déterminer des accidents d'intoxication (épistaxis, hématurie, albuminurie, diarrhée), de plus, l action du benzol se prolongeant longtemps encore apres la suppression de ce médicament, il convient d interrompre la médication dès que l'on constate le *commencement* de la baisse leucocytaire

Posologie — 0 gr 50 à 3 gr. 50 par jour chez l'adulte, en *capsules* dosées à 0 gr. 25 ou 0 gr. 50 de benzol pur dissous dans son oids d'huile d'olive ; *dose moyenne* 2 à 3 capsules de 0 gr 50 ou a 6 de 0 gr. 25, ou bien XXX gouttes de benzol dans du lait, du in ou du sirop a chacun des 2 principaux repas au debut, et des 3 re- as par la suite.

En cas d'intolerance gastrique, *injections hypodermiques* de 1 a centimètres cubes do la solution huileuse à P. E.

BENZO-NAPHTOL β ($C^{17}H^{12}O^2$). — **BENZOATE DE APHTYLE** β - *Syn.* **BENZOATE DE NAPHTOL** β (Yvon et Berlioz). Combinaison d'acide Benzoique et de Naphtol β Poudre blanche cristal- line, sans odeur ni *saveur*, presque insoluble dans l'eau 1/10000, plus soluble dans l'alcool, 4 gr. environ p 1000, et surtout dans le chloroforme, 293 gr. pour 1000 Excellent antiseptique *intestinal* étudie par le Dr Gil bert au point de vue physiologique et therapeutique, est employe dans tous les cas où le naphtol est utile et n'en presente pas les inconve- nients. Son administration est surtout indiquée lorsque les reins sont touchés. — Le Benzo-Naphtol est en effet décompose dans l'econo- ie : la partie absorbee est eliminée à l'état d'acides benzoique et ippurique qui assurent l'antisepsie des voies urinaires en même temps que le Naphtol désinfecte le tube intestinal.

Posol. 2 à 4 gr. par jour et jusqu'à 6 chez l'adulte (en cachets ou en suspension dans un véhicule aqueux) ; par doses fractionnees de 0 gr. 25 à 0 gr 50 ou par doses massives de 1 à 2 gr. — Le Benzo-Naphtol étant *insipide* est précieux pour la medecine des enfants.

Dose : 1 à 2 gr. par 24 heures pour les *enfants*.

CACHETS ANTISEPTIQUES (Gilbert).

Benzo-naphtol	0 gr. 40
Dermatol	0 — 10

Pour 1 cachet — 6 par jour.

MELANGE POUR ANTISEPSIE INTESTINALE (Ewald).

Benzo-naphtol	ãã 10 gr.
Salicylate de bismuth	
Resorcine	
Poudre de badiane	2 —

Une cuilleree a cafe toutes les deux heures

CACHETS (Ewald)

Salicylate de bismuth	0 g 50 cent
Resorcine	
Benzonaphtol	

pour un cachet

Un toutes les deux heures

POTION ANTIDIARRÉHIQUE (Comby)

Benzoate de naphtol	0 gr 50 a 1 gr
Sirop de coings	30 —
Eau	70 —

F. s a 1 cuil a cafe toutes les heures (enfants) agitez.

BENZOZOL. — Voir *Gaiacol.*

BERBERIS. — V. *Epine-Vinette.*

BETOL ($C^{17}H^{12}O^3$). — *Syn.* **SALICYLATE DE NAPHTOL** β ou de **NAPHTYLE** β. — **Naphtalol. Salinaphtol** Combinaison d'acide salicylique et de Naphtol β, — Poudre cristalline blanche, sans odeur ni saveur, insoluble dans l'eau, peu soluble alcool, 1 p. 145. Tres soluble dans le chloroforme, n'est ni dissous ni dedouble par le suc gastrique, mais l'est rapidement par le suc pancreatique et les liquides intestinaux — ne fatigue pas l'estomac : Preconise contre le catarrhe de la vessie, le rhumatisme articulaire et comme antiseptique intestinal au même titre que le Naphtol.

Dose : 1 a 3 gr. par jour par dose de 0 gr. 50 a 1 gr. en cachets, paquets ou en suspension dans un véhicule approprié *Enfants :* 0 gr 10 à 0 gr. 20 par année

BEURRE D'ANTIMOINE. — V. *Antimoine* (Chlorure d')

BIÈRES MÉDICINALES. — Voir aux *Médicaments*.

— **BIÈRE** (Levure de). — Paraît donner de bons résultats dans le traitement de la furonculose, on l'administre en nature, à la dose de 3 cuillerées à café par jour pour la levure en pâte fraîche, ou à la dose de 125 gr lorsque l'on emploie la levure liquide conservée aseptiquement, on prépare également de la levure desséchée 4 à 10 gr par jour, ou *granulée*, 2 à 6 cuillerées à soupe.

L'emploi thérapeutique de la levure de bière n'est pas borné aujourd'hui à la furonculose, on la préconise contre le *diabète*, la *constipation opiniâtre*, les *pyodermies*, en pansements contre la *vaginite chronique*, et en lavement dans *l'entérite aiguë* des enfants.

On peut substituer à la levure de bière le *levain frais des boulangers* et cela avec avantage dans bien des cas. — Voir à **LEVURES**.

BILE. — Voir **FIEL DE BŒUF**.

BISMAL. — Méthylènedigallate de bismuth. Astringent, utile surtout dans les diarrhées tenaces.

En cachets de 0 gr 10 à 0 gr. 30 un cachet toutes les 3 ou 4 h.

BISMONE. — *Oxyde de bismuth colloïdal.* Poudre soluble dans l'eau, de teneur en bismuth métallique égale à 20 p 100, les solutés à 25 p 100 présentent une couleur jaune rouge et sont légèrement opalescents, ceux à 50 p. 100 sont sirupeux.

Prop. thér. — Celles du sous-nitrate de bismuth, préconise contre les diarrhées, inflammations aiguës ou chroniques du tube digestif.

Posol. — Solution au dixième, 2 à 6 cuill à café par jour et chez les enfants 1 à 3 cuill. à café comme antidyspeptique.

BISMUTH (SOUS-AZOTATE DE) AzO^3-$Bi(OH)^2$ — *Syn. Sous-nitrate de bismuth, blanc de fard, magistère de bismuth.* Insoluble eau, soluble acide azotique.

Prop. thérap. — *Absorbant, astringent* et *antiseptique* utilisé contre les diarrhées et, comme *topique protecteur* et *sédatif de la douleur*, dans les ulcérations de la muqueuse gastro-intestinale.

A l'extérieur, on l'emploie en poudre, pommades, pâtes pour le pansement de *petites* plaies et d'ulcérations, pour le traitement de certaines dermatoses (erythèmes, herpes, zona), en insufflations dans le coryza, en injections contre la blennorragie

N.-B — Le sous-nitrate de bismuth ne doit pas être appliqué sur de trop *larges surfaces dénudées danger d'absorption et d'intoxication*.

Prép. pharm. et posol. — *A l'int.* 0,50 à 4 gr 8 gr et 10 gr. en potion, pilules, bols, etc *Enfants*, 0 gr 10 à 0 gr. 25 par année — *A l'ext.* 20 à 50 gr pour 200 en *injection*, pommade, glycérolé, gaze 3 à 5 gr par mètre (pansements vaginaux)

Incompat. — Sulfures solubles, kermes, soufre.

BOLS AU BISMUTH (Duj -Beaumetz).

Sous-nitrate de bismuth	ãã 5 gr.
Electuaire diascordium	

Pour 20 bols à prendre dans la journée.

GLYCÉROLÉ AU SOUS-NITRATE DE BISMUTH (Guyon).

Sous-nitrate de bismuth	ãã	5 gr
Oxyde de zinc		
Glycéré d'amidon		60 —

M.

GLYCEROLE AU SOUS-NITRATE DE BISMUTH

Sous nitrate de bismuth 10 gr
Glycerine officinale 100 —

INJECTION AU SOUS-NITRATE DE BISMUTH.

Sous-nitrate de bismuth 10 gr
Eau de rose 200 —

Agitez.

LAVEMENT C COLITE MUCO-MEMBRANEUSE (L Revilliod)

Sous-nitrate de bismuth } āā 10 gr
Salicylate de — }
Mucilage de pépins de coing 500 —

F s. a

PAQUETS ANTIDIARRHEIQUES (Delioux)

Sous-nitrate de bismuth 1 gr
Extrait d'opium 0 — 01 centigr

M pour 1 paquet 1 paquet toutes les heures

POMMADE CONTRE IMPÉTIGO (Kistler)

Sous-nitrate de bismuth 20 gr
Acide salicylique 1 —
Onguent rosat 50 —
Poudre d'amidon 6 —

F s a en onction sur le cuir chevelu et la face chez les nourrissons

POTION ANTIDIARRHEIQUE (Duj -Beaumetz)

Sous nitrate de bismuth 5 a 10 gr
Laudanum de Sydenham X gouttes
Hydrolat de menthe 10 gr
Infus de bistorte 70 —
Sirop de ratanhia 30 —

F s a Une potion a donner en 3 fois

POTION CONTRE ULCERE DE L'ESTOMAC (Stepp)

Sous-nitrate de bismuth 3 gr
Chloroforme 1 —
Eau 150 —

M par cuill. d soupe toutes les 1 ou 2 heures

PRISES CONTRE LA GASTRORRHÉE DES TUBERCULEUX (Peter)

Sous-nitrate de bismuth 20 gr
Opium brut pulverise 0 — 20 centigr.

M et divisez en 10 paquets 1 paquet avant chaque repas.

POUDRE ABSORBANTE ANTIACIDE.

Sous nitrate de bismuth 25 a 50 centigr.
Magnesie calcinee 10 —
Opium brut pulverisé 3 —

M pour 1 prise 1 avant chaque repas

POUDRE ANTIDIARRHEIQUE.

Craie preparee 10 gr.
Sous-nitrate de bismuth 10 —
Opium brut pulverise 0 — 20 centigr.

M pour 10 paquets 1 paquet une heure avant chaque repas

POUDRE ANTIGASTRALGIQUE

Sous-nitrate de bismuth 10 gr.
Rhubarbe pulverisee 1 —
Valeriane 1 —
Colombo 1 —

M pour 10 paquets 1 paquet au repas

POUDRE CONTRE LE CORYZA (Yvon)

Sous nitrate de bismuth 20 gr
Tanin 4 —
Benjoin pulverise 10 —
Chlorhydrate de morphine 0 — 15 centigr

F S A

POUDRE CONTRE L'HERPES (Fournier).

Sous-nitrate de bismuth 4 gr.
Calomel } āā 1 —
Oxyde de zinc }

POUDRE CONTRE ECZEMA (Hôp St-Louis).

Talc 100 gr
Sous-nitrate de bismuth 10 —

M

On peut ajouter.

Oxyde de zinc 5 gr

SIROP ANTIDIARRHEIQUE (Parrot).

Sirop de coing ou de grande consoude 100 gr
Sous-nitrate de bismuth 2 —

M 1 cuilleree a cafe avant tetees

VASELINE AU BISMUTH (Beck)

Renferme 33 pour 100 de sel

En injection dans les trajets fistuleux

— **BISMUTH (BENZOATE DE)** — poudre blanche insipide à peu pres insoluble dans l'eau, memes propriétés et mêmes doses que le sous-nitrate.

— **BISMUTH (CARBONATE DE).** — (*Syn* *Sous-carbonate*) Poudre blanche, insoluble dans l'eau.

Prop. thérap. — Les mêmes que celles du sous-azotate ; il présente sur ce dernier deux avantages (ce pourquoi il devrait lui être préféré) : il est plus *anti-acide* et il expose moins aux dangers d'intoxication (vraisemblablement dus a l'acide nitrique).

Mêmes *doses* que le sous nitrate

Employé surtout pour la *radioscopie du tube digestif.*

— **IODURE DOUBLE DE BISMUTH DE CINCHONIDINE.** — V. **ÉRYTHROL.**

— **BISMUTH (METHYLENE DIGALLATE DE).** — V. **BISMAL**

— **BISMUTH (OXYIODOGALLATE DE).**— Voir **AIROL**

— **BISMUTH (SOUS-GALLATE DE).** —Voir **DERMATOL.**

— **BISMUTH (NAPHTOLATE DE).** — Voir à **NAPHTOL**

— **BISMUTH (SALICYLATE DE).** (Voir a **SALICYLATES.**

— **BISMUTH (SULFITE DE)**, antiseptique, antifermentescible. Dose : 1 a 3 gr. en cachets.

BISMUTHOL. — *Phosphate de bismuth soluble.* Renferme 20 p. 100 d'oxyde de bismuth, soluble dans l'eau, les solutions a 30 p 100 se troublent assez rapidement, celles a 5 p. 100 sont plus stables

Prop. thérap. — Celles du sous-nitrate de bismuth · préconisé comme antiseptique stomacal et intestinal, utile dans la gastro-entérite des enfants.

Posol. — *Us. int.* 2 a 4 gr. chez l'adulte, 1 a 2 gr. chez les enfants en potion, cachets.

Us ext. Siccatif en applications.

BISMUTHOSE. — Obtenu en précipitant une solution aqueuse d'albumine d'œuf par une solution d'azotate de bismuth dans l'eau saturée de chlorure de sodium.

Poudre blanc-jaunâtre se colorant lentement à la lumière, d'abord en gris, puis en noir, grenue, inodore, insipide, pouvant être stérilisée à plus 130° sans altération. Le bismuthose est insoluble dans l'eau, mais s'y gonfle en produisant une emulsion laiteuse que l'on peut administrer en potion, lavement

Prop. thér. — Celles du sous-nitrate de bismuth, préconise contre diarrhees diverses, entérites, affections stomacales, hyperacidite

Doses 2 a 6 grammes par jour, en pilules, cachets, etc.

Us. ext. En applications contre brûlures, eczéma, intertrigo, etc.

BISTORTE. — *Polygonum Bistorta.* Polygonées. — *Syn.* Serpentaire male et femelle, feuillote, renouee.

Part. empl. — Rhizomes.

Princ. act. — Tanin

Prop. thérap. — Astringent.

Prép. pharm. et posol. — Decocté (20 p. 1000). Extrait, 1 a 4 gr. en pilules.

Incompat. — Sels de fer, d'alumine, gélatine, émulsions.

ESPECES ASTRINGENTES

Racines sèches de bistorte	32	gr.
Tormentille	32	—
Ecorce de grenade	32	—
M		

BLANC DE BALEINE. — *Syn.* SPERMACETI.

CÉTINE. Insoluble eau, soluble alcool, ether, huiles.

Prép. thérap. — Bechique, adoucissant.

Prép. pharm. et posol. — *A l'int.* 2 à 8 gr. Inusité. — *A l'ext.* entre dans la composition du cold-cream (Codex) et d'un certain nombre de pommades

BLANC DE CÉRUSE. — V. **CARBONATE DE PLOMB.**

BLANC D'ŒUF. — V. **ALBUMINE**

— **DE ZINC.** — V. *Oxyde de zinc.*

BLEU DE MÉTHYLÈNE. — *Chlorure de tetramethyl thionine*

— Poudre cristalline d'un bleu sombre a reflets cuivrés soluble dans 20 parties d'eau, moins soluble dans l'alcool.

Prop. thér. — *Antiseptique* indiqué dans les suppurations de l'appareil genito-urinaire (pyélo-néphrites, cystites, blennorragie), les infections oculaires de la variole (collyres), le paludisme, la dysenterie, l'enterite tuberculeuse (Rénon), les stomatites ulcéreuses, l'angine de Vincent, etc ; *analgésique* utile dans le rhumatisme articulaire aigu, les névralgies, la sciatique, les douleurs du tabes ; *antialbuminurique.* Il *colore les urines en bleu* et est usite a ce titre pour l'etude de la *perméabilite renale*

Prép. pharm. et posol — *Us. int.* 0 gr. 25 a 1 gr en capsules (perméabilité rénale), en cachets de 0,50 , 2 et même 3 grammes contre le paludisme (Ehrlich, Guttmann, Boinet), chez les enfants la dose serait de 0,20 a 0,40 d'apres Moncorvo. Injections sous-cutanées contre névralgies et douleurs fulgurantes (voir le chapitre spécial, page 359).

En lavement la dose est de 0 gr. 10 a 0 gr. 25 par lavement.

Us ext. Poudre en applications, comme topique, sur ulcérations, *solutions* a 1/10 et 1/50e pour badigeonnages , *collyres* à 1/500e.

CACHETS CONTRE ENTÉRITE ULCÉREUSE DES TUBERCULEUX (Rénon)

Bleu de méthylene	0 gr	05
Lactose	0 —	20
Pour 1 cachet 3 a 4 par jour		

MIXTURE CONTRE ANGINE DE VINCENT

Bleu de methylène		3 gr
Glycerine	ãã	5 —
Alcool		
M. Pour badigeonnages		

BOLDO. — *Peumus Boldus* Monimiacées.

Part. empl. — Feuilles

Princ. act. — Boldine Huile essentielle.

Prop. thérap. — Stimulant, tonique Affections du foie.

Prép. pharm. et posol. — *A l'int* Huile essentielle (perles). 0,20 à 0,50 , — teinture, 1 à 2 gr. , — vin, 20 à 30 gr

SIROP DE BOLDO

Feuilles contusees de boldo	100	gr
Eau bouillante	1000	—
Laissez infuser 6 heures, ajoutez		
Sucre blanc	1850	gr.

VIN DE BOLDO (Veine)

Feuilles contusées de boldo	30	gr.
Alcool a 90[c]	60	—
Vin de Madère	1	litre
M s a		

— **BOLDINE** — 5 à 10 milligr en granules dosés à 1 milligr.

BORAL. — V. **ALUMINE-BORO-TARTRATE.**

BORICINE — BORO-BORAX. — Combinaison à parties égales d'acide borique et de borate de soude. Antiseptique des muqueuses, solution aqueuse de 1 à 2 pour 100, en injections, irrigations, gargarismes.

BORIQUE (Acide) $BO(OH)^3$ — 1 gr se dissout dans 30 gr d'eau, dans 5 de glycerine, 16 d'alcool à 90°

Prop. thérap. — Antiseptique faible, non irritant, indiqué surtout dans le traitement des muqueuses délicates de l'œil, du nez, des voies urinaires

Prép. pharm. et posol. — *A l'int* 0,25 à 2 gr. — *A l'ext*, en injections, en pommades, en lotions. Eau boriquée à 3 p 100 (Codex) — Gaze boriquée à 10 p. 100 (Codex 1884). Vaseline boriquée à 1/10 (Codex)

EAU BORIQUÉE (Reliquet)

Acide borique	40 gr
Eau distillée *bouillie*	1000 —

COLLUTOIRE DANS LES FIÈVRES GRAVES (Le Gendre)

Acide borique	1 gr.
Chlorate de potasse	0 — 75 centigr
Suc de citron	15 —
Glycerine	10 —

CATAPLASME ASEPTIQUE (Wilbert)

Kaolin	1000 gr.
Glycerine	1000 —
Acide borique pulverisé	100 —
Essence de menthe	1 —
— de Vintergreen	1 —
— d'eucalyptus	2 —

F s a On stérilise en chauffant la masse à 100° pendant une heure avant d'ajouter les essences

POMMADES CONTRE BRULURES (Reclus)

Iodoforme	1 gr
Acide borique	5 —
Antipyrine	5 —
Vaseline	50 —

F s a

POUDRE DENTIFRICE ANTISEPTIQUE (Le Gendre)

Poudre d'acide borique	2 gr 50	centigr
Poudre de chlorate de potasse	0 — 75	—
— de gaïac	1 — 50	—
Poudre de craie	4 —	
— de carbonate de magnesie	4 —	
Essence de rose ou de menthe	1 goutte.	

— **ACIDE BORO-SALICYLIQUE** (Carcarro et Césaris). Acide borique 12 gr.; acide salicylique 6 gr, eau 1000 gr, pour pansements antiseptiques au lieu et place du soluté de sublimé

— **BORATES D'ALCALOIDES** — Proposés par M Petit et employés dans la therapeutique oculaire, l'acide borique, même en admettant qu'il soit en excès n'étant pas irritant on emploie les *bi-borates* renfermant 1/3 de leur poids d'alcaloïde

— **BORATE DE CHAUX** — Preconisé par le Dr Alvero Alberto, comme antidiarrheique excellent surtout chez les enfants, et contre brûlures, eczéma humide, sueurs fetides

POMMADE

Borate de chaux	} āā	5 gr
Glycerine	}	
Lanoline		20 —
Baume du Perou		1 —

F s a

PAQUETS

Borate de chaux	0 gr. 50	centigr
Poudre de salep	0 — 20	—
Sucre pulverisé	0 — 30	—

Pour 1 paquet 3 paquets par jour pour un enfant de 5 ans, augmenter avec l'âge (1 par année)

— **BORATE DE POTASSE** — A peu près inusité.

— **BORATE DE SODIUM** ($Bo^4O^7Na^2 + 10H^2O$) — *Syn.* **BORATE DE SOUDE BORAX** Soluble dans 22 parties d'eau, dans 2 parties environ de glycerine, les *solutions glycerinees étant fort acides*, les collutoires glycerinés borates ne doivent pas être additionnés de bicarbonate de soude

Prop. thérap. — Antiseptique faible, en gargarismes, collutoires (contre stomatites, muguet), lavages ou pansements humides (eczema, impetigo, lymphangite mammaire) *A l'intérieur* a été preconise contre l'epilepsie, dans certains cas ou le bromure de potassium a echoue — dose 1 à 2 gr. et porter jusqu'à 6 gr en 24 heures en potion aromatisee avec le sirop d'ecorce d'orange amere (Dr Dijoud).

Posol. — *A l'int.* 0 gr. 50 centigr. à 4 gr. et plus. — *A l'ext.* 2 à 4 gr. p. 100 en solution.

Incompat. — Acides forts, chlorures de chaux, de magnésium, de potassium, bicarbonate de soude dans glycérine boratée

COLLUTOIRE CONTRE ANGINE SCARLATINEUSE (Roger)

Borate de sodium	6	gr
Miel blanc	12	—

M.

COLLUTOIRE CONTRE APHTHES.

Borate de sodium pulv	4 a 8	gr
Teinture de myrrhe	8	—
Sirop de mure	60	—

F. s. a agitez

COLLUTOIRE CONTRE MUGUET

Bicarbonate de sodium	4	gr
Borate de sodium	2	—
Sirop de mûre	20	—

F s. a 3 ou 4 applications par jour.

GARGARISME (Mackensie)

Borax	5	gr
Teinture de myrrhe	5	—
Oxymel	50	—
Infuse de sureau	200	—

F. s a

LIQUEUR CONTRE APHTHES.

Borax en poudre	3	gr
Tanin	2	—
Glycerine	60	—

Touchez les aphthes avec un pinceau.

LOTION CONTRE HYPERHIDROSE PALMAIRE

Borax	āā	15	gr
Acide salicylique			
— borique		5	—
Alcool	āā	60	—
Glycérine			

LOTION CONTRE L'ACNÉ SEBACEA (Hillairet).

Borate de sodium pulv.	15	gr
Ether sulfurique	50	—
Eau	250	—

Mélangez et agitez.

LOTION CONTRE LE PITYRIASIS (Mialhe). ET EPHÉLIDES

Borate de sodium	10	gr.
Alcool a 60c	125	—
Hydrolat de roses	125	—

F. dissoudre 2 lotions par semaine.

LOTION CONTRE PRURIT VULVAIRE (Gueneau de Mussy).

Borax pulverise	5	gr.
Hydrolat de laurier cerise	25	—
Decocte de feuilles de mauve	500	—

F. s. a. plusieurs lotions par jour.

MÉLANGE CONTRE GERÇURES (Brinton)

Borax	3	gr.
Glycerine pure	40	—
Eau	150	—

MÉLANGE CONTRE GERCURES DU SEIN (Marfan)

Borate de sodium	10	gr.
Glycerine	20	—
Teinture de benjoin	12	—
Eau de rose	40	—

M en application avec un pinceau

POUDRE CONTRE OZENE (Miot)

Acide borique pulvérisé	10	gr.
Camphre pulvérisé	3	—

F s a

POUDRE DENTIFRICE

Poudre de borax Magnesie calcinée Craie precipitee	āā	30 gr.
Chlorate de potasse pulv		15 —
Essence de menthe		X gout.

F s a — Prévient le noircissement des dents

SOLUTION CONTRE COUPEROSE ARTHRITIQUE (Bazin).

Borate de sodium
0 gr. 25 centigr. a 0 gr. 50 centigr.
Glycerine pure 10 —
Eau distillee 300 —
F. dissoudre.

SOLUTION CONTRE ECZÉMA CAPITIS.

Eau de Cologne	120 gr.
Acide phénique	4 —
Borax	5 —
Glycerine	60 —

SOLUTION CONTRE LES ÉPHÉLIDES.

Borate de sodium	10 gr.
Bi-chlorure de mercure	0 — 25 centigr
Alcool de lavande	30 —
Eau	120 —

F. s a.

TOPIQUE CONTRE ENGELURES.

Borax pulvérisé	5 gr.
Baume du Perou	15 —
Vaseline	30 —

F. s a.

— **PERBORATE DE SODIUM** — *Syn.* **OXYLITHE** Obtenu par F. Jaubert en faisant réagir l'acide borique sur le peroxyde de sodium Poudre blanche, se conservant indéfiniment et pouvant dégager pour 100 . 10 gr. 40 ou 8 litres d'oxygène actif. Un litre d'eau dissout a froid 25 gr de perborate de sodium, et constitue alors de l'eau oxygénee renfermant 2 volumes soit 2 litres d'oxygene actif, en élevant la température a 35 a 40° ou en acidifiant par l'acide tartrique (ou autre acide), on peut dissoudre une quantité plus grande de perborate et obtenir de l'eau oxygénée a 4 volumes et plus.

Préconise pour l'épuration et la stérilisation de l'eau potable, et en médecine comme succedané de l'*eau oxygenée* : on l'utilise en poudre pour recouvrir les *plaies récentes* ou *suppurées*, les *ulceres variqueux etc* , et en solution pour lotions, injections, etc , à la dose de 25 gr. par litre d'eau froide (2 vol d'oxygène) et en solution plus concentrée (jusqu a 4 volumes) en employant l'eau chaude (35° a 40°).

MÉLANGE CONTRE LARYNGITE ULCERO-MEMBRANEUSE (Moure).

Perborate de sodium Borate de sodium Benzoate de sodium	āā P E	*M une cuilleree a café dans 1/2 litre d'eau bouillie pour lavages de l'arriere gorge*

BORNIVAL — Ether isovalérianique du bornéol. — Existe d'après Siedler dans la valériane. Préparé par synthèse, il constitue un liquide incolore, dont l'odeur rappelle un peu celle de la valeriane tout en étant aromatique et assez agréable ; il est insoluble dans l'eau, mais soluble en toute proportion dans l'alcool ou l éther.

Prop. thérap — Succédané de la racine de valériane dans le traitement des affections nerveuses et cardiaques (Mendelsohn, Rattner, Hirschlaff, etc) , recommandé par C. A. Ewald dans les troubles nerveux de l'estomac et de l'intestin

Pos — On l'administre a la dose de 0 gr. 50 à 1 gr. 25 par jour en capsules dosées à 0 gr. 25 . de préférence apres le repas.

BOULEAU. — *Betula alba*. Amentacées. L'écorce, qui est résineuse, a été préconisée comme diuretique et fébrifuge : elle renferme une résine cristallisable, la *Bétuline.*

Comme diurétique, Wintermitz administre à la dose de 2 à 3 tasses par jour le décocté de feuilles (15 gr. p. 100).

Le bouleau fournit par distillation seche une huile pyrogénée, dite huile de bouleau d'une odeur aromatique spéciale (cuir de Russie).

POMMADE CONTRE BLÉPHARITE CILIAIRE

Huile de bouleau X à XX gouttes.
Oxyde de zinc } āā 0 gr 10.
Précipité blanc }
Vaseline 10 gr.

F s a En onctions sur le bord libre des paupières

BOURDAINE — *Rhamnus Frangula* (Rhamnées). L'écorce qui possède une saveur amère et astringente, contient de la *Frangu-line.*

Purgatif et laxatif doux, moins irritant que le nerprun (rhamnus catharticus), utile dans la constipation chronique

Dose écorce, 2 à 6 gr, en décoction, on emploie de préférence l'extrait fluide (Codex), 2 à 6 gr, qui peut être administré aux enfants à la dose de X à XXX gouttes et plus selon l'âge, dans un peu d'eau ou un sirop approprié.

BROMAMIDE. — Aiguilles incolores, insolubles dans l'eau, solubles dans l'alcool, renferme 75 p. 100 de brôme, préconise par A. Caillé comme *antithermique* et *analgesique*. *Dose :* chez l'enfant 0 gr. 05 à 0,20 centigr. et 0 gr. 75 à 1 gr. 25 chez l'adulte : en paquets.

BROMIPINE ou **BROMOPINE.** — Combinaison de brôme avec l'huile de sesame, il en existe deux variétés. l'une contenant 10 p. 100 et l'autre 33 p. 100 de brôme ; une cuillerée à soupe de bromipine à 10 p. 100 renferme 1 gr. 50 de brôme combiné correspondant à 2 gr 35 de bromure de potassium. La bromipine à 33 p 100 est administrée en capsules renfermant 2 gr de médicament correspondant à 1 gr. de bromure de potassium

Prop thér. — Succédané des bromures alcalins.

Posol. — *Bromipine à 10 p. 100 :* 15 à 30 gr par jour et plus jusqu'à 100 gr, par cuillerées ou en lavements et en injections hypodermiques *Bromipine à 33 p 100* de 5 à 30 gr. par jour, en capsules; ou délayée dans du lait, ou en lavements.

BROMOFORME ($CHBr^3$) — *Tribromométhane* ou *formène tribromé.* — Liquide incolore, très dense d'odeur et de saveur analogues à celles du chloroforme Peu soluble dans l'eau (1 pour 250), plus soluble dans l'alcool, l'éther. — *XL gouttes pesent 1 gramme.*

Prop. — Anesthésique indiqué, sous forme d'eau bromoformée, contre les gastralgies, *antispasmodique* préconise par Stepp et Löventhal contre la coqueluche et autres toux spasmodiques.

Posol. — Pour les *enfants*, les *doses par 24 heures* à donner en 3 fois sont de III gouttes au-dessous de six mois, III à VI gouttes de six mois à un an, IV gouttes par *année* de un an à dix ans. — Pour les adultes, 0 gr 25 (X gouttes) à 0 gr 50 (XX gouttes) par dose, 1 gr. (XL gouttes) à 1 gr 50 (LX gouttes) par 24 heures, en capsules de 0 gr 05

Comme le bromoforme est irritant, il ne faut l'administrer qu'à l'état de solution parfaite en liqueur hydro-alcoolique, ou bien sous forme d'émulsion dans un looch huileux

On pourra prescrire le **SOLUTÉ OFFICINAL DE BROMOFORME** (Codex) qui est au 1/10e et dont *LX gouttes* (c.-à-d. 1 gr) *représentent 0 gr 10 ou IV gouttes de bromoforme*

N. B *Médication à surveiller ;* la suspendre s'il survient somnolence, cyanose, irrégularité du pouls.

ÉLIXIR DE BROMOFORME (Heloun)

Bromoforme 2 gr
Alcool à 90° 30 —
Eau distillée 5 —
Sirop simple Q. s pour obtenir 100 cent cub

1 cuillerée à café renferme 4 gouttes de bromoforme, à diluer dans 5 fois son volume d'eau au moment de l'emploi

POTION C TOUX SPASMODIQUE CHEZ L'ADULTE (B Babcock)

Bromoforme 0 gr 50 cent
Teint de gelsemium 8 —
Sirop de lactucarium 60 —
Gomme arabique pulv Q s

4 à 6 cuillerées à café par jour

POTION CONTRE GRIPPE (G Lemoine)

Bromoforme 0 gr 30 centigr
Benzoate de soude 4 —
Sirop de tolu 30 —
Hydrolat de laitue 90 —

F s a Par cuillerées à soupe dans les 24 heures, pour adulte

POTION (émulsive) AU BROMOFORME (Marfan)

Bromoforme 7 gr
Huile d'amandes douces } āā 30 gr
Gomme arabique }
Sirop de fleur d'oranger 40 —
Eau de laurier-cerise 5 —
Eau distillée Q S p 300 c c

F s a Une cuillerée à café renferme IV gouttes de bromoforme

MIXTURE CONTRE LES QUINTES DE TOUX (Berlioz)

Bromoforme }
Alcoolature de rac d'aconit }
Teinture de drosera } āā 2 gr.
Alcool à 90° }
Glycérine off }

Enfants X à XX gouttes
Adultes · XX à XXX gouttes en 3 fois dans les 24 heures

SIROP DE BROMOFORME COMPOSÉ

Bromoforme 1 gr
Codéine 0 — 50 cent
Alcool à 90° 40 —
Alcoolat de R d'aconit 10 —
Eau d de laurier-cerise 100 —
Sirop de tolu 250 —
— de Desessartz 600 —

1 *cuillerée à soupe contient 2 cent de bromoforme et 1 cent de codéine,* adultes, 2 *à* 6 *cuillerées à soupe*

BROMOCHINAL. — V. **QUININE**, **DIBROMOSALICYLATE ACIDE DE.**

BROMURAL (α bromo-isovalurée) : cristaux blancs sans odeur ni saveur bien marquées, peu solubles à froid dans l'eau, à moins qu'elle ne soit rendue alcaline, soluble dans l'eau tiède et l'alcool

Prop thérap.— Hypnotique moins énergique que le chloral; mais procurant un sommeil calme et réparateur, convient surtout dans les insomnies légères d'origine nerveuse

Prép pharm Posol — 0 gr 30 à 0 gr 60 dans une infusion de tilleul ; ou dans une potion alcoolisée. On prépare également des tablettes renfermant 0 gr 20 de bromural mélangé avec de la lactose.

BROMURES.

BROMURE D'AMMONIUM (AzH^4Br). — *Syn.* **BROMHYDRATE D'AMMONIAQUE**, — très soluble eau, 3 parties, peu soluble alcool, 9 parties

Prop. thérap. — Employé contre la coqueluche et comme le bromure de potassium Mêmes formules

Prép. pharm. et posol. — *A l'int.* 0,50 à 5 gr en soluté.

Incompat. — Les mêmes que pour le bromure de potassium.

BROMURE DE CALCIUM. — Voir à **CALCIUM** (page 64)

BROMURE DE CAMPHRE — V. *Camphre monobromé.*

BROMURE D'ÉTHYLE — V. à **ETHER BROMHYDRIQUE.**

BROMURE D'ÉTHYLÈNE — Liquide incolore, insoluble dans l'eau — Antiépileptique; Dose 0 gr. 30 a 0 gr. 60 en capsules ou en solution huileuse a 5 p. 100.

— **DE FER** — V. **FER.**

— **DE LITHIUM.** — V. à **LITHINE.**

— **D'OR.** — V à **OR.**

BROMURE DE POTASSIUM (KBr). — Soluble 2 p. eau, 4 p. de glycerine, peu soluble alcool, insoluble ether et chloroforme.

Prop thérap. — *Antispasmodique* et *sedatif puissant de l'erethisme nerveux; remede* quasi spécifique de l'*epilepsie* essentielle Indiqué aussi dans l'hysterie, la chorée, le tetanos, l'asthme, la coqueluche, le spasme de la glotte, les vomissements incoercibles de la grossesse, l'incontinence nocturne d urine, les migraines des nerveux, etc. , associé au chloral, *hypnotique* efficace contre les insomnies nerveuses ou d'origine toxique (tabac, café) — Comme sédatifs du système nerveux, les bromurès alcalins (potassium, sodium, ammonium) possèdent seuls une efficacité certaine et durable , les composés organiques bromés sont bien inférieurs a ce point de vue

A l'extérieur, anesthésique local peu employé.

Prép. pharm. et posol. — *A l'int* 1 à 4 gr jusqu'à 10 *Enfants*, 0 gr 10 à 0 gr 50 par année Sirop 1 gr pour 20 gr. — *Injection hypodermique* (voir au chapitre spécial page 359). — *A l'ext.* En pommade.

Incompat. — Comme pour l'iodure de potassium.

COLLUTOIRE BROMURÉ

Bromure de potassium	1 gr
Mellite simple	8 —

F dissoudre, en badigeonnage

INHALATION CONTRE LA LARYNGITE TUBERCULEUSE (Fauvel)

Bromure de potassium	10 gr
Chlorhydrate de morphine	0 — 10 centigr
Hydrolat de laurier-cerise	50 —
Eau distillee	450 —

F dissoudre 2 pulverisations de 5 minutes par jour.

SOLUTION CALMANTE (Bromidia)

Bromure de potassium	20 gr.
Hydrate de chloral	20 —
Extrait de chanvre indien	0 — 20 cent
Glycyrrhizine	1 —
Extrait de jusquiame	0 — 20 —
Alcool a 60°	2 —
Eau distillée	80 —

1/2 a 1 cuilleree a café toutes les heures jusqu'a obtention de sommeil, la cuilleree a cafe renferme bromure et chloral āā 1 gr , extrait de jusquiame et de chanvre indien āā 0 gr 01.

ADMINISTRATION DU BROMURE A PETITES DOSES

Solution.

Bromure de potassium	10 gr.
Eau distillée de laurier cerise	20 —
Eau distillee	130 —

1 gr de sel par cuilleree a soupe.

Sirop.

Bromure de potassium	20 gr.
Sirop simple	180 —

2 gr par cuilleree a soupe.

Bromure de potassium	20 gr.
Sirop d'ecorces d'oranges ameres	180 —

2 gr par cuilleree a soupe.

ADMINISTRATION DES BROMURES A HAUTES DOSES

Solutés polybromures simples

Bromure de potassium. .	10 gr.	15 gr	20 gr
— sodium . .	10 —	15 —	20 —
— ammonium .	10 —	15 —	20 —
Eau.	300 —	300 —	300 —
	1 5 de sel p cuill.	2 gr de sel p cuill	3 gr de sel p cuil.

On peut, dans ces formules, remplacer l'eau par le sirop d'écorce d'orange amère ou tout autre sirop, a la dose de 400 grammes

SOLUTÉS POLYBROMURÉS COMPOSÉS

Bromure de potassium		95 gr
— d'ammonium		10 —
Bromure de sodium		5 —
Bicarbonate de potasse		1 —
Teinture de sene	ãã	5 —
— de jalap		
— de rhubarbe		
Teinture de colombo	ãã	15 —
— d'ecorce d'orange amere		
Eau		550 —

Contient 3 gr de bromures par cuillerée a soupe Usage prolongé

Iodure de potassium	6 gr.
— d'ammonium	6 —
Bromure de sodium	12 gr
— de potassium	12 —
— d'ammonium	12 —
Carbonate d'ammoniaque	4 —
Teinture de colombo	15 —
Eau	250 —

Par cuillerée à soupe 2 gr 25 de bromure et 0 gr 75 d'iodure

Cette dernière formule s'emploie lorsqu'on soupçonne une affection syphilitique

LAVEMENT CONTRE PROSTATITE CHRONIQUE (Finger).

Bromure de potassium	ãã	0 gr 30 à 1 —
Iodure de potassium		
Extrait de belladone		0 — 015
Eau		20 a 30 gr.

Pour un lavement Deux par jour

BROMURE DE SODIUM (NaBr). — Très soluble, 1,15 parties d'eau, 16 parties d'alcool.

Prop. thérap.
Prép. pharm. et posol.
Incompat.
} Comme le bromure de potassium, mais mieux toléré

SIROP CONTRE L'INSOMNIE

Extrait de belladonne	ãã 0 gr 25 cent	
— chanvre indien		
Bromure de sodium	ãã	15 gr
Hydrate de chloral		
Sirop simple		100 —

1 *a* 2 *cuillerées a café, le soir.*

SUPPOSITOIRES CONTRE TETANIE CHEZ L'ENFANT (Comby)

Bromure de sodium	0 gr 25 centigr.
Hydrate de chloral	0 — 10 —
Beurre de cacao	1 — 50 —

Pour un suppositoire

— **DE STRONTIUM.** — V. **STRONTIANE.**

— **DE ZINC.** — V. a **ZINC.**

BROU DE NOIX. — V. **NOYER.**

BRUCINE. — V. **NOIX VOMIQUE.**

BRYONE. — *Bryonia alba* (Cucurbitacées). — *Syn.* Couleuvrée, vigne blanche, navet du diable, etc.
Part. empl. — Racine.
Princ. act. — Bryonine.
Prop. thérap. — Purgatif, rubéfiant (inusité).
Prép. pharm. et posol. — *A l'int.* 1° Poudre, 1 à 2 gr. en pilules, 2° alcoolature, 2 à 4 gr. ; 3° bryonine, 0 gr 01 à 0,02.

BUCHU. — *Barosma crenulata* et divers. Diosmées (Rutacées). *Syn.* Bucco.
Part. empl. — Feuilles.
Princ. act. — Huile essentielle.
Prop. thérap.— Diurétique puissant, sudorifique, antispasmodique.
Prép. pharm. et posol. — *A l'int.* 1° Poudre, 1 gr. à 1 gr. 50, — 2° infusé (10 p. 1000), 60 à 240 gr. ; — 3° teinture, 4 à 8 gr ; — 4° vin, 50 à 100 gr.

— **DIOSMAL.** — Mélange d'extraits éthéré et alcoolique de Buchu, préconisé contre gonorrhée, pyélite, pyelonéphrite, etc.

On l'administre en capsules ou pilules à la dose de 0 gr. 25 à 0 gr. 60 par jour en 2 ou 3 fois.

BURANHEM. — V. *Monesia*.

BUIS. — *Buxus sempervirens* (Celastracées).

Part. empl. — Bois, racine, écorce de la racine, feuilles.

Princ. act. — Buxine

Prop. thérap. — Sudorifique, purgatif.

Prop. pharm. et posol. — Decocte (50 p 1000).

BUSSEROLE.— Syn. *Raisin d'ours.* — *Arbutus* ou *Arctostaphylos Uva-ursi* (Ericinées).

Part. empl. — Feuilles.

Princ. act. — Arbutine. — Ursone.

Prop. thérap. — Astringent, léger diurétique.

Prép. pharm. et posol. — 1° Infuse (10 p. 1000), — 2° Poudre, 1 à 5 gr

Incompat. — Albumine, émulsions, gélatine, sels de fer.

— **ARBUTINE.** — Soluble eau, alcool et éther.

Prop. thér. — Diurétique, antiseptique, préconisé dans les maladies des voies urinaires.

Prop. pharm. et posol. — 20 à 60 centigr en 4 fois dans la journée.

BUTYLCHLORAL. — Voir *Chloral*.

C

CACAO, amande du Theobroma Cacao. — (Malvacées), tonique, base de chocolat.

Princ. actif — **THÉOBROMINE** (voir ce mot).

— **CACAO (BEURRE DE).** — Sert à la confection des suppositoires (3 gr. Codex) et de quelques pommades — Cosmetique. — entre dans la composition de la crème pectorale de Tronchin.

CACHOU. — Suc astringent fourni par l'*Acacia Catechu* (Légumineuses) et l'*Areca catechu* (Palmiers). — Soluble en partie dans l'eau froide, et mieux dans l'eau chaude et l'alcool — L'extrait de Cachou est obtenu en dissolvant le suc de Cachou dans l'eau et en evaporant apres filtration. — Peu employe.

Princ. act. — **TANIN**

Prop. thérap. — Tonique, astringent.

Prép. pharm. et posol.— *A l'int* — Poudre, 0,50 à 8 gr.,— teinture (au 1/5e), 30 gr., — sirop, 20 à 100 gr, — pastilles contenant 0,10 de cachou; — grains 0,5 à 2 gr., tisane 10 p 1000, — *A l'ext.* 2 à 4 gr. p. 100 en injections

Incompat. — Emetique, sels de fer, alcaloïdes, émulsions, substances albumineuses.

ALCOOLÉ CONTRE LA GINGIVITE (Jeannel).

Alcool à 85°	80 gr.
Cachou pulvérisé	10 —
Benjoin pulvérisé	2 —
Essence de menthe	1 —

F. macérer 24 heures et filtrez 1 à 4 gr

INJECTION ASTRINGENTE

Cachou en poudre } Sous-nit de bismuth } āā	5 gr
Eau de rose	200 —

Triturez et agitez

LAVEMENT ASTRINGENT.

Cachou pulvérisé	2 à 10 gr.
Eau chaude	250 —

M et passez

PILULES ASTRINGENTES.

Cachou	6 gr
Extrait de ratanhia } Alun } āā	3 —

Opium brut pulvérisé	0 gr.50 centigr.
Conserve de cynorrhodons	Q. s

M et F s a 40 pilules 1 à 2 par jour

POTION ANTIDIARRHÉIQUE (Gallois).

Eau de chaux	100 gr
Teinture d'opium	XV gouttes.
Sirop de cachou	30 gr.

POUDRE HÉMOSTATIQUE (Bonafoux).

Poudre de cachou } — gomme arabique } āā	25 gr
— de colophane	100 —

F s. a

POUDRE CONTRE SALIVATION MERCURIELLE (Panas)

Cachou pulvérisé } Quinquina jaune pulvérisé } āā	15 gr
Tanin	2 —
Alun	1 —
Essence de menthe	Q. s

M. s a en frictions sur les gencives.

CACODYLIQUE (acide). — **CACODYLATE DE SOUDE** ($C^2H^6AsO^2Na$) — **Toxique.** — *Syn* acide **DIMÉTHYLARSINIQUE** — Petits prismes incolores, solubles dans l'eau et l'alcool On emploie surtout le cacodylate de soude qui constitue une poudre cristalline, également très soluble dans l'eau

L'acide cacodylique et le cacodylate de soude, introduits dans la thérapeutique par M. A. Gautier sont dépourvus de toxicité, ils constituent la meilleure préparation arsenicale contre une désassimilation trop active (A Gautier, Danlos, Renaut, Potain, etc.), excitant l'assimilation et la reproduction des cellules, ils agissent comme agents modérateurs et nervins très utiles dans la tuberculose au début et confirmée, efficaces contre l'anémie, la neurasthénie et les affections cutanées.

Depuis la découverte du Salvarsan le cacodylate de soude a été employé contre la syphilis Schirrmann pratique 10 injections de 0 gr. 20 chacune. Prokhovov l'emploie à hautes doses 0 gr. 02 à 0 gr 10 par kilog. de poids du sujet, les injections sont généralement faites tous les cinq jours.

Prép. pharm. et posol. — De 0 gr. 02 à 0 gr. 15 (et même 0 gr. 30) en pilules, solutions, par voie hypodermique, ne pas dépasser 0 gr. 20. Ce dernier mode d'administration paraît le meilleur, l'absorption stomachale étant suivie de troubles digestifs avec odeur alliacée de l'haleine (voir au chapitre spécial, pages 360).

POSOLOGIE CHEZ LES ENFANTS

De 10 à 15 ans, maximum 0 gr 03 à 0 gr 04 en 24 heures
— 6 à 10 — — 0 gr 02 à 0 gr. 03 —
— 3 à 4 — — 0 gr 01 —

Au dessous de 3 ans par milligramme

MIXTURE (Danlos).

Cacodylate de soude 2 gr. 56 centigr
Rhum } 30 —
Sirop de sucre }
Eau distillee 60 —
Essence de menthe I à II gouttes
F s a renferme 0 gr 10 d'acide cacodylique par cuillerée à café

SOLUTION POUR INJECTIONS HYPODERMIQUES (A Gautier)

Cacodylate de soude 6 gr 40 centigr
Eau phéniquee à 5 p 100 X gouttes
Eau distillée Q. s pour obtenir 100 c c
Stérilisez
F s. a renferme 0 gr 05 d'acide cacodylique par cent cube

SOLUTION POUR LAVEMENTS

Cacodylate de soude 0 gr. 25 a 0 gr. 50
Eau distillee 250 gr

10 à 15 gr par 24 heures.

— **CACODYLATE DE FER** — Poudre jaune verdâtre, renfermant 19 p. 100 de sesquioxyde de fer (7 fois plus que l'arseniate), préconisé par MM. Gilbert et Lereboullet comme *tonique* et *reconstituant*. — Dose . *Voie stomachale*, 0 gr. 15 a 0 gr. 25 par jour, *Voie hypodermique*, solution renfermant 0 gr. 03 par cent. cube 1 a 3 cent. cube par jour, soit 0 gr. 03 à 0 gr. 09 de sel (voir page 360).

— **CACODYLATE DE GAIACOL**. — *Syn.* **CACODYLIACOL**. Sel blanc, hygrometrique renfermant poids égaux d'acide cacodylique et de gaiacol, soluble alcool, glycérine et huiles fixes, peu soluble dans l'eau, 5 pour 100 , antituberculeux et surtout antigrippal Le Dr Barbary l'emploie en injection aqueuse dans la tuberculose et surtout dans la grippe a la dose de 0 gr 10 en 24 heures (voir le chapitre spécial, page 360).

— **CACODYLATE DE MAGNÉSIE** — **DE CHAUX**. — Mêmes propriétés et posologie que le sel de soude

— **CACODYLATE DE MERCURE**. — V à **MERCURE**.

— **CACODYLATE DE QUININE** — Mêmes propriétés et posologie que le methylarsinate de quinine

— **CACODYLATE DE STRYCHNINE**. — Cristaux blancs solubles dans 750 parties d'eau, 50 parties d'alcool à 60°, solubles glycérine a chaud

Excitant des fonctions respiratoires et digestives, indiqué chez les tuberculeux *Doses* de 0 gr. 001, 0 gr 002 et progressivement jusqu'à 0 gr 020 chez la femme et 0 gr. 030 chez l'homme ; granules a un millig ; ou en solution.

Le cacodylate de strychnine se dissociant en solution étendue même glycérinée, on doit préparer cette dernière par double décomposition .

SOLUTE INJECTABLE (E Baroni)

Sulfate de strychnine officinal	0 gr 3389
Cacodylate de soude officinal	0 — 9067
Glycérine	45 —
Eau distillee	Q s pour 100 cent c

Un cent. cube renferme *un* centigramme de sel

CACTUS ou CEREUS GRANDIFLORUS (Cactées).

— Myers en a isolé le principe actif la *Cactine*

Prop thér. — Succédané de la Digitale, tonique du cœur, élève la pression artérielle sans être diurétique ; Huchard en conseille l'emploi dans la *dilatation cardiaque*, les *palpitations nerveuses* et *l'insuffisance aortique*.

Prép. pharm , posol. — Extrait fluide de feuilles X à LX gouttes par jour. — Extrait hydro-alcoolique 0 gr. 10 a 0 gr. 30 en pilules de 0 gr. 05. — Teinture à 1/10° XX à C gouttes.

CADE (Huile de). — Huile pyrogénée provenant de la distillation du bois des genevriers.

Prop. thérap. — Parasiticide (contre gale, teigne); employée surtout dans le traitement du psoriasis et de certaines variétés d'eczéma — Rarement prescrite *à l'intérieur* (voyez *Huile de Harlem*) contre lithiases biliaire et urinaire, goutte

Prép. pharm. et posol. — *A l'int.* De quelques gouttes à 1 ou 2 gr. — *A l'ext.* En pommades, en liniments.

COLLODION CONTRE PSORIASIS (Gaucher)

Huile de cade	1 gr
Collodion à l'acétone	20 —

F. s. a

GLYCÉRÉ CADIQUE faible (Hôp St-Louis)

Glycére d'amidon	86 gr
Huile de cade	14 —

F. s. a

GLYCÉRÉ CADIQUE fort (Vidal)

Extrait sirupeux de bois de panama (Lépinois)	5 gr
Huile de cade	50 —
Glycere d'amidon	45 —

F. s. a. contre eczema, psoriasis

PILULES CONTRE LE PSORIASIS (Bazin)

Huile de cade	4 gr
Extrait de douce-amere	8 —
Acide arsenieux	0 gr 05 centigr
Poudre de guimauve	Q. s

F. s. a 80 pilules, de 1 a 15 par jour

MÉLANGES CONTRE L'ECZÉMA (Bazin).

1. Huile d'amandes douces	60 gr
Huile de cade	15 —
2. Mucilage de semences de coings	30 —
Huile de cade	4 —
3. Glycerine	30 —
Huile de cade	1 —

F. s. a

MÉLANGE CONTRE KÉRATOSE PILAIRE (Sabouraud)

Huile de cade	ãã	10 gr
Vaseline		
Lanoline		
Acide chrysophanique	ãã	0 — 30
— salicylique		

F. s. a

On peut élever la dose d'acide salicylique jusqu'a 3 grammes

MIXTURE CONTRE SÉBORRHÉE HUILEUSE (Sabouraud)

Huile de cade		10 gr
Soufre precipite		20 —
Acide pyrogallique		2 —
— chrysophanique		0 — 20 centigr
Sublime corrosif		0 — 40 —
Alcool à 90°	ãã	100 — —
Acétone		

F. s. a. En lotions

POMMADE CONTRE L'ECZÉMA DES MAINS (Guillot)

Axonge	30 gr
Carbonate sodique	2 à 4 —
Huile de cade	2 à 4 —
Goudron	2 à 4 —

M

POMMADE CONTRE PELADE (Balzer)

Précipité jaune	2 à 5 gr
Fleur de soufre	[illegible] —
Huile de cade	15 —
Vaseline	30 —

M. Us ext en onctions tous les soirs

POMMADE A L'HUILE DE CADE (Devergie)

Axonge	2 parties
Huile de cade	1 —

F. s. a

CADMIUM (Iodure de) (CdI^2).

Prop. thérap. — Vomitif, résolutif

Prép. pharm. et posol. — *A l'int* 0 gr. 15 à 0 gr 30. — *A l'ext* en pommades 1/10, comme l'iodure de plomb

— **CADMIUM (SULFATE DE)** (SO^4Cd). — Soluble eau, peu soluble dans l'alcool.

Prop. thérap. — Astringent.

Prép. pharm. et posol. — *A l'ext.* En collyre, injection, pommade, comme le sulfate de zinc.

COLLYRE AU SULFATE DE CADMIUM.

Eau distillée 30 gr.
Sulfate de cadmium
0 gr 02 centigr 1/2 a 0 gr 20 centigr

INJECTION (Gazeau)

Eau distillee 100 gr.
Sulfate de cadmium 0 — 07 centigr.
Sous-nitrate de bismuth 7 —

CAFÉ. — Graines du *Cofea arabica* (Rubiacées).

Princ. act. — **CAFÉINE.**

Prop. thérap. — *Torrefie :* Tonique, excitant. Non *torrefie :* Antidiarrheique, febrifuge.

Prép. pharm. et posol. — En infusion, en décoction, en sirop.

MIXTURE CONTRE LA COQUELUCHE (Laborde)

Infuse de café noir 125 gr
Sirop de sucre 125 —
Narceine 0 — 12 centigr
Acide acetique Q s.
M. s a par cuil a café.

PASTILLES C FETIDITÉ DE L'HALEINE

Café pulverise 45 gr
Charbon vegétal pulv } ãã 15 —
Sucre pulv. }
Vanille pulv }
Mucilage Q s pour faire des pastilles de 1 gr
Ad libit 5 a 6 par jour

POTION PURGATIVE AU CAFÉ (Dorvault).

Cafe torrefie 15 gr.
Feuilles de séné 10 —
Eau bouillante 120 —
Sulfate de magnésie 15 —
Sirop simple 30 —
A prendre en une fois.

CAFÉINE. — *Syn.* . Triméthylxanthine, théine, guaranine, méthylthéobromine ($C^8H^{10}Az^4O^2+H^2O$) — Substance alcaloidique du groupe des purines, contenue dans le thé, le cafe, le mate, la kola, le guarana — Aiguilles blanches soyeuses de saveur amere. Soluble dans eau 75, alcool 110, éther 300, chloroforme 9 parties.

Prop. thérap. — *Cardio-tonique* et *diurétique* indiqué dans les cardiopathies a la période d'asystolie, l'adynamie cardiaque des maladies infectieuses (pneumonie, f typhoide), les syncopes, les hydropisies et les œdemes peripheriques

Stimulant des systemes nerveux et musculaire utile contre certaines névralgies et la neurasthénie

Prép. pharm. et posol. — Employée seule ou sous forme de sels : BROMHYDRATE, CITRATE, IODURE (Eupnine), VALÉRIANATE de cafeine. 0,25 à 0,50 par dose, et jusqu'a 2 gr. par jour en cachets, en potion, en pilules, ou mieux en injections hypodermiques (voir au chapitre spécial, page 360, 361) *Enfants* 0 gr 05 a 0 gr 25 selon l'âge.

PAQUETS ANTINÉVRALGIQUES (Braun).

Caféine 0 gr 05 a 0 gr 10 centigr
Sucre blanc 0 — 50 —
M. pour 1 paquet. 3 paquets par jour

PAQUETS DE VALÉRIANATE DE CAFÉINE CONTRE LA COQUELUCHE (Cadet de Gassicourt)

Valérianate de cafeine 0 gr 40 centigr.
Sucre pulverise 4 —
M pour 24 paquets 2 à 3 par jour suivant l'âge de l'enfant

POTION DE CAFÉINE (Comby)

Caféine 0 gr. 25 centigr
Benzoate de soude 1 à 2 gr.
Sirop de digitale 5 —
— de quinquina 20 —
Eau de fl d'oranger 40 —
F s. a par cuill a café toutes les heures, pneumonie chez l'enfant

POTION DIURÉTIQUE (Gubler)

Bromhydrate de cafeine 0 gr 50 centigr
Sirop de menthe 30 —
Hydrolat de mélisse 90 —
F s a à prendre par cuillerées en 24 heures.

POUDRE ANTINÉVRALGIQUE (Bamberger).

Sulfate de quinine	0 gr 50 centigr.
Citrate de caféine	0 — 50 —
Sucre blanc	5 —

M et divisez en 6 doses. 4 par jour.

SOLUTION DE CAFÉINE

Caféine	7 gr.
Benzoate de soude	7 —
Eau	250 —

M chaque cuillerée à soupe contient 0 gr 50 *centigr. de caféine.*

— **ÉTOXYCAFÉINE** $C^{10}H^{14}Az^4O^3$. — Insoluble eau, peu soluble alcool et éther

Prop. thérap. — Antinévralgique, diurétique, narcotique.

Prép. pharm. et posol. — En injections sous-cutanées (voir le chapitre spécial, page 365) *à l'int.* 0 gr. 25 à 1 gr. 50 centigr.

POTION (Duj.-Beaum.).

Etoxycaféine	0 gr. 25 centigr.
Salicylate de soude	0 — 25 —
Chlorhydrate de cocaïne	0 — 10 —
Sirop de capillaire	20 —
Eau de tilleul	100 —

CAJEPUT (ESSENCE DE). Obtenue par la distillation des feuilles de diverses espèces du genre *Melaleuca* (Myrtacées)

Prop. thérap. — Stimulant diffusible, analgésique, antiseptique.

Prép. pharm. et posol. — *A l'int.* X à L gouttes dans une infusion aromatique — *A l'ext.* associée à différents baumes, en frictions.

POUDRE ANTIÉPILEPTIQUE DE RAGOLO

Valériane	2 gr
Sel ammoniac	0 — 20 centigr.
Magnésie	0 — 20 —

Huile de cajeput	0 gr 20 centigr.

M pour 1 prise 3 par jour.

On peut remplacer par la poudre de feuilles d'oranger soit la magnésie, soit le sel ammoniac.

L'essence retirée des feuilles du *Melaleuca viridiflora* a été préconisée comme antiseptique et désodorisant sous le nom de **GOMENOL**, voir ce mot

CALABAR (Fève de) V. *Fève de Calabar.*

CALCIUM (**BROMURE**) ($CaBr^2 + H^2O$). — Sel blanc déliquescent, très sol dans l'eau, sol. dans l'alcool.

Prop. thérap. — Anti-épileptique comme le bromure de potassium. — Chez les enfants, il est mieux supporté que ce dernier et se montre bien supérieur (d'après Grunfelder) aux autres bromures contre la *tétanie* et le *laryngospasme* — Sédatif des douleurs gastriques (G Sée).

Posol. — 2 à 4 gr en solutions, potions, sirops — *Enfants :* 0 gr. 20 par année.

— **CALCIUM (CARBONATE DE)** (CO^3Ca). — *Syn.* Carbonate de chaux, **CRAIE PRÉPARÉE**. Insoluble eau et alcool.

Prop. thérap. — Antidiarrhéique, antiacide, absorbant.

Prép pharm. et posol. — *A l'int* 1 à 10 gr *Enfants :* 0 gr 50 à 3 gr selon l'âge

Incompat. — Acides.

CACHETS RECALCIFIANTS (P. Ferrier)

Traitement préventif de la tuberculose

Carbonate de calcium	0 gr 50
Phosphate tricalcique	0 — 20

S'il y a insuffisance de NaCl dans l'alimentation, ajoutez

Chlorure de sodium 0 gr 15 à 0 gr 30	

S'il existe de la constipation, ajoutez

Poudre de jalap	0 gr 025
ou magnésie calcinée	0 gr 05

Pour un cachet
2 à 3 par jour, aux repas

CRAIE CAMPHRÉE (Dentifrice anglais)

Craie précipitée	9 gr
Camphre pulv	1 —

POUDRE DENTIFRICE (W. Miler)

Carbonate de chaux précipité	120 gr
Poudre de quinquina rouge	60 —
— de myrrhe	30 —
Essence de menthe poivrée	X gouttes

— **CALCIUM (CARBURE DE)** [CaC^2] préconisé par GUINARD pour le traitement du cancer du vagin et du col utérin, agit comme désinfectant, hémostatique et caustique

— **CALCIUM (CHLORURE DE)** ($Cl^2Ca + 6 H^2O$). — Il se dissout dans le 1/4 de son poids d'eau à froid, soluble alcool

Prop. thérap. — Favorisant la coagulation du sang, il est employé, comme *hémostatique* externe et interne, contre épistaxis, hémoptysies, gastrorrhagies, purpura, variole hémorrhagique et, comme *antihémolysant*, contre la fièvre bilieuse hémoglobinurique (H. Vincent). Préconisé aussi contre l'urticaire et la pneumonie, la tétanie et certains états convulsifs chez les nouveau-nés (0 gr. 15 à 1 et 2 gr. par jour), par NETTER, contre la rhinorrhée, par R. LAKE, à la dose quotidienne de 1 gr 80 à 2 gr 75 pendant quinze jours

Prép. pharm. et posol. — *A l'int.* 1 à 4 gr (Netter) — 0 gr 50 à 2 gr contre l'urticaire et la ménorragie (Lafond-Grelettу) et les hémorragies en général Lavements 4 à 10 gr

Incompat. — Acides borique, oxalique, sulfurique, sulfates, alcalis et leurs carbonates

POTION AU CHLORURE DE CALCIUM (Savill)

Chlorure de calcium	12 à 24 gr
Eau distillée	80 —
Eau chloroformée	30 —
Teinture d'éc. d'orange	30 —

3 cuil. à soupe par jour contre démangeaisons chroniques, urticaire, prurit, prurigo

POTION CONTRE HÉMOPTYSIE

Chlorure de calcium / Ergotine	ââ 4 gr
Sirop de fleur d'oranger	30 —
Eau distillée de cannelle	70 —

F. s. a. Par cuillerées à soupe toutes les heures ou deux heures.

POTION CONTRE HÉMOPTYSIE

Chlorure de calcium	5 gr
Sirop d'écorce d'orange amère	25 —
Julep gommeux	90 gr
Teinture d'opium	XX gouttes.

M. une cuillerée à soupe toutes les heures

SOLUTION CONTRE ASTHÉNIE CARDIAQUE (Lauder Brunton)

Chlorure de calcium	3 gr
Saccharine	0 — 03
Eau distillée	100 —

F. s. a. 1 ou 2 cuillerées à soupe toutes les 4 heures, pure ou dans du lait

SOLUTION CONTRE PNEUMONIE (A. Netter)

Chlorure de calcium	10 gr
Eau distillée	150 —

F. s. a. 1 gr par cuillerée à soupe

— **CALCIUM (LACTATE DE)** — Préconisé par Stone contre la tétanie, par Netter contre la contracture des extrémités et par Littlejohn contre l'épilepsie, à la dose de 1 gr 3 fois par jour. W. Ansems l'emploie contre les hémorrhagies *post partum* à la dose de 3 grammes plusieurs jours ou plusieurs semaines avant l'accouchement.

— **CALCIUM (OXYDE DE)** (CaO). — *Syn.* **CHAUX**. 1 partie se dissout dans 78 d'eau à 15°. Insoluble alcool, chloroforme, éther, glycérine.

Prop. thérap. — Antidiarrhéique, antiacide, antialbuminurique, caustique

Prép. pharm. et posol. — **EAU DE CHAUX**, à *l'int.* 10 à 100 gr. (antidiarrhéique), 5 a 10 gr. (antialbuminurique), 250 gr par jour contre verrues généralisées (Kennard). — *A l'ext.* Chaux éteinte, chaux vive, caustique énergique rarement employé comme epilatoire, — eau de chaux, 30 à 100 gr. en lavements — Liniment oleo-calcaire (Codex).

POMMADE CONTRE LA TEIGNE (Mahon).

Chaux eteinte	3 gr.
Carbonate sodique	6 —
Axonge	30 —

M

Incompat. — Acides, sels acides, carbonates solubles, infusés, sels de mercure.

LAVEMENT ANTIDIARRHÉIQUE (Trousseau)

Eau de chaux	200 gr
Decocte de riz	300 —
Laudanum de Sydenham	1 —

M

POTION CONTRE DIARRHÉE INFANTILE.

Sirop de coing	20 gr.
Eau de chaux	30 —
Elixir paregorique	V a X gouttes

M 4 à 6 cuillerées a café.

— **CHAUX (HYPOCHLORITE DE)**. — *Syn.* **CHLORURE D'OXYDE DE CALCIUM** 2 varietes **CHLORURE DE CHAUX SEC** et **CHLORURE DE CHAUX LIQUIDE** (soluté du precedent dans l'eau) 1 p 45 (Cod).

Prop. thérap — Désinfectant Préconisé par Bohland contre l'érysipele, en pommade vaselinée a 5 p. 100

Incompat. — Acides sels acides, opium, albumine, gélatine.

GARGARISME CHLORURÉ (Gallois).

Chlorure de chaux liquide	12 gr.
Mellite de rose	25 —
Eau distillee	150 —

M et filtrez.

LOTION ANTISEPTIQUE (F H M)

Chlorure de chaux sec a 90°	5 gr
Alcool camphre	5 gr
Eau	100 —

Delayez le chlorure dans l'eau, filtrez Ajoutez l'alcool camphre

LOTION ANTIHERPÉTIQUE (Derheims)

Chlorure de chaux	30 gr
Eau	1000 —

Triturez dans un mortier et filtrez

— **CHAUX (HYPOPHOSPHITE DE)** $(PH^2O^2)^2Ca$. — Soluble dans 6 parties eau, mais difficilement, insoluble alcool à 90°.

Prop. thérap. — Antirachitique, reconstituant indique dans la tuberculose.

Prép. pharm. et posol. — *A l'int.* 10 centigr à 50 centigr. en cachets, sirop. — *Enfants* 0 gr 05 a 0 gr 20 selon l âge

SIROP D'HYPOPHOSPHITE DE CHAUX

Hypophosphite de chaux	5 gr
Sirop de sucre	445 —
— de fleur d'oranger	50 —

M 1 cuillerée à soupe représente 0 gr. 20 d'hypophosphite de chaux 10 à 50 gr ou 1/2 cuilleree à 2 cuillerées 1/2 par jour

SOLUTION

Hypophosphite de chaux	5 gr
Eau distillee de menthe	50 —
Eau	450 —

F s a

0,20 *par cuillere a soupe, 1 a chaque repas.*

— **CHAUX (CHLORHYDROPHOSPHATE DE).** — Solution chlorhydrique de phosphate de chaux.

Prop. thérap. — Antirachitique, reminéralisant phosphaté; d'assimilation et par suite d'efficacité douteuse.

Prép pharm. et posol — *A l'int* 50 centigr à 5 gr *Enfants* · 0 gr 25 a 2 gr. selon l'âge

Incompat. — Sels alcalins, bicarbonate de soude, sulfates solubles.

SIROP DE CHLORHYDROPHOSPHATE DE CHAUX (Codex)	SOLUTÉ DE CHLORHYDROPHOSPHATE
20 *gr de ce sirop (1 cuillerée a soupe) contiennent* 0 *gr.* 25 *de phosphate bicalcique*	20 *gr (1 cuillerée a soupe) représentent* 0 *gr* 25 *de phosphate bibasique*

— **CHAUX (GLYCÉRO-ARSÉNIATE DE).** — *Arsitriol.* — Préparé par Schlagdenhauffen et Pagel · poudre blanche insoluble dans l'eau et l'alcool, soluble dans les acides, faiblement toxique.

Prép. pharm. et posol. — Antituberculeux, 0 gr. 01 par jour, en granules ou en injection hypodermique, dissous a la faveur de l'acide citrique

— **CHAUX (GLYCÉROPHOSPHATE DE)** — V. *a Glycérophosphates.*

— **CHAUX (LACTOPHOSPHATE DE).** — Solution lactique de phosphate de chaux.

Prop. thérap.
Prép. pharm. et posol. } Comme le chlorhydrophosphate.
Incompat.

SIROP DE LACTO-PHOSPHATE DE CHAUX (Cod 1884)	SOLUTE DE LACTO-PHOSPHATE DE CHAUX (Cod)
Comme le sirop de chlorhydrophosphate	*Comme la solution de chlorhydrophosphate*

— **CHAUX (PHOSPHATE ACIDE DE)** $(PO^4)^2CaH^4+2H^2O$. — *Syn.* Phosphate monocalcique, bi-phosphate de chaux. Tres soluble eau.

Prop. thérap.
Prép. pharm. et posol. } Comme les précédents.
Incompat.

SIROP (Codex 1884)	SOLUTÉ.
1 *cuillerée a soupe contient* 0 *gr* 40 *de sel et correspond d* 0 *gr* 25 *de phosphate bibasique.*	*Même dosage que le sirop.*

— **CHAUX (PHOSPHATE BIBASIQUE DE)** $(PO^4HCa+2H^2O)$.— *Syn.* Phosphate neutre. Phosphate bicalcique. Insoluble eau et alcool.

Prop. thérap. — Absorbant, antidiarrheique, antirachitique.

Prép. pharm. et posol. — *A l'int.* Poudre, 1 à 10 gr. En cachets, paquets

— **CHAUX (PHOSPHATE TRIBASIQUE DE)** $(PO^4)^2Ca^3$. — *Syn.* Phosphate tricalcique, phosphate des os. Insoluble eau et alcool.

Prop. thérap.
Prép. pharm. et posol. } Comme le précédent.

PHOSPHATE DE CHAUX GÉLATINEUX	SIROP.
Phosphate tribasique non desséché insoluble eau s'administre en suspension dans un véhicule approprié	Phosphate de chaux gélatineux 75 gr. Sirop simple 920 — Alcoolat de citron 5 —

— **CALCIUM (SULFATE DE).** — *Syn.* **Plâtre.** Sert a la confection des appareils inamovibles.

— **CALCIUM (SULFURE DE)** (CaS). Insoluble eau.

Prop. thérap. — Antipsorique

Prép pharm. et posol. — *A l'ext.* 6 à 8 gr en pommade.

POMMADE ANTIHERPÉTIQUE (Debreyne)

Sulfure de calcium pulverisé	10 gr
Axonge	100 —
Essence de thym	1 —

M 6 *a* 8 *gr*

— **CALCIUM (SULFURE SULFURE DE)** — *Syn* Hydrosulfate de chaux. depilatoire energique que l'on étend sur l'endroit designe. On peut mélanger avec de la poudre d'amidon pour en attenuer l'*action*

CALOMEL (Hg^2Cl^2). — *Syn.* **CHLORURE MERCUREUX, PROTOCHLORURE DE MERCURE, MERCURE DOUX** etc. Poudre microcristalline blanche, insoluble dans l'eau, l'alcool, l'ether et les corps gras — V. à *Protochlorure de mercure.*

Prop. therap. — a) *A doses massives, purgatif* doux déterminant des selles colorees en vert par la bile (v ci-dessous cholagogue) utile contre embarras gastriques, grippe intestinale, constipations accompagnant meningite, hemorrhagie cérébrale, etc , *cholagogue* indiqué dans infections biliaires, cirrhoses, colique hepatique, *vermifuge* employe associe a la santonine chez les enfants et a l'extrait de fougère mâle chez l'adulte

b) *A doses fractionnees*, s'eliminant lentement, peut provoquer salivation et agit : comme *antiseptique intestinal*, indique dans infections intestinales, dysenterie, f. typhoide, comme *diuretique*, efficace dans les hydropisies d origine cardiaque et hépatique (*contre-indiqué* chez nephrétiques)

c) *Antisyphilitique* (voir p. 199).

Prép. pharm. et posol. — *A doses massives* 3 à 6 et jusqu'à 10 decigr *Enfants*, 0 gr. 05 par année (purgatif) ; 10 à 20 centigr. *par doses refractées* de 0,01 centigr (alterant, antisyphilitique), en pilules, prises, ou frictions sur les gencives; — tablettes (Cod. 1884) contenant chacune 5 centigr de calomel, biscuit, 0 gr 30 Injection intramusculaire (voir page 370).

A l'ext. en collyre, en pommade à 1/10e (Cod.)

N -B — Les enfants tolèrent le calomel bien mieux que les adultes, et a doses plus elevees proportionnellement.

— **Incompat.** — Acides, alcalis, bromures, iodures solubles, poudres métalliques, fer, sulfure d'antimoine, looch et lait aux amandes amères, eau de laurier-cerise, cyanures, etc.

N. B *Les formules suivantes se rapportent surtout a l'emploi du calomel comme purgatif, cholagogue, vermifuge, antiseptique intestinal et diuretique.*

Pour les autres (antisyphilitiques et usages externes) voir à *Mercure*, p 199

CACHETS C GRIPPE (Freudenthal)

Calomel	0 gr. 18 centigr
Poudre de Dover	0 — 60 —
Bicarbonate de soude	0 — 12 —

Pour 1 cachet a prendre le soir au moment du coucher

CALOMEL A DOSES RÉFRACTÉES

Calomel	0 gr 10 centig
Sucre blanc en poudre	1 —

M pour 10 *paquets* 1 *toutes les heures.*

CALOMEL CONTRE CHOLÉRA INFANTILE (Marfan)

Calomel	0 gr 01
Sucre	0 — 50

M s a et divisez en 5 paquets, 1 toutes les demi-heures

CALOMEL ET SANTONINE VERMIFUGES (Bouchut)

Santonine	0 gr 10
Calomel	0 — 15
Lactose	1 —

M s a a prendre en 1 fois, pour un enfant de 10 ans, contre ascarides

PAQUETS PURGATIFS (Brande)

Calomel a la vapeur		0 gr 05 centigr
Scammonee pulverisee	āā	0 — 10 —
Jalap pulverise	āā	0 — 10 —
Sucre blanc		0 — 20 —

M pour 1 paquet 1 paquet toutes les 2 heures jusqu'a effet

PILULES ANTHELMINTIQUES (Chaussier)

Calomel a la vapeur	0 gr 02 centigr
Semen-contra pulverise	0 — 08 —
Camphre	0 — 03 —
Sirop simple	Q s

M pour 1 pilule 2 à 8 le soir en se couchant

PILULES ANTIDYSENTERIQUES (Boudin)

Ipeca	0 gr 30
Calomel	0 — 03
Extrait d'opium	0 — 06

F 3 pilules, a prendre dans la journée de 2 en 2 heures

PILULES ANTIDYSENTERIQUES (Segond)

Ipeca	0 gr 30
Calomel	0 — 02
Extrait d opium	0 — 01
Miel	Q S

Pour 1 pilule No 80, en prendre 6 a 10 par 24 heures

PILULES DIURETIQUES AU CALOMEL (Vidal)

Calomel	āā 0 gr 05 centigr.
Poudre de digitale	āā 0 gr 05 centigr.
— de scammonee	āā 0 gr 05 centigr.

Pour une pilule 1 a 2 par jour
Comme purgatif et diurétique dans les affections cardiaques

POUDRE ANTHELMINTIQUE.

Poudre d'absinthe	āā 10 gr
Semen-contra	āā 10 gr
Calomel	5 —

Depuis 0 gr. 50 jusqu'à 2 gr

POUDRE VERMIFUGE

Poudre de jalap	0 gr 50 centigr
Calomel	0 — 15 —

M et F 3 doses égales 1 par jour.

PRISES PURGATIVES AU CALOMEL (H Roger)

Calomel a la vapeur	0 gr 10 centigr
Scammonee d'Alep pulverisee	0 — 30 —
Sucre de lait pulvérise	4 —

M et divisez en 10 prises 1 toutes les heures jusqu'à effet

V. à *Mercure* pour les autres formules.

CAMOMILLE ROMAINE. — *Anthemis nobilis* (Composées)

Part. empl. — Capitules. — *Succedanes*. C. puante, C. des champs, C. commune d'Allemagne.

Princ. act — Huile volatile.

Prop. thér. — Stomachique, carminatif, nervin, antispasmodique.

Prép. pharm. et posol. — *A l'int* Extrait, 25 à 50 centigr, — huile volatile, I à X gouttes, — hydrolat, 25 à 100 gr.; — infuse, 5 p. 1000, — poudre, 1 à 8 gr. Conseillee par Herrgott comme antigalactogogue à la dose de 0 gr 60 par jour en 3 fois (cachets de 0,20) et pendant 3 jours consecutifs. — sirop, 10 à 50 gr — *A l'ext.* Huile de camomille, q v en frictions. Huile de camomille camphrée à 1/10. Contre phtisie en injections sous-cutanées.

CAMPHOSAL — CAMPHOSANE. — Solution à 15 p. 100 d ether methylique dans le santalol liquide de consistance huileuse, jaune brun, odeur faiblement aromatique, saveur un peu amere, insoluble dans l'eau, miscible a l'alcool fort et aux huiles grasses.

Preconisé contre le catarrhe vésical et les affections de la prostate a la dose de 1 à 3 gr. en capsules gélatineuses contenant 0 gr. 25 de produit que l'on fait prendre en plusieurs fois.

CAMPHRE. — Essence concrète retirée du *Camphora officinarum* (Laurinees) ($C^{10}H^{16}O$). — Alcool campholique (Berthelot) ($C^{17}H^{17},OH$) Insoluble eau, tres soluble essences, alcool, éther

Prop. thérap. — Puissant *stimulant* respiratoire et cardiaque indiqué (en injections hypodermiques huileuses) surtout contre l'atonie du myocarde dans les pyrexies (pneumonie, fievre typhoide, fievres éruptives) .

Antispasmodique et *anaphrodisiaque* (?) employé pour calmer les douleurs des voies urinaires et contre les érections douloureuses de la blennorrhagie

Antiseptique faible, legèrement *anesthesique*, usité a l'*exterieur* contre le coryza, le prurit, pour le pansement des chancres et — en combinaison avec certains phénols (naphtol, salol) — pour le traitement des abcès froids

Prép. pharm. et posol. — *A l'int.* Poudre, 5 centigr. à 2 gr , en pilules, potions — Eau camphree 2 p. 1000. *Injection hypodermique* (*V au chap special*, p. 361). *Enfants*, 0 gr. 03 a 0 gr 05 par année — *A l'ext* Alcool (100 p 900) — eau-de-vie (100 p. 3900) — ether (1 p. 9) — huile (50 p. 450), vinaigre (25 p 1000) — pommade (30 p. 10 de cire et 90 d'axonge) — en frictions, liniments, pommades, etc.

Incompat.— Resines, gommes-resines, musc, etc., ramollit un très grand nombre de substances.

BOLS ANTISPASMODIQUES.

Poudre de castoreum	5 gr
Poudre de camphre	1 —
Extrait d'opium	0 — 05 centigr
Rob de sureau	Q s

F. 12 bols 2 toutes les 6 heures

LAVEMENT CAMPHRÉ (Reliquet)

Camphre	0 gr 25 centigr.
Jaune d'œuf	nº 1
Extrait jusquiame	0,05 a 0,10 centigr
Eau	80 gr.

F s. a.

LAVEMENT CAMPHRÉ OPIACÉ (Ricord)

Camphre	0 gr 50 centigr
Extrait d'opium	0 — 05 —
Jaune d'œuf	nº 1
Eau tiede	200 —

F. emulsion.

Voir à l'article *Ammoniaque* plusieurs preparations où le camphre est employe.

LOTION C. PRURIT VULVAIRE (Baer)

Sulfate de morphine	0 gr. 10 à 0 gr. 20
Acide borique	6 —
Eau camphree	180 —

F s a.

MIXTURE ANTICHOLÉRIQUE (Oppolzer).

Camphre	1 gr.
Ether acétique	12 —
Teinture d'opium	3 —

X a XV gouttes.

PILULES CONTRE POLLUTIONS NOCTURNES (Robert).

Camphre	6 gr.
Seigle ergoté	8 —

F. s. a 100 *pilules.* 1 *matin et soir*

PILULES CAMPHRÉES (Ricord).

Camphre Thridace	āā 3 gr.

F 20 *pilules* 5 *ou* 6 *par jour.*

PILULES CONTRE DYSMÉNORRHÉE (Pigeaux).

Opium brut	0 gr 05 centigr
Camphre	0 — 50 —

M. et F 2 *pilules* 1 *le matin.*

POTION GOMMEUSE CAMPHREE (Hôp de Paris)

Camphre pulverise	0 gr 50 centigr.
Gomme pulverisee	5 —
Potion gommeuse	125 —

M s a par cuillerées toutes les heures (tenesme vesical).

TOPIQUE D'AMIDON CAMPHRÉ

Amidon	60 gr.
Camphre pulvérisé	2 à 10 —

M

TOPIQUE CONTRE L'ÉRYSIPÈLE (Cavazzani).

Camphre	1 gr
Acide tannique	1 —
Éther sulfurique	8 gr

F dissoudre.

TOPIQUE CONTRE L'ÉRYSIPÈLE (Léon Labbé)

Éther sulfurique	100 gr.
Camphre	100 —

F dissoudre.

— **CAMPHRE (BROMURE DE)** ($C^{10}H^{15}OBr$). — *Syn.* Camphre monobromé Insoluble eau, soluble 8 parties alcool.

Prop. thérap. — Antispasmodique, hypnotique, utile contre l'hystérie, l'épilepsie, la chorée, les érections douloureuses, l'incontinence d'urine, la spermatorrhée.

Prép. pharm. et posol. — 50 cent. à 1 gr. 50 en pilules ou dragées.

— **CAMPHORIQUE** (Acide). — Petits cristaux blancs, saveur légèrement acide, soluble dans 100 parties d'eau, très soluble dans l'alcool et l'éther, odeur spéciale ne rappelant en rien celle du camphre

Prop. thérap. — L'acide camphorique, autrefois employé contre les syphilides, est aujourd'hui prescrit contre les sueurs des phthisiques (Lem): son action, parfois lente à se manifester, persisterait plusieurs jours, on le préconise également contre la cystite. — *Us. ext.*, en pommade contre l'eczéma.

Posol. — 1 à 2 gr le soir en paquets, cachets ou en solution dans un liquide alcoolique — La dose maxima peut être portée à 4 gr — on peut l'associer au tanin.

POMMADE CONTRE INTERTRIGO ET ECZEMA AIGU (Wende)

Acide camphorique		2 gr
S N de bismuth	ãã	4 —
Carbonate de zinc		
Poudre d'amidon		
Vaseline		
Lanoline		

M

POTION

Acide camphorique		2 gr.
Sirop de fleur d'oranger	ãã	15 —
— diacode		
Alcool à 60°	Q s pour dissoudre	
Eau	Q s pour faire	120 —

0 gr 25 par cuillère à soupe, 4 à 8 cuillerées au moment du coucher.

— **CAMPHORATE DE CÉOSOTE** — V. *Créosote.*

— **CAMPHORATE DE PYRAMIDON** — V. *Pyramidon.*

— **OXYCAMPHRE.** — **Oxaphor.** — Poudre blanche, soluble dans 50 parties d'eau, *antidyspnéique* et *antipyrétique*.

Dose de 1 à 3 grammes en 24 heures par prises ou cachets de 0 gr. 50.

CANCHALAGUA. — *Erythræa chilensis* (Gentianées).

Part. empl. — Sommités fleuries.

Princ. act. — Erythro-centaurine

Prop. thérap — Fébrifuge, tonique, emménagogue.

Prép. pharm. et posol. — Infusé, 4 à 8 gr. par tasse.

CANNABINE. — Voir **CHANVRE INDIEN.**

CANNE DE PROVENCE. — *Arundo donax* (Graminées).

Part. empl. — Rhizome

Prop. thérap. — Réputé antilaiteux

Prép. pharm. et posol. — Infusé, 20 p. 1000.

CANNELLE DE CEYLAN. — *Cinnamomum Zeylanicum*, *Laurus cinnamomum* (Lauracées).

Part. empl. — Ecorce.

Princ. act. — Essence, tanin. **ACIDE CINNAMIQUE.**

Prop. thérap. — Excitant, stimulant, antispasmodique.

Prép. pharm. et posol. — *A l'int.* Poudre, 5 décigr à 5 gr., — eau distillée, 10 à 60 gr dans une potion ; — tisane, 8 gr pour 1000, — teinture, 10 gr dans une potion, — potion cordiale (Codex), — alcoolat, 5 à 15 gr., — essence, I à II gouttes — sirop, 30 à 60 gr dans une potion

POTION ALCOOLIQUE (Gallois).

Teinture de cannelle	5	gr
Sirop simple	45	—
Eau distillée	50	—
Eau-de-vie	100	—

M s a.

POTION CONTRE LA METRORRAGIE.

Teinture de cannelle	25	gr.
Hydrolat de cannelle	150	—
Ether acétique	5	—
Sirop d'écorce d'orange amère	30	—

M a prendre dans les 24 heures

POTION TONIQUE (Jaccoud).

Teinture de cannelle	8	gr
Extrait de quinquina	2 à 4	—
Sirop d'écorce d'orange amère	30	—
Cognac vieux	30 à 80	—
Vin rouge vieux	125	—

M s. a

VIN DE CANNELLE COMPOSÉ (Hôp Paris)

Vin rouge	100	gr
Alcoolé de cannelle	8	—
Alcoolat de mélisse	6	—
Sirop simple	30	—

M s. a.

CANTHARIDES. — *Lytta vesicatoria* ou *Meloe vesicatorius.* Insecte coléoptère

Princ. act. — **CANTHARIDINE.**

Prop. thérap. — Stimulant, vésicant.

Prép. pharm. et posol. — *A l'int.* Poudre 0 gr., 02 à 0 gr, 05 cent par dose, jusqu'à 0 gr 15 en 24 heures — Teinture alcoolique à 1/10°, 0 gr. 25 (XV gouttes) par dose, 1 gr. 25 (LXXX gouttes) par 24 heures. — Extrait alcoolique, aqueux, — acétique, 0 gr.,005 à 0 gr.010 milligr. — Huile cantharidée à 1/10. — *A l'ext* Mêmes préparations employées en onguents, vésicatoires, pommades, huile, papiers.

LOTION CONTRE ALOPÉCIE (E. Besnier)

Teinture de cantharide	10	gr
Acide salicylique	1	—
Alcoolat de romarin	100	—

F s a tous les soirs friction avec une brosse douce.

LOTION CONTRE CALVITIE (Brocq)

Teinture de cantharide	10	gr
— de romarin	āā 25	—
— de jaborandi		
Acide acétique cristallisable	5	—
Rhum	150	—

F s a en frictions

MIXTURE CONTRE INCONTINENCE D URINE (Comby)

Teinture de cantharide	5	gr
Sirop de cannelle	100	—
— gomme		

M une cuillerée à café en se couchant

MIXTURE CONTRE PELADE

Teinture de cantharide	āā 25	gr
Essence de Wintergreen		
Alcool camphré	āā 100	—
Baume de Fioravanti		

En frictions sur les plaques d'alopécie

MIXTURE DIURÉTIQUE (Rayer)

Infusion de raifort	125	gr
Teinture de cantharide	VIII	gouttes
Laudanum de Sydenham	XII	—
Sirop simple	16	gr

M en 3 doses dans les 24 heures

VÉSICATOIRE LIQUIDE (Bidet)

Cantharides	1000	gr
Chloroforme	Q.	S.
Cire	5	gr

Pour faire 1000 gr de produit

CANTHARIDINE ($C^{10}H^{12}O^4$). — Est employée pour la preparation des papiers et toiles vésicants — a ete preconisee par le Dr Liebreich, comme succedané de la lymphe de Koch.

Cantharidine		0 gr 20
Potasse caustique pure		0 — 40
Eau distillee	Q. s	pour 1000 c c.

Un c c. contient deux dixiemes de millig de cantharidine.

Dose 1/2 *a* 1 *seringue par jour* voir page 381

On emploie parfois le *Cantharidate de potasse* comme vesicant ce sel soluble dans 25 parties d'eau froide Sparadrap de cantharidate du Codex

CAPILLAIRES DU CANADA ET DE MONTPELLIER. — *Adiantum pedatum* et *Adiantum capillus veneris* ou *capillaire de Montpellier* (Fougeres).

Part. empl. — La plante.

Prop. thérap. — Pectoral et adoucissant.

Prép. pharm. et posol. — Tisane ou hydrolé, 10 p. 1000. Sirop, 30 à 60 gr.

CREME PECTORALE DE TRONCHIN.

Beurre de cacao	60 gr
Sucre pulverisé	15 —

Sirop de Tolu	ãã 30 gr.
— de capillaire	

M 5 *à* 10 *gr toutes les* 2 *heures.*

CAPSICUM. — *Annuum* et *fastigiatum.* — Solanées. *Syn.* Piment de Cayenne. Poivre de Guinee.

Part. empl. — Fruit

Princ. act. — Capsicine.

Prop. thérap. — Stimulant.

Prép. pharm. et posol. — *A l'int.* extrait aqueux, 0 gr 30 à 0,60, — poudre 0 gr. 50 à 2 gr.; — teinture alcoolique, X à XXX gouttes. — *A l'ext.* Teinture alcoolique en frictions.

GARGARISME CONTRE L'ENROUEMENT (Graves).

Teinture de capsicum	3 a 10 gr
Décoction de quinquina	160 —

M s. a.

LOTION CONTRE LA CHUTE DES CHEVEUX (Sigmund)

Teinture de capsicum	10 gr
Alcool fort	100 gr.

M (syphilis).

PILULES DE CAPSICUM (Alègre).

Extrait aqueux de capsicum	0 gr 40 centigr.

F s a 10 *pilules a prendre par jour* (contre hemorrhoïdes)

CAPSULES SURRÉNALES. — Voir page 317.

CAPTOL. — Combinaison de chloral et de tanin ; antiséborrhéique, lotion contre pellicules et chute des cheveux avec un soluté alcoolique de 1 a 2 p 100.

CARBAZOTIQUE (acide). — Voy. *Picrique* (acide).

CARBOLIQUE (acide). — Voy. *Phenique* (acide).

CARBONE (**SULFURE DE**) (CS^2). — Très peu soluble eau, soluble alcool et éther. *Syn.* Acide sulfocarbonique

Prop. thér. — *A l'int* Antiseptique, desinfectant. — *A l'ext.* révulsif.

Prép. pharm. et posol. — *A l'int.* 1 à 2 gr. en potion, en lavements gazeux.

EAU SULFOCARBONÉE (Duj.-Beaumetz)

Sulfure de carbone	10	gr
Eau distillee	500	—
Essence de menthe	IV	gouttes

Agiter et laisser déposer

F s 5 à 15 cuillerees à soupe dans un peu de lait Avoir soin de renouveler l'eau a mesure que l'on en puise dans la bouteille

LAVEMENTS GAZEUX

Acide carbonique chargé de vapeurs de sulfure de carbone (Bardet)

CARBONIQUE (acide) CO^2.

Prop. thérap. — Contre-stimulant, antivomitif, anesthésique local

Prop. pharm. et posol. — *A l'int* en dissolution dans l'eau, eau gazeuse, eau de Seltz. *Potion antivomitive de Riviere* (Codex). — *A l'ext.* douches locales.

L'acide carbonique *solidifié* a été propose comme anesthésique local Son emploi demande certaines précautions. Il a été preconisé par Pusey pour le traitement des nævi vasculaires, des angiômes et des cancers superficiels de la face, et par Fabey contre le lupus érythemateux.

LAVEMENTS D'ACIDE CARBONIQUE ET DE SULFURE DE CARBONE

Appareil du Dr Bardet.

POTION DE DEHAEN

Carbonate de chaux	2	gr
Sirop de limon	30	—
Liqueur d'Hoffmann	XII	gouttes
Laudanum de Sydenham	XVIII	—
Eau de menthe	30	gr.
— de melisse	100	—

M à prendre par cuillerées contre les vomissements spasmodiques

POUDRE GAZOGENE ALCALINE SODA-POWDERS

Bicarbonate de soude pulverise (paq bleu)	2 gr
Acide tartrique pulverise (paquet blanc)	1 — 30

F dissoudre le paquet blanc dans un verre d'eau, ajoutez le paquet bleu 2 a 3 prises par jour

CARBONATES. — V. aux *Bases.*

CARDAMOMES. — *Elatteria repens.* — Zingiberacées.

Part. empl. — Fruits.

Prép. thérap. — Stimulants, stomachiques

Prop. pharm. et posol. — *A l'int.* poudre, 0 gr. 20 à 2 gr.

CARDOL. — TRIBROMOSALOL. — Poudre cristalline, insoluble dans l'eau, preconise par le Dr Rosemberg comme narcotique et hémostatique.

Dose 0 gr. 50 à 2 gr. par jour en paquets ou cachets, au debut il faut administrer 2 gr, on peut ensuite ne donner que 1 gr.

CARICA PAPAYA — PAPAINE. — *Bixacees* — *Syn.* Papayer.

Part. empl. — Suc laiteux fourni par toute la plante.

Princ. act. — PAPAINE

Prop. thérap. — Vermifuge Digestif

Prép. pharm. et posol. — *A l'int.* 1° suc laiteux du fruit (vermifuge lombricoide) 1/2 cuillerée a café pour enfant de 7 a 8 ans — 1 cuill. à cafe pour adulte, on fait cuire dans un peu d'eau ; on ajoute ensuite un peu de miel et d'huile de Ricin (Dr Noel). *Médicament dangereux.* — 2° *Papaine,* 10 à 40 centigr. contre la dyspepsie sous forme de vin, sirop, élixir, cachets, dragées, mêmes formules que pour la **PEPSINE** (voir ce mot).

CARRAGAHEEN. — *Chondrus crispus*. Algue marine. *Syn*. Mousse perlee, mousse d'Irlande.

Part. empl. — La plante entiere.

Prop. thérap. — Bechique, adoucissant, analeptique.

Prép. pharm. et posol. — *A l'int* decocte, 5 p 1000, — gelée 25 p 150. — *A l'ext* cataplasmes

CARVI. — *Carum carvi* (Ombellifères)

Part. empl. — Seminoides.

Princ. act. — Huile essentielle

Prop. thérap. — Stomachique, carminatif, diuretique.

Prép. pharm. et posol. — Semences 2 à 4 gr. / Huile essentielle IV à VI gouttes } Inusite.

CASCARA SAGRADA. — Ecorce du *Rhamnus Purshiana* (Rhamnacées).

Princ act — **CASCARINE, ÉMODINE** (voir ce mot).

Prop. thérap. — Laxatif

Prép. pharm. et posol. — Poudre, 0 gr , 25 à 1 gramme et plus en cachets. Extrait fluide (Codex) (representant son poids de plante ; XLV gouttes = 1 gr) 0 gr 50 à 2 gr *Enfants:* 0 gr 03 a 0 gr 06 par année

ELIXIR LAXATIF

Extrait fluide de cascara	90	gr
Glycerine	90	—
Essence d'orange	VI	gouttes
— de cannelle	II	—
Alcool a 90c	200	gr
Sirop simple	400	—
Eau	Q	s.

Pour faire un litre

1 verre à liqueur a chaque repas.

GOUTTES LAXATIVES

Extrait fluide de cascara / Teinture de rhubarbe	āā 0 gr 50
— de badiane	5 —

V a X gouttes, 2 fois par jour avant les repas.

PILULES LAXATIVES

Extrait ferme de cascara / Podophylin	āā 0 gr 50
Savon medicinal	Q s.

Pour 20 pilules renfermant chacune 0,025 de principe actif

1 a 4 au coucher

POTION LAXATIVE

Extrait fluide de cascara sagrada	8	gr
Sirop simple	30	—
Vin de Lunel	60	—

M 3 a 4 cuillerées a café par jour.

POTION STOMACHIQUE ET LAXATIVE

Teinture de noix vomique	2	gr
Extrait fluide de cascara	20	—
Sirop simple	15	—
Eau de laurier-cerise	15	—
Eau distillée	100	—

M 3 a 4 cuillerees a café par jour

— **CASCARINE**, principe actif isolé par Leprince, petites aiguilles insolubles dans l'eau, solubles alcool.

Dose 0 gr. 10 à 0 gr 25 pour adultes, en pilules de 0 gr. 05

CASCARILLE. — *Croton elutheria* (Euphorbiacees). *Syn.* Chacrille, quinquina aromatique

Part. empl. — Ecorce.

Prop. thérap. — Tonique, excitant, fébrifuge, antiémetique.

Prép. pharm. et posol.— *A l'int* Poudre 1 à 4 gr. — Teinture 4 à 30 gr. — Infusé 10 p. 1000.

CASÉINE — V **LAIT**. — Entre dans la composition de l'**Onguent de Unna**

Caséine	15 gr	Vaseline	20 gr
Lessive de soude	1 — 30	Salol	1 —
Glycérine	8 —	Eau distillée	55 —

Qui sert d'excipient pour l'*ichtyol*, la *resorcine*, l'*acide pyrogallique*, etc.

CASÉINE IODÉE — V **IODOCASÉINE**

CASÉINE VÉGÉTALE — V. **LÉGUMINE**

CASSE. — *Cassia fistula* (Légumineuses).

Part. empl. — Pulpe du fruit.

Prop. thérap. — Laxatif.

Prép. pharm. et pos. — Extrait de casse, 20 à 30 gr. — conserve de casse 30 à 60 gr. — pulpe 40 à 60 gr — tisane 10 p. 1000.

CASTORÉUM. — Produit odorant solide provenant du Castor, *Castor fiber*.

Prop. thérap. — Antispasmodique, emménagogue.

Prép. pharm. et pos. — *A l'int.* Poudre 0 gr., 05 à 1 gr. 50 centigrammes — teinture alcool. 2 à 5 gr. — teinture éthérée, 2 à 5 gr., — hydrolat 10 a 60 gr. — *Enfants :* Voir Formule de Brunton, page VIII *A l'ext* Huile en onctions

ELIXIR FETIDE DE FULDE.

Alcool rectifie		150 gr
Castoreum		20 —
Asa fœtida		10 —
Esprit de corne de cerf	ãã	5 —
Opium		

F. macerer pendant 4 jours. Filtrez. 4 gr en potion

POUDRE ANTISPASMODIQUE

Poudre de castoréum	5 gr.
— de cannelle	1 —
— sucre	10 —

F s. a 20 paquets.

CECROPIA OBTUSA ou PELTATA (Ulmacées). — Les feuilles ont été préconisées par Gilbert et Carnot comme succédané de la digitale . cardio-tonique ; diurétique.

Prép. pharm. — Extrait fluide (Cecropia 2 parties, alcool 1 partie), XXX gouttes en 24 heures, action diurétique très marquée.

CÈDRE DE L'ATLAS — *Cedrus Atlantica* (Conifères)

Part empl. — Essence. **LIBANOL.** Jaune clair, fluide, odeur aromatique, saveur agréable, soluble dans 4 parties d'alcool a 90°.

Prop. thérap — Analogues a celles de l'essence du Santal.

Posol. — 3 a 10 gr. en capsules (blennorhagies) et en solution, 2 a 3 pour 100, dans la glycerine ou dans l'huile de foie de morue, comme balsamique dans les affections des voies respiratoires

CEDRON. — *Quassia Cedron.* Rutacées.

Part. employées — Semences.

Prép. — Febrifuge.

Pos. — Poudre 0 gr. 50 à 1 gr. en cachets.

Princ actif. — Cedrine (Tanret).

Une espèce voisine, le *Simaba waldivia*, renferme la waldivine (toxique).

CENTAURÉE (petite). — *Erythræa Centaurium* (Gentianées). *Syn.* Herbe au centaure, herbe à Chiron, herbe à la fièvre.

Part. empl. — Sommités fleuries.

Princ. act. — **ÉRYTHROCENTAURINE.**

Prop. thérap. — Tonique, stomachique, fébrifuge

Prép pharm. et pos. — Extrait 2 à 4 gr., infusé 10 p 1000. Poudre 2 à 10 gr.

CÉPHALOPINE. — Solution huileuse des principes solubles de la substance nerveuse fraiche (myeline, lecithine), ne renferme pas d'albuminoides Peut être injectee à doses elevees, ne provoque pas de reaction locale. Preconisee contre neurasthenie, hysterie, choree, nevralgies, etc.

CÉRAT (Codex) — Cire blanche, 100 gr.; — huile d'amande douce, 400 gr., — eau distillee de rose, 250 gr. — Le cérat jaune est fait avec la cire *jaune*, le cerat *simple* ou *sans eau* avec *huile d'amande* 30, *cire blanche* 10 — Pour tous les autres cerats medicamenteux, voir au nom de la *substance.*

CÉRÉBRALE (matiere). — On emploie la substance grise de la cervelle de veau.

Prop thérap — Le produit dégraissé et desséché est préconisé contre la neurasthénie par les médecins anglais et americains.

Prép. pharm. et posol — En Angleterre on emploie en injections sous-cutanees un extrait liquide sterilise de la substance grise (*Cérebrine* ou *Cerebrinine*) En France le Dr C. Paul a preconise le meme extrait preparé avec la substance grise du mouton.

Dose de la poudre : 2 à 4 gr. par jour.

CÉRIUM. — Voir **OXALATE** et **VALÉRIANATE DE CÉRIUM.**

CERISE. — Fruit du cerisier. *Cerasus Juliana* et *Cerasus Caproniana* (Rosacées)

Part. empl. — Fruits et pédoncules.

Prop. thérap. — Diurétique

Prép. pharm. — *A l'int* Sirop de cerises, — tisane de queues de cerises, 10 p. 100.

CÉRUSE. — V. *Carbonate de plomb.*

CÉTRARIN ou **CETRARINE.** — V *Lichen d'Islande.*

CEYSSATITE — Poudre constituée par les carapaces siliceuses de diatomées provenant de Ceyssa (Auvergne) peut être stérilisée, employee en therapeutique dermatologique seule ou associée à l'oxyde de zinc, en pommade a 1/15°.

CHANVRE INDIEN. — *Cannabis indica* (Urticées). **HASCHISCH**

Part. empl. — Sommités fleuries.

Princ. act. — Une *resine*, la **CANNABINE** ou *haschischine*, dont le principe actif serait le *cannabinol* (aldéhyde-phénol) susceptible de s'oxyder lentement à l'air en perdant son activité. D'où l'indication de n'employer que des préparations récentes.

Prop. thérap. — *Analgésique* indiqué surtout contre les *gastralgies* des dyspepsies, du cancer et de l'ulcère gastriques (G. Sée), usité aussi contre les migraines, les névralgies, le rhumatisme, et, comme *antispasmodique*, dans la coqueluche, le tétanos; réputé *hypnotique* (?) Provoque une sorte d'ivresse gaie.

Prép. pharm. — Extrait alcoolique (Cod 84) 0 gr, 05 à 0 gr., 50 centigr. en pilules — teinture alcool (1/5, Cod 84), 0 gr. 50 à 1 gr 50 en potion. — *Extrait gras de haschich* (c'est une solution à 5 p. 100 de *cannabine* dans le beurre de cacao), *très actif, dose maxima* = 0 gr 05 par jour.

N B. La *cannabine* ou *haschischine*, résine verte extraite du chanvre indien est moins active que l'extrait gras précédent bien que celui-ci n'en soit qu'une dilution ; mais elle s'y trouve dans un état de division extrême qui favorise beaucoup son absorption On la prescrit rarement aux doses de 0 gr 03 à 0 gr 10 par jour.

PILULES APHRODISIAQUES (Hammond)

Extrait alcool de chanvre indien } ãã 0 gr 02
Extrait alcool. de noix vomique }
Aloès 0 — 006

Pour 1 pilule. 3 par jour

PILULES CONTRE GASTRALGIES ET COLIQUES (Herzen)

Extrait *gras* de cannabis ind 0 gr 015

Pour 1 pilule 1 avant chaque repas

PILULES CONTRE LA MIGRAINE (Hirtz)

Extrait alc de cannabis ind 0 gr 015
Phénacetine } ãã 0 gr 05
Acetanilide }

Pour 1 pilule 1 tous les 1/4 d'heure, jusqu'à soulagement, s'arrêter à 10

POTION CONTRE DYSMENORRHEE

Teinture de chanvre indien 2 gr
Sirop d'opium } ãã 20 —
— d'éther }
Eau de laurier cerise 5 gr
Eau distillée Q S p 150 c c

M Une cuillerée à soupe toutes les 5 à 6 heures

SIROP CONTRE L'INSOMNIE (HYSTÉRIQUE) (Grasset)

Extrait de chanvre indien } ãã 0 gr. 08
— jusquiame }
Bromure de sodium } ãã 4 à 8 gr.
Hydrate de chloral }
Sirop de gomme Q S p 125 c c.

2 à 3 cuillerées à café le soir et la nuit dans une infusion de feuilles d'oranger

SUPPOSITOIRES CONTRE DYSMENORRHÉE. (Siredey).

Extrait de cannabis ind } ãã 0 gr 01
Extrait de belladone }
Chldte de morphine 0 — 02
Antipyrine 0 — 50
Beurre de cacao 3 —

Pour 1 suppositoire

CHARBON. — Charbon végétal (seul employé en médecine). Le charbon animal est utilisé comme *décolorant* et *désinfectant*.

Prop. thérap — Absorbant, antiputride, désinfectant, dentifrice

Prép. pharm. et posol. — *A l'int.* poudre, 1 cuillerée, tablettes à 0 gr. 50 (Codex). — *A l'ext.* poudres et opiats dentifrices (Codex), cataplasmes.

MÉLANGE POUR ANTISEPSIE INTESTINALE (Bouchard).

Charbon 50 gr.
Sucre 25 —
Naphtol β 2 — 50 centigr.
Salicylate de bismuth 2 — 50 —

Granulez.

A prendre dans les 24 heures.

OPIAT DENTIFRICE.

Charbon de saule pulvérisé	2 gr
Chlorate de potasse pulvérisé	1 —
Hydrolat de menthe	Q s

M contre gingivite chronique

POTION CONTRE DYSPEPSIE FLATULENTE DOULOUREUSE (Delamy Rochester)

Charbon pulvérisé	ãã	20 gr.
Sous-carbon de Bismuth		
Bicarbonate de soude		40 —
Bromure de sodium		6 gr
Potion gommeuse		200 —

F s a. Agitez 2 cuillerées a café dans de l'eau 3 fois par jour, après les repas

POUDRE CONTRE PYROSIS (Heim)

Charbon pulvérisé	10 gr
Magnésie calcinée	5 —
Poudre noix vomique	0 — 40 centigr

F s a 20 paquets. 2 par jour

CHAULMOOGRA. — V. à *Gynocardia.*

CHAUX. — V. *Calcium* (oxyde de).

— **EAU DE CHAUX.** — V. *Calcium* (oxyde de).

CHÉLIDOINE. — *Chelidonium majus* (Papavéracées). *Syn* herbe à l'hirondelle, grande éclaire, felouque

Part. empl. — Suc de toute la plante, surtout de la racine.

Princ. act. — *Chélidonine* ($C^{19}H^{17}Az^{3}O + H^{2}O$), utilisé comme narcotique dans les douleurs de l'estomac (cancer) et de l'intestin, a la dose de 0 gr. 1 à 0 gr. 2 pour les sels solubles (sulfate et phosphate) et de 0 gr. 20 à 0 gr. 30 pour le tannate.

Obs. — La *Sanguinarine* retirée du *sanguinaria canadensis* paraît identique a la *chelidonine.*

Prép. thérap. — Purgatif, escharotique. L'extrait a eté préconisé sans succès dans le traitement du cancer a l'intérieur, en potion et en injections hypodermiques.

Prép. pharm. et posol. — *A l'int.* Extrait 0 gr ,25 centigr. à 1 gr.— poudre de racine 2 à 3 gr. — *A l'ext.* suc de la plante, hydrolat.

CHÊNE. — *Quercus robur* (Amentacées).

Part. empl. — Ecorce — Voir à *Tan.*

Princ. act. — Tanin.

Prop. thérap. — Astringent.

Prép. pharm. et posol — *A l'ext.* Décocté (50 p. 1000). Gargarismes, injections, lotions.

Incompat. — Comme le tanin.

CHÉNOPODE AMBROISIE ET CHÉNOPODE ANTHELMINTHIQUE (**HUILES ESSENTIELLES** *de*). — Ces 2 plantes, la première *Ch Ambrosioides ou Thé du Mexique ;* la deuxième *Ch. Anthelminthicum* ou *Anserine vermifuge*, originaire de l'Amérique du Nord, mais croissant dans nos jardins, fournissent des *huiles essentielles* que l'on utilise aux Etats-Unis comme vermifuge. A ce titre, introduites et essayées en Europe par Bruning, Schmitz et Gockel elles ont donné d'excellents résultats contre l'*ankylastome duodenal* et l'*ascaride lombricoïde*

Doses. — XVI gouttes sur un morceau de sucre , 3 doses semblables de 2 en 2 heures , après la troisieme dose, on fait ingérer un mélange de 17 gr. d'huile de ricin et de 3 gr de chloroforme — Cette médication serait plus active et mieux supportée que le thymol (?).

CHICORÉE. — *Cichorium Intybus* (Composées). *Syn.* Intybe

Part. empl. — Feuilles fraîches et sèches, racine.

Prop. thérap. — Amer, dépuratif, tonique, stomachique.

Prép. pharm. et posol. — *A l'int.* Extrait 1 à 5 gr — Infusé feuilles 10 p. 1000, racines 20 p 1000, — sirop simple et composé 10 à 50 gr. — suc dépuré 50 à 250 gr.

CHIENDENT. — *Agropyrum repens* (Graminées) *Syn* petit chiendent

Part. empl. — Rhizome.

Princ. act. — Sels de potasse.

Prop. thérap. — Diurétique

Prép. pharm. et posol. — *A l'int.* Extrait, *ad libitum*, infusé 20 p. 1000.

CHINAPHTOL. — β Naphtolsulfonate de quinine antiseptique et antipyrétique. — Dose 0 gr. 50 à 3 gr., en cachets.

CHINOSOL ou **QUINOSOL** — Oxyquinolinesulfonate de potasse : poudre cristalline, jaune, odeur safranée, saveur astringente et aromatique.

Prop thérap — Antiseptique recommandé par Kossmann au lieu et place du sublimé pour l'antisepsie obstétricale.

Prép. pharm. — Solutés aqueux 1 à 2 pour 1000.

CHLORAL. — (**HYDRATE** de) — $C^2HCl^3 H^2O$. C'est le composé cristallisé résultant de la combinaison du *chloral anhydre* (aldehyde éthylique trichloré, qui est liquide et caustique) avec l'eau Il est d'odeur piquante, de saveur amère et légèrement caustique, très soluble dans l'eau (0,25 partie), soluble aussi dans l'alcool, l'éther, la glycérine, la benzine, le chloroforme et les corps gras.

Prop. thér. —*Hypnotique* utile surtout contre les insomnies d'origine nerveuse, et chez les alcooliques, les maniaques.

Anticonvulsif indiqué dans l'éclampsie, le tétanos, l'intoxication strychnique, la chorée, la coqueluche.

Analgésique faible employé contre névralgies, gastralgies, coliques hépatiques, dysménorrhée douloureuse.

Contre-indiqué chez les cardiaques en état d'hyposystolie à cause de son action dépressive sur le cœur.

A l'extérieur, il est utilisé comme *antiseptique* (bouche, vagin, utérus) et comme *antiprurigineux*

Prép. pharm. et posol. — 1 à 4 gr. en potion, sirop, lavement, capsules On peut atteindre 12 gr par jour (fractionnés par 2 gr) dans le tétanos, l'éclampsie *Enfants,* 0 gr. 05 à 0 gr. 15 par année — Le *sirop* (Codex) est au 1/20°, soit 1 gr de chloral par cuiller à soupe. — Injection hypodermique (*Voir le chapitre spécial*, page 361). — *A l'ext.* 1 à 2 p. 100, en lotions, injections, gargarismes.

Incompt. — Alcalis et carbonates alcalins.

COLLUTOIRE CONTRE GINGIVITE

Alcoolat de cochlearia 15 gr
Hydrate de chloral 5 —

M.

INJECTION ANTIBLENNORRHAGIQUE
(Pasqua)

Hydrate de chloral 1 gr 50 centigr.
Hydrolat de rose 125 — —

M. Deux injections par jour.

INJECTION INTRAVEINEUSE (Oré, Vulpian)

Chloral hydraté 10 gr
Eau 200 —

M.

40 a 80 cent cubes contre tetanos.

INJECTION CONTRE LE CANCER UTÉRIN
(Martineau).

Hydrate de chloral 10 gr
Essence d'eucalyptus 1 —
Alcool 50 —
Eau 1000 —

M

INJECTION CONTRE L'OZENE (Crequy)

Hydrate de chloral 5 gr
Eau 500 —

M

LAVEMENT CONTRE LES CONVULSIONS.

Musc 0 gr 20 centigr
Camphre 1 —
Hydrate de chloral 0,50 centig a 1 gr.
Jaune d'œuf n° 1.
Eau 150 —

F s. a.

LAVEMENT HYPNOTIQUE
(Dujardin-Beaumetz)

Chloral hydraté 5 gr.
Eau 50 —

Dans un verre de lait additionné d'un jaune d'œuf.

LOTION CONTRE LE PITYRIASIS
(Martineau).

Hydrate de chloral 30 gr
Liqueur de Van-Swieten 100 —
Eau 500 —

Quand le prurigo a disparu

Hydrate de chloral 25 gr
Eau 500 —

M s. a.

LOTION CONTRE LE PRURIT (Vidal).

Hydrate de chloral. 5 a 10 gr
Eau 250 —

M.

LOTION CONTRE LES SUEURS FÉTIDES
(Ortega)

Hydrate de chloral 1 gr.
Eau distillée 100 —

POTION ANESTHÉSIQUE (Trelat)

Hydrate de chloral 4 gr
Sirop de morphine 40 —

M a prendre 35 *a* 40 *minutes avant une operation*

POTION CALMANTE (Dieulafoy)

Sirop de chloral }
Sirop de morphine } 30 gr
Eau distillee de tilleul }
Eau de fleur d'oranger 10 —

M Une cuilleree a soupe toutes les 3 *heures*

POTION CONTRE PALPITATIONS CHEZ LES ARTÉRIOSCLÉREUX (Smakovsky)

Hydrate de chloral } āā 4 gr.
Bromure de sodium }
Codeïne 0 gr 10 centig
Eau } āā 45 gr
Sirop d'ec d'orange am }

M par cuill. a soupe toutes les 2 *heures jusqu'a obtention de calme*

POTION HYPNOTIQUE (Charcot)

Hydrate de chloral 2 gr 50 centigr.
Bromure de sodium 4 — —
Sirop de codeine 60 —
Eau distillee de laurier-cerise 4 —
Eau distillee de tilleul 80 —

F s a a prendre par cuillerees a soupe toutes les heures jusqu a effet.

POUDRE C PRURIT DANS L'URTICAIRE

Hydrate de chloral } āā 4 gr
Camphre pulverise }
Amidon 50 —

SOLUTÉ ANTISEPTIQUE (Martineau)

Solution d'hydrate de chloral au 100e 500 gr
Alcoole d'essence d'eucalyptus 50 —

M. contre cancer utérin

SUPPOSITOIRES AU CHLORAL
(vaginaux ou rectaux).

Hydrate de chloral 1 gr
Beurre de cacao 3 —
Extrait de jusquiame 0,01 centigr a 0,02

VÉSICATOIRE INDOLORE.

Hydrate de chloral } āā 1 gr.
Menthol }
Beurre de cacao 2 —
Blanc de baleine 4 —

F s. a une pâte qu'on etend sur toile ou sparadrap de diachylon

— **CHLORAL CROTONIQUE** ($C^4H^5Cl^3O$) *Syn.* **CROTON CHLORAL. BUTLYCHLORAL.** — En presence de l'eau il donne comme le chloral un hydrate solide, peu soluble dans l'eau froide, assez soluble dans l'eau chaude, soluble dans l'alcool et l'eau additionnee de glycerine

Prop. thérap. — Anesthesique du cerveau, hypnotique

Prép. pharm. et posol. — *A l'int* 0 gr 50 a 1 gr

Incompat. — Comme le chloral

MIXTURE ANTINEVRALGIQUE (Bardet)

Croton-chloral	4 gr
Alcool a 90c	40 —
Eau de laurier-cerise	30 —
Essence de menthe	IV gouttes
Eau distillee	50 gr

M 1/4 dans un lait de poule sucre, ou bien par cuillerees a cafe toutes les 1/2 heure dans du lait sucre

CHLORALAMIDE. — *Syn* **CHLORALFORMAMIDE**, cristaux incolores, solubles dans 10 parties d eau, 1 partie 1/2 d'alcool

Prop. thérap. — Succedane du chloral.

Prép. pharm. et posol. — En potion ou en poudre Dose de 2 a 3 gr en une seule fois.

CHLORALIMIDE. — Produit de la déshydratation du chloralammoniaque par la chaleur (Hypnotique). — Dose : 1 a 3 gr en cachets, perles, pilules.

CHLORALOSE. — ($C^8H^{11}Cl^3O^6$) *Syn* Anhydroglucochloral . prepare par MM Hanriot et Richet en combinant poids egaux de chloral anhydre et de glucose sec On obtient ainsi deux corps, le *Chloralose* et le *Parachloralose*. Le premier seul est employe Il cristallise en fines aiguilles fusibles de 184° à 186°, peu solubles dans l eau froide, assez solubles dans l'eau chaude et l'alcool.

Prop. thérap — Hypnotique.

Dos. — 0 gr 20 à 0 gr 75 centigr.

On ne constate au reveil ni troubles digestif ni céphalalgie.

CHLORATE DE POTASSE (ClO^3K) Une partie se dissout dans 16 d'eau a 15°, 30 de glycerine, insoluble, alcool, ether, chloroforme *Syn* Sel de Berthollet

Prop. thérap. — Employe contre le scorbut, croup, salivation mercurielle, etc.

Prép. pharm. et posol. — *A l'int.* 0 gr , 50 à 1 gr. par dose , 4 à 6 gr par 24 heures en potion *Enfants*, 0 gr 25 a 1 gr. par 24 heures, selon l'âge, *surveiller l'action* — 6 à 10 gr gargarisme , tablettes contenant 0 gr 10 centigr. de sel (Codex). — *A l'ext* en solution

COLLUTOIRE AU CHLORATE DE POTASSE

Chlorate de potasse	5 gr
Sirop de mûre	50 —

F. s a

GARGARISME CONTRE STOMATITE MERCURIELLE (Gosselin)

Chlorate de potasse pulv	10 gr
Laudanum de Sydenham	1 —
Hydrolat de laurier cerise	15 —
Eau distillee	100 gr

F s a agitez

GARGARISME CONTRE STOMATITE ULCERO-MEMBRANEUSE (Jaccoud)

Chlorate de potasse	6 gr
Alcoolat de cochlearia	30 —
Sirop de quinquina	60 —
Decocte de quinquina	250 —

F s a toutes les 2 ou 3 heures

LOTIONS CONTRE ÉPITHÉLIOMA CUTANÉ (Brocq)

Chlorate de potasse 10 gr
Résorcine 2 —
Eau distillée 300 —
F. s. a.

POTION CONTRE ANGINE SCARLATINEUSE (Roger)

Chlorate de potasse 1 gr
Sirop de mûre 30 —
Hydrolat de laitue 60 —
F. s. a. à prendre dans la journée

POTION CONTRE CROUP (Hôp. des enfants)

Emétique 0 gr. 10 centigr
Sirop d'ipeca 30 —
Oxymel scillitique 10 —
Chlorate de potasse 4 —
Infusé de polygala 150 —
M. par cuillerées à soupe

POTION CONTRE STOMATITE MERCURIELLE (Herpin)

Chlorate de potasse 2 à 6 gr
Sirop de limon ou de framboise 30 —
Eau simple 150 —
F. s. a.

POUDRE CONTRE L'OZÈNE (Debout)

Sous-nitrate de bismuth 10 gr
Chlorate de potasse 1 —
M.

SOLUTION CONTRE ACNÉ ROSACEA (Gallois)

Chlorate de potasse 4 gr.
Eau distillée 100 —
F. dissoudre, humecter les pustules cautérisées préalablement avec
Acide chlorhydrique 2 gr
Alcool rectifié 5 à 20 —

SOLUTION CONTRE L'OZÈNE

Chlorate de potasse 5 gr.
Acide borique 5 —
Eau 150 —
F. dissoudre, aspirations fréquentes

— **CHLORATE DE SOUDE** (ClO^3Na) — Mêmes propriétés et modes d'emploi que le sel de potasse — beaucoup plus soluble dans l'eau, 1 partie d'eau. Dose : 1 gr. par dose, 2 à 6 gr. par jour (Brissaud).

POTION (Soupault).

Chlorate de soude 8 gr
Eau distillée } āā 100 —
Sirop de fleur d'oranger }
F. s. a. 1 cuillerée à café toutes les heures, dans le cancer de l'estomac

POUDRE CONTRE CANCER UTÉRIN (Dalché)

Chlorate de soude } āā 10 gr
Sous-nitrate de bismuth }
Iodoforme ou Diiodoforme 5 —
M. en application avec un tampon de coton

CHLORE (Cl) — 1 litre d'eau en dissout 2 lit. 156 à 20°. C'est le chlore liquide ou *eau de chlore* employé en médecine.

Prop. thérap. — Désinfectant.

Prép. pharm. et posol. — Eau de chlore *à l'ext.* 50 gr. p. 1000, en fomentations contre les engelures.

CHLORÉTONE. — *Syn.* **ACÉTONE CHLOROFORME** Poudre blanche, cristalline, odeur camphrée, soluble dans l'alcool et l'éther, peu soluble dans l'eau

Prop. thérap. — Hypnotique préconisé dans les affections mentales. Anesthésique local

Posol. — 0 gr. 50 à 1 gr. 50 en cachets, tablettes ou en suspension dans un sirop ou un véhicule hydro-alcoolique

La solution de chlorétone est utilisée comme anesthésique local sous le nom d'*Anesone* ou *Anésine*. Voir ce mot.

CHLORHYDRIQUE (acide) (HCl) — *Syn.* Acide muriatique. L'*acide officinal* est un soluté à 35,7 p. 100 de gaz chlorhydrique.

Prop. thérap. — Excitant, tonique, antiseptique, caustique.

Prép. pharm. et posol. — *A l'int.* 1 à 2 gr., en solution, potion, élixir, en limonade 2 p. 1000. Soluté à 1/10 L à CL gouttes après chaque repas contre anémie pernicieuse (Beebe). — *A l'ext.* 2 à 4 grammes en gargarisme — 2 p. 100 en pédiluves.

Incompat. — Alcalis et leurs carbonates, sels d'argent, de plomb, protosels de mercure.

CHLORIDIA (Digestif)

Pepsine extractive 10 gr.
Acide chlorhydrique 2 —
Chlorhydrate de cocaïne 0 — 10
Eau chloroformee 160 —

F s a. 0.25 de pepsine par cuil a cafe, 1 a 2 a la fin de chaque repas.

LOTION CHLORHYDRIQUE (Cazenave).

Acide chlorhydrique } ãã XXV gouttes
Acide nitrique }
Eau distillée 300 —

M contre lichen, eczéma.

POTION ANTIDYSPEPTIQUE (Trousseau).

Potion gommeuse 125 gr.
Acide chlorhydrique a 1/10e 10 —

M. par cuillerées.

SOLUTION CHLORHYDRIQUE (Hayem)

Acide chlorhydrique } ãã 2 gr.
Alcoolature de citron }
Eau distillee 200 —

1 cuillerée a soupe apres les repas

CHLORODINE. — Remède populaire anglais : antispasmodique, diuretique et stimulant. — Dose . 0 gr. 25 à 1 gr.

CHLOROFORME ($CHCl^3$). — *Syn.* **FORMÈNE TRICHLORÉ.** — Liquide incolore, d'odeur spéciale, de saveur chaude et sucree, peu soluble, eau 1 p. 111, soluble, alcool et éther, toutes proportions, insoluble glycérine

— **CHLOROFORME ANESTHÉSIQUE** — Renferme 5 millièmes d'alcool absolu (Codex)

Prop. thérap. — *Anesthésique général*, le plus employe en chirurgie. Comme *analgésique* et *antispasmodique*, il est indique en *inhalations* a faibles doses, pour diminuer les douleurs de l accouchement et contre l'eclampsie, le tétanos, les convulsions infantiles, la chorée grave. les crises d'épilepsie et d'hystérie

A l'interieur, sous forme d'*eau chloroformee*, c'est un *antiseptique intestinal* et un *sedatif* des gastralgies, des coliques hépatiques et néphrétiques, à haute dose, il serait tœnifuge.

A l'extérieur, il est utilisé comme *révulsif* et *analgesique* local contre les douleurs rhumatismales et les nevralgies.

Prép. pharm et posol. — *A l'int* 0 gr 25 a 0 gr. 50 par dose, 1 à 3 gr. par 24 heures, en potions. *Enfants*, I à II gouttes par année. Eau chloroformee du Codex. 5 gr. p. 1000. *Injection hypodermique* (Voir le chapitre special, page 361) — *A l'ext.* en liniments, en pommades.

BAUME ANTINÉVRALGIQUE

Chlorhydrate de morphine 1 gr
Chloroforme 10 —
Teinture de benjoin 20 —
Teinture de digitale 20 —
Alcool a 80c 60 —

M s a placer un tampon imbibe dans l'oreille

CHLOROFORME (eau) SATURÉE — Agitez de l'eau avec du chloroforme, decantez (Regnauld et Lasegue).

Eau chloroformee saturee } ãã 150 gr
Eau }

1 cuillerée a soupe le matin, a midi et le soir.

Eau chloroformee saturee 150 gr.
Eau de menthe 30 —
Eau 120 —

Par cuillerее a soupe

Eau chloroformee saturee 150 gr
Teinture de badiane 5 —
Eau 145 —

Par cuillerees a soupe, contre douleurs gastriques et ulcere de l'estomac

LAVEMENT AU CHLOROFORME (Aran)

Chloroforme 1 a 2 gr
Gomme arabique pulverisee 8 —
Jaune d'œuf no 1
Eau 125 gr

Delayer le chloroforme dans le jaune d'œuf, la gomme dans l'eau et mélanger.

LINIMENT CALMANT.

Chloroforme	10 gr
Laudanum de Rousseau	10 —
Baume de Fioravanti	80 —

MÉLANGE POUR ANESTHÉSIE LOCALE (Dobisch)

Chloroforme	10 gr
Ether	15 —
Menthol	1 —

En pulvérisations avec l'appareil de Richardson. — L'anesthésie persiste de 2 à 6 minutes

MIXTURE C. PRURIT VULVAIRE (Mascarel)

Chloroforme, Ether sulfurique, Alcool camphré	ãã	50 gr

Une application locale par jour au moyen de coton hydrophile.

LINIMENT RUBÉFIANT ET CALMANT (Mayet)

Ammoniaque liquide.	5 gr
Chloroforme	10 —
Camphre	15 —
Teinture d'opium	5 —
Alcool à 90°	75 —

POTION AU CHLOROFORME CONTRE LARYNGITE STRIDULEUSE

Chloroforme	V à X gouttes
Glycérine	5 gr.
Eau	25 —

F. s. a. A prendre par cuillerée à café toutes les demi-heure.

POTION CALMANTE POUR LES ENFANTS

Eau chloroformée saturée	50 gr.
Eau de fleur d'oranger	50 —
Eau de tilleul	50 —
Bromure de potassium	1 —
Bromure de sodium	1 —
Sirop diacode	20 —

POTION CONTRE LE HOQUET

Huile d'amande douce	60 gr
Sirop diacode	30 —
Chloroforme	XX gouttes
Sirop de menthe	12 gr

M. Par cuillerées à café

POTION NARCOTIQUE (de Beurmann)

Eau chloroformée saturée	60 gr.
Eau de fleur d'oranger	60 —
Sirop de morphine	30 —

POTION TÉNIFUGE

Chloroforme	4 gr
Sirop de sucre	30 —
Eau distillée	120 —

M. Faire prendre en 4 fois à 3/4 d'heure d'intervalle, avant la 4e fois administrer 15 gr. d'eau-de-vie allemande ou 30 gr. d'huile de ricin.

CHLORURE D'ÉTHYLE. — *Syn.* **ETHER ETHYLCHLORHYDRIQUE, ETHER CHLORHYDRIQUE**, voir à ce mot.

CHLORURE DE MÉTHYLE. — Voir **MÉTHYLE.**

CHROMIQUE (acide) (CrO^3). — Très soluble eau.

Incompat. — Alcool — substances organiques.

Prop. thérap — Caustique.

Prép. pharm. et posol. — *A l'ext.* Solution aqueuse à P. E. (Cod.) comme caustique ; et solution faible à 1/10 comme astringent.

BICHROMATE DE POTASSE. Voir à *potasse.*

CHRYSAROBINE. Voir **GOA** (Poudre de).

COLLODION CONTRE PSORIASIS (Unna)

Chrysarobine, Acide salicylique	ãã	2 gr.
Collodion		20 —

F. s. a. Contre psoriasis du coude et du genou et contre verrues

POMMADE CONTRE ECZÉMA SÉBORRHÉIQUE (Hodara)

Chrysarobine	0 gr 01 à 0 gr 05 c
Ichtyol	0 — 05 à 0 — 20—
Vaseline	30 gr.
Extrait de violette	Q. s.

F. s. a. En onctions le soir.

POMMADE CONTRE HÉMORRHOIDES (Unna)

Chrysarobine	1 gr.
Iodoforme	0 gr 40 centigr
Extrait de belladone	0 — 80 —
Vaseline	30 gr

F. s. a. 2 à 3 applications par jour

CHRYSOPHANIQUE (acide) ($C^{15}H^{10}O^{4}$) — *Syn* Acide rhubarbarique, acide rhéique, rheine, lapathine (Voir à *Poudre de Goa*) : insoluble eau, soluble alcool, 1125 parties, ether, chloroforme, 31 parties.

Prop. thérap. — Purgatif energique, inusité. Parasiticide très employe contre affections cutanees.

Prép. pharm et posol. — *A l'ext* En solution chloroformique ou etheree, en pommade. — Traumaticine (Codex).

COLLODION CONTRE PSORIASIS CIRCINÉ (E Besnier).

Acide chrysophanique	5 gr
— pyrogallique	5 —
Eau et alcool q s. pour liquéfier	
Collodion	100 —

POMMADE CHRYSOPHANIQUE.

Acide chrysophanique	5 a 20 gr
Axonge benzoinee ou vaseline	100 —

M. Psoriasis

POMMADE CONTRE LES ÉPHÉLIDES DE LA GROSSESSE (Neumann)

Acide chrysophanique	1 gr
Axonge ou vaseline	40 —

M.

SOLUTION CHLOROFORMIQUE (Besnier)

Acide chrysophanique	10 gr
Chloroforme	100 —

Agitez Psoriasis

SOLUTION CONTRE LES ÉPHÉLIDES ET DÉMANGEAISONS DU CUIR CHEVELU (Yvon)

Acide chrysophanique	0 gr 15 centigr.
Sublime corrosif	0 — 30 —
Alcool a 60c	150 —
Essence de bergamote	2 —

M et filtrez

TRAUMATICINE A L'ACIDE CHRYSOPHANIQUE

Acide chrysophanique	10 gr
Traumaticine simple	90 —

Agitez

On peut aussi faire une dissolution saturee (1/30) d'acide chrysophanique dans l'ether apres application et evaporation on recouvre de traumaticine simple (E Besnier).

CIGUE. — Ombellifère. *Conium maculatum*, cigue.

Part. empl. — Feuilles et fruits

Princ act. — **CICUTINE** ou **CONICINE.**

Prop thérap. — *A l'interieur, analgésique* et *antispasmodique* (?) peu usité — *A l'extérieur*, fondant (résolutif) contre adenopathies tuberculeuses ou scrofuleuses, *analgesique local* efficace (en pommades emplâtres) contre les douleurs des cancereux surtout.

Préparations usuelles — Correspondance — Posologie

Unité. 0 gr. 05 poudre de feuilles.

Préparations.	Quantité representant 0 gr 05 de feuille	Posologie.
—	—	—
Feuilles alcoolature .	0 gr 27 — XIV gout	0 gr 10 a 1 gr — III a L gout
— extrait alcoolique .	.	0 — 05 a 0 — 25
extrait avec suc ..	0 — 0015 (supprime)	0 — 05 a 0 — 25
poudre (UNITE)	0 — 05	0 — 10 a 1 —
— teinture alcoolique	0 — 50 XXVII gout	0 — 50 a 2 — XXVII à CXX g
— ethéree ...	0 — 25 XX gout	0 — 10 a 1 — X a L gouttes
Semences. extrait alcoolique	0 — 002	0 — 05 a 0 — 15
— poudre . . .	0 — 02	0 — 05 a 0 — 50

Us. ext. — Emplâtre avec 25 p. 100 d'extrait — lotion 25 à 50 p. 1000

BAUME CICUTÉ.

Ether cicuté	100 gr
Axonge	200 —

F. évaporer l'ether et incorporez le résidu à l'axonge

PILULES DE CIGUE (Stork).

Extrait de suc non depure de cigue	5 gr
Poudre de feuilles de cigue	5 —

F s a 50 pilules 1 a 4 par jour

PILULES DE CIGUË IODURÉES.

Extrait de suc non dépuré de cigue	5 gr
Iodure de potassium	10 —
Poudre de guimauve	Q s

F s a 50 pilules toluisées 1 a 4 par jour.

PILULES FONDANTES CONTRE CANCER UTÉRIN (Dalché)

Poudre de semence de cigue	1 gr.
Extrait de gentiane	1 —
Extrait thebaique	0 gr 20

F. s a 20 pilules. 1 matin et soir.

POMMADE CALMANTE.

Extrait de cigue		4 gr.
Extrait de stramonium	āā	2 —
— de jusquiame		
— de belladone		1 gr.
Onguent populeum		30 —

POMMADE FONDANTE (Bazin).

Extrait de cigue	āā	7 gr.
Iodure de plomb		
Axonge		60 —

M Ganglions engorgés et douloureux

POMMADE FONDANTE (J Simon)

Extrait de cigue		
— de belladone	āā	4 gr.
Iodure de potassium		
Axonge		32 —

F s a En frictions sur les ganglions strumeux engorgés.

CICUTINE. —**Toxique.** — ($C^8 H^{17} Az$) — *Syn* **CONICINE, CONINE.** — Liquide peu soluble eau, soluble alcool et éther.

Prop. thérap. — *Antispasmodique* indiqué (a l'état de bromhydrate) contre l'asthme, la coqueluche, le tic douloureux de la face.

Prép. pharm. et posol — Un demi a 5 centigr par 24 heures.

BAUME DE CONICINE

Cicutine	XX gouttes
Chl de morphine	0 gr 10 centigr
Baume Nerval	45 —

En frictions

— **CICUTINE (BROMHYDRATE DE)** — **Toxique.** — (C^8H^{17} Az,HBr). Soluble 2 parties d'eau et 3 parties alcool

Prop. thérap. — Antispasmodique.

Prép pharm et posol — 1 a 3 centigr. par dose, jusqu'a 0 gr. 10 par 24 heures en potions ou en granules dosés à 1 centigr. Sirop — 1 à 2 centigr en injections hypodermiques. *Voir chapitre spécial*, page 362. — *Enfants per os*, 1 milligr. par annee.

SIROP

Bromhydrate de cicutine	0 gr 20
Sirop de Tolu ou d'ecorce d'orange amère	300 —

Renferme *un* centigr par cuil a soupe

CINABRE. — Voir *Sulfure rouge* de mercure.

CINCHONIDINE. — Voir *Quinquina.*

CINNAMIQUE (Acide). — **CINNAMATE DE SOUDE.** — Syn. **HÉTOL** : preconisé contre la tuberculose pulmonaire par Maun, Landerer. On administre le cinnamate de soude en injections intraveineuses ou intramusculaires; on se sert de solutés aqueux titrés de 1 a 2,5 p. 100 On commence par des doses faibles, 1/2 milligramme qu'on augmente progressivement de manière à atteindre 25 milligrammes par jour, quantite qu'on ne doit pas depasser. *Voir au chapitre special*, page 362.

CITARINE. — Sel disodique d'un acide anhydro méthylènecitrique Poudre blanche tres soluble dans l eau — preconisée par Behrends contre goutte et rhumatisme . Dose, 4 à 10 gr. par jour en 3 à 5 fois

CITRIQUE (acide) ($C^6H^8O^7,H^2O$.). — Soluble dans son poids d'eau froide, soluble alcool, 2 parties.

Prop. thérap. — Tempérant.

Prép. pharm. et posol. — 2 à 6 gr. en limonade (Codex), potion, sirop 10 p. 1000.

Incompat. — Alcalis, carbonates alcalins, émulsions, lait, etc.

CITRON. — *Citrus Limonum.* (Rutacées.)

Part. empl. — Fruit.

Princ act. — *Acide citrique*, huile essentielle.

Prop. thérap — Rafraîchissant, astringent, antiseptique.

Prép. pharm. et posol. — Alcoolature de zestes de citrons. 2 à 15 gr., — suc de citron 60 à 120 gr., — oleosaccharure 1/10. — Citronade, limonade cuite.

Incompat. — Comme l'acide citrique.

CITROPHÈNE ($C^{12}H^{14}O^3$). — Combinaison de Phénétidine et d'acide citrique analogue au *citrophène* α ou **APOLYSINE.**

Poudre blanche, soluble dans 40 parties d'eau froide. Antithermique et analgesique.

Posol. · 1 à 6 grammes par 24 heures en cachets de 0,50 ou en potion *Enfants :* 0 gr. 05 a 0 gr. 10 par année.

COALTAR. — Goudron extrait de la houille.

Prop. thérap. — Desinfectant.

Prép. pharm. et posol. — Lotions, injections, poudre.

COALTAR SAPONINÉ (Codex).

Coaltar	100 gr
Teinture de quillaya	400 —

F s a Désinfectant en émulsions de 1/5e a 1/100e

COALTAR PULVÉRISÉ (Magnes Lahens)

Coaltar	1 partie
Charbon de bois en poudre fine	2 parties

POUDRE (Devergie).

Coaltar	1 partie
Amidon	30 —

M contre la sueur fétide des pieds

COCA. — *Erythroxylom Coca* (Ervthroxylées).

Part. empl. — Feuilles.

Princ. act. — **COCAÏNE.**

Prop. thérap. — Stomachique, calmant et antidéperditeur.

Prép. pharm. et posol. — *A l'int.* Poudre de feuilles, 4 à 6 gr. en electuaire, en pastilles, cachets — extrait fluide 2 à 6 gr. *Enfants*, 0 gr 50 à 2 gr — extrait hydro-alcoolique 2 à 4 gr., en potion — teinture alcoolique 5 à 15 gr. — elixir et vin 15 à 30 gr., — infusion 5 à 10 p. 1000.

ÉLIXIR DE COCA (Fournier).

Feuilles de coca pulverisées	10 gr.
Alcool a 85c	70 —
Sucre blanc	30 —
Eau	30 —

M.

GARGARISME ANALGÉSIQUE (Ruault).

Phénol absolu	3 gr
Teinture de coca } āā	5 —
— de benjoin }	
Infusé de coca a 2 p 100	290 —

LOTION Ctre DEMANGEAISONS DARTREUSES.

Racine de bardane } āā	25 gr
— patience }	
Feuille de coca	10 —
Eau bouillante Q s pr décocte	1000 —

POTION CONTRE PARAPLÉGIE (Verardini).

Feuilles de coca	2 a 5 gr
Seigle ergote	1 a 2 —

F. infuser dans :

Eau bouillante	100 gr.

Passez et ajoutez .

Sirop d'ecorce d'orange	25 gr.

VIN DE COCA COMPOSÉ (Yvon)

Feuilles de coca	50 gr
Thé noir	10 —
Eau bouillante	200 gr
Vin de Lunel	1800 —
Sirop simple	100 —
Alcool à 90°	60 —

COCAÏNE ($C^{17}H^{21}AzO^4$), peu soluble eau, soluble alcool et éther, huiles et vaseline. On emploie le **CHLORHYDRATE** qui est très soluble dans 1/2 partie d'eau, soluble alcool, insoluble éther.

Prop thérap — Puissant *anesthésique local* utilisé en badigeonnages et instillations (solut de chlorhydrate 0 gr. 50 à 2 gr. p. 100) pour analgésier l'oreille moyenne, le pharynx, le larynx, les muqueuses nasale, génito-urinaire et rectale, la cornée et l'iris (l'anesthésie s'établit en 5 minutes et dure 1/4 d'heure).

Pour l'*anesthésie chirurgicale*, la cocaïne (contre-indiquée chez l'enfant au-dessous de dix ans) doit être injectée en *solutions faibles* (1 p. 100) et de la façon suivante pour éviter certains accidents (dyspnée, syncope) le malade en *position horizontale* reçoit, dans l'épaisseur du derme, une première injection de 2 centimètres cubes puis, dans les tissus à inciser, 3 ou 4 nouvelles injections de 2 centimètres cubes *suffisamment espacées ;* soit, en tout et au *maximum*, 0 gr 08 à 0 gr. 10 centigrammes de chlorhydrate de cocaïne

Comme *anesthésique général* la cocaïne a été proposée en *injections sous-arachnoïdiennes* (0 gr 015 milligrammes au niveau de la Ve vertèbre lombaire) pour la pratique de toutes interventions sur la partie sous-diaphragmatique du corps (Tuffier) Mais pour cette méthode non exempte de dangers, la *stovaïne* et la *novocaïne* tendent à remplacer la cocaïne

Les *injections épidurales* de cocaïne (1 à 2 centimètres cubes de la solution à 1 p 100 entre la dure-mère spinale et le périoste du canal rachidien, par l'orifice du canal sacré), moins dangereuses que les précédentes, permettent d'atténuer les douleurs de la *sciatique*, du *lumbago*, de la *fissure anale*, des *névralgies intercostales*, etc

A cause de son action *vaso-constrictive*, la cocaïne est indiquée dans le *coryza* (pour rétablir la perméabilité nasale), les rhinites spasmodiques et l'épistaxis. On n'oubliera pas que certains de ces usages peuvent entraîner la *cocaïnomanie*.

A l'intérieur la cocaïne est utilisée contre les douleurs des diverses affections de l'œsophage et de l'estomac.

Prép pharm. et posol. — *A l'int.* 0 gr. 02 à 0 gr 05 centigr. par dose ; 0 gr. 10 à 0 gr. 15 par 24 heures. *Enfants*, 0 gr 0005 à 0 gr. 001 par année. Pour les injections hypodermiques (*Voir le chapitre spécial*, page 383, 384). Le soluté du Codex de 1908 est à 1/100e Tablettes à 1 milligr. (Codex) — *A l'ext* 0 gr. 50 à 2 p. 100 ; vaseline cocaïnée, titres variables de 2 à 5 p. 100.

GARGARISME ANALGÉSIANT (Lyonnet et Boullud)

Chlorhydrate de cocaïne	0 gr 20
Glycérine	40 —
Essence de citron	XX gouttes
Eau	Q s pour 500 cent c

F s a

POMMADE CALMANTE

Chlorhydr de cocaïne	0 gr 25 à 0 50
Menthol	1 à 2 gr
Vaseline	30 —

F s a contre prurit

SOLUTÉ CALMANT (Bamberger)

Chlorhydrate de cocaïne — de morphine	ãã 0 gr 10
Eau distillée de laurier-cerise	10 —

F s a V gouttes dans un peu d'eau contre douleurs dans l'ulcère de l'estomac

POUDRE CONTRE CORYZA (Lermoyez)

Chlorhydr. de cocaïne	0 gr 50
Menthol	0 — 25
Salicylate de bismuth Sucre de lait pulv	ãã 5 —

F s. a

SOLUTÉ CONTRE ÉPISTAXIS (Ruault)

Solution titree d'ergot	4 gr
Chlorhydrate de cocaïne	1 —

Imprégner légèrement une boulette de coton qu'on introduit dans la narine

SOLUTÉ C. VOMISSEMENTS (Chauffard)

Chlorhydr de cocaïne	0 gr 10
Hydrolat de laurier cerise	10 —
Dissolvez et mélangez avec	
Menthol	0 — 50
Alcool	16 —

F s a X a XX gouttes

SOLUTÉ POUR ANESTHÉSIE LOCALE (Liquide de Bonain)

Phénol	ãã	1 gr
Menthol	ãã	1 gr
Chlorhydrate de cocaïne	ãã	1 gr
Chlorhydrate d'adrénaline		1 milligr

En badigeonnages ou en applications locales pour l'anesthésie des muqueuses, du tympan du larynx

Obs — Le mélange doit être employé sans addition d'eau ou d'alcool.

SOLUTÉ POUR ANESTHÉSIE DU TYMPAN (Gray).

Chlorhydrate de cocaïne		1 gr
Alcool a 90c	ãã	10 —
Huile d'aniline	ãã	10 —

Verser quelques gouttes dans le conduit auditif

SUPPOSITOIRES CALMANTS

Chlorhydr de cocaïne		0 gr 01 a 0,03
Extrait de belladone	ãã	0 gr 01
— d'opium	ãã	0 gr 01
Beurre de cacao		3 —

Pour 1 suppositoire hémorrhoïdes, fissure anale

PHÉNATE DE COCAÏNE, préconisé par *von Defele*, comme anesthésique local plus actif que le chlorhydrate, on l'emploie sous forme de solutions *alcooliques* ou *éthérées* à 1/10e en applications locales Pour les injections hypodermiques, voyez *le chapitre spécial*, page 384.

TROPACOCAÏNE. — *Syn.* **BENZOIL-TROPÉINE**, alcaloïde extrait des feuilles de la coca à *petites feuilles* et obtenu synthétiquement par Liebermann : le chlorhydrate (ou chlorhydrate de benzolpseudotropéine), agit comme anesthésique local égal si non supérieur à la cocaïne et à doses plus faibles et est moins toxique que la cocaïne Maximum 0 gr. 025 milligr. *Injection hypodermique.* Voir le chapitre spécial, page 386.

Les solutes aqueux faits avec de l'eau contenant 1/2 p. 100 de chlorure de sodium conservent longtemps leurs propriétés et on les prescrit aux titres suivants . 3 p. 100 en ophtalmologie, 4 p. 100 pour les opérations dentaires (injection X gouttes) et 10 p. 100 en badigeonnage (fosses nasales, gorge).

COCHLÉARIA.

— *Cochlearia officinalis.* (Crucifères.) *Syn.* Herbe au scorbut, h aux cuillers.

Part empl. — Feuilles, sommités fleuries, semences.

Prop. thérap. — Antiscorbutique, stimulant.

Prép pharm. et posol — *A l'int* Alcoolat simple et composé 10 à 30 gr , — conserve 50 gr., — eau distillee Q. V. — extrait 2 à 5 gr., — infusé 20 à 50 p. 1000, — sirop 20 à 60 gr , — suc exprimé 30 à 200 gr., — teinture 10 à 30 gr., — vin 30 à 100 gr.

MIXTURE ANTISCORBUTIQUE

Sirop antiscorbutique		50 gr
Alcoolat de cochléaria	ãã	10 —
Teinture de quinquina	ãã	10 —

M

CODÉINE. — Voir OPIUM.

COING (Fruit du Cognassier). — *Cydonia vulgaris.* (Rosacées.)

Part. empl. — Semences.

Prop. thérap. — Astringent léger.

Prép pharm. et posol — *A l'int.* Mucilage de semences dans quantite suffisante d'eau pour boisson, — sirop 50 a 100 gr

COLAS AFRICAINS. — *Cola acuminata* (Sterculiacées).

Part. empl. — Graines

Princ. act. — *Cafeine, theobromine, kolanine* ou *Rouge de Cola* (tanin spécial)

Prop. thérap. —Stimulant du système nerveux, cardio tonique et diurétique (v. cafeine), tonique, antidiarrheique, aliment d'épargne indiqué dans le surmenage physique

Prép. pharm. et posol. — *A l'int.* Saccharure granulé (Codex), 5 a 10 gr. Teinture alcoolique (une partie pour 5 d'alcool), 2 à 15 gr — Extrait fluide a parties égales 1 à 10 gr. *Enfants*, V a X gouttes par année — Poudre (torréfiée) 5 a 10 gr. en infusion. Vin 30 à 60 gr. (Codex).

Incompat. — Comme les alcaloides et le tanin.

ÉLIXIR DE COLA

Extrait fluide de cola	40 gr
Alcool a 90c	300 —
Sirop de sucre	400 —
Teinture de vanille	20 —
Eau Q S pour	1000 —

Une cuillerée a soupe correspond à 1 gr. d extrait fluide ou de kola 1 a 3 par jour.

PILULES (Heckel)

Extrait alcoolique de cola	10 gr
Poudre de cola	Q s

F. s. a 100 pilules 8 a 15 par jour

POTION (Heckel)

Eau	50 gr
Teinture de cola (au 1/5)	10 —
Teinture de vanille	0 — 50 centigr
Sirop simple	15 —

M a prendre dans la journée.

POTION C PNEUMONIE (Carrieu)

Extrait de cola	1 gr
— quinquina	1 gr
Sirop d'ecorce d'orange amere	30 gr
Julep simple	90 —

F. s a 1 cuil a dessert toutes les 3 heures contre pneumonie grave chez l enfant

POTION STIMULANTE (Comby.)

Teinture de cola	2 gr
Vin de malaga	40 —
Sirop de fleur d'oranger	20 —
Eau	60 —

M. par cuillerees a dessert toutes les 2 heures, broncho pneumonie des enfants

VIN DE COLA PHOSPHATÉ

Teinture de cola	20 gr
— coca	10 —
Bi phosphate de chaux	20 —
Vin de Malaga Q s pour	1000 —

Par verres a liqueur 1 a 2 par jour aux repas

VIN DE COLA COMPOSE (Huchard)

Teinture de coca	30 gr
— cola	40 —
— digitale	10 —
— scille	20 —
Sirop de cerise	100 —
Vin de Lunel	800 —

F s a 2 a 3 cuillerees a soupe, contre affections valvulaires

COLCHIQUE. — *Colchicum autumnale.* (Liliacées-Colchicées.)

Syn. Narcisse d'automne, safran bâtard ou des pres.

Part empl — Bulbes, semences, fleurs.

Princ. act. — COLCHICINE

Prop thérap — Drastique, diurétique, antigoutteux. antirhumatismal.

Teneur en colchicine pour 100 gr.

Bulbes frais, 0 gr. 40 ; fleurs fraîches, 1 gr. 50 ; semences sèches, 3 gr.

Prepar pharm		Teneur en colchicine	Posologie
Bulbes	alcoolature	1 gr = 0 gr 0004	1 à 5 gr — L a CCL gout
—	vin	10 — = 0 — 0004	10 a 30 —
—	vinaigre	10 — = 0 — 0008	5 a 15 —
Fleurs	alcoolature	1 — = 0 — 0005	1 a 4 — L a CC gouttes
Semences	extrait alcoolique*	1 — = 0 — 030	0 gr 01 a 0 gr 10
—	poudre	1 — = 0 — 003	0 — 10 a 0 — 30
—	teinture a 1/10e*	1 — = 0 — 0003	1 a 3 gr LVII a CLXX gout
—	vin	10 — = 0 — 0018	5 a 10 gr.

MIXTURE ANTIGOUTTEUSE (Gayle).

Teinture de sem de colchique 6 gr.
— de stramonium 4 —
— de gaïac 60 —

M Prendre 3 cuil à café par jour dans du lait.

MIXTURE ANTIGOUTTEUSE (Charrier).

Alcoolature de fleur de colchique } ãã P E
Rhum ou cognac }

2 a 8 gr. par jour

PILULES ANTIGOUTTEUSES (Becquerel)

Sulfate de quinine 0 gr 15 centigr
Extrait de digitale 0 — 02 —
Semences de colchique pulverisees 0 — 05 —

Pour 1 pilule. 2 a 3 par jour

PILULES ANTIGOUTTEUSES (Hayet)

Sulfate de quinine 1 gr 20 centigr.
Poudre de digitale 0 — 50 —
Extrait de colchique 2 —
Poudre de quinquina Q s

F s. a 40 pilules 1 pil mat et soir

POTION DIURÉTIQUE (Graves)

Vinaigre de colchique 5 a 10 gr
Acétate de morphine 0 — 03 centigr
Nitrate de potasse 2 —
Hydrolat de laitue 100 —
— de laurier-cerise 10 —
Sirop simple 30 —

F s a 1 cuillerée toutes les heures

POTION CONTRE GOUTTE AIGUË (Charcot)

Vin de colchique 4 gr
Eau distillée 120 —

M A prendre en 3 fois dans les 24 heures

POTION CONTRE GOUTTE AIGUË (Gallois)

Teint de semence de colchique XV a XXX gouttes
Teinture de digitale XV —
Alcoolature d'aconit XV gouttes
Hydrolat de laitue 80 gr
Sirop des cinq racines 20 —

M Par cuillerees toutes les 2 heures.

POUDRE DE PISTOIA contre goutte (Chastaing)

Poudre de bulbes de colchique 20 gr
— racine de bryone 10 —
— betoine 50 —
— gentiane 10 —
— camomille commune 10 —

F. s a.
Divisez en paquets de 2 gr
1 a 2 par jour pendant 3 ou 6 mois.

POUDRE ANTIGOUTTEUSE (Haden)

Poudre de semence de colchique 3 gr
Sulfate de potasse 4 —
Bicarbonate de potasse 3 —

M pour 20 paquets 1 a 2 par jour

SPECIFIQUE ANTIGOUTTEUX (Reynold)

Vin de Xeres 500 gr
Bulbes de colchique 250 —
Rhum 30 —

XX gouttes dans un verre d eau

VIN ANTIGOUTTEUX (Tapret).

Bulbes de colchique 100 gr.
Feuilles d'aconit 1 —
— de digitale 0 — 50 decigr
Extrait de feuille de frêne 20 —
Extrait de racine de fraisier 20 —
Vin de Malaga Q s pour retirer 1 litre

Dose 1 a 2 cuillerees a dessert par jour

VIN ANTIRHUMATISMAL ET ANTIGOUTTEUX (Delioux)

Teint de semence de colchique 25 gr
Teint de feuilles d'aconit 12 —
— de digitale 5 —
Vin blanc 1000 —

M filtrez 8 a 30 gr matin et soir dans une tasse de thé

COLCHICINE ($C^{22}H^{25}AzO^{6}$) — **Très toxique** — Alcaloïde en masses jaunâtres amorphes, soluble dans l'eau, l'alcool et le chloroforme.

Prop. thérap. — Antigoutteux, antirhumatismal.

Prép. pharm. et posol. — *A l'int.* 1/2 à 1 milligr par dose ou 0 gr. 002 à 0 gr 003 milligr. pour 24 heures. *Injection hypodermique.* Voir le chapitre special, page 362. *A surveiller*, on a signalé un empoisonnement avec la dose de 3 milligr.

GRANULES DE COLCHICINE (Houde).

Colchicine cristallisee	0 gr 060 milligr
Sucre de lait	4 —
Gomme arabique	0 — 50 centigr
Sirop de sucre	1 —

M et F. s a 60 granules renfermant chacune 1 milligr de colchicine, 4 à 6 dans l'espace d'une heure (Houdé) le soir, au moment du coucher, et a doses decroissantes, 4, 3, 2, 1 suspendre, puis reprendre l'administration des granules

PILULES CONTRE NEVRITE GOUTTEUSE (Phillips)

Colchicine	0 gr 010 milligr
Sulfate de quinine	āā 0 gr 60 cent.
Extrait de coloquinte	

Divisez en 10 pilules 3 par jour

VIN DE COLCHICINE CRISTALLISÉE (Houdé)

Colchicine cristallisee	0 gr 050 milligr.
Vin de grenache	230 —

F. dissoudre. Une cuillerée à café renferme, 0 gr 001 milligr de colchicine 2 a 5 par jour

COLCOTHAR. — V. *Oxyde rouge de fer* ou ferrique.

COLLARGOL. — V. *Argent colloidal.*

COLLES MEDICAMENTEUSES d'UNNA. — Voir a **GÉLATINE.**

COLD-CREAM. — V. **BLANC DE BALEINE.**

COLLODION. — Solution de fulmi-coton dans un mélange d'alcool et d'éther (Codex), d'alcool méthylique et d'acétate d'amyle ou d'acétone.

Prop. thérap. — Agglutinatif, antiphlogistique, excipient de médicaments actifs. Le collodion élastique contient 1/15 de son poids d'huile de ricin. Préconise par Fuchs pour le traitement des furoncles : on circonscrit le foyer inflammatoire par un anneau de collodion, on renouvelle plusieurs fois les applications en élargissant la zone circonscrite

COLLODION A L'ACETONE FILMOGENE.

Fulmi-coton	5 gr.
Acétone	90 —
Huile de ricin	5 —

F. s a.

COLLODION DE L'HUILE DE CADE (Gaucher).

Huile de cade	10 gr.
Collodion a l'acetone	20 —

Contre psoriasis

COLLODION ÉLASTIQUE (Yvon)

Fulmi-coton	30 gr
Ether a 62°	330 —
Térébenthine de Venise	15 —
Huile de ricin	20 gr.
Alcool a 90°	125 —

CRISTALLINE (E Thibault).

Fulmi-coton	5 gr.
Alcool methylique pur	20 —
Acetate d amyle pur	75 —

F s a. S'evapore lentement en laissant une pellicule translucide et tres souple

La CRISTALLINE peut servir d'excipient a l'oxyde de zinc, au dermatol, etc, 10 a 30 p 100 Dans ce cas on peut l'additionner de 15 p 100 d'Huile de ricin.

COLOMBO. — *Chasmanthera palmata.* (Ménispermacées.)

Part. empl. — Racine.

Princ. act. — Colombine, berbérine.

Prop thérap. — Tonique, stomachique puissant.

Prép. pharm. et posol. — *A l'int.* extrait 0 gr. 20 à 1 gr., — infusé 10 p. 1000, — poudre 0 gr. 50 à 4 gr., — teinture 5 à 15 gr., *enfants* 1 a 5 gr selon l'âge, — vin 50 à 100 gr.

MIXTURE ANTIGASTRALGIQUE (J Simon)

Teinture de colombo	10 gr
— de belladone	5 —
— d'aconit	5 —
Elixir paregorique	5 —

V à X gouttes avant chaque repas

MIXTURE (Liebreich)

Teinture de colombo	ãã	15 gr
— de cascarille		

XX gouttes 4 a 5 fois par jour contre catarrhe gastro-intestinal

MIXTURE CONTRE L'INAPPETENCE

Alcoole de colombo	50 gr
Alcoole de noix vomique	5 —

M Une cuillerée à cafe dans de l'eau a chacun des principaux repas

VIN TONIQUE AMER

Extrait de colombo	2 gr
— de quassia	2 —
Vin de Malaga ou de Madere	500 —

Dissolvez et filtrez, 2 cuillerees une demi-heure avant chacun des deux principaux repas, pour stimuler l'appétit

COLOQUINTE. — Fruit du *Citrullus Colocynthis.* (Cucurbitacees.)

Part. empl. — Fruit

Princ act. — Colocynthine

Prop. thérap — Purgatif, drastique très violent.

Prép. pharm. et posol — *A l'int.* extrait 0,10 à 0,30 centigr., — poudre 0,20 a 0,60 centig Pilules composees 0,05 d'extrait (Codex). — *A l'ext.* infusion, en lavement, — teinture 3 à 5 gr. en liniments.

Incompat. — Alcalis, sels de fer

LIQUEUR CONTRE LA GOUTTE (Laville)

Vin de Malaga	800 gr
Alcool pur	100 —
Extrait alcoolique de coloquinte	10 —
Quinium	15 —

F s a. 2 à 15 gr dans un demi-verre d'eau sucree.

PILULES ANTIBILIEUSES (Barclay)

Extrait de coloquinte composé		8 gr
Resine de jalap		4 —
Savon amygdalin		6 gr.
Gayac		12 —
Emétique		0 — 4 décigr
Essence de genievre	ãã	IV gouttes
— de carvi		
— de romarin		
Sirop de nerprun		Q s

F s a des pilules, de 0 gr 20 cent 3 a 6 par jour

PILULES DE COLOQUINTE COMPOSÉES (Trousseau).

Extrait de coloquinte	ãã	1 gr.
Aloes		
Gomme gutte		
Extrait de jusquiame		0 — 25 centigr.

F s a. 20 pilules 1 le soir.

POMMADE COLOQUINTE (Chrestien).

Axonge	30 gr
Coloquinte en poudre	2 a 5 —

M en frictions sur l'abdomen pour purger.

VIN DE COLOQUINTE (Bouchardat)

Coloquinte	5 gr.
Vin de Malaga	150 —

F macerer pendant 4 jours 1 cuilleree toutes les heures jusqu'a effet purgatif

CONCOMBRE. — *Cucumis sativus* (Cucurbitacées.)

Part. empl. — Pulpe.

Prop. thérap — Adoucissant.

Prép. pharm et posol. — *A l'ext.* Suc en pommade (Ancien Codex).

— **CONCOMBRE SAUVAGE OU PURGATIF.** — *Ecballium elaterium* (Cucurbitacees). *Syn.* Giclet.

Part empl. — Fruit dont on exprime le suc.

Princ. act. — **ÉLATÉRINE.**

Prop. thérap. — Purgatif violent.

Prép pharm et posol. — *A l'int.* extrait d'élatérium avec fécule (formule française) 0 gr. 05 à 0 gr. 10 centigr extrait de suc pur (formule anglaise) 0 gr. 005 mill. à 0 gr. 015 mill.

PILULES DRASTIQUES OPIACEES (Langley)

Extrait d'elaterium	1 gr
Opium pulverise	1 —

F s a 50 pilules 1 toutes les heures contre les coliques saturnines(surveiller)

— **ÉLATÉRINE** ($C^{20}H^{28}O^5$). Insoluble eau, peu soluble éther. soluble alcool éthylique bouillant, sulfure de carbone, chloroforme.

Prop thérap. — Purgatif drastique.

Prép. pharm. et posol. — *A l'int.* teinture XX à XL gouttes.

PILULES COMPOSÉES (Morus).

Élatérine	0 gr 005 milligr
Aloès	0 — 050 —
Extrait de jusquiame	0 — 200 —

M pour une pilule, 1 *a* 2.

CONDURANGO. — *Gonolobus Condurango* (Asclepiadées). On emploie l'ecorce qui contient plusieurs glucosides, le mieux connu est la **CONDURANGINE** (Bocquillon) La Condurangine paraît identique a la *Vincetoxine* retiree de l'*Asclepias vincetoxicum* par Tanret. M. Bocquillon a pu isoler 5 condurangines differentes

Preconisee comme antinevralgique, antirhumatismale et contre les gastrites, ainsi que les affections cancéreuses

Prep. pharm et posol.— Decocte 15 p. 300, extrait mou 0 gr. 25 à 1 gr , vin 30 gr. par jour. Extrait fluide 2 à 4 gr.

POTION C. CANCER UTÉRIN (Dalché).

Condurango	15 gr
Eau Q s pour decocte	150 —
Chlorate de soude	20 —

F. s a 1 cuil. à soupe a chaque repas.

SIROP ANTIGASTRALGIQUE (Baric)

Extrait fluide de condurango	XXX gouttes
Acide chlorhydrique	XV —
Sirop d'ecorce d'orange amere	150 gr.

1 cuillerée a soupe apres chaque repas.

CONSOUDE. — *Symphytum officinale* ou *consolida* (Borraginees) *Syn* grande consoude, oreilles d'âne ou de vache, langue de vache, herbe aux coupures.

Part empl — Racine.

Princ. act — Tanin (en très petite quantité).

Prop. thérap. — Astringent leger.

Prép. pharm. et posol. — *A l'int.* infusé 20 p. 1000, sirop *ad libitum.*

CONVALLARIA MAIALIS. — Voir *Muguet.*

COPAHU. — *Syn* **Baume de Copahu** · provient d'incisions faites dans le tronc de plusieurs arbres de la famille des Cæsalpiniees et du genre Copaifera (*C. Langsdorffii ; C. Guianensis*), mais surtout du *Copaifera officinalis.*

Princ. act. — Acide copahivique et huile essentielle.

Prop. thérap. — Anticatarrhal. Antiblennorrhagique.

Prép pharm. et posol. — *A l'int.* opiat au baume de copahu (Codex) — 5 à 20 gr. — capsules, pilules, potions, bols, etc — *A l'ext.* baume de copahu en pansements, — eau distillee de copahu, en injections.

BOLS DE COPAHU AU MATICO (Favrot)

Copahu	1 gr
Essence de matico	0 — 05 centigr.
Magnesie calcinee	Q s

F. un bol gélatinisé 5 *a* 20 *par jour en* 6 *fois*

CAPSULES DE COPAHU (Raquin).

Copahu	0 gr 30 centigr
Magnesie calcinee	Q. s

Pour une capsule entourée de gluten. 10 *a* 30 *par jour en* 6 *ou* 8 *fois*

CAPSULES COPAHU GOUDRON (Ricord, Favrot)

Copahu pur	220 gr
Goudron de Norvège	20 —
Magnesie calcinee	15 —

F. s. a. 400 *capsules* 15 *par jour*

COPAHU SOLIDIFIÉ.

Baume de copahu	16 gr.
Magnésie hydratée	1 —

M 10 *à* 20 *gr par jour en* 3 *fois*

ÉMULSION COPAHU (Le Beuf, Codex)

Baume de copahu	20 gr
Alcool a 90°	100 —
Teinture de Panama	100 —
Eau	780 —

F s a Une solution trouble 4 *ou* 6 *injections par jour*

INJECTION BALSAMIQUE ANTIBLENNORRHAGIQUE (Jeannel)

Émulsion officinale de copahu	25 gr
Eau distillee	75 —
Laudanum de Sydenham	XII gouttes

M.

INJECTIONS D'EAU DISTILLÉE DE COPAHU CONTRE BLENNORRHÉE (Langlebert)

Eau distillee de copahu	100 gr
Sulfate de zinc	0 — 40 centigr
Oxyde de zinc porphyrisé	4 à 6 —

LAVEMENT AU COPAHU (Velpeau, Ricord)

Copahu	15 a 30 gr
Jaune d'œuf n° 1	
Decocte de guimauve	200 —
Laudanum de Sydenham	1 —

Dans le cas ou le copahu ne peut pas être donné par la bouche.

OPIAT COPAHU ET CUBEBE

Oléo-résine de copahu	25 gr
Poivre cubèbe pulvérise	50 —
Essence de menthe	1 —

M 12 *à* 30 *gr par jour en* 6 *ou* 7 *fois*

OPIAT COPAHU ET FER

Copahu	10 gr
Poivre cubebe	20 —
Tartrate ferrico-potassique	2 —
Sirop de ratanhia	Q s.

F s a 5 *à* 20 *gr Blennorrhagie avec anémie*

PILULES DE GALL, CONTRE CATARRHE VÉSICAL (Foy)

Copahu } ãã	10 gr.
Terébenthine de Bordeaux }	
Magnesie	Q. s

F 100 *pilules* 9 *a* 12 *par jour en* 3 *fois.*

POTION DE CHOPPART (Codex 1884).

Baume de copahu	50 gr
Alcool a 80°	50 —
Sirop de baume de Tolu	50 —
Eau distillee de menthe poivrée	100 —
Acide azotique alcoolise	5 —

F s. a

Chaque cuillerée a soupe contient 3 *gr. de copahu* 3 *a* 6 *cuillerées par jour.*

SUPPOSITOIRE AU COPAHU (Colombat)

Copahu solidifie } ãã 3 gr	
Beurre de cacao }	
Extrait d opium	0 — 02 centigr

Pour un suppositoire 1 *le matin et* 1 *le soir Blennorrhées et leucorrhées chroniques* (Ewald).

COQUE DU LEVANT — PICROTOXINE. — Fruit de l'*Anamirta cocculus* (Menispermees)

Part. empl. — Fruit.

Princ. act. — **PICROTOXINE** et **PICROTOXININE** : le produit qu'on utilise sous le nom de **PICROTOXINE** ne paraît pas être un principe défini, mais un mélange de 2/3 de **PICROTOXININE** avec 1/3 de **PICROTOXINE**. — **Très toxique.** — Peu soluble eau soluble alcool.

Prop thérap. — Antiépileptique, antichoreique, anthelminthique, parasiticide.

Prép pharm et posol — Teinture, V a X gouttes par dose, XX a XXX gouttes par 24 heures Preparations de picrotoxine : 1 à 2 milligr par dose, jusqu'a 4 et 6 milligr. par 24 heures, en granules (dosés a 1 milligr.) ou solution.

SOLUTION DE PICROTOXINE

Picrotoxine	0 gr 03 centigr
Alcool	10 —
Eau distillee	110 —

M. Une demi-cuilleree à café en deux fois.

MIXTURE CONTRE HYPERSTHENIE (Robin).

Teinture de coque du Levant	
— de varaire	ãã 5 gr.
— d'opium	
— de belladone	
— de badiane	

M III a VI gouttes dans un peu d'eau avant les repas

COQUELICOT. — *Papaver-rhæas* (Papavéracées). *Syn.* Pavot rouge, ponceau.

Part. empl — Fleurs.

Prop. therap. — Béchique, adoucissant.

Prép. pharm. et posol — *A l'int.* conserve, — infusé 5 à 10 p. 1000. — Sirop, 10 à 50 gr.

CORAIL. — *Corallium rubrum* (Coralliens, zoophytes).

Prop. thérap. — Employé comme dentifrice.

Prép. pharm. et posol — *A l'ext.* poudre.

POUDRE DENTIFRICE DÉCOLORANTE.

Chlorure de chaux	5 gr
Phosphate de chaux	30 —
Poudre de savon	10 —
Corail pulverisé	10 —

M exactement.

CORDOL. — Voir à **SALOL (TRIBROMOSALOL).**

CORIANDRE. — *Coriandrum sativum* (Ombellifères).

Part. empl. — Séminoides.

Prop. thérap. — Carminatif, excitant, stomachique.

Prép. pharm. et posol. — Infusé 10 p. 1000. Espèces carminatives (Codex), 10 p. 1000.

CORNE DE CERF du *Cervus elaphus.* (Mammifères ruminants.) *Syn.* bois de cerf, cornichon de cerf.

Princ. act. — Gélatine, phosphate de chaux.

Prop. thérap — Adoucissant, antidiarrhéique.

Prop. thérap. et posol. — *A l'int.* corne de cerf *râpee ;* — gelée (Codex 1884), — corne de cerf *calcinee,* — on emploie de preférence le phosphate de chaux, tribasique. — Décoction blanche (Codex). 10 p 1000

COSAPRINE. — Sulfodérivé de l'acétanilide. Petits cristaux blancs, solubles dans l'eau préconisé par Rosin et Schudmack comme antipyrétique et antirhumatismal, pouvant surtout être employé chez les enfants.

Dose 2 à 6 gr. par jour, en paquets ou cachets de 1 gr. toutes les 2 heures et pour les enfants 1 à 3 gr. en potion ou cachets de 0 gr. 25 à 0 gr 50 (3 par jour)

POTION

Cosapine	1 à 3 gr.
Sirop de framboise	20 —
Eau distillée	100 —

Par cuillère à dessert toutes les heures.

COTO — COTOÏNE. — *Palicurea densiflora.* (Rubiacées.)
Part. empl. — Ecorce
Princ act. — **COTOINE.**
Prop. thérap. — Stimulant stomachique, antidiarrhéique.
Prép pharm et posol — *A l'int* Poudre de cotoine 0,15 à 0,25 centigr , en prises ou en pilules de 0 gr 05 — teinture de coto au dixième, IV à X gouttes par heure, chez l'enfant, XV à XXX gouttes chez l'adulte.

Le **PARACOTO** espèce voisine et la **PARACOTOÏNE** présentent les mêmes propriétés et s'emploient aux mêmes doses.

COTONNIER — *Gossypium herbaceum* (Malvacées). — L'extrait de semences a été préconisé comme galactogène par Pott, Beckmann, Hubert, Legrand, Barlerin, Oudiette et Poux L'administration de cet extrait sec et pulvérisé (*Lactagol*) a la dose de 10 gr environ (3 à 4 cuillerées à café) par jour delayés dans de l'eau ou du lait, augmente tout a la fois et la quantité du lait et la proportion de beurre et de caseine qu'il renferme

COUMARINE. — V. *Faham.*

COURGE. — V. *Potiron.*

COUSSO OU KOUSSO. — *Hagenia abyssinica : brayera anthelminthica.* Rosacees.
Part. empl. — Fleurs
Princ. act. — **KOUSSINE**
Prop thérap. — Tænifuge par excellence.
Prép. pharm. et posol. — *A l'int.* poudre de fleurs 15 à 20 gr. en infusion, ou apozème (Codex) — résine 0,50 à 2 gr. — Cousso granulé à 1/3.

CRATÆGUS OXYACANTHA. — **AUBÉPINE.** — Preconise par Huchard comme tonique cardiaque Dose X gouttes de teinture alcoolique, 3 à 5 fois par jour. Usage prolongé — Th Reilly emploie l'extrait fluide à la dose de X à XXX gouttes et parfois l'associe au bromure

CRÉOLINE. — *Syn.* **CRESYL.** Liquide brun foncé, constitué par les Huiles lourdes du goudron de houille, soluble dans l'alcool, a réaction alcaline, retiré du goudron par un procede tenu secret. On trouve sous ce nom plusieurs liquides dont la composition ne parait pas identique ils donnent, par simple melange avec l'eau, une emulsion qui est employee aux mêmes usages que l'eau pheniquee

Cette émulsion n'est ni irritante, ni caustique, elle est tres antiseptique. — Solution au titre de 1 à 4 pour 100 pour l'usage obstétrical, et de 2 à 10 p. 1000 en lotion, injection, etc

CRÉOSAL. — *Syn* **TANNOSAL.** — **TANNATE DE CRÉOSOTE**, renferme 60 p 100 de Créosote Poudre amorphe, de couleur marron, déliquescente, soluble dans l'eau, l alcool, la glycérine, saveur légèrement créosotée et astringente.

Prop. thérap. — Succédané de la créosote.

Prép pharm. et posol. — Adultes 2 a 3 gr , enfants 0 gr 25 à 1 gr 50.

CACHETS DE TANNOSAL

Tannosal	ãã	0 gr 25
Poudre de guimauve		

Pour 1 cachet 8 a 12 par jour (adultes)

SIROP DE CRÉOSAL

Créosal	10 gr
Eau distillée	10 —
Sirop de Tolu	190 —

0,25 *par cuillerée a café 1 a 6 par jour (enfants)*

CRÉOSOFORME — Obtenu par la reaction du **FORMOL** sur la **CRÉOSOTE** Poudre insoluble dans l'eau, sans odeur ni saveur, non toxique.

Prop. thér. — Désinfectant, succedane de l'iodoforme. *Us. int.* 2 a 4 gr. par jour, peu usité.

CRÉOSOTAL. — **CARBONATE DE CRÉOSOTE** — Substance mielleuse, insoluble dans l'eau, miscible à l'ether, a l'alcool, soluble dans les huiles grasses, inodore et ne presentant pas la saveur brûlante de la creosote dont il est le succedane

Dose. — 1 a 6 gr pour les enfants, 4 a 15 gr pour les adultes, on l'administre dans l'huile de foie de morue, a 1/10, 3 a 6 cuillerees par jour.

CRÉOSOTE. — Produit de la distillation du goudron de hêtre.

La creosote officinale est constituee par un mélange de **GAIACOL**, de **CREOSOL** et de **CRESYLOL** (ou *Cresol*). Liquide presque incolore, d'odeur forte, de saveur brûlante et caustique

Une partie est soluble dans 300 à 400 gr. d eau a 15°, facilement soluble dans l'alcool, l'ether et les huiles grasses et dans la glycerine sèche La saponine facilite la dissolution de la creosote dans l'eau (Bouchard).

Prop. thérap. — *Antiseptique* des voies respiratoires et *anticatarrhal*, utile surtout contre la tuberculose pulmonaire a marche lente et la bronchite chronique Elle diminue la toux et l expectoration, stimule l'appetit et la nutrition.

Contre-indiquee dans les formes très fébriles, hémoptoïques de la tuberculose et surtout quand les fonctions digestive et rénale sont dejà entravées. Son usage prolonge peut atrophier la muqueuse gastrique (Hayem). Pour qu'elle n'irrite pas l'estomac, on la donnera en solutions toujours tres *diluees*.

A l'exterieur comme antiseptique, en inhalations et pulverisations, en pommades contre le lupus, en injections huileuses contre les chéloïdes, en mixtures comme odontalgique et comme topique utérin

Prép. pharm et posol. — *A l'int* 0 gr 25 à 0 gr 50 par dose, 1 gr. a 1 gr. 50 par 24 heures Elixirs à 1 p. 100 Pilules à 0 gr. 10 (Codex). — Vin a 1/100° (Codex), 20 a 100 gr. — *Enfants*, 0 gr 02 a 0 gr. 05 par année en solution glycerinée ou huileuse (huile de foie de morue) — *Injection hypodermique* V le chapitre spécial, pages 362, 363 — *A l'ext* Solutions a 1 p. 100 dans l'eau alcoolisee et glycérinée.

Incompat. — Eau albumineuse.

ELIXIR CRÉOSOTÉ.

Créosote 10 gr
Alcool à 80° 300 —
Sirop de gentiane 700 —

GLYCÉRINE CRÉOSOTÉE

Créosote pure 1 gr
Alcool 4 —
Glycérine 60 —

M. Attouchement dans la laryngite tuberculeuse.

HUILE DE FOIE DE MORUE CRÉOSOTÉE. (Codex).

Créosote 10 gr
Huile de foie de morue 990 —

M. 1 à 3 cuillerées à soupe par jour. Une cuillerée à soupe contient environ 0 g. 15 de créosote.

LAVEMENT

Créosote 1 à 3 gr
Jaune d'œuf N° 1
Lait ou décocté de guimauve 250 gr

MIXTURE ODONTALGIQUE (Mesnard)

Chloroforme, Laudanum Sydenham, Créosote ãã 2 gr
Teinture de benjoin 6 —

PATE CONTRE LUPUS (Unna).

Créosote 20 gr
Acide salicylique 10 —
Cérat 15 —
Cire blanche 5 —

M. Us. ext.

PILULES DE CRÉOSOTE (Yvon.).

Créosote de hêtre 10 gr
Poudre de savon séchée à l'étuve 10 —
Phosphate de chaux précipité 5 —

Pour 100 pilules contenant 0 gr. 10 centigr. de créosote.

PILULES CRÉOSOTÉES (Fuchs)

Créosote 1 gr.
Acétate de plomb, Poudre d'opium ãã 0 — 30 centigr.
Extrait de quinquina Q. s.

Pour 50 pilules. 2 à 4 par jour (Phtisie).

POMMADE CONTRE ENGELURES (Devergie).

Axonge 30 gr.
Créosote, Sous acétate de plomb liquide ãã X gouttes.
Extrait thébaïque 0 gr. 10 centigr

F. s. a.

SOLUTION POUR PULVÉRISATION (Tapret)

Créosote 10 gr
Alcool 200 —
Glycérine 20 —
Eau 770 —

VIN CRÉOSOTÉ (Bouchard-Gimbert)

Créosote 13 gr. 50 centigr.
Teinture de gentiane 20 —
Alcool de Montpellier 250 —
Vin de Malaga pour faire un litre Q. s.

M. 1 à 2 cuillerées à soupe dans un verre d'eau le matin à jeun, et le soir 0,20 par cuill. à bouche.

CAMPHORATE DE CRÉOSOTE. — *Syn.* Créosocamphre. Liquide huileux, à odeur faible de créosote, insoluble eau, soluble alcool, éther, glycérine, huiles fixes.

Prop. thér. — Préconisé par Galpin comme sédatif nerveux, stimulant de la nutrition, utile dans les hémoptysies tuberculeuses.

Doses. — 1 gr. à 1 gr. 20 par jour en capsules ou en solution huileuse à 1/5° qu'on peut administrer en injections hypodermiques.

— CRÉOSOTE (PHOSPHATE DE). — *Syn.* **PHOSOTE** : liquide sirupeux incolore, ne présentant que faiblement l'odeur et la saveur de la créosote dont il renferme 80 p. 100 et 20 p. 100 d'acide phosphorique, il ne se décompose que dans l'intestin.

Présente les mêmes propriétés que la créosote et est en outre reconstituant.

Prép. pharm. et posol. — 4 à 6 gr. par jour (adultes), 1 à 2 gr. (enfants), mêmes préparations que la créosote.

— CRÉOSOTE (PHOSPHITE DE). — *Syn.* **PHOSPHOTAL** produit non défini, mélange en proportions variables d'éthers phosphoreux des phénols de la créosote, liquide visqueux, rougeâtre peu solu ble dans l'eau, soluble dans l'alcool et l'éther, renfermant 90 p. 100 de creosote, tres peu toxique — succédane de la créosote.

Doses 0 gr. 50 a 1 gr 50 par jour (adultes), en capsules de 0 gr. 20 ou en lavements 1 à 3 gr. (adultes) dans 1/4 ou 1/2 lavement avec jaune d'œuf. — *Enfants :* 0 gr. 25 à 0 gr. 50 selon l'âge.

— **CREOSOTE (TANNO PHOSPHATE DE.)** — *Syn* **TAPHOSOTE**, association de tanin et de phosphate de créosote, renferme 85 p. 100 de créosote Mêmes indications et doses que cette derniere.

— **CRÉOSOTE (VALERIANATE DE).** — *Syn.* **ÉOSOTE,** liquide huileux soluble alcool et éther, à peu près inodore et accepté sans repugnance par les malades.

Mêmes indications que la créosote. Doses 0 gr. 20 à 1 gr. en capsules de 0 gr. 20 centigr.

CRÉSALOL $C^{14}H^{6}$ $(C^{14}H^{6}O^{6})$. — *Syn* **SALICYLATE DE CRÉSYLOL, PARACRÉSALOL** : corps cristallise, insipide, odeur analogue a celle du salol, insoluble eau, peu soluble alcool, fond a 36°.

Prop. thérap. — Succédané du salol préconise par Nencki pour pratiquer l'antisepsie intestinale.

Dose. — De 2 a 8 gr. par jour en cachets.

CRÉSYLOL $(C^{7}H^{8}O)$ — *Syn.* **CRÉSOL. ACIDE CRÉSYLIQUE, — PARACRESYLOL — PHENOL CRESYLIQUE.**

Le *cresylol officinal* est un mélange des trois crésylols isomères que fournit le goudron de houille C'est un liquide soluble dans 40 a 50 parties d'eau froide (des traces d'hydrocarbures rendent souvent ses solutions opalescentes), miscible a l'alcool et tres soluble dans les solutions alcalines Le *cresylol sodique* du Codex est une solution à P E de cresylol officinal et de lessive de soude.

Prop. thérap. — *Antiseptique* comme le phénol, en solutions à 1 ou 2 p. 100 pour lavages et injections — Utilisé surtout comme *désinfectant :* sous forme de *cresylol sodique* dilue dans 15 a 30 parties d'eau

SOLUTOL ET SOLVEOL. — Ce sont des solutions de crésylol sodique

CRESOL PARA ou *Paracrésol* — C'est un crésylol synthétique cristallise, peu sol dans l'eau. On peut l'employer en solutions antiseptiques en le solubilisant dans l'eau au moyen du savon (1/2 de son poids), M. Choay propose la formule suivante

Paracrésol cristallise 30 gr., poudre de savon amygdalin 15 gr., eau 1000 gr.

— **CRÉSOL TRIIODE** — V **LOSOPHANE.**

CRESSON. — *Nasturtium officinale.* (Crucifères) *Syn.* Cresson de fontaine; antiscorbutique, sialagogue. — *A l'int.* suc 100 à 150 gr.

— **CRESSON DE PARA** *Spilanthus oleraceus* (Composees) *Syn.* Spilanthe

Part. empl. — Capitules

Prop. thérap. — Odontalgique, sialagogue, antiscorbutique.

Prép. pharm et posol — *A l'int* alcoolat et alcoolature 5 à 10 gr

PARAGUAY-ROUX

Feuilles de cresson de Para	40 gr
Feuilles d'inula bifrons	10 —
Pyrethre	16 —
Alcool a 86°	80 gr

F macérer 15 jours dans l'alcool Exprimez et filtrez — Odontalgique.

CRISTALLOSE. — Orthotoluolsulfonate de soude, édulcorant a 0 gr. 05 a 0 gr. 30 en solution, tablettes.

CRISTALLINE. — V. COLLODION.

CROTON TIGLIUM. (Euphorbiacées.) — *Syn.* Graine de Tilly, des Moluques, petits pignons d'Inde.

Part empl. — Semences. Huile grasse.

Princ act — Crotonol, acide crotonique.

Prop thérap — Purgatif tres violent, anthelminthique, révulsif énergique

Prép. pharm. et posol — *Un* gramme = L gouttes — *A l'int* Huile I ou II et jusqu'a V gouttes. — *A l'ext* huile III à VI gouttes, en frictions.

CRAYON D HUILE DE CROTON

Huile de croton	20 gr
Cire	10 —
Beurre de cacao	10 —

Contre teigne.

LOOCH PURGATIF.

Looch blanc	120 gr
Huile de croton	I a II gouttes

M 1 cuillerée a soupe d'heure en heure

PILULES DRASTIQUES

Huile de croton	I a II gouttes
Savon amygdalin / Poudre de guimauve	āā 1 gr.

Pour 10 pilules.

— CROTON CHLORAL. — V. **CHLORAL.**

CRYOGÉNINE ou Métabenzamidosemicarbazide — Poudre blanche cristalline, peu soluble dans l'eau antithermique non toxique (Dumarest).

Dose 0 gr 20 à 1 gr 20 en 24 heures par cachets de 0 gr. 20 l'abaissement de température est de 1 a 2 degres, on le maintient en administrant des doses décroissantes (0 gr. 60 a 0 gr 20) de médicaments Préconisee dans la fievre typhoide.

D'apres le Dr Chaumier, il convient d'employer chez les adultes encore vigoureux des doses de 0 gr 50 a 0 gr. 75 en une fois doses qu'on peut répeter 1 a 2 fois par jour si l'abaissement de temperature obtenu ne persiste pas. — *Enfants* 0 gr 05 a 0 gr. 10 par année.

CRYOPHINE. — Dérivé de la Phénétidine et de l'acide methylglycolique. Cristaux incolores, inodores, solubles dans 600 parties d'eau froide et 52 d'eau bouillante.

Prop. thérap. — Antipyrétique, febrifuge, antinévralgique.

Dose 0 gr 50 à 1 gr. 50 en cachets.

CUBÈBE. — *Piper Cubeba* ou *Cubeba officinarum* (Piperacées). *Syn.* Poivre à queue.

Part. empl — Fruit

Princ. act — **CUBÉBINE** et huile essentielle.

Prop. thérap. — Stimulant, stomachique, antigonorrhéique antiblennorhagique.

Prép. pharm. et posol. — *A l'int.* extrait oléo-résineux 1 à 3 gr., — infusé 20 p. 1000, — opiat 10 à 25 gr, — poudre 8 à 30 gr.

NOTA — Pour un certain nombre de formules, où l'on peut faire entrer le cubèbe nous renvoyons à l'art *Copahu*.

ÉLECTUAIRE ANTIBLENNORRHAGIQUE.

Poudre de cubèbe	100 gr
Copahu	Q. s 30 à 50 —
Essence de menthe	2 —

M 10 gr par jour en 3 fois dans du pain azyme

ÉLECTUAIRE DE CUBÈBE (Fournier)

Cubèbe pulvérisé	16 à 30 gr
Sirop de goudron	Q s

F des bols à prendre en 6 ou 8 fois dans la journée

OPIAT ANTIBLENNORRH. (Diday)

Baume de copahu	12 gr
Poivre cubèbe	18 —
Poudre de jalap	3 —
Gomme gutte	0 — 20 centigr.
Sirop de rose pâle	Q s

M. f s a un opiat à prendre en 2 ou 3 fois dans la journée

PILULES CONTRE BLENNORRHÉE ET POLLUTIONS (Sigmund).

Camphre	0 gr 40 centigr
Extrait de cubèbe	5 —
Poudre —	Q s

Pour 50 pilules, 3 matin et soir.

CUIVRE (**ACÉTATE NEUTRE DE**) $(C^2H^3O^2)Cu+H^2O$ — *Syn* Sous-acétate de cuivre, acetate basique de cuivre, vert de gris, Verdet. Une partie est incomplètement soluble dans 13 d'eau à 15°, 10 de glycérine, peu soluble alcool, insoluble ether et chloroforme.

Prop. thérap — Escharotique.

Prép. pharm et posol — *A l'int.* 0 gr., 005 milligr. à 0 gr., 01 centig. — *A l'ext.* poudre, emplâtres, onguent egyptiac, miel escharotique (Codex), etc.

EMPLATRE D'ACÉTATE DE CUIVRE, CIRE VERTE (Codex 1866)

25 gr de verdet sur 200 gr de préparation, employé contre les cors

MIXTURE CATHÉRÉTIQUE OU COLLYRE DE LANFRANC (Codex)

Aloès	ãã	5 gr
Myrrhe		
Verdet		10 —

Sulfure jaune d'arsenic	15 gr
Eau distillée de rose	380 —
Vin blanc	1000 —

Agitez Pour toucher les ulcérations

POUDRE ESCHAROTIQUE DE HUNTER (Ph Esp)

Verdet pulvérisé	ãã	P E
Sabine pulvérisée		

M Couvrir les végétations des organes génitaux

— **CUIVRE (CITRATE DE) — CUPROCITROL.** — Poudre verte, légère, très peu soluble dans l'eau, préconisée dans le traitement du trachôme en pommade ou en projection sur les paupières.

POMMADE

Cuprocitrol	0 gr. 50 à 1 gr.
Glycérole d'amidon	10 —

F. s a

— **CUIVRE (NUCLÉIDE DE)** — *Syn.* **CUPROL** — Renferme 6 p 100 de cuivre, soluble dans l'eau, préconisé contre conjonctivite en applications locales et instillations d'une solution de 5, à 10 p 100, renfermant 0,5 p 100 de chlorétone.

— **CUIVRE (OLEO-STÉARATE DE)**

POMMADE DE JEANNEL.

Oleo-stéarate de cuivre 1 gr.
Axonge 40 —

M. Impetigo, en onctions sur les parties malades du cuir chevelu.

— **CUIVRE (OXYDE NOIR DE)** (CuO) — *Syn.* Bioxyde de cuivre.

Prop. therap. — Fondant, tænifuge (?).

Prép pharm. —*A l'int.* poudre 0 gr., 20 à 0 gr., 80 centigr. (Inusite en France.) — *A l'ext.* poudre 0 gr., 50 à 1 gr en frictions.

POMMADE CONTRE AMAUROSE (Sichel).

Oxyde noir de cuivre 1 gr
Axonge 10 —

M 4 onctions par jour sur le front et les tempes.

POMMADE CONTRE ZONA (Glones)

Oxyde noir de cuivre 0 gr 75 centigr. a 4 gr.
Pommade rosat 30 —

M. Onctions légères soir et matin.

— **CUIVRE (PHOSPHATE DE).** — Préconisé contre tuberculose (Luton) : est obtenu par double décomposition dans les préparations suivantes :

PILULES D'ACÉTO PHOSPHATE DE CUIVRE (Luton)

Acetate neutre de cuivre 0 gr. 01 centigr
Phosphate de soude cristallise 0 — 05 —
Glycerine et poudre de reglisse Q. s

Pour 1 pilule dose 4 a 6 par jour

POTION (Luton).

Acétate de cuivre 0 gr 05 centigr.
Phosphate de soude 0 — 50 —
Potion gommeuse 125 —

F s a. par cuillerée.

— **CUIVRE (SULFATE DE)** (SO^4Cu+5H^2O). — *Syn.* **COUPEROSE BLEUE**, vitriol bleu. Une partie est soluble dans 3 d'eau à 15°; 3,5 de glycérine, insoluble alcool et ether.

Prop thérap. — Antispasmodique, febrifuge, vomitif, astringent, caustique.

Prép. pharm. et posol. — *A l'int.* 0 gr ,005 millig. à 0 gr., 02 cent. (antispasmodique, febrifuge), — 0 gr , 10 à 0 gr., 50 centigr. et jusqu'a 0 gr. 75 (vomitif). *Enfants*, 0 gr. 05 à 0 gr. 10. — *A l'ext.* 0 gr., 05 à 0 gr. 20 centigr. p. 20 gr. en pommades, solutions, collyres, pierre divine (Codex), etc.

Incompat — Sulfures, sels de plomb, décoctés astringents, borax, alcalis et leurs carbonates.

COLLYRE CONTRE CONJONCTIVITES CHRONIQUES (Sichel)

Sulfate de cuivre 0 gr 05 centigr
Eau distillee 10 —
Laudanum de Sydenham VI gouttes

M.

COLLYRE PIERRE DIVINE

Pierre divine 1 gr
Eau de roses 250 —

COLLYRE SULFATE DE CUIVRE (Debreyne).

Sulfate de cuivre 0 gr 25 centigr a 1 gr,
Eau distillee 30 —

F. dissoudre

CRAYONS ESCHAROTIQUES (H. P).

Sulfate de cuivre pulv. 10 gr.
Alun pulv } āā 5 gr.
Azotate de potasse pulv. }

M F fondre et coulez dans une lingotière.

EAU STYPTIQUE D'ALIBOUR

Sulfate de cuivre 10 gr.
Sulfate de zinc 35 —
Camphre 5 —
Safran en poudre 2 —
Eau de pluie ou de riviere 1000 gr.

M , agitez laissez reposer 24 heures decantez Ophtalmies chroniques Souvent on ajoute de l'eau. Antiseptique puissant preconisé contre l'impétigo par le Dr Sabouraud

GLYCÉRÉ AU SULFATE DE CUIVRE.

Glycérolé d'amidon 10 gr.
Sulfate de cuivre 0 gr 50 à 1 —

M. Contre conjonctivite granuleuse.

LIQUEUR DE SCHMALZ.

Sulfate de cuivre }
— de zinc } ãã 3 gr
Verdet }
Mellite de roses 20 —
Eau 40 —

F dissoudre dans l'eau les sulfates, triturez le verdet avec la solution, ajoutez le mellite Cathérétique. Injections dans les trajets fistuleux

LIQUEUR DE VILLATE (Codex)

Sous-acétate de plomb liquide 30 gr.
Sulfate de cuivre } ãã 15 —
— de zinc }
Vinaigre blanc 200 gr

Agitez — Us comme la liqueur précédente.

POTION CONTRE BRONCHITE FIBRINEUSE (Sauer)

Eau 180 gr
Sulfate de cuivre 0 — 50 centigr.
Extrait d'opium 0 — 03 —

M Par cuillerées à soupe toutes les heures

POTION VOMITIVE

Sulfate de cuivre 0 gr 10 centigr.
Eau 100 —
Sirop de menthe 25 —

M par cuillerée à soupe toutes les 10 minutes contre le croup.

— **CUIVRE (SULFATE DE) AMMONIACAL.** (SO^4Cu $(AzH^3)^4$ $+ H^2O$.) 1 partie soluble 1 part. 5 d'eau.

Prop. thérap. — Astringent, diurétique, antispasmodique.

Prép. pharm. et posol. — *A l'int.* 0 gr., 15 à 0 gr , 20 centigr.

Incompat. — Comme pour le sulfate de cuivre.

PILULES CONTRE L'ÉPILEPSIE (Biett).

Sulfate de cuivre ammoniacal 1 gr
Extrait de valériane 5 —

F. s. a. 60 pilules. 1 à 4 par jour.

PILULES CUIVRIQUES (Swediaur).
PILULES BLEUES ALLEMANDES.

Mie de pain 3 gr.
Sulfate de cuivre ammoniacal 0 — 40 centigr

F. 18 pilules. 2 ou 3 par jour.

POTION CONTRE LA NÉVRALGIE FACIALE ÉPILEPTIFORME (Féréol)

Eau distillée 100 gr
Sirop de fleur d'oranger 30 —
Sulfate de cuivre ammoniacal 0 — 15 centigr.

F s a 3 à 4 cuillerées à chaque repas, le reste dans l'intervalle

SOLUTION (Neumann)

Sulfate de cuivre ammoniacal 1 gr 50 centigr.
Eau distillée 25 —

II *a* V *gouttes par jour Épilepsie chorée. Pollutions nocturnes*

CUMIN. — *Cuminum cyminum* (Ombellifères).

Part. empl. — Séminoïdes.

Prop. thér. — }
Prép. pharm. et posol. — } Comme l'anis.

CUPROCITROL. — Voir **CUIVRE (CITRATE DE).**

CURARE. — Extrait d'apparence résinoïde, soluble dans l'eau, fourni par un certain nombre de strychnos dont les principaux sont, suivant les régions, les *St. Caltelnaaena, St. Toxifera, St. Crevauxii.*

Princ. act. — **CURARINE** amorphe (Boussingault et Roulin), puis cristallisée (Preyer), paraît 20 fois plus active que le curare.

Prop. thérap. — Préconisé dans le traitement du tétanos, de l'épilepsie, de la chorée, de la rage.

Prép pharm. et posol. — On emploie en injections sous-cutanées le soluté aqueux de curare à 1/100e, la dose est variable selon l'activité de la substance employée, on injecte toutes les 30 minutes; 1/2 ou 1 centigr. de curare jusqu'à production des effets physiologiques. *Voir le chapitre spécial*, page 363

La *curarine* s'emploie de la même manière à la dose de 1 dixième de milligr. par injection — inusitée

CURCUMA. — *Curcuma longa* (Zingiberacées). *Syn.* Souchet ou safran des Indes, racine de safran.

Part empl. — Rhizome

Prop. thér. — Aromatique, excitant, diurétique.

Prop thérap. — *A l'int.* Poudre inusité).

CUTOL. — Voir **ALUMINE BORO-TANNATE.**

CUTOL SOLUBLE. — Voir **ALUMINE BORO TANNO-TARTRATE.**

CYANHYDRIQUE (acide) CAzH. *Syn.* **ACIDE PRUSSIQUE** — Soluble eau et alcool.

Prép thér. — Sédatif de la toux, n'est guère usité que sous forme d'eau de *laurier-cerise*

Prép pharm. et posol — *A l'int.* Solution officinale à deux p 100 (Codex 1908) · 0 gr. 05 à 0 gr. 10 (I à II gouttes) par dose; 0 gr 25 à 0 gr. 50 (V a X gouttes) par 24 heures. *A l'ext.* solution 1 a 4 gr pour 25 à 400.

N B L'acide cyanhydrique du Codex de 1884 était au *centième*. Celui du Codex de 1866 était au *dixième*.

Incompat. — Chlore et la plupart des sels métalliques, sulfures, oxydes, eau oxygénée, etc

LOTION CONTRE PRURIT

Acide cyanhydrique a 1/500	10 gr
Lait d'amande	250 —

POTION PECTORALE (Magendie)

Acide prussique médicinal	X gouttes
Infusion de lierre terrestre	100 gr
Sirop de gomme	30 —

M Par cuillerée toutes les 3 heures.

CYANURE DE POTASSIUM (CAzK). — **Extrêmement toxique.** — Très soluble eau, soluble 83 parties d'alcool à 90° et 3,12 de glycérine

Prop thérap — Comme l'acide cyanhydrique presque inusité, d'ailleurs peu recommandable a cause de sa grande toxicité et de l'altérabilité (rapide) de ses solutions

Prép. pharm. et posol. — *A l'int* 0 gr. 005 à 0 gr., 01 par dose; 0 gr. 03 à 0 gr 04 par 24 heures. — *A l'ext.* en collyre 0 gr., 20 p. 30; — en lotions, 1 p 40

Incompat. — Acides, iodures, sels de fer et de mercure.

MÉLANGE POUR LOTIONS (Biett).

Cyanure de potassium	0 gr 50 cent. a 1 gr.
Emulsion d'amande amère	100 —

M.

POMMADE CONTRE LES DÉMANGEAISONS (Hardy).

Cyanure de potassium	0 gr 05 centigr a 10 centigr.
Vaseline	30 gr.

M.

POTION SÉDATIVE (Magendie).

Cyanure de potassium	0 gr. 05 centigr.
Eau distillée de laitue	60 —
Sirop de guimauve	30 —

M. 1 cuillerée à café toutes les 2 heures Surveiller.

CYANURE DE ZINC $(CAz)^2 Zn$. Insoluble eau et alcool, soluble ammoniaque

Prop thérap. — Sédatif.

Prep pharm. et posol — *A l'int* 0 gr , 02 à 0 gr , 10 centigr. — *A l'ext* 0 gr , 20 centigr p 10 en pommade.

Incompat — Acides, iodures, etc

PILULES DE CYANURE DE ZINC (Luton)

Cyanure de zinc	1 gr
Guimauve en poudre	5 —
Sirop de gomme	Q s

F. s a 40 pilules 1 a 4 par jour.

POMMADE DE CYANURE DE ZINC (Cunier)

Cyanure de zinc	0 gr 20 centigr.
Axonge Beurre de cacao	ãã 5 gr.

F s a En frictions tous les 1/4 d'heure

POUDRE ANTISPASMODIQUE

Cyanure de zinc	0 gr 02 centigr.
Magnesie calcinee	0 — 20 —
Cannelle pulverisee	0 — 15 —

M. A prendre en 1 fois.

CYNOGLOSSE. — *Cynoglossum officinale* (Borraginées).

Sans proprietes therapeutiques : a donne son nom aux pilules suivantes

PILULES DE CYNOGLOSSE OPIACEES (Codex)

La pilule de 0 gr 20 centigr contient 0 gr 02 centigr d extrait d'opium

CYNORRHODON. — Voy. *Rosier sauvage.*

D

DATTIER. — *Phœnix dactylifera.* (Palmiers.)

Part. empl. — Fruits.

Prop. thérap. — Adoucissant, béchique, fait partie de quatre fruits pectoraux.

Prép. pharm. et posol. — *A l'int.* décocte 50 p. 1000, — pulpe *ad libitum.*

DATURA STRAMONIUM. (*Solanacees.*) — *Syn.* Stramoine, pomme épineuse.

Part. empl. — Racine, feuille, semence.

Princ. act. — Daturine.

Prop. thérap. — Narcotique, antispasmodique, antiasthmatique.

Prép. pharm. et posol.—*A l'int.* alcoolature V à XXX gouttes ; — extrait alcoolique 0 gr., 01 à 0 gr , 10 centigr.; — extrait aqueux 0 gr., 02 à 0 gr., 20 ; — poudre 0 gr , 05 à 0 gr. 25 par dose, jusqu'à 1 gr. en 24 heures ; — sirop 10 gr. à 30 gr., — teinture alcoolique V à XXX gouttes, — teinture etherée V à XXX gouttes. — *A l'ext.* huile Q. v — Infusé 10 a 50 p. 1000 — *Enfants* Voir Formule de Brunton, page VIII.

PILULES ANTINÉVRALGIQUES (Oesterlen).

Semences de stramonium		
— de belladone	ãã	1 gr
Sulfate de quinine		

F s. a 50 pilules 1 à 4 par jour

PILULES ANTINÉVRALGIQUES (Trousseau)

Extrait de stramoine	0 gr 50 centigr.
Extrait d'opium	0 — 50 —
Oxyde de zinc	8 —

F s a. 40 pilules De 1 à 8 en 24 heures

POUDRE ANTIASTHMATIQUE

Poudre de stramonium		
— belladone	ãã	5 gr.
— jusquiame		
— nitrate de potasse		

M brûler une pincée de cette poudre et inhaler la fumée

DERMATOL. ($C^7H^7O^7Bi$) **GALLATE BASIQUE DE BISMUTH. SOUS-GALLATE DE BISMUTH** — Poudre insoluble de couleur jaune soufre, inodore, insoluble eau, alcool, ether, preconise comme succadané de l'*Iodoforme*, de l'*Iodol*, de l'*Aristol*, est employe aux mêmes doses et aux memes usages. *Us int* a la dose de 2 a 6 gr par jour, le dermatol donne de tres bons resultats contre la diarrhee typhique, tuberculeuse, l'enterite, l'entérocôlite

POMMADE CONTRE L'ACNÉ SEBACÉ
(Barthelemy)

Dermatol	2 gr
Oxyde de zinc	5 —
Talc	10 —
Vaseline	20 —
Lanoline	10 —

En application le soir.

CACHETS ANTIDIARRHÉIQUES (Gilbert)

Dermatol	0 gr 20 centigr
Carbonate de chaux	0 — 30 —

Pour 1 cachet 1 au debut de chaque repas

COLLE D'UNNA AU DERMATOL

Dermatol	ãã	1 gr
Oxyde de zinc		
Gélatine		
Glycérine	ãã	30 gr.
Eau distillee		

F. s. a.

POTION ANTIDIARRHEIQUE

Dermatol	2 a 6 gr
Sirop de coing	30 —
Julep gommeux	120 —

2 a 6 cuillerées a soupe par jour

INJECTION ANTIBLENNORRHAGIQUE
(Dokoutchaïev)

Dermatol	ãã	2 gr.
Gomme arabique pulvérisee		
Eau		25 —

3 a 4 injections par jour.

DEXTRINE ($C^6H^{10}O^5$)^n. — Soluble dans l'eau, l'alcool dilué; insoluble dans l'alcool anhydre.

Prop. thérap. — Délayee avec quantité suffisante d'eau, elle peut servir à la confection des appareils inamovibles, a eté employee contre l'eczema.

SOLUTION CONTRE L'ECZEMA (Devergie)

Dextrine	125 gr.
Eau bouillante	1000 —

F dissoudre En compresses imbibées de la solution

DEXTROFORME. — Combinaison du formol avec la dextrine. Supérieur a l'amyloforme, parce qu'il est facilement soluble dans l'eau et la glycérine; il n'est pas altere par l'action d'une temperature de 105°. On peut donc stériliser les pieces de pansement impregnées de dextroforme.

DIADERMINE. — Nom donné à un savon mou renfermant de la glycérine, facilement soluble dans l'eau, neutre et tres adherent a l'épiderme, il peut, comme la lanoline dont il est un succédane, absorber une assez grande quantité d'eau.

DIASCORDIUM (électuaire). (Codex.)
Prop. thérap. — Antidiarrhéique.
Prép. pharm. et posol. — *A l'int.* 1 à 10 gr. en bols.
Pour les formules voir à *Bismuth*.

DIAPHTOL. — Quinaseptol, acide orthoquinolinmétasulfonique. — Bactéricide, antigonorrhéique en solution aqueuse à 1 p. 100.

DIASTASE. — V. **MALT** et **MALTINE**.

DIOSMAL. — Voir **BUCHU**.

DICTAME.— *Dictamnus origanum* (Labiées).
Part. empl. — Feuilles.
Prop. thérap. — Excitant, emménagogue, fait partie du diascordium et de la thériaque.
Prép. pharm. et posol. — *A l'int.* poudre (inusité).

DIGITALE. — *Digitalis purpurea* (Scrofularinées). *Syn.* grande digitale, digitale pourprée, gantelée, doigtier, gants de Notre-Dame.
Part. empl. — Feuilles.
Princ. act. — **DIGITALINE** ou *digitoxine*, *digitaléine* et *digitonine*.
Prop. thérap. — Puissant *tonique cardio-vasculaire*: *ralentit*, *renforce* et *régularise* les contractions cardiaques, *diurétique* très efficace, mais seulement à la période des hydropisies et œdèmes des cardiopathies.
Indiquée lorsqu'il y a fréquence, inégalité, irrégularité, insuffisance des pulsations cardiaques, œdème.
Contre-indiquée dans les cas d'hypertension artérielle et d'imperméabilité rénale.
Observation importante. — La digitale ou la digitaline *s'accumulant* facilement dans l'organisme, il faut donner d'emblée la dose efficace (ou la répartir en 3 ou 4 jours) et n'administrer de nouvelle dose qu'après une période de repos de 15 à 20 jours.
Equivalence des préparations de Digitale. — L'action thérapeutique de la Digitale et celle de ses préparations ne peuvent être comparées à celle de la *Digitaline cristallisée*. L'équivalence thérapeutique ne paraît pas exister, l'expérience a démontré que l'activité d'un poids donné de *Digitale en nature* est beaucoup plus grande que celle de la *Digitaline cristallisée* qu'elle renferme et dont la proportion est en moyenne de *un* millième.
S'il y avait réellement équivalence, voici les *quantités des principales préparations qui correspondraient à 1 milligramme de digitaline* cristallisée :

1 gr. de poudre.
10 gr. de teinture 1/10e.
200 gr. de sirop.
0 gr. 18 d'extrait alcoolique.
200 gr. de vin de Trousseau.

Posologie des préparations de digitale

Poudre. 0 gr. 10 à 0 gr. 80 en cachets, pilules (formes à rejeter, la poudre étant localement irritante pour l'estomac), infusion et, surtout, *macération* (qui est la forme préférable) dans 120 à 150 grammes d'eau.

Enfants Abstention au-dessous de 1 an ; ensuite de 0 gr. 01 a 0 gr. 02 par année d'âge.

Teinture alcoolique (au 1/10°; Codex, LVII gouttes = 1 gr): 1 à 5 gr — *Enfants*. au-dessus de 1 an, III a IV gouttes par année

Sirop (20 gr contiennent 1 gr de teinture, Codex), 20 a 100 gr — *Enfants :* au-dessus de 1 an, 1 gr. 50 par annee

Extrait alcoolique (Codex, 1 gr. = environ 5 gr. 50 de feuilles): 0 gr 03 a 0 gr 15

Vin de digitale composé ou vin de Trousseau (20 gr correspondent a environ 0 gr 10 de digitale et contiennent 1 gr. d'acétate de potassium, Codex). 10 à 60 gr chez l'adulte.

Les preparations suivantes, aujourd'hui presque abandonnees, figuraient au Codex de 1884 :

Alcoolature 0 gr. 20 à 1 gr. — *Teinture étheree* (au 1/5°) 0 gr. 20 a 1 gr. — *Extrait aqueux*. 0 gr. 03 à 0 gr. 15. — *Emplatre* a 0 gr 75 d'extrait p 100.

INFUSION DE DIGITALE

Poudre de digitale	0 gr 50
Eau bouillante	120 gr
Après infusion et filtration, ajouter	
Sirop de fleurs d'oranger	30 gr

A prendre en 2 fois dans la journée

MACÉRATION DE DIGITALE.

Poudre de digitale	0 gr 60
Eau froide	160 —
Apres 12 heures de macération et filtration, ajouter	
Sirop des 5 racines	30 gr

A prendre en 2 fois dans la journée

OXYMEL DIURÉTIQUE (Gubler)

Teinture alcoolique de digitale	10 gr
Extrait aqueux de seigle ergoté	10 —
Acide gallique	5 —
Bromure de potassium	30 —
Hydrolat de laurier-cerise	30 —
Sirop de cerise	400 —
Oxymel scillitique	515 —

F s a 2 ou 3 cuillerées par jour dans de l'eau.

PILULES CONTRE MÉNINGITE TUBERCULEUSE (Golis)

Poudre de digitale	0 gr 10 centigr
Calomel	0 — 06 —
Oxyde de zinc	0 — 12 —
Extrait de chiendent	Q s.

Pour 12 pilules 6 a 12 par jour.

PILULES CONTRE LA PNEUMONIE (Millet).

Kermès }	
Extrait alcoolique de digitale }	ãã 0 gr 20 centigr.

Pour 20 pilules 1 toutes les heures.

PILULES DIURÉTIQUES HYDRAGOGUES (Bouch).

Digitale }	
Scille } ãã	5 gr.
Scammonée }	
Sirop de gomme	Q s.

F s a 100 pilules. 2 a 12 par jour

PILULES C STÉATOSE CARDIAQUE (Kisch)

Poudre de digitale }	
— d'aloes } ãã	2 gr
— de rhubarbe }	
Extrait de menyanthe	Q s.

Pour 30 pilules. 1 toutes les 3 heures

POTION CONTRE HÉMOPTYSIES (Lebert)

Digitale	1 gr 50 centigr
Faites inf dans eau	150 —
Extrait de ratanhia 2 a 4 —	
— d'opium	0 — 05
a 0 gr 10 centigr	
Sirop citrique	30 —

Par cuillerées

POTION SÉDATIVE

Teinture de digitale	XV a L gouttes
— d'opium	X a XV —
Sirop de fleur d'oranger	30 gr
Infuse de tilleul	120 —

M Par cuillerées dans la journée.

POUDRE DIURÉTIQUE.

Poudre de scille	1 gr 50 centigr.
Poudre de feuille de digitale	1 — 50 —
Nitrate de potasse pulverise	20 —

M. et divisez en 15 paquets — 1 ou 2 par jour.

POUDRE DIURÉTIQUE ET LAXATIVE

Sulfate de potasse pulverisé	6 gr
Crème de tartre soluble	6 —
Nitrate de potasse pulverisé	6 —
Feuilles de digitale pulverisées	1 —

M. et divisez en 20 paquets 1 *à* 3 *par jour*

VIN DIURÉTIQUE DE L'HOTEL-DIEU OU TROUSSEAU (Cod.).

Digitale	5 gr.
Scille	15 —
Baies de genièvre	25 —
Acétate de potasse	50 —
Alcool	100 —
Vin blanc	900 —

20 *gr contiennent* 1 *gr d'acetate de potasse et* 0 *gr.* 10 *centigr. de digitale.*

DIGITALINE cristallisée ($C^{31}H^{50}O^{10}$). — Appelée en Allemagne **DIGITOXINE** — Presque insoluble dans l'eau, sol. dans 43 p. d'alcool à 90°, très sol. dans le chloroforme

N. B. La *Digitaline amorphe, chloroformique*, qui n'a pas été maintenue au Codex de 1908, contient environ 95 p 100 de digitaline cristallisée. elle est comme celle-ci très soluble dans le chloroforme et sensiblement aussi active

Prop. thérap. — Celles de la digitale, toutefois, la digitaline est un diurétique moins actif que la macération de digitale.

Prép. pharm. et posol — *A l'int* Un quart de milligr. à 1 milligr en *granules, solution, injections hypodermiques.*

La forme *granule* (ceux du Codex sont dosés à 1/10e de milligr) est peu recommandable à cause de l'action irritante de la digitaline sur la muqueuse gastro-intestinale.

Pour les injections hypodermiques, les solutions huileuses (solution à 1 p. 8000 dont 1 centimètre cube = 1/8e de milligr) sont moins irritantes que les solutions aqueuses (voir p 363).

Emploi du soluté au millième de digitaline cristallisée du Codex Ce soluté est constitué et dosé de façon telle que LVI gouttes = 1 gr. de soluté = 1 milligr de digitaline On le donne généralement de 3 manières différentes (Huchard).

1° A *dose massive* de L gouttes = 1 milligr environ de digitaline en 24 heures (à prendre en une ou deux fois dans la journée). Cette *dose ne doit pas être répétée les jours suivants* à cause des effets toxiques *cumulatifs* de la digitaline, la dose de 1 milligr. ne peut être prescrite, en effet, qu'une seule fois par quinzaine Cette dose massive est indiquée en cas d'*asystolie* (dose *asystolique* et *diurétique*).

2° A *dose faible* ou *sédative*, pour combattre les *palpitations*, l'éréthisme cardiaque et la dyspnée du *rétrécissement mitral* V à X gouttes de la solution 1/1000e *pendant* 5 *jours de suite*, soit 1/2 à 1 milligr. de digitaline en 5 jours, après quoi la médication *devra être suspendue pendant au moins 15 jours*

3° A dose *très faible* ou dose d'*entretien cardiotonique* III à IV gouttes seulement chaque jour pendant des semaines et même des mois, la qqté de digitaline ainsi administrée chaque jour est alors si faible que l'accumulation ne peut se produire.

Aux *enfants* de 5 à 10 ans, on donne de 1/5 à 1/4 de milligr, soit X à XII gouttes de solution à 1 1000e, en une seule fois (dose massive) ou en 4 ou 5 jours (dose faible)

DIIODOFORME. (C^2I^4). — *Syn.* **ETHYLÈNE PERIODÉ**, corps solide, jaune, cristallisé, inodore, insoluble eau, peu soluble alcool; succédané de l'iodoforme, mêmes propriétés et mode d'emploi.

DIONINE. — Voir **MORPHINE (ETHYLMORPHINE)**.

DIURÉTINE. — V. *a* **THÉOBROMINE.**

DORMIOL. — Voir **AMYLENE-CHLORAL.**

DOUCE-AMÈRE. — *Solanum Dulcamara* (Solanées). *Syn.* Morelle grimpante, vigne de Judée.

Part. empl — Tige

Princ act — Solanine et dulcamarine, dulcamarétine (Geissler)

Prop. thérap.— Diaphorétique, diurétique, depuratif, sudorifique.

Prép. pharm. et posol — *A l'int.* Extrait, 2 à 4 gr.; infusé 20 p. 1000, — sirop 20 gr à 100 gr

DROSERA. — *Drosera rotundifolia* Rosolis (Droséracées).

Part empl — Plante entiere

Prop thérap — Antispasmodique, employé contre la coqueluche, a ete essaye contre la phthisie

Prép pharm et posol. — *A l'int.* teinture a 1,5c (Cod) et alcoolature 1 a 5 et 10 grammes — *Enfants* III a VIII gouttes par annee

DUBOÏSINE. — (*Toxique*) — Alcaloide vraisemblablement identique a l'hyoscyamine, et extrait du *Duboisia myoporoides* (Solanacées)

Prop thérap —Succedané de l'atropine, conseillée contre les phénomenes nerveux de la maladie de Basedow

Prép pharm et posol. — On emploie le sulfate de duboisine *A l'int* de 1/4 de milligr à 1 milligr. Granules à 1/4 de milligr *Injection hypodermique* (Voir le chapitre spécial, page 364).— *A l'ext* 5 centigr. pour 10 gr d'eau en collyre.

COLLYRE (Galezowski)

Sulfate de duboisine	0 gr 05 centigr.
Eau distillee bouillie	10 —

DULCINE ou SUCROL, PARAPHÉNÉTOL-CARBAMIDE. — Poudre cristalline blanche. Proprietes analogues à celles de la saccharine.

Comprimés dosés a 0 gr. 05.

DUOTAL. — Voir *Carbonate de gaiacol*

E

EAU-DE-VIE ALLEMANDE. — V. *Jalap.*

EAU OXYGÉNÉE. — V. **OXYGÈNE.**

ECTOGAN. — Voir a **ZINC (PEROXYDE DE)**

ÉLECTRARGOL. — Voir a **ARGENT COLLOIDAL ÉLECTRIQUE**

ÉLÉMI. — Résine extraite du *Canarium commune* (Térébinthacées-Bursérées).

Prop. thérap. — Entre dans la composition d'un grand nombre d'emplâtres et de baumes.

Prép. pharm. et posol. — *A l'ext.* employée par les pharmacopées etrangères en onguents à la dose de 1 partie pour 4 d'axonge.

ÉLLÉBORE BLANC. — *Veratrum album* (Colchicacées). *Syn.* Veratre, Varaire.

Part. empl. — Racine.

Princ act. — **VÊRATRINE,** contient en outre de la *jervine* et de l'*acide jervique.*

Prop thérap. — Purgatif violent, émétique, sternutatoire, antirhumatismal, employé contre les maladies de peau.

Prép. pharm. et posol.—*A l'int* poudre 0 gr., 03 à 0 gr , 10 cent. ,— teinture X à XXX gouttes. — *A l'ext.* poudre 0 gr., 20 à 0 gr. 50 centigr. pour 30 gr. d'axonge.

— **VÉRATRINE** ($C^{32}H^{52}Az^{2}O^{8}$). — **Très toxique.** — Insoluble eau à 15°, 1 partie se dissout dans 1000 d'eau à 100°, dans 4 parties d'alcool, dans 10 d'ether, dans 1,72 de chloroforme, dans 100 de glycérine.

Prop. thérap. — Antigoutteux, antirhumatismal, ralentit le pouls.

Prép. pharm et posol. — *A l'int.* 1 à 2 milligr par dose, jusqu'a 10 milligr. par 24 heures. — *A l'ext.* en liniments, en pommades etc.

Incompat. — Incompatibles généraux des alcaloides, tanin, iode, chlore, brome, iodures, etc.

POMMADE CONTRE INCONTINENCE D'URINE

(Rennard).

Sulfate de morphine	0 gr 50 centigr.
Veratrine	0 — 50 —
Axonge	30 —

M.

POMMADE CONTRE NEVRALGIES.

Veratrine	0 gr 05 centigr
Bisulfate de quinine	1 —
Vaseline	15 —

M

POMMADE DE VÉRATRINE.

Veratrine	0 gr 05 centigr
Axonge	10 —

M

TEINTURE DE VERATRINE

Veratrine	1 gr.
Alcool a 85° c	100 —

F dissoudre 1 gr represente 1 centigr de veratrine 0 gr 50 centigr à 1 gr en potion

— **ELLÉBORE NOIR.** *Helleborus niger* (Renonculacées). *Syn.* Rose de Noel, d'hiver, herbe de feu.

Part. empl. — Racine.

Princ. act. — Elléborine, elléboréine.

Prop. thérap. — Emménagogue, purgatif, drastique violent, vermifuge.

Prép. pharm. et posol. — *A l'int.* Poudre 0 gr. 25 à 1 gr. ; Teinture Inusite.

PILULES DE BACHER (Anc. Cod)

Racine seche d'ellébore noir	500 gr
Carbonate de potasse pulverise	125 —
Alcool a 21°	2000 —
Vin blanc	2000 —

F s. a extrait ferme, et prenez

Extrait ci dessus	64 gr.
— de myrrhe	64 —
Poudre de chardon benit	32 —

F s a. des pilules de 0 gr 20 centigr 1 a 2 (tonique), 3 à 5 (purgatif drastique)

— **ELLÉBORE VERT.** *Helleborus viridis* (Renonculacées).

Part empl — Feuilles.

Princ. act — Veratrine et elléborine.

Prop. thérap. — A ete employe contre les maladies de la peau, ralentit le pouls

Prép. pharm et posol. — *A l'int.* extrait alcoolique, 0 gr., 02 à 0 gr., 04 centigr. (Oulmont) Inusite. — *A l'ext.* Inusite.

ÉMÉTINE. — Voir IPÉCACUANHA.

ÉMÉTIQUE — Toxique. — $(C^4H^4O^6),(SbO)K + 1/2\,H^2O$ —

Syn. **ANTIMONIOTARTRATE ACIDE DE POTASSIUM TARTRATE DE POTASSE ET D'ANTIMOINE, TARTRE STIBIE**

1 partie est soluble dans 14,5 d'eau froide, dans 19 de glycerine, insoluble alcool, éther, chloroforme.

Prop. thérap. et posol. — Effets *variables* suivant la *dose* et son *mode d'administration :*

a) *Vomitif energique* aux doses de 0 gr. 03 a 0 gr. 05 (pour adultes) ingérees dans une *petite quantité* (100 à 150 gr.) d'*eau*, en 2 fois à 5 minutes d'intervalle. A cause de son action dépressive sur le cœur et le système nerveux musculaire, l émétique ne doit être donné ni aux malades débiles, ni aux vieillards, ni aux jeunes enfants, dans ces cas, l'ipéca (d'ailleurs souvent associe a l'émetique pour les sujets vigoureux) sera préférable

b) *Purgatif* aux doses de 0 gr. 05 à 0 gr 10 prises dans une *grande quantite* (1 litre) d'eau ou de tisane (*émetique en lavage*).

c) *Expectorant* aux *petites doses* de 1/2 a 1 centigr répétees plusieurs fois par jour (soit 0 gr 05 dans une potion de 150 gr a prendre dans les 24 heures), peu usité comme tel

d) *Contro stimulant* aux *hautes doses* de 0 gr 20 à 0 gr 30 en 24 heures, *dangereuses*, autrefois indiquees dans le traitement de la pneumonie, aujourd'hui *abandonnees*

A l'exterieur, l'emétique irrite la peau en produisant sur elle des pustules analogues a celles de la variole. Rarement prescrit comme rubéfiant en emplâtres (poix stibiee au 1/10°) pommades (a 1 p 30 avec emétique *porphyrisé*) La pommade d'Authenriet (Cod. 84) est au 1/4

Incompat — Acides et sels acides, alcalis, carbonates, sulfates alcalins, astringents, infusions astringentes, quinquina, rhubarbe, cachou, tanin, sirop de gomme, eau de chaux, eau calcaire. L'opium diminue son action.

BOUILLON ÉMÉTO-CATHARTIQUE

Émetique	0 gr 05 a 0 gr. 10 centigr
Sulfate de soude	20 — a 30 —
Bouillon aux herbes	1000 —

F dissoudre Par demi-tasse toutes les heures.

EAU BENITE (Traitement de la Charité)

Emétique	0 gr. 30 centigr
Eau distillee.	240 —

F s a en 2 fois à 1 heure d'intervalle.

EAU DE BANARES (Ph Esp)

Sulfate de magnesie	11 gr.
Émetique	0 — 05 centigr
Sulfate ferreux	0 — 30 —
Tartrate de potasse et de soude	0 — 60 —
Eau commune	1380 —

F dissoudre Filtrez 100 à 200 gr (resolutif), 200 a 350 gr. (laxatif).

JULEP CONTRO STIMULANT (Laennec).

Émétique	0 gr 30 centigr
Infusé de feuille d'oranger	150 gr.
Sirop diacode	40 —

Par cuillerées tous les 1/4 d'heure

JULEP ÉMÉTISÉ (Rasori)

Émétique 0 gr 30 centigr
Infusé de feuille d'oranger 150 —
Sirop de sucre 40 —

1 cuillerée toutes les heures

LAVEMENT PURGATIF

Feuille de séné 15 gr
Sulfate de soude cristallisé 20 —
Émétique 0 — 20 centigr.
Eau Q s

Pour 500 gr de colature F bouillir le séné et le sulfate de soude avec l'eau, passez, exprimez, ajoutez l'émétique.

LIMONADE STIBIÉE

Limonade tartrique 1000 gr
Émétique 5 centigr à 10 centigr

F dissoudre 1/2 verre toutes les 1/2 heures ou toutes les heures

MÉDECINE DE NAPOLÉON (Corvisart)

Crème de tartre soluble 30 gr
Émétique 0 — 025 milligr
Sucre 60 —
Eau 1000 —

F s a A prendre par verres

POTION CONTRE BRONCHITE

Émétique 0 gr 05 centigr
Sel ammoniac 5 —
Extrait de jusquiame 0 — 10 —
Suc de réglisse 10 —
Eau 200 —

Par cuillerées.

POTION CONTRE PNEUMONIE.

Émétique 0 gr. 10 centigr.
Sirop de Desessartz 30 —
Oxymel scillitique 10 gr
Infusé de polygala 150 —

M Par cuillerées

POTION CONTRO STIMULANTE

Tartre stibié 0 gr 30 centigr
Sirop de polygala — diacode } āā 20 —
Infusé de feuille d'oranger 200 —

POUDRE STIBIO-OPIACÉE.

Extrait d'opium en poudre, Émétique } 0 gr 10 centigr
Sucre 120 —

Divisez en 12 paquets 1 le matin et 1 le soir dans un verre d'eau

POUDRE VOMITIVE

Ipecacuanha 1 gr 50 centigr.
Émétique 0 gr 05 à 0 — 10 —

M et divisez en 3 paquets 1 toutes les 10 minutes

SEL DE GUINDRE (Cadet).

Sulfate de soude effleuri 25 gr
Nitrate de potasse 0 — 50 centigr
Émétique 0 — 025 milligr

M En une fois le matin à jeun.

VIN STIBIÉ (Cod. 1866)

Émétique 1 gr.
Vin Malaga 300 —

15 gr contiennent 0 gr 05 centigr. (un grain) d'émétique.

ÉMÉTIQUE D'ANILINE [$C^4H^5O^6(SbO)C^6H^7Az$] — Le sel officinal est le sel anhydre, cristallisé à + 35°, dont 1 gramme est soluble dans 6 gr. 30 d'eau à + 15°, et dans 4 gr 35 à + 35° (Yvon).

Prép thér. Posol — Les propriétés thérapeutiques de l'émétique d'aniline ont été étudiées par Laveran ce sel est moins toxique et moins irritant que l'émétique de potassium, il ne peut cependant être utilisé en injection hypodermique, mais seulement en injection intraveineuse et constitue un bon mode de traitement des trypanosomiases (Laveran, Thiroux, Gustave Martin) La dose varie de 0 gr. 10 à 0 gr 30, d'après Thiroux une dose de 15 centigr suffit chez un adulte, on peut l'élever à 20 centigr. chez les malades encore vigoureux et la réduire à 10 centigr. chez les cachectiques. Le traitement qui paraît donner les meilleurs résultats consiste à alterner tous les 4 à 5 jours une injection de 0 gr. 10 d'émétique d'aniline avec une autre de 0 gr. 50 à 0 gr. 60 d'atoxyl

ÉMODINE. — Trioxyméthylanthraquinone. Poudre jaune rougeâtre insoluble dans l'eau, soluble dans l'alcool et les alcalis Elle existe dans les aloès, le cascara sagrada, la rhubarbe. Purgatif à la dose de 0 gr 01 à 0 gr. 05.

PILULES		
Émodine	1 gr.	*Divisez en 20 pilules renferman chacune 0 gr 05 d'émodine. 1 a 2 pilules le soir.*
Savon médicinal	2 —	

EMPLATRE CAOUTCHOUTÉ SIMPLE. (Codex).

EMPYROFORME. — Produit résultant de la condensation du goudron et du formol. — Poudre brune, odeur spéciale, insoluble dans l'eau, soluble dans l'acétone, le chloroforme, et les alcalis caustiques.

Prop. thér. — Siccatif, antiseptique non irritant : préconisé pour le traitement des plaies, de l'eczéma, des affections de la peau et du cuir chevelu

Prép. pharm. et posol. — Pommade de 1 à 15 pour 100, Vernis, Teinture.

Empyroforme.		5 à 10 gr.
Chloroforme	ãã	50 —
Teinture de benjoin.		

F s a en applications.

ENERGÉTÈNES. — Nom donné par Byla au suc frais de quelques plantes; suc additionné d'alcool pour assurer sa conservation. Ce sont des extraits fluides obtenus *a froid* et sans altération, avec les plantes fraîches, ils représentent leur poids de plante. Le plus employé est celui de valériane (Pouchet et Chevalier). Dose 2 à 4 gram. On prépare également les energetènes de digitale, X a XXX gouttes ; de muguet, 1 a 3 gram. ; de genet, 2 a 4 gr.

ENCENS. *Syn.* Oliban. — Fourni par le *Boswellia carteri* (Térébinthacées). Soluble en partie seulement dans alcool, soluble éther.

Prop. thérap — Entre dans la composition des pilules de cynoglosse et de la theriaque ; en poudre, employé contre la pustule maligne, en fumigations contre les rhumatismes.

Prép. pharm. et posol. — *A l'int.* poudre 1 gr. — *A l'ext.* poudre en fumigations et en pâtes.

ENÉSOL. — Voir **SALICYLARSINATE DE MERCURE**

ÉOSOTE. — Voir **CRÉOSOTE (VALÉRIANATE DE)**

ÉPICARINE — Produit de la combinaison avec condensation du *Naphtol* β avec l'*acide créosotique*, c'est l'acide β oxynaphtol α-oxy-toluylique : poudre jaunâtre, odeur très légèrement piquante, soluble dans l'alcool et l'éther.

Prop thérap. — Employée au début pour le traitement de la gale du chien, puis chez celle de l'homme et aujourd'hui contre l'eczéma, le prurigo, l'herpès tonsurans (Kaposi, Kraus); elle est parfois irritante (Korbel).

Prép. pharm. — Pommades et solutes alcooliques 5 à 10 p. 100

POMMADE CONTRE GALE

Épicarine	5-7 gr
Craie pulvérisée	2 —
Vaseline	30 —
Lanoline	15 —
Axonge	45 —

F. s. a. en frictions

POMMADE CONTRE HERPES TONSURANS

Épicarine	15 gr
Oxyde de zinc	10 gr.
Savon vert	200 —

F. s. a. en frictions

SOLUTION CONTRE DÉMANGEAISONS

Épicarine		10 gr
Éther sulfurique	ãã	40 —
Alcool à 90°		
Glycérine		5 —

F. s. a. en attouchements légers

ÉPINE-VINETTE. — *Berberis vulgaris* (Berbéridées).

Part. empl. — Racines, feuilles, fruits.

Princ. act. — Berbérine.

Prop. thérap. — Fébrifuge.

Prép. pharm. et posol. — *A l'int.* extrait hydro-alcoolique (fait partie de la quinoïde Armand), sirop *ad libitum*, suc *ad libitum*.

ÉPIOSINE. — Produit synthétique de constitution analogue à celle de la morphine, préparé par Vahlen. Petits cristaux insolubles dans l'eau, solubles dans l'alcool, forment avec les acides des sels solubles dans l'eau ; action sédative puissante, toxicité très faible ; succédané de la morphine. Doses 0,10 à 0,15 chez l'adulte en pilules de 0 gr. 05.

ÉPIRÉNANE. — Nom sous lequel on désigne la solution à 1/1000 (stérilisée) d'adrénaline dans l'eau physiologique.

ÉPONGE FINE. — *Spongia officinalis* et *usitatissima* (Zoophytes spongiaires).

Princ. act. — Iode.

Prop. thérap. — Préconisée contre le goitre : sert à dilater les plaies et certaines cavités naturelles.

Prép. pharm. et posol. — *A l'int.* éponge torréfiée 1 à 2 gr. — *A l'ext.* éponge à la cire, éponge à la ficelle.

ERGOT DE SEIGLE. — *Mycelium* du *Claviceps purpurea* (Champignons). *Syn.* **SEIGLE ERGOTÉ**.

Princ. act. — **ERGOTININE** (Tanret) et **ERGOTHIONÉINE**. Acide sclérotique.

Prop. thérap. — Provoque les contractions utérines, hémostatique, antipyrétique.

Prép. pharm. et posol. — *A l'int.* extrait et ergotine, 0 gr. 50 cent. à 1 gr. par dose, 4 gr. par 24 heures, — poudre 2 à 6 gr. (antipyrétique), — 2 gr. à 4 gr. (hémostatique). *Enfants*, 0 gr. 50 à 1 gr. 50 selon l'âge — 0 gr. 50 centigr. à 4 gr. (obstétrical). Lavement 5 à 10 gr. pour 300.

PILULES ANTIHÉMOPTOÏQUES (G. de Mussy)

Ext. de ratanhia pulv.	4 gr
Ergot de seigle	3 —
Digitale pulv.	0 — 50 centigr
Extrait de jusquiame	0 — 25 —

F. s. a. 20 pilules. 4 à 6 par jour.

PILULES CONTRE ATAXIE LOCOMOTRICE (Malbec).

Poudre d'ergot	0 gr. 05 centigr
— de capsicum	0 — 02 —
Extrait de chiendent	Q. s.

Pour 1 pilule. Une à chaque repas pendant 15 jours et 15 jours suivants de 1 à 3 gr. d'iodure de potassium.

POUDRE CONTRE LEUCORRHÉE.

Seigle ergote pulv. 4 gr
Carbonate de fer 5 —
Poudre de cannelle } āā 1 —
Sucre vanille }

M et divisez en 20 paquets 2 par jour, soir et matin

POUDRE CONTRE LES HÉMOPTYSIES.

Seigle ergote pulverise 5 gr.
Acide tannique 2 — 50 centigr

M. et divisez en 10 paquets. 1 paquet matin et soir.

POUDRE CONTRE LA MÉTRITE CHRONIQUE (Gallard)

Seigle ergote pulverise 20 centigr. a 25 centigr.

Carbonate de fer }
Colombo pulvérise } āā 0 gr 10 centigr.
Cannelle pulverisee }

M pour 1 paquet. 1 ou 2 par jour.

PILULES D'ERGOT ET DE FER (Grimaud).

Limaille de fer 2 gr. 50 centigr.
Ergot de seigle 0 — 30 —

M. pour 10 pilules, 1 le soir contre incontinence d'urine.

POTION HÉMOSTATIQUE.

Seigle ergoté 4 gr.
F. infuser dans :
Eau bouillante 100 gr
Sirop de digitale 20 —
Sirop de ratanhia 30 —

M. Par cuillerée toutes les demi-heures.

ERGOTINE. — Extrait aqueux de seigle ergoté repris par l'alcool.

Prop. thérap. — Comme l'ergot de seigle. Il n'y a pas d'équivalence therapeutique entre l'*extrait d'ergot*, ou *ergotine* et l'*ergot employe en nature* ; d'apres le rendement, 1 gramme d'ergotine représente en moyenne 7 grammes d'ergot, cet extrait devrait donc être administré à doses 7 fois plus faible que l'ergot en nature ; or, la posologie des deux medicaments est sensiblement la même.

Prép. pharm. et posol. — 0 gr. 50 centigr. à 6 gr. en potion, pilules, 0 gr 50 a 1 gr. en suppositoires. On emploie surtout l'extrait fluide qui représente poids pour poids l'ergot et possède la meme activité. Dose 0 gr 50 a 4 grammes. *Injection hypodermique.* Voir le chapitre spécial, 364.

COLLUTOIRE CONTRE LA PHARYNGITE CHRONIQUE (Darney)

Ergotine 1 gr 20 centigr
Teinture d'iode 3 —
Glycerine 24 —

F. dissoudre.

LINIMENT CONTRE LA MÉTRITE (Dabney)

Ergotine 2 gr.
Extrait de belladone 0 — 30 centigr
Glycerine pure } āā 16 —
Eau distillee }

F. s. a

OXYMEL DIURETIQUE (Gubler).

Teinture alcoolique de digitale 10 gr
Extrait aqueux de seigle ergote 10 —
Acide gallique 5 —
Bromure de potassium 30 —
Hydrolat de laurier-cerise 30 —
Sirop de cerise 400 —
Oxymel scillitique 515 —

F s a 2 ou 3 cuillerées par jour dans de l'eau

PILULES C ATONIE UTÉRINE POST PARTUM (Palmer)

Ergotine 1 gr 20 centigr.
Sulfate de quinine 2 — 40 —
— de strychnine 0 — 03 —

F s a 20 pilules. — 3 par jour

PILULES CONTRE HÉMOPTYSIES (Lebert)

Ergotine } āā 1 gr. 20 centigr.
Tanin }
Extrait d'opium 0 — 30 —

Pour 20 pilules. Dose 2 a 10, dans la journee

PILULES D'ERGOTINE ET DE FER (Gallard)

Carbonate de fer } āā 5 gr.
Ergotine }
Extrait gommeux d'opium (ad. libit)0 gr 25 centigr

F s a 50 pilules. 4 par jour

POTION D'ERGOTINE.

Ergotine 1 a 4 gr
Vin cordial 100 —
Sirop d'ec d'orang. amère 30 —

F. s. a. Par cuillerées dans la journée.

POTION CONTRE LA MÉTRORRHAGIE.

Ergotine	1 à 4 gr
Teinture de digitale	XV gouttes
Infusé de rose de Provins	90 gr
Sirop de ratanhia	30 —

F. s. a. Par cuillerées toutes les 1/2 heures.

SIROP HÉMOSTATIQUE (Lange).

Ergotine	5 gr
Tanin	2 —
Sirop de consoude	200 —

Par cuillerées à soupe.

SOLUTION TITRÉE D'ERGOT OU D'ERGOTINE POUR INJECTIONS HYPODERMIQUES.

(Ergotine Yvon).

Ergot récent	100 gr

Après traitement par l'eau acidulée (acide tartrique) précipitation par l'alcool, etc (Voir Journal de Pharmacie 1877), on obtient 100 centimètres cubes d'un liquide inaltérable qui représente son poids d'ergot, et renferme les principes obstétrical et hémostatique de cette substance — La posologie est exactement la même que celle de l'ergot administré en nature, 1 à 6 gr

— **ERGOTININE** ($C^{35}H^{40}Az^4O^6$). — **Très toxique.** — Alcaloïde cristallisé extrait de l'ergot par Tanret. Insoluble eau ; soluble 200 p alcool à 95c.

Posol. — De 1/4 à 1 milligr. par dose et jusqu'à 2 milligr par 24 heures *Injection hypodermique*. Voir le chapitre spécial, page 364.

SIROP D'ERGOTININE (Tanret)

Ergotinine	0 gr 05 centigr.
Acide lactique	0 — 10 —
Eau distillée	5 — 00 —
Sirop de fleur d'oranger	995 — 00 —

1/4 de milligr. d'ergotinine par cuillerée à café.

SOLUTION D'ERGOTININE POUR INJECTIONS HYPODERMIQUES (Tanret).

Ergotinine	0 gr 01 centigr.
Acide lactique	0 — 02 —
Eau distillée	8 —
— de laurier-cerise	2 —

1 milligr par centim cube.
1 goutte = 0 milligr 05

ERICINE. — Voir **MÉSOTANE.**

ERYTHROL. — Syn. *Iodure double de Bismuth* et de *Cinchonidine* : préconisé par A. Robin comme *analgésique, antiseptique* et *eupeptique* dans certaines formes de dypepsies accompagnées de fermentation butyrique. Dose 0 gr. 01 à 0 gr. 05 associé à 10 fois son poids de magnésie.

ERYSIMUM. — *Sisymbrium* ou *Erysimum officinale* (Crucifères). *Syn.* Velar, tortelle, herbe aux chantres.

Part. empl. — Feuilles et plante fleurie.

Prop. thérap. — Stimulant béchique, antiscorbutique, résolutif.

Prép. pharm. et posol. — *A l'int.* infusion 10 p. 1000 — sirop composé (Codex) 30 à 60. gr.

ESCULINE. — V. *Marronnier d'Inde.*

ÉSÉRINE. — V. *Fève de Calabar.*

ÉTHER ACÉTIQUE ($C^4H^8O^2$). — Soluble 14 parties d'eau, soluble alcool et éther en toutes proportions.

Prop. thérap. — Comme l'éther sulfurique.

Prép. pharm. et posol. — *A l'int.* comme l'éther sulfurique (peu usité) — *A l'ext.* en frictions, embrocations.

LOTION CONTRE CÉPHALALGIE.

Éther acétique	10 gr.
Eau	190 —

POTION D'ÉTHER ACÉTIQUE.

Potion gommeuse	nº 1
Éther acétique	X à XXX gouttes

M. A prendre en 3 fois.

ÉTHER AMLYSALICYLIQUE. — V. **SALICYLATE D'AMYLE.**

ÉTHER AMYLIODHYDRIQUE. — V. **AMYLE.**

ETHER AMYLVALÉRIANIQUE. — Voir **VALÉRIANATE D'AMYLE**

ÉTHER BROMHYDRIQUE. (C^2H^5Br) — *Syn.* **BROMURE D'ETHYLE** Liquide incolore, bouillant a 38°5, insoluble dans l'eau, soluble en toutes proportions dans l'alcool et l'ether ordinaires.

Prop thérap. — En *inhalations* (10 a 15 gr), *anesthesique general* utile pour opérations de courte duree, dangereux s il est impur ou alteré *Contre-indiqué* chez cardiaques et brightiques.

A l'extérieur, en pulverisations, il est employe comme *anesthésique local :* le seul qui permette l'emploi du thermo-cautere, on continue la pulvérisation pendant l'operation (**Terrillon et Yvon**).

ÉTHER CHLORHYDRIQUE (C^2H^5Cl). — *Syn.* **CHLORURE D'ETHYLE. KÉLÈNE** : Anesthesique local · est employé en pulvérisations comme le chlorure de methyle, il produit un froid moins intense, car il ne bout qu'a + 12°,5; aussi peut-on le conserver dans des ampoules en verre *Ses vapeurs sont inflammables*

Préconisé par Rose, Marsh puis Hatch comme anesthésique général remplaçant avec avantage le protoxyde d'azote pour l'avulsion des dents.

ÉTHER IODHYDRIQUE (C^2H^5I) — *Syn* **IODURE D'ETHYLE.** — Liquide incolore, d odeur ethérée, bouillant à 72°, peu inflammable, altérable a la lumiere, insoluble eau, tres soluble alcool et ether.

Prop thérap. — Antiasthmatique.

Prép pharm. et posol — *A l'int* X à XL gouttes en inspirations; plusieurs fois par jour Preconise en badigeonnage par MM Linossier et Launois comme excellent moyen pour introduire de l'iode dans l'organisme.

ÉTHER OFFICINAL ($C^4H^{10}O$). — *Syn.* **ETHER SULFURIQUE**, *ether vinique*, **OXYDE D ÉTHYLE** — Liquide incolore d'odeur agréable, bouillant à 36°, *tres inflammable même a distance* parce qu il emet, a la temp ordinaire, des vapeurs plus lourdes que l'air se déplaçant comme une onde liquide Il est soluble dans 12 parties d'eau et, en toutes proportions, dans l'alcool, le chloroforme, les huiles.

Prop thérap. — Employé par la bouche, ou en inhalations et mieux en injections hypodermiques; c'est un *stimulant* énergique indiqué dans les syncopes, le coma, l'adynamie des maladies infectieuses (pneumonie, f. typhoide, variole, pour cette derniere, on l'associe a l'opium), l'asystolie, la dyspnée urémique.

Antispasmodique analgesique, utile dans l'hystérie, l'angine de poitrine, les gastralgies, les coliques hepatiques.

Anesthesique general souvent substitué au chloroforme, exposant moins que ce dernier au danger de syncopes, mais d'action plus lente et déterminant parfois une agitation ébrieuse exagérée, de la cyanose, des congestions et infections pulmonaires tardives

Anesthesique local, en pulvérisations, utile pour petites opérations.

Antiseptique introduit récemment dans la pratique chirurgicale (Morestin, Souligoux) pour la désinfection des plaies, les vapeurs émises par l'éther pouvant, mieux que les autres antiseptiques, atteindre leurs anfractuosités ; pour les lesions superficielles et *lymphangites :* lavages à l'éther puis application de compresses imbibées d'éther et recouvertes d'un pansement au taffetas gommé qui retardera l'évaporation ; pour les plaies profondes et anfractueuses ou pour celles de la cavité abdominale (apres perforations intestinales, inondations purulentes péritonéales, etc.) grands lavages a l'éther ou nettoyage des anses intestinales a l'aide de compresses imbibées d'éther.

Prép. pharm. et posol. — *A l'int.* X à XL gouttes et au dela, en potion. *Enfants*, II à V gouttes par année Sirop à 2 0/0, 20 à 50 grammes. Potion antispasmodique simple ou laudanisée (Cod. 84). Ether sulfurique alcoolisé **LIQUEUR D'HOFFMANN** ou (éther et alcool āā P. E.) doses doubles, perles; pur en injections hypodermiques. (*Voir le chapitre spécial*, page 365). — *A l'ext.* en pulvérisations.

LAVEMENT D'ÉTHER.

Ether sulfurique	4 gr
Jaune d'œuf nº 1.	
Eau fraiche	125 —

MIXTURE ANTIASTHMATIQUE (Clymer).

Ether sulfurique	8 gr
Teinture d'opium	4 —

L *gouttes toutes les* 1/2 *heures jusqu'à effet.*

POTION ANTISPASMODIQUE CALMANTE.

Sirop de morphine	20 a 40 gr.
Eau distillee de tilleul ou menthe	150 —
Ether sulfurique	2 —

A prendre par cuillerées.

POTION ANTISPASMODIQUE POUR ENFANTS

Sirop d'ether	āā 10 gr.
— fleur d'oranger	
Bromure de sodium	1 —
Eau distillee	50 —

F. s a. Par cuilleree à soupe ou à café selon l'âge.

ETHIOPS MINÉRAL. — V. *Sulfure de Mercure.*

— MARTIAL. V. *Fer. Oxyde ferroso-ferrique.*

ETOXYCAFÉINE. — V. *Caféine.*

EUCAINE A et **B** (chlorhydrate). — Préconisé par *G Vinci* comme succédane de la cocaïne (même posologie). Les résultats annoncés par l'auteur ont éte contrôlés par plusieurs experimentateurs; cependant, d'autres tels que *Vollert, Deneffe, Pouchet,* etc , signalent plusieurs causes d'infériorité. D'après *Reclus,* l'Eucaine est a doses égales un anesthésique plus faible que la cocaïne et son emploi ne parait pas devoir être recommandé pour les operations chirurgicales un peu sérieuses. Voir aux *Injections hypodermiques*, pages 384, 385.

EUCALYPTUS. — *Eucalyptus Globulus* (Myrtacées). *Syn.* Arbre à la fièvre.

Part. empl. — Feuilles.

Princ. act — **EUCALYPTOL, ESSENCE D'EUCALYPTUS.**

Prop. thérap. — Fébrifuge, antiphthisique, anticatarrhal.

Prép. pharm. et posol. — *A l'int.* alcoolature 4 à 16 gr. ; — extrait alcoolique 0 gr., 50 centigr. à 2 gr ; — infusion 20 p. 1000, — perles d'essence 4 à 10 ; — poudre 4 à 16 gr.; — sirop 30 à 100 gr. — teinture alcoolique 1 à 10 gr. — *A l'ext.* infusion 10 p. 1000; — teinpure alcoolique 5 à 10 gr. — *Enfants :* Voir la formule de Brunton, t. VIII.

INHALATIONS CONTRE LA LARYNGITE CHRONIQUE (Mosler).

Essence de feuille d'eucalyptus	3 à 5 gr
Alcool rectifié	75 —
Eau distillée	170 —

M en agitant 3 ou 4 pulvérisations de 10 à 15 minutes par jour

MÉLANGE DÉSINFECTANT (Smith)

Essence d'eucalyptus / Phénol	ãã	15 gr.
Essence de térébenthine		100 —

M. laissez évaporer près du lit du malade et suspendre dans la chambre des linges imbibés de ce mélange.

POTION CONTRE LA GANGRÈNE PULMONAIRE (Bucquoy).

Alcoolature d'eucalyptus	2 gr
Julep diacodé	120 —

M. Par cuillerées dans les 24 heures.

SOLUTION ANTISEPTIQUE (Martineau).

Solution d'hydrate de chloral au 100e	500 gr.
Alcoole d'essence d'eucalyptus	50 —

M

— **EUCALYPTOL** ($C^{10}H^{18}O$). Liquide mobile incolore, odeur mixte de camphre et de menthe, bouillant à 176°, insoluble eau; soluble alcool, éther, huiles fixes et volatiles. *Injections hypodermiques.* Voir le chapitre spécial, page 365.

COLLUTOIRE CONTRE ANGINE (Heindel).

Eucalyptol / Glycerine	ãã	4 gr
Chloroforme		12 —
Tanin		0 gr. 20 à 0 — 30

M. En badigeonnages 3 fois par jour dans l'angine et la pharyngite.

MÉLANGE POUR INHALATIONS (Kafemann).

Eucalyptol	2 gr. 50 centigr.
Menthol	4 —
Terpinol	2 —
Essence de pin	1 —

M Us. ext qq gouttes dans un flacon chauffé, on aspire les vapeurs contre le catharre des voies respiratoires supérieures.

— **ESSENCE D'EUCALYPTUS.** — Mêmes propriétés que l'essence de cajeput et s'emploie comme elle. V. *Eucalyptus* pour les formules

Prop. thérap. — Stimulants, employés contre les bronchites chroniques.

Prép. pharm. et posol.—*A l'int.* 0 gr. 75 centigr. à 3 gr., en perles.

POMMADE CONTRE BLÉPHARITE CILIAIRE (Hubert).

Huile de bouleau / Essence d'eucalyptus	ãã	0 gr. 50 centigr
Vaseline		10 —

F. s a

EUCODINE. — Voir *Codeine, Bromomethylate de.*

EUDERMINE. — Excipient pour pommades, neutre, non irritant et facilement absorbé par la peau, miscible à l'eau, aux huiles et aux solutions médicamenteuses (Lépinois).

EUDERMOL. — Voir **NICOTINE** (salicylate de).

EUGALLOL. — Voir **ACIDE PYROGALLIQUE**

EUGÉNOL et EUGÉNOL IODÉ. — Voir à **GIROFLES**

EUMYDRINE. —Voir **ATROPINE, MÉTHYLONITRATE.**

EUNATROL. — Voir **OLÉATE DE SOUDE.**

EUPHORBE (gomme résine d'). — Provenant de 1° *Euphorbia resinifera, Euphorbia officinarum;* 2° *Euphorbe des Canaries, Euphorbia canariensis;* 3° *Euphorbe des anciens, Euphorbia antiquorum* (Euphorbiacees).

Prop. thérap. — Purgatif, drastique violent, rubéfiant, vésicant, sternutatoire. La résine d'Euphorbe vient d'être préconisée par le Dr Pemères contre la tuberculose osseuse ou ganglionnaire. On injecte au niveau du foyer tuberculeux 1 cent. d'une émulsion renformant par cent. cube 1/4 de milligr. de cette résine.

Prép. pharm. et posol. — *A l'ext.* Alcool et teinture 1 à 2 gr. sur un emplâtre. Poudre.

— **EUPHORBIA PILULIFERA** (Euphorbiacées).

Part. empl. — Plante entière.

Prop. thérap. — Antidyspnéique.

Prép. pharm. et posol. — *A l'int.* décocté 15 gr. p. 2000 + 50 gr. d'alcool; — extrait aqueux 0 gr., 04 à 0 gr., 10 centigr. extrait fluide 2 à 4 gr.; — teinture alcoolique X à XXX gouttes.

EUPHORINE. — **PHÉNYLURÉTANE.** Poudre cristalline blanche, insoluble dans l'eau, soluble dans l'alcool; préconisée par Sansoni comme antipyrétique et analgesique.

Dose 0 gr. 50 centigr. à 1 gr. 50 par 24 heures, en cachets.

EUQUININE. — **ETHYLCARBONATE DE QUININE.** — Voir à **QUININE.**

EUROPHÈNE. — Iodure d'isobutylorthocrésylol, poudre jaune, odeur aromatique, insoluble dans l'eau, soluble dans l'alcool et l'éther

Antiseptique succédané de l'iodoforme et de l'aristol, mêmes doses et formules.

POMMADE CONTRE BRULURES AU 3e DEGRÉ

Europhene	3 gr.
Huile d'olive	7 —
Vaseline	60 —
Lanoline	30 —

POUDRE CONTRE ECZEMA ET INTERTRIGO (Saalfed).

Europhene } ãã	5 gr.
Lanoline dessechée }	
Poudre de talc	90 gr.

POUDRE CONTRE ULCERATIONS CRURALES (Nolda).

Europhene	10 gr.
Acide borique pulvérisé	20 —

F. s. a

ÉVONYMINE. — Extrait hydro-alcoolique de l'*Evonymus atropurpureus*, fusain noir pourpré (Celastracées). — 3 variétés: brune, verte, liquide. On emploie surtout la brune.

Prop. thérap. — Laxatif, cholagogue.

Prép. pharm. et posol. — *A l'int.* 0 gr., 05 à 0 gr., 10 par dose; 0 gr. 20 par 24 heures.

PILULES (Thibault).

Evonymine brune	1 gr
Miel blanc.	Q. S.

Pour 10 pilules contenant chacune 0 gr. 10 centigr. 2 avant le dernier repas soir.

PILULES (Blondeau).

Evonymine brune 0 gr. 05 centigr.
Extrait de jusquiame 0 — 05 —

Pour 2 pilules 1 le matin et 1 le soir.

PILULES CONTRE LITHIASE BILIAIRE (Kraus).

Evonymine	ãã	0 gr. 025 milligr
Podophylline		
Calomel		0 — 050 —
Extrait de belladone		0 — 015 —

Pour 1 pilule, 1 a 3 le soir.

EXALGINE. — Voir à **METHYLACÉTANILIDE.**

EXTRAITS ORGANIQUES INJECTABLES. — Voir au chapitre special, page 380, 381

EXTRAITS ORGANIQUES NON INJECTABLES — On les prepare avec les mêmes organes que les précédents : le mode de preparation est inscrit au Codex.

F

FAAM. *Angræcum fragrans* (Orchidées). — *Syn.* Faham, thé de l'île Bourbon ou de Madagascar.

Part. empl. — Feuilles.

Princ. act. — Coumarine.

Prop. thérap. — Excitant.

Prép. pharm. et posol. — *A l'int.* Infusion théiforme, 4 gr. p. 250 gr.

FÉCULE DE POMME DE TERRE. — V. *Pomme de terre.*

FENOUIL. — *Fœniculum dulce* (Ombellifères).

Part. empl. — Feuilles, racines, séminoïdes.

Prop. thérap. — Apéritif, carminatif, diurétique, parasiticide (?).

Prép. pharm. et posol. — *A l'int.* Huile volatile I à X gouttes, — hydrolat 25 gr , à 50 gr. ; — infusion 10 p 1000. — *A l'ext.* poudre 1 à 5 gr. — feuilles en cataplasmes — huile essentielle en pommade — poudre — entre dans la composition du sirop des cinq racines.

FER et FERRUGINEUX

Prop. thérap. communes — Les ferrugineux augmentent le nombre des hématies et leur richesse en hemoglobine Ils sont surtout efficaces dans la *chlorose* dont ils constituent le remède spécifique. Utiles aussi dans les anemies posthémorragiques ou celles des convalescents, des scrofuleux, des rhumatisants des diabétiques et des syphilitiques. Chez ces derniers, il convient souvent d'en alterner l'usage avec celui des mercuriaux

Dans les anémies pernicieuse et palustre la médication arsenicale semble plus efficace.

Les ferrugineux sont *contre-indiqués* dans la tuberculose a tendances congestives (danger d'hémoptysies), les cardiopathies valvulaires et certaines dyspepsies. Leur usage détermine souvent de la constipation que l'on combat en les associant à des laxatifs (rhubarbe).

FER (Fe).

Prép. pharm. et posol. — *A l'int.* Fer réduit par l'hydrogène, 0 gr., 05 à 0 gr., 50 centigr. — Limaille de fer, 0 gr., 10 centigr. à 1 gr. Chocolat ferrugineux a 1/50e.

Incompat. — Tanin, écorce de chêne, cannelle, quinquina, cachou, alcalis et leurs carbonates.

PILULES FERRUGINEUSES ALOÉTIQUES

Limaille de fer porphyrisée	10 gr.
Aloès socotrin pulverisé	5 —
Savon médic.	Q s

F. s a. 100 pilules 2 a 10 par jour

POUDRE DE RHUBARBE FERRUGINEUSE

Limaille de fer		
Poudre de rhubarbe	ãã	5 gr.
— de quinquina		

F s a et divisez en 30 prises Une prise par jour, jusqu'a 3 et 4.

— **ACÉTATE DE FER** (Pharm. allem., belge et russe).

TEINTURE ÉTHÉRÉE D'ACÉTATE DE FER.

Acétate de fer	9 parties (en poids)
Alcool rectifie	2 —
Ether acetique	1 —

— **ALBUMINATE DE FER. — FERRATINE.** Poudre de couleur brun rouge, insipide, ne noircissant pas les dents et obtenue en traitant le blanc d'œuf par le tartrate de fer en presence du tartrate de potasse et de la lessive de soude — ne paraît presenter aucun avantage sur les autres ferrugineux

Préconisé par S. Miedeberg à la dose de 0 gr. 50 à 2 gr. chez l'adulte en pilules, cachets, demi-dose chez les enfants.

— **ARSÉNIATE DE FER** (AsO^4HFe). *Syn.* **ARSÉNIATE FERREUX**. — Renferme 30 p. 100 d'arsenic et 33,6 de fer Insoluble eau, soluble pyrophosphate de soude ou d'ammoniaque et dans le citrate des mêmes bases.

Prép. pharm. et posol. — *A l'int.* 0 gr., 01 à 0 gr., 05 par dose, 0 gr. 10 à 0 gr. 15 par 24 heures (Duparc), en pilules de 0 gr., 01 centigr.; — en granules de 0 gr., 005 millig.

SIROP ARSENICAL FERRUGINEUX (Yvon).

Pyrophosphate de fer et de soude	12 gr
Arseniate de soude	0 gr 12 centigr.
Eau de fleur d'oranger	50 —
Alcool a 90°	50 —
Sirop simple	2400 —

Par cuillerée à soupe, 0 gr 10 centigr de sel de fer et 0 gr 001 milligr. d'arséniate Dose 2 a 4 cuillerées par jour

— **BROMURE DE FER** (FeBr). *Syn* Proto-bromure de fer — Bromure ferreux. Mêmes proprietes que le chlorure et l'iodure de fer ; est employé aux mêmes doses et dans les mêmes formules.

— **BROMURE DE FER** (Sesqui). Sel amorphe, déliquescent, contient pour 100 : 19 de fer et 81 de brome, reconstituant, sédatif, dose : 0,10 a 0,50.

DRAGEES DE SESQUIBROMURE DE FER (Dr Hecquet).

Sesqui bromure de fer	5 gr.
Poudre, reglisse et sirop	Q s.

Pour pilules dragéifiées contenant 0,05 de sel de fer. Dose 4 à 10 par jour.

— **CACODYLATE DE FER.** — Voir **CACODYLIQUE ACIDE.**

— **SOUS-CARBONATE DE FER.** (*Syn.* **SESQUIOXYDE DE FER HYDRATÉ.**) (V. ce mot.)

—**CARBONATE DE FER** ($FeCO^3$). *Syn.* **PROTO-CARBONATE FERREUX** Rapidement altérable par oxydation a l'air. Sa *conservation* est favorisée par le *sucre* auquel on le mélange pour le présenter sous forme de *pilules de Blaud et de Vallet* (contenant une quantité de carbonate ferreux correspondant a 3 centigrammes de fer. — Codex).

Posol. — 2 a 6 pilules de Blaud ou de Vallet par jour.

PILULES EMMÉNAGOGUES.

Sous-carbonate de fer	4 gr.
Poudre de safran	6 —
— d'aloès	4 —
Extrait d'armoise	Q s.

F. s. a. 80 *pilules.* — 2 *a* 10 *par jour.*

POUDRE CONTRE AMÉNORRHÉE.

Sous-carbonate de fer		5 gr.
Poudre de quinquina	ãã	2 —
Poudre de cannelle		
Magnésie calcinée		

2 *a* 4 *gr. par jour.*

— **CHLORURES DE FER.**

— 1° **CHLORURE FERREUX** ($FeCl^2+4H^2O$). *Syn.* **PROTOCHLORURE DE FER,** soluble 72 parties d'eau.

Prép. pharm. et posol. — *A l'int.* 0 gr., 10 à 0 gr. 30 centigr. en pilules ou dragées de 0 gr. 10 centigr (Codex).

Incompat. — Alcalis, carbonates alcalins.

PILULES.

Protochlorure de fer sec	10 gr.
Guimauve pulvérisée	5 —
Extrait de gentiane	Q s.

F. s. a 100 *pilules Toluiser.*

SIROP.

Protochlorure de fer	5 gr.
Sirop de gomme	950 —
Sirop de fleur d'oranger	45 —

M 20 *gr contiennent* 0 *gr.*10 *centigr. de sel*

2° **CHLORURE FERRIQUE** (Fe^2Cl^6) *Syn.* **SESQUICHLORURE PERCHLORURE DE FER.** Soluble dans 2 parties d'eau, 4 d'alcool à 90° et 4 d'éther.

Prop. thérap. — Agit comme hémostatique en coagulant les albumines du sang. N'est guere usité qu'a l'exterieur et sous forme de solutions qui doivent être très diluées, les solutions concentrées pouvant produire des escarres La solution *diluée* est preconisée par Garrett en badigeonnages contre la teigne.

Prép. pharm. et posol. — La *solution officinale de perchlorure de fer*, marque 1.26 au densimètre (30° Baumé) et renferme : eau 74, chlorure ferrique anhydre 26. — *A l'int.* 1 gr. à 4 gr. de solution officinale, *à l'extérieur*, solution officinale étendue de 20 fois son poids d'eau.

Incompat. — Alcalis et leurs carbonates, infusés astringents, tannin, gomme, mucilages, albumine, sels de mercure et d'argent, arséniates, arsénites, kermès, émétique.

COLLODION FERRUGINEUX (Aran).

Perchlorure de fer anhydre	10 gr
Collodion élastique	90 —

M.

LIQUEUR DE PIAZZA.

Perchlorure de fer a 30°	ãã	1 gr.
Chlorure de sodium		
Eau distillée		4 —

M. En injection interstitielles.

PILULES DE PERCHLORURE DE FER (Deleau).

Perchlorure de fer liquide	5 gr.
Poudre de guimauve	Q s.

F. s. a. 100 *pilules.*

LAVEMENT DE PERCHLORURE DE FER.

Perchlorure de fer a 30°	1 a 2 gr.
Eau	250 à 300 —

POTION DE PERCHLORURE DE FER.

Solution de perchlorure de fer D. 1,26 — 1 à 4 gr.
Eau distillée — 120 —
Sirop de fleur d'oranger — 50 —

F. s. a. par cuillerées.

POTION C. PURPURA HEM. (Cardarelli)

Perchlorure de fer liquide — 1 gr.
Limonade chlorydrique — 200 —

F. s. a. par gorgées dans la journée.

POTION HÉMOSTATIQUE.

Perchlorure de fer — 4 gr.
Eau de Rabel — 2 à 5 —
Sirop d'opium — 30 —
Eau — 120 —

Par cuillerées.

TABLETTES HÉMOSTATIQUES (Bourget)

Gélatine, Eau distillée, Glycérine — ãã 100 gr.
Perchlorure de fer liquide — 50 gr.

Divisez en tablettes pesant 1 gr.

2 à 3 tablettes par jour, deux heures après le repas dans l'ulcère rond de l'estomac.

SOLUTION DE PERCHLORURE CONTRE ZONA (Lailler)

Perchlorure de fer sublimé — 10 gr.
Alcool à 90° — 40 —

En applications.

TEINTURE DE BESTUCHEF

Perchlorure de fer desséché — 1 gr.
Liqueur d'Hoffmann — 7 —

M.

TOPIQUE CONTRE DERMATOSES (E. Martin)

Perchlorure de fer sec — 5 gr.
Traumaticine — 20 —

Contre pityriasis versicolor.

— CITRATES DE FER.

— 1° *Ferrique.* **CITRATE DE SESQUIOXYDE DE FER.** Soluble eau, quand il est récent.

Posol. — *A l'int.* 0 gr., 25 centigr. à 2 gr. peu usité, on emploie le citrate ammoniacal.

— 2° **CITRATE DE FER AMMONIACAL.** Soluble eau, toutes proportions, insoluble alcool.

Ce sel prend très facilement l'humidité : ne doit pas être prescrit en *paquets*.

Prép. pharm. et posol. — *A l'int.* 0 gr., 30 à 1 gr., 50 centigr. ; Sirop (Codex) 0 gr. 50 par cuillerée ; Vin (Codex) 0 gr. 10 par 20 gr. ; Sirop de quinquina ferrugineux (Codex) 0 gr. 20 par cuillerée (Codex).

Incompat. — Acides minéraux, alcalis, astringents végétaux.

PILULES.

Citrate de fer ammoniacal, Extrait de quinquina — ãã 10 gr.
Glycérine — XX gouttes.

F. s. a. 100 pilules argentées ou toluisées 4 à 10.

SIROP DE CITRATE DE FER AMMONIACAL

Citrate de fer — 10 gr.
Teinture de noix vomique — 5 —
Sirop d'écorce d'orange amère — 385 —

F. s. a. 2 cuillerées par jour.

— HYDRATE FERRIQUE. — V. OXYDE DE FER HYDRATÉ.

— HYPOPHOSPHITE DE FER. — V. PHOSPHITES DE FER.

— IODURE DE FER. — V. IODE.

— **LACTATE DE FER** ($C^6H^{10}O^6Fe + 3H^2O$). Soluble 48 parties eau et 6 parties glycérine, insoluble alcool concentré.

Prép. pharm. et posol. — *A l'int.* 0 gr., 1 décigr. à 1 gr. — Tablettes et dragées dosées à 0 gr. 05.

Incompat. — Alcalis et leurs carbonates, sulfures solubles, tanin, décoctés astringents.

— **NUCLÉINATE DE FER** : existe en nature dans le jaune d'œuf, on le prépare avec l'acide nucléinique, provenant de la caséine, il renferme environ 20 p. 100 de fer et constitue une bonne préparation facilement assimilable. Dose 0 gr. 25 à 0 gr. 50 par jour en cachets, pilules.

— **OXALATE DE FER** (C^2O^4Fe). — Poudre jaunâtre, insoluble dans l'eau; sol. dans les acides dilués.

Prop. thérap. — Tonique ferrugineux, ne provoquerait pas la constipation.

Prép. pharm. et posol. — *A l'int.* 0 gr. 10 à 0 gr. 30 cent. en pilules pastilles ou cachets.

CACHETS

Oxalate de fer	0 gr. 10
Poudre de colombo	} ãã 0 — 05
— quassia	
— rhubarbe	

Pour un 1 cachet, 1 a 2 avant les repas.

PILULES CONTRE CHLORO-ANÉMIE

Protoxalate de fer	0 gr. 100 milligr.
Quassine cristallisée	— 001 —
Extrait de quinquina	Q. s.

Pour une pilule Quatre par jour deux avant chaque repas.

PILULES TONIQUES

Oxalate de fer	0 gr. 10
Poudre de noix vomique	0 — 05
Extrait de quina	Q. s.

Pour 1 pilule, 1 à 2 avant chaque repas.

— **OXYDES DE FER.**

— 1° **FERRIQUE** (Fe^2O^3). *Syn.* **SESQUIOXYDE** ou **PEROXYDE DE FER**, oxyde rouge de fer, colcothar. Insoluble dans les dissolvants ordinaires.

Prép. pharm. et posol. — *A l'int.* 0 gr., 10 à 0 gr., 30 centigr., peu employé. — *A l'ext.* fait partie de l'onguent de Canet.

ONGUENT DE CANET (Codex 1884).

100 *gr. de colcothar pour* 400. *Pansement des ulceres atoniques.*

— 2° **FERRIQUE HYDRATÉ** *Syn.* **SAFRAN DE MARS APÉRITIF**, improprement **SOUS-CARBONATE DE FER.** Melange d'hydrate ferrique et de sous-carbonate de peroxyde de fer. — Voir à *Carbonate de fer* pour les formules.

Prép. pharm. et posol. — *A l'int.* 0 gr. 10 à 0 gr., 50 centigr., en pilules, cachets, chocolat ferrugineux à 1/100e.

— 3° **HYDRATE FERRIQUE** ($Fe^2O^3\ nH^2O$). Insoluble.

Prop. thérap. — Contrepoison de l'acide arsénieux. *A l'int.* N'est plus employe aujourd'hui. On le remplace par la magnesie.

— 4° **FERROSO-FERRIQUE** (FeO,Fe^2O^3). *Syn.* Oxyde noir de fer, éthiops martial. Insoluble.

Prép. pharm. et posol. — *A l'int.* 0 gr 10 centigr. à 1 gr en pilules, cachets, chocolat ferrugineux a 1/100e. Préconisé par Lewin pour les examens radioscopiques du tube digestif au lieu des sels de bismuth.

PILULES ANTICHLOROTIQUES.

Oxyde de fer noir	5 gr.
Extrait de rhubarbe	2 —
Poudre de rhubarbe	Q. s.

M. et divisez en 40 pilules. 2 a 4 avant les repas.

— **PEPTONATE DE FER.** — Obtenu par MM. Jaillet et Guillard en traitant par le perchlorure de fer une solution de peptone dans l'eau glycérinée, et en dissolvant par quelques gouttes d'ammoniaque le précipité formé.

La solution de peptonate de fer est dosee à 2 milligr. 5 de fer par centimetre cube

Dose 2 à 4 cuillerées à café, soit 10 à 20 gr. par jour en nature ou en elixir.

— **PHOSPHITE** et **PHOSPHATES DE FER**. Au nombre de trois : hypophosphite, phosphate ferreux, pyrophosphates.

— 1° **HYPOPHOSPHITE DE FER** (FeO^2) (PhO^2)^2. Très soluble eau.

Prép. pharm. et posol. — *A l'int.* 0 gr., 25 à 0 gr , 50 cent.

SIROP (Carles)

Sulfate de fer	15 gr
Hypophosphite de chaux	9 — 17 centigr
Eau distillée bouillie	350 —
Sucre	660 —

— 2° **PHOSPHATE FERREUX** (PhO^4)^2 Fe^3 Insoluble eau. *Syn.* protophosphate de fer, phosphate ferroso-ferrique

Prép. pharm. et posol. — *A l'int.* 0 gr.. 25 à 0 gr., 50 centigr. On l'emploie surtout en dissolution dans l'acide chlorhydrique, sous forme de chlorhydrophosphate.

SOLUTION DE CHLORHYDRO-PHOSPHATE DE FER.

Chlorure ferreux	5 gr.
Acide phosphorique médicinal	5 —
Eau distillee	Q s

Pour 1 litre, 20 gr renferment 0 gr. 10 centigr de sel de fer.

— 3° **PYROPHOSPHATE DE FER CITRO-AMMONIACAL.** Soluble eau, toutes proportions.

Prép. pharm. et posol. — *A l'int* 0 gr., 10 à 0 gr , 50 centigr.

Enfants : 0 gr. 05 à 0 gr. 20 centigr. selon l'âge. Dragées dosées à 0 gr. 10.

SIROP FERRUGINEUX (Robiquet et Cod)

Pyrophosphate de fer citro-ammoniacal	10 gr
Sirop simple	900 —
Sirop de fleur d'oranger	100 —

F. s. a 2 à 3 cuillerées par jour.

VIN DE QUINQUINA FERRUGINEUX (Robiquet)

Pyrophosphate de fer citro-ammoniacal	10 gr.
Extrait de quinquina gris	5 —
Vin blanc	1000 —

F s a 1 à 2 cuillerées a soupe

SIROP DE PYROPHOSPHATE DE FER (Cod 1884)

20 gr. représentent 0 *gr.* 20 *centigr. de sel de fer.* 10 *a* 80 *gr*

— 4° **PYROPHOSPHATE DE FER ET DE SOUDE.** Soluble eau, toutes proportions.

Prép. pharm. et posol. — *A l'int.* 0 gr., 20 centigr. à 1 gr., en pilules, sirop, solution.

— **SULFATE DE FER** (SO^4Fe+7H^2O). *Syn.* **SULFATE FERREUX, COUPEROSE VERTE,** vitriol vert. Une partie est soluble dans 2 parties d'eau à 15°, 4 de glycérine, insoluble alcool, chloroforme, ether.

Prop. thérap. — Astringent, tonique.

Prép. pharm. et posol. — *A l'int.* 0 gr., 05 à 0 gr., 50 centigr. — *A l'ext.* p. 100, collyres, injections, etc.

Incompat. — Tanin, alcalis et carbonates, sels formant des sulfates insolubles, sulfures solubles, savons.

EAU CHALYBÉE.

Sulfate de fer cristallisé 0 gr. 05 centigr.

F. dissoudre dans .

Eau privée d'air 500 —

Par petits verres.

PILULES TONI-ANTISPASMODIQUES.

Extrait de valériane	ãã	5 gr.
Protosulfate de fer		
Carbonate de potasse		
Sulfate de quinine		2 —
Poudre de valériane		Q s

F. s a. 50 pilules. 1 à 4 par jour

PILULES TONI-PURGATIVES (Brandes)

Sulfate de fer	1 gr. 25 centigr.
Carbonate de potasse	1 — 25 —
Myrrhe	4 —
Aloès socotrin	2 —

M et F. 30 pilules. 2 à 3 par jour.

SOLUTION CONTRE MENTAGRE (Dauvergne)

Sulfate de fer cristallise	1 à 2 gr.
Eau	8 —

F. dissoudre.

SOLUTION FERRUGINEUSE CONTRE ÉRYSIPÈLE (Velpeau).

Sulfate de fer	60 gr.
Eau	1000 —

F. s a

— **SULFURE DE FER. — V. SOUFRE.**

— **TARTRATES DE FER.**

— 1° **TARTRATE FERREUX.** Peu soluble eau.

Prép. pharm. et posol. — *A l'int.* Peu employé; entre dans la composition du vin chalybé des anciennes pharmacopees.

POUDRE GAZÉIFERE FERRUGINEUSE (Codex 1884).

20 *grammes pour* 1 *litre d'eau ou* 1 *cuillerée a café pour* 250 *gr.*

— 2° **TARTRATE FERRICO-AMMONIQUE** ($C^4H^4O^6$ FeO AzH^4+2H^2O). Soluble dans l'eau en toutes proportions.

Prép. pharm. et posol. — *A l'int.* 0 gr., 50 centigr. à 4 gr.

SIROP (Codex 1884).

1 *cuillerée a bouche renferme* 0 *gr.* 50 *centigr. de tartrate.* 10 *a* 40 *gr.*

TABLETTES (Codex 1884).

Chaque tablette renferme 0 *gr.* 05 *centigr. de tartrate de fer*

— 3° **TARTRATE FERRICO-POTASSIQUE** ($C^4H^4O^6$ FeOK). Soluble eau, toutes proportions; insoluble alcool.

Prép. pharm. et posol. — *A l'int.* 0 gr., 50 à 2 gr. — *Enfants:* 0 gr. 05 a 0 gr. 20 selon l'âge. — Sirop du Codex de 1884, 0 gr. 50 par cuilleree. Teinture de mars tartarisee XV à XXX gouttes.

Incompat. — Acides mineraux, eau de chaux, préparations végétales astringentes.

BOULES DE NANCY (Codex de 1866).
BOULES DE MARS.

Représentent un composé de tartrate de potasse, de tartrate ferreux et de tartrate ferrique, outre l'extrait des plantes aromatiques

EAU DE BOULES DE NANCY.

Boule de Nancy	n° 1
Eau	1000 gr.

3 *ou* 4 *verres par jour à l'int. — en lotions, fomentations à l'ext.*

PILULES TARTRATE FERRICO-POTASSIQUE.

Tartrate ferrico-potassique 10 gr.
Extrait de rhubarbe 2 —
— noix vomique 0 gr. 25

F. s. a 100 *pilules* 1 *à* 6 *contre aménorrhée*

PILULES FER ET QUINA

Tartrate de fer et de potasse 10 gr
Extrait de quinquina 10 —
Miel Q s

Pour 100 *pilules*, 2 *à* 6

SIROP FERRUGINEUX (Mialhe).

Tartrate ferrico-potassique } ãã 15 gr.
Eau de cannelle }
Sirop de sucre blanc 500 —

M 1 *à* 2 *cuillerées.*

VIN FERRUGINEUX OU CHALYBÉ.

Tartrate ferrico-potassique 5 gr.
Vin blanc ou autre. 1000 —

Par petits verres.

— **VALÉRIANATE DE FER.**

Prop. thérap. — Celles de la valériane et des ferrugineux.

Prép. pharm. et posol. — *A l'int.* 0 gr., 10 à 0 gr., 50 centigr.

PILULES DE VALÉRIANATE DE FER CONTRE LA CHORÉE

Extrait de jusquiame 2 gr.
Valérianate de fer 4 —

F s. a. 40 *pilules.* 3 *par jour*

FERMENTS MÉTALLIQUES. — *Syn.* **METABIASES** Voir: **METAUX FERMENTS**

FERROPYRINE. — *Syn.* **FERRIPYRINE.** Combinaison d'antipyrine et de chlorure ferrique; poudre rouge cristalline, soluble dans 5 parties d'eau, astringent sans être caustique. — *Us. ext.* en solution à 20 p. 100, mêmes indications que le perchlorure de fer. *Us. int.* ferrugineux et astringent 0,05 a 0,15 par jour en pilules ou potion.

FÈVE DE CALABAR. — *Physostigma venenosum* (Légumineuses). *Syn.* Feves d'épreuve.

Part. empl. — Graine

Princ. act. — **ÉSÉRINE** ou calabarine.

Prop. thérap. — *Sédatif* des fibres *motrices* de la moelle, diminue la sensibilité réflexe, paralyse le cœur et les muscles inspirateurs, excite le peristaltisme intestinal; antimydriatique puissant, antagoniste de l'atropine.

Prép. pharm. et posol. — *A l'int* poudre 0 gr., 05 à 0 gr., 20 cent. — *A l'ext.* extrait alcoolique 0 gr. 02 à 0 gr 15 centigr. en collyre.

PAQUETS ANTIEPILEPTIQUES

Extrait de feve de Calabar 0 gr. 05 centigr.
Bromure de potassium 5 gr.
Sucre de lait 5 —

Pour 10 *doses.* 1 *a* 2 *par jour.*

ÉSÉRINE. — **Très toxique.** — Peu soluble eau, soluble alcool, éther, chloroforme.

Prop. thérap. — Contracte la pupille. — Utilisée surtout en thérapeutique oculaire, contre glaucome, épisclérite, staphylome, synéchies. Rarement employée a l'intérieur contre la chorée et l'atonie intestinale.

Prép. pharm. et posol. — On emploie le bromhydrate, le sulfate neutre et le salicylate qui sont solubles dans l'eau et l'alcool. — *A l'int.* bromhydrate 0 gr., 001 à 0 gr., 003 milligr.; ésérine 0 gr., 001 à 0 gr., 002 milligr. ; — sulfate 0 gr., 001 à 0 gr. 003 mil. *Injection hypodermique.* Voir le chapitre special, page 364. — *A l'ext.* bromhydrate 1 gr. p. 100; — ésérine 1 gr. p. 200, — sulfate 1 gr. p. 200 en collyres.

COLLYRE AU SULFATE D'ÉSÉRINE

Sulfate d'ésérine	0 gr. 10
Eau distillée	20 —

F. dissoudre

PRISES DE SALICYLATE D'ÉSERINE (Noorden).

Salicylate d'ésérine	0 gr 005 milligr.
Sucre pulvérisé	1 gr.

M et divisez en 10 prises renfermant chacune 1/2 milligr.

Dose : 3 à 6 par jour, progressivement ; contre l'atonie intestinale

FÈVE DE SAINT-IGNACE. — *Strychnos Ignatii* (Loganiacées).

Part. empl. — Semence.

Princ. act. — **STRYCHNINE. BRUCINE**, igasurine.

Prop. thérap. — Comme la noix vomique mais plus active.

Prép. pharm. et posol. — Doit être prescrite à doses plus faibles que la noix vomique. — *Poudre* 0 gr. 02 à 0 gr. 15. — Gouttes amères de Baumé (Codex 1908) : X à L gouttes.

CACHETS ANTIGASTRALGIQUES

Poudre de fève Saint-Ignace	0 gr. 025
— d'opium.	0 — 005
Bicarbonate de soude	0 — 300

Pour 1 cachet. 1 à chaque repas

GOUTTES AMÈRES DE BAUMÉ (Codex)

0 gr 10 a 0 gr. 25 (V à XII gouttes) par dose, et jusqu'à L gouttes par 24 heures

Avant les repas, dans un peu d'eau

POTION ANTIGASTRALGIQUE

Bicarbonate de soude	5 gr.
Elixir de pepsine	30 gr.
Gouttes amères de Baumé	1 —
Eau de tilleul	120 —

F. s. a 1 cuillerée à bouche avant chaque repas.

GOUTTES ANTIGASTRALGIQUES

Teinture de colombo — de badiane	ãã	5 gr.
— d'opium Gouttes de Baumé	ãã	2 —

F. s, a X à XX gouttes avant le repas.

FIBROLYSINE. — Voir **THIOSINAMINE.** — Combinaison de thiosinamine, 11,6, et de salicylate de soude, 8, le soluté aqueux à 1 pour 15 stérilisé est utilisé en injection hypodermique, voir page 381.

FIEL DE BŒUF. — *Syn.* Bile ou amer de bœuf.

Prop. thérap. — Amer, stomachique, vermifuge.

Prép. pharm. et posol. — *A l'int.* 1 à 10 gr. en pilules. Peu usité.

La Bile de bœuf, lavée à l'éther de pétrole qui en sépare les pigments, puis stérilisée a été sous le nom de *Paratoxine*, preconisée par MM. Lemoine et Gérard, contre les toxines des maladies infectieuses. On l'administre en injections hypodermiques ou intralaryngées à la dose de 1 à 4 cent. cubes par jour ; par voie stomacale, la dose peut être portée à 15 cent cubes.

FLUORESCÉINE (*Phtaléine de la résorcine*). — Préconisée par Icard (de Marseille) pour le diagnostic de mort apparente ; on emploie une solution de *fluorescéine sodique* ; en injectant 0 gr 10 de cette substance on constate que *si la circulation du sang persiste*, la coloration jaune des muqueuses apparaît assez rapidement (20 minutes) et l'urine devient fluorescente.

SOLUTION DE FLUORESCÉINE SODIQUE

Fluorescéine	1 gr.
Carbonate de soude	2 —
Eau distillée	100 —
F. s. a.	

La même solution peut servir à la recherche des corps étrangers de la cornée. lorsqu'on l'instille à la dose de 1 à 2 gouttes il se produit une coloration verte à l'endroit lésé (W. Bihler).

FLUORURES. — Les fluorures sont des antiseptiques qui s'opposent aux fermentations microbiennes sans entraver l'action des diastases, d'où leur indication dans les infections gastro-intestinales.

— **D'AMMONIUM** Petits cristaux incolores, solubles dans l'eau. A été préconisé par A. Robin et Baudoin contre la dyspepsie flatulente. Il fait disparaître les fermentations anormales, sans entraver l'action du suc gastrique, ni produire d'irritation.

Posol. — 0 gr 05 à 0 gr. 10 en solution, pilules.

SOLUTION ANTIDYSPEPTIQUE.

Fluorure d'ammonium	1 gr
Eau distillée	300 —

0 gr. 05 par cuil. à soupe

1 après chaque repas.

PILULES ANTIDYSPEPTIQUES.

Fluorure d'ammonium	āā	1 gr
Chlorure de sodium	āā	1 gr
Gomme arabique pulv.		2 —
Eau		Q. s.

Pour faire 20 pilules renfermant chacune 0 gr 05 de sel

1 après chaque repas.

— **FLUORURE D'ARGENT.** — **TACHIOL.** — Antiseptique très énergique.

Prop. phys et prép. — Cristaux déliquescents, se décomposant facilement, se colorant à l'air et à la lumière, très soluble dans l'eau; on fait usage de solutions de 1 à 10 p. 1000 pour la pratique chirurgicale, à 1 p. 5000 contre l'ophtalmie purulente, à 1/3 pour 5000 contre l'endométrite, l'otorrhée, l'uréthrite.

— **DE CALCIUM.** — Insol. dans l'eau. — Antiseptique. Reminéralisant des os.

CACHETS CONTRE DYSPEPSIE FLATULENTE (A. Robin)

Fluorure de calcium	0 gr. 02
Magnésie calcinée	0 — 10

Pour 1 cachet. 2 à 3 par jour, aux repas.

MÉLANGE FORTIFIANT (Brissemoret)

Fluorure de calcium		0 gr 05
Fluorure de magnesium		0 gr. 02
Bromure de calcium		2 —
Phosphate bi-calcique	āā	5 —
Carbonate de chaux	āā	5 —

M et divisez en 20 paquets 2 par jour pour hâter la formation du cal après les fractures.

— **DE SODIUM.** — **FLUOROL** : poudre blanche soluble dans l'eau.

Us. int. — Préconisé par Bourgeois contre tuberculose pulmonaire. Dose par jour : 0 gr. 10 et progressivement jusqu'à 0 gr. 50 en solution, cachets.

Us. ext. — Solutions antiseptiques de 0 gr. 25 à 1 gr. pour 1000 pour lavages vésicaux d'après Tuffier et de 0 gr. 50 à 5 gr. par 1000 comme antiseptique chirurgical.

FLUOSILICATE DE SOUDE. — Poudre blanche, inodore, peu soluble dans l'eau, 0,60 p. 100.

Prop. thérap. — Antiseptique energique, caustique lorsqu'il est employé en nature, comme antiseptique il ne peut être utilise en solution concentree, car il attaque les instruments et les vases de verre ou de porcelaine Thompson recommande la solution a 1/500 pour lavages de la vessie et du vagin, et injections dans les cavités naturelles ou les plaies en suppuration, et pour les lavages chirurgicaux.

FOIE de *veau* ou mieux de *porc.*

Prop. thérap. — Gilbert et Carnot ont démontré l'heureuse influence qu'exerce l'administration du foie sur les diverses glycosuries expérimentales ; ils ont recours avec succès a l'opothérapie hépatique dans certains cas de diabète sucré. Ils préconisent l'emploi du foie dans diverses affections, hépatiques, dans la goutte et dans les hémorragies.

Prép. pharm. et posol. — On peut employer des extraits liquides en injections hypodermiques et par la voie buccale la poudre de foie desséché qui représente environ 5 fois son poids d'organe frais (Yvon).

Le plus simple est d'administrer par la voie buccale le foie de porc frais râpe dans du bouillon a 30-35° a la dose de 100 a 150 gr. par jour ou mieux encore de laisser macérer cette dose pendant 1 heure dans 250 gr. d'eau a 35°, de passer à l'étamine et de faire prendre en lavement.

FOIE DE SOUFRE. — Trisulfure de potassium. V. à *Soufre.*

FORMAL. — Dénomination chimique du gaz aldéhyde formique dont la solution alcoolique à 40 p. 100 est utilisée sous le nom de **FORMOL.**

Dans la désinfection des locaux contaminés on utilise l'aldéhyde formique a l'état de gaz en le produisant directement par oxydation des vapeurs d'alcool méthylique au moyen du platine (toile métallique, noir) incandescent ou par décomposition du *trioxymethylène* (Voir ce mot).

FORMANE. — Ether chlorméthylmenthylique.

Prop. — Liquide huileux qui, au contact de l'air humide se décompose en ses éléments constituants (formaldéhyde, menthol, acide chlorhydrique) en dégageant des fumées abondantes. Cette décomposition se produit au contact de l'eau dans laquelle l'acide chlorhydrique se dissout, tandis que le *formol* et le *menthol* se dégagent.

Prop thér. — Antiseptique préconisé contre rhume, coryza.

Prép. pharm. — Inhalation au moyen d'un petit appareil spécial, pommade ou tampon de ouate imprégné de quelques gouttes de formane et qu'on introduit dans les narines.

FORMANILIDE (C^7H^7AzO). — Lamelles blanches cristallines, peu solubles dans l'eau froide, insolubles dans l'alcool. Préconisé par Neumann et Preisach comme anesthésique local pour la gorge et l'urètre ; l'anesthésie de la muqueuse produite par insufflation ou badigeonnage avec un soluté a 10 ou 20 p. 100 est aussi intense et plus longue que celle obtenue avec la cocaine (1 h. a 1 h. 1/2).

Tausgk et Bokai lui attribuent des propriétes antipyrétiques, analgésiques et antinévralgiques.

Doses 0 gr. 10 à 0 gr. 30 en 24 heures. — *Injection hypodermique* (voir le chapitre spécial, page 385).

FORMIATE DE SOUDE. — Préconisé par le Dr Polénow, contre la pneumonie, et par Huchard comme toni-musculaire et diurétique : Dose 1 gr. 50 à 2 gr. chez l'adulte.

POTION (Polénow)

Formiate de soude	2 à 4 gr
Infuse (2 p 100) d'adonis vernalis	400 —

F. s a. Par cuillerées à bouche toutes les 2 heures, jour et nuit

SIROP TONIQUE (Huchard)

Formiate de soude	10 gr.
Sirop de cacao	āā 100 —
— d'écorce d'orange amère	āā 100 —

F s a 0 gr 75 par cuillère a dessert, 1 a chaque repas, dans un peu d'eau, pendant 10 jours par mois.

FORMINE. — Voir **UROTROPINE.**

FORMOL (CH^2O). — *Syn.* **SOLUTION D'ALDÉHYDE FORMIQUE.** — L'aldehyde formique est un gaz obtenu par le passage des vapeurs d'alcool methylique sur le charbon porté au rouge : ce gaz est très soluble dans l'eau et l'alcool. On l'utilise en solution alcoolique à 35 p. 100 sous le nom de **FORMOL** Cette solution présente une odeur de souris et est très irritante.

Prop. thérap. — Le formol est un antiseptique puissant aussi actif que le sublimé; il n'est pas toxique mais il est très irritant.

Prop. pharm. — Le *Formol* du Codex (à 35 p 100 d'aldéhyde formique) s'emploie aux dilutions suivantes · Solutés aqueux à 0,5 p. 100 pour désinfection; pour pansements de 1/4000 à 1/1000, cette dernière commence déjà a être irritante. Le soluté au titre de 5 à 15 p. 100 est préconisé par Barsony en injection intra-utérine à la dose de 1 à 2 cent. cubes pour le traitement des fibromes Le soluté du Codex est conseillé par Hallopeau et P. Fumouze en applications contre l'épithélioma.

FORMOL GERANIÉ (André)

Formaldehyde absolu	4 gr
Essence de géranium	2 —
Alcool à 80c	4 —

Pansement des caries dentaires.

GLYCERINÉ FORMOLISÉE (Jordan).

Formol	0 gr. 10 a 0 gr. 30
Glycerine	8 gr.

En applications dans l'amygdalite folliculaire.

INJECTION DÉSINFECTANTE (Rudaux).

Formol	10 gr
Sulfate de cuivre	āā 5 —
Terpinol	āā 5 —
Essence de geranium	2 —
Alcool a 90c	250 —

M une cuillerée à soupe pour 2 litres d'eau en injection vaginale dans l'éclampsie.

MELANGE CONTRE HYPERHIDROSE PALMAIRE OU PLANTAIRE (Gerson).

Formol à 40 p. 100	25 a 100 gr.
Eau de Cologne	20 —
Alcool a 90c	Q. s pour 500 gr.

Imbiber les chaussettes ou les gants et laisser secher.

MÉLANGE C. PIQURES DES MOUSTIQUES (Joly).

Formol (40 p 100)	15 gr.
Xylol	5 —
Acide acétique	0 — 50 c.
Baume du Canada	1 —
Essence odorante	Q v.

(On peut remplacer avantageusement l'acide acetique par 4 gr. d'acetone.

M. Agitez au moment de l'emploi

Touchez chaque piqûre avec un petit pinceau imbibé du melange et laisser secher.

SOLUTION CONTRE TEIGNE

Formol	4 gr
Glycerine	100 —

M En applications apres nettoyage des plaques à l'éther et au savon.

SOLUTION DENTIFRICE (Quintin)

Formol		2 gr.
Glycerine	ãã	60 —
Teinture de quinquina		
Essence de menthe		2 —
— badiane	ãã	1 —
— girofle		
— cannelle		
Alcool a 80°		100 —

F. s a. par goutte ad libit. *dans un verre d'eau*

SOLUTION ANTISEPTIQUE ET DÉSINFECTANTE

Formol	30 gr.
Eucalyptol	20 —
Alcool à 95°	300 —

F s a — Laisser évaporer dans un plat ou étendre de 10 a 20 fois d'eau et pulveriser — 1 à 2 cuillerees par litre d eau pour injections, dans ce dernier cas on remplace l'eucalyptol par la teinture d'eucalyptus

FOUGÈRE MALE. — *Aspidium* ou *Nephrodium Filix mas. Fougeres.*

Part. empl. — Rhizome.

Princ. act. — Tanin, *huile essentielle* riche en *cinéol*, *acide filicique* et autres acides dérivés de la phloroglucine.

Prop. thérap. — Tœnifuge et anthelminthique indiqué contre les 2 *tœnias* (inerme et armé), le *botriocéphale*, *l'ankylostome duodenal.*

Prép. pharm. et posol. — *A. l'int :* Poudre 10 à 15 gr. en cachets ou bols — *Extrait étheré* . 2 à 8 gr. en capsules, bols ou électuaire ; *enfants :* 0 gr. 50 par année.

N. B. L'extrait éthéré préparé avec les rhizomes verts est la meilleure préparation. — Deux heures apres son administration, il faut donner un purgatif pour *expulser le ver et le remede ;* on donnera de l'eau de vie allemande (15 gr) ou du sirop de nerprun et *non de l'huile de ricin*, qui dissoudrait de l'acide filicique et entraînerait ainsi des phénomènes d'*intoxication* (paralysies, collapsus). L'association du calomel a l'extrait éthéré dispensera de l'emploi de ce purgatif.

CAPSULES D'EXTRAIT ÉTHERE DE FOUGERE MALE (TROUSSEAU)

Extrait ethere de fougere male	0 gr 50 cent

Pour 1 capsule — 6 a 10 capsules a prendre de 10 en 10 minutes

CAPSULES AVEC CALOMEL (Crequy)

Extrait éthere de fougere mâle	0 gr 50 cent
Calomel	0 — 05 —

Pour 1 capsule — 12 a 16 capsules pour un adulte ; à prendre 2 toutes les 10 minutes — 3 a 4 capsules pour un enfant de 10 ans.

ELECTUAIRE (Herzen)

Extrait éthere de fougere mâle	2 gr
Poudre de Kamala	4 —
— — Kousso	6 —
Miel	Q S.

A prendre le matin a jeun en 3 fois (*adultes*)

POTION (Lemoine et Gerard)

Extrait ethere	0 gr 50 cent à 5 gr
Sirop d'ether	10 —
Gomme pulv.	1 —
Looch blanc	60 —

Par cuillerees a cafe chez les enfants de 2 a 10 ans

TÆNIFUGE NOUFFER.

Poudre de fougere mâle	6 a 12 gr.
Eau	125 —

M. En 1 fois le matin à jeun.

Une heure apres, administrez le bol purgatif ci-apres .

Calomel a la vapeur	0 gr 6 décigr
Scammonee pulvérisée	0 — 6 —
Gomme-gutte	0 — 3 —
Miel	Q s

M. pour 4 bols (Jourd).

TŒNIFUGE PESCHIER

Extrait éthere de fougère mâle	2 gr
Poudre de fougère mâle	5 —
Conserve de roses	Q. s

Pour 10 bols, a prendre en 3 fois, a 10 minutes d'intervalle Une demiheure aprés, prendre 0 gr. 60 de calomel.

FRAMBOISIER. — *Rubus Idæus* (Rosacées-Rubées).
Part. empl. — Fruit.
Prop. thérap. — Laxatif, diurétique, rafraîchissant.
Prép. pharm. et posol. — *A l'int.* Alcoolat 10 gr. à 30 gr., — sirop *ad libitum*, — suc *ad libitum*.
Sirop de vinaigre framboisé (Codex 1884) et vinaigre framboisé 20 à 50 gr. en gargarisme.

FRÊNE. — *Fraxinus excelsior* (Jasminées).
Part. empl. — Feuilles, écorce des rameaux.
Princ. act. — Mannite, fraxinine
Prop. thérap. — Purgatif, fébrifuge.
Prép. pharm. et posol. — *A l'int.* Infusé de feuilles 15 à 25 p. 1000 (purgatif) — infusé d'écorce 10 à 15 p. 1000 (fébrifuge), — poudre de feuilles 1 gr.

FRUITS PECTORAUX. — Dattes, jujubes, figues sèches, raisins secs, à part. ég. — décocté 50 p. 1000.

FUCUS CRISPUS. — V. *Carragaheen.*

— **VESICULOSUS** (Algues).
Part. empl. — Plante entière.
Prop. thérap. — Préconisé contre l'obésité (**Duchesne-Duparc**).
Prép. pharm. et posol. — *A l'int.* Decocté 10 à 20 p. 1000, — extrait alcoolique 0 gr., 05 centigr. à 0 gr., 25 centigr. en pilules.

FUMETERRE. — *Fumaria officinalis* (Papavéracées. Fumariees).
Part. empl. — Plante fleurie.
Prop. thérap. — Tonique, dépuratif.
Prép. pharm. et posol. — Extrait 2 gr. à 10 gr. — infusé 20 p. 1000, — sirop 20 à 100, — suc dépuré 50 gr. à 250 gr.

SUC D'HERBES ORDINAIRE DÉPURATIF. — Feuilles de chicoree, fumeterre, cresson, laitue : āā P. E. — *Q. s. pour obtenir 120 gr de suc d'herbes. Le matin a jeun en 1 fois*

FUSAIN NOIR POURPRÉ. — V. ÉVONYMINE.

G

GABIANOL. — Liquide brun, de consistance huileuse retiré des schistes naturels de l'Hérault. Preconisé par Hastings et Durand-Fardel contre phtisie et catarrhe pulmonaire. Dose 1 a 1 gr. 50 en capsules de 0 gr. 20.

GAÏAC ou **GAYAC.** — *Guaiacum officinale* (Zygophyllées).
Syn. Jasmin d'Afrique.
Part. empl — Bois du tronc, résine.
Princ. act. — Acide gayacique.
Prop. thérap. — Stimulant, diaphorétique, antigoutteux, antirhumatismal.

Prép pharm. et posol. — *A l'int.* Décocté 50 p. 1000 — extrait 1 gr. à 5 gr. — poudre 2 gr. à 10 gr. — sirop 20 gr. à 60 gr. — *A l'ext.* teinture de résine a 1/10° (eau-de-vie) 5 gr. à 10 gr. Dentifrice.

TISANE SUDORIFIQUE LAXATIVE
(Traitement de la Charité).

Gaïac râpe		30 gr.
Salsepareille Sene	ãã	15 —
Sassafras Reglisse	ãã	5 gr
Eau		1000 —

Pour réduire à 500.

GAÏACÉTINE. ($C^8H^7AzO^4$). — Pyrocatéchine monoacétique Poudre blanche, soluble dans l'eau. — Succedané du gaiacol.

Us. int. : Dose 2 à 5 gr. en cachets de 0 gr 50 ou 1 à 2 gr. en injections hypodermiques.

GAÏACOL. ($C^7H^8O^2$). — Cristaux incolores, fusibles à 28°,5. En un liquide qui reste en surfusion et bout à 205°, soluble dans 52,5 fois son poids d'eau froide; très soluble alcool, éther, huiles grasses, glycérine et acide acetique; est, avec le *créosol*, un des principes constituants de la *créosote de hêtre* qui en contient de 20 a 25 p 100

. **Prop. thérap.** — Comme la créosote ; parfois mieux supporté qu'elle.

A l'exterieur, lorsqu'on l'étale, pur et fondu, sur la peau, il produit au bout de quinze minutes, *chez les fievreux seulement*, un abaissement notable de la température, bientôt suivi de réascension thermique avec sueurs, frissons et malaise; donc assez peu recommandable comme antithermique Par contre bon *analgesique local*, en solut huileuses ou pommades, contre névralgies, douleurs intercostales, orchite, érysipele.

Posol. — *Us. int.* : Pour une dose, 0 gr. 20 a 0 gr. 50 ; pour 24 heures, 1 gr. à 1 gr 50, en capsules, vin, pilules. — *Enfants :* 0 gr., 02 à 0 gr., 04 par année — *Injection hypodermique* (voir le chapitre spécial, page 365). — *Us. ext.* : en badigeonnages 1 a 2 gr.

LAVEMENT

Huile gaiacolée a 1/10	10 a 20 gr
Jaune d œuf	N° 1
Décocté de guimauve ou lait.	100 gr

F. s a

MIXTURE (Porcelli)

Gaïacol Liqueur de Fowler	ãã	8 gr
Eucalyptol		4 —
Alcool a 90°		20 —

F s. a X à XX gouttes matin et soir contre expectoration fétide

MIXTURE (Fraentzel).

Gaïacol	13 gr
Teinture de gentiane	30 —
Alcool a 90°	190 —
Vin de Xérès ou autre Q. s. pour 1 litre.	

1 cuill. à soupe 2 ou 3 fois par jour.

PILULES CONTRE TUBERCULOSE (Steeg).

Gaïacol	3 gr.
Iodoforme	0 — 50 centigr.
Arseniate de strychine	0 — 03 —
Opium pulv	0 — 20 —

F. s a 40 pilules : 2-4 par jour

AUTRES

Gaiacol	0 gr 10
Arseniate de soude	0 — 001
Extrait de quinquina	10 —

Pour 1 pilule 2 à 10 par jour

POMMADE CONTRE OREILLONS (M. Ragazzi)

Gaïacol		1 gr
Vaseline Lanoline	ãã	10 —

F. s a. en onctions suivies d'applications matin et soir.

POMMADE CONTRE ORCHITE (Deguy)

Gaiacol	5 gr.
Vaseline	30 —

En applications fréquentes.

POMMADE CONTRE PLEURODYNIE

Gaïacol, Menthol	ãã	5 gr
Lanoline, Vaseline	ãã	10 —

F, s. a En friction puis recouvrir de taffetas gommé et fixer.

POMMADE CONTRE FIÈVRE TUBERCULEUSE CHEZ LES ENFANTS (Rachford)

Gaïacol, Lanoline	ãã	4 gr
Axonge		30 —

M. en onctions le soir sur le thorax

SOLUTÉ CONTRE ÉRYSIPÈLE DE LA FACE (Desesquelle).

Gaiacol	1 gr.
Menthol	1 —
Huile camphrée	25 —

En badigeonnages toutes les 2 heures

SOLUTÉ CONTRE LUPUS (V. Leplat).

Gaiacol, Glycerine	ãã	P. E

En badigeonnages 2 fois par jour

SOLUTÉ CONTRE ULCÉRATIONS TUBERCULEUSES DE LA PEAU (S. Alivisatos).

Gaiacol, Huile d'olive stérilisée	ãã	40 gr
Alcool à 60c		10 —

En badigeonnages, trois fois par jour

TRAITEMENT DE LA LÈPRE (Maldaresco).

1o Badigeonnage 2 à 3 fois par jour avec le gaiacol liquide,

2o Gaiacol 0 gr. 50 à 1 gr par jour en pilules de 10 centigr

VIN GAIACOLÉ (Gilbert).

Gaïacol cristallisé 2 gr. 50 centigr.
Vin de Grenache 250 —

1/2 à 1 verre à liqueur après le déjeuner et après le dîner

— **BENZOATE DE GAÏACOL.** — *Syn.* **BENZOSOL.**

Prop. — Cristaux incolores, très peu solubles dans l'eau et un peu plus dans l'alcool. Proposé pour remplacer le gaiacol et la créosote; employé par Sahli à la dose de 2 à 6 gr. par jour. n'est pas décomposé dans l'estomac, mais seulement dans l'intestin.

— **CARBONATE DE GAIACOL** ($C^{15}H^{14}O^{5}$) **DUOTAL.** — Cristallisé, inodore, insipide, insoluble dans l'eau, dépourvu d'action irritante sur les muqueuses, il n'est pas toxique.

Employé au lieu et place du gaiacol et de la créosote. — 0 gr. 20 à 0 gr. 50 par dose, jusqu'à 2 gr par jour en capsules.

— **PHOSPHATE DE GAÏACOL.** — Produit cristallisé, incolore, *insipide* et inodore, insol dans l'eau, la glycérine et les huiles, sol. dans l'alcool. Contient 89,4 p. 100 de gaïacol.

Prop. thérap. — Il traverse l'estomac sans être modifié et se dédouble dans l'intestin Il est moins toxique que le gaiacol

Posol. — Adultes : 0,40 à 2 gr par jour, en cachets.

GAÏACYL. — Monosulfonate de gaïacol et de calcium; Poudre violacée, soluble eau et alcool, solutions aqueuses à 5-10 pour 100 en injections sous cutanées comme anesthésique local. *Voir le chapitre spécial.* Page 385.

GAIAPÉROL. — Gaïacolate de pipéridine; antituberculeux — Dose : 0 gr 30 à 3 gr. en cachets.

GAIASANOL. — Chlorhydrate de diethylglycocolle, gaïacol. Cristaux prismatiques blancs solubles dans l'eau. antiseptique, désodorisant, et non toxique à haute dose: succédané du gaiacol. Antiseptique intestinal, préconisé contre diarrhée tuberculeuse. — *Us. int.* 2 à 10 grammes par jour en cachets ou 1 à 4 grammes en injections hypodermiques (solution aqueuse concentrée). — *Us. Ext.* solution de 0,50 à 3 pour 1000 en injections vésicales contre cystites.

GALEGA. — *Galega officinalis* (légumineuses).

Part. empl. — Feuilles et fleurs.

Prop. thérap. — Galactogène, sudorifique.

Prép. pharm. — Posol. — Extrait aqueux, 2 à 4 gr. sous forme de sirop; 1 gr par cuillerée, 2 à 4 cuillerées par jour. — Infusé, 20 p. 1000.

GALBANUM. — *Ferula Galbaniflua* (Ombellifères).

Part. empl. — Gomme-résine.

Prop. thérap. — Stimulant et antispasmodique.

Prép pharm. et posol. — *A l'int.* 0 gr., 50 centigr. à 2 gr. — *A l'ext.* Entre dans la composition d'un certain nombre de baumes et d'emplâtres (diascordium, thériaque, Fioravanti, etc.).

PILULES DE GALBANUM COMPOSÉES OU ANTIHYSTÉRIQUES (Murrez).

Galbanum	2 gr
Myrrhe	3 —
Sagapenum	3 —
Asa fœtida	1 gr.
Savon	2 —
Sirop	Q. s

F s. a pilules de 0 gr 20 centigr. 3 à 4 par jour.

GALLANOL. — *Syn.* **GALLOL**, Gallanilide : corps cristallisé obtenu en faisant agir l'acide gallotannique sur l'aniline. Peu soluble eau (1/1000). Préparé par Cazeneuve et préconisé comme succédané des acides chrysophanique et pyrogallique dans le traitement du psoriasis et de l'eczema — ne tache pas la peau.

Prép. pharm.— Poudre pure ou mélangée avec du talc; pommade de 1/4 à 1/10.

GALLICINE. — Ether méthylgallique : cristallise en aiguilles fines, soluble à chaud dans l'eau et dans l'alcool; préconisée par Mellinger contre conjonctivite, keratite, ophtalmies phlycténulaires; on l'emploie en collyre sec.

GALLIQUE (acide) ($C^7H^6O^5 + H^2O$). Aiguilles cristallines solubles 130 parties d'eau, 5 parties alcool à 90c.

Prop. thérap. — Astringent. Anti-albuminurique.

Prép. pharm. et posol. — *A l'int.* 0 gr., 30 centigr. à 1 gr. en pilules ou en potion.

Fait partie de l'*Oxymel diurétique* de Gubler (v. digitale, p. 110).

CACHETS CONTRE ALBUMINURIE

Acide gallique	āā 0 gr 10
Extrait sec de Ratanhia	

Pour un cachet 3 à 6 par jour.

PILULES C. NEPHRITE ET HÉMOPTYSIES (Pulvirenti)

Acide gallique	8 gr.
Ergotine	5 à 7 gr. 50.
Extrait de ratanhia	Q s.

F s a. 100 pilules · 4 par jour.

POMMADE CONTRE CHUTE DES CILS (A Trousseau).

Acide gallique	0 gr 50 cent
Vaseline	5 —
Huile de ricin	2 —
Essence de lavande	IV gouttes.

F. s a.

GAROU. — *Daphne gnidium* (Thyméléacées). *Syn.* Sainbois.

Part. empl. — Feuilles, baies, écorce.

Princ. act. — Daphnine (dans l'écorce).

Prop. thérap. — Purgatif, diaphorétique, irritant.

Prép. pharm. et posol. — *A l'int.* Baies 4 à 10. — feuilles 2 gr. à 4 gr., — infusé de poudre d'écorce 1 à 2 p. 100. — poudre d'écorce 0 gr. 05 à 0 gr, 25 centigr. — *A l'ext.* Extrait éthéré, pommades et papiers épispastiques.

GASTÉRINE. — Nom donné par Frémont au suc gastrique du chien. Employe a dose élevée, 250 à 500 cc.

GÉLATINE. Produit de transformation de l'*osséine* contenue dans les os, cartilages et tendons, de constitution et de propriétés voisines de celles des albumines; se différenciant de ces dernières par sa solubilité dans l'eau bouillante et la prise en *gelee* de ses solutions par refroidissement (les solutions de faible concentration peuvent rester liquides).

Il en existe 3 variétés principales : 1° GRÉNÉTINE ou gélatine dite *pure*, OFFICINALE ; 2° *colle de Flandre ;* 3° *colle de poisson.*

1° GÉLATINE PURE ou GRÉNÉTINE. — Usages thérap. — La gélatine est surtout employée comme *hemostatique local* ou *général*

a) En *applications sur une surface saignante* (solutions a 5 ou 10 p. 1000 de sérum artificiel), elle se gélifie pour former un tampon hémostatique et favorise en outre la coagulation du sang à son contact.

b) *Injectee sous la peau* (solutions a 1, 2 et 5 p 100), la gélatine rend *plus prompte* la coagulation du sang (P Carnot et Dastre) de là son emploi comme *hémostatique general* utile contre la plupart des hémorragies chirurgicales (h. post-opératoires, h internes par grossesse tubaire rompue, etc. Chaput) et médicales : hémoptysies, gastrorragies, h intestinales de la f. typhoide, épistaxis rebelles et même purpura hémorragique (Marfan).

Ces injections, indiquees aussi contre les anévrysmes (Lancereaux), déterminent parfois des accidents légers (fievre, frissons, noyau douloureux) ou graves (hypercoagulabilité du sang avec embolies et thromboses). Mais ce qu'il faut redouter surtout c'est le *tetanos* dont l agent infectieux pourrait être apporté par des solutions *insuffisamment sterilisees*

En conséquence, l'Academie de Médecine recommande l emploi de solutions a 1 ou 2 p 100 de gélatine, réparties en flacons de 150 centimètres cubes et *stérilisees a l autoclave a 115° pendant trente minutes*

D'ailleurs, il n'est pas necessaire dans nombre de cas (hémorragies buccales, nasales, intestinales, purpura hemorragique) de recourir a la voie hypodermique, la gélatine absorbée *par la bouche*, agit encore comme hémostatique général (Marfan) mais peut-être moins rapidement

Per os, elle est efficace encore contre les diarrhées infantiles (Weill et Péhu)

A l'extérieur, on l'emploie comme excipient de medicaments appliqués sous forme de *colles* en dermatologie, d'*ovules* vaginaux, de *bougies* urétrales et de suppositoires.

Prép. pharm et doses. — *Us int* Comme hémostatique général *per os* · 10 a 15 gr. par jour de grénétine dissoute à chaud dans

5 fois son poids d'eau ; la solution est répartie en flacons, contenant la dose à prendre en une fois et stérilisés à l'autoclave ; soit 6 gr. par flacon de 30 gr., prendre 2 de ces doses par 24 heures après liquéfaction au B. M. et dans une boisson chaude (MARFAN). — Mêmes préparations aux doses de 4 à 8 gr par 24 heures contre diarrhées infantiles (a prendre dans le biberon avec eau ou lait).

Injections hypodermiques. Soluté injectable a 1/100 du Codex, ou à 5 p 100 de GLEY et RICHAUD (voir p 366)

Lavements avec solutions a 5 p 100

Us ext — Applications locales de solutions à 5 p 100 ; *colles* de UNNA (v ci-dessous).

SOLUTION CONTRE L'EPISTAXIS (Lemoine)

Gelatine	2 gr.
Acide salicylique	0 — 25 cent.
Eau bouillie	100 gr.

F. s a. — Verser dans la narine 1 cuillerée à café de la solution.

Pour les *solutés injectables*, voir p. 380.

COLLES MEDICAMENTEUSES D'UNNA

Gélatine }	ãã	15 gr.
Oxyde de zinc }		
Glycérine		25 gr.
Eau		45 —

Si les substances incorporées retardent la solidification de la gélatine, on prend la formule suivante :

Oxyde de zinc		10 gr.
Gélatine }		
Glycérine }	ãã	30 —
Eau }		

Dans cette masse emplastique on incorpore les substances finement pulvérisées *(iodure de plomb, iodoforme, acide salicylique, etc.)*, en proportion variant de 5 à 10 p. 100 et jusqu'à 30 pour l'iodoforme.

— 2° **COLLE DE FLANDRE**

Prop. thérap. — Employée en bains.

Prép. pharm. et posol. — *A l'ext* 500 à 1000 gr. pour un bain.

Incompat. — Alcool, tanin, décoctés astringents, quelques sels métalliques.

— 3° **COLLE DE POISSON.** *Syn* Ichthyocolle.

Prop. thérap. — Adoucissant, sert à faire des gelées et le taffetas dit d'Angleterre.

Prép. pharm. et posol. — *A l'int.* Soluté 5 à 10 p. 100.

GELOSE. — *Syn.* **AGAR-AGAR. GÉLOSINE** — L'agar-agar est une algue abondante dans les mers de Chine et du Japon, plus mucilagineuse que le fucus crispus, elle donne avec l'eau une gelée incolore, insipide, *Gélose* (proportion 1 a 2 p. 100).

Cette gelée n'est pas rétractile, on l'utilise en dermatologie après l'avoir additionnée d'un antiseptique, car elle constitue un excellent milieu de culture.

TOPIQUE CONTRE ECZEMA (Gallois)

Gelose	2 gr.
Eau	100 —

Faire une gelee et ajouter

Oxyde de zinc	20 gr.

F s. a. en applications.

— **GÉLOSINE** : Principe mucilagineux de l'agar-agar isolé par Guérin : substance amorphe, incolore, non azotée, soluble dans l'eau chaude, peut être utilisee pour faire des cataplasmes médicamenteux lesquels se rétractent en se desséchant ce qui fait que le liquide qu'ils renferment est constamment et lentement exprimé sur le lieu d'application.

GELSEMIUM SEMPERVIRENS (*Loganiacees*). — *Syn.* Jasmin de Caroline, jasmin jaune ou sauvage.

Part. empl. — Ecorce de racine.

Princ. act. — **GELSÉMINE.** (Toxique.)

Prop. thérap. — Fébrifuge, antinevralgique.

Prép pharm. et posol. — *A l'int.* Poudre, 0 gr. 05 à 0 gr. 20 et parfois jusqu'à 0 gr. 40 centigr.; — teinture, X à L gouttes, soit 0 gr. 20 à 1 gr. (A surveiller.)

PILULES

Poudre de gelsemium	5 gr.
Extrait de chiendent	Q. s.

Pour 100 pilules contenant 5 centigr de plante
Dose 2 a 4 par jour.

MIXTURE ANTIASTHMATIQUE (Jones).

Teinture de gelsemium	ãã	4 gr.
— de lobelie		
Bromure de potassium		15 —
Eau		30 —

60 gouttes toutes les 3 heures dans un peu d'eau.

GELSÉMINE. — L'alcaloïde pur est une poudre blanche amorphe très active : en Amérique on designe sous le même nom un mélange d'alcaloïde et de résines, ce qui explique les variations d'activite.

La *Gelsemine* pure s'emploie par milligrammes. — *Dangereux.*

GENÊT. — *Genista scoparia* (Légumineuses, Papilionacées).

Part. empl. — Fleurs.

Princ. act — Sparteine et scoparine.

Prop. thérap. — Diurétique.

Prép. pharm. et posol. — *A l'int.* 15 à 30 gr. p. 1000.

TISANE CONTRE L'ALBUMINURIE (Cullen)

Fleurs de genêt	30 gr.
Baies de genièvre	10 —
Eau bouillante	1000 gr.
Sirop des cinq racines	50 —

F.

— **SPARTÉINE.** Alcaloïde liquide : on emploie le *sulfate.*

— **SULFATE DE SPARTÉINE.** — **Toxique.** — ($C^{15}H^{26}Az^2,H^2SO^4+5H^2O$) Cristaux incolores très solubles dans l'eau, solubles dans l'alcool, insolubles dans l'ether.

Prop. thérap. — Renforce et régularise les contractions cardiaques sans augmenter la tension arterielle et la diurese Utile pour continuer et renforcer l'action de la digitale dans les états asystoliques, et contre l'atonie cardiaque des maladies infectieuses.

N B Action incertaine Ne saurait remplacer exactement la digitale. A l inverse de celle-ci, ne s'accumule pas.

Posol. — 0 gr. 05 par dose, jusqu a 0 gr 20 par jour. *Enfants* : abstention au-dessous de 5 ans, ensuite 0 gr 01 par année. *Injection hypodermique* Voir le chapitre spécial, page 380. *A l'exterieur* · Solution au 1/20ᵉ pour badigeonnages, et pommades 1/20ᵉ, comme *antithermique* et *analgesique* dans les fièvres eruptives (GUINARD et GLEY)

PILULES.

Sulfate de sparteine	1 gr
Poudre de guimauve	0 — 50 centigr.
Extrait de chiendent	Q s

Pour 20 pilules. Contiennent 0 gr. 05 centigr. de sel. 2 à 3 par jour.

POTION

Sulfate de sparteine	0 gr 30 centigr.
Sirop de tolu	30 —
Eau distillee de tilleul	70 —

0 gr 05 de sel par cuillerée à soupe, 2 à 3 par jour.

GENÉVRIER. HUILE DE HARLEM. — *Juniperus communis* ou *vulgaris* (Conifères).

Part. empl. — Fruit, bois, feuilles, sommités.

Prop. thérap. — Bois : sudorifique, antisyphilitique ; feuilles et sommités : purgatives, fruits : stomachiques et diurétiques.

Prép. pharm. et posol. — *A l'int.* Extrait 2 à 5 gr., — huile volatile II à VI gouttes, — infusion de baies 20 p. 1000. — *A l'ext.* fumigations. — Liniment de Rosen (Codex).

HUILE OU GOUTTES DE HARLEM
(de Koning Tilly)

Paraît être une sorte d'huile de cade preparee avec le genévrier, ou de l'huile pyrogenee de gaiac, d'apres quelques auteurs, préconisee contre les affections goutteuses, rhumatismales, la gravelle, etc.

V a XX gouttes par jour dans une infusion chaude.

POTION EXPECTORANTE.

Infusé d'hysope	150 gr.
Extrait de genièvre	10 gr
Oxymel scillitique	30 —
Ad libit	
Kermès 0 gr 10 à 0 gr. 20 centigr.	

M a prendre par cuillerees.

VIN DIURÉTIQUE.

Azotate de potasse	15 gr.
Baies de genièvre concassees	50 —
Vin blanc	750 —

F. macérer 12 heures, filtrez 2 cuillerées à soupe 2 ou 3 fois par jour.

GENTIANE (racine). — *Gentiana lutea* (Gentianacées). *Syn.* grande gentiane, gentiane jaune.

Princ. act. — **Gentiopicrine**, glucoside cristallisé, dose 1 gr. à 1 gr. 50 ; **gentiamarine**, glucoside amorphe (G Tanret).

Prop. thérap. — Tonique, stomachique, fébrifuge.

Prép. pharm. et posol. — *A l'int.* Extrait 0 gr., 20 centigr. à 2gr., — infusé 5 p. 1000, — poudre 0 gr., 50 centigr. à 5 gr., — sirop 10 à 100 gr., — teinture 2 à 50 gr., — vin 60 à 120 gr. — *Enfants :* Voir Table de Brunton page VIII. — *A l'ext.* Pois à cautère, drains pour entretenir la suppuration de certaines plaies et pour dilater.

ÉLIXIR AMER

Gentiane	50 gr
Ecorce d'orange amere	25 —
Calamus aromaticus	10 —
Alcool a 40c	500 —

Faites macerer 10 jours et ajoutez

Sirop de quinquina	200 gr

ÉLIXIR AMER OU ANTISCROFULEUX DE PEYRILHE (Cod. 1884)

Teinture de gentiane alcaline 10 a 50gr

MIXTURE CONTRE ANORÉXIE

Teinture de gentiane — colombo — badiane — noix vomique	ãã 5 gr

M. X gouttes dans un peu d'eau avant chaque repas

PILULES TONIQUES DE MOSCOU

Extrait de colombo — de gentiane — de quassia — de fiel de bœuf	ãã 10 gr
Poudre de gentiane	Q. s.

F s a pilules de 0 gr. 20 centigr. 1 après le repas.

SIROP ANTISCROFULEUX (Bouch)

Sirop de gentiane — de quinquina — d'ecorce d'orange	ãã 500 gr

M 3 cuillerées dans la journee

TEINTURE DE GENTIANE COMPOSEE AMMONIACALE. ELIXIR ANTISCROFULEUX

Gentiane	100 gr.
Carbonate d'ammoniaque	25 —
Alcool a 60c	3000 —

F s. a 10 a 50 gr.

VIN STOMACHIQUE (Gallois)

Extrait de gentiane	1 gr
Sirop d'ecorce d'orange am.	45 —
Vin de quinquina	150 —
Alcoole de noix vomique	V gouttes

F. dissoudre. M. 50 à 100 gr. 1/2 heure avant le repas.

GÉOSOTE. — Voir **GAIACOL VALÉRIANATE.**

GÉRANIUM (Essence de). — Antiseptique.
Voir à *Formol géranié* ; associée à d'autres essences elle a été préconisée par L. Championnière contre les brûlures.

POMMADE CONTRE BRULURES (Lucas Championnière).

Essence de geranium, verveine, thym, origan	āā XV gouttes
Microcidine	0 gr. 30
Vaseline	100 —

F. s. a.

GERMANDRÉE. — *Teucrium Chamædrys* (Labiées). *Syn.* Petit chêne, chênette, chasse-lièvre.

Part. empl. — Sommités fleuries.

Prop. thérap. — Excitant, amer, tonique.

Prép. pharm. et posol. — *A l'int.* Extrait 2 à 4 gr., — infusé 10 à 20 p. 1000, — poudre 2 à 8 gr.

GINGEMBRE. — *Zingiber officinale* (Scitaminées).

Part. empl. — Rhizome.

Prop. thérap. — Stimulant stomachique, révulsif (en cataplasmes).

Prép. pharm. et posol.—*A l'int.* Poudre 1 à 2 gr., teinture 2 à 10 gr.

POTION STIMULANTE.

Gingembre	15 gr.
Calamus aromaticus	10 —
Cannelle	2 —
Faites infuser dans :	
Eau bouillante	200 gr.
Passez et ajoutez	
Sirop d'ecorce d'orange amere	50 —

GIROFLES. — *Eugenia caryophyllata* (Myrtacées). *Syn.* Clous de girofle, clous aromatiques.

Part. empl. — Fleur non developpée ou bouton.

Princ. act — Caryophylline. — Huile volatile **EUGÉNOL** et huile fixe **EUGÉNINE.**

Prop. thérap. — Excitant, stomachique, tonique, cordial.

Prép. pharm. et posol. — *A l'int.* Eau distillee 30 à 60 gr. — huile volatile I à XII gouttes — infusé 1 à 10 p. 1000 — poudre, 0 gr. 50 cent. à 2 gr .— teinture 10 gr. — *A l'ext.* Odontalgique.

MIXTURE ANTI-ODONTALGIQUE.

1. Essence de girofle	2 gr
Alcool camphre	10 —
2. Essence de girofle	4 gr.
Alcoolat de cochlearia	10 —
Chloroforme	5 —

— **EUGENOL**, liquide aromatique, incolore, insoluble dans l'eau, soluble dans l'alcool, l'éther, les huiles fixes.

Prop. thérap. — Antiseptique preconisé contre tuberculose et gangrène pulmonaire et comme analgesique local — et surtout comme antiodontalgique. — *Us. int.* Dose 0 gr. 50 à 1 gr. par jour en capsules et en injections hypodermiques. (Voir le chapitre spécial, page 385).

EUGÉNOL IODÉ, obtenu par Liotard. Poudre jaunâtre, odeur faible d'eugénol ; insoluble eau, soluble alcool, éther, huiles grasses ; plus actif que l'aristol : même posologie et modes d'emploi.

GLANDE PITUITAIRE. — V. *Hypophyse cérébrale.*

GLANDES SURRÉNALES. — Voir *Surrénales*, p. 317.

GLUCOSE. — **SERUM GLUCOSÉ DE FLEIG.** — Voir *sérums artificiels*, aux injections hypodermiques.

GLUTOL. — Schleich désigne sous ce nom la substance provenant de l'action du formol sur la gélatine.

Poudre blanche utilisée pour le pansement antiseptique des plaies.

GLYCÉRINE ($C^3H^8O^3$). — Soluble eau et alcool, insoluble éther.

Prop. thérap. — Préconisée contre anémie pernicieuse, dysenterie, acné, glycosurie Preti préconise la glycérine contre l'anguillose a la dose de 50 gr. moitié en nature moitié en capsule. Usages externes tres nombreux.

Prép. pharm. et posol. — *A l'int.* 10 à 60 gr. — *Enfants :* 5 a 20 gr. selon l'âge — *A l'ext.* Sert à preparer des pommades, des liniments : — en lavement, 10 à 60 gr. — Glyceré d'amidon (Cod.) 1 pour 14 gr., suppositoires à 1/3, ovules, etc.

La Glycerine est surtout employée comme excipient **GLYCÉRÉS** et **GLYCÉROLÉS.** Voir aux médicaments qui constituent la base de la préparation.

Incompat. — Acide chromique, bichromate et permanganate de potasse.

LOTION DE GLYCÉRINE (Stratin).

Biborate de soude	2 gr
Glycerine	30 —
Eau de rose	120 —

M

MÉLANGE CONTRE LITHIASE BILIAIRE (Ferrand).

Glycérine	20 a 30 gr.
Eau chloroformée	35 —
Hydrolat de laurier cerise	10 —
Ether sulfurique	XXX gouttes

F. s. a. par cuillerées à soupe.

POTION DE GLYCÉRINE CONTRE LE DIABETE SUCRÉ (Schultzen).

Glycérine pure	20 à 30 gr.
Eau distillée	64 —
Acide citrique ou tartrique	1 a 2 —

F. dissoudre. A prendre dans la journée.

SUPPOSITOIRES A LA GLYCÉRINE (Codex).

Beurre de cacao	2 gr.
Glycerine	1 —

Pour 1 suppositoire.

GLYCÉROPHOSPHATES. — *Syn.* **PHOSPHOGLYCERATES.** Nouvelle forme de la médication phosphatée. On emploie les **GLYCÉROPHOSPHATES DE POTASSE, SOUDE, MAGNÉSIE, CHAUX** et **FER.** L'étude chimique des glycerophosphates a été faite par Portes et Prunier, Gay, Lambotte et Delage, et l'etude clinique par le Dr A. Robin. Le **GLYCÉROPHOSPHATE DE CHAUX** est le plus employe, il est soluble dans 20 a 22 parties d'eau.

On les administre en injections hypodermiques : solutés à 5 p. 100 pour les sels de chaux, potasse, magnesie. — *Dose* : 1 à 10 cent cubes par jour correspondant a 0 gr. 05 a 0 gr. 50 centigr. de médicament et en soluté plus concentré jusqu'à 25 p. 100 (Robin, Jacquemaire) pour le glycérophosphate de soude. voir page 366. — *Dose* 1 a 10 cent. cubes, soit 0 gr. 20 à 2 gr. de sel (A. Robin).

Par voie stomacale la dose est de 0 gr. 30 à 1 gr. pour les sels de *chaux, soude, potasse* et *magnésie; enfants,* de 0 gr 05 a 0 gr. 20 selon l'âge, et de 0 gr 20 a 0 gr 30 pour celui de *fer* : on administre sous forme de cachets, poudre granulée (la poudre granulee du Codex est dosée a 1/20e), sirops et pilules. Le Dr Robin, conseille d'associer les divers glycérophosphates entre eux et en même temps aux toniques (cola) et aux strychniques, il indique les formules suivantes :

CACHETS

Glycérophosphate de chaux } ãã 0 gr 15
— de soude }
— de fer 0 — 05

Pour 1 cachet 1 a chaque repas.

Glycérophosphate de fer 0 gr. 05 centigr
Poudre de fèves de Saint-Ignace 0 — 03 —
Pepsine 0 — 15 —
Maltine 0 — 05 —

Pour un 1 cachet 1 au déjeuner et 1 au dîner

PILULES FERRUGINEUSES.

Glycerophosphate de Fer 0 gr 05 a 0 gr 10 centigr
Poudre de rhubarbe 0 — 05 —
Extrait de quinquina 0 — 15 —

Pour 1 pilule. 2 a 3 par jour aux repas.

SIROP COMPOSÉ (A. Robin).

Glycerophosphate de chaux 6 gr
— de soude }
— de potasse }
— de magnesie } ãã 2 —
— de fer }

CACHETS (A. Robin).

Glycérophosphate de chaux 0 gr. 30 centigr.
Glycerophosphate de magnesie 0 — 10 —
Teinture de feve de Saint-Ignace XXX gouttes
Pepsine 3 gr
Maltine 1 —
Teinture de cola 10 —
Sirop de cerise 200 —

1 cuillerée a soupe au milieu du déjeuner et du dîner

SIROP (Berlioz).

Glycérophosphate de chaux 15 gr.
Sirop de limon 275 —

1 *gr. par cuil à soupe 2 cuil. par jour.*

SOLUTION

Glycérophosphate de chaux 20 gr.
Eau distillee 280 —

F. s a. 1 gr par cuillerée a soupe Dose 1 a chaque repas.

GLYCOGÈNE $(C^6H^{10}O^5)^6H^2O$. Hydrate de carbone existant dans le foie fonctionnant normalement . se trouve également dans le sang et dans certaines tumeurs (Brault).

Prop. et posol. — Poudre blanc jaunâtre, soluble dans l'eau : préconisé par de Nittis et L Meunier dans les maladies diverses consécutives au mauvais fonctionnement du foie et dans quelques maladies infectieuses (fièvre typhoide, tuberculose pulmonaire, diabète, scarlatine, pneumonie). Dose 0 gr 50 a 1 gr. par jour en capsules de 0 gr. 02, ou en injection hypodermique (solute aqueux à 1/40e).

GLYCOSAL. — Ether monosalicylique de la glycérine : poudre blanche cristalline soluble dans 100 parties d'eau, soluble dans l'alcool, miscible à la glycérine.

Prép. pharm. et posol. — Antiseptique, antirhumatismal, succédané de l'acide salicylique, ne cause que rarement des bourdonnements d'oreille et fatigue moins l'estomac.

Us int. — 5 à 10 gr. par 24 heures en cachets de 0 gr. 50 toutes les 1/2, 1, 2 ou 3 heures

Us. ext. — Agit très bien en badigeonnage sur les articulations. Soluté alcoolique à 20 p. 100

GOA (poudre de). — *Syn.* **ARAROBA**. Poudre résineuse de couleur jaune se fonçant a l'air comme la rhubarbe; provient du Bresil et est retirée d'un arbre, de l'*Angelim amargosa*, elle est constituee en grande partie (80 p 100) par de l'acide chrysophanique ou un composé la *Chrysarobine* qui se transforme a l'air en acide chrysophanique. (Voir ce mot pour les formules.)

GOMÉNOL. — Nom sous lequel on désigne l'essence de *Cajeput* (voir ce mot) retirée d'une variété sélectionée du *Melaleuca viridiflora.*

Prép. thér. — Posol. — Anticatarrhal, antiseptique, désinfectant, désodorisant. N'est ni caustique ni toxique. Bon agent de cicatrisation.

Us. int : Préconisé contre bronchite, bronchopneumonie, coqueluche, tuberculose, à la dose de 1 gr 50 a 2 gr. 50 sous forme de capsules renfermant 0 gr. 25 de goménol, soit pur soit sous forme d'huile goménolée à 50 p. 100, soit sous forme de sirop 3 a 5 cuillerées a soupe (adultes). 1 a 6 a dessert (enfants). L'huile goménolée est employée en injection hypodermique (voir page 368). Le goménol pur est employé en inhalations ou en vaporisation.

Us ext. . Le soluté de 1 à 2 p 1000 est employé en injections vaginales, lavements, lotions contre ulcères, crevasses, plaies, brûlures, etc Pour l'usage gynécologique on prépare de l'onguent, des ovules au goménol. L'huile goménolée a 5 à 10 p 100 est utilisée en injections intra-trachéales et à 20 p 100 en injections intra-musculaires, on l'emploie en instillations uréthrales et pour lubrifier les sondes.

GOMME ADRAGANTE. — Produite par l'*Astragalus verus*, *astragalus creticus*, *A. aristatus*, *A.* GUMMIFER (Légumineuses). 3 variétés : 1° gomme A. vermicellée, 2° gomme A. en plaque ; 3° gomme adrag. en grains.

Prop. thér. — Adoucissant, sert à la confection des mucilages.

— **AMMONIAQUE.** Gomme résine du *Dorema Ammoniacum* (Ombellifères). Soluble en partie dans eau, alcool et éther — 2 variétés : 1° gomme ammoniaque en larmes ; 2° gomme ammoniaque en sorte.

Prop. thérap. — Tonique, excitant, antispasmodique, emménagogue, anticatarrhal, expectorant, stomachique, fondant, résolutif.

Prép. pharm. et posol. — *A l'int.* 0 gr. 50 centigr. à 2 gr. — *A l'ext.* entre dans la composition de divers emplâtres.

PILULES CONTRE EMPHYSEME PULMONAIRE (Romberg).

Gomme ammoniaque pulvérisée	1 gr
Poudre d'ipeca	0 — 20 centigr.
Acétate de morphine	0 — 10 —
Carbonate d'ammoniaque	1 —
Mucilage de gomme	Q s

F. s. a. 20 *pilules* 2 *a* 6 *par jour.*

PILULES EXPECTORANTES CONTRE CATARRHE PULMONAIRE CHRONIQUE

Acide benzoïque	2 gr
Gomme ammoniaque	2 gr.
Savon médicinal	Q. s.

F. s. a. 20 *pilules* 4 *à* 8 *dans les* 24 *heures*

POTION CONTRE CATARRHE ET GRIPPE

Infusé de polygala	100 gr.
Gomme ammoniaque	2 —
Gomme arabique pulvérisée	4 —
Sirop thebaïque	25 —

F. s a. 1 *cuillerée toutes les heures.*

— **ARABIQUE.** *Acacia vera*, *A.* ARABICA, *A. Adansonii*, *A. Albida*, *A. vereck*, *A.* SENEGAL (Legumineuses), soluble eau.

Prop. thérap. — Adoucissante, base des pâtes pectorales, des mucilages.

Prép. pharm. et posol. — *A l'int.* Eau ou tisane de gomme, 20 p. 1000. Potion gommeuse et potion béchique du Codex. Poudre des voyageurs (Codex), 10 gr. par litre. — Tablettes à 0, 10 centigr. de gomme. — Pâte de gomme ou guimauve (Codex).

Incompat. — Borax, perchlorure de fer, alcool, acétate de plomb.

— **GUTTE** du *Garcinia Hamburyi* (Clusiacées).

Prop. thérap. — Purgatif, drastique violent, anthelminthique.

Prép. pharm. et posol. — *A l'int.* 0 gr. 1 à 0 gr. 25 par dose, jusqu'à 0 gr. 50 en 24 heures Pilule de Bontius (Codex), 1 à 4.

PAQUETS PURGATIFS.

Gomme gutte	āā	1 gr
Calomel		
Poudre de jalap		3 gr.
Oleo-saccharure de fenouil		5 —

Divisez en 10 doses 1 par jour.

GONOSAN. — GONOSANE — Solution à 20 p. 100, dans l'essence de santal des deux résines α et β du Kawa-Kawa. donne de bons résultats dans le traitement de la blennorrhagie, a la dose de 6 a 9 capsules par jour, administrées en 3 fois au commencement des repas.

GOUDRON DE HOUILLE. — V. *Coaltar.*

— VÉGÉTAL. — Du *Pinus maritima* (Conifères). *Syn* Goudron de Norvege, goudron officinal. Soluble alcool, ether, huiles fixes et volatiles, cede à l'eau un certain nombre de produits

Prop. thérap. — Stimulant, diaphorétique, diuretique énergique.

Prép. pharm. et posol. — *A l'int* 0 gr, 25 à 0 gr, 60 centigr., — eau de goudron 5 p. 1000. — Emulsion 2 p. 100 (Codex 1884, Le Bœuf). — sirop 1 p 100. — Fumigations. — Glycéré (Codex 1884). — Vaporisation avec un appareil spécial. — *A l'ext.* 1 partie p. 3 en pommade. — Emplâtre du pauvre homme à 1/3.

PILULES BALSAMIQUES (Prof Bouchard).

Goudron	5 gr.
Baume de tolu	5 —
Benzoate de soude	4 —

Pour 40 pilules 4 par jour.

POMMADE ANTIPSORIQUE

Goudron	āā	15 gr.
Soufre sublime		
Savon noir	āā	50 —
Eau chaude		

POMMADE CONTRE PRURIGO (Giroux de Buzareingues)

Goudron	15 gr
Laudanum de Rousseau	2 —
Axonge	60 —

M

POMMADE DE GOUDRON (N Guillot).

Axonge		30 gr.
Carbonate de soude	āā	2 a 4 —
Huile de cade		
Goudron		

M

GRENADIER. — *Punica Granatum* (Myrtacées).

Part. empl. — Ecorce de la racine, fleurs (balaustes), fruits (grenades) — écorce de grenade.

Princ. act. — **PELLETIÉRINE** et **ISOPELLETIÉRINE**, *méthylpelletiérine* et *pseudo-pelletierine*. (Les deux premières seules sont tænifuges.)

Prop. thérap. — Astringent, vermifuge, tænifuge.

Prép. pharm. et posol. — *A l'int.* Extrait alcoolique, 10 à 20 gr.; il est preférable d'employer les préparations suivantes, faites avec l'écorce fraîche de racines employée à la dose de 40 a 60 gr. pour l'adulte et de 10 a 20 gr pour l'enfant.

APOZEME TÆNIFUGE (Cod.).

Ecorce fraiche de racine de grenadier	60 gr
Eau	750 —

F. macérer 6 heures F bouillir à feu doux pour réduire a 500 Passez A prendre en 3 fois a une 1/2 heure d'intervalle.

DÉCOCTION TÆNIFUGE.

Ecorce de racine de grenadier		50 gr.
Eau Q s pour decocte		250 —

Passez et ajoutez

Extrait de fougère mâle	āā	2 —
Gomme pulverisée		
Sirop de menthe		30 —

Deux heures après ingestion de ces tænifuges, 30 gr. d'huile de ricin.

— **PELLETIÉRINE** ($C^{16}H^{15}AzO^{2}$) et isopelletiérine ($C^{16}H^{15}AzO^{2}$) (Tanret). On emploie les *tannates* que l'on prépare en décomposant les sulfates par le tanin : ils sont solubles dans l'eau acidulée par l'acide tartrique. Si l'on ne veut pas isoler les tannates, on peut avoir recours à la formule suivante (**Béranger-Féraud**) : Sulfates de pelletiérine et d'isopelletiérine de 0 gr. 40 à 0 gr. 50 centigr., tanin 1 gr. à 1 gr. 50 centigr., sirop simple, 30 gr. eau 150 gr. *A prendre en 2 fois a une demi-heure d'intervalle. Une heure plus tard administrer 30 gr. d'huile de ricin.*

M. Tanret conseille de ne pas administrer la pelletiérine aux jeunes enfants.

GRINDELIA-ROBUSTA. — Composée dont les capitules renferment une matière résineuse, très employée en Californie comme *antiasthmatique*, *expectorant*, *stimulant*.

Pos. — Extrait fluide X à XX gouttes à la fois, au début de l'attaque, on peut réitérer toutes les heures ou deux heures. *Enfants :* II a X gouttes selon l'âge. Extrait alcoolique 0 gr. 20 a 0 gr. 50.

Prép. pharm. — Extrait fluide, Codex (à parties égales). Extrait. — Teinture alcoolique à 1/5e.

MIXTURE ANTIDYSPNÉIQUE (Huchard)

Teinture de grindelia	30 gr
de convallaria maïalis	10 —
de scille	5 —

XV gouttes 3 fois par jour dans la dyspnée artériosclereuse.

PILULES ANTIASTHMATIQUES

Extrait de grindelia	2 gr.
Poudre de scille	Q. s.

Divisez en 20 pilules renfermant chacune gr. 10 d'extrait. 2 a 5 par jour.

SIROP CONTRE ASTHME BRONCHIQUE

Extrait fluide de grindelia		30 gr.
Teinture de belladone	āā	5 gr.
— lobélia		
Iodure de sodium		5 —
Sirop de polygala		150 —

F. s. a.

Une cuillerée a café 3 ou 4 fois par jour

SIROP CONTRE COQUELUCHE

Teinture de grindelia (selon l'âge)	X a XX gouttes.
— de belladone	V —
Sirop de gomme	100 gr.

F. s. a. 6 à 8 cuillerées à cafe dans les 24 heures.

GROSEILLE. — Fruit du groseillier rouge *Ribes rubrum* (Saxifragacées).

Pour les prop. thérap. et les prép. pharm. v. *Framboise*.

GRUAU. — V. *Avoine*.

GUACO. — *Mikania guaco* (Eupatoriées) : renferme une résine la *Guacine* et un glucoside, la *Mikanine* (Bocquillon) : antiprurigineux (Butte) preconisé contre les prurits, generalise, sénile, eczétémateux, prurigo d'Hebra, etc.

Us. int. Extrait 0 gr 20 a 0 gr. 50 en pilules ; teinture à 1/5e : 2 à 5 gr

Us. ext. Lotion avec décoction à 3 p. 100.

GUARANA. — *Paullinia sorbilis* (Sapindacées).

Part. empl. — Semences.

Princ. act. — Tannin, **CAFÉINE**.

Prop. thérap. — Tonique, antidiarrhéique, antinévralgique.

Prép. pharm. et posol. — *A l'int.* Extrait alcoolique 0 gr. 30 cent. à 1 gr., — décocté 3 gr. p 1 tasse, — poudre 0 gr, 20 centigr. à 2 gr *Enfants :* 0 gr 10 à 0 gr. 75 selon l'âge — teinture alcoolique 10 à 20 gr. en potion.

CACHETS ANTINÉVRALGIQUES	
Poudre de guarana	0 gr. 20
Caféine	0 — 10
Antipyrine	0 gr 10
Sulfate de quinine	0 — 05

Pour 1 cachet, 2 à 4 par jour.

GUÉTHOL. — Ether monoéthylique de la pyrocatéchine. Liquide huileux, insoluble dans l'eau et la glycérine, soluble dans l'alcool

Prép. pharm. et posol. — Succédané du gaïacol; antituberculeux, antinévralgique.

Us. int. — 0 gr. 50 à 1 gr. en capsules de 0 gr. 10, — vin Malaga alcoolisé à 1 p. 100, 1 à 3 cuillerées

Us. ext. — Pommade, 10 à 15 p. 100 de vaseline contre douleurs locales.

On utilise également les sels : benzoate, phosphate, salicylate, valérianate de guéthol; mêmes indications et posologie.

GUI. — *Viscum album* (Loranthacées). — Les baies et l'écorce servent à préparer la *glu* de laquelle Personne et Reinsch ont retiré la *Viscine* et la *Viscosine*. Leprince vient d'extraire du gui un alcaloïde, un glucoside et une résine.

Prép. thér. — Récemment préconisé par René Gaultier comme hypotenseur et utilisé principalement dans le traitement des hémoptysies congestives des tuberculeux.

Prép. pharm. et posol. — Poudre 0 gr. 50 à 1 gr 50 en pilules. cachets : extraits éthéré ou aqueux 0 gr 05 à 0 gr 15 en pilules, potion.

Le Dr Bernard préconise à la dose de 0 gr. 25 à 0 gr. 50 par jour la Guipsine, constituée par un mélange de l'alcaloïde et du glucoside isolés par Leprince

GUIMAUVE. — *Althæa officinalis* (Malvacées).

Part. empl. — Racine, feuille, fleur.

Prop. thérap. — Emolliente, adoucissante, béchique.

Prép. pharm. et posol. — *A l'int.* Infusion 20 p. 1000, — sirop 30 p. 1000, — tablettes 0 gr., 10 centigr. par tablette. — *A l'ext.* Décoction 20 p. 1000 en gargarismes.

GURGUM (Baume de). — Mêmes propriétés et posologie que le baume de Copahu. — Potion émulsive, capsules.

TAMPON CONTRE VAGINITE (Vidal).

Baume de gurgum	1 gr
Eau de chaux	2 —

Mélangez.

GUTTA-PERCHA. — Produit extrait du *Palaquium Gutta*, du *P. Oblongifolium* et d'autres arbres de la famille des Sapotacées.

Prop. thérap. — Employé contre le psoriasis.

Prép. pharm. et posol. — *A l'ext.* En solution dans le chloroforme.

SOLUTION DE GUTTA-PERCHA
(Traumaticine simple).

Gutta-percha	1 gr.
Chloroforme	9 —

M.

VERNIS CONTRE CHUTE DES ESCHARES

Gutta-percha	4 gr.
Chloroforme	30 —
Baume du Pérou	1 —

M. enduire 2 fois par jour avec un pinceau.

GYNOCARDIA ODORATA (CHAULMOOGRA). — Bixacees.

Part. empl. — Semence.

Princ. act. — Acide GYNOCARDIQUE et palmitique.

Prop. thérap. — Antiscrofuleux (?), employé dans les affections cutanees et syphilitiques, préconisé principalement contre la lèpre.

Prép. pharm. et posol. — *A l'int.* Huile de gynocardia ou de chaulmoogra V à XXX gouttes (en capsules ou en pilules) et jusqu'a 10 a 15 gr. par jour en lavement, émulsionnée dans du lait; traitement de la lèpre d'apres Danlos. — *A l'ext.* en applications.

EMPLATRE D'HUILE DE CHAULMOOGRA
(Hop. St.-Louis).

Emplâtre simple	2000 gr
Cire jaune	1000 —
Huile de chaulmoogra	3000 —

F. s a

POMMADE

Huile de gynocardia	20 gr
Vaseline	50 —
Paraffine	10 —

F. s a.

— **GYNOCARDIQUE ACIDE**, substance jaune, de consistance savonneuse, insoluble dans l'eau, soluble dans l'alcool. Mêmes propriétés et indications que l'huile dont il constitue le principe actif.
Dose 0 gr. 50 à 2 gr. par jour en capsules de 0 gr. 20.

H

HAMAMÉLIS VIRGINICA (Hamamélidées). — *Syn.* Noisetier de sorcière, aune mouchetée.

Part. empl. — Ecorce et feuilles fraiches.

Prop. thér. — *Vaso-constricteur* utilise comme décongestif contre varices, *hémorroides* et, comme hémostatique (?), contre hémorrhagies, hémoptysies, métrorrhagies.

Prop. pharm. et posol. — *A l'int.* Extrait fluide, Codex (représentant son poids de plante) 4 à 10 gr. en potion. *Enfants* 1 a 3 gr. selon l'âge. — Extrait alcoolique 0 gr. 50 à 1 gr. 50. Teinture à 1/5e 2 à 10 gr , — *A l'ext.* pommade, teinture 1 pour 10 d'axonge.

MÉLANGE (Ferrand).

Teinture d'hamamélis	20 gr
Glycerine anglaise	60 —

Par cuillerees a café, 2 a 4 par jour.

MIXTURE HAMAMÉLIS ET HYDRASTIS

Extrait fluide d'hamamélis	āā 10 gr
— — d'hydrastis	
Cognac	20 —
Glycerine	60 —

2 à 5 cuillerées a café par jour.

MIXTURE HAMAMÉLIS ET ERGOTINE

Teinture d'hamamelis	āā 5 gr.
Solut titree d'ergot (ergotine Yvon)	

Comme hémostatique interne. XXX gouttes, 3 a 4 fois par jour

OVULES CONTRE MÉTRITE CONGESTIVE

Extrait alcoolique d'hamamelis	0 gr 20
— — de belladone	0 — 02
Ichthyol	1 —
Glycerine solidifiee	Q. S.

Pour 1 ovule

PILULES CONTRE HÉMORROÏDES

Extrait alcoolique d'hamamélis 0 gr. 10
— — de capsicum 0 — 15
— — de belladone 0 — 01

Pour 1 pilule. — 3 par jour

POMMADE CONTRE HÉMORROÏDES AVEC PRURIT ANNAL (Brocq)

Lanoline } āā 20 gr.
Vaseline }
Teinture de benjoin 10 —
Extrait fl d'hamamélis } āā 5 —
Ergotine }
Acide phénique 0 — 50

POTION (Dujardin-Beaumetz).

Extrait fluide d'hamamelis } āā 50 gr.
Sirop d'écorce d'orange amere }
Teinture de vanille XX gouttes

2 a 4 cuillerées a café par jour.

SUPPOSITOIRE.

Extrait d'hamamelis 0 gr 05 à 0 gr. 15.
Beurre de cacao 3 —

HASCHISCH. (Voir Chanvre indien).

HÉDONAL. — MÉTHYLPROPYLCARBINOL. — Cristaux incolores peu solubles dans l'eau froide, la solution présente l'odeur et la saveur du menthol, soluble dans l'alcool. Les alcalis le decomposent.

Prop. thérap. — Préconisé comme hypnotique par Arndt, Dreser, Fœrster, etc., agit surtout dans les insomnies legeres consécutives à des affections organiques ou fonctionnelles du système nerveux, a la neurasthénie — inefficace dans l'insomnie sénile et chez les aliénés.

Prép. pharm. et posol. — En cachets, tablettes dosées à 0 gr. 50 en suspension dans l'eau ou en solution hydro-alcoolique. Dose 1 à 3 en une seule fois et même 5 grammes.

CACHETS

Hédonal 5 gr.

F s a 10 cachets renfermant 0 gr 50 Dose 2 à 6.

POTION

Hedonal 10 gr.
Alcool dilué 100 —
Sirop de menthe 50 —

F. s a 1 cuill à soupe renferme 1 gr. d'hedonal Dose 1 a 3 cuill.

HÉLÉNINE. Voir **AUNÉE.**

HELLÉBORE. — V. *Ellebore.*

HELMITHOL. — Combinaison d'Urotropine avec l'acide anhydrométhylène-citrique. — Cristaux incolores, solubles dans 15 parties d'eau ; les alcalis le dédoublent avec mise en liberté de formol.

Prop. thérap. — Mêmes propriétés que l'Urotropine et en outre antiseptique et désinfectant ; mêmes indications thérapeutiques que l'Urotropine ; préconisé dans le traitement de l'uréthrite postérieure et de la prostatite chronique, de la cystite, de la bactériurie, et d'hosphaturie.

Doses : 3 à 4 grammes par jour en solution dans l'eau.

HÉMATO-ÉTHYROÏDINE. — Voir **THYROÏDE.** (*corps*).

HÉMOGLOBINE.

Prop. thérap. — Ferrugineux.

Prép. pharm. et posol. — *A l'int.* 3 à 10 gr. Dragées et cachets à 0 gr. 25 : 3 à 6 par jour.

SIROP D'HÉMOGLOBINE (Lépinois).

Hemoglobine 7 gr 50 centigr.
Bicarbon de soude 2 — 50 —
Sirop de sucre 590 —
Essence de citron, III gouttes.

Chaque cuillerée à soupe renferme 0 gr. 25 d'hemoglobine.

VIN.

Hémoglobine 15 gr.
Vin blanc d'Espagne Q s pour 1 litre

M 2 à 3 verres à madere.

Chaque verre renferme 0 gr. 25 centigr d'hémoglobine

HERMITINE. — Liquide antiseptique obtenu par l'électrolyse d'une solution aqueuse de chlorure de sodium et de magnesium, — renferme des hypochlorites.

HERMOPHÉNYL. — V. **MERCURE PHENOLDISULFONATE.**

HÉROÏNE. — **ETHER DIACÉTIQUE DE LA MORPHINE.** Poudre cristalline blanche, difficilement soluble dans l'eau froide; soluble dans l'alcool. On n'emploie que son *chlorhydrate*, qui est très soluble dans l'eau L'Héroïne est *deux a trois fois plus toxique* que la morphine (Sollier).

Prop. thérap. — *Analgésique*, *hypnotique* (inférieur a la morphine), *antidyspnéique* et *sedatif de la toux ;* indiqué contre l'emphysème pulmonaire, l'asthme, la coqueluche, la toux des tuberculeux.

Posol. — *A l'intérieur :* de un demi à 2 centigr. par 24 heures en pilules, potions, sirops. — *Injection hypodermique.* Voir le chapitre special, page 367.

GOUTTES CONTRE TOUX (Bongrier).

Chlorhydrate d'héroïne 0 gr. 10 cent.
Eau distillee de laurier-cerise 20 —

Dissolvez — XV a XX gouttes 3 ou 4 fois par jour dans un peu d'eau sucrée.

SIROP CONTRE TOUX

Chlorhydrate d'héroïne 0 gr. 10
Sirop de tolu 180 —
— de laurier cerise 20 —

F s. a. 0 gr 01 par cuill a soupe. 1 à 2 par jour.

SOLUTÉ CONTRE COQUELUCHE (Hintner)

Chlorhydrate d'héroïne 0 gr 03 centigr
Eau distillé de laurier-cerise 10 gr.

V a X gouttes 2 à 3 fois par jour.

PILULES D'HEROINE ET DIGITALE (Ullmann)

Chlorhydrate d'héroïne 0 gr 10 centigr.
Poudre de digitale 1 — 50 —
Chlorhydrate de quinine 2 gr.
Extrait de reglisse Q s

Pour 30 pilules 2 à 3 par jour, contre troubles compensatoires de la maladie de Basedow.

POUDRE HYPNOTIQUE (Bongrier

Trional pulverisé 1 gr
Heroïne 0 — 005 milligr.

M a prendre le soir dans une tasse de lait ou de the chaud

HETRALINE. — Dioxybenzol-hexaméthylène-tétramine : petites aiguilles cristallines solubles dans 14 parties d'eau, saveur sucree; succedane de l'urotropine; antiseptique urinaire, diurétique, préconisé contre cystite aigue et chronique, simple ou blennorrhagique, cystite tuberculeuse : dose 0 gr. 50 à 2 gr. en cachets de 0 gr. 50.

HISTOGÉNOL. — Dénomination appliquée par Mouneyrat à une préparation pharmaceutique renfermant 5 parties de méthylarsinate de soude et 20 parties d'acide nucléinique de la laitance de hareng. Dose : 0 gr. 25 par jour en 2 fois.

HOLOCAÏNE. — Combinaison de phénacétine et de paraphénétidine. On emploie le chlorhydrate, petites aiguilles incolores, soluble dans 40 fois son poids d'eau, les solutions doivent être stérilisées dans un vase en porcelaine, car à l'ébullition l'alcali du verre décompose le sel. L'holocaïne étant un poison musculaire local et tétanisant, comme la strychnine, ne *doit pas être employée en injection hypodermique*. Elle n'est utilisée qu'en collyre pour produire l'anesthésie de la cornée.

On emploie en soluté aqueux à 1 pour 100.

Doses : d'abord 4 à 5 gouttes, puis 3 à 4 une minute avant de commencer l'opération.

HOMATROPINE. ($C^{16}H^{21}AzO^3$) combinaison d'atropine et d'acide oxytoluique, peu soluble eau, on emploie aussi le bromhydrate.

Prop. thérap. — Dilate la pupille.

Prép. pharm. et posol. — *A l'ext.* 0 gr. 05 centigr. p. 10 gr. en collyre. A peu près inusité.

COLLYRE.

Homatropine	0 gr. 05 centigr.
Eau distillée	10 —

1 *goutte en instillation.*

HOPOGAN. — Voir **MAGNÉSIUM PEROXYDE.**

HORDÉNINE — Alcaloïde retiré par E Léger des germes ou *touraillons* de l'orge (voir ce mot).

HOUBLON—LUPULIN. — *Humulus Lupulus* (Urticacées-Cannabinées).

Part. empl. — Fleurs.

Princ. act. — **LUPULIN.** Huile essentielle.

Prop. thérap. — Tonique amer, narcotique, sédatif.

Prép. pharm. et posol. — *A l'int.* Houblon, extrait 0 gr. 30 centigr. à 2 gr. — infusion 10 p. 1000 — sirop 20 à 100 gr. ; — lupulin 0 gr. 50 centigr. à 2 gr. — *A l'ext.* Houblon en cataplasmes, lupulin en pommade.

PILULES CONTRE POLLUTIONS NOCTURNES (Sigmund)

Lupulin et extrait de houblon	ãã 1 gr 50 centigr
Camphre et extrait d'opium	0 gr 07 centigr. à 0 gr 15 centigr.

F s. a 15 pilules 1 à 2 par jour.

PILULES CONTRE SATYRIASIS

Lupulin	2 gr
Bromure de potassium	2 —
Extrait de nymphœa	Q s.

Par 20 pilules. 2 toutes les heures

HOUX. — *Ilex aquifolium* (Ilicinées). — *Syn.* Houx commun.

Part. empl. — Feuilles, baies.

Princ. act. — Ilicine.

Prop. thérap. — Sudorifique fébrifuge (feuilles), purgatif (baies.)

Prép. pharm. et posol. — *A l'int.* Décocté de feuilles fraîches, 30 à 60 gr. p. 1000 — poudre, 6 gr. — *A l'ext.* Feuilles en lavement.

HUILE DE HARLEM. — V. **GÉNÉVRIER.**

HUILES MÉDICAMENTEUSES. — **BROMÉES** et **IODÉES.** Les composés huileux désignés sous le nom de **BROMIPINE**, d'**IODIPINE** sont en réalité des huiles *chloro-bromées*, *chloro-iodées.*

M. Lafay prépare, sous les noms de *lipiodol* et de *lipobromol*, des huiles *iodées* et *bromées exemptes de chlore*.

— **LIPIODOL**, renferme 40 p. 100 de son poids d'iode, limpide, inodore, incolore. A cause de sa richesse en iode, il ne peut être administré en nature; mais sous forme de *capsules* dosées a 0 gr. 50 et correspondant a 0 gr. 25 d'iodure de potassium ou d'*emulsion* dont chaque cuillerée à soupe represente 0 gr. 75 d'iodure. Doses équivalentes à celles de l iodure de potassium; on l'administre egalement en injection hypodermique. 1 cc. correspond a 0 gr. 71 d'iodure de potassium : Dose 1 à 10 cc (Voir le chapitre spécial, page 368).

Mêmes indications que les iodures alcalins — affections pulmonaires et cardiovasculaires, syphilis; affections arthritiques, cutanees, inflammatoires, médullaires.

— **LIPOBROMOL**, renferme 33,33 p. 100 de brome : 1 gr. correspond à 0 gr. 50 de bromure de potassium et 1 cc. a 0 gr. 63. Succedané des bromures alcalins. Mêmes indications thérapeutiques.

On administre le lipobromol sous forme de *capsules* correspondant à 0 gr. 25 de bromure de potassium ou d'*emulsion* dont la cuillere a bouche correspond à 0 gr. 75 et la cuillère a cafe à 0 gr. 25 de bromure de potassium. Doses equivalentes à celles du bromure. *Injection hypodermique*. Voir le chapitre spécial, page 359.

HYDRARGYROL. — V. **MERCURE PARAPHENYLTHIONATE** de.

HYDRASTIS CANADENSIS (Renonculacées).

Part. empl. — Racine.

Princ. act. — Berbérine, **HYDRASTINE**, canadine.

Prop. thérap. — *Vaso-constricteur* employé (pur ou associé à l'hamamelis ou a l'ergotine), comme *hemostatique*, contre les hémorragies utérines, les hemoptysies, les hemorroides.

Prép. pharm. et posol. — *A l'int.* **EXTRAIT FLUIDE** (représentant son poids de plante et contenant au moins 2 p. 100 d'hydrastine): 1 a 4 gr.; par fractions de XXX gouttes dans de l'eau sucrée.

Extrait alcoolique (contient environ 4,7 p. 100 d'hydrastine): 0 gr. 50 a 1 gr. 50.

Teinture alcoolique (1/5°) : 0 gr. 50 à 5 gr.

ÉLIXIR D'HYDRASTIS

Teinture d'hydrastis	10 gr.
Elixir de Garus	160 —

1 *gr par cuilleree.*

GOUTTES C MÉTRORRHAGIES (Bossi)

Extrait fluide d'hydrastis	ãã 10 gr.
— d'hamamélis	
— de viburnum	
Teinture de piscidia	
Teinture d'opium	2 gr.

M. XX gouttes 3 a 4 fois par jour

MIXTURE CONTRE MENSTRUATIONS IRREGULIERES (A. Robin)

Extrait fluide d'hydrastis	ãã 5 gr
— de viburnum	
— de gossypium herbaceum	
Elixir de Garus	100 gr.

F. s. a. 1 a 3 cuill. a café aux 2 repas, 8 jours avant l'époque presumee.

— **HYDRASTINE.** — **Toxique.** — ($C^{21}H^{21}AzO^{6}$), cristaux prismatiques incolores et brillants, insolubles dans l'eau, solubles dans 120 parties d'alcool.

Mêmes propriétés thérap. que l'hydrastis; peu usitée, on lui préfère l'hydrastinine.

Posol. — Pour une dose, 0 gr. 05 à 0 gr. 10 ; pour 24 heures, 0 gr. 20 a 0 gr. 30 en pilules de 0 gr. 05 centigr.

— **HYDRASTININE.** — **Toxique.** — ($C^{21}H^{13}AzO^3$), obtenue en oxydant l'hydrastine par l'acide azotique : poudre blanche, peu soluble dans l'eau soluble alcool et éther, préconisée contre hémorrhagies metrorrhagies. On emploie le *Chlorhydrate*, qui est très soluble dans l'eau, en injection hypodermique, voir page 367.

Posol — Pour une dose, 0 gr. 03 a 0 gr 05 ; pour 24 heures, 0 gr. 10 à 0 gr. 15. Chlorhydrate, même posologie.

HYDROCOTYLE ASIATIQUE. *Hydrocotyle asiatica* (Ombellifères).

Part. empl. — Plante entière.

Prop. thérap. — Employée contre les ulcérations non spécifiques, et certaines maladies de la peau.

Princ. act. — Vellarine (?).

Prép. pharm. et posol. — *A l'int.* Extrait 0 gr. 05 à 0 gr. 15 en pilules de 0 gr. 05 = 2 a 3. Poudre 0 gr. 50 à 1 gr. 50 centigr. en 3 fois. Sirop 2 p. 1000, 2 a 3 cuillerées a soupe (Lépine). Tisane 10 à 30 p. 1000. — *A l'ext.* Feuilles en cataplasmes.

HYDROGALA. — *Lait* 125 gr., eau 1000 gr. : ou lait 250 gr.; eau 750 gr. (F. H. P.)

HYDROMEL. — *Miel* 100 gr., eau 1000 gr.

HYOSCIAMINE. — V. *Jusquiame.*

HYOSCINE. — *Syn* SCOPOLAMINE. $C^{17}H^{21}AzO^4$. — **Très toxique** — Alcaloïde existant a côté de l'atropine et de l'hyosciamine dans les solanees vireuses, la belladone, la jusquiame et différents *Scopolia*. On l'emploie sous forme de chlorhydrate ou de bromhydrate, sels bien cristallisés, très solubles dans l'eau.

Prop. thérap. et Posol. — a) *Mydriatique* plus rapide et plus actif que l'atropine mais d action moins durable

Collyres : Chlorhydrate ou bromhydrate de scopolamine 0 gr 05 a 0 gr 10 pour 10 gr d'eau dist

b) Puissant *sedatif nerveux* pouvant *renforcer* les effets *hypnotiques de la morphine*. D'ou ses indications.

1° Aux *doses* de 1/10e a 5 dixièmes de milligr. en solution, granules, injection hypodermique, contre l'excitation des aliénés, la paralysie agitante, le tremblement sénile, la chorée, le delirium tremens. Il est prudent de s'en tenir aux doses inférieures à 1 milligr.

2° *Associé a la morphine* ce qui permet de réduire les doses de cette dernière et d'en éviter l'accoutumance, *doses :* injection hypodermique de 1 à 2 centimètres cubes par jour d'une solution contenant 2/10e de milligr. de bromhydrate de scopolamine et 4 a 5 milligr. de morphine par centimètre cube.

3° Comme *anesthésique general*, adjuvant du chloroforme, on injecte, deux heures avant l'opération, 1 centimètre cube de la solution suivante (Terrier et Desjardins) :

Bromhydrate de scopolamine	0 gr. 01
Chlorhydrate de morphine	0 — 10
Eau distillee	10 —

Le chloroforme est ensuite donné isolément au début de l'opération.

HYPNAL (MONOCHLORAL ANTIPYRINE). — Combinaison à équivalents égaux de chloral et d'antipyrine, produit cristallisé, fondant à 68°; soluble dans 15 parties d'eau, plus soluble dans l'alcool.

Prop. thérap. — Hypnotique et analgésique, sans saveur désagréable et non irritant.

Posologie. — Dose moyenne 1 gr. (en 1 ou 2 fois) pouvant être portée jusqu'à 2 gr., *enfants :* 0 gr. 05 à 0 gr. 10 par année, en cachets, capsules, potion, sirop, élixir.

HYPNONE (C^8H^8O). — *Syn.* Acétophénone. — Liquide incolore, d'odeur d'amandes amères. Insoluble eau, soluble alcool, éther, glycérine, huiles et essences.

Prop. thérap. — Anesthésique, narcotique. *Contre-indication*, affections cardiaques.

Prép. pharm. et pos. — *A l'int.* 0 gr. 50 centigr. au maximum. La dose habituelle est de IV à VIII gouttes (0 gr. 10 à 0 gr. 20 centigr.) dans une infusion théiforme.

PERLES D'HYPNONE.

Les perles d'hypnone préparées par les droguistes contiennent 0 gr. 05 centigr. à 0 gr. 10 centigr. d'hypnone.

SIROP.

Hypnone	XX gouttes
Sirop de fleur d'oranger	25 gr.

IV gouttes par cuillerée à café. De 1 à 3 cuillerées.

HYPNOPYRINE. — Dérivé chloré de la quinine; longues aiguilles blanches, saveur amère, odeur légèrement chlorée, soluble dans 8 fois son poids d'eau, très soluble alcool.

Prop. thérap. — Analgésique, antithermique, hypnotique (Bolognési); préconisé dans la céphalée, les névralgies, fièvres typhoïde et infectieuses, grippe, etc.

Posol. — 0 gr. 50 à 2 gr. et plus pour adultes, en cachets de 0 gr. 25 à 0 gr. 50; en pilules de 0 gr. 10 à 0 gr. 20 et en potion ou sirop. — *Us. ext.* En suppositoires

HYPOPHYSE CÉRÉBRALE. — (Glande pituitaire. On emploie celle du veau ou du cheval).

Prop. thérap. — Les préparations d'hypophyse ralentissent les battements cardiaques et augmentent la pression artérielle (de Cyon); d'ou leurs bons effets dans la maladie de Basedow, la tachycardie paroxystique, les maladies infectieuses et notamment la fièvre typhoïde (Rénon et Delille). — Elles sont indiquées aussi dans l'acromégalie (Marinesco), diverses myopathies.

Les extraits d'hypophyse administrés en injections hypodermiques provoquent ou réveillent les contractions utérines ; de là leur emploi en obstétrique pour aider à la dilatation et à la progression de la présentation dans les cas d'inertie utérine. Toutefois, ils sont peu efficaces pour provoquer l'accouchement avant terme ; ils ne peuvent servir d'abortifs. Ils sont *contre-indiqués* quand il y a menace de rupture utérine et en cas d'affections pulmonaires, cardiaques ou rénales. — On doit leur préférer les préparations d'ergot contre les hémorragies utérines (Metzger).

D'après Wiggers l'extrait d'hypophyse n'augmente la pression artérielle que dans la grande circulation ; il la diminue au contraire dans le système de l'artère pulmonaire. D'où son indication dans le traitement des hémoptysies, appliqué dans une dizaine de cas, par Rist, ce traitement (injection intra-veineuse d'une quantité d'extrait hypophysaire correspondant a 0 gr. 10 de lobe postérieur frais) a donné d'excellents résultats arrêt presque immédiat de l'hémorragie et disparition des crachats rutilants.

Prop. pharm. et posol. — On emploie la poudre desséchée (représentant environ 5 fois son poids de substance fraîche), sous forme de tablettes ou en cachets renfermant 0 gr. 10. Dose, 3 tablettes par jour en 3 fois : on l'élève progressivement à 9 tablettes en 3 fois.

Comme *extraits hypophysaires injectables*, on trouve dans le commerce (sous des noms divers) en ampoules, des solutions contenant par centimètre cube le principe actif ou l'extrait de 0 gr. 10 à 0 gr. 20 d'hypophyse. Les doses injectables, évidemment variables avec le titrage, sont indiquées dans une notice accompagnant ces préparations.

I

IBOGAINE ($C^{20}H^{33}Az^{3}O$). — Alcaloïde retiré par Ed. Landrin du Tubernanthe Iboga (apocynacées). On emploie le *chlorhydrate* qui est soluble dans l'eau

Prop. thér. — Névrosténique, toni-cardiaque et excitant de la nutrition (Pouchet), action analogue a celle de la coca et de la cola Employé avec succès dans la neurasthénie, atonies musculaires et nerveuses, grippe, convalescence des maladies infectieuses (Huchard).

Prép. pharm. — Posol. — 0 gr. 02 à 0 gr. 03 en pilules ou en dragées (Nyrdahl) dosées à 0 gr. 005.

ICHTALBINE. — Albuminate d'ichtyol; antiseptique intestinal. — Dose : 0 gr. 50 à 3 gr. en cachets.

ICHTHARGAN. — V. **ARGENT THIOHYDROCARBOSULFATE.**

ICHTHOFORME. — Combinaison d'ichthyol et de formaldéhyde; poudre soluble dans les alcalis, preconisé comme antiseptique intestinal, contre diarrhée, fièvre typhoïde, dysenteries. Dose : 2 à 8 gr. adultes, 1 a 2 gr. enfants.

ICHTHYOCOLLE. — V. *Gélatine.*

ICHTHYOL. — Produit de la distillation d'une roche bitumineuse trouvée dans les environs de Seefeld (Tyrol). Un peu soluble, éther et alcool, miscible à la vaseline et aux huiles, s'émulsionne avec l'eau.

Prop. thérap. — Préconisé dans le psoriasis et autres maladies de la peau, et contre les douleurs rhumatismales (Unna) et pour le pansement des éruptions varioliques (Kolbassenko).

Prép. pharm. et posol. — *A l'int.* En capsules de 0 gr. 10 centigr : 6 à 8 par jour contre sciatique. (Dr Crocq) *A l'ext.* En applications.

COLLE CONTRE ULCÈRES

Gélatine / Glycérine	ãã	35 gr.
Oxyde de zinc		25 —
Eau distillée		25 —
Ichthyol		20 —

F. s. a. liquéfier à l'aide de la chaleur et appliquer sur les ulcères.

COLLODION (Unna)

Ichthyol	1 gr
Collodion	9 —

M. en application sur les nævi 2 à 3 fois par jour

ICHTYOL CONTRE ANTHRAX (Dr Félix).

Ichthyol	4 gr.
Cérat camphré	15 —

LAVEMENT A L'ICHTHYOL (Comby)

Ichthyol	1 gr.
Eau	1000 —

M. pour lavage de l'intestin (entérocolite muco membraneuse)

MÉLANGE CONTRE FISSURE ANALE (Katzenstein)

Ichthyol	6 gr
Extrait de belladone	0 — 50 centigr
Chlorhyd. de cocaïne	0 — 05 —

M. Chauffer et agitez pour l'usage.

MÉLANGE CONTRE FURONCLES DU CONDUIT AUDITIF EXTERNE (F. Bruch).

Ichthyol / Glycérine	ãã	P. E.

En applications avec un tampon de ouate.

SOLUTION

Ichthyol	5 gr.
Alcool	50 —
Ether	50 —

M. pulvérisations dans l'angine catarrhale

SOLUTION C. FURONCLES (G. Ullmann).

Ichthyol / Ether sulfurique	ãã	6 gr
Alcool à 60°		7 —

En larges badigeonnages 2 à 3 fois par jour sur les furoncles.

POMMADE C. PUSTULES ACNÉIQUES (Hebra et Ullmann)

Ichthyol / Sous-nitrate de bismuth / Précipité blanc	ãã	2 gr.
Vaseline		20 —

F. s. a. en application le soir

POMMADE CONTRE CONJONCTIVITE CHEZ LES ECZÉMATEUX (Von Sehlen).

Ichthyol		0 gr 20 à 0 gr. 50
Poudre d'amidon / Oxyde de zinc	ãã	10 gr
Vaseline		25 —

M.

POMMADE.

Ichthyol	10 gr.
Axonge	100 —

M

POMMADE CONTRE INTERTRIGO INGUINAL OU INTERFESSIER (Sabouraud)

Ichthyol	1 gr.
Oxyde de zinc	3 —
Vaseline	30 —

F. s. a. Pour enduire les parties autour de la fissure, laquelle aura été préalablement recouverte de Baume de Commandeur.

POMMADE CONTRE PSORIASIS (Richter).

Ichthyol / Acide pyrogallique / — salicylique	ãã	3 gr.
Huile d'olive / Lanoline	ãã	10 —

LINIMENT CONTRE SCIATIQUE (Crocq).

Ichthyol		20 gr.
Baume tranquille / Chloroforme	ãã	30 —

M. en onctions ; on administre en même temps l'ichtyol en capsules.

SUPPOSITOIRES (Colin).

Ichthyol		0 gr. 25 à 0 gr. 50
Extrait de belladone / — de jusquiame	ãã	0 — 10
Beurre de cacao		3 —

Pour 1 suppositoire contre prostatite, spermatorrhée.

IODACÉTONE. — Solution de 4 gr. d'iode dans 10 gr. d'acétone, employée, en attouchements, comme *abortif des furoncles* (Gallois et Courcoux).

IODE — Paillettes micacées, noir bleuâtres, fusibles à 114°, émettant des vapeurs violettes même à la temp. ordinaire. 1 partie est soluble dans 7000 parties d'eau à 10°, et 3 parties de glycérine, 12 parties d'alcool à 90° et 9 parties à 95°, 20 parties d'éther, ou de chloroforme. Soluble dans huiles, graisses, vaseline. Se fixe sur le coton (coton iodé).

Prop. thérap. — *A l'extérieur :* a) *Révulsif* employé sous forme de teinture alcoolique au 1/10e en badigeonnages dans trachéo-bronchites, névralgies, points de coté, arthrites, adénites ; b) *antiseptique* et *modificateur des tissus ;* applications de teinture d'iode pure contre furoncles, pelade, injections de teinture d'iode dans l'hydrocèle, l'hygroma, l'hydartrose, le goitre, certains kystes, abcès froids et trajets fistuleux, application de teinture d'iode plus ou moins diluée et glycérinée sur les ulcerations de la bouche, du pharynx, du col utérin, injections de solutions aqueuses iodo-iodurées à 2 p. 100 au pourtour de la pustule maligne ; *désinfection des mains et du champ operatoire, et traitement de certaines plaies* (mains) par un badigeonnage a la teinture d'iode, *recemment préparée* et au *titre de 1/15e* au lieu de 1/10e (Reclus)

A l'intérieur l'iode est employé contre les adénopathies tuberculeuses, la scrofule, le goitre, le rhumatisme chronique, les vomissements de la grossesse.

Prép. pharm. et posol. — *A l'intérieur*, 0 gr. 01 à 0 gr. 10 centigr par 24 heures : à l'état de *sirop de raifort iode* ou de *sirop iodotannique* contenant, le premier 0 gr. 02, et le second 0 gr. 04 d'iode par cuillerée a soupe, ou bien sous forme de *teinture d'iode* (Codex) dont 1 gr = LX gouttes = 0 gr 10 d'iode (a prendre dans du lait aux doses de X à LX gouttes chez l'adulte, et de I a II gouttes par année chez l'*enfant*)

A l'extérieur Teinture d'iode, acétone iodé, collodion iodé, coton iodé (Codex), pommades, mixtures, solutions iodo-iodurées ; injections hypodermiques (voir p 368).

N. B La **teinture d'iode** s'altère rapidement par formation d'acide iodhydrique qui la rend caustique et irritante, surtout si elle est au 1/10e (Codex), bien que pouvant encore servir comme rubéfiant, elle est alors impropre aux usages chirurgicaux (voyez ci-dessus). On peut empêcher son altération en l'additionnant par litre de 32 gr. d'iodure de sodium ou de 35 gr d'iodure de potassium.

Incompat. — Gomme, amidon, tanin et substances qui en contiennent, alcaloïdes et leurs preparations ; alcalis et carbonates alcalins ; sels métalliques.

COLLODION IODÉ.

Iode	1 gr.
Collodion élastique	30 —

COLLUTOIRE IODÉ (Mandl).

Iode } ãã	0 gr 50 centigr.
Acide phénique }	
Iodure de potassium	1 —
Glycerine	50 —

Contre pharyngite granuleuse.

EPILATOIRE (Butte).

Teinture d'iode	3 gr.
Essence de térébenthine	6 —
Huile de ricin	8 —
Alcool a 90°	48 —
Collodion	100 —

M Badigeonner 3 *ou* 4 *jours consecutifs la surface velue les poils restent adherents à la croûte collodionnée lorsqu'on l'enlève.*

GARGARISME IODÉ

Teinture d'iode } ãã	10 gr.
Glycerine }	
Decocte de rose de Provins	200 —

Contre ulcerations syphilitiques.

GARGARISME OU LOTION IODURÉE (Ricord).

Eau distillee	200 gr
Iodure de potassium	0 — 50 centigr.
Teinture d'iode	4 — —

GLYCÉRÉ D'IODE (Foucher)

Teinture d'iode	2 a 4 gr.
Glycerine	15 —

Attouchements laryngiens

INJECTION CONTRE CYSTITE (Mallez).

Teinture d'iode	3 gr.
Iodure de potassium	1 —
Eau distillee	300 —

F. s. a. Pour 3 *injections.* — 1 *par jour.*

LAVEMENT IODÉ (Delioux).

Teinture d'iode X à XX gouttes
Iodure de potassium 0 gr. 50 centigr.
Eau 250 gr.

Dysenterie chronique.

POMMADE CONTRE TUMEURS BLANCHES.

Iode 1 gr
Iodure de potassium 6 —
Teinture d'opium 8 —
Axonge 60 —
(Ewald)

POUDRE CONTRE OZENE (Renaut)

Iode 0 gr. 10
Talc 10 —

M. Pour priser.

SIROP C ECZÉMA CHRONIQUE (Gaucher).

Sirop iodo-tannique 300 gr.
Bi-phosphate de chaux 15 —
Liqueur de Pearson 10 —

F. s a. 1 cuillerée a soupe matin et soir

SIROP IODO-TANNIQUE (Codex)

20 gr correspondent a *quatre* centigr. d'iode
1 à 5 cuillerées à soupe par jour.
Enfants *1 à 4 cuillerees a cafe*

SIROP IODO-TANNIQUE

Teinture d'iode 26 gr.
Extr. fluide de ratanhia a P E 16 —
Sirop de sucre, q. s pour 1200 —

Faites chauffer jusqu'a ce que le sirop ne bleuisse plus le papier amidonne
1 cuillerée à soupe 2 fois par jour

SOLUTION C. FURONCLES (Gallois).

Iode 1 gr.
Acetone 60 —

F. s a en badigeonnages

SOLUTION CONTRE HYDROCÈLE

Teinture d'iode 40 gr
Iodure de potassium 30 —
Eau distillee 200 —

En injections interstitielles

SOLUTION IODÉE C LUPUS (Auspitz).

Iode 1 gr.
Glycerine 200 —

F. dissoudre

SOLUTION DE LUGOL (faible)

Iode 0 gr. 20
Iodure de potassium 0 — 40
Eau 1 litre

3 à 4 verres par jour avec un peu de lait

SOLUTION POUR INJECTIONS INTRA-UTÉRINES

Iode 3 gr.
Iodure de potassium 6 —
Eau distillee 1000 —

Une injection matin et soir, contre infection puerpérale

SOLUTION RUBEFIANTE IODO-IODUREE (Lugol).

Iode 3 gr.
Iodure de potassium 6 —
Eau 41 —

SOLUTION CONTRE OZENE (Miot.

Teinture d'iode 10 gr.
Iodure de potassium 1 —
Eau 10 —
Laudanum Sydenham 3 —

Pour applications apres avoir préalablement badigeonne avec une solution de chlorhydrate de cocaïne à 1/20e.

SUPPOSITOIRES C PROSTATITE CHRONIQUE (Finger).

Iode 0 gr. 50
Iodure de potassium 2 —
Extrait de belladone 0 — 15

Pour 10 suppositoires, 1 matin et soir.

TAMPON VAGINAL (Chéron).

Teinture d'iode } āā 40 gr.
Tanin }
Glycerine 150 —

Q. s. pour imbiber un tampon.

— **ACIDE IODIQUE** — Très soluble eau.

Prop. thérap. — Antigoitreux, antiscrofuleux.

Prép. pharm. et posol. — *A l'int.* Solution à 1/5e, 1 à 2 gr. *Injection hypodermique.* Voir le chapitre special, page 368.

— **IODATE DE POTASSE** — Mêmes propriétés et mode d'emploi que le *Chlorate de potasse, a doses plus faibles.*

— **IODATE DE SOUDE** — Mêmes propriétes et mode d'emploi que le *Chlorate de soude*, à doses plus faibles cependant. Préconisé à la dose de 0 gr 50 à 1 gr. par jour contre méningite cérébro-spinale;

et en solution à 7 p 100, contre le choléra, à la dose de 1 cent. cube toutes les 3 heures.

IODIPINE. — IODOPINE. V. HUILES IODEES. Combinaison d'iode avec l'huile de sésame, dosée à 10 et 25 p. 100 d'iode. Mêmes indications que les iodures, dans les cas où ceux-ci sont mal toleres (syphilis grave).

L'iodipine à 10 p 100 renferme par cuillerée à café (pesant 3 gr. 50), 0 gr. 35 d'iode correspondant à 0 gr. 457 d'iodure de potassium. On peut aromatiser l'iodipine en l'additionnant d'essence de menthe, 3 à 4 gouttes pour 100.

Us. int. Dose 1 a 3 cuillerées à café ou en capsules.

L'iodipine à 25 p. 100 est réservée pour l'usage externe et les injections sous-cutanées, voir page 368. Dose jusqu'à 10 a 20 c. c. par jour d'iodipine legèrement chauffée (Klingmuller-Kindler), en frictions sur la peau (Radestock) et en badigeonnages contre les engelures.

IODOFORME — Toxique. — (CHI^3). — Insoluble eau, soluble dans 80 parties d'alcool à 90° à froid, dans 12 parties d'alcool bouillant, et dans 6 parties d'éther ; soluble dans chloroforme, benzine, huiles fixes et volatiles, insoluble glycérine.

Prop. thérap. — *Antiseptique* par l'iode qu'il libère lentement au contact des plaies, et en même temps *anesthésique local ;* de plus, à l'*intérieur :* antisyphilitique, antigoitreux, antiscrofuleux.

N B L'absorption de l'iodoforme, lorsqu il est *étalé sur de trop larges surfaces denudées*, peut donner lieu a des phenomenes d'intoxication (embarras gastriques, nausées céphalalgie, délire nocturne), que l'on combat par un purgatif, l'administration de bicarbonate de soude et la suppression du toxique.

Prép. pharm. et posol. — *A l'int.* Poudre 0 gr. 10 à 0 gr. 20 centigr. par dose ; 0 gr. 50 a 1 gr. par 24 heures. — *Enfants :* 0 gr. 05 a 0 gr. 25 en 24 heures. Perles d'éther iodoformé. *Injection hypodermique.* Voir le chapitre spécial, page 368, 369. — *A l'ext.* Poudre en applications Crayons, cotons et gazes a 1/10° (Codex). Collodion iodoformé a 1/10°. Pommade à 1/10° (Codex).

FORMULES POUR MASQUER L'ODEUR DE L'IODOFORME.

1 Iodoforme		2 parties
Cafe pulverise		1 —
2 Acide phenique cristallisé		1 gr
Iodoforme		10 —
3. Iodoforme	10 gr	
Acide phenique	0 — 05 centigr.	
Essence de menthe	I ou II gouttes	
4. Camphre		5 gr.
Essence de menthe		2 —
Iodoforme		100 —
5 Iodoforme		100 gr
Essence de menthe		5 —
— de neroli		1 —
— de citron		2 —
Teinture de benjoin		1 —
6. Iodoforme		5 gr
Essence de rose		II gouttes
7. Iodoforme		5 gr
Coumarine		1 —

GLYCÉRÉ D'IODOFORME (Bilroth)

Iodoforme	1 gr.
Glycerine	10 —

M.

ÉTHER IODOFORMÉ

Iodoforme	1 a 5 gr
Ether sulfurique	100 —

HUILE IODOFORMÉE (Morestin).

Iodoforme	5 gr.
Huile d'amande douce	1000 —
Essence d'amande amère	III gouttes

F dissoudre Filtrez 1 à 3 cuillerees a bouche.

HUILE DE FOIE DE MORUE IODOFORMÉE (Fonssagrives).

Huile de foie de morue blonde	100 gr.
Iodoforme	0 — 25 centigr.
Essence d'anis	X gouttes

M.

INSUFFLATIONS D'IODOFORME.

Iodoforme 2 parties
Amidon pulvérisé 1 —

M.

MÉLANGE GLYCÉRINÉ D'IODOFORME CONTRE MÉTRITE (Kisch).

Iodoforme 30 gr
Glycérine 100 —
Essence de menthe poivrée 3 —

M.

MÉLANGE CONTRE OTORRHÉE CHRONIQUE (Laaser).

Iodoforme pulv. } ãã 1 gr.
Iodure de potassium }
Teinture d'iode 10 —
Alcool absolu } ãã 15 —
Glycérine }

F s a En injection dans le conduit auditif et la caisse du tympan.

ONCTIONS CONTRE CATARRHE CHRONIQUE DU NEZ (Eberle).

Iodoforme 4 gr.
Essence solide de géranium 0 — 50 centigr
Acide phénique liquide XV gouttes
Vaseline 32 gr

F. s. a.

PILULES D'IODOFORME.

Iodoforme } ãã 5 gr.
Extrait de quinquina }
Essence de menthe II gouttes

Pour 50 pilules contenant chacune 0 gr. 10 centigr. d'iodoform

PILULES D'IODOFORME CONTRE NÉVRALGIES SYPHILITIQUES (Zeissel, Mauriac).

Poudre d'iodoforme 1 gr 50 centigr
Extrait et poudre de gentiane Q. s.

F 20 pilules 2 à 3 par jour.

PILULES D'IODOFORME ET CRÉOSOTE (Legroux).

Créosote 5 gr
Iodoforme 5 —
Terpine 5 —
Acide benzoïque 2 —
Térébenthine de mélèze 2 —
Poudre de guimauve 6 —
Magnésie légère 6 —

Pour 100 pilules, 4 à 10 par jour.

POMMADE D'IODOFORME.

Iodoforme pulvérisé 3 parties
Café pulvérisé 1 —
Paraffine 30 —

M

POMMADE D'IODOFORME CONTRE BLÉPHARITE CILIAIRE (Rayer).

Iodoforme 1 gr.
Vaseline 4 —

M.

POMMADE D'IODOFORME CONTRE CHANCRES

Iodoforme 1 gr
Baume du Pérou 3 —
Vaseline 8 —

M.

POMMADE D'IODOFORME CONTRE FISSURES A L'ANUS.

Iodoforme 4 gr.
Axonge benzoïnée 20 —

F. s a.

POMMADE D'IODOFORME CONTRE L'OZÈNE (Lennox-Brown).

Iodoforme 0 gr 30 à 0 gr. 50 centigr.
Éther sulfurique 3 à 5 —
Vaseline 30 —
Essence de rose V à VIII gouttes

F. s. a.

POUDRE CONTRE CATARRHE NASAL (Beverley)

Iodoforme pulvérisé 4 gr
Camphre pulvérisé 4 —
Gomme pulvérisée 8 —

M.

POUDRE ABSORBANTE ANTISEPTIQUE (Lucas-Championnière)

Poudre d'iodoforme }
— de quinquina gris }
— de benjoin } ãã 100 gr
— de carbonate de magnésie }
Essence d'eucalyptus 12 gr. 50

F. s a

POUDRE CONTRE BUBON SUPPURÉ (Dr Cavazani).

Iodoforme 22 gr
Acide salicylique 10 —
Sous-nitrate de bismuth 10 —
Camphre pulvérisé 3 —

F. s. a Pour saupoudrer les plaies résultant de l'incision.

POUDRE DÉSINFECTANTE CONTRE CANCER UTÉRIN (Gillette).

Iodoforme 18 gr.
Sulfate de quinine 3 —
Charbon pulvérisé 15 —
Essence de menthe XL gouttes

M En applications

SOLUTION ÉTHÉRÉE D'IODOFORME CONTRE ULCÈRES SYPHILITIQUES (Iznard)

Iodoforme 2 gr.
Éther sulfurique 40 —

F dissoudre

SUPPOSITOIRE D'IODOFORME (Reliquet)

Iodoforme	0 gr. 05	0 gr. 20 centigr.
Extrait jusquiame	0 — 05	—
Beurre de cacao	Q. s.	

F. 1 suppositoire.

Contre hémorrhoïdes, fissures anales, cancer utérin.

VASELINE IODOFORMÉE.

Vaseline	5 gr.
Iodoforme	1 à 2 —

M.

IODOL. (C^4I^4AzH). — **TETRAIODOPYRROL.** — Poudre cristalline jaune brun, d'odeur faible de thymol, insoluble dans l'eau, un peu soluble alcool chaud, soluble éther, acide acetique, huiles grasses.

Prop. thérap. — Antiseptique, succédané de l'iodoforme, dont il ne présente pas l'odeur désagréable

Prép. pharm. et posol. — Peu usité *a l'intérieur* aux doses de 0 gr. 25 à 1 gr. en cachets, pilules. — *A l'extérieur* en poudre et pommades, comme l'iodoforme.

COLLODION.

Iodol	10 gr
Alcool à 75°	16 —
Ether	64 —
Coton poudre	4 —
Huile de ricin	6 —

MÉLANGE CONTRE OZENE (Turban).

Iodol		
Tanin	ãã	5 gr.
Acide borique		

M. Pour priser de 3 à 6 fois par jour.

IODOPHÉNINE. — Syn. **PHÉNACÉTINE IODÉE** : renferme 51,5 p. 100 d'iode. Poudre rouge-brun, presque insoluble dans l'eau ; soluble dans l'acide acetique concentre

Antiseptique puissant preconise contre les plaies et ulcères de mauvaise nature On l'emploie en poudre ou en suspension dans la glycerine. On ne doit pas l'appliquer directement sur les plaies parce qu'il cède trop facilement son iode ; on interpose une couche de coton.

IODOPYRINE ou **IODANTIPYRINE.** — Antipyrine iodée (Dittmar) — aiguilles cristallines, incolores, peu solubles a froid dans l'eau et l'alcool.

Prop. thérap. et posol. — Antithermique, analgésique, antirhumatismal et antinévralgique. Dose 0 gr. 50 a 1 gr. 50 par jour en paquets ou cachets de 0 gr. 50.

IODURES.

—**IODURE D'AMIDON.** — Deux variétés : iodure d'amidon insoluble et iodure d'amidon soluble (solutions bleu très foncé).

Prop. thérap. — Antiscrofuleux

Prép. pharm. et posol. — *A l'int.* Iodure d'amidon insoluble, 1 à 5 gr., iodure d'amidon soluble, 0 gr. 50 centigr. à 2 gr. Sirop 0 gr. 20 par cuillerée a soupe.

— **IODURE D'AMYLE** — V. **AMYLE.**

— **IODURE D'AMMONIUM** (AzH^4I). — Très soluble : eau 1 partie ou alcool 9 parties, insoluble ether.

Prop. thérap. — Comme l'iodure de potassium.

Prép. pharm. et posol. — *A l'int.* 0 gr. 50 centigr. à 3 gr. — — *A l'ext.* En pommade. Mêmes formules que l'iodure de sodium.

Incompat. — Acides, alcalis et leurs carbonates, sels d'argent, d'or, de mercure, de plomb, tanin, graisse rance.

— **IODURE D'ARSENIC (TRI)** (AsI^3). Poudre cristall. rouge sol. dans l'alcool, l'éther et partiellement décomposable par l'eau

Prop. thérap. — Employé *à l'intérieur* comme *antiscrofuleux* et contre la *bronchite chronique avec emphysème ; à l'extérieur* contre dermatoses.

Prép. pharm. et posol. — *A l'int.* 0 gr. 005 à 0 gr. 015 milligr. *enfants :* 0 gr. 002 à 0 gr. 006 milligr. — *A l'ext.* 0 gr. 05 centigr. p. 4 gr. d'axonge.

PILULES D'IODURE D'ARSENIC (Green).

Iodure d'arsenic	0 gr. 18 centigr.
Extrait de ciguë	2 —

F. s. a. 30 pilules 1 à 3 par jour.

SOLUTION CONTRE BRONCHITE CHRONIQUE EMPHYSÉMATEUSE

(R. Saint-Philippe.)

Iodure d'arsenic	0 gr 30
Eau distillée	40 —

Dissoudre à froid — Chez les enfants. V gouttes à chacun des deux principaux repas, augmenter ensuite d'une goutte matin et soir jusqu'à X et XX gouttes suivant l'âge et la tolérance Maintenir la dose maxima pendant un mois, puis revenir peu à peu à V gouttes et cesser 8 à 10 jours.

SOLUTION DE DONOVAN-FERRARI.

Iodure d'arsenic	0 gr. 20 centigr.
Bi-iodure de mercure	0 gr 40 centigr.
Iodure de potassium	4 —
Eau	125 —

Dose : 0 gr 50 centigr. à 5 gr., 4 gr. contiennent 6 milligr d'iodure d'arsenic et 12 milligr de bi-iodure de mercure, contre lupus, psoriasis.

— **IODURE DE CALCIUM** (CaI^2) — Crist. déliquescents très sol. dans l'eau, sol. dans l'alcool, instable.

Prép. thérap. —Voyez iodure de potassium.

Prop. pharm. et posol. — *A l'int.* 0 gr. 50 centigr. à 2 gr. — *A l'ext.* 0 gr. 20 centigr. p. 20 gr. en pommade.

— **IODURE D'ÉTHYLE** — V. **ÉTHER IODHYDRIQUE.**

— **IODURE DE FER** (FeI^2). — Très soluble eau et alcool.

Prop. thérap. — Tonique, antiscrofuleux, fondant.

Prép. pharm. et posol.— *A l'int.* 0 gr. 10 centigr. à 1 gr. — *Enfants :* 0 gr. 05 à 0 gr. 25 selon l'âge ; pilules de Blancard (Codex) contenant 0 gr. 05 centigr. de sel ; sirop (Codex), 20 gr. contiennent 0 gr. 10 centigr. de sel — *A l'ext.* pommades, 4 gr. pour 30.

Incompat. — Alcalis, tanin, et substances qui en contiennent.

PILULES D'IODURE DE FER ET DE QUINQUINA.

Iodure de fer	5 gr.
Limaille de fer	2 —
Extrait de quinquina	6 —
Rhubarbe	Q. s.

Pour 100 pilules toluisées Dose : 4 à 6 par jour.

PILULES IODURE DE FER ET CACAO (Vezu).

Protoiodure de fer	5 gr.
Fer réduit	5 —
Beurre de cacao	20 —

F s. 100 pilules. Chaque pilule contient 0 gr 05 centigr. de protoiodure, et de fer réduit.

PILULES IODURE DE FER ET DE MERCURE.

Protoiodure de fer	5 gr.
Protoiodure de mercure	2 — 50 centigr.
Extrait de gentiane	Q. s.

F s. a 100 pilules. 2 à 3 par jour.

SIROP D'IODURE DE FER (Ricord).

Sirop sudorifique (de Cuisinier)	500 gr.
Protoiodure de fer	4 —

F dissoudre 2 à 6 cuillerées par jour.

SIROP D'IODURE DE FER ET DE POTASSIUM

Iodure de fer	5 gr
— de potassium	12 — 50 centigr
Sirop de fleur d'oranger	50 —
Sirop de gomme	450 —

SIROP DE RAIFORT IODO-FERRÉ.

Teinture d'iode	12 gr.
Iodure de fer	5 —
Sirop de raifort composé	1000 —

2 a 4 cuillerées par jour.

— **IODURE DE LITHIUM.** — V. LITHINE.

— **IODURE DE PLOMB** (PbI^2). — Soluble 1300 parties d'eau.

Prop. thérap. — Astringent, fondant.

Prép. pharm. et posol. — *A l'ext.* en pommade à 1/10e (Cod.).

EMPLATRE FONDANT (Ricord)

Emplâtre de ciguë	250 gr.
Iodure de plomb	30 —

M.

POMMADE C. OREILLONS (Tronchet)

Iodure de plomb	ãã 3 gr
Ichtyol	
Chlorure d'ammonium	2 —
Axonge	20 —

3 onctions par jour; recouvrir de ouate.

POMMADE D'IODURE DE PLOMB CONTRE FIBROMES UTÉRINS (Gallard).

Extrait de jusquiame	3 gr.
Iodure de plomb	6 —
Axonge	50 —

F s. a.

POMMADE D'IODURE DE PLOMB CONTRE SICOSIS (Bazin).

Iodure de plomb	ãã 1 gr.
Extrait de cigue	
Axonge	30 —

M.

— **IODURE DE POTASSIUM** (KI). — Soluble dans 0 partie 7 dixièmes d'eau froide, dans 12 parties d'alcool froid à 90°, dans 6 parties d'alcool bouillant, dans 2 parties 5 de glycérine.

Prop. thérap. —L'iodure de potassium et, en général, les iodures alcalins sont des *vaso-dilatateurs*, abaissant, par suite, la tension artérielle et facilitant le travail du cœur ; d'où leur indication dans les affections liées aux scléroses cardiaque et vasculaires (myocardites chroniques, angine de poitrine, anévrismes).

Ils *fluidifient* les *exsudats broncho-pulmonaires ;* aussi les prescrit-on dans l'asthme avec emphysème et la bronchite chronique.

Modificateurs de la nutrition, suractivant les échanges, ils sont utiles dans la goutte, l'obésité, le saturnisme, certaines dermatoses (psoriasis), diverses adénopathies.

A hautes doses ce sont des remèdes quasi spécifiques de l'*actinomycose* et des *accidents secondo-tertiaires* de la *syphilis* , contre ceux-ci l'iodure de potassium se montre plus actif que les autres iodures

Accidents d'iodisme : Coryza, larmoiement, salivation, céphalée, erythemes, œdèmes ; survenant chez des sujets d'une susceptibilité spéciale, ou dont le rein fonctionne mal , attribués aussi (?) aux impuretés (iodates) des iodures.

Prép. phar. et posol. — *A l'int. chez l'adulte :* a) contre syphilis tertiaire et actinomycose, hautes doses · de 5 à 15 gr. par jour ; b) dans les autres cas 0 gr. 25 a 1 gr. 50. *Enfants :* 0 gr. 05 a 0 gr 15 par année En capsules, dragees, perles dosées de 0 gr. 10 à 0 gr. 25 — sirop, 0 gr. 50 centigr. par cuillerée. — *A l'ext.* Glycéré. Pommade, 4 gr. pour 30 et à 1/10e (Cod.). Injection hypodermique, voir page 368.

Incompat. — Sels de plomb, de mercure, d'argent; acides, sels acides, chlore, brome, graisse rance, iodures métalliques (à cause de l'alcalinite de l'iodure de potassium).

BAUME IODURÉ

Iodure de potassium 10 gr
Glycerine 25 —
Baume Nerval 75 —

Dissolvez a chaud. M.

GARGARISME IODURÉ

Iodure de potassium 5 gr
Infuse de feuille de sauge 200 —

F. s a. Angines syphilitiques

LOTION RÉSOLUTIVE IODURÉE (F H)

Iodure de potassium }
Chlorhydrate d'ammoniaque } āā 1 gr
Eau-de-vie camphrée 40 —

F. dissoudre.

PILULES ANTISCROFULEUSES IODUREES

Iodure de potassium }
Extrait de feuille de noyer } āā 2 gr
Poudre de feuille de noyer Q s

Pour 10 pilules toluisees 5 a 10 par jour.

POMMADE FONDANTE RÉSOLUTIVE (Langlebert)

Iodure de potassium 1 gr.
Extrait de cigue 3 —
Axonge recente 20 —

M Une onction matin et soir.

POMMADE IODURE DE POTASSIUM IODÉE.

Iodure de potassium 5 gr
Iode 1 —
Axonge benzoinée 40 —

F. s. a. (Codex)

POTION CONTRE L'ASTHME (Huchard).

Iodure de potassium }
Teinture de lobelie } āā 10 gr.
— de polygala }
Extrait d'opium 0 — 10 centigr.
Eau 300 —

1 cuillerée matin et soir

POTION CONTRE CARDIOPATHIES DES ARTÉRIOSCLÉREUX (Carrieu)

Iodure de potassium 0 gr. 50 a 1 gr
Sulfate de sparteine 0 — 50 centigr.
Julep gommeux 90 —
Sirop d'écorce d'orange amère 30 —

F. s. a. 2 à 4 cuillerées à soupe dans la journee.

POTION CONTRE RHUMATISME

Iodure de potassium 2 gr
Salicylate de soude 1 —
Sirop de menthe 20 —
Eau distillee 120 —

A prendre chaque jour en 2 ou 3 fois.

SIROP CONTRE EMPHYSEME PULMONAIRE AVEC COMPLICATIONS CARDIAQUES (Lemoine).

Iodure de potassium 5 gr
Sulfate de sparteine 0 — 60
Sirop de quinquina 300 —

M 1 cuillerée a soupe par jour

SIROP A L'IODURE DE POTASSIUM.

Iodure de potassium 25 gr
Sirop d'ecorce d'orange amere ou sirop de salsepareille 500 —

F dissoudre 1 a 4 cuillerées a bouche, contenant chacune 1 gr d'iodure

SIROP IODO-BROMURÉ (Comby)

Iodure de potassium 5 gr
Bromure de potassium 10 —
Sirop d'ecorce d'orange amere 300 —

F. s. a 1 cuillerée matin et soir contre les palpitations de la croissance.

SOLUTÉ D'IODURE DE POTASSIUM IODE

Iodure de potassium 2 gr.
Iode 1 —
Eau distillee 20 —

F. dissoudre. X à XL gouttes par jour en 3 fois.

SOLUTE IODURÉ CONTRE ANGINE SCARLATINEUSE (Reevers)

Iodure de potassium 1 gr.
Iode 0 — 10 centigr.
Chlorate de potasse 4 —
Nitrate de potasse 6 —
Bicarbonate de potasse 2 —
Eau 240 —

F s a Une cuillerée à café toutes les 4 heures (Bouch)

SOLUTÉ IODURÉ CONTRE ASTHME (Trousseau)

Iodure de potassium 10 gr.
Eau 250 —

F dissoudre. Une cuillerée à café apres diner

SOLUTÉ IODURÉ CONTRE TACHES DE LA CORNÉE (Armieux).

Eau distillée	30 gr
Iodure de potassium	5 —
Teinture d'iode	XXX gouttes

F. s. a. En instillations sur la cornée.

TISANE IODURÉE (Ricord)

Infusé de saponaire	1000 gr.
Iodure de potassium	2 à 8 —
Sirop de sucre	60 —

F. s. a. A prendre dans la journée.

VIN IODURÉ (Boinet).

Iodure de potassium	5 gr.
Vin blanc ou de Madère	500 —

F. dissoudre. 3 cuillerées à soupe

— **IODURE DE SODIUM** (NaI). — Ce sel doit être anhydre; soluble 0,6 partie d'eau et 3 parties d'alcool à 90°.

Prop. thérap. — Comme l'iodure de potassium; préférable à ce dernier comme cardio-vasculaire, mais inférieur comme anti-syphilitique.

Prép. pharm. et posol. — Comme l'iodure de potassium.

COLLYRE FONDANT (Dor).

Traitement abortif de la cataracte commençante.

Iodure de sodium sec	5 gr
Chlorure de calcium crist.	5 —
Eau distillée	400 —

Baigner chaque œil pendant demi-heure tous les jours avec cette solution tiède.

SOLUTÉ CONTRE L'ANGINE DE POITRINE (Huchard).

Iodure de sodium	20 gr.
Eau distillée	300 —

2 cuillerées par jour.

— **IODURE DE STRONTIUM** — En cristaux très sol. dans l'eau. Doit être *exempt de baryum* qui serait toxique. Mêmes *usages* que l'iodure de potassium *Doses :* 0 gr 50 à 5 gr. par jour en solutions, potions et sirops.

— **IODURE DE SOUFRE.** Composé mal défini, cristallin, brunâtre, insol. dans l'eau, cédant partie de son iode à l'alcool, l'éther, l'iodure et les hyposulfites

Prop. thérap. — Antidartreux, antiscrofuleux, employé contre la morve farcineuse.

Prép. pharm. et posol. — *A l'int.* 0 gr. 20 centig.; en pilules de 0 gr. 10. — *A l'ext.* 1 gr. pour 20 d'axonge en pommade.

IPÉCACUANHA. — Annelé ou officinal (*Uragoga Ipecacuanha*). Rubiacées.

Part. empl. — Racine.

Princ. act. — **ÉMÉTINE**, *céphæline, acide ipécacuanhique.*

Prop. thérap. — *Vomitif* à hautes doses (1 à 2 gr.) utile contre empoisonnements, embarras gastriques, surtout employé chez les enfants dans le croup, la laryngite striduleuse, les affections broncho-pulmonaires,

Expectorant à petites doses *fractionnées* (0 gr 05 à 0 gr. 10 d'heure en heure) contre bronchites, congestion pulmonaire, en outre, *hypotenseur décongestif* (à ces mêmes doses) indiqué dans les hémoptysies,

Antidysentérique et *antidiarrhéique*, à doses fractionnées prises en infusions ou lavements.

Prép. pharm. et posol. — **POUDRE** : Elle doit contenir 2 p. 100 d'alcaloïdes (Codex).

DOSES VOMITIVES		
	Adultes	0 gr. 50 à 2 gr.
	Enfants	
	6 mois à 1 an	0 — 15 à 0 — 25
	1 à 3 ans	0 — 25 à 0 — 50
	3 à 5 ans	0 — 50 à 0 — 75
	5 à 10 ans	0 — 75 à 1 —

Doses comme *expectorant, décongestif:* 0 gr. 50 par fractions de 0 gr. 05 toutes les heures ; ou *infusions* préparées avec ipéca concassé 0 gr. 60 dans 150 gr. d'eau (prises fractionnées).

Enfants. infusions dans 50 à 100 gr. d'eau (à prendre par fractions) des doses suivantes. 0 gr 05 à 0 gr 15 avant 3 ans ; 0 gr. 15 à 0 gr. 25 de 3 à 5 ans ; 0 gr 25 à 0 gr. 30 de 5 à 10 ans. — Comme *antidysentérique*, voyez ci-dessous « *Ipéca à la brésilienne* ».

Extrait alcoolique (Codex, 1 gr. = environ 6,5 de poudre), *doses vomitives:* 0 gr. 10 à 0 gr. 30 ; *doses expectorantes:* 0 gr. 01 à 0 gr. 05 (adultes).

Sirop (Codex. 20 gr = 0 gr. 20 d'extrait = environ 1 gr. 30 de poudre), *doses vomitives:* adultes, 10 à 30 gr, *enfants de 1 à 3 ans*, une demi-cuillerée à café toutes les 5 minutes jusqu'à vomissement.

Teinture alcoolique (1/10e, Codex), titre 0,20 p. 100 d'alcaloïdes, presque inusitée, 2 à 10 gr pour adultes.

Tablettes contenant 0 gr 01 de poudre (Codex) : 2 à 10 par jour comme expectorant.

Poudre de Dover (opium et ipéca ãã 10 gr ; azotate et sulfate de potassium ãã 40 — Codex) dont 1 gr. = 0 gr 10 de poudre d'opium et 0 gr. 10 d'ipéca Comme diaphorétique, décongestif 0 gr. 20 à 1 gr. chez adultes, *enfants*, 0 gr. 05 par année.

Sirop de Desessartz ou d'*ipéca composé* (Codex) ; 20 gr. = environ 0 gr. 10 de poudre d'ipéca ; expectorant aux doses de 20 à 60 gr. chez l'adulte et 5 à 30 gr. chez enfants.

Incompat. — Substances tannantes, infusés astringents, sels de plomb, de mercure, acides végétaux.

INFUSÉ D'IPÉCA CONTRE BRONCHITE ET TOUX CONVULSIVE.

Infusé d'ipéca (0,25 p. 100)	120 gr.
Eau de laurier cerise	10 —
Chlorhydrate de morphine	0 — 03 centigr.

Par cuillerées.

IPÉCA À LA BRÉSILIENNE.

Ipéca concassé	2 à 8 gr
Eau bouillante	200 à 250 —

Faites infuser plusieurs heures ou bouillir ad libitum, ajoutez.

Sirop d'opium	30 gr.
Hydrolat de cannelle	30 —

F s. a. A prendre par cuillerées d'heure en heure contre dysenterie amibienne.

JULEP ANTIDIARRHÉIQUE

Ipécacuanha concassé	2 à 5 gr

F. bouillir un 1/4 d'heure dans

Eau	150 gr

Passez, ajoutez :

Sirop citrique	50 gr.

Par cuillerées toutes les 10 minutes.

LAVEMENT D'IPÉCA (Bourdon).

Ipéca concassé	5 à 10 gr.
Eau d'amidon	250 —

F 3 décoctions, chacune avec le 1/3 de l'eau Réduisez à 200 gr pour un lavement Ajoutez

Laudanum de Sydenham V à X gouttes.

PILULES C GOITRE EXOPHTALMIQUE (Dieulafoy)

Poudre d'ipéca	0 gr 03 centigr.
— de digitale	0 — 02 —
Extrait d'opium	0 — 0025.

Pour 1 pilule 4 à 6 en 24 heures

PILULES DE SEGOND

Ipéca pulvérisé	0 gr. 40 centigr
Calomel	0 — 20 —
Extrait d'opium	0 — 05 —
Sirop de nerprun	Q. s

F. s. a 6 pilules à prendre de 2 en 2 heures contre dysenterie amibienne

POTION ANTIDYSENTÉRIQUE (Spielmann).

Ipécacuanha	8 gr.
Eau	400 —

Partagez l'eau en 3 parties. F. une décoction avec chacune d'elles, et reduisez le tout a 200. Ajoutez.

Sirop de gomme	60 gr.

A prendre en 3 fois a 3 heures d'intervalle.

POTION DIAPHORÉTIQUE.

Ipeca	0 gr. 50 centigr.
Fleur de sureau	2 —

Faites infuser dans

Eau	150 —

Ajoutez :

Acetate d'ammoniaq.	10 —

POTION VOMITIVE.

Ipeca pulvérisé	1 g a 1 gr. 50 centigr.
Emetique	0 — 05 —
Oxymel scillitique / Sirop d'ipéca	ãã 15 —
Eau	50 —

F. s. a. A prendre en 3 fois.

POUDRE CONTRO-STIMULANTE.

Ipéca pulvérisé	1 gr.
Kermès mineral	0 — 50 centigr.
Camphre pulverisé	1 —
Sucre de lait pulverisé	10 —

M et divisez en 10 paquets. 1 paquet toutes les 2 heures.

POUDRE IPÉCA ET DIGITALE.

Poudre d'ipeca	0 gr. 03 centigr.
— de digitale	0 — 05 —
— de sucre	0 — 50 —

Pour 1 paquet.

POUDRE D'IPÉCACUANHA OPIACÉE
Poudre de Dover (Codex).

Un gramme renferme 0 gr. 10 d'opium.

0 gr 25 à 1 gr. par dose, jusqu'à 2 gr en 24 heures

POUDRE VOMITIVE.

Ipecacuanha	1 gr 50 centigr.
Émétique	0 — 05 —

M et divisez en 3 paquets 1 paquet tous les 5 à 10 minutes

EMÉTINE (**Chlorhydrate d'**). — L'émétine, l'un des alcaloïdes de l'ipéca, est une poudre blanche, qui se colore en jaune en s'altérant à la lumière ; presque insoluble dans l'eau, elle n'est guère utilisée que sous forme de *chlorhydrate*. Ce sel, pur, c'est-à-dire exempt de céphœline, est microcristallin, blanc, très soluble dans l'eau ; ses solutions sont précipitées par l'acide nitrique (nitrate d'émétine presque insol.).

Prop. thérap. — L'émétine est moins *vomitive* que la céphœline qui l'accompagne dans l'ipéca, elle est, par contre, plus *expectorante* Elle n'est vomitive, et d'ailleurs presque inusitée comme telle (aux *doses* de 1/2 a 4 centigr. en granules ou solution de chlorhydrate), que si elle est ingérée par la bouche (irritation de la muqueuse gastrique).

C'est surtout comme *moyen de diagnostic* et comme *remede quasi spécifique* de la *dysenterie amibienne* et de ses complications (*abces amibiens du foie*), qu'elle est aujourd'hui préconisée Des observations de L Rogers de Calcutta (confirmees par celles de Chauffard, Valence, Dopter, Rouget, etc), il resulte en effet que la dysenterie amibienne est considérablement modifiée (en 3 ou 4 jours) et même vaincue par les *injections hypodermiques de chlorhydrate d'émétine*, alors que la *dysenterie bacillaire* n'est aucunement influencée par ce traitement (v p. 383, sérum antidysenterique bacillaire) Sous l'influence de la médication, le nombre des selles diminue rapidement en même temps qu'elles deviennent moins sanguinolentes et plus consistantes, de plus, l'agent infectieux de la maladie, l'*entamæba hystolytica* de Schaudinn, disparaît peu a peu du foie, de l'intestin et des selles, tandis que l'état géneral s'améliore.

Comme hémostatique interne, le chlorhydrate d'émétine a été récemment indiqué, par Ch. Flandin, contre les *hemoptysies* (résultats favorables mais encore trop peu nombreux).

Mode d'administration et posologie. — L'administration *per os* pouvant produire nausées et vomissements, Low conseille l'emploi de tablettes dosées à 0 gr. 03 de chlorhydrate d'emetine et *kératinisées* pour que leur dissolution n ait lieu que dans l'intestin Mais l'intolerance intestinale étant frequente, il vaut mieux recourir a la voie hypodermique. On se sert de solutions aqueuses stérilisées, en ampoules, et contenant de 0 gr. 02 a 0 gr. 04 centigr. de chlorhydrate d'émétine par centimètre cube.

La *dose pour une cure* est de 0 gr 16 a 0 gr. 32 centigr , injectés sous la peau du flanc ou de la cuisse a raison de 0 gr. 04 a 0 gr 08 *par jour*, pendant 4 à 7 jours (soit 4 centigr. les 3 premiers jours, 8 centigr. en 2 fois, matin et soir, le quatrieme jour , et 4 centigr pour chacun des 3 jours suivant , en tout 32 centigr, en 7 jours).

Les hautes doses (0 gr 08 par jour) sont indiquées dans les cas chroniques rebelles, et alors, une seule cure n'est généralement pas suffisante , il faut la renouveler une ou plusieurs fois (apres des périodes de repos d'une dizaine de jours) jusqu'a guérison manifeste ou disparition de l'amibe des selles

En cas d'*abcès amibien du foie*, même traitement hypodermique et, s'il est insuffisant, injection dans la cavité de l abcès (ponctionnée et lavée) de 20 centimètres cubes de serum artificiel additionnés de 0 gr 02 de chlorhydrate d'émétine.

Contre l'*hemoptysie*. une première injection sous-cutanée de 0 gr. 04 au moment de l'hemorrhagie, une deuxième 12 heures après, une troisième le lendemain et, s'il y a lieu, une quatrième et cinquième les jours suivants.

Intolérance : pour les hautes doses, elle est marquée par un état nauséeux persistant ; suspendre le traitement ou réduire les doses.

IRIS. — *Iris florentina* (Iridées).

Part. empl. — Rhizome.

Prop. thérap. — A l'état frais, émétique; sert à la fabrication des pois à cautère.

— **IRISINE** ou **IRIDINE.** — Extrait pulvérulent tiré de la racine de l'*Iris versicolor* ou glaïeul bleu (Iridées).

Prop. thérap. — Cathartique, altérant, diurétique.

Prép. pharm. et posol. — *A l'int.* 0 gr. 10 à 0 gr., 25 centigr. (purgatif) en pilules.

ISOPRAL. — Alcool *trichlorisopropylique* : cristaux prismatiques, odeur camphrée, saveur aromatique, soluble dans 30 parties d'eau.

Prop. thérap. et posol. — Préconisé par Impens comme succédané du chloral ; il serait moins toxique et plus actif que ce dernier. Dose 0 gr. 50 a 0 gr. 75 en solution.

ISOSULFOCYANATE D'ALLYLE (C^4H^5AzS) — Voir **MOUTARDE** (essence de).

ITROL. — Voir **ARGENT** (citrate d').

J

JABORANDI. — *Pilocarpus pennatifolius* et *P. Jaborandi* (Rutacees).

Part. empl. — Feuilles et tige.

Princ. act. — **PILOCARPINE.**

Prop. thérap. — Sudorifique, sialagogue.

Prép. pharm. et posol. — *A l'int.* extrait alcoolique 0 gr., 25 à 0 gr., 75, — extrait aqueux 0 gr, 50 à 1 gr. 25 centigr.; — extrait fluide 0 gr, 60 centigr. à 6 gr; — Infusion théiforme 2 à 3 gr; — Sirop (Codex 1884), 0 gr 50 de feuille environ, par cuillerée à bouche. 1 à 4 cuillerées, — Teinture (1 gr. pour 5) 5 à 15 gr. Pilocarpine, v. ci-dessous

MIXTURE CONTRE ALOPÉCIE

Teinture de cantharide	10 gr.
— de jaborandi	ãã 30 —
Alcoolat de romarin	ãã 30 —
— de lavande	ãã 30 —
Alcoolat de Fioravanti	100 gr.
Acide formique	10 —

F s a. en frictions, étendu de moitié eau, puis pur

— **PILOCARPINE** ($C^{11}H^{16}Az^2O^2$). — **Très toxique.** — Soluble eau, plus soluble alcool, benzine et chloroforme.

Prop. thér. — Puissant sudorifique et sialagogue, antimydriatique.

Prép. pharm. et posol. — *A l'int.* 0 gr., 005 à 0 gr., 020 par dose, jusqu'à 0 gr. 05 en 24 heures. *Enfants :* 1 à 2 milligr par année avec prudence — *Injection hypodermique.* Voir le chapitre spécial, page 377 On emploie surtout le **chlorhydrate** et le **nitrate de pilocarpine** qui sont très solubles dans l'eau et l'alcool, comme sialogogues et contre prurigo

COLLYRE.

Nitrate ou chlorhydrate de pilocarpine	0 gr 05 centigr.
Eau distillée bouillie	10 —

F s a.

Instiller II à III gouttes dans glaucôme irido-choroïdite

LAVEMENT DE PILOCARPINE (Dujardin-Beaumetz)

Eau distillée	150 gr
Nitrate de pilocarpine	0 — 02 centigr

F dissoudre

LOTION CONTRE CHUTE DES CHEVEUX.

Eau de Cologne	200 gr.
Glycérine	25 —
Teinture de cantharide	10 —
Nitrate pilocarpine	0 — 50 centigr

F. s. a

MIXTURE C PNEUMONIE FIBRINEUSE DES ADULTES (F. Liszt).

Infusé d'ipeca à 10 p 100	ãã 50 gr
Décocté de polygala à 20 p. 100	ãã 50 gr
Liqueur ammoniacale anisée	2 —
Chlorhydrate de pilocarpine	3 centigr.
Cognac ou vin généreux	50 gr

Par cuillerées à soupe toutes les heures ou deux

POMMADE CONTRE CALVITIE

Chlorhydrate de pilocarpine	2 gr.
— de quinine	4 —
Soufre précipité	10 —
Baume du Pérou	20 —
Moelle de bœuf	80 —

F. s a.

JALAP tubéreux ou officinal. — *Exogonium Purga* (Convolvulacees)

Part. empl. — Racine.

Princ. act. — Résine (convolvuline et jalapine).

Prop. thérap. — Purgatif drastique.

Prép. pharm. et posol. — *A l'int.* Biscuits a 0 gr. 10 ; — émulsion 0 gr. 20 a 0 gr. 50 ; extrait 0 gr. 25 centigr. à 1 gr. ; — infusé 5 p. 100, — poudre 1 à 4 gr. — *Enfants :* 0 gr 25 a 0 gr. 50 selon l'âge., — resine 0 gr. 20 centigr. à 0 gr. 80 centigr. ; — teinture (Eau-de-vie allemande) 5 à 30 gr.

ÉMULSION PURGATIVE.

Résine de jalap	0 gr. 20 a 0 gr 50 centigr.
Sucre	5 —
Lait	120 —

F. s. a

MIXTURE DRASTIQUE (Andral).

Eau-de-vie allemande	āā 10 a 30 gr.
Sirop de nerprun	

M A prendre en une fois le matin a jeun.

PILULES DE JALAP (Mialhe).

Résine de jalap	1 gr
Savon medicinal	2 —
Alcool	Q. s.

F. s. a 10 pilules

PILULES DRASTIQUES

Poudre de jalap	2 gr
— de scammonée	1 —
Savon	Q s

F. s. a. 15 pilules. 2 a 6 par jour.

POTION PURGATIVE.

Feuilles de sene	10 gr.
Eau bouillante	120 —

F. infuser 1/4 d'heure, passez, ajoutez

Manne	āā	15 gr.
Sulfate de soude		
Poudre de jalap		1 —

En 2 fois le matin a jeun.

POUDRE CATHARTIQUE (Bouchardat).

Jalap	10 gr.
Scammonee	10 —
Creme de tartre	20 —

M. 2 a 4 gr.

POUDRE CONTRE HÉMORRHOÏDES.

Poudre de jalap		10 gr.
— de rhubarbe	āā	5 —
Oleo-saccharure de citron		
Creme de tartre	āā	20 —
Soufre lave		

1 cuilleree a café par jour.

POUDRE PURGATIVE.

Poudre de jalap	1 gr.
Calomel	0 — 50 centigr
Sucre vanillé	5 —

Divisez en 10 doses. 2 a 4 suivant l'âge.

SUCRE ORANGÉ PURGATIF (Cadet)

Poudre ou saccharole de jalap compose.

Essence d'orange	8 gr.
Sucre	448 —
Poudre de jalap	64 —
Creme de tartre soluble	16 —

M. 8 gr dans 500 gr d'orangeade.

JEQUIRITY. — *Abrus precatorius* (Légumineuses papilionacées). *Syn.* manne à réglisse, reglisse sauvage de la Jamaique.

Princ. act. — Jequirityzymase ou abrine.

Part. empl. — Graines

Prop. thérap. — Employé en macérations contre la conjonctivite granuleuse chronique.

Prép. pharm. et posol. — *A l'ext.* macération 10 p. 500.

MACÉRATION DE JEQUIRITY.

Graines	10 gr.
Eau	500 —

F. macérer 24 heures. Filtrez Pour lotions.

JUGLANDIN. — Extrait retiré de la résine du *Juglans cinerea*, soluble alcool et éther.

Prop. thérap. — Succédané de la rhubarbe, cholagogue.

Prép. pharm. et posol. — *A l'int.* 0 gr., 15 à 0 gr., 30 centigr.

JUJUBES. — Fruits du *Zizyphus vulgaris* (Rhamnacées).

Prop. thérap.— Adoucissants, béchiques et pectoraux. Font partie des quatre fruits pectoraux.

Prép. pharm. et posol. — *A l'int.* décocté 50 p. 1000 ; pâte *ad libitum*.

JUSQUIAME. — *Hyoscyamus niger* (Solanées). *Syn.* potélée, hannebane, porcelet, herbe aux engelures.

Part. empl. — Feuilles, racines, semences.

Princ. act. — **HYOSCIAMINE**. — **HYOSCINE**. V. *ces mots*.

Prop. thérap. — Celles de la belladone ; mais *sedatif hypnagogue* un peu plus actif par suite de sa plus haute teneur en *hyoscine*. D'où son emploi contre convulsions, tremblements, choree, affections cérébrales.

Prép. pharm. et posol. — **PRÉPARATIONS DE FEUILLES** (Codex 1908).

POSOLOGIE PAR 24 HEURES.

	Adultes.	*Enfants, par annee.*
Poudre	0 gr. 10 a 0 gr 50	0 gr. 015 milligr.
Extrait alcoolique	0 — 05 a 0 — 20	0 gr. 005 —
Teinture alcoolique (a 1/10e dont LV gouttes = 1 gr).	0 — 50 a 4 —	V gouttes
Pilules de Meglin (a 0 gr. 05 d'extrait alcool)	de 1 a 4	0

N. B. La *dose maxima* (0 gr 30) indiquée au Codex pour l'*extrait alcoolique* est peut-être trop élevée, la teneur de cet extrait en alcaloides étant voisine de 1,70 p. 100.

Préparations de l'ancien Codex (1884). **Posologie** — *Extrait de suc epure de feuilles :* 0 gr 05 a 0 gr. 20. — *Extrait alcoolique de semences :* 0 gr. 01 à 0 gr 10. — *Alcoolature de feuilles :* 0 gr. 20 à 1 gr. (= LII gouttes) ; *enfants :* II gouttes par annee *Sirop* (a 75 de teinture au 1/5e pour 1000 gr. de sirop) · 10 à 30 gr. ; *enfants* . 1 gr. 50 par année.

Us. ext — *Huile de jusquiame* et *Baume Tranquille* pour liniments, *decocté* a 50 p. 1000 en lotions, *glycere d'extrait* à 1/10e, *emplâtres, pommades, suppositoires.*

EMPLATRE JUSQUIAME OPIACÉ.

Emplâtre de jusquiame	10 gr.
Extrait d'opium	2 —

M.

LINIMENT ANTINÉVRALGIQUE (Ricord).

Glycérine	30 gr.
Extrait de jusquiame	4 —
Extrait de belladone	4 —

F. dissoudre.

LINIMENT CALMANT.

Baume tranquille	80 gr.
Chloroforme	5 —
Teinture d'opium	10 —

M.

ONGUENT ANTIHÉMORRHOÏDAL.

Extrait de jusquiame, Tanin	5 gr.
Onguent populeum	90 —

M. s a.

PILULES ANTINÉVRALGIQUES (Neligan).

Extrait de jusquiame	0 gr. 5 centigr.
Valérianate de zinc	1 —

F. s a 20 pilules 2 à 3 par jour

PILULES CALMANTES

Extrait de jusquiame, Tartre stibié	ãã un milligr.
Poudre de Dover	0 gr. 03

Pour une pilule · 10 par jour dans les quintes de toux precedant l'hemoptysie.

PILULES DE MÉGLIN (Codex).

Renferment P. E. (0,05 centigr.), d'extrait de jusquiame, de valériane, d'oxyde de zinc. 1 à 4 par jour

PILULES JUSQUIAME ET DIGITALE (Oesterlen)

Extrait de jusquiame	1 gr 50
Poudre de jusquiame	2 —
— de digitale	1 —

Pour 80 pilules. Dose : 4 à 5 par jour contre toux convulsive.

POMMADE ANTIRHUMATISMALE (Gueneau de Mussy)

Extrait de belladone	4 gr
— de jusquiame	6 —
Extrait d'opium	2 gr.
Axonge	50 —

POMMADE CALMANTE (Ricord).

Extrait de belladone	} ãã	4 gr.
— de jusquiame		
Onguent napolitain		30 —

SUPPOSITOIRE CALMANT (Reliquet).

Extrait de jusquiame	0 gr 07 centigr.
Laudanum Sydenham	IV gouttes.
Beurre de cacao	3 gr

Ad libitum.

Chl. cocaïne	0 gr. 02

Pour 1 suppositoire.

— **HYOSCIAMINE.** — (Vraisemblablement identique à l'*atropidine* de la belladone, à la *duboisine* et à l'*atropine gauche*). Pr. act. de la jusquiame. Soluble eau, éther, chloroforme — On ne doit plus employer que l'hyosciamine cristallisée seule décrite au Codex de 1884. (Elle n'est plus inscrite au Codex de 1908).

Prop. thérap. — Comme l'atropine ; de plus, indiquée dans la chorée et la paralysie agitante (où l'hyoscine semble plus active).

Prép. pharm. et posol. — *A l'int.* 1/2 à 2 milligr. en granules, solutions.

Us. ext — Collyre à 0 gr 05 pour 10 d'eau distillée. — Injections hypodermiques dans la paralysie agitante (Voir le chapitre spécial, page 367).

— **HYOSCINE.** V. *ce mot*, pages 157 et 367.

K

KALODAL. — Matière albuminoïde obtenue par le Dr Kredé, en traitant convenablement la viande ; renferme 95 p. 100 de substances protéiques facilement assimilables.

Poudre brun pâle, inodore, à peu près insipide, réaction faiblement alcaline, soluble dans l'eau. Le Kalodal est rapidement absorbé et ses solutions, qui sont stérilisables peuvent être utilisées en lavements et en injections hypodermiques. On emploie la solution à 10 p. 100 dans l'eau distillée, l'eau physiologique ou stérilisée à 1/20e.

KAMALA. — Poudre fournie par l'*Echinus philippinensis* (Euphorbiacées).

Part. empl. — Cette poudre est contenue dans des vésicules qui recouvrent le fruit.

Prop. thérap. — Tænifuge.

Prép. pharm. et posol. — *A l'int.* Poudre, 6 à 12 gr. — Teinture (une partie de poudre pour 5 d'alcool à 60°) 4 à 8 gr.

KAPOK (bourre de). — Retirée du fruit de plusieurs espèces de *bombax* (faux cotonier-ouatier-fromager). Filaments très soyeux, d'un blanc légèrement roux, se mouillant très difficilement au contact de l'eau, et n'augmentant pas sensiblement de poids après une immersion de plusieurs mois.

Le kapok est très léger et peu hygroscopique, il peut, après stérilisation a l'autoclave, être utilisé en medecine à la place du coton ordinaire, pour matelasser les attelles, les gouttières et recouvrir les pansements.

KAWA-KAWA. — Liqueur obtenue avec la racine du *Piper methysticum* (Piperacées).

Part. empl. — Racine.

Princ. act. — Résines. α. β. γ.

Prop. thérap. — Antigonorrhéique.

Prép. pharm. et posol. — *A l'int.* Extrait hydro-alcoolique, 1 à 2 gr. en pilules de 0 gr. 10 centigr., ou en capsules.

KÉFIR. — Boisson alimentaire préparée avec le lait de vache dont on détermine la fermentation par un procede particulier. Le ferment est contenu dans un champignon designe sous le nom de *grains de kefir*. La preparation est d'autant plus riche en alcool qu'on a laisse la fermentation durer plus longtemps. Apres 24 heures on a le kéfir faible, après 48 heures le kéfir moyen et au bout de 3 jours le kéfir fort. — Dose depuis 1 à 2 verres jusqu'à 3 bouteilles par jour.

KÉLÈNE. — V. **ETHER CHLORHYDRIQUE.**

KÉRATINE. — Résidu de la digestion artificielle des matières cornees (corne, os rapés et surtout tiges de plumes). Cette matière est insoluble dans les acides et tres soluble dans les alcalis. Cette propriete a été utilisee par le Dr *Unna* pour proteger, contre l'action du suc gastrique, les médicaments qui ne doivent agir que dans l'intestin. Dans ce but il les administre sous forme de pilules qu'il fait recouvrir d'une couche de *Kératine*.

Pour *keratiniser* les pilules, on dissout la keratine dans 4 parties d'ammoniaque, on enrobe les pilules avec cette solution et on laisse évaporer; l'enduit devient noir et luisant.

KERMÈS MINÉRAL. — *Syn. Poudre des Chartreux*, **ALKERMES** — Improprement appele *oxysulfure d'antimoine*, il est constitué par un mélange de *trisulfure d'antimoine hydrate* et de *pyro-antimoniate de sodium* (environ 17 p. 100, Bougault). Poudre rouge-brun, inodore, insoluble dans l'eau ou l'alcool Donne au contact de l'HCl du suc gastrique, de l'oxyde antimonieux auquel il doit vraisemblablement ses prop therap

Prop. thérap. — *Expectorant* a dose moyenne, utile dans les bronchites avec hypersécrétion, la pneumonie ; *émetisant* et *contro-stimulant* a hautes doses.

Prép. pharm. et posol. — *A l'int.* 0 gr. 05 cent. à 0 gr. 25 centigr. — 1 à 2 gr. (contro-stimulant). — *Enfants :* 0 gr 010 à 0 gr. 015 par année. En *potions gommeuses, loochs pilules*. Tablettes a 0 gr. 01 Codex).

N. B. Les préparations au kermes ne doivent pas être prises au voisinage des repas.

Incompat. — Acides et sels acides, crème de tartre, sulfates et chlorures solubles.

LOOCH KERMÉTISÉ.

Looch blanc du Codex 150 gr.
Kermes minéral 0 — 10 centigr à 0 — 30 —

M. 1 cuillerée toutes les 2 heures.

PILULES EXPECTORANTES

Kermès	0 gr 50 centigr.
Gomme ammoniaque	2 — 50 —
Extrait de digitale	0 — 15 —

Pour 25 pilules. 4 à 10 par jour.

POTION KERMÉTISÉE.

Kermès 0,10 centigr. à 0 gr. 20 centigr.	
Sucre	5 gr.
Eau distillée de laurier-cerise	10 —
Sirop de tolu	30 —
Infusé polygala 2 p. 100	150 gr

F. s. a. Par cuillerées.

POTION KERMÉTISÉE CONTRO-STIMULANTE

Infusé de feuilles d'oranger	200 gr.
Gomme adragante	0 — 50 centigr
Kermès minéral	1 —
Sirop de sucre	20 —
Sirop diacode	20 —

A prendre par cuillerées.

POUDRE CONTRE LA COQUELUCHE.

Kermès	0 gr. 10 centigr.
Ipécacuanha en poudre	0 — 20 —
Racine de belladone pulvérisée	0 — 05 —

M. et divisez en 6 paquets. 1 paquet toutes les 4 heures

KINO. — Suc concentré, analogue aux cachous, provenant d'un certain nombre de végétaux. Les principales sortes commerciales sont :

1° Kino d'Afrique ou du Sénégal, *Pterocarpus erinaceus* (Légumineuses) ;

2° Kino de la Jamaïque, *Coccoloba uvifera* (Polygonées) ;

3° Kino de l'Australie ou de Botany-Bay. *Eucalyptus rostrata, corymbosa, citriodora* (Myrtacées) ;

4° Kino d'Amboine, de l'Inde ou vrai, *Pterocarpus marsupium, Butea frondosa* (Légumineuses, Papilionacées).

Prop. thérap. — Astringent, tonique (peu employé).

Prép. pharm. et posol. — *A l'int.* Poudre 0 gr. 50 cent. à 8 gr. — Teinture 2 à 30 gr. — *A l'ext.* En injection.

Incompat. — Emétique, acides, gélatine, sels d'argent et de fer : comme le tannin.

KOUMYS. — V. à *Lait* (Hygiène thérapeutique).

L

LACTIQUE (acide) $C^3H^6O^3$. — *Syn.* Acide galactique ; soluble en toutes proportions eau et alcool.

Prop. thérap. — Tempérant, employé contre les dyspepsies, gastro-intestinales, les diarrhées et surtout la diarrhée verte infantile ; *à l'extérieur*, caustique dissolvant des fausses membranes diphthéritiques, employé contre les ulcérations du cancer, la phthisie laryngée.

Prép. pharm. et posol. — *A l'int.* 2 à 20 grammes par jour en potion ou limonade (à 4 et 8 pour 1000). — *Enfants :* 0 gr. 50 à 1 gr.

par année. — *A l'ext.* en gargarismes, en applications contre plaques de pelade, étendu de moitié eau ou alcool (Richema), en attouchements contre ulcérations tuberculeuses de la langue ou du larynx.

GARGARISME ANTIDIPHTHÉRIQUE (Kline).

Acide lactique } ãã XX gouttes
Ether }
Glycérine 45 gr

MÉLANGE C. LARYNGITE TUBERCULEUSE (Botey)

Acide lactique 2 à 15 gr
— phénique 1 à 5 —
Glycérine 20 —
M. en attouchements sur la muqueuse après insensibilisation avec la cocaïne.

POTION LACTIQUE (Hayem).

Acide lactique 2 à 4 gr.
Sirop de sucre 30 —
Eau 80 —
M. Diarrhée verte des enfants.

POTION ANTIDIARRHÉIQUE (Hutinel).

Acide lactique 2 gr
Sirop d'orange 40 —
Eau distillée 160 gr.
Une cuiller à café avant les tétées. Contre diarrhée verte.

POTION DIGESTIVE

Pepsine officinale 1 à 2 gr.
Acide lactique 2 à 4 —
Sirop de limon 30 —
Eau distillée 150 —
F. s. a. 1 cuill. à s. avant les repas.

TOPIQUE CONTRE PELADE (Sabouraud).

Acide lactique 10 gr.
Liqueur d'Hoffmann 60 —
En applications

TOPIQUE CONTRE LES VERRUES (Vomaka).

Acide lactique } ãã 10 gr.
— salicylique }
Collodion élastique 80 —
M. étalez en couche mince avec un pinceau.

— **LACTATE D'ARGENT**. — V. **ACTOL.**

— **LACTATE DE CALCIUM** — V. **CALCIUM** (lactate de).

— **LACTATE DE FER** — V. **FER.**

— **LACTATE DE MAGNÉSIE**. ($C^3H^5O^3$,Mg.) — Cristaux prismatiques, solubles dans l'eau, insipides. Purgatif à la dose de 10 à 15 gr. — inusité.

— **LACTATE DE MERCURE**. — V. **MERCURE.**

— **LACTATE DE QUININE.** — V. **QUININE.**

— **LACTATE DE SOUDE.** — ($C^3H^5O^3$,Na). Très solubles eau.

Prop. thérap. — Antidyspeptique.

Prép. pharm. et posol. — *A l'int.* 0 gr. 10 à 0 gr. 50 centigr. Tablettes dosées à 0 gr. 10.

SIROP DE LACTATE DE SOUDE.

Lactate de soude 5 gr.
Sirop de fleur d'oranger 200 —
0 gr. 50 centigr. de sel par cuillerées à soupe

— **LACTATE DE STRONTIANE.** — V. **STRONTIANE.**

— **LACTATE DE ZINC** $(C^3H^5O^3)^2Zn + 3H^2O$. — Soluble dans 58 parties d'eau froide.

Prop. thérap. — Antiépileptique, antihystérique.

Prép. pharm. et posol. — *A l'int.* 0 gr. 10 centigr. à 2 gr.

PILULES ANTIÉPILEPTIQUES (Hart).

Lactate de zinc 0 gr. 20 centigr.
Extrait de belladone 0 — 02 —
M. Pour 1 pilule 1 pilule avant chaque repas.

LACTOPHÉNINE. — *Syn.* **PHENOLACTINE** : c'est une phénacétine dans laquelle l'acide acetique est remplace par de l'acide lactique. — Cristaux incolores, saveur legerement amère, solubles dans 500 parties d'eau et 9 parties d'alcool.

Prop. — Analgesique, antipyretique

Dose — 0 gr 50 à 3 gr. en *cachets*

PILULES CONTRE NEVRALGIES OVARIENNES (S Martin)

Lactophenine	6 gr
Extrait de belladone	0 gr 25 centigr
— de stramonium	0 — 30 —

Divisez en 20 pilules. 2 a 3 par jour

LACTOPHOSPHATE DE CHAUX. — V. **CALCIUM.**

LACTOSE ($C^{12}H^{22}O^{11}H^2O$). — *Syn.* Sucre de lait, soluble dans 6 parties d'eau, insoluble alcool ; constitue d'après G. See, le plus puissant et le plus inoffensif diurétique connu : la quantité d'urine expulsée varie de 2 litres 1/2 à 4 litres 1/2.

Dose. — 100 grammes et plus par 24 heures, soit 50 grammes par litre d'eau ou de tisane dont on fait prendre 2 litres.

On peut l'associer a la magnésie comme laxatif.

POUDRE LAXATIVE

Lactose	30 gr.
Magnesie calcinee	20 —

M. 1 à 2 cuillerées a cafe le soir.

— **LACTOSÉRUM.** — Préparé par Blondel en coagulant le lait de vache par un acide, neutralisant et stérilisant ensuite par filtration a la bougie. Remplace le serum de Trunecek, abaisse la pression artérielle, agit comme antidyspnéique, diuretique, antithermique. Dose : 10 à 20 et jusqu'a 50 cent. cubes par jour en 1 ou 2 fois.

— **SERUM LACTOSÉ** Voir page 376.

LACTUCARIUM. — V. **LAITUE.**

LAITUE. — *Lactuca sativa* ou *capitata ; Lactuca virosa* (Composées).

Part. empl. — Suc épaissi ou LACTUCARIUM, feuilles.

Princ. act. — Lactucine (dans le lactucarium)

Prop. thérap. — Feuilles, émolientes et sedatives ; lactucarium, hypnotique et calmant.

Prép. pharm. et posol. — *A l'int.* Eau distillée de feuilles, *ad libitum.* — Extrait (THRIDACE), 0 gr. 20 centigr. à 2 gr. — Sirop (thridace 0 gr. 50 pour 20 gr.), 30 à 50 gr. — Lactucarium, 0 gr. 10 à 0 gr. 50. — Extrait alcoolique, 0 gr. 10 a 0 gr. 50 centigr. — Sirop de lactucarium opiace, 0,005 pour 20 (Codex 1884), 30 à 50 gr.

POUDRE SÉDATIVE (Gumprecht).

Lactucarium	0 gr. 20 centigr
Sucre de lait	5 —

F s a une poudre Divisez en 4 doses. Une dose toutes les 2 heures.

LAMIMAIRE. — *Laminaria digitata* (Algues).

Part. empl. — Tige.

Prop. Thérap. — Sert à dilater, et remplace l'éponge a la cire ou à la ficelle.

LANOLINE. — Corps extrait du *suint* de la laine de mouton. Excipient pour les pommades permettant l'incorporation de grandes quantités (jusqu'à son poids) d'eau. Même mode d'emploi que la vaseline.

Lanoline boriquée à 10 p. 100.
Lanoline caoutchoutée à 8 p. 100 (Portes).
Lanoline phéniquée à 5 p. 100.
Lanoline salicylée à 2 p. 100.
Lanoline hydrargyrique 50 p. 100.

LARGINE. — V. *Argent* (albuminate d').

LAUDANUM. — V. *Opium*.

LAURIER-CERISE. — *Prunus Laurocerasus* (amygdalées-rosacées). *Syn.* L. amandier, L. officinal, L. de Trébizonde.

Part. empl. — Feuilles.

Princ. act. — **ACIDE CYANHYDRIQUE :** L'*eau distillée de laurier-cerise* en contient 0 gr. 10 p. 100 (Codex 1908), huile volatile.

Prop. thérap.—Sédatif de la toux, antiprurigineux.

Prép. pharm. et posol. — L'eau distillée du Codex de 1908 renferme *un milligramme* d'acide cyanhydrique par gramme — *Adultes :* 2 à 10 gr. par 24 heures en potions, *enfants au-dessus de 2 ans :* 0 gr. 25 par année. — *A l'ext.* Infusion de feuilles, 20 gr. pour 1000.

LOTION ANTICANCÉREUSE (Cheston).

Feuilles fraîches de laurier-cerise	125 gr.
Eau tiède	1000 —

F. infuser 1/2 heure. Ajoutez :

Mellite simple	125 gr.

M.

LOTION CALMANTE.

Eau distillée de laurier-cerise	25 gr.
Teinture de coca	10 —
Eau	200 —

MIXTURE DE KROYHER.

Eau distillée de laurier-cerise	2 gr.
Teinture de noix vomique	II gouttes

M. X gouttes.

MIXTURE DE PIGEAUX.

Alcool à 32°	180 gr.
Eau distillée de laurier-cerise	8 —
Eau	240 —
Sucre	120 —

M. Une cuillerée à bouche après chaque repas.

POTION CALMANTE.

Eau distillée de laurier cerise	2 à 10 gr.
Eau distillée de laitue	100 —
Sirop de codéine	20 gr. à 40 —

M. A prendre par cuillerées.

POMMADE DE JAMES.

Essence de laurier-cerise	10 gr.
Axonge	80 —

M.

SIROP CONTRE ENROUEMENT (Mialhe).

Eau de laurier-cerise		5 gr.
Azotate de potasse		10 —
Sirop de tolu	āā	50 —
Sirop de capillaire	āā	50 —
Sirop de gomme		150 —

M. Par cuillerées dans une tasse d'infusion chaude.

SIROP DE LAURIER-CERISE.

5 à 25 *gr.*

LAURIER COMMUN. — *Laurus nobilis* (Lauracées). *Syn.* Laurier noble, laurier-sauce, laurier d'Apollon.

Part. empl. — Feuilles, fruits.

Princ. act. — Huile grasse (Laurosténine).

Prop. thérap. — Tonique, excitant.

Prép. pharm. et posol. — *A l'ext.* Feuilles, en pommade. — Huile, en pommade ou pure.

LAVANDE VRAIE. — *Lavandula vera* (Labiées).

Part. empl. — Fleurs, essence

Prop. thérap. — Aromatique, sert surtout en parfumerie.

Prép. pharm. et posol. — *A l'int.* Teinture composée, 10 à 30 gr. — *A l'ext.* Alcoolat. — Essence de lavande ou huile d'aspic en frictions.

TEINTURE DE LAVANDE COMPOSÉE

Essence de lavande	20 gr
— de bergamote	5 —
Teinture de musc	1 — 50 centigr.
Alcool a 50°	500

VINAIGRE DE LAVANDE ANTISEPTIQUE

Alcoolat de lavande	āā	100 gr
Vinaigre très fort		
Acide salicylique		5 —

Filtrez.

LÉCITHINE. — Les lécithines sont nombreuses et constituées par des corps gras *phosphores* et *azotes* resultant de la combinaison de l'*acide glycerophosphorique*, avec des *acides gras* (de nature variable) et une base ammonice, la *choline* ou autres bases analogues

La lécithine commerciale, ordinairement extraite du jaune d'œuf (qui en contient 6,8 p 100) et surtout constituée par le distearo-glycérophosphate de choline, se présente en masses jaune-pâle cireuses, insolubles dans l'eau, peu sol. dans l'éther, sol. dans l'alcool chaud, dans le chloroforme et dans les huiles.

Prop. thérap — Stimulant de la nutrition, activant les échanges azotes et favorisant la fixation du phosphore Utile dans les anemies, les convalescences, la tuberculose, la neurasthénie, les troubles de croissance.

Posol — On l'administre en pilules, dragées a la dose de 0 gr. 20 à 0 gr. 50 centigr. ou en injections hypodermiques (solutions huileuses renfermant 0 gr. 050 milligr. de lécithine par centim. cube). (Voir le chapitre spécial, page 360).

PILULES (Gilbert et Fournier).

Lecithine de l'œuf		5 gr
Alcool a 90°	āā	Q. s.
Poudre de guimauve		

Pour 100 *pilules* 2 *a* 6 *par jour, aux repas.*

SIROP DE JAUNE D'ŒUF

Jaune d'œuf	300 gr
Eau distillee	60 —

Battez et passez avec expression.

Ajoutez :

Glycerine	300 gr.
Hydrolat de laurier cerise	10 —
Sucre	300 —
Chlorure de sodium	12 —

Faites dissoudre a froid.

Renferme 0 gr 50 centigr. de lecithine, par cuillerees a soupe

LÉGUMINE. — Syn. Caseine vegetale. Substance alimentaire azotée contenue dans les semences de legumineuses (haricots, pois, lentilles, etc.). Sa composition offre de grandes analogies avec celle de la Caséine.

On peut la panifier ou préparer avec des biscottes utiles dans le traitement du diabete et des dyspepsies.

LENIGALLOL. — V. *Acide pyrogallique.*

LEPTANDRA VIRGINICA. — Le rhizôme renferme un glucoside cristallise, la *Leptandrine :* Cholagogue, eméto-cathartique. Poudre 1 gr. à 4 gr. par jour ; on utilise surtout l'extrait aqueux, le *Leptandrin*, à la dose de 0 gr. 15 à 0 gr. 25.

LEVURES. — On emploie la levure de bière fraîche ou desséchée à une basse température et conservant dès lors ses propriétés pendant un certain temps : elle représente environ 6 fois son poids de levure fraîche. On utilise parfois la levure des boulangers (*levain*) ; il faut la renouveler chaque jour ; on a encore préconisé l'emploi de diverses levures, entre autres celles de raisins. Sous le nom de *Levurine extractive*, on désigne un *suc* de levure desséché, soluble dans l'eau et la glycérine correspondant à environ 35 fois son poids de levure fraîche et à 6 fois de levure desséchée.

Prop. thérap. — Préconisée par Brocq contre la furonculose et les anthrax, et toutes les affections suppuratives en général, puis par différents praticiens contre l'amygdalite phlegmoneuse, le diabète, la pneumonie, certaines dyspepsies, la dysenterie, etc.

On l'emploie en pansements dans les brûlures et la vaginite chronique et en lavements dans les entérites.

Prép. pharm. et posol. — **Levure fraîche** : *A l'int.* : 10 à 60 gram. par jour et au delà — **Levure desséchée** : 5 à 10 gram. en cachets comprimés ou granules. — *A l'ext.* : en lavements, 10 à 50 gram. dans 1/4 de lavement.

Levurine : Dose 1 à 2 gram. par jour en comprimés de 0 gr. 20 ; mêmes doses pour lavements. — Peut être employée en injection hypodermique (Dr Raymond).

LEVURE DE BIÈRE. — V. à **BIÈRE.**

LICHEN D'ISLANDE. — *Cetraria islandica* (Lichénées). — *Syn.* Mousse d'Islande.

Part. empl. — Plante.

Princ. act. — Lichenine, cétrarine.

Prop. thérap. — Analeptique, pectoral, antiémétique.

Prép. pharm. et posol. — *A l'int.* Gelée, 50 à 100 gr. — Tisane, 10 gr. pour 1250 réduits 1000 : couper avec du lait.

Cétrarine ou acide protocétrarique. — Préconisée par A. Gigon contre vomissements d'origine tuberculeuse, hystérique, et ceux de la grossesse, de la narcose chloroformique, du mal de mer. Dose : 0 gr. 1 à 0 gr. 2 ; en solute alcoolique à 2 p. 100.

LIERRE TERRESTRE. — *Glechoma hederacea* (Labiées). — *Syn.* Rondote, herbe de Saint-Jean.

Part. empl. — Plante fleurie.

Prop. thérap. — Vulnéraire, béchique.

Prép. pharm. et posol. — *A l'int.* Infusion (10 gr. pour 1000), — Sirop 30 à 60 gr.

LIMAÇON. — V. *Escargot.*

LIMON. — V. *Citron.*

LIN. — *Linum usitatissimum* (Linacées).

Part. empl. — Semences.

Princ. act. — Mucilage.

Prop. thérap. — Tempérant, adoucissant, contre la constipation rebelle.

Prép. pharm. et posol. — *A l'int.* Graines, 2 cuillerées par jour. — Infusion, 10 à 20 gr. pour 1000 — *A l'ext.* Farine en cataplasmes.

LISTÉRINE. — Voir *Benzoïque* (acide).

LITHARGE. — V. *Plomb*.

LITHINE (**SELS DE**). — Ils sont employés pour dissoudre les concrétions tophacées de la goutte, les calculs et la gravelle urique

— **LITHIUM** (**BENZOATE DE**) ($C^7H^5O^2Li + H^2O$). — Très soluble, 3 fois et demi son poids d'eau, et 10 parties d'alcool à 90°

Prop. thérap. — Anti-uricémique, employé contre la gravelle urique.

Prép. pharm. et posol. — *A l'int.* 0 gr. 20 centigr. à 2 gr. en paquets ou cachets, ou en granulés effervescents, sirop. On peut l'associer à l'urotropine (voir ce mot)

CACHETS ANTIDIABÉTIQUES (Le Gendre).

Benzoate de lithium	ãã	0 gr. 25
— de sodium		
Bicarbonate de soude		1 gr

Pour un cachet 2 par jour pendant 10 jours, dans un verre d'eau de Vichy

— **LITHIUM** (**BORATE DE**). — (BoO^2Li).

Prop. thérap. — Employé contre la gravelle urique.

Prép. pharm. et posol. — 0 gr. 25 à 0 gr. 50 cent.

POTION CONTRE LA GRAVELLE.

Borate de lithium	0 gr 50 centigr.
Bicarbonate sodique	0 — 60 —
Eau gazeuse	150 —
Sirop d'écorce d'orange	30 gr.

A prendre en 1 ou 2 fois.

— **LITHIUM** (**CARBONATE DE**) CO^3Li^2. — Soluble dans 83 parties d'eau froide. Pratiquement 10 gr. par litre ; l'eau saturée d'acide carbonique (Eau de Seltz) peut en dissoudre jusqu'à 50 gr.

Prop. thérap. — Antigoutteux.

Prép. pharm. et posol. — *A l'int.* 0 gr. 10 centigr. à 0 gr. 50 centigr. en cachets, granulés effervescents ou paquets que l'on dissout dans l'eau de Seltz.

EAU GAZEUSE ANTIGOUTTEUSE (Garrod).

Bicarbonate de soude	0 gr 50 centigr.
Carbonate de lithine	0 — 20 —
Eau chargée d'acide carbonique	1000 —

F. s a — 2 à 6 verres par jour.

PILULES DE CARBONATE DE LITHINE CONTRE DIABÈTE (P Vigier)

Carbonate de lithine	0 gr 10 centigr.
Arséniate de soude	0 — 003 milligr.
Extrait de gentiane	0 — 05 centigr

Pour une pilule. 1 à 3 dans les 24 heures

POMMADE ANTIGOUTTEUSE (Limousin).

Glycéré d'amidon	30 gr.
Carbonate de lithine	4 —

M.

CACHETS ANTIGOUTTEUX.

Carbonate de lithine	ãã	0 gr 25
Hetraline		
Benzoate de soude		0 — 20

Pour 1 cachet — 4 à 6 par jour.

SELS EFFERVESCENTS.

Carbonate de lithine	10 gr
Bicarbonate de soude	50 —
Acide citrique	40 —

— **LITHIUM** (**CITRATE DE**). ($C^6H^5O^7, Li^3, 2H^2O$) — Soluble dans 25 parties d'eau froide Même posologie que le carbonate.

— **LITHIUM** (**GLYCÉRO-PHOSPHATE DE**). — Déliquescent, soluble dans 3 fois son poids d'eau. Dose 0 gr. 20 à 1 gr. en solution, cachets.

— **LITHIUM (HYDRATE DE).** — Employé contre la gravelle urique.

Posol. — 0 gr. 05 à 0 gr. 15 centigr.

SIROP DE LITHINE (Duquesnel).			
Hydrate de lithine	1 gr	Sirop de sucre ou autre	200 gr.
		F dissoudre Filtrez 20 a 40 gr.	

— **LITHIUM (IODURE DE).** (LiI.) — Déliquescent, très soluble eau et alcool.

Prop. thérap. — Employé contre le rhumatisme chronique (Teissier et Roques).

Prép. pharm. et posol. — *A l'int.* 0 gr. 50 à 2 gr.

PILULES D'IODURE DE LITHINE (Zeisst)		SIROP.	
Iodure de lithium	0 gr 75 centigr.	Iodure de lithium	10 gr.
Extrait de quassia / Poudre de quassia	ãã Q s	Sirop de gentiane ou d'écorce d'orange amère	190 —
Pour 1 pilule tolulsee.		*1 gr par cuillerée à soupe.*	

— **LITHIUM (QUINATE DE).** — Préconisé par Huchard pour remplacer le quinate de piperazine, comme dissolvant de l'acide urique (goutte et gravelle)

Dose : 0 gr. 50 à 2 gr. par jour en cachets de 0 gr. 50 ou en sirop.

— **LITHIUM (SALICYLATE DE)** ($C^7H^5O^3Li$). — Facilement soluble eau et alcool.

Prop thérap. — Employé contre la gravelle urique.

Posol. — 0 gr. 50 centigr. à 2 gr. en prises ou cachets.

LOBÉLIE ENFLÉE. — *Lobelia inflata* (Campanulacées-Lobeliées).

Part. empl. — Plante.

Princ. act. — *Lobeline* — Dose : 0 gr. 01 à 0 gr. 04 par jour.

Prop. therap. — Excitant du centre respiratoire, antidyspnéique, expectorant préconisé contre l'asthme et la coqueluche.

Prép. pharm. et posol. — *A l'int.* Poudre (*expectorante*) 0 gr. 05 a 0 gr. 30 *Enfants :* 1 à 2 centigr. par année. Teinture à 1 pour 10 : 1 a 5 gr. *Enfants :* V à X gouttes par année.

MIXTURE ANTIASTHMATIQUE (Green).		MIXTURE CONTRE ASTHME (Duj.-Beaumetz).		
Decocté de polygala 3/00	100 gr.			
Iodure de potassium	8 —	Iodure de potassium / Teinture de lobelie	ãã	10 gr.
Teinture de lobelie	25 —			
— d'opium camphree	25 —	Eau		550 —
M 4 a 16 gr en 4 ou 5 fois		*M. Par cuillerees a café.*		

LORÉTINE. — Derivé de la quinoléine : poudre cristalline jaune. Peu soluble dans l'eau, preconisee comme succédané de l'aristol.

Memes modes d'emploi. La loretine se combine avec les bases et donne des sels solubles dans l'eau Le solute de 2 a 5 p. 100 de lorétine sodique est employe aux mêmes usages que l'eau phéniquée.

LOSOPHANE. — **TRIIODOCRÉSOL, TRIIODURE DE MÉTACRESOL** . petites aiguilles blanches, insolubles dans l'eau, un peu solubles dans l'alcool ; renferme 28 p. 100 d'iode.

Prop. thérap. — Succédane de l'iodoforme et de l'aristol, préconisé dans les dermatoses parasitaires, l'eczéma (Descottes), et contre les chancres.

Prép. pharm. — En poudre, en pommades, 5 à 10 p. 100 ; en solution hydro-alcoolique 1 à 2 p. 100.

LUPULIN. — V. HOUBLON.

LYCÉTOL. — (TARTRATE DE DIMÉTHYLPIPRAZINE). — Poudre blanche de saveur acidule, soluble dans l'eau. Présentant sur la pipérazine l'avantage de se conserver indéfiniment. — Dissolvant de l'acide urique.

Prop. thérap. — Préconisé contre la diathèse urique.

Posol. — 2 à 3 gr. par jour en 2 fois matin et soir dans l'eau de Vittel ou Contrexeville. On peut l'associer à la théobromine.

PAQUETS CONTRE GOUTTE (Hoven)			CACHETS CONTRE GOUTTE ET GRAVELLE		
Lycétol Magnésie calcinée	āā	1 gr 50	Lycetol Théobromine	āā	0 gr 50
Pour un paquet dissoudre dans un verre d'eau dont on prend la moitié après chaque repas.			*Pour un cachet. 1 à 4 par jour*		

LYSIDINE. — Syn. Méthylglyoxalidine : Petits cristaux incolores, hygroscopiques. Dissolvant de l'acide urique, préconisé contre la goutte.

Posol. — 1 à 5 gr. en 24 heures en solution dans de l'eau de seltz.

LYSOL. — Produit complexe, obtenu en saponifiant par un alcali un mélange d'huile de goudron de houille (contenant surtout des *crésylols*), de graisse et de résine.

Liquide brun, à odeur caractéristique de crésylol, donnant avec l'eau distillée des solutés limpides, et avec l'eau calcaire des solutés opalescents.

Désinfectant et antiseptique en solutés de 2 à 5 p. 100.

M

MAGNÉSIUM (CHLORURE DE). ($MgCl^2$.) — Hydraté ou anhydre. Le chlorure hydraté est soluble dans 0 gr. 66 parties d'eau froide, 5 parties d'alcool à 90°.

Prop. thérap. — Purgatif, cholagogue (?).

Prép. pharm. et posol. — *A l'int.* 10 à 30 gr.

MAGNÉSIUM (OXYDE DE). (MgO.) *Syn.* **Magnésie calcinée,** presque insoluble eau.

Prop. thérap. — Antiacide, antilithique, purgatif.

Prép pharm. et posol. — *A l'int.* 1 à 2 gr. (antiacide). — 2 à 12 gr. (purgatif). — *Enfants* 0 gr. 25 à 0 gr 75 par année. Potion du Codex (1884) 8 gr. magnésie. — 25 à 30 gr. (antidote de l'acide arsénieux).

LAIT DE MAGNÉSIE (Mialhe).

Magnesie calcinee	10	gr.
Eau	80	—
Eau distillee de fleurs d'oranger	10	—

F. bouillir l'eau et la magnesie, passez, ajoutez l'eau de fleurs d'oranger.

PAQUETS CONTRE FLATULENCE (G Lyon).

Bicarbonate de soude	ãã	0 gr 30
Craie préparée		
Magnesie calcinée		0 — 25
Poudre de noix vomique		0 — 03
— de racine de belladone		0 — 02

M. Pour 1 cachet ou paquet à prendre apres le repas.

POTION ANTIDYSPEPTIQUE (Fonssagrives).

Magnesie calcinee	4	gr
Eau de chaux	60	—
Hydrolat de menthe	60	—
Sirop de fleur d'oranger	30	—

F s a Par cuillerées d'heure en heure.

POUDRE ANTIDYSPEPTIQUE (Guipon).

Magnesie	4 a 8	gr.
Creme de tartre soluble	12	—
Jalap pulverise	1 a 2	—

M En une fois.

POUDRE ANTIGASTRALGIQUE.

Magnesie	5 gr.
Cannelle pulv.	2 —
Opium brut	0 — 05 centigr.

M. divisez en 12 paquets. 1 ou 2 avant le repas.

POUDRE CONTRE LA CONSTIPATION (Coutaret).

Magnésie calcinee	10	gr.
Soufre sublime et lavé	10	—
Sucre de lait pulverise	10	—

M. Une cuillerée à café le soir en se couchant (Bouch)

POUDRE CONTRE INTERTRIGO DES ENFANTS

Magnesie calcinee	25	gr.
Talc	10	—
Acide salicylique		—
Essence de lavande	X	gouttes

MAGNÉSIUM (PEROXYDE DE) **HOPOGAN** — Poudre blanche, legère, insipide, inodore, à peu près insoluble dans l'eau ; renfermant de 10 a 25 pour 100 de peroxyde de magnésium qui donne de l'oxygène naissant (antiseptique) au contact des acides.

Prop. thérap — Antiseptique gastro-intestinal, indiqué contre les fermentations gastriques anormales. Antidiarrhéique (Gilbert et Jomier).

Prép. pharm. et posol. — Pour la poudre peroxydee à 15 p. 100.

USAGE STOMACAL — *Tablettes* de 0 gr. 50, 4 a 8 par jour, une heure avant les repas , ou dans l'intervalle des prises de lait *Poudre*, 2 à 4 gr. en suspension dans l'eau.

USAGE INTESTINAL. — Capsules *keratinisées* dosées a 0 gr. 15 centigr., 6 a 12 par jour administrées comme les tablettes.

— **MAGNÉSIE** (**carbonate de**) $(CO^3)\,^3Mg^3,MgO + 4H^2O$. — *Syn.* Magnesie carbonatee, magnesie blanche, hydrocarbonate de magnésie, presque insoluble eau, insoluble éther et alcool.

Prop. thérap. — Absorbant, antiacide.

Posol — *A l'int.* 1 à 10 gr (antiacide). *Enfants :* 0 gr. 25 à 2 gr. selon l'âge. — Poudre dentifrice (Codex).

Incompat. — Acides et sels acides.

MAGNÉSIE EFFERVESCENTE (Moxon).

Carbonate de magnesie Sulfate de magnésie Bicarbonate de soude Tartrate de potasse et de soude Acide tartrique	ãã	10 gr

Pulv Mêlez. 1 *cuillerée à café dans un verre d'eau* (Angl)

OPIAT LAXATIF SULFURO-MAGNÉSIEN (Mialhe).

Soufre sublimé et lavé	1 gr
Carbonate de magnesie	2 —
Miel blanc	6 —

M 10 *a* 40 *gr.*

POTION CONTRE PYROSIS (Behrends).

Carbonate de magnesie	4 gr
Eau de menthe	100 —
Sirop d écorce d'orange amère	15 —

F s. a Par cuillerées

— **MAGNÉSIE** (**citrate de**) $(C^6H^5O^7)^2Mg^3+14H^2O$. Peu soluble, eau froide. Limonade sèche (Codex) réprésente 50 gr. de sel.

Prop. thérap. — Purgatif.

Posol. — *A l'int.* 30 à 60 gr. — *Enfants* 5 à 20 gr selon l'âge. Limonade purgative a 30, 40 ou 50 gr. (Codex).

CITRATE DE MAGNÉSIE GRANULÉ EFFERVESCENT.

Carbonate de magnesie		25 gr.
Bicarbonate de soude		91 —
Acide citrique pulverisé		117 —
Sucre pulverisé		21 —
Eau distillee Alcool a 60c	ãã	Q s

F. s. a. 30 *à* 60 *gr. dans une bouteille d'eau sucrée. Par verres toutes les* 1/2 *heures.*

POTION PURGATIVE (Guibout).

Acide citrique	30 gr.
Carbonate de magnésie	18 —
Sirop de cerise	30 —
Eau	120 —

F s a Une potion non gazeuse Purgatif tres agréable.

— **MAGNÉSIE** (**hydrate de**). (MgO^2H^2).

Prop. thérap. — Comme la magnésie calcinée; est préférable comme antidote de l'acide arsénieux.

Posol. — Comme la magnésie calcinée.

— **MAGNÉSIUM** (**sulfate de**). $(SO^4Mg, 7H^2O)$. — *Syn.* Sel de Sedlitz, sel d'Epsom; soluble dans son poids d'eau froide, insoluble alcool et éther.

Prop. thérap. — Purgatif Eau de Sedlitz à 30 gr (Cod.) 40, 50 gr.

Posol. — *A l'int.* 15 à 60 gr. — *Enfants* : 5 a 20 gr selon l'âge. Préconisé contre le tétanos et la chorée en injection intrarachidienne (Voir p. 369) et en injection intraveineuse pour le traitement de la septicémie puerpérale à la dose de 1 gr. 50 dans 500 centim. cubes de sérum physiologique.

Incompat. — Alcalis et leurs carbonates, phosphates solubles, sels dont la base peut former un sulfate insoluble.

EAU SALINE PURGATIVE (Codex)

Sulfate de magnesium Sulfate de sodium officinal	ãã	10 gr
Eau distillee		650 —

F. s a

LAVEMENT PURGATIF.

Sulfate de magnésium Sené	ãã	15 gr.
Eau		250 —

PURGATIF (Yvon).

Sulfate de magnesium	30 gr.
Eau	60 —
Alcool de menthe	2 —

A prendre en une seule fois Agit tres rapidement.

SEL DE CHELTENHAM COMPOSE (Lond)

Sulfate de magnésium	100 gr.
Sulfate de soude	100 —
Sel commun	100 —

F. s. a. 20 *à* 40 *gr. comme purgatif.*

— (**MAGNÉSIE tartrate de**). — Mêmes propriétés et même posologie que le citrate.

MAÏS. — *Zea maïs* (Graminées).

Part. empl. — Styles (improprement stigmates).

Prop. thérap. — Tempérant, diurétique.

Prép. pharm. et posol. — *A l'int.* Sirop (Codex), 20 à 60 gr. — Tisane, 10 gr. pour 1000.

MALAKINE. — *Syn.* Malacine; salicylparaphénétidine; antithermique, antirhumatismal, 1 à 4 gr. en cachets.

MALARINE. — Citrate d'acétophénone et de phénétidine : antinévralgique, 1 à 2 gr. en cachets.

MALT. — Orge germée concassée.

Prop. thérap. — Antidyspeptique.

Prép. pharm. et posol. — *A l'int.* Malt pulvérisé, 2 à 4 gr. Bière de malt.

POUDRE DIGESTIVE.

Malt pulvérisé	1 gr.
Pepsine acide amylacée	0 — 50 centigr.
Chlorure de sodium	0 gr. 20 centigr.

M. Pour 1 paquet. 1 ou 2 avant ou après le repas.

Bouillie ou soupe maltée (Terrien). — Faites digérer pendant une demi-heure 20 gr. de poudre de malt dans 150 gr. d'eau à 60°, passez et ajoutez à une bouillie obtenue en faisant chauffer peu à peu jusqu'à 100° et en agitant sans cesse un mélange de 80 gr. de farine de riz délayée dans 600 gr. d'eau et 300 gr. de lait; on laisse ensuite refroidir à 80° avant d'ajouter le digeste de malt et on agite pendant 15 minutes. Utilisée pour l'alimentation des nourrissons qui digèrent mal les bouillies ordinaires à la suite de gastro-entérites. (Voir Régime alimentaire du nourrisson débile).

— **MALTINE** ou **DIASTASE.** — Mêmes propriétés, mais plus active que le malt dont elle constitue le principe actif. Poudre amorphe de couleur blanc jaunâtre ou lamelles translucides, en partie soluble dans l'eau, un peu soluble dans l'alcool faible et insoluble dans l'alcool fort; transforme l'amidon en *dextrine* et en *maltose*.

Titre : Le diastase médicinale doit transformer en *sucre réducteur* 100 fois son poids d'amidon (Codex 1908).

Prép. pharm. et posol. — *A l'int.* 0 gr. 10 centigr. à 0 gr. 50 centigr. On peut associer la diastase à la pepsine et à la pancréatine dans les formules.

POUDRE ANTIDYSPEPTIQUE.

Maltine	0 gr. 05 centigr.
Bicarbonate de soude pulvérisé	0 — 05 —
Magnésie calcinée	0 — 10 —
Sucre blanc	0 gr. 50 centigr.

M. Pour 1 paquet. 1 paquet après chaque repas.

On peut l'associer à la pepsine dans ses diverses préparations.

MANGANATES. — V. à **MANGANÈSE.**

MANGANÈSE (CARBONATE DE) ($MnCO^3+H^2O$). — Insoluble eau et alcool.

Prop. thérap. — Tonique, emménagogue, succédané du fer ou employé concurremment.

Prép. pharm. et posol. *A l'int.* 0 gr. 10 à gr. 30 centigr. en pilules.

PILULES DE FER ET DE MANGANÈSE

Sulfate ferreux	16 gr.
Sulfate manganeux	7 —
Carbonate de soude cristallisé	35 —
Sirop simple } ãã Miel blanc }	Q. s.

F. s. a. des pilules de 0 gr. 20 centigr. 2 à 4 par jour.

— **MANGANÈSE (IODURE DE)** (MnI^2).

Prop. thérap. — Succedané de l'iodure de fer. — Voir à ce mot

Prép. pharm. et posol. — *A l'int.*

PILULES D'IODURE MANGANEUX.

Iodure de potassium	20 gr
Sulfate manganeux	20 —

M exactement. Ajoutez

Miel et poudre de reglisse Q s

F s. a des pilules de 0 gr. 20 centigr. 1 a 6 par jour.

— **MANGANÈSE (PEROXYDE DE)** (MnO^2). — *Syn.* **BIOXYDE DE MANGANÈSE**. Pyrolusite; insoluble.

Prop. thérap. — Antichlorotique, emménagogue, employé contre la diarrhee atonique, sert à la preparation des manganates.

Prép. pharm. et posol. — *A l'int.* 0 gr. 10 cent. à 0 gr. 50 cent. en pilules.

POUDRE FORTIFIANTE

Bi-oxyde de manganese finement pulverise	0 gr. 25
Craie preparee	2 —

M. pour 25 paquets

Pour stimuler la croissance chez les enfants 1 paquet par jour jusqu'a 2 ans et 2 ensuite avant les repas.

— **PERMANGANATE DE CHAUX.** — Très soluble dans l'eau; propriétes analogues à celle du permanganate de potasse, mais plus marquees (100 fois). Bordas et Girard l'ont preconisé pour la stérilisation de l'eau potable. A. Stephens l'administre à la dose de 0 gr. 015, répétée 3 fois par jour (en capsules) contre le saturnisme.

SOLUTE C ANGINES PULTACÉES (Monmarson).

Permanganate de chaux	0 gr 10 a 0 gr. 20 centigr.
Eau distillee	20 —

En badigeonnages toutes les 3 heures après lavage avec l'eau boriquée chaude.

SOLUTÉ ANTIGASTRALGIQUE (Stephens)

Permanganate de chaux	0 gr 30
Eau distillée	200 —

Une cuilleree a soupe dans 1/2 litre d'eau, a prendre dans la journée, contre gastrites et enterites, et intoxication saturnine.

— **PERMANGANATE DE POTASSE** (MnO^4K). — Soluble 16 parties d'eau froide.

Prop. thérap. — *Oxydant* énergique des matières organiques et par suite *antiseptique* et *desinfectant*. Utile en injections contre la blennorragie, en gargarismes, en lavages, pansements, contre ulceres fétides, cancer uterin, hyperhidrose plantaire, ophtalmie purulente, etc Employé comme *caustique* (applications de sel finement pulvérisé) contre le lupus (HALLOPEAU) , en badigeonnages (solut concentree) sur les pustules varioliques.

En *injections hypodermiques* comme antidote du venin des serpents.

Rarement prescrit *à l'interieur* comme contre-poison de la morphine et de l'ésérine ou dans le traitement du choléra (Kharitonov , emploi de solutés très étendus 0,10 à 0,20 p. 1000).

Posol. — *A l'int.* 0 gr. 10 à 0 gr. 20 cent. p. 1000 d'eau. — *A l'ext.* Solution au 1/500 ou au 1/1000 en lotions, injections; à 0,25 p. 1000 pour lavages de l'urèthre ; à 1 p. 100 pour inject. hypod.

Incompat. — Toutes les substances organiques . alcool, glycérine, sucre; toutes les infusions végétales, etc.

INJECTION CONTRE LA BLENNORRHAGIE (Diday)

Permanganate de potasse	0 gr 20 centigr.
Eau distillee	200 —

F. dissoudre.

MÉLANGE CONTRE LA SUEUR DES PIEDS (St Martin)

Permanganate de potasse	1 gr.
Eau distillee	100 —
Thymol	0 — 50 centigr.

F. s. a.

POUDRE CONTRE SUEUR DES PIEDS

Permanganate de potasse		4 gr.
Talc	āā	50 —
Acide borique pulv		

F. s a.

AUTRE (Ludwig)

Permanganate de potasse		13 gr.
Alun		1 —
Oxyde de zinc	āā	18 —
Carbonate de zinc		
Talc		50 —

En application apres lavage avec soluté chaud de permanganate a titre croissant de 1 a 6 p 100.

SOLUTION CONTRE FISSURES A L'ANUS (Schultz).

Solution saturee de permanganate de potasse

En applications sur la fissure **seulement.**

— **PERMANGANATE DE ZINC.** — Cristaux présentant l'aspect du permanganate de potasse, mais très hygroscopiques ; mêmes propriétés et posologie que le permanganate de potasse.

— **MANGANÈSE (PROTOCHLORURE DE)** ($Cl^2 Mn + 4H^2O$). — Soluble dans 1 partie 5 d'eau, mêmes propriétés et posologie que le sulfate.

— **(SULFATE DE)** ($MnSO^4 + 4H^2O$). — Soluble dans 1 partie d'eau à 50°, peu soluble alcool.

Prop. thérap. — Antichlorotique, emménagogue.

Posol. — *A l'int.* 0 gr. 05 centigr. à 0 gr. 50 cent., en pilules. — *A l'ext.* 4 pour 30 en pommade.

Incompat. — Sels solubles de chaux, alcalis et leurs carbonates, sulfures.

PILULES DE SULFATE DE MANGANESE.

Sulfate ferreux	4 gr.
Sulfate manganeux	4 —
Extrait de chiendent	Q. s.

F. s. a 120 pilules 2 à 4 par jour.

POMMADE DE HOPPE

Sulfate de manganèse	4 gr.
Axonge	30 —

F. s. a.

MANNE. — Suc concret extrait du *Fraxinus ornus* et du *Fraxinus ornus rotundifolia* (Oléacées). Deux sortes : manne en larmes et manne en sorte.

Princ. act. — MANNITE.

Prop. thérap. — Purgatif doux (médecine des enfantset des vieillards), la manne en sorte est la plus active.

Prép. pharm. et posol. — *A l'int.* 10 à 50 gr. Tablettes à 0 gr. 20 (Codex).

ÉLECTUAIRE LAXATIF (Ferrand).

Manne en larmes	āā	100 gr.
Miel blanc		
Magnesie calcinée		15 —

M. 20 gr le matin à jeun. (Dorv.)

LAIT PURGATIF A LA MANNE

Manne en larmes	60 gr.
Lait chaud	200 —

F. dissoudre. En une fois.

POTION PURGATIVE A LA MANNE (F. H. M.).

Feuilles de sene	10 gr.
Sulfate de soude	15 —
Manne en sorte	60 —
Eau bouillante	110 —

F. infuser le sené dans l'e ; ajoutez le reste. En 1 ou 2 fois.

POTION PURGATIVE A LA MANNE.

Manne en larmes 50 gr.
Petit-lait 100 —

F. dissoudre. En une fois.

TISANE LAXATIVE A LA MANNE.

Manne en larmes 100 gr.
Eau chaude 1000 —

F. dissoudre. Passez. Par verres.

— **MANNITE** ($C^6H^{14}O^6$), soluble 7 parties d'eau, peu soluble alcool froid.

Prop. thérap. — Purgatif, moins énergique que la manne, plutôt laxatif.

Posol — *A l'int.* 10 gr. a 20 gr *Enfants :* 5 a 10 grammes et 0 gr. 10 a 0 gr. 25 chez les enfants du premier âge.

POTION A LA MANNITE.

Mannite 10 a 20 gr.
Eau 100 —

F. dissoudre Ajoutez

Sucre 20 gr.
Alcoolat de citron ou autre VI gouttes.

Filtrez. En une fois.

MARÉTINE — *Méthylphenylhydrazine-formamide.* Cristaux blancs, insipides, presque insolubles dans l'eau froide. Antipyrétique à la dose de 0 gr. 25 a 0 gr. 50 en cachets.

MARRONNIER D'INDE. — *Æsculus hippocastanum* (Acérinées).

Part. empl. — Semences, écorce.

Princ. act. — 1° *Dans la semence : saponine* et huile fixe ; 2° *dans l'écorce : æsculine* et tanin.

Prop. thérap. — La *teinture alcoolique de semences de marrons d'Inde* a été préconisée *a l'intérieur* contre les hémorroides, dont elle calme la douleur et réduit le bourrelet (Artault de Vevey).

L'*huile fixe* a été recommandée en frictions dans la goutte et le rhumatisme.

L'*extrait alcoolique de semences* en solution alcoolique ou en nature est préconisé par Schurmager, en *badigeonnages,* contre les rhumatismes, les névralgies et les affections douloureuses de la peau (prurigo, engelures)

Les *préparations d'écorce,* comme tonique et fébrifuge succédané du quinquina, sont rarement employées

Prép. pharm. et posol. — *A l'int.* Teinture alcool. de semences 1/5 contre hémorroides : XXX a LX gouttes avant chacun des 2 principaux repas. Décocté d'écorces, 15 à 30 gr. p. 1000. — *A l'ext.* Décocté 50 p. 1000. Huile grasse en friction contre la goutte. — Badigeonnages avec solution alcool au 1/5e d extrait mou de semences contre rhumatismes legers, et avec ce même extrait, en nature, contre rhumatismes graves, prurigo, engelures

— **ESCULINE** ($C^{15}H^{16}O^9 + 12H^2O$). — Insoluble eau froide.

Prop. thérap. — Fébrifuge, antinévralgique.

Posol. — *A l'int.* 1 à 2 gr. en paquets ou cachets.

MASTIC. — Du *Pistacia lentiscus* (Térébinthacées).

Part. empl. — Résine. — Deux variétés : 1° mastic commun en masse ; 2° mastic en larmes.

Prop. thérap. — Tonique, astringent, employé contre la diarrhée des enfants, en infusion ; préconisé contre l'incontinence d'urine. — Masticatoire. Sert de base à plusieurs ciments pour plomber les dents.

Prép. pharm. et posol. — *A l'int.* 2 à 8 gr. par jour.

PANSEMENT ADHÉSIF (Œttinger)	
Mastic en larmes	80 gr.
Chloroforme	50 —
Huile de lin	XX gouttes

Pour asepsie du champ opératoire (chirurgie de campagne, en temps de guerre), on enduit le pourtour de la plaie.

MATÉ. — *Syn.* Thé du Paraguay. *Ilex paraguayensis* (Ilicinées).

Princ. act. — **CAFÉINE**, acide matétannique.

Prop. thérap. — Aliment d'épargne, digestif, stimulant, vomitif à haute dose.

Prép. pharm. et posol. — *A l'int.* Infusion, 30 à 40 p. 1000.

MATICO. — *Piper angustifolium, cordulatum, aduncum, lancæfolium* (Pipéracées).

Part. empl. — Feuilles.

Princ. act. — Maticine, acide arthantique, tanin, huile essentielle.

Prop. thérap. — Astringent, hémostatique, antiblennorhagique.

Prép. pharm. et posol. — *A l'int.* Huile essentielle, 0 gr. 25 centigr. à 1 gr. — Infusé, 10 p. 1000. — *A l'ext.* Eau distillée, en injections.

ÉLECTUAIRE DE COPAHU AU MATICO.	
Copahu	15 gr.
Cubèbe pulvérisé	22 —
Essence de matico	1 —
Sucre blanc pulvérisé	Q s

F. s. a 20 a 40 gr en 6 ou 8 bols

INJECTION.

Eau distillée de matico 150 gr.
Sulfophénate de zinc 0 gr. 20 centigr. a 0 — 50 centigr.

MATRICAIRE. — *Pyrethrum parthenium* (Composées). — *Syn.* Malherbe, herbe à vers.

Prop. thérap. — Stimulant léger, stomachique, carminatif, antispasmodique.

Prép. pharm. et posol. — *A l'int.* Eau distillée, 30 à 100 grammes en potion. Huile essentielle, II à VI gouttes en potion. — Infusion, IV à X gouttes p. 1000. — *A l'ext.* Décoction et infusion, 10 à 30 gr. pour 1000, en fomentations, injections.

MAUVE. — *Malva sylvestris* (Malvacées). — *Syn.* Mauve sauvage, grande mauve, fromageon.

Part. empl. — Feuilles, fleurs.

Prop. thérap. — Bechique, adoucissant.

Prép. pharm. et posol. — *A l'int.* Infusion de fleurs, 10 p. 1000. Fleurs pectorales (Codex) 5 p. 1000. — *A l'ext.* Décocté de feuilles, 25 à 50 p. 1000, en lavements.

MELALEUCA. — Voir *Cajeput*.

L'essence de Niaouli retirée du *Melaleuca viridiflora* a été préconisée par le Dr Brimont pour le traitement de l'ankylostomiase a la dose de 4 gr mélangés avec 3 gr de chloroforme et 40 gr. d'huile de ricin.

MÉLILOT. — *Melilotus officinalis* (Légumineuses).

Part. empl. — Sommités fleuries.

Princ. act. — Coumarine.

Prop. thérap. — Adoucissant, béchique, légèrement astringent.

Prép. pharm. et posol. — *A l'int.* Infusé 10 à 20 gr. en lavements. — *A l'ext.* Eau distillée en collyre, lotions, — Infusé 10 p. 1000.

MÉLISSE. — *Melissa officinalis* (Labiées). *Syn.* Citronnelle.

Part. empl. — Plante fleurie.

Prop. thérap. — Excitant, cordial, sudorifique, antispasmodique.

Prép. pharm. et posol. — *A l'int.* Eau distillée. — Infusion, 10 p 1000. Alcoolat de mélisse composé ou des Carmes (Codex) 5 à 20 gr. et en frictions.

MENTHES. — Plusieurs espèces.

Pinc. act — **ESSENCE DE MENTHE, MENTHOL.**

— **MENTHE POIVRÉE.** — *Mentha piperita* (Labiées).

Part. empl. — Sommités fleuries.

Prop. thérap. — Stimulant diffusible, stomachique, antispasmodique.

Prép. pharm. et posol. — *A l'int.* Teinture d'essence de menthe (à 2 p. 100 d'essence ; Codex) ou esprit de menthe : 2 à 10 gr. — Essence, II à X gouttes. — Hydrolat, 20 à 100 gr. — Infusion, 10 p. 1000. — Pastilles, Q. V. — Sirop, 20 à 100 gr.

MÉLANGE STIMULANT

Alcool de menthe	20 gr
Sirop de gomme	100 —
Eau de cannelle	50 —

Par cuillerees

POTION STOMACHIQUE.

Alcoolat de menthe	āā	15 gr
— d'anis		
Sirop de cannelle		30 —
Eau de tilleul		120 —

Par cuillerees.

— **MENTHOL.** ($C^{10}H^{20}O$). — C'est l'*alcool mentholique* (camphre de menthe) qui se sépare, cristallisé, de l'essence de menthe soumise à l'action du froid — Cristaux transparents et incolores fusibles à 42° Soluble alcool, éther, chloroforme, huiles fixes et volatiles ; à peu près insoluble dans l'eau.

Prop. thérap. — *Analgesique local* employé sous forme de crayons ou de pommades contre névralgies, céphalalgie, sciatique, prurit, *antiseptique* en inhalations, pulvérisations, applications de solutés huileux, dans les affections du nez, du larynx et de la trachée

A l'intérieur (peu recommandable, irrite l'estomac) *antiémétisant* contre vomissements incoercibles de la grossesse, *sédatif* de la *toux* et des *gastralgies*.

Prép. pharm. et posol. — *Us. int* Injection hypodermique (voir le chapitre spécial, page 362). — *A l'ext.* En applications. — Crayons migraine.

LAVEMENT C OXYURES CHEZ L ENFANT

Menthol	0 gr 25
Huile d'olive	60 —

Pour un lavement par jour

MÉLANGES ANTISEPTIQUES POUR CALMER LES DOULEURS DE DENTS

1.	Menthol / Thymol	āā	P. E.
2	Menthol / Acide phenique	āā	P. E
3	Menthol / Hydrate de chloral	āā	P E
4	Menthol		3 gr.
	Camphre		2 —
	Chl de cocaïne		0 — 50
5	Menthol		2 —
	Croton chloral		1 —

Ces mélanges sont également préconisés pour le traitement des affections du nez et de la gorge.

MÉLANGE C. NÉVRALGIES INTERCOSTALES (Solis Cohen).

Menthol } ãã 5 gr.
Camphre
Hydrate de chloral

En onction sur le point douloureux.

MÉLANGE POUR TRAITEMENT LOCAL DES NÉVRALGIES (Sabbatani).

Menthol } ãã 1 gr.
Gaiacol
Alcool absolu 18 —

M Étendre au pinceau sur le point douloureux.

Plicque conseille ce mélange contre la sciatique

MIXTURE C VOMISSEMENTS DANS L'APPENDICITE (Pick)

Menthol 0 gr. 50 centigr.
Cognac 40 —
Teinture d'opium 10 —

XX a LX gouttes par jour en plusieurs fois

POMMADE CONTRE OZÈNE (Bommier)

Menthol 0 gr. 20 centigr
Acide borique pulv. 2 —
Vaseline 30 —
Essence de géranium rosat XX gouttes.

F. s a

POMMADE CONTRE MIGRAINE

Menthol 2 gr
Huiles d'olive 1 —
Lanoline 4 — 50 centigr.

F s. a.

POMMADE CONTRE RHINITE (Calot et Pierre)

Menthol } ãã 0 gr. 10 centigr.
Chlorydrate de cocaïne
Acide borique 3 —
Vaseline 30 —

F. s. a.

POTION ANTIVOMITIVE (De Brocadet)

Menthol 0 gr. 05
Teinture de salsepareille 5 —
Sirop de fleurs d'oranger 25 gr.
Eau distillée 100 —

F. s. a. Par cuillerée à soupe toutes les heures.

N B L'emploi de la teinture de salsepareille est préférable a celui de la teinture de quillaya.

POTION ANTIVOMITIVE (G Etienne).

Menthol 0 gr. 10 a 0 gr 20
Julep gommeux *ou mieux*
Looch huileux 120 —

F, s a Une cuillerée à soupe après chaque prise d'aliments contre toux émétisante des tuberculeux.

POUDRE CONTRE CORYZA

Menthol } ãã 0 gr. 20
Chl de cocaïne
Tanin 1 —
Benzoate de bismuth } ãã 10 —
Talc pulv

F s a

POUDRE CONTRE OZÈNE (Garel)

Menthol 0 gr. 50
Chlorhydrate d'ammoniaque 2 —
Acide borique pulv 8 —

M. en insufflations.

POUDRE CONTRE PRURIT (Leichtenstein).

Menthol } ãã 5 gr
Oxyde de zinc
Talc } ãã 30 —
Amidon

F s a Contre prurit dans l'ictère.

SOLUTION ÉMULSIVE POUR USAGE EXTERNE (De Crésentignes).

Menthol 0 gr 15 a 0 gr. 30
Teinture de quillaya 10 —
Eau distillée Q. s pour 155 cent. cubes.

F. s. a. En lotions, injections, etc

SOLUTION HUILEUSE

Menthol 1 a 5 gr.
Huile d'olive stérilisée 40 —

F s a Pour attouchements dans tuberculose laryngée.

MENTHOL (ETHER ETHYGLYCOLIQUE du) — CORYFINE — Liquide incolore, faible odeur de menthol, employé en inhalations contre le coryza et affections laryngo-bronchiques

MENTHOL (VALÉRIANATE DE). — Voy **VALIDOL.**

MENYANTHE. — *Menyanthes trifoliata* (Gentianées). — *Syn.* Trèfle d'eau, des marais, de castor.

Part. empl. — Feuilles.

Princ. act. — **MÉNYANTHINE.**

Prop. thérap. — Tonique, fébrifuge, antiscorbutique, fait partie du sirop antiscorbutique.

Prép. pharm. et posol. — *A l'int.* Extrait, 1 à 4 gr. — Infusé, 10 p. 1000. — Sirop de raifort composé ou antiscorbutique.

MERCURE (Hg). — Insoluble eau et alcool.

Prop. thérap. — Antisyphilitique, résolutif.

Prép. pharm. et thérap. — *A l'int.* 0 gr. 05 à 0 gr. 10 centigr. en pilules. *Injection intramusculaire* (huile grise, voir pages 370 à 375). — *A l'ext.* 1 partie pour 1 d'axonge, onguent mercuriel (Codex) Emplâtre de Vigo, 20 p 100 de mercure (1908).

BILLES. — BRINDILLES MERCURIELLES (Milian).

1° Onguent mercuriel 0 gr. 10
Beurre de cacao 0 — 40
Pour 1 bille, le soir dans le vagin

2° Onguent mercuriel 0 gr 04 à 0 gr 06
Beurre de cacao 0 — 08 à 0 — 12
Pour 1 brindille, par jour sous le prépuce

DIGESTIF MERCURIEL (Cod. 66).

Onguent mercuriel } āā P E
Digestif simple }
M.

EMPLATRE CALMANT RÉSOLUTIF

Emplâtre de Vigo 20 gr.
— de belladone 10 —

EMPLATRE CONTRE DOULEURS OSTÉOCOPES, PERIOSTOSES EXOSTOSES, SARCOCELES SYPHILITIQUES (Ricord).

Emplâtre de Vigo } āā 20 gr.
— de cigue }
— d'opium 10 —

HUILE GRISE

Formules diverses, voir page 368.

LANOLINE MERCURIELLE.

Mercure 100 gr
Lanoline 100 —
F. s a.

ONGUENT MERCURIEL BELLADONE. (Pommade résolutive.)

Onguent mercuriel double 40 gr
Extrait de belladone 6 à 10 —

PILULES ANTIICTÉRIQUES (Stoirck).

Extrait de ciguë 5 gr.
Masse de Belloste 1 —
F s. a. 60 *pilules.* 1 *à* 2 *par jour* (Bouch.).

PILULES ANTISYPHILITIQUES (Laboulbene).

Onguent mercuriel double 4 gr.
Savon amygdalin 2 —
Extrait de quinquina 1 —
— d'opium 1 —
Guimauve pulvérisee Q s
M. pour 40 *pilules.* 1 *à* 3 *par jour.*

PILULES CONTRE L'ECZÉMA

Masse de Belloste 2 gr
Arseniate de fer 0 — 40 centigr.
Extrait de fumeterre Q. s.
M. et F. 40 *pilules* 2 *par jour.*

PILULES DE BELLOSTE (Codex 1884).

Chaque pilule contient 0 *gr* 05 *centigr. de mercure, autant d'aloès, et* 0 *gr.* 017 *milligr. de scammonee* 2 *par jour.*

PILULES DE MERCURE. — PILULES BLEUES (Cod.).

Mercure 2 gr
Conserves de rose 3 —
Reglisse pulverisee 1 —
F. s a 40 *pilules, contenant* 5 *centigr. de mercure.*

PILULES MERCURIELLES.

Onguent mercuriel 10 gr.
Extrait d'opium 1 —
Magnésie calcinee Q. s.
M. et F. 100 *pilules, contenant* 5 *centigr. de mercure.* 1 *à* 5 *par jour.*

PILULES MERCURIELLES DE SEDILLOT (Codex).

Chaque pilule contient 0 *gr.* 05 *centigr. de mercure.* 2 *à* 3 *par jour.*

POMMADE DE FOURNIER.

Onguent mercuriel double 50 gr.
Onguent basilicum 25 —
Poudre de cantharides 0 — 50 centigr.
F. s. a.

POMMADE DE MERCURE ET D'IODURE DE PLOMB.

Onguent mercuriel double 40 gr.
Iodure de plomb 5 —
F. s. a.

POMMADE MERCURIELLE BELLADONÉE OPIACÉE.

Onguent mercuriel double 30 gr.
Extrait de belladone 4 —
— d'opium 1 —
M.

POMMADE OU ONGUENT MERCURIEL DOUBLE, ONGUENT NAPOLITAIN (Cod).

P. E de mercure et d'axonge benzoïnee. 1 *à* 5 *gr en frictions,* 0 *gr.* 50 *à* 2 *gr. chez l'enfant.*

POMMADE MERCURIELLE AU SAVON SAVON MERCURIEL (Yvon)

Mercure 1 kilogr.
Savon noir ou blanc aussi neutre que possible 1 —
L'excipient est soluble dans l'eau.

POMMADE MERCURIELLE RÉSOLUTIVE (Dupuytren).

Sel ammoniac en poudre 5 gr.
Pommade mercurielle 100 —
M En frictions matin et soir.

POMMADE MERCURIELLE SIMPLE (ONGUENT GRIS) (Codex).

1 *partie de mercure pour* 7 *d'axonge. En frictions.*

POMMADE OPHTALMIQUE (Sichel).

Onguent napolitain 16 gr
Extrait de belladone 8 —

En frictions sur le front. 5 ou 6 fois par jour.

SUPPOSITOIRE MERCURIEL.

Onguent mercuriel 3 gr
Axonge benzoïnée 1 —
Cire blanche 0 — 50 centigr
Beurre de cacao 4 —

F. fondre la cire; ajoutez le beurre de cacao, puis l'axonge. F. refroidir. Ajoutez l'onguent mercuriel Pour 2 suppositoires

Antisyphilitique ; préconisé contre oxyures (Delamarre).

SUPPOSITOIRE MERCURIEL BELLADONÉ.

Onguent mercuriel 3 gr.
Extrait de belladone 0 — 05 centigr.
Cire blanche 0 — 20 —
Beurre de cacao 4 —

F. s a. 2 suppositoires.

Teneur en mercure métallique des sels et préparations les plus usités.

Mercure	100.00
Acetate mercureux	80,31
Azotate mercureux	71 43
Benzoate mercurique	43 47
Cacodylate mercurique	36.00
Chloroiodure —	55 20
Chlorure mercureux (calomel)	84 94
Chlorure mercurique (sublimé)	73 82
Cyanure mercurique	79.36
— oxycyanure, variable 82 a	86 00
Gallate	32 10
Iodure mercureux	61 41
— mercurique	44 10
Iodhydrargyrate d'iodure de potassium	19 25
Lactate mercurique	52 90
Nucleinate (Mercurol)	10 00
Oxyde mercureux	96.10
— mercurique	92.60
Paraphenylthionate (Hydrargyrol)	53 00
Peptonate solute a 1/100e	78 20
Phenol disulfonate (Hermophenyl)	40 24
Salicylarsinate de mercure (Enesol)	38.46
Salicylate mercurique basique (dissimule)	59 52
Salicylate mercurique neutre ou normal	42.19
Silicioflueure mercurique	61 00
Sozoiodolate	35.60
Succinimide	50 00
Sulfate mercurique	72 70
— sous-sulfate (Turbith)	82 41
Sulfate de mercure ethylenediamine (sublamine)	43.00
Sulfure (bi)	86 10
Tannate de mercure	variable
Thymol acetate	56.98

— **MERCURE COLLOIDAL.** — *Syn.* **HYGROL**. — Obtenu soit par dialyse, soit par électrolyse d'une solution d'azotate mercurique : liquide de couleur jaune brun, instable dont on prolonge la conservation par l'addition de gélatine ; on emploie le mercure colloidal sous forme d'onguent à 1/2 ou 1/4 et de bains.

Us. Int. Solution aqueuse à 12 p. 100, ou pilules dosées à 1 centigr., une par jour pendant 1 mois.

— **MERCURE COLLOIDAL ELECTRIQUE** — Syn *Electr = Hg*. — Renferme par litre 50 centigr. soit 1/2000e de metal.
Voir *injections intramusculaires et intraveineuses*, page 370.

— **AZOTATES DE MERCURE.** — Azotates mercureux ; — azotate mercurique.

— **1° AZOTATES MERCUREUX.**

a. Azotate de protoxyde de mercure cristallisé $(AzO^3)^2Hg^2 + 2H^2O$. — Soluble eau (petite quantité). — *Syn.* Protonitrate.

Prop. thérap. — Antisyphilitique, antidartreux.

Posol. — *A l'ext.* 1 gr. pour 30 en pommade. Onguent citrin, pommade citrine (Codex).

Incompat. — Eau, alcalis et carbonates, chlorures, sulfures, iodures solubles.

POMMADE CONTRE L'ECZÉMA DES PAUPIÈRES (Hardy).

Vaseline	10 gr.
Protonitrate de mercure	0 gr 01 à 0 gr. 03 centigr.

M

POMMADE PROTONITRATE DE MERCURE

Protonitrate de mercure	1 gr.
Vaseline	30 —

M

β. *Azotate basique* $(AzO^3)^2(Hg^2)Hg^2O.H^2O$. — *Syn.* Sous-nitrate, TURBITH NITREUX. Insoluble eau, soluble potasse.

Prop. thérap. — Résolutif, fondant, antiherpétique.

Posol — *A l'ext.* 1 gr. p. 50, en pommade.

POMMADE AU TURBITH.

Turbith nitreux	2 gr.
Axonge	80 —
Essence de bergamote	2 —

F. s. a contre pellicules.

POMMADE CONTRE LA BLÉPHARITE REBELLE (Macnaughton Jones)

Onguent au nitrate de mercure.

Poudre de turbith nitreux	0 gr 20 centigr.
Acide arsenieux	0 — 02 —
Huile d'amande douce	XX gouttes
Vaseline	30 gr

F. s a.

— 2° **AZOTATE MERCURIQUE** $(AzO^3)^2Hg + 2H^2O$. — *Syn.* **NITRATE ACIDE DE MERCURE.** — **Très toxique.**

N. B. — On n'emploie pas le sel isolé ; mais une solution renfermant un exces d'acide azotique, obtenue avec mercure 100 gr., acide azotique 165 gr., eau 35 gr., puis réduite à 225 gr.

Prop. thérap. — Caustique puissant, contre dartres, ulcères syphilitiques.

Posol. — *A l'ext.* En applications, en pommade.

POMMADES CONTRE LES DARTRES

Vaseline	30 gr.
Nitrate acide de mercure	X a XX gouttes.

— **BENZOATE DE MERCURE** $(C^7H^5O^2)^2Hg + H^2O$. — Sel blanc, cristallin, renferme 43,47 p. 100 de mercure. Insol. dans l'eau et dans les huiles. Soluble dans l'eau additionnée d'un iodure ou chlorure ou d'un benzoate alcalin.

Prop. thérap et posol — Antisyphilitique proposé par DESESQUELLE.

A l'intérieur 0 gr 05 à 0 gr. 20 en pilules. — En *injections intramusculaires* (v. p. 371) 0 gr. 01 a 0 gr. 05 par jour.

— **BROMURE MERCURIQUE** — **BI-BROMURE** — Voir aux *Injections hypodermiques*, page 372.

— **CACODYLATE DE MERCURE.** — Cristaux blancs solubles dans l'eau. Ce sel ne serait pas tres toxique. Vayas en a preconise l'emploi en injections intra-musculaires à la dose de 0 gr. 02 a 0 gr. 03 par jour (Voir le chapitre spécial, page 372).

— **CHLORO-IODURE MERCUREUX.** — *Syn.* **SEL DE BOUTIGNY,** — **iodo-calomel** — obtenu en mélangeant du calomel et de l'iode ; constitue par un melange à équivalents égaux de bi-iodure et de bi-chlorure de mercure.

Prop. thérap. — Antisyphilitique, antidartreux.

Posol. — *A l'int.* 0 gr. 0025 dix-milligrammes à 0 gr. 01 centigr. — *A l'ext.* 0 gr. 25 à 0 gr. 75 cent p. 30, en pommade.

LOTION ANTIDARTREUSE.

Chloro-iodure de mercure 0 gr 50 centigr
Iodure de potassium 0 — 50 —
Eau distillee 200 —

PILULES (Rochard Boutigny)

Chloro-iodure mercureux 0 gr 25 centigr.
Gomme arabique 1 —
Mie de pain Q s.
Eau de fleur d'oranger Q s.

F s a. 100 *pilules* 1 *à* 4 *par jour.*

POMMADE (Rochard-Boutigny).

Chloro-iodure mercureux 0 gr 25 a 0 gr. 50 centigr.
Axonge 30 —

F s. a 1 *friction par jour pendant* 3 *jours.*

— **BI-CHLORO-IODURE DE MERCURE.** — Ce sel obtenu en triturant equivalents egaux de biiodure et de bichlorure de mercure est le même que le precedent.

— **CHLORURE MERCUREUX.** — **CALOMEL.** (Hg^2Cl^2). — *Syn.* Protochlorure de mercure, mercure doux.

Prop. thér. — Antisyphilitique, vermifuge, purgatif.

Obs. Voir à **CALOMEL** pour les formules *vermifuges* et *purgatives.*

Posol. — *A l'int.* 0 gr. 01 à 0 gr. 05 centigr. (antisyphilitique). En injection hypodermique (*voir le chapitre spécial*, page 370). — *A l'ext.* En collyre sec, en pommades au 1/10.

— **CHLORURE MERCUREUX PRÉCIPITÉ** — **PRÉCIPITÉ BLANC.** — Plus actif que le precédent. C'est du protochlorure de mercure preparé par voie humide, on le reserve pour l'usage externe; le calomel est prepare par voie seche.

Posol. — *A l'int.* Inusite. — *A l'ext.* En pommade au 1/10. (Codex.

Incompat. — (V. **CALOMEL**.)

CÉRAT AU CALOMEL

Calomel 4 gr
Cerat de Galien 30 —

M. En frictions a la dose de 2 *a* 3 *gr.*

CÉRAT AU PRÉCIPITÉ BLANC.

Cerat 30 gr
Precipite blanc 2 —
Acide chrysophanique 0 — 25 centigr.

M.

COLLYRE SEC CONTRE TAIES DE LA CORNÉE (Dupuytren)

Calomel a la vapeur } ãã 5 gr
Sucre candi }
Tuthie }

Pulvérisez et mêlez. Insufflez une pincée entre les paupières écartées

EMPLATRE AU CALOMEL (Hopital St Louis) (Portes et Quinquaud)

Calomel 100 gr
Huile de ricin 30 —
Emplâtre diachylon 300 —

F. s. a.

GLYCÉRÉ AU CALOMEL (Hôp. St -Louis).

Glycere d'amidon 88 gr
Calomel 12 —

F. s. a.

INJECTION AU CALOMEL (Foy)

Calomel 4 gr.
Gomme arabique 8 —
Eau 250 —

PASTILLES (TABLETTES) DE CALOMEL.

Celles du Codex de 1884 *contiennent* 5 *centigr, on en fait egalement a* 1 *centigr*

PILULES DE CALOMEL COMPOSEES (Ricord)

Calomel a la vapeur 1 gr
Poudre de cigue } ãã 2 —
Savon medicinal }

F 20 *pilules* 1 *a* 6 *par jour*

PILULES CALOMEL ET JALAP

Calomel 2 gr
Resine de jalap } ãã 2 —
Savon médicinal }

F s a 50 *pilules* 2 *a* 4 *par jour.*

PILULES DE PLUMMER COMPOSÉES (Edimb.)

Soufre doré d'antimoine	} āā	2 gr.
Calomel		
Résine de gaïac		4 —
Sirop de gomme		Q. s.

F. s. a. pilules de 0 gr. 30 centigr. 2 à 4 par jour.

PILULES TROUSSEAU (antidiarrhéiques).

Calomel	0 gr. 50 centigr.
Extrait d'opium	0 — 25 —

F. s. a. 25 pilules. 2 à 4 par jour.

POMMADE PROPHYLACTIQUE AU CALOMEL (Metchnikoff).

Calomel	10 gr.
Lanoline	30 —

F. s. a.

POMMADE ANTIDARTREUSE AU BEURRE DE CACAO (Corbel-Lagneau)

Précipité blanc	1 gr.
Baume du Pérou	4 —
Beurre de cacao	30 —

M. s. a.

POMMADE ANTIHERPÉTIQUE (Hôp. Paris)

Calomel	5 gr.
Soufre sublimé	5 —
Eau distillée laurier-cerise	5 —
Axonge	40 —

En frictions.

POMMADE CONTRE ECZÉMA (Oppolzer)

Calomel	1 gr.
Sous-nitrate de bismuth	2 —
Cérat ou vaseline	25 —

POMMADE CONTRE L'ECZÉMA DES PAUPIÈRES (Galezowski)

Calomel	0 gr. 25 à 0 gr. 50 centigr.
Glycérolé d'amidon	10 —

M.

POMMADE CONTRE BLÉPHARITE CILIAIRE (Hubert).

Précipité blanc	0 gr. 50 centigr.
Oxyde de zinc	0 — 50 —
Vaseline	10 —

F. s. a.

POMMADE DE HEBRA.

Précipité blanc	2 gr. 50 centigr.
Onguent populeum	20 —

F. s. a. contre psoriasis et prurigo.

POUDRE CONTRE CONDYLOMES

Calomel	30 gr.
Acide borique pulv.	15 —
— salicylique pulv.	5 —

Saupoudrez 3 fois par jour.

POUDRE CONTRE OZÈNE (Trousseau)

Calomel	4 gr.
Précipité rouge	4 —
Sucre	15 —

F. s. a. une poudre impalpable. En prises 5 à 6 fois par jour.

POUDRE DE PLUMMER (Guibourt).

Calomel porphyrisé	1 gr.
Soufre doré d'antimoine	1 —

M. 0 gr. 30 centigr. à 0 gr. 50 centigr. par jour.

POUDRE CONTRE CORYZA

Calomel	0 gr. 50 centigr.
Carbonate de bismuth	5 —
Benjoin pulvérisé	2 —
Chlorhydrate de morphine	0 — 05 —

F. s. a.

— CALOMEL COLLOIDAL SOLUBLE. — CALOMELOL. — Poudre blanc grisâtre, insipide, inodore, donnant un soluté trouble avec l'eau, l'alcool et l'éther; se dissout dans les solutions salines faibles et le sérum sanguin; renferme 80 p. 100 de calomel.

Us. ext. — Solution à 2 p. 100, pommade à 30 p. 100.

— CHLORURE MERCURIQUE ($HgCl^2$). — *Syn.* **BICHLORURE, DEUTOCHLORURE DE MERCURE, SUBLIMÉ CORROSIF.** — **Très toxique.** — Soluble 15 parties d'eau; 4 parties d'alcool à 90°; 4 parties d'éther; 14 parties glycérine.

Prop. thérap. — Antisyphilitique, antiseptique, désinfectant énergique, escharotique.

Posol. — *A l'int.* 0 gr. 01 à 0 gr. 03 centigr. par 24 heures, en pilules, sirops, solutions ou liqueur de Van Swieten à 1/1000e — *Posol. de cette liqueur :* adultes 20 à 30 gr., *enfants*, 0 gr. 50 à 1 gr., et parfois 2 gr. par année. — *Injection hypodermique* (voir le chapitre spécial, page 371). — *A l'ext.* Solutions à 0 gr. 50 et 1 p 1000 pour antisepsie chirurgicale; à 0 gr. 25 p. 1000 pour injections vaginales; à 0 gr. 05 et 0 gr 10 p. 1000 pour lavages urétraux et installations vésicales. — *Bain*, avec 20 gr. de sublimé. Le Codex de 1908 fait colorer ce bain en bleu.) — Coton et gaze 1 à 5 p. 1000, — vaseline 1/1000. (Codex).

Incompat. — Alcalis, carbonates et sulfures, iodures, bromures alcalins, savons, émétique, métaux, décoctés astringents, albumine.

BAIN SUBLIMÉ.

Sublimé 10 à 20 gr.
F. dissoudre dans :
Eau de Cologne 50 —
Versez dans une baignoire en bois contenant
Eau Q s.

CIGARETTES MERCURIELLES (Trousseau).

Sublimé } āā 1 gr.
Azotate de potasse }
Eau 20 —
F. dissoudre. Etendez sur un papier Divisez. Roulez en 20 cigarettes.

COLLODION MERCURIEL (Debout)

Collodion 30 gr.
Sublimé corrosif 1 —
F dissoudre. Contre pustules varioliques.

COLLYRE CONTRE CONJONCTIVITE GRANULEUSE (de Lapersonne).

Sublime 0 gr. 10 centigr.
Chlorure de sodium 0 — 50 —
Eau distillee 20 —
F. s. a.
En attouchements sur la conjonctivite palpebrale.

COLLYRE CONTRE CONJONCTIVITES

Sublimé 0 gr. 06 centigr.
Eau distillee de rose } āā 15 —
Eau distillée de laurier-cerise }
F s. a.

COSMÉTIQUE OU ÉMULSION AU SUBLIME.

Amandes douces 30 gr.
— amères 15 —
Eau distillee de laurier-cerise 50 —
Eau 250 —
F. une émulsion. Ajoutez :
Sublime 0 gr. 25 centigr.
Teinture de benjoin 20 —
F s. a.

EAU PHAGÉDÉNIQUE (Cod 1884).

Deutochlorure de mercure 0 gr. 40 centigr.
F. dissoudre dans
Eau pure 12 —
Ajoutez
Eau de chaux 125 —
Agitez chaque fois. En lotions.

EAU COSMÉTIQUE

Bichlorure de mercure 0 gr. 10 centigr.
Eau distillée de laurier-cerise 1000 —
Extrait de Saturne 125 —
Teinture de benjoin 15 —
Alcool 60 —
F. s. a. (Dorv. supprime le sublimé.)

GARGARISME AU SUBLIMÉ (Ricord).

Decocté cigue et morelle 250 gr.
Deutochlorure de mercure 0 — 15 centigr.
F. s. a. 5 ou 6 fois par jour.

LAVEMENT CONTRE LES ASCARIDES (Kopp)

Sublime 0 gr. 015 milligr.
Decocte de graine de lin 60 —

LIQUEUR OU LOTION DE GOWLAND.

Sublime corrosif 0 gr. 80 centigr.
Sel ammoniac 1 — 80 —
Alcool a 90° 15 —
Eau de laurier-cerise 15 —
Emulsion d amande amere 500 —
F. s. a. Usage ext.

LIQUEUR DE VAN SWIETEN (Codex 1908).
Au millieme.

Chaque cuillerée a soupe, pesant 15 grammes, renferme 15 milligr. de bichlorure de mercure La préparation ne contient plus d'alcool.

20 a 30 gr. par jour dans un verre d'eau sucree Enfants, 0 gr. 50 à 1 gr. et parfois 2 gr. par annee.

LOTION ANTIPARASITAIRE.

Sublimé corrosif 0 gr. 20 centigr.
Eau de Cologne 10 —
Eau distillée 120 —

F. dissoudre.

LOTION CONTRE LE PITYRIASIS DU CUIR CHEVELU ET L'ÉRYTHÈME CUTANÉ (Martineau).

Hydrate de chloral 25 gr
Eau distillée 500 —
Liqueur de van Swieten 100 —

F s a. Pour frictions une fois tous les jours avec une cuillerée à soupe de la solution chauffée

LOTION C. LE PRURIGO ET L'INTERTRIGO

Eau distillée 100 gr
Sublimé 1 —
Alcool Q s

F s. a 1 cuillerée à café pour une lotion 3 lotions par jour.

LOTION CONTRE TACHES DE ROUSSEUR (Gaucher)

Sublimé 1 gr.
Sulfate de zinc } ãã 2 —
Acétate de plomb }
Eau distillée 250 —
Alcool à 90c 50 —

F, s a Application matin et soir avec un pinceau, cesser dès rubéfaction

LOTION PARASITICIDE (Hallopeau).

Alcool camphré 420 gr
Glycérine 100 —
Essence de térébenthine 80 —
Sublimé corrosif 0 g. 60 centigr.

F. s. a.

PAPIER AU SUBLIMÉ (Balme-Codex).

Sublimé corrosif } ãã 5 gr
Chlorure de sodium }
Eau distillée Q. s. pour 20 cent. c

Imbibez avec un centimètre cube de ce soluté du papier (pur chiffon) découpé en bandes de 0 m 10 sur 0 m 05, séchez à l'étuve, chaque feuille doit porter les mots Sublimé 0 gr. 25 (*au carmin d'indigo*) *et* Poison (*en rouge*).

PILULES ANTISYPHILITIQUES (Dupuytren).

Chaque pilule contient 0 gr 01 centigr de sublimé corrosif, et 0 gr 02 centigr. d'extrait gommeux d'opium. 1 à 3 par jour (Cod)

PILULES DE SUBLIMÉ (Simonet).

Extrait thébaïque 0 gr. 75 centigr.
Glycérine 1 — 50 —

Faites dissoudre et mélangez avec
Gluten 7 gr. 50 centigr.

Ajoutez ensuite .

Sublimé corrosif } ãã 1 gr.
Chlorure de sodium }

Dissous dans ·
Eau distillée 3 gr.

F. s a 100 pilules toluisées contenant chacune un centigr de sublimé

POMMADE DE CIRILLO (Anc. Cod)

Sublimé corrosif 4 gr.
Axonge 32 —

F s a.

POUDRE POUR ANTISEPSIE OBSTÉTRICALE

Sublimé corrosif pulv 0 gr 25 centigr.
Acide tartrique pulv 1 —
Rouge de Bordeaux 1 milligr.
ou Carmin d'indigo 1 gr
ou Bleu Coupier 2 —

N -B — Le Codex prescrit le carmin d'indigo.

Us ext.

P. faire dissoudre dans un litre d'eau

SIROP COMPOSÉ DE LARREY.

Sirop dépuratif de Larrey 500 gr.
Deutochlorure de mercure · }
Hydrochlorate d'ammoniaque } ãã 0 — 25 centigr.
Extrait aqueux d'opium }

Ad libitum ·
Liqueur d'Hoffmann 2 gr.

M. 20 à 60 gr.

SIROP MERCURIEL.

Bichlorure de mercure } ãã 0 gr 25 centigr
Sel ammoniac }
Sirop de Cuisinier 500 —

Un centigr. par cuillerée.

SOLUTION ANTISEPTIQUE POUR LA CHIRURGIE OCULAIRE (Panas).

Eau 1000 gr
Sublimé 0 — 10 centigr
Chlorhydrate d'ammoniaque 4 —

F s. a

SOLUTION DE BICHLORURE DE MERCURE POUR BAIN (Codex)

20 gr de bichlorure pour 200 d'eau, 20 de chlorhydrate d'ammoniaque, et X gouttes de carmin d'indigo.

SOLUTION DE SUBLIMÉ ANTISEPTIQUE (Laplace).

Sublimé corrosif	1 gr.
Acide tartrique	6 —
Eau	1000 —

SOLUTION CONTRE ÉPHELIDES (A. Robin).

Sublimé	0 gr. 20 à 0 gr. 50 centig.
Chlorure d'ammonium	0 gr. 20 à 0 gr. 50 centig.
Salol	0 — 10 —
Alcool à 90°	10 —
Essence de geranium	X gouttes

Mouillez de temps en temps chaque éphelide avec un pinceau imbibé de cette solution.

— **CYANURE DE MERCURE** (C^2Az^2Hg).—**Très toxique.**— Soluble dans 8 parties d'eau froide, 20 d'alcool, 4 de glycérine. Renferme 79,36 de mercure pour 100.

Prop. thérap. — Reputé autrefois le plus puissant antisyphilitique, employé surtout comme antiseptique oculaire contre conjonctivites, eczéma palpebral.

Posol. — En *injections intramusculaires* (v. p. 372) : 5 milligr. à 2 centigr — Solutions à *1 pour dix mille* en compresses contre l'eczéma conjonctivo-palpebral (BESNIER).

— **GALLATE DE MERCURE.** — Sel mal défini ; paraît être un mélange de gallates mercureux et mercurique, préconisé par Braun à la dose de 0 gr. 10 à 0 gr. 20 par jour

PILULES

Gallate de mercure	0 gr 05
Extrait de quinquina	0 — 10

Pour une pilule 2 à 4 par jour

— **OXYCYANURE DE MERCURE.** —Préconisé par le Dr Chibret. comme antiseptique. — Ses solutions sont moins irritantes que celles du sublimé et du cyanure, elles n'attaquent pas les instruments.

On l'emploie en solutions aqueuses titrant de 1 à 5 gr. p. 1000, dans l'antisepsie chirurgicale, obstetricale et surtout oculaire.

Antisyphilitique en *injections intra-musculaires* (moins douloureuses que celles de cyanure de mercure, v. p. 372) à la dose de 1 centigr. tous les deux jours.

— **IODURE MERCUREUX** (Hg^2I^2). — *Syn.* **PROTO-IODURE DE MERCURE.** Presque insoluble eau, insoluble alcool.

Prop. thérap. — Antisyphilitique.

Posol. — *A l'int.* : 0 gr. 05 à 0 gr. 10 centig par 24 heures. — Pour *injections intramusculaires*, voir p. 371 — *A l'ext.* 0 gr. 50 centigr. à 1 gr. p 20 en pommade.

Incompat. — Lumière, alcalis sulfures, iodures, chlorures solubles.

PILULES.

Protoiodure de mercure	5 gr
Extrait thebaïque	1 —
Extrait de gaïac	2 —

Pour 100 *pilules toluisées contenant chacun 0 gr 05 centigr de protoiodure.*

PILULES (A. Fournier)

Protoiodure de mercure	5 gr
Extrait d'opium	1 —

Pour 100 *pilules contenant* 0 *gr.* 05 *centigr de protoiodure.*

PILULES PROTOIODURE DE MERCURE (Ricord)

Protoiodure de mercure	)	
Thridace	) āā	5 gr
Poudre de feuille de belladone	)	
Extrait thebaïque		1 —

M F s a 100 *pilules* 1 *le soir* 0 *gr.* 05 *centigr de protoiodure par pilule.*

PILULES PROTOIODURE DE MERCURE OPIACÉES (Ricord).

Protoiodure de mercure	) āā	3 gr.
Thridace	)	

Extrait thebaïque	1 gr.
— de cigue	6 —

F s a 60 pilules 1 le soir 0 gr 05 centigr de sel par pilule.

PILULES PROTOIODURE DE MERCURE OPIACÉES (Codex 1908)

Chaque pilule contient 0 gr 05 centigr de protoiodure de mercure et 0 gr 02 de poudre ou 0 gr 01 d'extrait d'opium 1 a 2 par jour.

POMMADE CONTRE ALOP VÉNÉRIENNE (Langlebert).

Protoiodure de mercure	1 gr.
Axonge	20 —
Teinture de cantharide	3 a 5 —

M. 2 onctions par jour

POMMADE CONTRE L'OTORRHÉE CHRONIQUE (Meniere).

Protoiodure de mercure	1 gr.
Chlorhydrate de morphine	0 — 2 decigr
Pommade de concombre	20 —

M Frictionnez l'interieur de l'oreille avec un bourdonnet de coton enduit de cette pommade

POMMADE CONTRE PITYRIASIS (Mialhe).

Axonge	60 gr.
Protoiodure de mercure	1 — 30 centigr.
Bisulfure de mercure	0 — 25 —
Essence de rose	V gouttes

F s. a

— **IODURE MERCURIQUE** (HgI^2). — *Syn.* **BIIODURE, DEUTOIODURE DE MERCURE, IODURE ROUGE DE MERCURE.** — **Très toxique.** — Tres peu soluble eau : 4 centigr. par litre, et 0 gr. 08 centigr dans l'eau contenant 10 pour 100 d'alcool à 90c. Soluble dans alcool et éther, les huiles et surtout les solutés d'iodures et de chlorures alcalins.

Prop. thérap. — Antisyphilitique, à dose plus faible que le protoiodure Antiseptique.

Posol. — *A l int.* de 5 milligr a 2 centigr. par 24 heures. — Sirop (Codex), 20 gr. contiennent 1 centigr de bi-iodure de mercure et 0 gr. 50 d'iodure de potassium (1 a 2 cuillerées a soupe). *Enfants,* 1/4 à 3 cuillerées à café selon l'âge. — *Injection hypodermique.* Huile d'iodure mercurique (Codex). Voir le chapitre spécial, page 373. — *A l'ext.* 0 gr. 05 à 0 gr. 50 pour 30 en pommade. Solutions a 1 p. 4000 pour antisepsie obstétricale

Incompat. — Lumière vive, alcalis et leurs carbonates, iodures et chlorures solubles.

CRAYONS DE BIIODURE DE MERCURE (Dubrisay).

Biiodure de mercure	1 gr. a 1 gr. 50 centigr.
Beurre de cacao	25 —
Cire blanche	25 —
Huile d'amande douce	50 —

Traitement de la teigne.

PILULES DEUTOIODURE IODURÉ DE MERCURE (Gibert).

Biiodure de mercure	0 gr. 10 centigr.
Iodure de potassium	5 —
Gomme arabique pulverisée	0 — 50 —
Miel	Q. s.

F. s a 20 pilules. 2 pilules le matin a jeun.

POMMADE CONTRE LUPUS (Blasius).

Biiodure de mercure	1 gr
Vaseline	15 —

POMMADE CONTRE LUPUS (Cazenave).

Biiodure de mercure	20 gr.
Axonge } āā	10 —
Huile d'olive }	

M sur le porphyre En applications tous les 6 ou 8 jours avec un pinceau

SIROP ANTISYPHILITIQUE.

Biiodure de mercure	0 gr. 20 centigr.
Iodure de potassium	15 —
Sirop de Cuisinier	500 —

F s a 2 a 4 cuillerées par jour.

SIROP DE DEUTOIODURE IODURÉ DE MERCURE (Gibert-Boutigny).

Biiodure de mercure	1 gr
Iodure de potassium	50 —
Eau	50 —

Dissolvez, filtrez, ajoutez.

Sirop simple	2400 gr

25 *grammes contiennent environ*

1 centigr de bi-iodure et 50 centigr d'iodure de potassium, 1 a 3 cuillerées Celui du Codex est plus actif (de 1/5e).

On peut remplacer le sirop de sucre par celui de gentiane

SOLUTION POUR ANTISEPSIE INTRA-OCULAIRE (Panas).

Biiodure de mercure	0 gr. 05 centigr.
Alcool a 90°	20 —
Eau distillée bouillie	1000 —

F. s a Filtrez.

— **IODHYDRARGYRATE D'IODURE DE POTASSIUM** (*iodure double de potassium et de mercure*). — Combinaison du biiodure de mercure avec l'iodure de potassium.

Prop. thérap. — Antisyphilitique.

Posol. — *A l'int.* 0 gr. 025 à 0 gr. 150 milligr. — *A l'ext.* 1 p. 100, en pommade. — 1 pour 1000, en gargarisme.

GARGARISME.

Iodhydrargyrate	1 gr.
Décocté de guimauve	1000 —
Sirop de salsepareille	100 —

F s. a.

PILULES.

Iodhydrargyrate	1 gr.
Extrait de quinquina	2 —
— d'opium	0 — 10 centigr.
Poudre de cannelle	Q. s.

F. s a 50 pilules. 1 à 3 par jour. 0 gr. 02 centigr. par pilules.

SIROP ANTISYPHILITIQUE COMPOSÉ.

Iodhydrargyrate	1 gr.
Iodure de potassium	10 —
Tartrate de fer et de potasse	10 —
Sirop de Cuisinier	480 —

F. s. a. 1 à 3 cuillerées par jour.

— **LACTATE DE MERCURE. LACTATE MERCURIQUE.** Cristaux blancs brillants, faiblement solubles dans l'eau, 3 parties; renferme 52,9 p. 100 de mercure : il est donc plus riche que le benzoate.

Dose : 0 gr. 01 à 0 gr. 02 en 24 heures en solution analogue a la liqueur de Van Swieten (Gaucher).

SOLUTION DE LACTATE MERCURIQUE

Lactate de mercure	1 gr.
Eau distillée	1000 —

F. s. a. 10 gr renfermant 0 gr. 01 de médicament.

Dose : 1 a 2 cuill a dessert ou 2 a 4 cuill. a café aux repas ou dans du lait. *Injection hypodermique* 0,01. Voir le chapitre spécial, page 373.

— **NUCLÉINATE DE MERCURE.** — *Syn.* **MERCUROL.** — Combinaison de mercure et d'acide nucléinique : renferme 10 p. 100 de mercure, poudre jaune brun, soluble dans l'eau.

Us. int. — 0 gr. 05 en pilules de 0 gr. 025 . 2 par jour.

Us. ext. — Traitement des plaies, pommade a 20 p. 100 ; solution 1 à 2 p. 100 en injections uréthrales (blennorrhagie) et vésicales (cystite) en collyre 2 à 5 p. 100.

— **OXYDES DE MERCURE.** — Oxyde mercureux. — Oxyde mercurique. — **Toxiques.**

1° *Oxyde mercureux* (Hg^2O). — *Syn.* Protoxyde peu usité aujourd'hui. *Injection hypodermique.* Voir le chapitre special, page 371.

2° **OXYDE MERCURIQUE** (HgO) — *Syn.* **BIOXYDE**, 2 variétés. — 1° Par voie sèche, **OXYDE ROUGE, PRÉCIPITÉ ROUGE,** deutoxyde. — 2° Par voie humide: **OXYDE JAUNE** ou oxyde précipité par la potasse. Très peu soluble eau, insoluble alcool.

Prop. thérap. — Antisyphilitique, employé contre les ulcères vénériens et les taches de la cornée.

Posol. — *A l'int.* 0 gr. 003 milligr. à 0 gr. 01 cent. (peu usité). Injection hypodermique, voir page 371. — *A l'ext.* 1 à 2 gr. pour 15, en pommade et 25 p. 100 pour le pansement des plaies. Pommade de Lyon a 1/20e (Cod.).

Incompat. — Graisse rance, sulfures, chlorures, iodures, acides, sels acides.

POMMADE ANTIOPHTALMIQUE (Régent).

Oxyde rouge de mercure	10 gr.
Acétate de plomb cristallisé	10 —
Camphre	1 —
Vaseline	180 —

M. et broyez sur le porphyre.

POMMADE ANTIOPHTALMIQUE (St-Yves).

Précipité rouge	3 gr.
Oxyde de zinc	1 —
Camphre	1 —

M. et incorporez dans ·

Cire	5 gr.
Beurre frais ou vaseline	30 —

F. s. a (Cad.).

POMMADE ANTIOPHTALMIQUE (Desault).

Oxyde rouge de mercure	1 gr.
Oxyde de zinc sublimé	1 —
Alun calciné	1 —
Acetate de plomb	1 —
Deutochlorure de mercure	0 — centigr.
Pommade rosat	8 —

M. et broyez sur le porphyre.

POMMADE CONTRE LA BLÉPHARITE (Desmarres).

Précipité rouge	0 gr. 15 centigr.
Camphre	0 — 15 —
Huile d'olive	I goutte.
Beurre lavé ou vaseline	3 gr.

F. s a.

POMMADE CONTRE ECZEMA (Brocq).

Oxyde jaune de mercure	0 gr 50 a 1 gr.
Huile de cade vraie	1 gr. a 4 gr
Vaseline	20 —

En application sur les plis.

POMMADE CONTRE L'ECZÉMA PAPULEUX (Gabey).

Pommade soufree	30 gr.
Oxyde rouge de mercure	8 —
Terébenthine de Venise	4 —
Acide sulfurique pur	XXX gouttes

F. s a. 2 onctions par jour avec gros comme une noisette.

POMMADE CONTRE SYPHILIDES DU CUIR CHEVELU (Philips)

Precipite rouge / Oxyde de zinc	ãã 1 gr 50 centigr
Resorcine	0 — 50 —
Vaseline	30 —

F s a

POMMADE CONTRE L'ORGELET (Panas)

Précipité rouge ou jaune	0 gr 05 centig
Vaseline	10 —

Onction matin et soir sur paupiere

POMMADE SAINT-ANDRÉ DE BORDEAUX.

Acétate de plomb cristallise	5 gr. 20 centigr.
Chlorhydrate d'ammoniaque	0 — 60 —
Tuthie	0 — 30 —
Oxyde rouge de mercure	5 — 20 —
Vaseline	30 — 00

Porphyrisez

— **PARAPHÉNYLTHIONATE MERCURIQUE. — HYDRARGYROL.** — Ecailles de couleur brun rouge, renfermant 53 p. 100 de mercure; solubles dans l'eau et la glycérine, insolubles dans l'alcool (Gautrelet).

Microbicide, antiseptique, présentant sur le sublimé l'avantage d'une solubilite plus grande dans l'eau, l'absence de causticité et d'action corrosive sur les métaux. Ne coagule pas les matieres albuminoides. Toxicité très réduite; mêmes usages et doses que le sublimé.

— **PEPTONATE DE MERCURE.** — *Syn.* **PEPTONE MERCURIQUE.** Soluble eau.

Prop. thérap. — Antisyphilitique.

Posol. — *A l'int.* Quantité correspondante à 0 gr. 005 ou 0 gr. 010 milligr de bichlorure ou de biiodure en injection hypodermique (*Voir le chapitre special*, page 373) ou en pilules dosées à 0 gr. 01 de bichlorure.

— **PHÉNOLDISULFONATE DE SODIUM ET DE MERCURE. — HERMOPHÉNYL.** — Poudre amorphe, blanche, soluble dans l'eau froide, 22 p. 100, renferme 40, 24 p. 100 de mercure dissimulé aux réactifs, ne coagule pas l'albumine.

Prop thérap — Bactéricide énergique, ni toxique ni irritant — antisyphilitique.

Prép. pharm. et posol. — *Us. ext.* Solutés aqueux de 1 à 2 p 100 pour pansements humides et lotions; et jusque 3 p. 100 pour lavage des yeux chez le nouveau-né.

Gaze, coton à 1 p. 100 pour pansement et surtout savon pour lavage des mains de l'opérateur.

Us. int. 0 gr 04 à 0 gr. 08 par jour en pilules ou sirop — Injection hypodermique · 0 gr. 02 à 0 gr. 04. (*Voir le chapitre special*, page 373)

PILULES	
Hermophényl	1 gr
Extrait de quinquina	2 — 50
Poudre de reglisse	Q. s

F. s a 50 pilules renfermant chacune 0 gr. 02 de medicament Dose · 2 a 4 par jour.

SIROP	
Hermophenyl	0 gr 25
Eau distillee	10 —
Sirop d'ecorc. d'orange amere	240 gr.

F. s a renferme 0 gr. 02 d'hermophenyl par cuil à soupe : 2 a 4 par jour.

— **SALICYLARSINATE DE MERCURE.** — *Syn.* **ENÉSOL** renferme p 1000 : 38,46 de mercure et 14,4 d'arsenic. — Poudre blanche, amorphe, peu soluble dans l'eau, 4 p. 100; les solutés sont stérilisables par la chaleur sans décomposition, utilisé en injection hypodermique (*Voir le chapitre spécial*, page 374).

— **SALICYLATES DE MERCURE.** — Il existe quatre salicylates de mercure (Lajoux); deux **MERCUREUX** et deux **MERCURIQUES**, on emploie ces deux derniers.

1° Salicylate mercurique basique ou *dissimulé* auquel on doit donner la preference, renferme 59,52 p 100 de mercure, tres stable, soluble dans les solutions alcalines étendues ou concentrées, les chlorures et iodures alcalins Dose, 0 gr 05 à 0 gr 10 en pilules, et en injections hypodermiques (*Voir le chapitre spécial*, page 374).

PILULES	
Salicylate mercurique	1 gr.
Poudre d opium	0 — 40
Extrait de gentiane	Q. s.

Pour 20 pilules.
1 a 2 par jour.

2° *Salicylate mercurique neutre* ou *normal*, renferme 42,19 p. 100 de mercure, présente tous les caracteres des sels *mercuriques* et est soluble dans l'eau, utilise en injections hypodermiques. (*Voir le chapitre special*).

N.-B. — La rapidité d'action des salicylates mercuriques est très grande et comparable à celle des frictions d onguent napolitain.

— **SILICIO-FLUORURE DE MERCURE** ($Hg^2SiFl^6+2H^2o$). — Cristaux facilement solubles dans l'eau. Preconisé par Hallion, Lefranc et Poupinel comme antiseptique supérieur au sublimé et moins toxique que lui. On l'emploie sous forme de soluté aqueux au millième et de vaseline a 1 p. 2000.

— **SOZOIODOLATE DE MERCURE**. Voir **SOZOIODOL**. Poudre amorphe, jaune orange, renferme 35,6 p. 100 de mercure, difficilement soluble dans l'eau, mais se dissout a la faveur des chlorures et iodures alcalins. *Antisyphilitique* : en injection hypodermique (voir ce mot, page 374) et succedane de l'iodoforme en pommade à 5-10 p. 100.

— **SUCCINIMIDE DE MERCURE** $(C^4H^4O^2Az)^2Hg$. — Cristallise en longues aiguilles soyeuses solubles dans l'eau et l'alcool, renferme 50 p 100 de mercure.

Préconisé par le Dr L. Jullien comme antisyphilitique.

Dose : 4 à 6 centigr. par jour en pilules de 2 centigr. ou de 1 à 2 milligr. en injections hypodermiques (voir page 374).

— **SULFATE DE MERCURE-ETHYLÈNE DIAMINE** — *Syn.* **SUBLAMINE.** Renferme 43 p. 100 de mercure. Petites aiguilles blanches solubles eau et glycérine; antiseptique énergique, succédané du sublimé et 5 fois moins toxique que lui.

Préconisé pour la désinfection, l'antisepsie, le lavage des mains, etc. etc.; solution 1 à 3 p. 1000; lotions oculaires et nazales, 0,20 à 0,25 pour 1000; injections urethrales et vesicales 0,20 p. 1000.

— **SULFATE BASIQUE DE MERCURE** ou **TURBITH MINÉRAL** — **Sous-sulfate mercurique** autrefois appelé **précipité jaune**, *dénomination qui peut prêter a confusion, parce qu'elle est appliquée aussi (improprement) à l'oxyde jaune de mercure.* — Poudre jaune, insol. dans l'eau ou l'alcool.

Prop. thérap. — Violent émétique et purgatif (inusité); antiherpétique.

Posol. — *A l'int.* (inusité). — *A l'ext.* 1 gr. pour 30 à 50 en pommade.

POMMADE CONTRE DARTRES ET ALOPECIE.

Turbith mineral	1 gr.
Huile d'amande douce	5 —
Axonge ou vaseline	30 —
Moelle de bœuf	30 gr.

M. En frictions tous les deux jours.

POMMADE CONTRE ALOPECIE (Mauriac).

Turbith minéral	āā 0 gr 50 centig.
Sulfate de quinine	

POUDRE CONTRE OZENE.

Turbith	1 gr.
Poudre d'azarum	6 —

F. s. a. 10 prises. Us ext.

— **SULFURES DE MERCURE.** — Le bisulfure seul est employé. Il se presente sous deux états: sulfure noir, ou éthiops minéral; — sulfure rouge, cinabre ou vermillon.

1° *Sulfure noir.* — *Syn.* Poudre hypnotique de Jacobi.

Prop. thérap. — Vermifuge, antiscrofuleux.

Posol. — *A l'int.* 0 gr. 25 à 1 gr. 50 cent.

2° *Sulfure rouge.* **CINABRE.**

Prop. thérap. — Excitant ou antispasmodique (peu usité); employé contre les affections cutanées vermineuses.

Posol. — *A l'int.* 0 gr. 20 à 1 gr. 50. — *A l'ext.* 4 à 30 gr. en fumigations.

EMPLATRE ROUGE CONTRE L'IMPETIGO SCROFULEUX (Vidal).

Emplâtre de diachylon	520 gr.
Minium	50 —
Cinabre	30 —

F. s. a.

FUMIGATION DE CINABRE

Cinabre	100 gr.
Encens pulvérisé	50 —

AUTRE (Hubes).

Cinabre Limaille de fer	ãã	P. E.

Produit des vapeurs pures, non mélangées d'acide sulfureux.

— **THYMOL ACÉTATE DE MERCURE.** — Corps blanc, insoluble dans l'eau, soluble dans l'alcool faible. Renferme 56,9 p. 100 de mercure.

Antisyphilitique. Voir aux *Injections hypodermiques*, page 375.

MERCURIALE ANNUELLE. — *Mercurialis annua* (Euphorbiacées). — *Syn.* Foirolle, caquenlit, Vignoble.

Part. empl. — Plante.

Prop. thérap. — Emollient, laxatif, purgatif populaire.

Prép. pharm. et posol. — *A l'int.* Décocté 20 pour 1000, en lavement. — Mellite 100 gr. pour 400, en lavement.

MERCUROL. — V. **MERCURE** NUCLÉINATE

MÉSOTANE ou **ÉRICINE.** — Dérivé oxyméthylé du salicylate de méthyle, renferme 75 p. 100 d'acide salicylique. Liquide jaunâtre de consistance faiblement oléagineuse, odeur légèrement aromatique, très peu soluble dans l'eau, miscible à l'alcool, l'éther, le chloroforme, les huiles fixes. Succédané du *salycilate de méthyle* dont il n'a pas l'odeur pénétrante. Mêmes posologie et formules.

MÉTAUX FERMENTS. — **FERMENTS METALLIQUES** (*Métabiases*). — Solutions de métaux à l'état colloïdal. Etudiés par Netter, V. Henri, Robin, Bardet, Trillat, Adrian, Lumière, etc., ils ont été préconisés dans le traitement des maladies infectieuses. Ces solutions peuvent être préparées soit par *voie chimique* soit par *voie électrique* ; ces dernières sont préférables à cause de leur pureté, les colloïdes chimiques étant parfois impurs.

Les solutions de métaux colloïdaux électriques stabilisées, sont isotoniques (Electrargol, Electraulol, Electroplatinol, etc.), et conservent indéfiniment leur activité thérapeutique (Carrieu, Etienne, Ascoli et Isard, etc.) Les solutions non stabilisées deviennent, au contraire, rapidement inactives.

Les solutions colloïdales d'argent, d'or, de platine, de palladium activent la leucocytose et modifient le métabolisme dans le sens même ou agissent les défenses de l'organisme. Elles renferment 25 centigr. de métal par litre, soit 1/4000° On les emploie en injections hypodermiques, intramusculaires ou même intraveineuses (voir le chapitre spécial page 375). Ces injections sont indolores.

Certains colloïdes électriques sont employés d'une façon spécifique. C'est ainsi que l'Electrosélénium (sélénium colloïdal électrique) est utilisé dans le traitement du cancer, et l'Electrocuprol (cuivre colloïdal électrique) dans le traitement du cancer et de la tuberculose.

MÉTHACÉTINE. — *Syn. Paraoxyméthylacétanilide* Poudre cristalline, inodore, légèrement rosée, soluble dans l'eau et l'alcool.

Antithermique dont l'action est analogue a celle de la phénacétine ; elle paraît surtout bien réussir chez les enfants.

Dose, 0 gr. 15 a 0 gr. 30 pour les enfants, 0 gr. 25 a 1 gr. pour les adultes en plusieurs fois.

MÉTHYLACÉTANILIDE ($C^9H^{11}AzO$). — *Syn.* **EXALGINE**. C'est un dérivé méthylé de l'*acétanilide*. Cristaux en aiguilles ou larges tablettes incol. de saveur legèrement amère; solubles dans 60 parties d'eau, très solubles dans l'eau légèrement alcoolisée et dans l'alcool.

Prop. thérap. — Analgésique puissant, supérieur à l'antipyrine et agissant à doses moitié plus faibles. Ne produit pas de troubles circulatoires (Duj.-Beaumetz et Bardet) et est facilement supportée par l'estomac et le tube digestif. Préconisee contre les névralgies, surtout faciales, les douleurs qui précèdent l'apparition des règles et la paralysie agitante (Desnos).

Posol. — 0 gr. 25 centigr à gr. 40 centigr. en une fois ou 0 gr. 40 centigr. à 0 gr. 80 centigr. en 2 fois dans les 24 heures. Le Dr Desnos va jusqu'à 1 gr. 50 centigr. en 24 heures par doses de 0 gr. 25 centigr. Surveiller l'action. *Enfants :* 0 gr. 03 a 0 gr. 05 par année.

Prép. pharm. — En paquets, ou cachets, ou en potion alcoolisée.

POTION

Exalgine	1 gr.
Alcool a 90c	5 —
Sirop d'écorce d'orange	20 —
Eau	40 —

Contient 0 gr. 25 d'exalgine par cuillerée.

CACHETS C. ULCERE STOMACAL (I Boas)

Exalgine	3 gr.
Extrait de belladone	āā 30 centigr
Phosphate de codeine	āā 30 centigr
Sucre de lait	5 gr.

Divisez en 10 cachets · un au moment de l'accès

MÉTHYLAL ($C^3H^8O^2$). — *Syn.* Diméthylate de méthylène, éther diméthylaldéhydique. Soluble eau, alcool, éther, chloroforme, huiles fixes et volatiles.

Prop. thérap. — Hypnotique, antidote de la strychnine, anesthésique.

Prép. pharm. et posol. — *A l'int.* 0 gr 50 à 1 gr en potion, lavement. — *A l'ext.* 1 gr. a 5 gr. — Pommade à 1/10e.

LINIMENT.

Alcool a 80c	110 gr
Essence de lavande	5 —
Méthylal	10 —

POTION

Sirop de groseille	40 gr
Méthylal	1 —
Eau distillee	110 —

MÉTHYLARSINATE DISODIQUE. — Voir pages 37, 358.

MÉTHYLARSINATE DE FER. — V. **ARRHÉNAL.**

MÉTHYLE (CHLORURE DE) (CH^3Cl). — Gazeux à la température ordinaire, facilement liquéfiable à —36° ou sous une pression de 6 atmosphères en moyenne. On l'utilise sous ce dernier état enfermé dans des récipients spéciaux, de forme variable et desquels on peut le faire échapper en jet très fin Il produit par sa détente un abaissement de température intense —23° environ, qui est utilisé comme révulsif et analgésique local.

Introduit en thérapeutique par Debove qui en recommande l'emploi contre la sciatique (pulvérisation sur le trajet du nerf), les névralgies intercostale, faciale, etc.

Lorsqu on veut modérer l'action du chlorure de méthyle on l'applique par *stypage*. Cette opération consiste a appliquer sur la peau, pendant quelques secondes, un tampon de coton plus ou moins volumineux et sur lequel on a pulvérisé du chlorure de méthyle.

Le chlorure de méthyle peut être utilisé comme anesthésique *local.* Ses vapeurs ne sont pas inflammables. Son emploi comme anesthésique *général* ne donne pas de bons résultats.

— **IODURE.** — *Syn.* Ether méthyliodhydrique. — Liquide incolore, volatil, bout a + 45°, se colore facilement par suite de la mise en liberté de l'iode.

Préconisé comme vésicant . en application sur la peau, préalablement savonnée. On verse l'iodure de méthyle sur une feuille de papier, on applique sur la peau et on recouvre de taffetas gommé, puis d une couche de coton. On maintient le tout avec du collodion et on laisse en place 8-10 heures; pour un vésicatoire de 10/10, XXX à XL gouttes suffisent; pas d'action sur la vessie. Utile contre les douleurs névralgiques, sciatiques, etc.

— **SALICYLATE DE.** — V. **SALICYLIQUE ACIDE.**

— **VIOLET DE.** — V. **PYOCTANINES.**

MEZÉREUM. — V. *Daphne mezereum.*

MICROCIDINE. — Produit complexe renfermant 75 p. 100 de naphtolate de soude et obtenu par Berlioz de Grenoble en ajoutant a du naphtol β fondu la moitié de son poids de soude caustique. On obtient par refroidissement une masse blanc grisâtre que l'on pulvérise. Soluble dans 3 parties d'eau, le soluté est insipide et inodore.

Prop. thérap. — Antiseptique assez énergique, peu toxique et pas caustique.

Prép. pharm — Solutions aqueuses de 3 à 5 p. 1000 pour pansement des plaies, lotions et injections obstétricales et en pommades.

MIEL. — De l'*Apis mellifica* (Hyménoptères).

Prop. thérap. — Emollient, rafraîchissant, à hautes doses, laxatif. C'est la base de tous les mellites.

Prép. pharm. et posol. — *A l'int.*, en lavements. — En suppositoires. — Mellite simple (Codex).

MILLE FEUILLE. — *Achillea millefolium* (Composées). — *Syn.* Herbe aux coupures, herbe aux charpentiers.

Part. empl. — Sommités fleuries.

Prop. thérap. — Excitant, tonique, vulnéraire, emménagogue, antihémorrhoïdal.

Prép. pharm. et posol. — *A l'int.* Infusé, 20 pour 1000.

MILLEPERTUIS. — *Hypericum perforatum* (Hypéricacées). — *Syn.* Chasse-diable, Trascalan.

Part. empl. — Sommités fleuries.

Prop thérap. — Excitant, anthelmintique, vulnéraire.

Prép. pharm. et posol. — *A l'int.* Infusé, 20 pour 1000. — *A l'ext.* Huile ; entre dans la compostion du Baume du commandeur.

MINIUM. — V. *Plomb.*

MOELLE DE BŒUF. — Graisse solide contenue dans la cavité des os du *Bos Taurus* (Ruminants).

Prop. thérap. — Sert à la confection de différentes pommades, cosmétiques.

MOELLE ROUGE DES OS.

Prop. thérap. — Il est aujourd'hui démontré que les globules rouges du sang se forment dans la moelle rouge, et les médecins anglais ont les premiers songé à utiliser l'ingestion de cette moelle contre différents etats anémiques : *anemie pernicieuse, chloro-anémie, anémie pseudo-leucemique, infantile, rachitisme ;* les résultats annoncés n ont pas été confirmés par tous les expérimentateurs.

Prép. pharm. et posol. — On utilise la moelle rouge provenant des os du tronc, on la dessèche et on l'administre en tablettes renfermant 0 gr. 20 de poudre sèche. Dose, 2 à 4 par jour.

MOLÈNE. — *Verbascum thapsiforme* (Scrofulariées). — *Syn.* Bouillon blanc, cierge Notre-Dame, fleur de grand chandelier, herbe de Saint-Fiacre.

Part. empl. — Fleurs, feuilles.

Prop. thérap. — Adoucissant et pectoral.

Prép. pharm. et posol. — *A l'int.* Infusé de fleurs, 20 pour 1000. — *A l'ext.* Feuilles en cataplasmes.

MONESIA - BURANHEM. — *Chrysophyllum glycyphlœum* (Sapotacees).

Part. empl. — Ecorce.

Princ. act. — Monésine, acide tannique.

Prop. thérap. — Astringent, stomachique, préconisé contre les diarrhees, l'hemoptysie, la metrorrhagie, contre les ulceres cutanés, les hémorrhoïdes, les fissures à l'anus.

Prép. pharm. et posol. — *A l'int.* Extrait, 0 gr. 50 centigr. à 4 gr. — Monésine, 0 gr. 03 centigr. — Sirop, 0 gr. 50 centigr. par cuill. — *A l'ext.* Extrait, en poudre, en pommade. — Monésine, en applications.

PILULES DE MONÉSIA OPIACÉES

Extrait de monésia	5 gr
Opium pulvérisé	0 — 25 centigr.

F. s. a. 25 pilules contenant 0 gr 25 centigr. d'extrait 5 à 10 par jour.

POMMADE DE MONÉSIA.

Extrait de monesia	5 gr
Glycerine	5 —
Axonge	35 —

F. s. a.

POTION ASTRINGENTE.

Extrait de monesia	āā	2 gr.
— de ratanhia		
Sous-nitrate de bismuth		2 gr. à 4 —
Elixir parégorique		10 —
Sirop de gomme		30 —
Eau de tilleul		120 —

Par cuill. à soupe toutes les 1 à 2 heures.

MORELLE. — *Solanum nigrum* (Solanacées) *Syn.* Crève-chien, raisin de loup.

Part. empl. — Plante.

Princ. act. — **SOLANINE.**

Prop. thérap. — Narcotique, émollient, sédatif.

Prép. pharm. et posol. — *A l'int.* (Inusité.) — *A l'ext.* Décocté 50 pour 1000, en injections. — Huile (peu usitée).

— **SOLANINE.** — Peut être également retirée de la *douce-amere* et des *germes* de *pommes de terre :* petits prismes incolores; saveur faiblement amère, un peu soluble dans l'eau; plus soluble dans l'alcool.

Prop. thérap. — Nervin, analgésique, utile dans les cas de névralgie ancienne, surtout s'il existe de la névrite, calme très bien les douleurs fulgurantes et surtout les phénomènes d'excitation motrice. (Sarda.)

Prép. pharm. et posol. — (D'après Sarda.) En cachets de 0 gr. 05 centigr., de 2 à 4 et jusqu'à 6 cachets, soit de 0 gr. 10 à 0 gr. 30 centigr. dans les 24 heures.

N. B. — L'activité de la solanine est peut-être variable suivant son origine (morelle ou pomme de terre), et il nous semble prudent de commencer par des doses moindres (granules à 0 gr. 01 centigr.).

MORPHINE. — V. **OPIUM.**

MORUE. — Huile de foie de morue : aliment reconstituant, doit être administrée à hautes doses, 50 à 100 gr. par jour. *Enfants.* 10 gr. à 40 gr. selon l'âge.

EMULSION D'HUILE DE FOIE DE MORUE (Codex et P. Vigier).

La préparation renferme 1/3 de son poids d'huile.

ÉMULSION D'HUILE DE FOIE DE MORUE AU GLYCÉROPHOSPHATE DE CHAUX.

Emulsion d'huile de foie de morue	250 gr.
Glycérophosphate de chaux	5 gr.

F. s. a. Renferme 0 gr. 50 de sel par cuillerée à soupe.

LAVEMENT HUILEUX ET CALCAIRE

Huile de foie de morue	300 gr.
Jaune d'œuf	N° 1
Eau de chaux	200 —

F. s. a.

MOUSSE DE CORSE. — *Alsidium Helminthocorton* (Floridées).

Part. empl. — Plante.

Prop. thérap. — Vermifuge.

Prép. pharm. et posol. — *A l'int.* Décoction, 5 à 20 gr. — Gelée 20 à 60 gr. — Poudre, 1 à 10 gr. — Sirop, 20 à 60 gr.

LAVEMENT VERMIFUGE.

Mousse de Corse	15 gr.
Semen contra	10 —
Eau	200 —

F. bouillir 10 minutes.

MOUTARDES. — Deux variétés. — M. blanche. — M. noire.

— 1° **MOUTARDE BLANCHE.** — *Sinapis alba* (Crucifères). —

Part. empl. — Semences.

Princ. act. — Sinapisine. *Myrosine.*

Prop. thérap. — Laxatif.

Posol. — *A l'int.* Une demi-cuillerée à bouche à chaque repas.

— 2° **MOUTARDE NOIRE.** — *Brassica nigra* (Crucifères). —

Part. empl. — Semences.

Princ. act. — *Myrosine* et *Myronate de potasse* donnant en présence de l'eau *froide* de l'essence de moutarde ou *isosulfocyanate d'allyle.* Il importe de retenir que cette *reaction est empêchee par l'eau chaude* (au-dessus de 45°) qui détruit la myrosine (ferment soluble).

Prop. thérap. — Excitant, antiscorbutique, *rubefiant* et *révulsif* par son *essence* (au contact de l'eau)

Prép. pharm. et posol. — *A l'int.* Poudre (farine) 2 à 10 gr. — *A l'ext.* Essence de moutarde, quelques gouttes. — Poudre (farine) 50 a 100 gr. pour un sinapisme ou un pediluve (eau tiède) et un cataplasme sinapisé, 1000 gr. pour un bain tiède.

Incompat. — Chaleur supérieure à 45°, alcalis, acides, alcools.

ÉPTHEME RUBÉFIANT (Faure).

Essence de moutarde	20 gr
Alcool a 30°	300 —

Imbibez un morceau de flanelle et appliquez sur la partie douloureuse. (Bouch.)

LINIMENT REVULSIF.

Essence de moutarde	2 gr.
Alcoolat de Fioravanti	100 —

En frictions.

MUGUET. — *Convallaria maialis* (Liliacées).

Part. empl. — Fleurs et plante entière.

Princ. act. — Convallarine, **CONVALLAMARINE.**

Prop. thérap. — Sternutatoire, légèrement purgatif (par sa convallarine), *toni-cardiaque* (par sa convallamarine), ralentissant et régularisant le pouls; pouvant en partie suppléer la digitale, mais pas comme diurétique.

Prép. pharm. et posol. — *A l'int.* Extrait aqueux 1 à 3 gr. — Extrait avec le suc, 1 à 3 gr. — Extrait fluide à parties égales, 2 a 8 gr. — Poudre 2 à 10 gr. — Tisane 10 à 20 gr. par jour.

CACHETS COMPOSÉS

Poudre de muguet	0 gr. 30 a 0 gr. 60
— digitale	āā 0 — 05
— scille	

Pour 1 cachet, 2 a 6 par jour.

PILULES.

Extrait de muguet	10 gr.
Poudre de muguet	Q. s.

Pour 100 pilules contenant chacune 0 gr. 10 centigr. d'extrait.

SIROP.

Extrait de muguet	10 gr.
Sirop d'ecorce d'orange amère	200 —
Sirop diacode	30 —

Environ 1 gr. d'extrait par cuillerée a soupe.

— **CONVALLAMARINE** — On l'administre en pilules ou en solution alcoolique. Dose de 1 à 5 centigr. et jusqu'à 10 chez l'adulte.

SIROP DE CONVALLAMARINE

Convallamarine	0 gr 20
Sirop d'ecorce d'orange amère	200 —

F s. a 0 gr 02 par cuill à soupe, 2 à 3 par jour.

MURIATIQUE (acide). — V. **CHLORHYDRIQUE** (acide

MURIER NOIR. — *Morus nigra* (Urticacées-Morées).

Part. empl. — Fruit, écorce.

Prop. thérap. — Suc acidule et légèrement astringent : l'écorce de la racine passe pour tænifuge.

Prép. pharm. et posol. — *A l'ext.* Sirop en gargarismes.

MUSC. — Du chevrotin porte-musc. *Moschus moschiferus* (Ruminants).

Prop. thérap. — Stimulant diffusible, antispasmodique puissant.

Prép. pharm. et posol. — *A l'int.* Musc, 0 gr. 05 cent., à 2 gr. — Teinture alcoolique, 6 à 10 gr. *Enfants*, 0 gr. 50 a 2 gr. selon l'âge — Teinture ethérée, 1 à 4 gr. *Injection hypodermique*. Voir le chapitre special, page 376.

Incompat. — Amandes amères, eau de tilleul, de laurier-cerise, preparations prussiques, farine et essence de moutarde, soufre doré d'antimoine, kermès.

LAVEMENT AU MUSC

Racine de guimauve	1 a 2 gr
Eau commune	Q s

Pour 200 gr. de décocté.

Musc	0 gr. 50 centigr a 2 gr
Jaune d'œuf nº 1	

F. s. a.

LAVEMENT AU MUSC ET CHLORAL

Musc	0 gr. 25 centigr a 1 gr
Jaune d'œuf nº 1	
Decocte de guimauve	200 —

F s a. Ajoutez ad libitum

Hydrate de chloral	2 a 4 gr.

Convulsions des enfants

PILULES ANTISPASMODIQUES.

Musc / Extrait de valériane	ãã 0 gr. 10 centigr.
Extrait d'opium	0 — 05 —

M. Pour 1 pilule. 1 a 2.

PILULES MUSQUÉES CAMPHRÉES.

Musc	1 gr
Camphre	0 — 50 centigr
Extrait de quinquina	Q. s.

M. Pour 10 pilule 1 à 10.

POTION AU MUSC

Musc	0 gr 50 centigr. a 2 gr.
Carbonate d'ammoniaque	3 —
Gomme arabique	5 —
Eau de cannelle	150 —
Sirop d'ecorce d'orange	50 —

F. s. a. M. 1 cuillerée a soupe toutes les heures.

POTION CONTRE GASTRO-ENTÉRITE AIGUE CHEZ L'ENFANT (Perier et Ganjoux).

Eau de chaux / Eau distillee de laitue	ãã 40 gr.
Teinture de musc	II à IV gouttes.
Sirop simple	40 gr.

M Par cuil a cafe toutes les 2 a 3 heures dans l'intervalle des tetees

POTION MUSQUÉE ANTIPASMODIQUE (Comby)

Musc	0 gr. 10 centigr.
Bromure de potassium	1 gr.
Sirop de fleurs d'oranger / Eau distillée	ãã 30 —

F s a 3 cuil. à cafe par jour contre spasme de la glotte chez les enfants et laryngite aiguë (Variot)

MUSCADE et MACIS. — *Myristica moschata* (Myristicacées).

Part. empl. — Semences, dont l'arille porte le nom de *macis*.

Princ. act. — Huile grasse aromatique (*beurre de muscade*).

Prop. thérap. — Tonique, excitant aromatique; employé surtout comme condiment.

Prép. pharm. et posol. — *A l'int.* Poudre, 0 gr. 20 cent, à 4 gr — *A l'ext.* Beurre de muscade, et baume nerval (Codex), liniment de Rosen (Codex) en frictions.

MYDROL. — Iodométhylphénylpyrazolone. Poudre blanche, soluble dans l'eau, préconisé comme mydriatique, en solution à 5 p. 100.

MYRRHE. — Gomme-résine du *Commiphora abyssinica* et *C. Schimperi* (Burseracees).

Prop. thérap. — Excitant, tonique, emménagogue, entre dans la composition du baume de Fioravanti.

Prép. pharm. et posol. — *A l'int.* Poudre, 0 gr. 50 cent. à 4 gr — Teinture, 2 à 8 gr. — *A l'ext.* Poudre, Q. v. — Teinture en collutoire; baume du Commandeur.

GARGARISME CONTRE LES APHTHES

Teinture de myrrhe	20	gr
— d'opium camphrée	5	—
Miel rosat	30	—
Decocté d'orge	150	—

M.

PILULES ANTIASTHMATIQUES.

Extrait de suc de belladone	1	gr
Myrrhe pulverisee	2	—
Ipeca	2	—

F. s. a. 36 pilules. 3 par jour.

PILULES ANTICATARRHALES (Ewald)

Myrrhe	10	gr
Kermes	1	—
Poudre de scille	2	—
Extrait douce-amère	Q. s	

Pour 100 pilules 2 à 6 par jour.

POUDRE CONTRE ULCERES CANCÉREUX (Rust.).

Camphre } ãã	8	gr
Myrrhe }		
Poudre de quinquina jaune	16	—
Charbon végétal	32	—

F. s a. (Bouch.)

MYRTOL — Obtenu par distillation fractionnée de l'essence de myrte (160° à 170°) Liquide légèrement jaunâtre a odeur aromatique; antiseptique utilisé dans les bronchites fetides, gangrène du poumon, affections vésicales. Capsules de 0 gr. 15, 2 à 8 par jour.

N

NAPELLINE. — Alcaloïde extrait de l'aconit napel.

Prop. thérap. — Propriétés de l'aconitine cristallisée, mais moins marquees; en plus action hypnotique assez intense (**Laborde, Baudin**).

Posol. — *A l'int.* en injection hypodermique (Voir le chapitre spécial, page 376). Dose jusqu'à 0 gr. 020 milligr. en 24 heures.

Substance dont l'action est encore peu connue et qui demande à être employée avec la plus grande réserve.

NAPHTALAN. — NAFTALANE. — Substance de couleur noir verdâtre, de consistance huileuse, épaisse, analogue à la vaseline et retirée des naphtes provenant du Caucase. Elle est insoluble dans l'eau, la glycérine et l'alcool ordinaire soluble dans l'alcool amylique, le sulfure de carbone, le chloroforme, ses solutions sont fluorescentes. Elle est miscible aux graisses et aux huiles.

Prop. thérap. — Succédané du goudron et de l'huile de cade, propriétes analogues a celles de l'Ichthyol. Preconisé dans les dermatoses, l'eczéma, le sycosis; n'agit pas dans le psoriasis vulgaire ni dans les affections cutanees parasitaires — utile dans le traitement des eschares, des processus gangreneux, du rhumatisme articulaire aigu et chronique, des hémorrhoïdes.

Prép. pharm. — Solution dans l'huile d'olive à 2 p. 100; pommades (vaseline) 5 à 10 p. 100, suppositoires 25 p. 100 de beurre de cacao. Le naphtalan peut servir d'excipient pour substances médicamenteuses.

NAPHTALINE. — Insoluble eau froide, soluble alcool, éther, huiles grasses et essentielles, acides acétique, chlorhydrique.

Prop. thérap. — Désinfectant dans les maladies intestinales. (Rossbach); expectorant; employée contre le psoriasis.

Posol. — *A l'int.* 0 gr. 50 à 5 gr. — *A l'ext.* 2 pour 30 en pommades

LAVEMENT CONTRE OXYURES.

Naphtaline	enfants	1 à 2 gr.
	adultes	4 a 6 —
Huile d'olive		40 a 60 —

Pour un lavement.

POMMADE CONTRE PSORIASIS (Emery).

Naphtaline	2 gr.
Axonge	30 —

NAPHTOL α ($C^{10}H^8O$). — *Syn.* Naphtylol α. Aiguilles brillantes, incolores, a odeur légère de phénol, fusibles à 96° et bouillant à 279°, à peu près insoluble dans l'eau froide, très soluble alcool, éther, chloroforme et benzine, mêmes propriétés et même posologie que le Naphtol β, serait même plus antiseptique et moins toxique.

CACHETS. FIEVRE TYPHOÏDE (Maximowicz)

Naphtol α pulv.	10 gr.
Salicylate de bismuth	6 —
Poudre de cinnamome ou bromhydrate de quinine	ãã 4 gr.

P. 20 cachets. 4-6 par jour.

NAPHTOL β. ($C^{20}H^8O^2$). — *Syn.* **ISO-NAPHTOL** : obtenu par l'action de la potasse en fusion sur les sulfo-naphtalates β.

Petites lamelles cristallines d'un blanc nacré, ou poudre cristalline, saveur âcre et très piquante, odeur tres légere de phénol, fusible a 123°, peu soluble dans l'eau 1/1000e et dans 75 parties d'eau chaude; très soluble alcool, éther et chloroforme, légèrement soluble dans la glycérine et la vaseline liquide.

Prop. thérap. et posol. — Parasiticide, désinfectant, antiseptique. — *Us. int.* 0 gr. 50 centigr. à 1 gr. 50 centigr. par dose ; 3 gr. par jour. *Enfants*, 0 gr. 10 a 0 gr. 20 par année *Injection hypodermique.* Voir le chapitre spécial, page 357. — (Naphtol camphré). — *Us. ext.* de 3 à 4 gr. pour 30 de vaseline ou d'axonge.

Prép. pharm. — *Us. int.* : En granules, paquets ou cachets Pour l'*usage externe:* en solution dans l'alcool à 60° de 5 à 30 gr par litre.

FORMULES POUR L'ADMINISTRATION DU NAPHTOL

Naphtol β précipité } ãã 0 gr 20 centigr
Salicylate de bismuth } à 0 — 30 —
Pour UN *cachet.*
Dose 4 à 10 par jour

Naphtol β précipité } ãã 0 gr 20 centigr.
Salicylate de bismuth } à 0 — 30 —
Magnesie ou rhubarbe }
Pour UN *cachet*
Dose · 4 à 10 par jour

Naphtol β précipité 12 gr. 50 centigr.
Bi-carbonate de soude 15 —
Sous-nitrate ou salicylate de bismuth 2 — 50 —
Pour 40 cachets.
Dose · 2 à 6 par jour.

MÉLANGE POUR INJECTIONS (M. Balencie).

Naphtol camphré 5 gr.
Ether iodoformé 5 —
Huile d'olive stérilisée 20 —
F. s. a.
1 à 2 gr. dans arthrites tuberculeux du cou-de-pied (traitement conservateur).

NAPHTOL CAMPHRÉ (Desesquelles).

Naphtol β 10 gr.
Camphre 20 —
En injections dans les trajets fistuleux, abces froids. Dose 2 a 4 gr et dans les ganglions tuberculeux I a IV gouttes

NAPHTOL CAMPHRÉ IODÉ (Périer)

Naphtol camphré 9 gr
Iode 1 —

POMMADE CONTRE PRURIGO (Kaposi)

Naphtol 5 gr
Axonge 100 —
M. En frictions le soir.

POMMADE CONTRE SYCOSIS

Naphtol 5 a 10 gr
Savon vert } ãã 25 —
Craie précipitee }
Soufre lave }
Lanoline }

POMMADE CONTRE FAVUS ET PELADE. (V. Bellarerra).

Naphtol β 14 gr
Baume du Pérou 1 —
Vaseline 100 —
F. s. a.

POMMADE CONTRE LA GALE (Hôpital St-Louis).

Naphtol β 10 gr
Vaseline 90 —
Dissoudre le naphtol dans l'éther et incorporer ensuite dans la vaseline en frictions MATIN *et* SOIR.

NAPHTOLATE DE BISMUTH (β). — *Syn.* **ORPHOL** — Antiseptique intestinal préconisé par Schubenko et Jasenski.

Dose : 0 gr. 75 centigr. a 1 gr.50 pour les enfants; 1 gr. 50 centigr. a 3 gr. pour les adultes, en cachets ou en suspension dans une potion Indiqué dans les cas d'autointoxication d'origine intestinale, la diarrhée, l'entérite des phtisiques, la fièvre typhoide.

NAPHTOLATE DE SOUDE.—V.**MICROCIDINE.**

NARCÉINE. — V. *Opium.*

CHLORHYDRATE D'ÉTHYLNARCÉINE. — V. *Opium.*

NARCYL. — V. *Narcéine, Opium.*

NARGOL. — *Syn.* **NUCLÉINATE D'ARGENT** (V. Argent)

NERPRUN. — *Rhamnus cathartica* (Rhamnacées). *Syn* Bourguépine.

Part. empl. — Baies, écorce.

Prop. thérap. — Purgatif hydragogue.

Prép. pharm. et posol. — *A l'int.* Baies, nº 20 à 30. — Sirop 10 à 50 gr. Medecine commune, voir à *Séne.*

MIXTURE PURGATIVE		Sirop de nerprun	20 a 40 gr.
Eau-de-vie allemande	10 a 20 gr.	*A prendre dans une tasse de thé.*	

NEURODINE. — Acetylparaoxyphenyluretane.

Cristaux incolores, peu solubles dans l'eau froide, preconisée par Von Mering comme antithermique, analgesique et antinevralgique.

Dose : 1 a 3 gr. par jour, en cachets ou paquets de 0 gr. 50. On doit surveiller l'action car la température s'abaisse rapidement et il se produit de la cyanose et de la transpiration.

NEURONAL. — *Bromodiethylacétamide.* — Poudre cristalline blanche, peu soluble dans l'eau 1 p 120, soluble dans l'alcool, saveur amère.

Prop. thérap. — Hypnotique, préconisé par A Marie contre l'insomnie nerveuse et celle des maniaques, antiépileptique.

Dose : 0 gr. 50 à 2 gr. en cachets de 0 gr. 50

NICOTIANE. — *Nicotiana tabacum* (Solanacées). *Syn.* Tabac.

Part. empl. — Feuilles.

Princ. act. — **NICOTINE.**

Prop. thérap. — Narcotique, irritant, purgatif ; employé en lavement contre les ascarides, conseillé contre la teigne, la gale.

Prép. pharm. et posol. — *A l'int.* Infusion, jusqu'à 1 gr. pour 100 en lavements. Très rarement jusqu'à 5 pour 100. — Poudre, 0 gr 05 cent. à 0 gr. 10 cent. — *A l'ext.* Decoction, 10 pour 1000 en lotions.

LAVEMENT CONTRE ETRANGLEMENTS HERNIAIRES (Ewald).			Eau bouillante		100 gr
Feuille de tabac		2 gr.	*et ajoutez*		
Valériane	ãa	4 —	Huile de camomille	ãa	25 —
Séne			Vinaigre		
F. infuser dans			Jaune d'œuf		nº 1

NICOTINE.

Prop. thérap. — Vantee contre le tétanos, employée contre la paralysie de la vessie.

Prép. pharm. et posol. — *A l'int.* I à III gouttes. — *A l'ext.* 0 gr. 60 cent. pour 300 en injections.

— **SALICYLATE DE NICOTINE.** — *Syn.* Eudermol, substance cristallisée, incolore, soluble dans l'eau; antipsorique, pommade à 0 gr. 10 pour 100.

NIRVANINE. — Chlorhydrate du diéthylglycocolle-para-amino-oxybenzoate de méthyle — Poudre blanche, cristalline soluble dans l'eau et dans l'alcool — Anesthesique local moins toxique que la cocaine. — Doses . 0,05 a 0,25 et plus en injections sous-cutanées (*voir le chapitre special,* page 385), en solutions aqueuses (2 a 4 p. 100) pour anesthésier les muqueuses de l'œil, du pharynx et du nez et pour attouchements locaux.

NITRATES. — V. aux *Bases*.

NITRE. — V. *Potasse* (nitrate ou azotate de).

NITRIQUE (acide). — V. *Acide azotique*.

NITRITE D'AMYLE Voir p. 18 *Amyle* (*nitrite d'*).

NITRITE DE SODIUM.

Prop. thérap. — Vaso-dilatateur (hypotenseur) indiqué dans l'artério-sclérose (VAQUEZ), l'angine de poitrine Employé aussi contre l'asthme, les douleurs viscérales du tabes (RAYMOND).

Posol. — *A l'int.* 0 gr. 10 par prise, répétée 5 à 10 fois par 24 heures, en solution ou potion. — Injection hypodermique (v. ci-dessous).

POTION AU NITRITE DE SODIUM (Huchard).

Nitrite de sodium	1 gr.
Eau distillée	100 —
Sirop d'ecorce d'orange	25 —

F. dissoudre. M. 1 à 2 *cuillerées à soupe par jour.*

SOLUTION POUR INJECTION HYPODERMIQUE (Raymond).

Nitrite de sodium	1 gr.
Eau distillee	100 —

F. s a 1 *cent c chaque jour pendant* 10 *jours, cesser* 10 *jours et recommencer Contre douleurs fulgurantes du tabes.*

SIROP AU NITRITE DE SOUDE (Vaquez)

Nitrite de soude	2 gr
Eau distillee	10 —
Alcoolat de melisse	5 —
Sirop simple	200 —

M 3 *cuillerees à café par jour pendant* 5 *jours; puis suspendre* 5 *jours* (CONTRE ARTÉRIOSCLÉROSE).

SOLUTION DE LAUDER-BRUNTON

Bicarb. de potasse	1 gr. 80
Azotate de potasse	1 — 20
Nitrite de soude	0 — 30
Eau	500 —

A prendre par fractions dans la journée.

NITRO-GLYCÉRINE. — Voir *Trinitrine*.

NOIX D'AREC. — Fruit de l'*areca catechu* (*Palmiers*), *Tænifuge* : dose 4 à 6 gr. (Martin), agit très efficacement sur le tænia du chien (Mégnin).

— **ARÉCOLINE.** — *Principe actif* **très toxique.** — Un des cinq alcaloïdes contenus dans la noix d'arec : présente des analogies avec la *pelletiérine*, et la *pilocarpine*, usitée sous forme de *chlorhydrate* ou de *bromhydrate* comme sialagogue (10 fois plus actif que la pilocarpine); on emploie le chlorhydrate en injections sous-cutanées a la dose de 1/2 à 1 milligr. en une fois, 1 milligr 5 par 24 heures, la salivation commence 5 minutes après l'injection et atteint son maximum au bout d'une demi-heure environ. — D'après Mouquet, l'arécoline agit sur les contractions intestinales et presente une action tænicide comparable a celle de la pelletierine. Cette action a été étudiee par Ricapet, elle serait energique et il serait inutile d'administrer ulterieurement un purgatif. Il faut agir avec prudence et ne pas dépasser la dose initiale de 1 milligramme que l'on peut augmenter au besoin.

NOIX DE GALLE. — Excroissance produite sur le *Quercus Lusitanica* (Amentacées), par suite de la piqûre du *Cynips gallæ tinctoriæ*, insecte hyménoptère.

Princ. act. — **TANIN**, acide gallique.

Prop. thérap. — Astringent, antidote de l'émétique et des poisons végétaux à alcaloïdes.

Prép. pharm. et posol. — *A l'int.* Extrait, 0 gr. 20 centigr. à 1 gr. — Poudre, 0 gr 50 cent. à 2 gr. — *A l'ext.* Decocté, 20 p 1000. — Poudre, 2 pour 20 en pommade — Teinture, en injections et lavements

Incompat. — Alcalis, carbonates, sels métalliques, surtout ceux de fer et d'antimoine, albumine, gélatine, émulsions, etc.

POMMADE ANTIHÉMORRHOÏDALE ASTRINGENTE

Poudre de noix de galle	5 gr
Extrait de ratanhia	2 —
Axonge	40 —

M.

POMMADE ANTIHÉMORRHOÏDALE.

Poudre de noix de galle	10 gr.
Camphre	5 —
Onguent populeum	40 —
Extrait d'opium	0 — 50 centigr.

F s a frictions legeres Soir et matin

NOIX VOMIQUE. — Semence du *Strychnos Nux vomica* (Loganiacees)

Part. empl. — Semence, écorce.

Princ. act. — **BRUCINE, STRYCHNINE.**

Prop. thérap. — La noix vomique, comme tous les médicaments à base de strychnine, est un *excitant* des centres reflexes bulbo-médullaires. du grand sympathique et des centres moteurs intra-cardiaques D'ou son emploi contre la neurasthénie, les etats adynamiques, les paralysies toxiques (diphtérique, saturnine), l'amblyopie, les paralysies des sphincters d'origine medullaire, l'anorexie, la dyspepsie et la constipation atoniques, les cardiopathies a la periode d'hyposystolie.

Préparation usuelles — correspondance — posologie

100 gr. noix vomique = 2 gr 50 alcaloides totaux.
100 gr. extrait noix vomique = 16 gr alcaloides totaux.

Unité thérap. — 0 gr. 05 de poudre soit 0 gr. 00125 d'alcaloïdes.

Preparation.	Correspondance.	Posologie.
Extrait alcoolique	0 gr 008	0 gr 02 a 0 gr 05
Poudre (UNITÉ)	0 — 05	0 — 05 a 0 — 30
Teinture alc. 1/10	0 — 50 = XXVIII gout	0 — 50 a 3 — 00

Enfants, abstention avant l'âge de 2 ans, ensuite *Poudre* 1 centigr par annee, *Teinture* V gouttes par annee

GOUTTES ANTIGASTRALGIQUES (Niemeyer)

Teinture de noix vomique	8 gr
— de castoreum	4 —

M XII gouttes dans une 1/2 tasse d'infuse de valériane

AUTRES (Cramer).

Teinture de noix vomique	ãã 5 gr.
— de belladone	ãã 5 gr.
— de valériane	10 —

M. XX gouttes 3 fois par jour dans une infusion de the ou de menthe.

LINIMENT CONTRE PARALYSIE

Baume de Fioravanti	100 gr.
Teinture de noix vomique	100 —
Ammoniaque	10 —

F. s a

PILULES CONTRE INAPPÉTENCE (Fonssagrives)

Extrait alcoolique de noix vomique	0 gr. 20 centigr.
Extrait de gentiane	2 —
Poudre de gentiane	Q s

F s. a 20 pilules. 1 avant chaque repas

PILULES CONTRE INCONTINENCE D'URINE (Grisolle).

Extrait de noix vomique 0 gr 20 centigr
Oxyde noir de fer 3 —
Poudre de quassia 3 —
Sirop d'absinthe Q s.

F. s. a 20 pilules. 1 a 3 par jour.

POTION ANTIGASTRALGIQUE.

Teinture de noix vomique XL gouttes
Carbonate de magnesie 2 gr.
Sirop de fleur d'oranger 20 —
Eau de tilleul 80 —

F s a

POTION CONTRE L'ANOREXIE (Fonssagrives).

Extrait de quinquina 2 gr.
Teinture alcoolique de noix vomique X gouttes
Vin de Bordeaux 250 gr.
Sirop d'ecorce d'orange amere 50 —

F dissoudre. A prendre en 3 ou 4 fois avant les repas

POUDRE CONTRE LA DYSPEPSIE (Herard)

Noix vomique pulvérisee 1 gr
Rhubarbe pulverisee 4 —
Carbonate de chaux preparé 3 —
Oleo-saccharure de menthe 4 —

M et divisez en 20 paquets 1 avant chaque repas

— **BRUCINE** ($C^{23}H^{26}Az^2O^4 + 4H^2O$). — Soluble 850 parties eau froide, tres soluble alcool, insoluble éther.

Prop. thérap. — Comme la strychnine. (V. ci-dessous.)

Prép. pharm. et posol. — Comme la strychnine (peu usitée).

Incompat. — Les mêmes que la strychnine.

— **STRYCHNINE** ($C^{21}H^{22}Az^2O^2$). — **Toxique.** — Soluble dans 6.600 parties d'eau froide, 160 d'alcool à 90°, 165 de benzine, très soluble chloroforme, presque insoluble ether.

Prop. thérap. — *Voyez* noix vomique — Comme stimulant des centres nerveux et des muscles, la strychnine est particulierement indiquee dans la *neurasthenie*, les *affections médullaires* et *nevritiques*, la *denutrition* et la *cachexie generale*

Observations concernant le mode d'administration et la posologie de la strychnine — Pour obtenir le maximum d'effets thérap de la strychnine, il convient, d'apres Hartenberg, de la prescrire en injections hypodermiques a l'état de sulfate et à doses relativement élevées et progressivement croissantes : on injectera le premier jour 3 milligr de sulfate (en solut a 1 p. 100), on augmentera cette dose de 1/2 milligr. par jour jusqu'a *apparition d'une reaction physiologique* consistant en un sentiment d'ivresse légère, de vertige ou de raideur de la mâchoire ou des jambes. Cette réaction, qui apparait 1/4 d'heure apres l'injection et qui n'incommode pas le malade — lui laissant même une impression d'euphorie — est ordinairement produite par les doses de 5 a 6 milligr chez la femme et de 6 a 7 milligr chez l'homme. Ces dernieres doses une fois atteintes, doivent être, par la suite, progressivement augmentées (avec temps d'arrêt s'il est nécessaire) pour l'obtention de la réaction physiologique voulue On parvient ainsi a faire de *2 a 3 injections de 1 centigr. par 24 heures*, ce qui représente une dose notablement supérieure au *maximum* (18 milligr. par 24 heures) inscrit au Codex de 1908

Prép. pharm. et posol. — *A l'int.* 1 à 15 milligr. en 24 heures. — Granules contenant *un* milligr. (Codex), 1 à 10. — *A l'ext.* 0,10 pour 30 d'eau en collyre. — 1 pour 30 en pommade.

Incompat. — Ceux des alcaloïdes.

HUILE STRYCHNINÉE.

Huile d'olive 100 gr.
Strychnine 0 — 10 centigr.
M. frictions.

LINIMENT STRYCHNINÉ DE FURNARI

Huile d'olive 120 gr
Ammoniaque liquide 8 —
Baume de Fioravanti 15 —
Strychnine 0 — 30 centigr
F. s. a Enfrictions sur les tempes

PILULES ANTICHLOROTIQUES.

Tartrate de fer et de potasse 10 gr.
Extrait de quinquina 10 —
Strychnine 0 — 05 centigr.
F. s. a 100 pilules 2 a 4 aux repas

PILULES ANTIGASTRALGIQUES.

Strychnine 0 gr. 05 centigr.
Pepsine extractive 5 —
Poudre de cannelle Q. s.
Pour 50 pilules, 1 a 2 aux repas.

— **ARSÉNIATE DE STRYCHNINE.** — **Très toxique.** — Soluble eau et alcool.

Mêmes propriétes et posologie que le sulfate.

— **AZOTATE DE STRYCHNINE** ($C^{21}H^{22}Az^2O^2AzO^3H$). — **Très toxique.** — Souble eau, peu soluble alcool, insoluble éther, renferme 84 pour 100 de strychnine.

Posol. — *A l'ext.* 1 gr. pour 80 en pommade.

— **SULFATE DE STRYCHNINE** ($(C^{21}H^{22}Az^2O^2)^2SO^4H^2+5H^2O$). **Très toxique.** — Soluble 38 parties d'eau, 75 d'alcool à 90c ; renferme 78 pour 100 de strychnine.

Ce sel, étant très soluble, agit plus rapidement que la strychnine.

Posol. — *A l'int.* 2 à 6 milligr. par dose, jusqu'à 20 milligr. par 24 heures, en granules dosés à *un* milligr. *Enfants*, au-dessus de 3 ans : 1/4 de milligr par année. — Sirop contenant *cinq* milligr. par cuillerée à soupe. *Injection hypodermique.* Voir page 380 et les *observations* de la page précédente (322).

GOUTTES DE STRYCHNINE (Ruault)

Sulfate de strychnine 0 gr. 05 cent
Eau salicylee (a saturation) 10 —
V gouttes contiennent 1 milligr.

INJECTION VÉSICALE.

Sulfate de strychnine 0 gr. 025 milligr.
Eau 100 —
F. dissoudre.

POTION ANTIGASTRALGIQUE (Guibout).

Sulfate de strychnine 0 gr. 05 centigr
Sirop de menthe 50 gr.
Eau distil. de menthe 200 —
Une cuillerée avant les repas. Environ 4 milligr. par cuillerée.

SIROP CONTRE HYDRORRHÉE NASALE (Lermoyez).

Sulfate de strychnine 0 gr. 050 milligr.
— d'atropine 0 — 005 —
Sirop d'ecorce d'orange amere 400 —
F. s. a 2 cuil. à soupe par jour au moment des repas.

NOSOPHÈNE. — Tetraiodophénolphtaléine, renferme 60 p. 100 d'iode, poudre jaunâtre, insoluble dans l'eau, soluble dans l'alcool : bactéricide et siccatif, *non toxique,* la poudre est employée en insufflations ou étalee en couche mince avec un pinceau. — Préconise contre la rhinite chronique, le coryza, l'eczema, etc.

NOVOCAÏNE — *Chlorhydrate du para-aminobenzoyldiethylaminoethanol.* — Cristaux incolores, solubles dans leur poids d'eau, la solution est stérilisable par ébullition

Prop. therap. — Etudiée par Braun et préconisee comme anesthésique local dépourvu de toute action irritante, 6 à 7 fois moins toxique que la cocaine, elle ne peut cependant remplacer cette dernière que si elle est associée à l'*adrénaline* · on obtient alors une action anesthésique locale énergique dont la durée est supérieure à celle produite par la cocaïne, mais qui ne se manifeste que 5 à 6 minutes après l'injection.

Posol. — Un peu plus élevée que celle de la cocaïne : utilisée surtout en injection hypodermique (voir page 386) :

a) Solutions à 0 gr 25 et 0 gr. 50 p 100 (de soluté chloruré physiol. additionné de V gouttes d'adrénaline au 1/1000°), pour *injections tissulaires chirurgicales*

b) Solutions à 5 p. 100 (dont on injecte 2 à 3 centimètres cubes + V gouttes d'adrénaline au 1/1000°) pour *anesthésie médullaire.*

c) Solution à 2 et 5 p. 100 en *ophtalmologie*; à 10 et même 20 p 100 en *badigeonnages* pour l'*anesthésie du pharynx et du larynx*, à 1 et 2 p 100 (en injections gingivales) pour *extractions dentaires.*

Doses maxima injectables. 0 gr. 50 par la voie sous-cutanée et 0 gr. 18 par le canal rachidien

NOYER. — *Juglans regia* (Juglandées).

Part. empl. — Feuilles, péricarpe, huile exprimée de la graine.

Princ. act. — Tanin, matière âcre, amère.

Prop. thérap. — Feuilles astringentes, toniques, antiscrofuleuses; écorce, conseillée contre ictère, exanthèmes, pustule maligne, péricarpe ou *brou de noix* préconisé comme antiscrofuleux, antirachitique, stomachique.

Prép. pharm. et posol. — *A l'int.* Infusé de feuilles ou de péricarpe 20 pour 1000. Extrait 2 à 4 gr. —*A l'ext.* Décocté 50 pour 1000 en injections; lotions, huile; entre dans la préparation de quelques onguents.

Incompat. — Sels de fer, gélatine, comme pour les substances tannantes.

POTION ANTISCROFULEUSE.

Feuille de noyer	10 gr.
Eau bouillante	200 —
F. infuser 1/2 heure, passez et ajoutez	
Iodure de potassium	2 à 4 gr.

SIROP ANTISCROFULEUX

Extrait de feuille de noyer	10 gr
— gentiane	5 —
Sirop de quinquina	285 —
F s a. 1 à 2 cuill à soupe ou à café suivant l'âge.	

NUCLÉINIQUE ou **NUCLÉIQUE** (acide). — **NUCLÉINATE DE SOUDE.** — L'acide nucléinique constitue une poudre blanche, insoluble dans l'eau, mais formant avec les oxydes alcalins et métalliques des sels solubles. (Voir à ces oxydes).

Prop. thérap. — Préconisé tout d'abord comme dissolvant de l'acide urique. Il favorise la formation de l'hémoglobine et des globules rouges (S Tabozzi) et accroît considérablement la leucocytose (Mikulicz-Dudgeon) augmentant par suite la résistance du péritoine, il a pu être utilisé avec succès en injections (nucléinate de soude) à la suite des opérations utérines radicales, des laparatomies (W. Hannes) et des perforations péritonéales chez les typhiques (Chantemesse). Préconisé par Fischer pour le traitement de la paralysie générale également en injection hypodermique (voir le chapitre spécial page 357). A. Pissarev emploie contre le choléra 1 à 2 injections quotidiennes de 2 c c. de serum physiologique renfermant 5 à

10 p. 100 de nucléinate de soude et administre en même temps 3 à 4 cachets contenant 0 gr. 15 d'acide nucléinique

Prép pharm. — *Acide nucléinique* : 0 gr. 10 à 0 gr. 30 en pilules, cachets — *nucléinate de soude,* solution à 1 pour 100 cent. cubes de sérum physiologique du Codex — 10 à 50 cent cubes en injection hypodermique ou intra-musculaire (voir le chapitre spécial page 376).

NUCLÉOGÈNE. — Combinaison ferro-arsénicale d'acide nucléinique Reconstituant globulaire sanguin — accroît le taux de l'hémoglobine — Tablettes renfermant 0 gr. 05 de nucléogène, 2 par jour pour adultes pendant 6 semaines, communique à l'haleine une odeur alliacée.

NUTROSE. — Caséinate de soude : Produit alimentaire obtenu en combinant la caséine seche avec la soude caustique dont on enlève l'excès par lavage à l'alcool bouillant.

La nutrose renferme environ 14 pour 100 d'azote : On l'administre à la dose de 30 à 60 gr. par jour, dissoute dans de l'eau, du lait, du bouillon, etc.

O

ŒUF DE POULE.

Part. empl. — Jaune et blanc. (Voy. *Albumine.*)

Prop. thérap. — Sert surtout pour les émulsions. Aliment complet.

Posol. — *A l'int.* Jaune 1 à 2 en potion ou en lavement.

LAIT DE POULE.

Jaune d'œuf	n° 1
Sucre	20 gr.
Eau tiede	200 —
Eau de fleur d'oranger	10 gr.

SIROP DE JAUNE D'ŒUF

Voir a **Lécithine.**

OLIVIER. — *Olea europæa* (Oléacées).

Part. empl. — Huile extraite du péricarpe du fruit, feuilles, écorce.

Prop. thérap. — Huile : alimentaire, laxatif, sert à la préparation de liniments, d'emplâtres, écorce et feuilles fébrifuges (Faucher). Préconisé par le Dr Chauffard contre les coliques hépatiques.

Princ. act. — Olivite ou olivine, ACIDE OLÉIQUE. — L'acide oléique peut, d'après Artaud, remplacer l'huile d'olive dans le traitement de la lithiase biliaire.

Prép. pharm. et posol. — *A l'int.* Extrait hydro-alcoolique de l'ecorce et des feuilles, 1 à 2 gr. (febrifuge). — Huile 30 à 60 gr. (laxatif) contre coliques hépatiques 100 a 400 gr.

MÉLANGE CONTRE COLIQUES HEPATIQUES (Chauffard)

Huile d'olive	150 a 400 gr
Cognac	15 —
Jaunes d'œuf	n° 2
Menthol	0 gr 50

Prendre en deux fois à 1/4 ou 1/2 heure d'intervalle.

On obtient l'*huile d'olive stérilisée*, en lavant plusieurs fois l'huile avec de l'alcool à 90° jusqu'à ce que ce dissolvant ne se colore plus. Après séparation on chauffe l'huile à 120 degrés et on filtre.

— **OLÉATE DE SOUDE.** — Syn. *Eunatrol*: cholagogue préconisé contre lithiase biliaire.

2 à 3 gr. par jour en 2 ou 3 fois, en pilules ou potions : usage prolongé 3 à 4 mois.

OPIUM. — **Toxique.** — Suc épaissi provenant d'incisions faites aux capsules du Pavot officinal, *Papaver somniferum* (Papavéracées).

Plusieurs sortes d'opium : 1° Opium de Smyrne (ou d'Anatolie, *opium thebaïcum*) le seul *officinal ; 2° de Constantinople ; 3° d'Egypte ; 4° de l'Inde ; 5° de Perse et de Chine ; 6° opium indigène*, différant par la quantité de morphine qu'ils renferment. — Soluble eau et alcool, en partie.

Princ. act. — **MORPHINE, CODÉINE, NARCOTINE, NARCÉINE, PAPAVÉRINE, THÉBAÏNE, LAUDANOSINE.**

Prop. thérap. — Parmi les alcaloïdes de l'opium les uns (morphine, narcotine, papavérine, codéine) sont surtout *narcotiques ;* les autres (thébaïne, laudanosine) sont *convulsivants*. La prédominance des premiers et, parmi eux, de la morphine (dont le taux, dans l'extrait d'opium, atteint 10 fois environ celui de l'ensemble des autres alcaloïdes) fait que l'opium est avant tout, par sa morphine, un *hypnagogue analgésique*

Toutefois, l'opium et la morphine ne sauraient se remplacer rigoureusement dans tous les cas : il est certains effets, les *effets antidiarrhéiques* notamment, que l'on obtient *beaucoup plus aisément avec l'opium* qu'avec la morphine

L'opium est *indiqué* surtout contre les insomnies dues à la douleur (employer les doses moyennes, car les doses faibles sont plutôt excitantes), les affections mentales avec excitation, le *delirium tremens*, les névralgies, les douleurs du cancer et de l'appendicite, les gastralgies, les coliques hépatique, néphrétique et saturnine, la dyspnée des asthmatiques et des emphysémateux, les hémoptysies, la toux

Modérateur des sécrétions intestinales, il est efficace contre la plupart des diarrhées.

Les *opiacés sont contre-indiqués* dans les affections mitrales, l'œdème aigu du poumon, les maladies infectieuses graves et surtout dans les cas d'insuffisance rénale. On ne les administrera qu'avec prudence — *doses faibles et fortement diluées* — aux *enfants*, qui sont extrêmement sensibles à leur action.

Pour l'*accoutumance* aux opiacés, voir p. VIII

Correspondance des préparations d'opium.

L'opium officinal renferme 10 p. 100 de morphine et l'extrait 20 p. 100 de morphine.

Unités thérapeutiques. — Poudre 2 *centigr.* Extrait 1 *centigr.* Morphine 2 *milligr.* (Les poids des diverses préparations indiqués dans la première colonne représentent donc soit *deux* centigr. de *poudre*, soit *un* centigr. *d'extrait*, soit *deux* milligr. de *morphine*).

Préparations usuelles. (Celles du Codex 1908 portent une *)	Correspondance avec les unités Poids.	Gouttes.	Posologie par 24 heures (adultes)
Electuaire diascordium*	1 gr 67		2 à 10 gr
Elixir parégorique*	4 —	CCXII	2 à 20 et 40 gr
Extrait d'opium*	0 — 01		0 gr 01 à 0 gr 10.
Gouttes noires anglaises	0 — 04	I 1/2	I à VIII gouttes
Laudanum de Rousseau	0 — 08	III	III à XX —
— de Sydenham*	0 — 20	VIII	0 gr 20 à 2 gr
Pilules de cynoglosse opiacées*	0 gr. 10 nº 1		1 à 5 pilules
	0 gr 20 nº 1/2		1 à 3 —
Poudre de Dover*	0 — 20		0 gr 20 à 1 gr.
— d'opium ou thébaïque*	0 — 02		0 gr 02 à 0 gr. 20.
Sirop diacode*	20 —		20 à 150 gr
— de lactucarium opiacé	40 —		40 à 100 —
— d'opium*	5 —		10 à 40 —
— pectoral*	100 —		100 et plus
Teinture d'opium à 1/10e*	0 — 20	XI	0 gr 20 à 2 gr.

Us ext — Emplâtre* d'extrait renfermant 25 pour 100 d'extrait
Glycéré (Cod. 84) d'extrait renfermant 10 p 100 d'extrait d'opium.

Posologie chez les enfants. — *En général : abstention au-dessous de 1 an*

Laudanum de Sydenham* { De 6 mois à 1 an I goutte; De 1 an à 2 ans II gouttes } dans 100 gr de véhicule. Plus tard I goutte par année d'âge

Elixir parégorique*	X à XX gouttes par année
Poudre d'opium* (abstention au-dessous de 10 ans)	1/2 centigr. — —
Poudre de Dower*	0 gr 05 — —
Sirop diacode*	5 à 10 gr. — —
Sirop de lactucarium opiacé*	10 à 20 gr — —

Incompat. — Alcalis et leurs carbonates, sels d'argent, de mercure, de fer, de plomb; tanin et substances qui en contiennent; iode, chlore, etc.

CÉRAT LAUDANISÉ (Codex 1884).

Laudanum 1 — Cerat 10

CÉRAT OPIACÉ (Cod 66)

Extrait d'opium 1 — Cérat 100

ÉLIXIR PARÉGORIQUE (Codex 1908).

Poudre d'opium	5 gr.
Acide benzoïque	5 —
Camphre	2 —
Essence d'anis	5 —

Faites digérer pendant 7 à 8 jours dans

Alcool à 60c 985 gr

10 grammes contiennent 5 centigr d'opium, soit 2 centigr. et demi par cuillerée à café

Dose . 5 à 20 gr.

EMPLATRE CALMANT.

Extrait d'opium }	
— de jusquiame } ãã	5 gr.
— de cigue }	
Emplâtre diachylum	50 —
Térebenthine	Q. s.

F. s a.

GARGARISME CALMANT.

Décocté d'orge	200 gr.
Mellite simple	40 —
Teinture d'opium	2 à 5 —

F s. a.

GOUTTES ANGLAISES NOIRES DES QUAKERS (Codex 1884).

Opium de Smyrne	100 gr.
Noix muscade	25 —
Safran	8 —
Vinaigre distillé	600 —
Sucre	50 —

Laissez le tout en contact pendant 1 mois, passez, évaporez, jusqu'à réduction à 200 gr. et filtrez Cette préparation représente la moitié de son poids d'opium. Dose : II à VI gouttes dans une potion.

GOUTTES ANTICHOLÉRIQUES (Monod).

Teinture d'opium }	
— d'aconit } ãã	15 gr
— d'aloès }	

F. s. a X à XXX gouttes par jour.

JULEP CALMANT POTION CALMANTE (Codex 1866).

150 *gr. renferment* 10 *gr. de sirop d'opium A prendre en* 2 *ou* 3 *fois.*

JULEP GOMMEUX CALMANT.

Julep gommeux 150 gr.
Sirop d'opium 10 a 30 —
Eau distillee de laurier-cerise 5 a 10 —

M. a prendre par cuillerée

LAVEMENT AMIDON LAUDANISÉ.

Lavement d'amidon 200 gr.
Laudanum V a XX gouttes.

M.

LAVEMENT ASTRINGENT LAUDANISÉ

Laudanum de Sydenham XX gouttes.
Décocte de ratanhia 200 gr.

F. s. a.

LAVEMENT LAUDANISÉ.

Laudanum de Sydenham X a XXX gouttes.
Décocté de guimauve ou de lin 250 gr

On ajoute fréquemment 10 *gr. d'amidon.*

LAUDANUM DE ROUSSEAU (Codex 1884).

XXXV gouttes pesent un *gr*, — 4 *gr representent* 1 *gr. d'opium brut, ou* 0 *gr* 50 *centigr. d'extrait d'opium. Dose.* 0 *gr* 20 *centigr a* 0 *gr.* 80

LAUDANUM DE SYDENHAM (Codex 1908).

XLIII gouttes pesent un *gr*, *et représentent* 0 *gr* 10 *de* poudre *d'opium,* 0 *gr.* 05 *d'*extrait *et* 0 *gr,* 01 *de* morphine. *Dose* 0 *gr.* 20 *à* 2 *gr.*

LINIMENT CALMANT

Baume tranquille 60 gr.
Chloroforme 10 —
Laudanum Sydenham 10 —

LINIMENT CALMANT

Extrait d'opium 1 gr.
— de belladone 2 —
Glycerine 20 —
Huile de camomille camphrée 60 —

LOOCH OPIACÉ

Looch blanc 150 gr
Sirop d'opium 10 a 30 —

M. A prendre par cuilleree.

LOTION CALMANTE ANTICANCÉREUSE

Feuilles de cigue 20 gr

F. bouillir dans :

Eau 500 gr.

Passez et ajoutez :

Teinture d'opium 5 gr
Eau distillee de laurier-cerise 10 —

F. s a.

MIXTURE ANTIDIARRHÉIQUE.

Extrait d'opium 0 gr 05 a 0 gr. 10 centigr
Extrait de ratanhia 5 —
Sous-nitrate de bismuth 10 —
Sirop de consoude 100 —

Par cuillerees dans une tasse de thé chaud

PILULES ANTIDIARRHÉIQUES

Extrait thébaïque 0 gr. 20 centigr.
Tanin 2 —
Extrait de ratanhia 2 —

F. s. a. 20 *pilules*, 1 *toutes les* 2 *heures.*

PILULES CONTRE TOUX.

Opium pulvérise, Ipeca — ãã 0 gr 50 centigr
Extrait de jusquiame 1 —
Chlorure d'ammonium 3 —

F s. a 50 *pilules* 2 *a* 4 *par jour.*

PILULES D'EXTRAIT D'OPIUM (F H. M)

Extrait d'opium 0 gr. 05 centigr

F 1 *pilule.* 1 *a* 2 *par jour.*

PILULES EXPECTORANTES.

Poudre d'opium 0 gr. 25 centigr
Kermes, Extrait de polygala ãã 0 — 50

F. s. a 50 *pilules* 2 *a* 6 *par jour*

PILULES DE CYNOGLOSSE OPIACÉES (Codex).

Chaque pilule pese 0 *gr* 20 *et renferme* 0 *gr* 02 *centigr. d'extrait d'opium.* 2 *a* 4 *par jour.*

PILULES OPIACÉES CAMPHRÉES (Ricord)

Camphre 3 gr
Extrait d'opium 0 — 4 décigr.
Mucilage Q. s.

F. s. a. 16 *pilules* : 2 *ou* 3 *tous les soirs.*

POMMADE CONTRE GOUTTE, RHUMATISME AIGU.

Extrait d'opium 3 gr.
— de jusquiame 2 —
Lanoline 30 —

F. s. a. 2 *a* 3 *gr. en onctions.*

POTION CALMANTE.

Sirop d'opium	10 à 30 gr.
Eau de laurier-cerise	5 —
Eau distillée de tilleul	120 —

F. s. a. Par cuillerées toutes les heures.

POTION CONTRE COLIQUES

Sirop d'opium / — d'anis / — d'éther	ãã	10 gr
Eau de menthe / Eau ordinaire	ãã	50 —

M. à prendre en 2 ou 3 fois à 1/4 d'heure d'intervalle

POTION CONTRE DIARRHÉE.

Sous-nitrate de bismuth / Carbonate de chaux	ãã 4 gr
Teinture de cannelle	5 —
Extrait d'opium	0 — 05 centigr. à 0 gr. 10 centigr.
Sirop de ratanhia	40 —
Eau	120 —

Par cuillerées toutes les heures.

POUDRE ANTIDIARRHÉIQUE

Sous-nitrate de bismuth	10 gr.
Poudre de cannelle	2 —
— d'opium	20 centigr

Divisez en 10 paquets ou cachets 1 toutes les heures.

POUDRE DE DOVER

Poudre d'ipecacuanha opiacée

Un *gramme renferme 0 gr 10 d'opium, soit 0 gr 05 d'extrait d'opium*

Voir Azotate de potasse.

POUDRE DIAPHORÉTIQUE (Richter)

Opium pulvérisé	0 gr. 60 centigr.
Ipeca —	1 — 20 —
Sucre —	5 —

Divisez en 10 paquets ou cachets. De 2 à 4.

SIROP CONTRE GASTRALGIE.

Sirop de laurier-cerise 100 gr.
Extrait aqueux d'opium 0 — 10 centigr.

Une cuillerée à café après le repas.

SIROP DE KARABÉ (Codex 1884).

Sirop thébaïque avec teinture de succin 10 à 40 gr

SIROP DIACODE (Codex)

20 gr représentent 0 gr. 01 centigr. d'extrait d'opium 20 à 100 gr

SIROP PECTORAL (Yvon).

Extrait d'opium	0 gr 04 centigr.
— d'ipeca	0 — 03 —
Teinture de belladone	1 — 25 —
Alcoolature d'aconit	2 — 50 —
Sirop de laurier-cerise	10 —
— de coquelicot	10 —
— de baume de tolu	80 —

Par cuillerée à soupe

SIROP THÉBAÏQUE (Codex).

20 gr représentent 0 gr 04 centigr. d'extrait d'opium 10 à 40 gr.

TEINTURE D'OPIUM CAMPHRÉE — *Syn.* Elixir parégorique du Codex de 1908

10 gr. représentent 0,05 centigr d'opium, il est moitié moins actif que celui de 1884 Dose 2 à 20 gr et plus.

Enfants, X gouttes par année d'âge au dessus de 1 an

CODÉINE. ($C^{18}H^{21}AzO^3 + H^2O$). — **Toxique.** — Soluble eau froide (118 parties), très soluble alcool et éther.

Prop. thérap. — Hypnotique faible Employée surtout pour calmer la toux.

Prép. pharm. et posol. — *A l'int.* 0 gr., 01 à 0 gr. 15 centigr. par 24 heures. En pilules, potion, sirop Le *sirop de codéine* (Codex) contient 4 centigr. de codéine par cuillerée à soupe. Les *enfants* tolèrent assez bien la codéine. un demi-centigr (soit 2 gr. 50 de sirop) par année d'âge, en fractionnant la dose pour les 24 heures

Incompat. — V. *Morphine.*

MÉLANGE CONTRE DOULEURS PRÉMENSTRUELLES

Codeïne	0 gr 05 centigr
Hydrate de chloral	1 —
Bromure d'ammonium	1 —
Eau camphrée	30 —

A prendre en une fois au coucher.

PILULES DE CODÉINE

Codéine / Thridace	ãã	0 gr 20 centigr.

F. s. a. 10 pilules 1 à 2 par jour.

POTION DE CODÉINE.

Sirop de codéine	30 gr.
Infusé de feuille d'oranger	100 —

M. Par cuillerées toutes les heures

— **BROMOMÉTHYLATE DE — EUCODYNE.** — Poudre cristalline soluble dans l'eau, sédatif de la toux, narcotique. Dose, 0 gr. 05 a 0 gr. 20 chez l'adulte.

— **IODHYDRATE** acide ou bi-iodure de **CODÉINE.** — *Syn.* **IODÉINE** $C^{18}H^{21}AzO^3$, $(HI)^2 + H^2O$. — Sel cristallisé en fines aiguilles jaunâtres. Solubles dans l'eau et dans l'alcool, insolubles dans l'ether. Contient pour cent 43,54 d'iode et 51 02 de codéine.

Prop. thérap. — Préconisé par Labadie-Lagrave comme calmant de la toux, antidyspnéique et expectorant, dans l'emphysème, l'asthme, les bronchites, la dyspnée cardiaque, etc.

Prép. pharm. et posol. — 5 à 20 centigrammes par jour en sirop ou pilules, 2 à 8 centigrammes en injections hypodermiques (page 357).

— **PHOSPHATE DE.** — **Toxique.** — Très soluble dans l'eau. 0 gr. 05 à 0 gr 20 par 24 heures. En injections sous-cutanees, 0 gr. 01 a 0 gr. 05 centigr. (page 357).

MORPHINE $(C^{17}H^{19}AzO^3 + H^2O)$. — **Très toxique.** — Soluble dans 5000 parties d'eau froide, 265 parties d'alcool à 90^c; assez soluble ether acetique, presque insoluble éther, chloroforme, huiles essentielles.

Prop. thérap. — Voyez opium. Hypnotique et surtout puissant *sedatif de la douleur*, employé principalement à l'état de chlorhydrate et en injections hypodermiques contre : coliques hépatiques et néphrétiques, douleurs de l'angine de poitrine, du tabes, des cancers, etc., dyspnées des asthmatiques, des tuberculeux et de certains cardiaques.

Indiquee aussi contre les insomnies douloureuses, les névralgies, la toux, et pour combattre les effets toxiques de l'atropine, de la cafeine et de la quinine.

Contre-indiquee (voyez opium) chez les *enfants* (au-dessous de 3 ans) et les vieillards, les malades en état d'hyposystolie ou d'insuffisance rénale. Ne doit pas être associée, comme hypnotique, au trional ou au sulfonal (produirait parésies, hebetude, aphasie).

Prép. pharm. et posol. — *A l'int.* 0 gr. 01 à 0 gr. 03 centigr *A l'ext.* Huile morphinee a 1/1000^e

Incompat. — Tanin, iodure de potassium ioduré, et incompatibles géneraux des alcaloides.

— **CHLORHYDRATE DE MORPHINE** $(C^{17}H^{19}AzO^3,HCl + 3H^2O)$. — **Très toxique.** — Soluble 24 parties d'eau, 50 parties alcool à 95^c, soluble glycérine, contient 75,9 p. 100 de morphine.

Prop. thérap. — Voyez morphine.

Posol. *A l'int.* 0 gr., 01 à 0 gr., 05 cent. par 24 heures (dans des cas speciaux cette dose peut être depassée) Les *enfants* sont très sensibles à l'action de la morphine, ne pas dépasser *un* milligr. par année d'âge et par 24 heures, et ne pas en prescrire au-dessous de 3 ans. —*Injection hypodermique.* Voir le chapitre spécial, page 375. — *A l'ext.* en pommade à 1/10 ou 1/20e.

Prép. pharm. du Codex. — Granules a 0,001 milligr (1884) Sirop, 1 centigr. par 20 gr., 10 à 50 gr. Solution pour inj. hyp., 1/50e.

COLLODION MORPHINÉ.

Collodion élastique 30 gr.
Chlorhydrate de morphine 0 gr. 25 a 0 — 50
F. dissoudre.

GOUTTES BLANCHES (Gallard).

Chlorhydrate de morphine 0 gr. 10 centigr.
Eau distillée laurier-cerise 5 —
I ou II gouttes sur un morceau de sucre avant chaque repas (gastralgies).

PILULES CALMANTES

Chlorhydrate de morphine 0 gr. 10 centigr.
Extrait de jusquiame 0 — 25 —
— de belladone 0 — 25 —
Baume de tolu 3 —
F s. 50 pilules. Une toutes les 2 ou 3 heures.

POMMADE CALMANTE.

Chlorhydrate de morphine 1 gr.
Axonge benzoïnee 20 a 50 —
M.

POTION MORPHINÉE.

Sirop de morphine 20 a 40 gr.
Eau distillee de laurier-cerise 5 —
Eau de tilleul 100 —
En une ou deux fois.

POUDRE ANTIDYSPEPTIQUE (Bonnet).

Sous-nitrate de bismuth 1 gr.
Chlorhydrate morphine 0 gr 002 a 0 gr. 004 milligr.
M pour 1 paquet 1 paquet dans de l'eau sucree avant chaque repas.

SUPPOSITOIRE MORPHINE.

Beurre de cacao 3 gr.
Chlorhydrate de morphine pulverise 0 — 02 centigr.
F. s a

— **CHLORHYDRATE DE BENZOYLMORPHINE**. — Syn. **PÉRONINE**.

— **ÉTHER DIACÉTIQUE DE LA MORPHINE** — Voir **HÉROÏNE**

— **ETHYLMORPHINE** (chlorhydrate d') ou **DIONINE**. — Poudre cristalline blanche, facilement soluble dans l'eau (7 p.) et dans l'alcool ; elle est précipitée de ses solutions par le chlorure de sodium

Prop. thérap. — Hypnotique et analgésique, comme la codéine, mais un peu plus actif

Sedatif de la toux utile dans : coqueluche, asthme, grippe, bronchites, pneumonie, tuberculoses pulmonaire et laryngee (modere la sudation, facilite la déglutition).

Pas d'accoutumance, d'où son emploi contre morphinisme : substituer graduellement à chaque dose de morphine des doses triples de dionine, puis diminuer rapidement celle-ci de façon à la supprimer totalement en trois semaines.

Dose : A l'int. 0 gr 02 a 0 gr. 08 en potion, sirop. *Enfants :* 1 à 2 milligr. par année a partir de 2 ans. Fractionner la dose *pro die* en 3 ou 4

En injections hypodermiques, 0 gr. 010 à 0 gr. 025 milligr. (Voir le chapitre spécial, page 363).

Us. ext. : D'après R. BLOCH 0 gr. 04 en suppositoires amoindrissent les douleurs consécutives aux petites operations gynécologiques (curetage, dilatation du col, etc). Collyres (analgésiques) a 2 p. 100.

NARCÉINE ($C^{23}H^{29}AzO^{9} + 2H^{2}O$). — Soluble 1285 parties d'eau, très soluble dans les alcalis caustiques, insoluble ether.

Prop. thérap. — Narcotique, sedatif de la toux, utile chez les enfants.

Prép. pharm. et posol. — *A l'int.* 0,02 à 0,10 centigr., en pilules. Le *sirop* du Codex 84 contient 2 centigr. de narceine (solubilisée par HCl) par cuillerée a soupe.

Enfants au dessus de 3 ans . 3 milligr de narcéine (= 1/2 cuillerée a café de sirop) par année.

PILULES DE NARCÉINE.

Narceine	0 gr. 50 centigr.
Acide tartrique	0 — 20 —
Poudre de guimauve	1 —
Extrait de chiendent	Q. s.

Pour 25 pilules contenant 2 centigr. de narceine De 2 à 4.

SIROP DE NARCÉINE (Codex 1884).

Narceine	1 gr.
Acide chlorhydrique	1 —
Alcool a 90c	28 —
Sirop de sucre incolore	970 —

Deux centigr. par cuillerees a soupe

— **ETHYLNARCÉINE**(*Chlorhydrate d'*). — *Syn.* **NARCYL.** — Aiguilles prismatiques, incolores, solubles dans 120 parties d'eau, facilement solubles dans l'alcool et l'éther

Prop. thérap. et posol. — Analgésique, antispasmodique, sédatif de la toux.

Doses : Chez l'adulte 0 gr. 05 à 0 gr. 10 par jour, en sirop, pastilles ou pilules ; et en injections hypodermiques (solution aqueuse à 1/10e) à la dose de 0 gr. 02 à 0 gr. 04.

Enfants au-dessus de 3 ans : un demi-centigr. par année.

OPOTHÉRAPIE. — Dénomination donnée par le professeur Landouzy au mode de traitement par les sucs d'origine animale.

Les preparations des divers organes revêtent aujourd'hui des formes pharmaceutiques assez variées et sont destinées soit à l'ingestion stomacale soit aux injections hypodermiques.

Les diverses préparations et leur mode d'emploi sont indiqués à leur place alphabétique.

OR (Au).

Prop. thérap. — Préconisé comme antisyphilitique.

Prép. pharm. et posol. — *A l'int.* Poudre, 0 gr., 01 cent., à 0 gr. 20 centigr. — *A l'ext.* Poudre en pommade.

— **BROMURE D'OR.** — En granules de 5 à 10 milligr. Voir *Chlorure d'or.* — Preconisé dans les cas où le bromure de potassium est inefficace, en granules a 0 gr. 001 ou en solution.

Bromure d'or	0 gr. 20
Bromure de sodium	0 — 20
Eau distillee	500 —

2 milligr. par cuillerée a cafe.

— **CHLORURE D'OR** ($AuCl^3$). — Très soluble eau, alcool, éther.

Prop. thérap. — Antisyphilitique; caustique (le déliquium ne laisse pas de cicatrices).

Prép. pharm. et posol. — *A l'int.* 0 gr., 005 milligr. à 0 gr., 015 milligr. — *A l'ext.* — En pommades ou comme caustique.

Incompat. — Alcalis, sucs vegétaux acides, sucres et extractifs; protoxyde de fer et d'étain.

CAUSTIQUE DE RÉCAMIER.

Chlorure d'or	0 gr. 30 centigr.
Eau regale	30 —

POMMADE CHLORURE D'OR (Chrestien).

Hydrochlorate d'or	0 gr. 60 centigr.
Axonge	30 —

M. 1 gr. en frictions.

— **CHLORURE D'OR ET D'AMMONIUM.**

Prop. thérap. — Employé contre l'aménorrhée et la dysménorrhée.

Prép. pharm. et posol. — *A l'int.* 0 gr., 005 à 0 gr., 010 milligr.

GRANULES.

Chlorure d'or et d'ammonium	0 gr 20 centigr.
Poudre de guimauve	1 gr.
Extrait de chiendent	Q. s.

Pour 100 *granules contenant* 2 *milligr de sel.*

— **CHLORURE D'OR ET DE SODIUM** ($AuNaCl^4 + 2H^2O$). — *Syn.* Sel de Chrestien. Soluble eau, alcool, ether.

Prop. thérap. — Antisyphilitique.

Prép. pharm. et posol. — *A l'int.* 0 gr., 01 à 0 gr., 03 centigr. — *A l'ext.* 0 gr., 50 pour 15, en pommade.

Incompat. — Comme le chlorure d'or.

PILULES CHLORURE D'OR ET DE SODIUM (Chrestien).

Chlorure d'or et de sodium	0 gr 50 centigr.
Fecule de pomme de terre	5 —
Mucilage de gomme arabique	Q. s.

F s. a. 120 *pilules.* 1 *à* 15 *par jour.*

— **CYANURE D'OR** ($AuCy^3$).

Prop. thérap. et posol — Antituberculeux indiqué par ROSENTHAL, en inject. hypod, aux doses de 1/2 a 1 centigr *pro die*.

Incompat. — Comme le chlorure.

— **CYANURE DOUBLE D'OR ET DE POTASSIUM** $Au(CAz)^3$, KCAz — Cristallisé en aiguilles incolores, soluble dans l'eau.

Prop thérap — D'après KOCH et BEHRING, même aux dilutions de 1 a 2 millioniemes, il arrêterait le développement des bacilles tuberculeux Aussi a-t il été propose pour le traitement de la tuberculose et particulierement du lupus, à cet égard, les récents resultats de BRUCK et GLUCK sont favorables.

Posol. — Pour le traitement du lupus : de 2 a 5 centigr en injections intra-veineuses, tous les 2 ou 3 jours jusqu'a un total de 12 injections.

Chez les *enfants de 6 à 14 ans :* 12 injections aux doses de 5 milligr. a 3 centigr. selon l'âge. — Pour ces injections on emploie une solution de cyanure d'or et de potassium à 1 p. 100, dont on préleve autant de centimetres cubes que de centigrammes à injecter, pour les diluer dans 50 à 100 centimètres cubes de serum physiologique.

ORANGER AMER. — *Citrus vulgaris* (Aurantiacées). *Syn.* Bigaradier.

Part. empl. — Feuilles, fleurs, fruit, épicarpe ou zeste.

Prop. thérap. — Comme l'oranger vrai.

Prép. pharm. et posol. — Comme l'oranger vrai.

— **ORANGER DOUX.** — *Citrus Aurantium* (Aurantiacées).

Part. empl. — Feuilles, fleurs, fruits.

Prop. thérap. — Antispasmodique, diaphorétique léger.

Prép. pharm. et posol. — *A l'int.* Eau distillée de fleurs, Q. v. — Huile volatile, II à V gouttes. — Infusé de feuilles, 5 pour 100. — Poudre de feuilles, 2 à 10 gr. — Sirop de fleurs, Q. v.

Pour les préparations, voir après, *Orange*.

— **ORANGE.** — Fruit du *Citrus Aurantium.*

Prop. thérap. — Antispasmodique, rafraîchissant.

Prép. pharm. et posol. — *A l'int.* Alcoolature, 5 à 20 gr. — Huile volatile, II à V gouttes. — Limonade crue ou cuite 2 oranges par litre. — Sirop, Q. v. — Ecorce d'orange, 2 à 10 gr. — Suc, Q. v.

— **ORANGE AMÈRE.** — Fruit du Bigaradier.

Part. empl. — Zeste.

Prop. thérap. — Tonique, amer.

Prép. pharm. et posol. — *A l'int.* Sirop. Gelée. Poudre Tisane. Tilleul orange.

ELIXIR VISCÉRAL D'HOFFMANN (*Elixir d'oranges composé*) Codex 1866.	*Dose*. 5 *a* 10 *gr par jour. Stomachique, — vermifuge, — fébrifuge.*

OREXINE. — Phényldihydroquinazoline. Poudre peu sol. dans l'eau, de saveur amère. — Préconisee par Penzoldt dans tous les cas d'anorexie : on emploie le *chlorhydrate* ou le *tannate* en pilules ou cachets de 0 gr. 10 centigr., 2 a 5 par jour ingérés avec une grande quantité de liquide (bouillon) pour éviter l'action irritante sur l'estomac.

Son efficacité a été contestée par le Dr Schmidt qui considère l'orexine comme toxique . il faut donc surveiller l'action de ce médicament et débuter par des doses faibles.

ORGANES DIVERS (*Poudres d'*). — Le mode de préparation est inscrit au Codex, ainsi que celui des extraits *non injectables* (voir à **Extraits**) et **Injectables** (voir au chapitre spécial, page 380).

ORGE. — *Hordeum vulgare* (Graminées). 2 variétés : 1° dépouillée de ses glumes (orge mondé) ; 2° décortiquée, et réduite à son endosperme amylacé (orge perlé).

Prop. thérap. — Adoucissant et rafraîchissant.

Prép. pharm. et posol. — *A l'int.* Décocté, 20 pour 1000. — Malt (v. ce mot). — Orge miellée, décocté édulcoré avec 60 gr. de miel.

— **HORDÉNINE** (Para-oxyphényléthyldiméthylamine : $C^{10}H^{15}AzO$. — Alcaloïde retiré par E. Léger des germes ou *touraillons* de l'Orge.

Prop. thérap. — Modificateur des secrétions gastro-intestinales Préconisé dans enterites, entéro-colites, gastro-enterites, diarrhées infantiles, dysenteries bacillaire et amibienne.

Prép. pharm. — On emploie le sulfate d'hordénine à la dose de 0 gr 50 à 1 gr. — Bulles gélatineuses contenant 0 gr. 10 de sel 5 a 10 bulles. — Ampoules contenant 0 gr 10 de sel : 1 à 2 ampoules en injection sous-cutanée ou intra-musculaire, cette dernière est moins douloureuse.

ORME. — *Ulmus campestris* (Ulmacées).

Part. empl. — Ecorce des rameaux privée du périderme (écorce d'orme pyramidal).

Princ. act. — Ulmine.

Prop. thérap. — Préconisé contre les affections de peau et l'ascite.

Prép. pharm. et posol. — *A l'int.* Décocté 20 pour 1000.

SIROP D'ORME PYRAMIDAL (Soubeiran).

Extrait hydro-alcoolique d'orme pyramidal	20 gr
Sirop de sucre	980 —

F. s. a 2 à 6 cuillerées par jour.

PILULES COMPOSÉES.

Arséniate de soude	0 gr. 10 centigr.
Extrait d'orme pyramidal	5 —

Pour 50 pilules contenant chacun 2 milligr. d'arséniate de soude.

ORPHOL. — Voir *Naphtolate de bismuth.*

ORPIMENT. — Voir à *Arsenic.*

ORTHOFORME. *Méta-amino-paraoxybenzoate de méthyle.* — Poudre cristalline, incolore, inodore, peu soluble dans l'eau.

Prop. thér. — *A l'ext :* Antiseptique et anesthétique local des muqueuses et des parties dénudées (brûlures, plaies, fissures, excoriations, etc.) — On l'applique pulvérisé ou en solutions alcooliques a saturation ; il a été préconisé par Spiess en insufflations laryngées contre la coqueluche.

Obs. — L'emploi de pommades ou de liniments est à rejeter comme favorisant l'absorption de ce médicament qui, bien que peu toxique, peut déterminer des érythèmes, des nausées et de la fièvre. Ces accidents s'observent surtout après administration *per os* ; voyez ci-après.

A l'int. : Calmant c. les douleurs du cancer et des ulcères de l'estomac, la céphalée syphilitique, etc. Dose, 0 gr. 50 à 1 gr.

CACHETS CALMANTS (Bouveyron et Siraud)

Orthoforme	0 gr 50 centigr
Bicarbonate de soude	0 — 50 —

Pour 1 cachet

4 à 6 par jour, contre céphalée syphilitique.

MIXTURE CAUSTIQUE (Ginestoux).

Acide arsenieux		0 gr 10
Orthoforme		1 —
Alcool	ãã	7 — 50
Eau dist.		

Pour le traitement indolore des cancroïdes de la peau.

ORTIE BLANCHE. — *Lamium album* (Labiées).

Part. empl. — Fleurs.

Prop. thérap. — Astringent léger, remède populaire contre la leucorrhée, hémostatique léger.

Prép. pharm. et posol. — *A l'ext.* Infusé 10 pour 1000, en injections. — *A l'int.* Sirop d'extrait d'ortie (Florain). Teinture d'ortie blanche, 100 gr. ; — sirop simple, 50 gr. ; — eau, 25 gr. Par cuillerée à soupe toutes les 1/2 heures.

OSEILLE COMMUNE. — *Rumex acetosa* (Polygonées)

Part. empl. — Racine, plante fraîche.

Princ. act. — Oxalate de potasse.

Prop. thérap. — Acidule, rafraîchissant, diurétique (racine).

Prép. pharm. et posol. — Infusé 10 pour 1000.

APOZÈME D'OSEILLE COMPOSÉ.
Bouillon aux herbes.

Oseille		40 gr.
Laitue	ãã	20 —
Poirée		
Cerfeuil		
Eau		1 250 gr.

F cuire. Ajoutez :

Beurre	5 gr.
Sel	2 —

OSMIQUE (acide) (OsO^4). — *Syn.* Tétraoxyde d'osmium, anhydride osmique. Soluble eau, mais lentement.

Ses vapeurs sont toxiques.

Prop. thérap. — Antinévralgique.

Prép. pharm. et posol. — *A l'int.* 0 gr. 005 milligr., à 0 gr., 01 cent, et en injections hypodermiques.

OVARINE. — Nom donné a la poudre provenant de la dessiccation des ovaires de la vache ou de la brebis.

Prop. thérap — Il résulte des observations de Knauer, de Monod confirmées par un assez grand nombre d'expérimentateurs que l'ingestion de la substance ovarique desséchée, ou d'un extrait d'ovaires peut faire disparaître les troubles et les douleurs provoqués par la menopause, la chlorose et ceux consécutifs a l'ovariotomie; utile dans la dysménorrhée et les metrorrhagies.

Prép. pharm et posol. — Un ovaire pèse en moyenne 12 gr.; le rendement en poudre sèche est de 12,5 p. 100 chaque tablette ou cachet contient 0 gr. 10 de poudre sèche il faut donc 15 tablettes ou cachets pour representer un ovaire. Dose 5 à 10 tablettes par jour. L'ovaire de la brebis pese en moyenne 1 gr. 50 et fournit 0 gr. 25 de poudre sèche.

OXALIQUE (acide) ($C^2H^2O^4 + 2H^2O$) — Soluble 15 parties d'eau, soluble alcool.

Prop. thérap. — Tempérant, rafraîchissant. — Toxique à doses relativement peu elevées.

Prép. pharm. et posol. — *A l'int.* 0 gr., 10 à 1 gr.

LIMONADE

Acide oxalique	1 gr
Sucre aromatisé au citron	60 —
Eau	940 —

F. s a.

PASTILLES CONTRE LA SOIF (Soubeiran).

Acide oxalique	5 gr.
Sucre	250 —
Essence de menthe	X gouttes
Mucilage de gomme adragante	Q s.

F. s a. des tablettes de 0 gr. 50 centigr.

— **OXALATE DE CERIUM.** — Insoluble eau.

Prop. thérap. — Antivomitif.

Posol. — *A l'int.* 0 gr. 05 à 0 gr. 10 cent., en pilules.

PAQUETS ANTIVOMITIFS (Rhoads)

Oxalate de cerium	0 gr 12 centigr
Sulfate de codeine.	0 — 012 milligr.
Calomel	0 — 006 —

Pour un paquet 4 ou 5 paquets a 1/2 heure d'intervalle contre vomissements consecutifs a l'anesthésie.

SOLUTION CONTRE LE MAL DE MER

Oxalate de cérium	0 gr. 10
Teinture de valériane	4 —
Eau distillee de menthe	30 —

Par cuil. a café toutes les 1/2 heures.

— **OXALATE DE POTASSE** (Bi-) ($C^2O^4KH + H^2O$). — *Syn.* Oxalate acide de potasse, sel de potasse, sel d'oseille. 1 gr. soluble dans 40 gr d'eau, insoluble alcool.

Prop. thérap. — Astringent, rafraîchissant, léger caustique. — Toxique comme l'acide oxalique.

Prép. pharm. et posol. — *A l'int.* 0 gr. 50 centigr. à 1 gr.

Incompat. — Sels de chaux.

PASTILLES.

Oxalate de potasse	12 gr.
Sucre pulvérisé	500 —
Mucilage de gomme adrag.	Q s
Essence de citron	XX gouttes

F s a Des pastilles de 0 *gr.* 60 (anc Cod)

OXAPHORE. — OXYCAMPHRE (Voir Camphre).

OXYGÈNE (O) — L'Industrie française fournit maintenant de l'oxygène, renfermant de 94 a 97 pour 100 d'oxygene *pur* et pas de traces d'oxyde de carbone (procéde au permanganate), on le delivre dans des cylindres en acier etiré, comprime sous une pression de 120 atmosphères (Dutremblay).

Prop. thérap. — Préconisé en inhalations contre la dyspnée des asthmatiques, des tuberculeux, des cardiaques, des urémiques, les états asphyxiques de la pneumonie et de la broncho-pneumonie, de l'intoxication par l'oxyde de carbone et autres gaz, le mal de mer, les vomissements incoercibles de la grossesse, la chlorose, etc. Les inhalations d'oxygène pur (E. Weill) ou charge du principe volatil de médicaments antispasmodiques (bromure de camphre) réussissent bien contre la coqueluche. Employe aussi en injections interstitielles dans le furoncle, en insufflations sur les plaies gangreneuses, l'érysipèle, etc.

Prép. pharm. et posol. — *A l'int.* En inhalations de gaz que l'on fait traverser un flacon laveur ou contenant une solution de substances médicamenteuses (eucalyptol, gaiacol, bromure de camphre, etc).

— **EAU GAZEUSE,** improprement dite *eau oxygenee.*— Eau chargée d'oxygène sous une pression de 4 à 5 atmospheres et renfermee dans des siphons. On la désigne parfois sous le nom d'*eau oxygénatée.*

— **EAU OXYGÉNÉE BIOXYDE** ou **PEROXYDE D'HYDROGÈNE** — L'eau oxygenée médicinale est à 12 volumes, c'est-a-dire qu'elle peut degager 12 fois son volume d'oxygène. Pour les usages médicaux, elle doit être presque neutre; toutefois, cette neutralité favorisant son altération, on peut l'additionner de 3 p 100 d'acide borique qui facilitera sa conservation (Ruault et Lépinois).

Sous le nom de **Perhydrol,** Merck désigne de l'eau oxygénée à 100 volumes, chimiquement pure.

L'eau oxygénée a de nombreux incompatibles dont il faut éviter l'association pour usages interne ou externe : oxyde de manganese, permanganates, sulfures, alcalis terreux, poudre de charbon et poudres végétales en general.

Pour la préparation extemporanée de l'eau oxygénée, voir à *Perborate de sodium* et à *Percarbonate de potassium.*

Prop. thérap. — *Us. int.* Antivomitif, antiseptique intestinal ; preconisée par Goodman contre l'hyperchlorhydrie a la dose de 1 a 2 cuillerées à café, dans un verre d'eau, 1/2 heure après les repas. *Us. ext.* Hemostatique, antiseptique pansement et lavage des plaies infectées, gangreneuses ; employée en lotions, injections dans l'otite, la rhinite, affections vaginales et utérines, blenorrhagies aigue et chronique, en lavements dans la dysenterie, le cancer du rectum, etc.,etc.

Prép. pharm. et posol. — *Us. int.* Eau oxygénée à 12 volumes, 2 à 4 cuillerées à soupe, mélangée à de l'eau pure. *Us. ext.* Eau à

12 volumes pure comme hémostatique; étendue de 25 à 75 p. 100 d'eau, pour pansements: diluée avec moitié eau, pour lavements.

SOLUTION (Ruault et Lépinois)

Eau oxygénee a 12 volumes, (neutralisee avec de la soude)	100 gr.
Acide borique	3 —

Pour lavage de la bouche et du pharynx cette solution se conserve bien.

SOLUTÉ CONTRE ANGINE SCARLATINEUSE

Eau oxygénée	30 gr
Bicarbonate de soude	1 —
Eau distillee, bouillie	60 —

En pulverisations.

P

PALAMOUD. — V. *Riz.*

PALOMMIER. — *Gaultheria procumbens* (Ericinées). — *Syn.* Gaulthérie, thé du Canada, the rouge.

Princ. act. — Essence de winter-green (salicylate de méthyle).

Prop. thérap. — Stimulant.

Prép. pharm. et posol. — *A l'int.* Infusé 10 p. 1000. L'essence de winter-green est antiseptique, et employée pour parfumer les solutions de phenol. On l'a preconisee en applications contre le rhumatisme, il est dans ce cas preférable, afin d'éviter les eruptions, d'employer l'essence artificielle : le salicylate de methyle pur. (V. ce mot).

PANAMA. — V. *Quillaya.*

PANCRÉATINE. — Poudre de couleur blanc jaunâtre, a peu pres entièrement soluble dans l'eau, dissout et peptonise, en *solution neutre*, les matières albuminoides, saccharifie l'amidon, saponifie et émulsionne les graisses (actions dues a 3 ferments solubles : *trypsine*, *amylase* et *lipase* pancréatiques).

Titre. — La pancréatine officinale doit dissoudre et peptoniser 50 fois son poids de fibrine, et saccharifier 100 fois son poids de fécule.

Prop. thérap. — Antidyspeptique.

Posol. — *A l'int.* 0 gr. 50 centigr. à 2 gr. en pilules, en solution vineuse. — La pancréatine emulsionne et dédouble les corps gras · on prépare avec elle une émulsion d'huile de foie de morue. Pour les autres preparations voir les formules de la *Pepsine* à laquelle on l'associe souvent. Le soluté au dixieme de trypsine a été proposé comme dissolvant des fausses membranes diphteritiques.

PANTOPON. — Mélange contenant à l'état de chlorhydrate l'ensemble des alcaloïdes de l'opium (Sahli de Berne) Poudre légèrement brune soluble dans l'eau, les solutions sont acides au tournesol et stérilisables : *un* gr. de pantopon correspond a 5 gr. d'opium Succédané de la morphine, ne produisant ni étourdissement ni état nauseeux; mais aussi dangereux au point de vue de la morphinomanie Même posologie que la morphine.

PAPAÏNE. — V. CARICA PAPAYA.

PAPAVÉRINE. — V. OPIUM.

PARACOTO. — **PARACOTOINE.** — V. COTO.

PARAFFINE — Mélange d'hydrocarbures retires des résidus de la distillation des huiles lourdes de pétrole,

Points de fusion variables de 36° a 62°.

Utilisée en injection sous-cutanées ou interstitielles comme prothétique pour corriger certaines difformités (Gersuny, Stein, Jaboulay, etc.) Certains operateurs emploient de la parafine molle (fusible 36° à 40°), d'autres préfèrent la dure (fusible 57° a 60°). Cette dernière est la plus habituellement employée.

Elle doit être *stérilisee avec soin.*

L'emploi de la paraffine pour cet usage n'est pas exempt de danger.

PARAFORME. — **TRIOXYMÉTHYLÈNE** (Voir ce mot). *Syn* Triformol.

Prop. thérap. — Préconisé par Arohnson comme antiseptique intestinal puissant Dose 0 gr. 50 a 1 gr. 50 chez l'adulte et 0 gr 25 à 0 gr. 75 chez l'enfant, dans le choléra nostras . en cachets ou en suspension dans un véhicule gommeux.

Us. ext. — Unna le recommande contre les saprophytes cutanés.

COLLODION AU PARAFORME

Paraforme finement pulverisé	ãã 2 gr
Ether alcoolise	
Collodion elastique	16 —

F s a.

En applications quotidiennes pendant 2 a 3 jours contre pityriasis versicolor et rosacea, contre erythrasma.

PARALDÉHYDE ($C^4H^4O^2$) *Syn.* Elaldehyde. — Liquide incolore, neutre, à odeur éthérée spéciale, saveur brûlante, solidifiable à + 12° : soluble dans 8 fois son poids d'eau froide, miscible à l'alcool et a l'éther.

Prop. thérap. — Hypnotique.

Prép. pharm. et posol. — *A l'int.* 2 à 4 gr. en une fois en potion.

PARIÉTAIRE. — *Parietaria officinalis* (Urticées). — *Syn.* Perce-muraille, aumure, herbe aux murailles.

Part. empl. — Plante.

Princ. act. — Azotate de potasse.

Prop. thérap. — Diurétique, émollient.

Prép. pharm. et posol. — *A l'int.* Infusion, 20 p. 1000.

POTION DIURÉTIQUE.

Infusé de parietaire	100 gr	Oxymel de colchique	10 gr.
Acétate de potasse	10 —	Alcool nitrique.	2 —
Sirop des cinq racines	40 —	*F. s. a*	

PATIENCE. — *Rumex acutus* ou *patientia* (Polygonées). — *Syn.* Rhubarbe sauvage.

Part. empl. — Racine.

Princ. act. — Rumicine.

Prop. thérap. — Dépuratif, antiscorbutique ; employé dans le traitement des affections cutanées.

Prép. pharm. et posol. — *A l'int.* Extrait (inusité), — infuse, 20 à 30 p. 1000, — poudre (inusitee).

PAULLINIA. — V. *Guarana.*

PAVOT. — *Papaver somniferum*, var. *Album* (Papavéracées)

Part. empl. — Feuilles fraîches; capsules.

Princ. act. — Alcaloïdes de l'opium.

Prop. thérap. — Capsules, sédatif et narcotique léger; — feuilles, narcotiques.

Prép. pharm. et posol. — *A l'int.* Extrait alcoolique, 0 gr. 10 à 0 gr. 40 centigr. (inusite) ; — infusion (sans les graines), 10 p. 1000, — sirop, dit de *pavots blancs*, 10 à 40 gr. — *A l'ext.* Décocté, 20 p. 1000, en lotions, fomentations.

FOMENTATION NARCOTIQUE

Especes narcotiques	50 gr.
Eau bouillante	1000 —

F infuser, 1 heure, passez, exprimez

GARGARISME CALMANT

Tête de pavot concassee	n° 1
Graine de lin	5 gr.
F bouillir dans	
Eau	200 gr
Passez, ajoutez	
Sirop diacode	40 gr

PÊCHER. — *Prunus persica* (Rosacées).

Part. empl. — Fleurs.

Prop. thérap. — Laxatif léger.

Prép. pharm. et posol. — *A l'int.* Infusion, 10 à 20 p. 1000, — sirop, 10 à 60 gr.

PEGNINE. — Ce nom désigne un mélange de sucre de lait avec de la *présure* pure et stérile. — Préconisé par Bardet pour coaguler le lait et le rendre plus facilement assimilable dans le traitement des dyspepsies hypersteniques et dans le régime lacté On fait agir la pegnine a la dose de 5 grammes sur un litre de lait préalablement bouilli ; la caséine est coagulée en caillots tres fins et le mélange prend la consistance d'une crême épaisse, il peut servir à l'alimentatron des nourrissons.

PELLETIÉRINE. — V. GRENADIER.

PENGHAWAR DJAMBI — Poils provenant de la tige de divers genres (Cibotium) de fougères exotiques employés en application comme hémostatique.

PENSÉE SAUVAGE — *Viola tricolor arvensis* (Violacées)

Part. empl. — Plante fleurie et fleurs.

Prop. thérap. — Dépuratif, antiscrofuleux ; à haute dose, purgatif et même vomitif.

Prép. pharm. et posol. — *A l'int.* Infusion, 10 p. 1000; — sirop, 30 à 120 gr.

PENTAL. — Voir **Amylène pur.**

PEPSINE. — Principe actif du suc gastrique.

Prop. thérap. — Employe contre apepsie, dyspepsie, lientérie, anorexie, maladies debilitantes, convalescences lentes.

Deux formes de *pepsine* : 1° *pepsine extractive*, dont 0 gr., 10 centigr. peptonisent 10 gr. de fibrine essorée, 2° *pepsine medicinale* ou *amylacee*, melange de la precédente avec de l'amidon ou du sucre de lait dont 0 gr 25 centigr peptonisent 10 gr. de fibrine. Le Codex de 1908 a donc doublé l'activité de la pepsine et par suite celle de ses préparations

Prép. pharm. et posol. — *A l'int.* 0 gr. 50 cent. à 4 gr. de pepsine amylacee en paquets, cachets, pilules, etc. Elixir (1 gr. pour 20), de 20 à 50 gr.; — vin (1 gr. pour 20), de 20 à 50 gr.

On associe la pepsine avec la *Pancréatine*, la *Diastase* (voir à ces mots pour les formules).

ÉLIXIR DE PEPSINE (Mialhe)

Pepsine amylacee	6 gr.
Eau distillee	24 —
Vin blanc de Lunel	54 —
Sucre blanc	30 —
Esprit-de-vin fin a 33°	12 —

M Filtrez 1 cuillerée à soupe après chaque repas

CACHETS CONTRE ANORÉXIE

Pepsine	0 gr 25
Quassine	0 — 01
Poudre de noix vomique	0 — 05

Pour un cachet . 1 à 2 a chaque repas.

CACHETS CONTRE ANOREXIE

Pepsine officinale	0 gr. 20 centigr.
Glycerophosphate de chaux	0 — 50 —
Poudre fève St Ignace	0 — 05 —

Pour 1 cachet; à prendre avant chaque repas

POUDRE COMPOSÉE (Hutinel).

Pepsine Pancreatine Diastase	āā	3 gr.
Sucre de lait pure		6 —

M Une pincee avant les tétées. delayee dans un peu d'eau ou de lait.

PEPTONES. — Voir **ALIMENTS** *et* **RÉGIMES**.

On désigne sous le nom de *peptones* le produit de la digestion artificielle de la viande par la *pepsine* en présence d'un acide (chlorhydrique ou tartrique) (ou la *pancréatine*), et avec le concours d'environ 50 degrés de chaleur. La peptonisation terminee on neutralise presque complètement l'excès d'acide avec du bicarbonate de soude.

On concentre de maniere à ce que la solution represente environ 3 fois son poids de viande, on obtient ainsi la *peptone liquide :* si on évapore a siccite, a une temperature ne depassant pas 60° et de preférence dans le vide on obtient la *peptone seche* representant 6 fois son poids de viande environ

Suivant le ferment qui a servi a les préparer, les peptones sont désignées sous le nom de *pepsiques* ou *pancréatiques* La peptone de Witte est très riche en albumoses. Utilisé comme antihémorragique en injection hypodermique Voir page 376.

On administre les peptones en solution dans du bouillon ou dans du lait. Dose · 2 à 4 cuillerées a bouche de peptone liquide.

Les peptones sont surtout utiles pour les préparations des lavements nutritifs. Voir *aliments et régimes.*

ÉLIXIR DE PEPTONE (Petit).

Peptone sèche	10 gr
Eau	40 —
Sucre	50 —
Alcool à 95°	20 —
Vin de Frontignan	80 —

F. s. a.

1 gr de peptone par cuillerée à soupe.

LAVEMENT A LA PEPTONE

Peptone liquide	30 à 40 gr
Bicarbonate de soude	0 — 50
Jaune d'œuf	1 gr
Laudanum de Sydenham	V gouttes.
Lait	150 gr

F. s. a.

SOLUTÉ ANTIHÉMORRAGIQUE (Nobecourt)

Peptone de Witte	3 gr.
Sérum physiologique	100 —

Dissolvez, filtrez et stérilisez à 120°. En injection hypodermique contre hémorragies, purpura, etc.

PEPTONATE DE MERCURE. — Voir à **MERCURE.**

PEPTONIODE. — Combinaison de peptone et d'iode (Gilbert et Galbrun), paillettes jaunes solubles dans l'eau, la glycérine et l'alcool faible; il renferme environ 10,5 p. 100 d'iode. Le peptoniode n'est pas décomposé par le suc gastrique et n'irrite pas la muqueuse stomacale; il est mieux toléré que les autres préparations iodées, tout en jouissant des mêmes propriétés.

On l'emploie en soluté concentré (Iodalose) dont chaque centimètre cube représente 0 gr. 05 d'iode. Dose 0,25 à 5 c. c. par jour.

PÉRONINE. — CHLORHYDRATE DE BENZOYLMORPHINE. V. à **MORPHINE.** — Poudre blanche, soluble dans l'eau et l'alcool faible.

Prép. thérap. — Hypnotique, narcotique, peut être administrée à doses plus élevées que la morphine.

Dose : 0 gr. 02 à 0 gr. 04 et même 0,06 sans dépasser 0 gr. 20 pour les 24 heures pour l'adulte; 2 à 20 milligr. chez l'enfant, en pilules, paquets ou solution.

POTION CONTRE COQUELUCHE (Eberson).

Potion gommeuse	50 gr.
Péronine	2, 3, 4, 5, 6, etc. centigr

(Autant de centigrammes que l'enfant compte d'années), chaque cuillerée à café renferme alors 2, 3, 4, 5, 6 milligr. de péronine. Dose 3 cuillerées à café par jour.

PERSIL. — *Petroselinum sativum* (Ombellifères).

Part. empl. — Racine, fleurs, feuille fraîche.

Princ. act. — **Apiol** (v. ce mot).

Prop. thérap. — Racine excitante, apéritive ; fait partie des cinq racines ; feuilles résolutives et stimulantes ; fruits carminatifs.

Prép. pharm. et posol. — *A l'int.* Infusion de racine, 15 à 20 p. 1000 ; — poudre de feuilles, 2 gr. ; sirop, 3 à 4 cuillerées à café, — suc exprimé, 100 à 120 gr.

PERSODINE. — Voir à **PERSULFATES ALCALINS.**

PERSULFATES ALCALINS. — Voir à **SULFURIQUE ACIDE.**

PETIT-CHÊNE. — V. *Germandrée.*

PETITE CENTAURÉE. — V. *Centaurée.*

PETROLAN. — Produit obtenu par la saponification des huiles minérales et usité en dermatologie, preconisé par Rein contre eczéma, prurigo et diverses affections cutanées — en onction et en application en couche épaisse sur la partie malade.

PÉTROLE (Huile de). — Huile de Gabian.

Prop. thérap. — Fortifiant, antispasmodique, fébrifuge, antipsorique.

Posol. — *A l'int.* V à XXV gouttes et plus en *capsules* ou *perles*. — *A l'ext.* 60 à 100 gr. en pommades, liniments excitants. Préconisé par S. Hanes à la dose de 1/4 et jusqu'à 1 litre en irrigations rectales dans la dysenterie amibienne.

LINIMENT ANTIPSORIQUE (Bellencontre)

Pétrole		100 gr.
Huile d'amande		100 —
Laudanum de Sydenham		5 —
Essence de romarin	ãã	3 gr.
— de lavande		
— de citron		

M.

LINIMENT ANTIPSORIQUE (Hebra).

Huile de pétrole légère	ãã	60 gr.
Alcool a 90°		
Baume du Pérou		8 —

SAVON ANTIPSORIQUE (C. Paul).

Savon de Marseille	100 gr.
Pétrole	50 —
Alcool	50 —
Cire	40 —

3 a 4 savonnages par jour.

PÉTROLEÏNE. — Voir *Vaseline.*

PETROSULFOL. — Produit obtenu par sulfuration des schistes sulfureux, et purifié par dialyse. Soluble dans l'eau et la glycérine, peu soluble dans l'alcool et les huiles grasses, miscible a la vaseline, à l'axonge et à la lanoline. En onction.

Mêmes propriétes et usages que le petrolan, en pommade à 10 p. 100 avec vaseline ou lanoline.

PEUPLIER. — *Populus nigra* (Salicacées).

Part. empl. — Bourgeons.

Princ. act. — Acides gallique, malique; salicine.

Prop. thérap. — Balsamique, vulnéraire, antihémorrhoïdal.

Prép. pharm. et posol. — *A l'ext.* Onguent populeum (Codex).

POMMADE ANTIHÉMORRHOÏDALE.

Onguent populeum	50 gr.
Extrait de saturne	5 —
Ad libit. Laudanum Syd.	5 —

PHELLANDRIE. — *Œnanthe phellandrium* (Ombellifères). — *Syn.* Cigue aquatique, persil d'eau.

Part. empl. — Fruit.

Princ. act. — Phellandrine.

Prop. thérap. — Narcotique, diurétique, fébrifuge, préconisee contre le squirrhe, la gangrène et la phthisie pulmonaire.

Prép. pharm. et posol. — *A l'int.* Poudre, 1 à 3 gr.

PHÉNACÉTINE. ($C^{10}H^{13}AzO^2$)—*Syn.* Para-acetphénétiddine PHÉNÉDINE.

Poudre blanche, inodore, insipide; soluble dans 1400 parties d'eau froide ; soluble dans 16 fois son poids d'alcool à 95^c, un peu soluble dans l'eau acidulée par l'*acide lactique*.

Prop. thérap. — Antithermique et analgesique : le maximum d'action se produit de 1 heure à 1 heure 1/2 après l'ingestion, la duree de l'action est d'environ 4 heures. — Preconisee dans la *fievre palustre*, la *pneumonie*, le *rhumatisme*, et surtout contre les *névralgies*.

Prép. pharm. et posol. — La Phénacétine, étant insoluble, ne peut être administrée qu'en *poudre*, *cachets* ou *pilules* : doses de 0,25 à 0,30 centigr. plusieurs fois répétées; en dose massive. 0 gr 50, 1 gr. a 2 gr. ; au maximum 3 gr. en 24 heures

CACHETS CONTRE GRIPPE (Baccelli)

Phenacetine 1 gr 50 centigr
Salicylate de quinine 2 —
Camphre pulvérisé 0 — 20 —
F s a 10 cachets 2 a 6 en 24 h

CACHETS CONTRE MIGRAINE (Le Gendre).

Phenacétine } āā 0 gr. 20
Antipyrine
Valerianate de quinine 0 — 15
Benzoate de soude 0 — 05
Caféine 0 — 03
Pour 1 cachet, 2 cachets au commencement de l'acces

CACHETS CONTRE NEVRALGIES RHUMATISMALES (Domansky)

Phénacétine } āā 2 a 4 gr
Salol
Caféine 0 gr. 20 a 0 gr 40 cent.
Pour faire 10 cachets 2 a 4 par jour.

POUDRE CONTRE RHINITE (Woodruff).

Phénacetine pulv } āā 4 gr
Amidon pulv
Poudre de gaiac 3 —
M. Pour priser.

CACHETS CONTRE CEPHALÉE DES NEURASTÉNIQUES (Collins).

Phénacétine 0 gr 30 centigr
Cafeine 0 gr. 03 a 0 gr. 09 —
Pour 1 cachet en prendre 2 si la douleur n est pas calmée au bout d une heure

SUPPOSITOIRES CONTRE HYPERTHERMIE CHEZ LES ENFANTS (Lemansky)

Bromhydrate de quinine 0 gr. 10 a 0 gr. 30
Phenacétine } āā 0 — 05
Antipyrine
Beurre de cacao 2 —
Pour un suppositoire

PHÉNÉDINE. — Voir **PHÉNACÉTINE**.

PHÉNIQUE (acide) (C^6H^6O). — **PHÉNOL.** — Cristaux aiguillés, incolores, d'odeur caracteristique et de saveur brûlante. 1 gr. se dissout dans 17 d eau froide (solubilité pratique 5 p. 100), très soluble alcool, glycérine, ether, huiles fixes et volatiles.

N. B. — Sous le nom commercial de *Phenol absolu* on désigne de l'acide phénique pur mais odorant. On trouve aujourd'hui du *phénol synthétique* dont les solutes sont inodores. Il existe en outre un produit *liquide* inscrit au Codex sous le nom de **Phénol aqueux** et résultant de la combinaison de 9 parties de phénol avec une partie d'eau : il se prête mieux que le phénol pur et cristallise a la preparation des solutions phéniquées.

Prop. thérap. — *Antiseptique* et *caustique*. Localement, ses solutions fortes (au dessus de 5 p 100) produisent d'abord une sensation de brûlure, puis de l'anesthesie et, peu a peu, de la *nécrose des tissus* (avec escarres) Les solutions faibles elles-mêmes (1 p. 100) peuvent, par contact prolongé, déterminer certains accidents : erythèmes, eczéma phéniqué, gangrene. De plus, certains dissolvants tels que l'eau et surtout l'*alcool exagèrent l'action necrosante du phenol*, alors que l'huile et la glycérine la diminuent au contraire.

Des *accidents d'intoxication* (vertiges, faiblesse du pouls, érytheme fébrile, urines colorees en brun) peuvent survenir aussi, *particulie-*

rement chez les enfants, à la suite d'applications de pansements phéniqués sur de trop larges surfaces dénudées.

Peu usité *à l'intérieur*, contre le psoriasis et comme antithermique dans la fièvre typhoïde et autres pyrexies

Prép. pharm et posol. — *A l'intérieur* : 0 gr 05 à 0 gr. 50 par jour en solutions, sirops, pilules.

A l'extérieur. Solution forte (pour stérilisation des instruments) : phénol et glycérine ââ 50 gr, eau Q S. pour 1 litre. — Solution faible (pour lavage des plaies) : phénol 20 gr., glycerine 40 gr., eau Q S. pour 1 litre — Eau phéniquée (Codex) 1 p. 1000. — Huile phéniquée (Codex) : 2 p. 100. — Glycérine phéniquée 1 à 5 p 100. — Pommades : 1 a 2 p. 100. — Gazes et cotons phéniqués : 2 a 5 p. 100.

Injections hypodermiques : voir p. 374.

COLLUTOIRE PHÉNIQUÉ (Illingworth)

Acide phenique	1 gr.
Tanin	5 —
Glycerine	20 —

Pour toucher les surfaces ulcerees de la gorge dans la scarlatine.

CRAYONS CONTRE MÉTRITE (de Sinety).

Phénol	0 gr 10
Glycerine	X gouttes
Tanin	8 gr

F. s. a Des crayons de 3 a 4 mm de diametre.

GARGARISME PHÉNIQUÉ (Mackenzie)

Acide phenique	1 gr
Glycérine	12 —
Eau	250 —

GLYCÉRÉ CONTRE PHARYNGITE GRANULEUSE

Acide phenique	0 gr. 50 centigr
Iode	0 — 50 —
Iodure de potassium	1 —
Glycerine	50 —

F s a

GLYCÉRINE PHÉNIQUÉE — (LIQUIDE ANTISEPTIQUE DE PONCET)

Glycérine pure chauffee a 140°	150 gr.
Acide phénique	5 —

F. s a

Préconisee par John Duncan en topique contre anthrax et furoncles on evite l'intervention chirurgicale.

GLYCÉROLÉ ANTIPRURIGINEUX (E. Besnier).

Acide phenique	0 gr 50 centigr.
Glycérole d'amidon	99 — 50 —

M. En onctions douces.

LAVEMENT PHÉNIQUÉ.

Acide phénique	0 gr. 10 centigr. a 1 gr.
Decocté de graine de lin	Q. s.

Pour 1/4 ou 1/2 lavement.

MÉLANGE POUR LE TRAITEMENT ABORTIF DU CORYZA AIGU (Brandt).

Phénol } ââ	5 gr.
Ammoniaque }	
Alcool a 90°	10 —
Eau distillee	15 —

Toutes les 1/2 heures X gouttes en inhalation

MÉLANGE ANTISEPTIQUE (Yvon)

Phenol synthétique	2 gr
Hydrate de chloral	10 —
Alcoolat dentifrice	500 —

1 cuill a cafe dans un verre d'eau pour les soins de la bouche.

MIXTURE DE ROTHE.

Acide phenique	1 gr.
Alcool	1 —
Teinture d'iode	1 —
Essence de térébenthine	2 —
Glycérine	5 —

En badigeonnage sur les plaques érysipélateuses

PHÉNOL CAMPHRÉ

Acide phénique	2 gr.
Camphre	1 —

Ou

Acide phenique	1 gr
Camphre	1 —

Laissez liquéfier et filtrez, en application n'est pas caustique.

POTION CONTRE LA FIEVRE TYPHOÏDE (Villemin).

Acide phénique	0 gr 50
Alcoolature d'aconit	1 —
Potion gommeuse	125 —

M. Par cuillerees.

POUDRE CONTRE PRURIGO (Lassar).

Acide phénique	1 gr.
Talc	50 —

M. s. a.

SIROP D'ACIDE PHÉNIQUE.

Acide phénique	1 gr.
Alcool	10 —
Sirop de goudron	990 —

M. 2 à 6 cuillerées.

PHÉNOL SULFORICINÉ (Berlioz et Ruault).

Phénol sulforiciné à 20,30 ou 40 p. 100

Pour le traitement de la diphtérie de la tuberculose laryngée, des ulcérations tuberculeuses de la langue, des angines pultacées.

SOLUTÉ C. CONJONCTIVITE PSEUDO-MEMBRANEUSE (Sameh)

Phénol	1 gr.
Ch. de cocaïne	0 — 30 centigr.
Glycérine	30 —

2, 3 *attouchements par jour.*

SOLUTÉ CONTRE OTORRHÉE (Botey).

Phénol / Chlorhy. de cocaïne	ãã	1 gr
Eau distillée		10 —
Glycérine off.		20 —

F. s. a.

Verser toutes les 2 heures dans le conduit auditif quelques gouttes de ce soluté tiède.

SOLUTÉ FAIBLE D'ACIDE PHÉNIQUE (Lister).

Acide phénique	25 gr.
Alcool ou glycérine	25 gr
Eau	950 —

(*Soluté au 1/40.*)

SOLUTÉ FORTE D'ACIDE PHÉNIQUE (Lister)

Acide phénique	50 gr
Alcool ou glycérine	50 —
Eau	900 —

(*Soluté au 1/20.*)

N. B. — *Dans ces solutés on peut supprimer l'alcool ou la glycérine.*

SOLUTION POUR DÉSINFECTION DE LA BOUCHE (H. Bourgeois).

Phénol	4 gr
Essence de menthe / — d'anis / — d'eucalyptus	2 —
Alcool à 90c.	60 —

1/2 cuil. à café dans un verre d'eau après brossage des dents avec un soluté de perborate de soude.

VASELINE PHÉNIQUÉE.

Acide phénique	1 gr
Vaseline	100 —

On peut parfumer avec quelques gouttes d'essence de winter-green.

VINAIGRE PHÉNIQUÉ CAMPHRÉ (H. P.).

Acide phénique cristallisé	10 gr
Camphre	1 —
Alcool à 90c	10 —
Acide pyroligneux	80 —

F. dissoudre le camphre dans l'alcool, ajoutez l'acide phénique et l'acide pyroligneux.

PHÉNATE DE SOUDE. — *Syn.* Phénol sodé, vulg. **Phénol.**

Prop. thérap. — Désinfectant antiparasitaire, antihémorrhagique.

Prép. pharm. et posol.—*A l'ext.* Pommade 1/10; —la solution du Codex est au dixième.

POMMADE PHÉNATÉE

Phénate soude	1 gr
Vaseline	10 —

M.

SOLUTION PHÉNATE DE SOUDE

Cette solution est au dixième.

— **SULFOPHÉNATE DE SOUDE.** — Préconisé contre le météorisme intestinal chez les petits enfants.

POTION (Freyberger).

Sulfophénate de soude	0 gr. 25 à 0 gr. 50 centigr.
Sirop d'écorce d'orange am.	5 —
Eau distillée de menthe	25 —

F. s. a. 3 cuillerées à café par jour pendant 2 jours.

— **SULFOPHÉNATE DE ZINC.** — V. *Zinc.*

PHÉNOCOLLE (Chlorhydrate de). — *Syn.* Amido-acet-paraphénétidine : combinaison de *phenétidine* et de *glycocolle.*
Le chlorhydrate de phénocolle cristallise en aiguilles ou cubes incolores, solubles dans environ 16 fois leur poids d'eau.

Prop. thérap. — Antithermique et analgésique (Kobert-Méring). Antirhumatismal (Hertels, Herzog) antimalarique (Cervello).

Doses de 1 à 5 gr. en cachets (antithermique et antirhumatismal).
— de 1 a 2 gr. antinevralgique, antimalarique.

PHÉNOLACTINE. — V. **LACTOPHÉNINE.**

PHÉNOLSALYL. — Sous ce nom le Dr de Christmas a préconisé le mélange suivant.

Acide phénique	9 gr.
— salicylique	1 —
— lactique	2 —
Menthol	0 — 10 centigr.
Essence d'eucalyptus	0 — 50 —

Très soluble dans la glycérine, l'alcool et dans 3 pour 100 d'eau, son pouvoir antiseptique est plus grand que celui de l'acide phenique et il est moins toxique. — Solution à 1 pour 100 pour injections vaginales ou obstétricales et stérilisation des instruments ou pour l'antisepsie de la bouche.

GARGARISME ANTISEPTIQUE.

Phénolsalyl.	0 gr. 50 a 1 gr
Alcool de menthe	10 —
Sirop de simple	50 gr.
Eau	250 —

F. s a

PHÉNYLQUINOLIQUE-CARBONIQUE (ACIDE) ($C^{16}H^{11}Az^2$). — **ATOPHAN.** — Petites aiguilles cristallines, fusibles 97°-98°, insolubles dans l'eau, solubles dans les alcalis et l'alcool chaud.

Prop. thérap. — Solubilise l'acide urique et determine son élimination très rapide chez l'homme sain et les goutteux. Très efficace dans le traitement de la goutte (Weintraud), parfois influence heureusement les douleurs sciatiques chez les arthritiques.

Posol — 2 a 3 gr. par 24 heures en cachets de 0 gr. 50.

PHOSOTE. — V. **CRÉOSOTE** (PHOSPHATE DE).

PHOSPHOGLYCÉRATES. — Voir **GLYCERO-PHOSPHATES.**

PHOSPHOTAL. — V. **CRÉOSOTE** (PHOSPHITE DE)

PHOSPHORE (P). — **Extrêmement toxique.** — Insoluble eau, peu soluble alcool. éther, soluble sulfure de carbone, chloroforme.

Prop. thérap. — Excitant, aphrodisiaque dangereux, prescrit contre les fievres adynamiques, la paralysie musculaire et surtout l'ataxie locomotrice, vient d'être préconisé contre l'anorexie.

Prép. pharm. et posol. — *A l'int.* 1 milligr. par dose, 2 milligr. par 24 heures pour adultes et pour *enfants* 1/10e de milligr. par année à partir de 5 ans, — capsules dosées à 1/10 de milligr. huile phosphorée *au centième* (Codex), 0 gr. 05 à 0 gr. 10 (II à

V gouttes) par dose, 0 gr. 20 (X gouttes) par 24 heures, — huile de foie de morue phosphorée 1/20,000e (Codex), 20 à 40 gr. — *A l'ext* En frictions (pommades); — huile phosphorée à 1/100

N. B. — Pour l'usage interne, l'emploi du phosphure au zinc est préférable, voir plus loin.

CAPSULES DE RÉTINOL PHOSPHORÉ (F Vigier)

Capsules dosées a 1/10e de milligramme.

5 *à* 20 *par jour*

HUILE DE FOIE DE MORUE PHOSPHORÉE (Codex).

Huile phosphorée a 1/100e	5 gr.
— de foie de morue	995 —

M 1/2 *milligr de phosphore pour* 10 *gr* 10 *à* 40 *gr* (2 *à* 8 *cuillerées a café, soit* 1 *a* 3 *cuillerees a soupe*) *et* 1/2 *à* 2 *cuill a café pour* enfants *à partir de* 5 *ans.*

HUILE DE FOIE DE MORUE PHOSPHORÉE CRÉOSOTÉE

Huile phosphorée a 1/100e	5 gr
Créosote de hêtre	10 —
Huile de foie de morue	985 —

M. Par 10 *gr* 1/2 *milligr. de phosphore et* 0 *gr.* 20 *centigr de créosote* *Dose* 2 *à* 4 *cuillerées*

PHOSPHURE DE ZINC (P^2Zn^3). — Insoluble eau Complètement soluble acide chlorhydrique.

Prop. thérap. — Comme le phosphore, 8 milligr. correspondent à *un* milligr. de phosphore actif

Prép pharm et posol — *A l'int.* 0 gr. 004 à 0 gr 008 milligr par dose, jusqu'a 0 gr 0016 en 24 heures

N. B. — 8 milligrammes de phosphure de zinc représentent 1 milligramme de phosphore actif.

PILULES DE PHOSPHURE DE ZINC (Vigier)

Phosphure de zinc en poudre fine	0 gr 80 centigr
Poudre de reglisse	1 — 90 —
Sirop de gomme	0 — 30 —

M pour 100 *pilules.* 1 *a* 5 *par jour.*

PILULES CONTRE CÉPHALÉE DES NEURASTHÉNIQUES

Phosphure de zinc	0 gr. 015 milligr
Fer réduit	1 — 20 centigr
Extrait de noix vomique	0 — 12 —

Divisez en 8 *pilules.* 2 *à* 3 *par jour*

PHOSPHORIQUE (acide) (PhO^4H^3 + eau). — *Syn.* Acide phosphorique officinal. La solution officinale renferme 50 p. 100 d'acide phosphorique.

Prop. thérap. — Reconstituant et stimulant du système nerveux, utile dans la neurasthénie, les myelites, les paralysies, l'ostéomalacie, le rachitisme ; antidyspeptique ; antihémorragique employé contre les hémoptysies.

Prép. pharm. et posol. — *A l'int.* 0 gr 20 centigr. à 3 gr., limonade phosphorique, 2 gr. par litre. (Codex 1884).

Incompat. — Sels de chaux, de bismuth et de fer ; alcalis et leurs carbonates.

LIMONADE PHOSPHORIQUE (Bardet).

Acide phosphorique officinal	28 gr.
Alcoolature d'orange	20 —
Sirop de sucre	250 —
Eau Q s. pour un litre.	

Dose : 4 a 8 cuillerées à soupe par jour.

MIXTURE CONTRE MÉTRORRAGIE.

Acide phosphorique	5 gr
Sirop de framboise	50 —

F. s. a. 1 *cuillerée à café toutes les heures dans un peu d'eau* (Ewald).

MIXTURE PHOSPHORIQUE

Acide phosphorique officinal	58 gr
Blanc d'œuf	60 —
Eau distillée Q s. pour faire 400 centcubes.	

F. digerer au B M. jusqu'a dissolution, filtrez et ajoutez :

Alcoolature d'orange	20 gr
Sirop de sucre	400 —
Eau Q. s. pour faire 1 litre.	

La saveur est moins acide et moins styptique que celle de la préparation précédente. *Dose : 1 à 3 cuillerées à café deux fois par jour.*

AUTRE (Joulie).

hosphate de soude cristal. 125 gr.
cide phosphorique officinal 69 —
au Q. s. pour 1 litre.
Dose : 1 à 3 cuillerées à café, deux ns par jour.

OTION CONTRE HÉMOPTYSIE (Hoffmann).

au 150 gr.
cide phosphorique liquide 4 —
Sirop de cerise 60 gr.
M. Par cuillerée d'heure en heure.

SIROP PHOSPHORIQUE (Joulie).

Acide phosphorique off 43 cent. cubes
Teint. de zestes de citron 20 —
Sirop de sucre Q. s. pour un litre.
Dose 1 à 3 cuillerées à soupe par jour

PHOSPHATES. — V. aux **BASES.**

— **HYPOPHOSPHITES DE CHAUX.** — V. *Chaux.*

— **HYPOPHOSPHITE DE FER** —V. à **PHOSPHITE DE FER**

— **HYPOPHOSPHITE DE SOUDE** (PO^2,NaH^2). — Soluble parties d'eau et 30 parties alcool à 90°.

Prop. thérap. — Antiphtisique.

Prép. pharm. et posol. — *A l'int.* 0 gr. 10 à 0 gr. 50 ; — *Enfants* . 0 gr. 05 à 0 gr. 20 selon l'âge.

SIROP D'HYPOPHOSPHITE DE SOUDE (Codex 1884)

5 gr de sel pour 500 0 gr. 20 entigr. par cuillerée à soupe

SOLUTION D'HYPOPHOSPHITE DE SOUDE

Hypophosphite de soude. 5 à 10 gr.
Eau distillée 150 —
F dissoudre. Filtrez 10 à 15 gr. par jour.

PHYTINE. — Acide anhydro-oxyméthylène-diphosphorique $C^2H^8P^2O^9$. Principe phospho-organique de réserve des plantes à chlorophylle, isolé par le Dr Posternak de la plupart des aliments végétaux. Se présente à l'état libre sous forme de masse jaune, translucide, consistance de miel, saveur acide.

Prop. thérap. — Etudiée par MM. Gilbert et Lippmann, agit comme excitant de la nutrition intime des tissus et des cellules. Reconstituant général et apéritif puissant. C'est l'aliment phosphoré *naturel* le plus riche en phosphore organique assimilable.

Prép. pharm. et posol. — Au lieu d'acide libre on emploie le sel double de chaux et de magnésie qui renferme 22 p. 100 de phosphore. Poudre blanche, à saveur acide, à peu près soluble dans l'eau distillée.

Adultes : 1 à 2 gr. par jour aux repas, en prises de 0 gr. 50, en cachets ou comprimés. *Enfants* . de 2 à 6 ans, 0 gr. 25 à 0 gr. 50; de 6 à 10 ans, 0 gr. 50 à 1 gr. par jour.

PICRATOL. — V. *Argent trinitrophenolate d'.*

PICRIQUE (acide) ($C^6H^3Az^3O^7$). — **Toxique.** — *Syn.* **TRINITROPHÉNOL,** acide carbazotique, acide trinitrophénique. Soluble alcool et éther, soluble dans 86 parties d'eau. Soluté à 1 p. 100 (Cod.)

Prop. thérap. — Employé sans succès comme fébrifuge, préconisé par Calvelli contre l'érysipèle, le zona, l'eczema (Thiéry)..

SOLUTÉ AQUEUX

Acide picrique 1 gr 50 centigr
Eau 250 —
En badigeonnages, 5 à 10 fois par jour.

COLLODION CONTRE ZONA (Brocard).

Acide picrique 0 gr. 75 centigr.
Cannabine 0 — 25 —
Liqueur d'Hoffmann 5 —
Collodion élastique 4 —
F s a En applications

De nombreux faits ont démontré la grande efficacité de l'acide picrique dans le traitement des brûlures ; il agit tout à la fois comme analgesique, antiseptique et keratoplastique. Il agit également bien dans les cas de brûlures du premier, du second et même du troisieme degre *pourvu qu'il reste des traces d'épiderme.*

On l'emploie en soluté aqueux a 12 pour 1000 gr., avec lequel on imbibe de la gaze ou du coton hydrophile, on peut aussi utiliser le solute suivant :

Acide picrique	5 gr.
Alcool a 90°	80 —
Eau distillée	1000 —

On prépare également du coton picrique : on ne doit pas employer cet acide sous forme de poudre ou de pommade.

PICRONITRIQUE (Acide). — Lamelles cristallines jaunes solubles dans 100 parties d'eau et dans l'alcool. D'après E. Merck constitue un excellent topique contre les brûlures ; il est tout à la fois analgésique, antiseptique et kératoplastique. On l'emploie en soluté hydro-alcoolique (même formule que pour l'acide picrique).

On le preconise également contre l'érysipèle et l'eczéma et dans le zôna on obtient de bons résultats en appliquant sur les vésicules, préalablement ouvertes, une compresse imbibée du soluté suivant :

Acide picronitrique	5 gr.
— citrique	10 —
Eau distillée	50 —

PICROTOXINE. — V. **COQUE DU LEVANT.**

PILOCARPINE. — V. *Jaborandi.*

PIMENTS. — V. *Capsicum.*

PIN MARITIME. — *Pinus maritima* (Conifères).

Part. empl. — Bois, sève. Il fournit la térébenthine de Bordeaux, le galipot, l'essence de térebenthine, la poix resine, la poix noire et le goudron (voir ces mots).

Prop. thérap. — Antiphtisique.

Prép. pharm. et posol. — *A l'int.* Sève de pin, 1 à 4 verres par jour, ou par cuillerees à l'état de sirop.

— **PIN SAUVAGE.** — **PIN SYLVESTRE.** — *Pinus sylvestris* (Conifères).

Part. empl. — Bourgeon, appelé à tort bourgeon de sapin.

Prop. thérap. — Excitant, béchique, diuretique, anticatarrhal.

Prép. pharm. et posol. — *A l'int.* Eau distillée, 150 à 1000 gr., — infusion, 30 p. 1000, — sirop, *ad libitum. A l'ext.* Laine de pin sylvestre.

PIPÉRAZINE ($C^4H^{?}Az^2$). **PIPÉRAZIDINE.** — *Syn* **DIÉTHYLÉNIMINE** : obtenue par synthèse et assimilée à tort a la spermine de Schreiner, c'est une base energique, cristallisée et très soluble dans l'eau, ainsi que son *chlorhydrate :* Elle forme avec l'acide urique un urate très soluble (47 fois son poids d'eau), aussi l'utilise-t-on pour faciliter l'élimination de ce corps.

Posol. — 0 gr. 50 à 1 gr. par dose, jusqu'à 3 gr. par 24 heures en cachets de 0 gr. 50; 0 gr. 05 à 0 gr. 10, chlorhydrate 0 gr. 10 à 0 gr. 30 en injections hypodermiques. *Voir le chapitre spécial*, page 377.

PIPÉRAZINE (QUINATE DE). — **SIDONAL** (ancien). préconisé par Blumenthal contre diathèse urique, gravelle, goutte. Poudre blanche soluble dans l'eau, saveur agréable.

Dose. 5 à 8 grammes par jour en cachets de 0 gr. 50 ou en paquets dissous dans l'eau ou véhicule approprié. — Durée du traitement : 4 à 7 jours.

PIPÉRIN. — V. *Poivre.*

PISCIDIA ERYTHRINA (Légumineuses papilionacées) — *Syn.* Jamaica Dogwood.

Part. empl. — Écorce de la racine.

Princ. act. — Piscidine ($C^{29}H^{24}O^{8}$).

Prop. thérap. — Sédatif des névralgies, des douleurs utérines, de la toux spasmodique, hypnotique.

Prép. pharm. et posol. — *A l'int.* Extrait fluide, représentant son poids de plante : 3 à 6 gr.;— poudre, 4 gr.; — teinture alcoolique à 1/5, 1 à 5 gr.

MÉLANGE (Huchard).

Teinture alcoolique de piscidia	} ãã 50 gr
Teinture de viburnum prunifolium	

XX a XL gouttes.

POTION.

Extrait fluide	20 gr.
Eau distillée	50 gr.
Sirop de sucre	50 —

2 a 6 cuillerées a café par jour.

SIROP.

Extrait fluide	10 gr.
Sirop d'ecorce d'orange amère	20 —

M 1 a 3 cuillerees a cafe par jour. Chacune renferme 1 gr 50 centigr. d'extrait

PISSENLIT. — *Taraxacum Dens leonis* (Composées). — *Syn.* Dent de lion.

Part. empl. — Racine, feuille.

Prop. thérap. — Tonique, fondant, apéritif, diurétique.

Prép. pharm. et posol. — *A l'int* Extrait aqueux, 1 à 5 gr.

PLATRE. — Voir *Sulfate de chaux.*

PLOMB (ACÉTATE DE) ($(C^2H^3O^2)^2Pb + 3H^2O$. — *Syn.* Acétate neutre de plomb, sel de Saturne. Soluble dans 2 parties d'eau et 8 d'alcool.

Prop. thérap. — Employé autrefois contre les diarrhées colliquatives, les hemorrhagies passives, les sueurs des phtisiques; aujourd'hui reserve aux *usages externes* comme astringent, siccatif.

Posol. — *A l'int.* 0 gr. 1 à 0 gr. 05 centigr. par dose et jusquà 0 gr. 30 en 24 heures. — *A l'ext.* En pommade, collyres, injections.

Incompat. — Acides sulfurique, phosphorique, chlorhydrique, et leurs sels solubles; tanin, iodures alcalins, borax, aloès, eau commune, lait, préparations opiacées.

COLLYRE CONTRE CONJONCTIVITE (Sichel)

Acetate de plomb cristallise 0 gr. 50 centigr.
Eau distillee 100 —

M.

INJECTION VAGINALE D'ACÉTATE DE PLOMB

Acétate de plomb cristallise 5 gr
Decocte d'ecorce de chêne 150 —

F. Dissoudre.

INJECTION A L'ACETATE DE PLOMB POUR LE VAGIN (Ricord).

Eau 1000 gr
Acetate de plomb cristallise 10 —

F Dissoudre.

INJECTION A L'ACETATE DE PLOMB

Acetate de plomb 0 gr. 50 centigr.
Eau de laurier-cerise 10 —
Eau distillee 150 —

INJECTION PLOMBIQUE COMPOSÉE.

Acétate de plomb 1 gr
Sulfate de zinc 1 —
Tanin 2 —
Eau distillee de rose 150 —

F s a. Agitez

LAVEMENT

Acétate de plomb } ãã 0 gr. 50 centigr
Laudanum de Sydenham }
Eau 200 —

LOTION CONTRE EPHÉLIDES.

Sublimé corrosif 1 gr
Acetate de plomb } ãã 2 —
Sulfate de zinc }
Eau distillee de rose 200 —

F. s. a.

Agitez et appliquez avec un tampon de coton hydrophile.

PILULES D'ACÉTATE DE PLOMB

Acétate de plomb 1 gr.
Extrait d'opium 0 — 25 centigr
— ratanhia 5 —

F. s a 50 pilules. 2 a 6 par jour.

PILULES CONTRE HÉMOPTYSIES

Extrait d'opium 0 gr. 05 centigr
Acetate de plomb 0 — 20 —
Poudre de jusquiame 0 — 40 —

F 8 pilules 1 matin et soir.

PRISES CONTRE HÉMORRHAGIES PULMONAIRES (Ewald).

Acétate de plomb 0 gr. 25 centigr.
Poudre de digitale 0 gr 30 centigr
— d'opium 0 — 15 —

F s. a 10 doses. 2 a 6 par jour

POMMADE ANTIBLÉPHARIQUE (Sichel)

Minium 1 gr
Acétate neutre de plomb 3 —
Axonge 45 —
Cire blanche 15 —
Essence de rose III gouttes

POMMADE ANTIOPHTALMIQUE (Desault)

Oxyde rouge de mercure 1 gr.
Oxyde de zinc 1 —
Acetate de plomb cristallise 1 —
Alun calcine 1 —
Sublimé corrosif 0 — 15 centigr
Pommade rosat 8 —

F. s. a.

POMMADE CONTRE CALVITIE (Dupuytren)

Moelle de bœuf 300 gr.
Acétate de plomb cristallise 5 —
Baume noir du Pérou 20 —
Alcool a 21° 50 —
Teinture de canthanide 2 —
— de girofle } ãã X gouttes
— de cannelle }

M Onctions tous les soirs avec gros comme une noisette.

POMMADE CONTRE ENGELURES.

Acetate de plomb 4 gr
Extrait d'opium 0 — 20 centigr
Baume du Perou 10 —
Axonge 60 —

F. s. a.

POMMADE DE SAINT-ANDRÉ DE BORDEAUX

Acetate de plomb cristallise 5 gr 20 centigr
Chlorhydrate d'ammoniaque 0 — 60 —
Tuthie 0 — 30 —
Oxyde rouge de mercure 5 — 20 —
Beurre frais ou Vaseline 30 —

POUDRE ANTIHÉMORRHAGIQUE.

Acetate de plomb 0 gr. 20 centigr
Extrait d'opium 0 — 10 —
— de ratanhia sec 5 —

F. s. a. 10 prises. Une toutes les 2 heures.

— **SOUS-ACÉTATE DE PLOMB LIQUIDE.** — *Syn.* **Extrait de Saturne,** acétate basique de plomb. Soluble eau et alcool.

Prop. thérap. — Résolutif, siccatif, astringent.

Prép. pharm. et posol. — *A l'ext.* Sous-acetate, en collyres, lotions, injections ; — eau blanche (20 p. 1000).

Incompat. — Comme le précedent, et en plus l'eau commune à moins d'indications speciales (eau blanche) à cause de l'acide carbonique, des sulfates, phosphates, carbonates et bicarbonates qu'elle renferme.

CÉRAT SATURNÉ. CÉRAT DE GOULARD
(Codex 1884)

Sous-acétate de plomb liquide	1 gr.
Cérat de Galien	9 —

M.

COLLYRE

Acétate de plomb liquide	X gouttes
Eau de rose	200 gr.

M.

EAU DE GOULARD OU VÉGÉTO-MINÉRALE
(Codex 1884 et F. H P.).

Sous-acétate de plomb liquide	20 gr
Alcoolat vulnéraire	80 —
Eau commune	900 —

Renferme de l'alcool vulnéraire (8 p. 100) *en plus que l'eau blanche.*

EAU VÉGÉTO-MINÉRALE (F. H. P.).

Sous-acétate de plomb liquide	5 gr.
Eau commune	1000 —

M.

FOMENTATION RÉSOLUTIVE.

Chlorhydrate d'ammoniaque	2 gr
Eau	45 —
Alcool a 60c	8 —
Sous-acétate de plomb liquide	1 —

F dissoudre le sel ammoniac dans l'eau, filtrez, ajoutez le reste.

INJECTION ANTIBLENNORRHAGIQUE.

Sous-acétate de plomb	1 gr a 2 gr.
Sous nitrate de bismuth	4 —
Eau distillee de rose	150 —

F s. a. Agitez.

LAVEMENT CONTRE DYSENTERIE (Barthez).

De X a C gouttes d'extrait de Saturne p 500 *gr d'eau tiède.*

LOTION RÉSOLUTIVE

Sous-acétate de plomb	10 gr.
Teinture d'arnica	30 —
Alcool camphre	10 —
Eau	500 —

F s. a.

POMMADE CONTRE HÉMORRHOIDES.

Sous-acétate de plomb	5 gr.
Extrait de jusquiame	2 —
Onguent populeum	30 —

F. s. a

TOPIQUE CONTRE ENGELURES
(Mialhe).

Extrait de Saturne } Eau de-vie camphrée }	ãã	30 gr.

M

— **CARBONATE DE PLOMB** (Pb,CO^3). — *Syn.* Céruse, blanc de plomb, magistère de plomb. Insoluble eau et alcool.

Prop. thérap. — Siccatif et résolutif.

Posol. — *A l'ext.* Poudre, 10 a 20 p. 100 en pommade. — Onguent blanc de Rhazès 1 pour 5 d'axonge (Cod. 1884).

Incompat. — Sulfures, iodures.

— **IODURE DE PLOMB** — V. *Iode* et *Iodures.*

— **OXYDES DE PLOMB.**

— **PROTOXYDE DE PLOMB** (PbO). — 1° *Massicot* ou *céruse jaune* (inusite); — 2° *Litharge.*

Prop. thérap. — Base des emplâtres. Emplâtre simple (Codex).

EMPLATRE BLANC (Hop. St.-Louis).

Emplâtre simple	2000 gr.	Huile blanche	2000 gr
Cire jaune	1000 —	*F. s. a.*	

— **DEUTOXYDE DE PLOMB** (Pb^3O^4). — *Syn.* Oxyde plomboso-plombique, minium. Insoluble eau.

Prop. thérap. — Siccatif.

Prép. pharm. et posol. — *A l'ext.* 1 p. 8 en pommade.

CÉRAT DE MINIUM (Van Mons).

Minium	1 gr.
Cerat simple	8 —
M	

— **TANNATE DE PLOMB.**

Prop. thérap. — Siccatif.

Posol. — *A l'ext.* 10 p. 50, en pommade.

PODOPHYLLE. — PODOPHYLLINE. — *Podophyllum peltatum* (Berbéridacées).

Part. empl. — Racine.

Princ. act. — PODOPHYLLINE OU PODOPHYLLIN.

Prop. thérap. — Purgatif ; employé avec succes contre la constipation habituelle.

Prép. pharm. et posol. — *A l'int.* Podophyllin, 0 gr. 01 à 0 gr. 05 centigr. par dose, jusqu'à 0 gr. 20 par 24 heures ; — pilules de podophylle belladonees (Codex), 2 à 6 ; — poudre de podophylle, 0 gr. 50 centigr. à 1 gr (Peu employée.)

PILULES ALTÉRANTES.

Podophylline	1 gr.
Aloes hepatique	4 —
Gomme-gutte	2 —

F s a 40 pilules. 1 à 2 par jour

PILULES CONTRE LA CONSTIPATION.

Podophyllin	0 gr. 015 millig.
Extrait de belladone	0 — 005 —
— de jusquiame	0 — 010 —

Pour 1 pilule. De 1 à 3

PILULES DE PODOPHYLLIN (Van der Corput).

Podophyllin	0 gr. 02 centigr.
Savon médicinal	0 — 01 —

M. pour une pilule. 2 à 4.

PILULES PURGATIVES (Trousseau et Blondeau).

Podophylline	0 gr. 02 centigr
Extrait de belladone	ãã 0 — 01 —
Racine de belladone pulverisee	

M pour 1 pilule 1 à 2 par jour.

PILULES CONTRE LITHIASE BILIAIRE (J. Cyr)

Podophylline	0 gr. 04 centigr
Extrait de belladone	0 — 03 —
— de noix vomique	0 — 01 —

Pour 1 pilule, à prendre le soir

POIVRE NOIR. — *Piper nigrum* (Pipéracées).

Part. empl. — Fruit.

Princ. act. — Pipérin.

Prop. thérap. — Condiment, aphrodisiaque, rubéfiant, employé contre la teigne, stimulant, essayé comme fébrifuge.

Prép. pharm. et posol. — *A l'int.* 0 gr. 05 centigr. à 2 gr. — *A l'ext.* En pommade.

PILULES DE PIPÉRIN CONTRE CONSTIPATION HABITUELLE.

Pipérin } āā 0 gr. 75 centigr
Calomel }
Extrait de noix vomique 0 — 20 —
Sulfate de quinine 1 — 50 —
Extrait de chiendent Q s

Pour 30 pilules. 1 matin et soir

POTION EXPECTORANTE.

Poivre long concassé 2 gr.
Eau. 200 —

F infuser. Passez; ajoutez

Oxyde blanc d'antimoine 2 gr.
Sirop de polygala 50 —

A prendre par cuillerées toutes les 1/2 heures Agitez

POIX BLANCHE. — Melange de galipot avec la résine jaune ou la térébenthine de Bordeaux.

— **POIX DE BOURGOGNE.** — *Syn.* Poix des Vosges, poix jaune. Terébenthine tirée du *Picea excelsa*, vulg. *piesse*, *epicea*.

Prop. thérap. — Entre dans la composition de différents emplâtres, et fait la base de celui de poix de Bourgogne, employé comme dérivatif. On le saupoudre souvent d'émetique (emplâtre stibié).

— **POIX NOIRE** — Provient de la combustion imparfaite des résidus de l'exploitation des diverses térébenthines.

Prop. thérap. — Entre dans la composition d'un assez grand nombre d'emplâtres pour leur donner de l'adherence.

— **POIX RÉSINE** — *Syn.* Résine jaune. Résidu de la distillation des térebenthines battu avec de l'eau.

Prop. thérap. — Entre dans la composition des emplâtres.

POLYGALA DE VIRGINIE. — *Polygala Senega* (Polygalacees).

Part. empl. — Racine.

Princ. act. — Saponine, huile volatile.

Prop. thérap. — Expectorant indiqué dans les bronchites; légèrement diurétique et diaphorétique ; vomitif à hautes doses.

Prép. pharm. et posol. — *A l'int.* Extrait alcoolique, 0 gr. 05 centigr. à 1 gr ; — infusion, 1 p. 100; — poudre, 0 gr. 50 centigr. à 2 gr.; — sirop, 20 à 60 gr. ; — teinture, 0 gr. 50 centigr. à 8 gr.

PILULES EXPECTORANTES.

Kermès mineral 0 gr. 50 centigr
Extrait de polygala 5 —
Poudre d'iris Q. s

Pour 50 pilules toluisées. 2 a 10 par jour.

PILULES DE POLYGALA.

Extrait de polygala 2 gr
— de jusquiame 0 — 20 centigr.
Poudre de scille Q s

F. s. a. 40 pilules. 1 toutes les 2 heures

POTION DE POLYGALA.

Polygala en poudre 5 à 10 gr.
Eau 150 gr.

F. infuser, passez, ajoutez

Kermes 0 gr 10 centigr.
Oxymel scillitique 30 —

A prendre par cuillerées

POTION EXPECTORANTE (Mery)

Benzoate de sodium 1 gr 50
Bicarbonate de soude 0 — 50 centigr.
Sirop de polygala 20 —
— d'ipecacuanha 10 —
Decocte de polygala
a 2 p 100 130 —

F. s a Par cuillerées à dessert dans bronchite aigue chez l'enfant.

POMME DE TERRE. — *Solanum Tuberosum* (Solanées). — *Syn.* Parmentière.

Part. empl. — Tubercules et fécule.

Prop. thérap. — Emollient.

Prép. pharm. et posol. — *A l'ext.* Fécule et pulpe en cataplasmes. *Us. int.* Cure aux pommes de terre contre le diabète (Mose)

POTASSE. — V. *Potassium* (oxyde de).

POTASSIUM (OXYDE DE – HYDRATÉ) (KHO). — *Syn* Potasse caustique. Très soluble eau, alcool, insoluble éther. 2 variétés : Potasse à l alcool, potasse à la chaux.

Prop. thérap. — Quelquefois employée en solution très étendue comme lithontriptique, antiscrofuleux, diurétique.

Posol. — *A l'ext.* Comme caustique.

CAUSTIQUE DE POTASSE ET DE CHAUX CAUSTIQUE FILHOS (Cod 1884).

5 *de potasse p.* 1 *de chaux vive.*

POUDRE DE VIENNE, CAUSTIQUE DE VIENNE (Cod)

5 *de potasse et* 6 *de chaux vive*

— **ACÉTATE DE POTASSE** ($C^2H^3O^2K$). — *Syn.* **TERRE FOLIÉE DE TARTRE** Soluble eau, toutes proportions, très soluble alcool.

Prop. thérap. — Fondant, apéritif, diurétique.

Posol. — *A l'int.* 1 à 10 gr.

Incompat. — Acides, sels acides, sels d'argent, de mercure, persels de fer, fruits acides.

POTION DIURÉTIQUE

Acetate de potasse	ãã	5 a 10 gr
Extrait de genievre	ãã	5 a 10 gr
Ether nitrique alcoolisé		5 —
Eau		200 —

Par cuillerée toutes les heures.

POTION DIURÉTIQUE (Comby).

Acetate de potasse	1 gr.
Sirop de cerise	30 —
Infuse d'hysope	100 —

F s a 1 cuillerée à soupe toutes les 2 heures (Pleurésie séro-fibrineuse des enfants)

POTION CONTRE HYDROPISIE (Ewald)

Feuilles de digitale	1 gr

Faites infuser dans :

Eau bouillante	150 gr

Passez et ajoutez

Acetate de potasse	5 a 10 gr
Oxymel scillitique	5 —

Par cuillerée toutes les deux heures.

TISANE DIURÉTIQUE

Décocte de chiendent	1000 gr
Acetate de potasse	2 a 4 —
Sirop des 5 racines	50 —

M. Par petites tasses.

— **AZOTATE DE POTASSE** (AzO^3K). — *Syn.* **NITRATE DE POTASSE, SEL DE NITRE, NITRE, SALPÊTRE.** Soluble 4 parties d'eau froide, peu soluble alcool faible, insoluble alcool absolu.

Prop. thérap. — Diuretique à faibles doses ; contro-stimulant et vénéneux à hautes doses.

Posol. — *A l'int.* 0 gr. 50 centigr. à 2 gr. (diurétique) ; 4 à 8 gr (contro-stimulant) Hughes le prescrit *à doses élevées* contre la pneumonie, le premier jour 3 gr 60 (en solution), repetées toutes les 3 heures, puis a doses progressivement décroissantes.

BOISSON TEMPÉRANTE ET DIURÉTIQUE

1. Azotate de potasse	2 a 5 gr
Sirop d'orgeat	50 —
Eau	1000 —

GARGARISME (Wendt).

Nitrate de potasse	5 gr.
Sirop de mûre	30 —
Decocté d'orge	120 —

Contre angine scarlatineuse

PILULES ANTILAITEUSES.

Nitrate de potasse	10 gr
Camphre	4 —
Rob de sureau	Q s

M. pour 60 pilules. 2 matin et soir.

PILULES DIURÉTIQUES.

Nitrate de potasse	2 gr.
Poudre de digitale	1 —

Extrait de scille 0 gr. 50 centigr.
— de genièvre Q. s.

Pour 20 pilules à prendre dans la journée.

POTION DIGITALE NITRÉE (Traube).

Digitale 1 gr. 50 centigr

F infuser dans .

Eau bouillante 150 gr.

Passez et ajoutez

Nitrate de potasse 5 gr.
Sirop de framboise 50 —

F. s a 1 cuillerée toutes les deux heures.

POTION DIURÉTIQUE

Sel de nitre	4 à 5 gr.
Oxymel scillitique	30 —
Decocté de chiendent	150 —

Par cuillerée.

POUDRE ANTIPHLOGISTIQUE (Rust.).

Nitrate de potasse
Sulfate de soude
Sucre } āā 5 gr

Divisez en 10 paquets 1 paquet toutes les heures.

POUDRE CONTRO-STIMULANTE (Bouch.).

Calomel 1 gr
Nitrate de potasse 5 —

F s a Et divisez en 9 paquets. 1 toutes les 12 heures.

POUDRE DIURÉTIQUE OU POUDRE DES VOYAGEURS (Tisane seche).

Poudre de gomme arabique	60 gr.
Extrait de nitrate de potasse	10 —
— de guimauve	10 —
Extrait de reglisse	20 gr
— de sucre de lait	60 —

Pulverisez. Mêlez. Dose 1 cuillerée à cafe dans un verre d'eau.

POUDRE DE DOVER

Poudre d'ipecacuanha opiacée

Azotate de potassium
Sulfate de potassium } āā 40 gr.
Poudre d'ipeca
— d'opium } āā 10 —

1 gr. contient 0 gr 10 centigrammes de poudre d'opium ou 0 gr 05 d'extrait

POUDRE POUR TISANE.

Sel de nitre	5 gr.
Sucre pulvérisé	50 —
Essence de citron	IV gouttes.

Pour 1 litre d'eau.

AUTRE

Sel de nitre	4 gr.
Bicarbonate de soude	2 —
Sucre vanille	50 —

Pour 1 litre d'eau

SOLUTÉ C HYPERTENSION ARTÉRIELLE (Renon)

Azotate de potassium	1 gr
— de sodium	0 — 20
Bicarbonate de soude	2 —
Eau distillee	60 —

F s. a. A prendre en 3 fois dans la journee

VIN NITRÉ (A F H P.)

Vin blanc de Châblis 500 gr.
Nitre 2 —

F. s a

— **BICHROMATE DE POTASSE** ($Cr^2O^7K^2$). — Soluble 10 parties d'eau froide.

Prop. thérap. — Antisyphilitique ; caustique.

Posol. — *A l'int.* 0 gr. 02 à 0 gr. 06 centigr. — *A l'ext.* 0 gr. 50 centigr. p. 75 gr. en pommade.

PILULES DE VICENTE

Bichromate de potasse
Extrait d'opium } āā 1 gr

F. s. a. 100 pilules, 1 matin et soir

POMMADE CONTRE VERRUES (Blashko).

Axonge 15 gr
Bichromate de potasse — 10 centigr.

M.

— **CARBONATE DE POTASSE** (CO^3K^2). — *Syn.* Sel de tartre, potasse carbonatee, sous-carbonate de potasse. Soluble dans son poids d'eau, insoluble alcool et éther

Prop. thérap. — Resolutif, antidartreux ; employé quelquefois comme lithontriptique.

Posol. — *A l'int.* 0 gr. 10 à 0 gr. 25 centigr. — *A l'ext.* Solution, 1/10, en lotions.

Incompat. — Acides, sels acides, tous les sels dont la base peut donner naissance à un carbonate insoluble (mercure, fer, magnésie, chaux, etc.), chlorhydrate d'ammoniaque, eau de chaux, infusés végétaux.

LOTION ANTIPRURIGINEUSE

Carbonate de potasse	1 gr
Eau distillée de laurier-cerise	20 —

F. Dissoudre. Filtrez.

— **CARBONATE (bi) DE POTASSE** (CO^3KH). — *Syn.* Carbonate de potasse saturé. Soluble 4 parties d'eau.

Prop. thérap. — Lithontriptique, antigoutteux, antiacide, employé quelquefois contre la stomatite mercurielle, la gangrène, le scorbut, préconisé contre le croup.

Posol. — *A l'int.* 1 à 5 gr.; demande à être employé avec prudence chez les jeunes enfants, et à doses faibles.

Incompat. — Comme le carbonate de potasse.

TISANE ALCALINE (Bouchardat).

Bicarbonate de potasse Teinture de cannelle — de vanille	ãã 1 gr.	Sirop simple Eau	100 gr 1000 —

F. dissoudre. M. Par verres.

— **PERCARBONATE DE POTASSIUM**. — Obtenu par électrolyse d'une solution saturée de carbonate de potasse.

Poudre blanche qui, chauffée légèrement avec de l'eau, dégage de l'oxygène; la réaction se produit même à froid, en présence de l'acide sulfurique il se fait de l'eau oxygénée. — Oxydant et désinfectant énergique.

— **CHLORATE DE POTASSE.** — V. à **CHLORATES.**

— **CHLORURE DE POTASSIUM** (KCl). — *Syn.* — Sel digestif, sel fébrifuge de Sylvius.

Prop. thérap. — Fondant, purgatif, fébrifuge; soluble dans 3 parties d'eau.

Posol. — *A l'int.* 1 à 4 gr.

Incompat. — Acides minéraux, calomel, acétate de plomb, azotate d'argent, protosels de mercure.

— **CITRATE DE POTASSE.** — Préconisé comme fondant et diurétique, antiacide, à la dose de 2 à 10 gr. par jour, en solution, tisane ou limonade.

— **OXALATE DE POTASSE.** — V. *Oxalique* (acide).

— **OXYDE DE POTASSIUM.** — V. *Potassium* (oxyde de).

— **PERSULFATE DE POTASSE.** — V. **PERSULFATES ALCALINS.**

— **PHOSPHATE DE POTASSE.** — Mêmes propriétés que le *Phosphate de soude.* (V. ce mot).

— **SILICATE DE POTASSE** (solution de) (Codex).

Prop. thérap. — Sert à la confection d'appareils inamovibles.

— **SOZOIODOLATE DE POTASSE.** — V. **SOZOIODOL.**

— **SULFATE DE POTASSE** (SO^4K^2). — *Syn.* Sel duobus, tartre vitriolé, sel polychreste. Soluble 10 parties d'eau, insoluble alcool, éther.

Prop. thérap. — Apéritif, léger purgatif, employé comme antilaiteux.

Posol. — *A l'int.* 4 à 8 gr.

SELS ANGLAIS.

Sulfate de potasse finement granulé imbibe d'acide acétique cristallisable aromatise ou non.

POTION CONTRE PHLEGMASIA ALBA DOLENS (Martin)

Digitale	2 gr.
F. infuser dans :	
Eau bouillante	200 gr.
Passez et ajoutez :	
Sulfate de potasse	10 —
Sirop de sucre	25 —

Par cuillerees toutes les 2 heures.

— **SULFURE DE POTASSIUM.** — V. *Soufre.*

— **TARTRATES DE POTASSE.** — V. *Acide tartrique.*

POTIRON. — *Cucurbita Pepo* (Cucurbitacées). — *Syn.* Courge, citrouille.

Part. empl. — Semences. Tænifuge 30 à 60 gr. En pâte ou en émulsion.

Prop. thérap. — Adoucissantes, rafraîchissantes; font partie des semences froides ; préconisées comme tænifuge à haute dose (30 à 60 gr.).

Prép. pharm. — *A l'int.* Émulsion ou pâte.

PRÉPARATIONS ALIMENTAIRES. — Le dédoublement des albuminoïdes par les ferments solubles (*pepsine, trypsine, papaïne, pancréatine*) *par les microorganismes, par les matieres minerales* (chlorure et fluorure de sodium), et par l'action de la vapeur d'eau à 110° en présence de traces d'acide chlorhydrique, aboutit comme terme ultime à la formation des *peptones vraies*. Mais la transformation ne se fait pas d'un seul jet, il existe des produits *intermédiaires* et de *passage*, ce sont .

1° La **SYNTONINE** ou **ACIDALBUMINE**.

2° Les **PROTÉOSES** ou **ALBUMOSES** (**PROPEPTONE, PROTALBUMOSE, DEUTERALBUMOSE, HÉTÉRALBUMOSE, DYSALBUMOSE.**)

3° Les **PEPTONES VRAIES** *(terme ultime)*, dont il existe autant de variétés que de types d'albumine (**ALBUMINE PEPTONE, MYOSINE-PEPTONE, FIBRINE-PEPTONE, CASÉINE-PEPTONE.**

Ces divers corps, isolés ou mélangés, sont utilisés comme préparations alimentaires désignées sous des noms qui souvent ne rappellent en rien leur origine. Parfois ces préparations ne renferment que des albuminoïdes non transformées et associées a d'autres substances alimentaires ou médicamenteuses.

— **ALBUMOSES.** — Elles présentent sur les peptones l'avantage de ne pas renfermer les produits toxiques qui apparaissent a la fin du dédoublement (*leucine, tyrosine, toxalbumines*). On peut les obtenir avec le blanc d'œuf, la viande, la chair de poisson, etc.

Elles se présentent sous forme de poudre blanc grisâtre ou jaunâtre, généralement soluble dans l'eau. Au point de vue de l'alimentation artificielle ces albumoses sont supérieures aux peptones. On les utilise dans les dyspepsies, cachexies, etc., etc.

Dose : 5 à 20 gr. par jour, dans du lait, bouillon, etc.

— **SOMATOSE** — Poudre jaune, un peu granuleuse, soluble dans l'eau, sans odeur ni saveur appréciable, renfermant d'après Goldmann, 28 p. 100 d'albumose et 2,4 de peptone.

Utilisée dans l'anémie, le troubles gastro-intestinaux, les dyspepsies

Doses : 10 à 15 gr. par jour pour les adultes, 3 à 6 pour les enfants, dans du lait, du bouillon, etc.

— **PEPTONES**. — Voir *Peptone* et *Aliments et régimes*. Les procédés de préparations sont nombreux (*Petit*, *Maly*, *Kossel*, *Henninger*, etc), on utilise la *pepsine*, la *pancreatine*, la *papaine*, l'action des *micro-organismes* (malto-peptones), l'action de la *vapeur d'eau surchauffee* (viande soluble, peptones Koch et Kemmerich).

PREPARATIONS DIVERSES

— **ALKARNOSE** — Produit visqueux ou pulvérulent, inodore, de couleur brune, saveur agreable et sucrée, renferme d'après Hiller — *albumoses* 23,6, *maltoses* 55,3, *graines* 17,7, *sels* 3,4.

— **EUBIOSE** — Préparation de sang, elle est ferrugineuse et renferme 29 p. 100 d'*albumine* et 18 p. 100 d'*hemoglobine*, ne renferme pas d'hydrates de carbone et est utile lorsqu'il s'agit d'éviter l'introduction de ces composés dans l'organisme.

— **EULACTOL**. — Mélange de *lait*, *sucre de lait*, *albumine du lait*, *de l'œuf* et *albumine vegétale* (total 28 p. 100), *corps gras* 14 p 100, *hydrates de carbone* et *sucre* 46 p. 100.

Alimentation des enfants surtout dans le rachitisme, diarrhées.

Doses par jour . 2 à 3 cuillerées a café ou a soupe suivant l'âge.

— **FERSANE**. — Produit alimentaire ferrugineux et phosphoré à base de sang (combinaison ferrugineuse de paranucleoprotéide) soluble dans l'eau, sans saveur ni odeur désagréables, le soluté ne se coagule pas a l'ebullition, dans l'économie le fersane n'est entierement absorbé que dans l'intestin.

Est prescrit dans l'*anemie*, *chlorose*, *tuberculose* au début, *convalescence*, etc.

Doses . 1 a 3 cuillerées à café par jour pour les enfants, 1 a 2 cuillerées a bouche pour les adultes.

— **GLOBONE**. — Corps dont la constitution serait, d'après Lilienfeld, intermédiaire entre celle de l'*acidalbumine* et de l'*albumose* Poudre fine, légerement jaune, inodore, insipide. insoluble dans l'eau, soluble dans l'alcool surtout en présence d'un acide organique, ce qui permet d'obtenir des solutions a 75 p. 100; soluble dans le suc gastrique artificiel.

Doses . 1 a 2 cuillerées à café par jour pour les enfants, suivant l'âge, délayée dans les aliments.

— **GLUTON**. — Produit soluble extrait de la Gélatine par H. Brat, n'est pas coagulable et présente une valeur nutritive égale a celle de l'albumine. indiqué dans les affections qui écartent l'usage des hydrocarbures telles que *diabete*, *obésite*.

— **NUTRANE.** — Produit destiné au sevrage progressif des nourrissons et à l'alimentation des enfants en bas âge. Mélange en proportions convenables de *farine de blé*, de *gruau d'avoine* et de *maïs* torréfié et additionné de *cacao* légèrement *sucre* présentant la composition suivante . *albuminoïdes* 10,25, graisses 4,30, hydrates de carbone 75,91, sels minéraux 2,10, eau 7,44.

Dose : 1 à 3 cuillerées à café ou à soupe suivant l'âge.

— **NUTROSE** — V. à ce mot.

— **PEGNINE** ou **PEGNIN**. — Mélange de sucre de lait et de ferment de presure selectionne et stérilisé Utilisé pour coaguler *finement* le lait et éviter la coagulation grumeleuse de la caséine, facilite la digestion du lait et permet de suivre plus rigoureusement le régime lacté. On peut aromatiser le lait.

— **PLASMON**. — Mélange de caséïne (extraite du lait écrémé) avec quantité de bi-carbonate de soude suffisante pour obtenir une solution complète. — Poudre grumeleuse légèrement jaune, inodore et insipide, soluble dans l'eau de préférence chaude. — Alimentation des débiles et des convalescents.

Dose . 30 jusqu'à 120 gr. par jour.

— **PURO**. — Sucre de viande maigre de bœuf, évaporé dans le vide en consistance de sirop ; renferme *bases carnées* 19, *sels* 10, *albumine* 33.

Alimentation stomachale et rectale.

— **ROBORAT**. — Substance albumineuse retirée du *blé*, renferme 95 p. 100 d'albuminoïdes. Poudre blanche, insipide, ténue reste facilement en suspension dans les liquides froids ou tièdes lorsqu'elle est délayée avec soin. Elle renferme en abondance de la *lecithine* et de l'acide *glycero-phosphorique*, est facilement et presque entièrement assimilable, peut être administrée en lavements.

— **SANATOGÈNE**. — Combinaison de *caseïne* et de *glycéro-phosphate de soude* Bon aliment albumineux, stimulant du système nerveux central préconisé dans les cas de névroses s'accompagnant de phosphaturie, de psychoses par épuisement, rachitisme, etc.

Dose : 10 à 30 gr. suivant l'âge.

— **SOMATOSE**. — Voir à ce mot.

PROPONAL. — Dipropylmalonylurée, homologue du véronal ; cristaux incolores, fusibles à 145° ; très peu solubles dans l'eau froide (1 p. 1640) plus solubles dans l'eau chaude ou légèrement alcalinisée, et dans l'alcool.

Prop. thérap — Hypnotique dont l'action est analogue à celle du véronal , mais plus accentuée et se produit plus rapidement , 15 à 40 minutes après l'ingestion et dure de 6 à 9 heures

Posol. — Dans l'insomnie simple 0 gr. 15 à 0 gr. 20 ; on peut élever la dose à 0 gr. 50 sans jamais dépasser ce chiffre. On l'administre en tablettes dosées à 0 gr 10 ou mieux en poudre dans une tasse de tilleul chaude ou de tisane légèrement alcoolisée.

PROPYLAMINE. — TRIMÉTHYLAMINE.

Prop. thérap. — Vantée, surtout en Russie, comme spécifique de la goutte et des affections rhumatismales.

Prép. pharm. et posol. — *A l'int.* Propylamine, X à XXX gouttes en potion ; — chlorhydrate de triméthylamine, 0 gr. 50 centigr. à 1 gr. en potion.

PROSTATE. — On utilise la prostate du taureau.

Prop. thérap. — Préconisée par Reinert contre l'hypertrophie prostatique.

Prép. pharm. et posol. — A l'état frais, au début un quart de l'organe puis plus tard la moitié cette dose répétée 2 à 3 fois par semaine. A l'état de poudre sèche, en tablettes ou capsules contenant chacune 10 centigr. de poudre. Dose, 3 à 6 par jour en 2 fois.

PROTARGOL. — Albuminate d'argent renfermant 8 p. 100 d'argent. Poudre jaunâtre soluble dans l'eau ; le soluté n'est précipité ni par les chlorures, ni par l'albumine, ni par les acides ou alcalis étendus, ce qui permet son absorption facile par les tissus et sans effet irritant.

INJECTION CONTRE GONORRHÉE

Protargol 0 gr. 50 centigr.	à 2 gr.	
Glycérine 1 — à	2 —	
Chlorure de sodium	1 — 20 c.	
Eau distillée	200 —	

F. s. a. 3 injections par jour.

POMMADE CONTRE BLÉPHARITE (Moinson)

Protargol		1 gr
Lanoline	ãã	5 —
Vaseline		

F. s. a. on emploie en même temps en lotions et collyre un soluté de protargol à 5 p. 100

PROTYLINE. — Combinaison protéique, obtenue par l'action des anhydrides phosphoriques sur l'albumine. La *protyline phosphorée* ainsi préparée est une poudre blanc jaunâtre, inodore, insipide, insoluble dans l'eau, elle renferme 2,7 p. 100 de phosphore. Tonique, excitant de la nutrition. Dose 4 à 10 gr. par jour.

PSYLLIUM. — *Plantago psyllium* (Plantaginacées). — *Syn.* Herbe aux puces.

Part. empl. — Semences.

Prop. thérap. — Laxatif.

Prép. pharm. et posol. — *A l'int.* Mucilage ; semences, 15 à 45 gr.

On peut enrober les semences dans du sucre pur, ou un mélange de sucre et de magnésie (Yvon).

PUNCH. — V. *Alcool.*

PURGATINE. — PURGATOL. — Diacétate d'anthropurpurine. Poudre cristalline, insipide, inodore de couleur jaune, insoluble dans l'eau et difficilement soluble dans l'alcool.

Purgatif doux, non irritant, agit 7 à 8 et même 12 heures après son administration . colore l'urine en rouge et tache le linge.

Dose 0 gr. 50 à 2 gr. Utile surtout dans la constipation chronique, — remplace la rhubarbe à la dose de 0 gr. 50 à 1 gr. chez les hémorroïdaires.

PURGÈNE. — *Phénolphtaléine* (phtaléïne du phénol). — Préconisé par Vamossy puis par Wenhardt comme laxatif et purgatif ; utile dans les affections cardiaques avec albuminurie ; contre indiqué dans l'artériosclérose, l'hémorrhagie cérébrale, est bien toléré par les enfants

Prop. pharm. et posol. — *Purgatif* : nourrissons 0 gr 025 à 0 gr. 05; enfants 0 gr. 05 à 0 gr. 15, adultes 0 gr. 10 à 0 gr. 30 et 0 gr. 50, — *laxatif* : 0 g. 10 matin et soir.

Tablettes dosées a 0 gr. 05 ou 0 gr. 10.

PYOCTANINES. — *Syn.* Apyonines : noms sous lesquels on désigne des matières colorantes d'aniline.

PYOCTANINE BLEUE (violet de methyle). **PYOCTANINE JAUNE** (auramine) preconisees comme antiseptiques par Stilling, Mosetig, etc. La premiere est la plus employee. La *jaune* est plus specialement réservee a la chirurgie oculaire.

On les utilise sous forme de poudre (1 à 2 pour 100 de poudre inerte) et surtout de solutions aqueuses dont le titre varie de 1 pour 10 a 1 pour 3000 On les emploie soit en injections hypodermiques (tumeurs malignes) soit en lotions ou compresses. On prépare également des gazes, des pommades (1 à 10 pour 100) et des crayons analogues à ceux d'iodoforme

Les taches produites par ces médicaments disparaissent au moyen d'une lotion à l'eau de Javel ou a l'hypochlorite de chaux liquide.

Leur action, assez contestee actuellement, serait utile dans le cas de cancer, tumeur maligne, affections du nez et des oreilles, des yeux, partout en un mot où il y a production de *pus*.

PYRAMIDON ($C^{13}H^{17}Az^{3}O$). — (Diméthylaminoantipyrine). Poudre cristalline, incolore, sans saveur bien marquée, soluble dans 10 fois son poids d'eau.

Prop. thérap. — Antithermique, analgésique, agit comme l'antipyrine mais à doses moindres (0 gr. 30 équivalent environ à 1 gr. d'antipyrine) ; l'abaissement thermique apparaît plus tardivement mais dure plus longtemps. Provoque souvent (comme l'antipyrine) des sueurs profuses, pendant la réascension thermique; ce qui peut le *contre-indiquer* chez les tuberculeux.

Employé surtout contre les névralgies, la migraine, le tic douloureux de la face, les douleurs tabétiques ou rhumatismales, la grippe, la fièvre typhoide, l'accès d'asthme.

Posol. — 0 gr. 25 à 1 gr. par jour en paquets, cachets de 0 gr. 25 à 0 gr. 50, potions. *Enfants :* 0 gr. 02 à 0 gr. 08 par année.

CACHETS CONTRE CEPHALÉE DES ARTHRITIQUES (Lemoine et Gerard)

Valerianate de quinine	0 gr 20
Pyramidon	0 — 15
Carbonate de lithium	0 gr. 50

Pour un cachet. Deux par jour, matin et midi.

PYRAMIDON (CAMPHORATE DE). — Deux variétés. *neutre*, *acide ;* on emploie ce dernier a la dose de 1 gr par jour en deux cachets, chez les phtisiques, comme analgesique et antithermique ne provoquant pas les sueurs ainsi que le ferait le pyramidon Le sel *neutre*, un peu moins anhidrotique, mais plus antithermique, s'emploie aux doses de 0 gr. 50 à 0 gr. 75.

PYRAMIDON (SALICYLATE DE). — Mêmes propriétés et doses que le camphorate.

PYRANTINE. — *Syn.* Ethoxyphénylsuccimide. Aiguilles prismatiques incolores, peu solubles dans l'eau froide : on emploie également le sel sodique qui est facilement soluble dans l'eau et qu'on désigne sous le nom de *pyrantine soluble*.

Succédané de l'antipyrine : antipyretique et analgésique.

Dose. — 1 à 3 grammes par jour.

PYRANUM. — **PYRÉNOL** — Sel *sodique* de l'acide obtenu en faisant reagir sur le *thymol* les acides *benzoique* et *salicylique* Poudre blanche, cristalline, saveur douce, odeur légèrement aromatique, soluble dans une fois et demi son poids d'eau et 10 d'alcool.

Prép. thérap. posol. — Antirhumastimal, antinevralgique, anti thermique, sans repercussion sur le cœur. Preconisé par Schlesinger contre migraines, névralgies, rhumatismes aigu et chronique, asthme et coqueluche.

Dose : 2 à 4 gr. par jour en 2 ou 3 fois, en cachets ou solution.

PYRÈTHRE DU CAUCASE. — *Pyrethrum carneum* et *Pyrethrum roseum* (Composées).

Part. empl. — Fleur.

Prop. thérap. — Insecticide.

Prép. pharm. — Poudre du Caucase, poudre persane.

— **PYRÈTHRE OFFICINAL**. — *Anthemis* ou *Anacyclus pyrethrum* (Composées).

Part. empl. — Racine.

Prop. thérap. — Excitant, sialagogue, sternutatoire.

Prép. pharm. et posol. — *A l'ext.* Alcoolat, poudre, teinture alcoolique (4 à 30 gr. comme collutoire), teinture étheree.

ÉLIXIR ANTIODONTALGIQUE.

Teinture de pyrèthre	ãã	30 gr.
— de gaïac		
— de cannelle		20 —
Acide salicylique		5 —
Alcoolat dentifrice		200 —

F. s. a. 1 *cuillerée a café dans un demi-verre d'eau.*

MIXTURE ANTIODONTALGIQUE.

Teinture de pyrèthre	ãã	4 gr
— d'opium		
Essence de girofle		
Camphre		2 —

F. s. a.

PYRIDINE (C^5H^5Az). — Miscible avec l'eau, l'alcool, l'éther.

Prop. thérap. — Employée pour combattre l'asthme névropulmonaire.

Prép. pharm. et posol. — *A l'int.* 4 à 5 gr. (sur une assiette) en inhalations dans une chambre, pendant 20 à 30 minutes, et en capsules contenant environ 0 gr. 05 centigr. de ce médicament.

PYROGALLIQUE (acide) *Syn.* **PYROGALLOL** ($C^6H^6O^3$). — **Toxique** — Soluble 2 parties d'eau froide, soluble alcool et éther.

Prop. thérap. — Employé contre les chancres phagedeniques, le psoriasis, l'eczema subaigu, l'herpès tonsurans, le lupus, les cancroides, les epithéliomes

N B. Les applications sur des *surfaces trop etendues* peuvent déterminer des phénomènes d'*intoxication :* vomissements, diarrhée, urines colorees en brun verdâtre, hémoglobinurie, collapsus.

Prép. pharm. et posol. — *A l'ext.* 5 à 20 p. 100 en pommade, 5 à 10 p. 100 en solution alcoolique.

COLLODION CONTRE LUPUS ERYTHÉMATEUX (Brocq).

Acide pyrogallique	3 gr
— salicylique	1 —
Collodion élastique	40 —

Préconisé également par Elliot c psoriasis.

POMMADE PYROGALLIQUE

Acide pyrogallique	8 gr
Vaseline	40 —
Amidon pulvérisé	8 —

M. En onctions.

EMPLÂTRE D'ACIDE PYROGALLIQUE
Hôpital St-Louis (Portes)

Gomme ammoniaque	20 gr.
Cire jaune	50 gr.
Lanoline caoutchoutée	50 —
Colophane	20 —
Térébenthine de Venise	50 —
Acide pyrogallique	120 —

F s a.

INJECTION (Marion)

Acide pyrogallique	3 gr.
Eau distillée	100 —

F s a 1 a 2 gr dans la vessie contre cystite tuberculeuse

V a X gouttes dans le canal contre urétrites chroniques.

— **ACIDE PYROGALLIQUE OXYDÉ.** — *Syn* Oxyde de pyrogallol. Poudre brun noirâtre résultant de l'action simultanée de l'air et des vapeurs ammoniacales sur l'acide pyrogallique.

Prop. thérap. — Préconisé par Unna contre le psoriasis et l'eczéma.

POMMADE (Unna)

Oxyde de pyrogallol	5 gr
Acide salicylique	6 —
Lanoline	90 —

M. En frictions

POMMADE (Jamieson).

Oxyde de pyrogallol		0 gr 30 centigr.
Lanoline		15 —
Huile d'am douc.	ãã	8 —
Eau		

M En onction contre eczéma palmaire et plantaire

— **DISALICYLATE DE PYROGALLOL.** — *Syn.* **SALIGALLOL.** — Masse résineuse non irritante qu'on peut associer à l'eugallol.

— **MONOACÉTATE DE PYROGALLOL** — Syn **EUGALLOL.** — Produit de consistance sirupeuse, insoluble dans l'eau, soluble dans l'acétone. Irritant et utilisé pour produire une action locale énergique, badigeonnage avec un mélange à parties égales d'acétone et d'eugallol.

— **TRIACÉTATE DE PYROGALLOL.** — *Syn* **LENIGALLOL.** — Poudre cristalline blanche, insoluble dans l'eau, succédané du pyrogallol, préconisé par Kromayer. On l'associe à l'oxyde de zinc (voir colles médicamenteuses), 0,50 à 1 p. 100 contre eczéma; à la lanoline 10 à 30 p. 100 contre psoriasis.

Q

QUASSIA AMARA (Simarubées). — *Syn.* Bois amer, bois de Surinam, quinquina de Cayenne.

Part. empl. — Bois.

Princ. act. — *Quassine*

Prop. thérap. — Tonique amer, sans astringence ni âcreté, fébrifuge, stomachique.

Prép. pharm. et posol. — *A l'int.* Extrait, 0 gr. 20 centigr. à 0 gr 50 centigr. ; — infusion ou macération, 5 p. 1000 , — poudre, 1 à 5 gr. ; — teinture, 2 à 10 gr. — Vin, 30 à 100 gr. — *Enfants* *au-dessus de 2 ans :* Poudre 0 gr. 10 par année teinture X gouttes par année ; extrait 1 centigr. par année.

Us. ext. — Le décocté est insecticide (papier tue-mouche).

— **QUASSIA EXCELSA** ou *Picrena excelsa* (Simarubées) (V. *Simarouba*). — Fournit aujourd'hui presque tout le quassia du commerce.

Prop. thérap. et prép. pharm. et posol. — Comme le précédent.

PILULES TONIQUES DE MOSCOU.

Extrait de colombo	ãã	10 gr
— de gentiane		
— de quassia		
— de fiel de bœuf		
Poudre de gentiane		Q. s.

F s a des pilules de 0 gr. 20 centigr. 1 après le repas

VIN DE QUASSIA FERRUGINEUX (Yvon).

Teinture de quassia	30 gr
Pyrophosphate de fer et de soude	5 gr
Vin de Malaga	1 litre

VIN TONIQUE AMER.

Extrait de quassia	2 gr
— de colombo	2 —
Vin de Malaga	500 —

Dissolvez, filtrez. 2 cuillerées une 1/2 heure avant chacun des principaux repas

QUASSINE. — 2 variétés : 1° amorphe ; 2° cristallisée ; celle-ci, environ 10 fois plus active que la variété amorphe, est aujourd'hui la seule officinale.

QUASSINE CRISTALLISÉE ($C^{32}H^{42}O^{10}$). Lamelles rectangulaires solubles dans 400 parties d'eau, 30 parties d'alcool et 21 de chloroforme.

Prop. thérap. — Augmente les sécrétions salivaire, hépatique et rénale ; excite l'appétit.

Posol. — *A l'int.* Quassine amorphe, 0 gr. 025 milligr. à 0 gr 20 centigr. ; — quassine cristallisée, 0 gr. 002 à 0 gr. 004 par dose, jusqu'à 0 gr. 012 milligr. en 24 heures. — Abstention chez les *enfants ;* la remplacer par préparations de quassia.

CACHETS (Campardon)

Quassine amorphe	0 gr 03 centigr. à 0 gr 05 centigr
Bicarbonate de soude	0 — 50 —

Pour 1 cachet. A prendre avant le repas.

CACHETS CONTRE ANOREXIE (Kalb).

Quassine cristallisée	0 gr. 02 centigr.
Poudre de noix vomique	0 — 20 —
Poudre de rhubarbe	1 gr 50 centigr

M. pour 10 cachets, 1 avant chaque repas.

PILULES COMPOSÉES (Campardon)

Fer réduit	10 gr
Extrait de gentiane	4 —
Quassine amorphe 1 gr. 50 cent. à	2 —
Rhubarbe	5 —

M. pour 80 pilules. 2 à 4 avant le repas

QUATRE FLEURS PECTORALES (Cod.).

QUATRE FRUITS BÉCHIQUES OU PECTORAUX (Cod. 1884). *Dattes, Figues, Jujubes, Raisins de Corinthe* ãã P. E.

QUATRE SEMENCES CARMINATIVES. — *Fruits d'anis, carvi, coriandre, fenouil :* ãã P. E. (Cod. 1884).

QUEBRACHO BIANCO. — *Aspidosperma quebracho* (Apocynées).

Part. empl. — Écorce.

Princ. act. — *Aspidospermine*, aspidospermatine.

Prop. thérap. — Fébrifuge et antidyspnéique, indiqué dans l'asthme et l'emphysème.

Prép. pharm. et posol. — *A l'int.* Extrait aqueux, 0 gr. 10 à 0 gr. 20 centigr., — poudre, 0 gr. 30 à 0 gr. 50 centigr.; — teinture à 1/5, 1 à 3 gr.

— **ASPIDOSPERMINE.** — Insoluble eau; on emploie le sulfate et le chlorhydrate, solubles.

Prop. thérap. — Antithermique, antidyspnéique.

Posol. — *A l'int.* 0 gr. 05 à 0 gr. 10 centigr. par voie hypodermique (à employer avec prudence, chez l'adulte exclusivement). — *Voir au chapitre special*, page 358.

QUILLAYA. — *Quillaya Smegmadermos* (Rosacées) — *Syn.* Écorce de Panama.

Part. empl. — Écorce.

Princ. act. — *Saponine*, quillaïne.

Prop. thérap. — Expectorant et légèrement diurétique.

Prép. pharm. et posol. — *A l'int.* Décocté, 5 p. 250 gr.; une cuillerée à soupe toutes les heures — *A l'ext.* Décoctes à 20 gr. p. 1000, pour nettoyages du cuir chevelu. La teinture à 1/5 sert à preparer diverses émulsions (coaltar, iodoforme, goudron, copahu, baume de tolu, etc.).

INHALATIONS CONTRE LARYNGITE STRIDULEUSE

Teinture de benjoin	ãã 4 gr.	Teinture de quillaja	10 gr
— d'eucalyptus		Eau de goudron	500 —

En inhalations ou vaporisations.

QUINAPHÉNINE. — Quinine paraethoxy-phényl-isocyanatée, — préconisée comme calmant contre la toux opiniâtre, à la dose de 0 gr. 15 à 0 gr. 20, trois fois par jour, et comme antipyrétique a la dose de 1 gr. 50 a 2 gr., en cachets.

QUINIDINE. — Alcaloïde que l'on retire surtout des quinquinas Pitayo; on emploie le sulfate (Codex), soluble dans 110 parties d'eau froide et tres soluble dans l'alcool.

Prop. thérap. — Succédané du sulfate de quinine.

Posol. — *A l'int.* Comme le sulfate de quinine (inusité).

QUININE. — V. QUINQUINA.

QUINIQUE (ACIDE ANHYDRE). *Syn.* **SIDONAL NOUVEAU, UROSINE**, préconisé par Huber et Lichtenstein comme succédané du *quinate de piperazine* (sidonal ancien).

Poudre cristalline blanche, saveur agréable, soluble dans l'eau.

Doses : 2 à 5 gr. par jour par paquets ou cachet de 0 gr. 50 à 1 gr.

QUINIUM. — Extrait alcoolique de quinquina par la chaux.

Prop. thérap. — Tonique et febrifuge excellent.

Posol. — *A l'int.* 1 gr. 50 centigr. en 10 pilules dans les 24 heures, vin (4,50 p. 1000), 100 gr.

QUINOCHLORAL. — *Syn.* **CHIRONAL QUININE CHLORALÉE** : hypnotique. — Dose : 0 gr. 50 à 1 gr., en capsules.

QUINOFORMINE. — (**QUINOFORME** ANCIEN). Combinaison d'*urotropine*, ou *formine* avec l'*acide quinique* : préconisée par Bardet et Adrian pour le traitement de la goutte, des rhumatismes des affections calculeuses, de la diathèse urique.

Prop pharm. et posol. — Doses moyennes 2 à 5 gr. par jour, que l'on peut élever jusqu'à 6 gr. dans la goutte. En cachets de 1 gramme ou en solution dans l'eau.

QUINOFORME NOUVEAU — *Syn.* **FORMIATE DE QUININE.**

QUINOIDINE. — *Syn.* **QUININE BRUTE.** Substance complexe provenant des résidus de la fabrication du sulfate de quinine.

Prop. thérap. — Fébrifuge.

Posol. — *A l'int.* 0 gr. 50 centigr. à 1 gr. (peu usité).

QUINOLÉINE (C^9H^7Az). — Alcaloïde liquide formé dans l'action de la potasse sur la quinine ou la cinchonine ; existe dans le goudron de houille ; préparé synthétiquement. Peu soluble eau froide, miscible avec l'alcool, l'aldehyde, l'acetone, le sulfure de carbone, les essences, les huiles grasses.

Préconisée contre la coqueluche en *inhalations* à la dose de XXX à L gouttes dans un verre d'eau bouillante.

QUINOSOL. — Voir **CHINOSOL**

QUINQUINAS. — Ecorces de diverses espèces de cinchonas (Rubiacees). Les principales sortes commerciales sont · les **quinquinas gris** (Loxa et Huanuco) riches en cinchonine mais pauvres en quinine, et les deux especes suivantes qui, d'après le Codex de 1908, sont seules *officinales*

1° **QUINQUINA JAUNE.** — *Cinchona Calisaya.* — Caractères morphologiques variables suivant que l'ecorce provient de plantes sauvages ou de plantes cultivées Il doit fournir au minimum 30 gr de sulfate basique de quinine par kilogramme ; il est plus fébrifuge que le suivant.

2° **QUINQUINA ROUGE.** — *Cinchona succirubra* — Provient de la plante cultivee et doit renfermer au minimum par kilogramme 50 gr d'alcaloides totaux et fournir 15 gr de sulfate basique de quinine. Ce quinquina est surtout tonique. A défaut d'indication spéciale, c'est lui qui doit être délivré par le pharmacien

Princ. act. — Acide quinique, **QUININE, CINCHONINE**, quinidine, cinchonidine, quinamine.

Prop. thérap. — Tonique, febrifuge, astringent, le gris et le rouge sont plus toniques que le jaune, le jaune est le plus febrifuge.

Prép. pharm. et posol. — *A l'int.* Extrait alcoolique de quina gris, **jaune** (Codex 1908) et rouge de 1 à 4 gr., — extrait aqueux ou mou de quinquina gris, 1 à 6 gr, — extrait aqueux de quinquina **rouge** (Codex 1908), extrait aqueux sec de quinquina gris (sel de la Garaye), 1 à 4gr. ; — extrait hydro-alcoolique de quina jaune et rouge, 2 à 4 gr. ; — maceration, 10 p. 1000, — poudre, 4 a 12 gr ; — sirop, 10 à 100 gr. ; — teinture, 5 à 20 gr. ; — tisane 20 p 1000 (Codex), — vin, 30 à 100, — sirop de quinquina ferrugineux (Codex 1884) 10 à 60 gr. Vin de quina ferrugineux (Codex 1884) 20 a 50 gr — *Enfants* (Voir règle de Brunton, page VIII), — *A l'ext.* Poudre, en pansements.

Incompat. - Acides, alcalis, sels de fer, de zinc, de mercure, émetique, infuses de camomille, de cachou, de colombo (etc.), tanin (etc.).

ÉLECTUAIRE FÉBRIFUGE.

Poudre de quinquina jaune	50 gr.
— de centaurée	10 —
— de cannelle	5 —
Sirop de quinquina gris	Q. s.

A prendre en deux jours.

GARGARISME CONTRE SCORBUT (Hunter)

Décoction de quinquina	200 gr
Teinture de myrrhe	20
Acide sulfurique alcoolisé	10 —
Miel rosat	60 —

F. s. a.

MIXTURE TONI APÉRITIVE

Teinture de quinquina	ãã 30 gr
— de gentiane	
— d'écorce d'orange am	
— noix vomique	5 —

Pour 1 cuill. à café dans 1/2 verre d'eau 1/2 heure avant le repas.

PILULES DE QUINQUINA FÉBRIFUGES.

Extrait de quinquina jaune	10 gr
Poudre de centaurée	Q. s

Pour 50 pilules 5 à 20 par jour.

PILULES DE QUINQUINA FERRUGINEUSES.

Extrait de quinquina gris	10 gr.
Tartrate de fer et de potasse	5 —
Glycerine	X gouttes
Poudre de quinquina	Q. s.

Pour 100 pilules.

2 *à* 10 *par jour.*

POTION EXTRAIT QUINQUINA.

Extrait mou de quinquina	2 à 6 gr.
Teinture de cannelle	10 —
Sirop d'écorce d'orange amère	30 —
Eau	120 —

M. A prendre par cuillerées

POUDRE CONTRE ESCHARES DANS LE DECUBITUS DORSAL PROLONGÉ

Poudre de quinquina gris	50 gr.
— de lycopode ou de talc	50 —
— d'acide borique	10 —
— de tanin	5 —

F. s. a.

SIROP TONIQUE (Comby).

Sirop de quinquina	ãã 100 gr
— antiscorbutique	
Arseniate de soude	0 gr 05 centigr

F. s. a. 1 cuillerée à café matin et soir (Broncho-pneumonie des enfants).

TEINTURE DE QUINQUINA COMPOSÉE : ÉLIXIR ROBORANT DE WHYTT (Ph. Allem.)

Quinquina jaune pulvérisé	30 gr.
Racine gentiane pulvérisée	10 —
Zeste d'orange	10 —
Alcool à 95°	300 —
Hydrolat de cannelle	45 —

10 *à* 30 *gr. (tonique)*; 20 *à* 60 *gr. (fébrifuge)*

VIN AMER DE DUBOIS (Cad.)

Quinquina gris	ãã 150 gr.
Quinquina jaune	
Écorce de Winter	ãã 40 —
Cannelle	
Genièvre	
Écorce de citron	

Faites macérer 8 jours dans.

Vin Madère	9 kilogr.

Ajoutez

Carbonate de soude	5 gr.

Filtrez 30 *à* 60 *gr le matin à jeun.*

VIN DE QUINQUINA AU CAFÉ, MOKA KINA

Vin d'Espagne	2 litres
Quinquina jaune pulvérisé	ãã 100 gr.
Café torréfié pulvérisé	
Lactate de fer	1 —

10 *à* 60 *gr avant les repas.*

VIN DE QUINQUINA ET DE CACAO

Cacao caraque	100 gr.
Quinquina calisaya	50 —
— de loxa	50 —
Rob de genièvre	10 —
Vin de Malaga	2000 —
Esprit-de-vin 33°	400 —

VIN DE QUINQUINA ET COLOMBO

Quinquina calisaya	25 gr.
Racine de colombo	5 —
Vin de Palerme	1000 —

F. macérer 8 jours. Filtrez.

30 *à* 60 *gr. par jour.*

— **CINCHONIDINE** ($C^{19}H^{22}Az^2O^2$). — Isomère de la cinchonine. — Soluble dans 1680 parties d'eau froide, 20 d'alcool, 70 d'éther; inusité. On employait autrefois le sulfate, qui est soluble dans 96 parties d'eau, très soluble alcool, insoluble éther, benzine.

Prop. thérap. — Succédané du sulfate de quinine, antipyrétique.

Posol. — *A l'int.* 0 gr. 05 à 0 gr. 30 centigr. (antipyrétique), 0 gr. 30 à 0 gr. 40 centigr., 3 ou 4 fois par jour (fébrifuge).

— **CINCHONINE** ($C^{19}H^{22}Az^{2}O$). — A peine soluble eau (1 p. 3810); soluble 140 parties d'alcool à 0,85, 371 d'éther, 350 de chloroforme

Prop. thérap. — Comme la quinine, mais d'action plus faible.

Posol. — *A l'int.* Dose : 1/3 plus élevée que celle de quinine.

—**IODO-SULFATE DE CINCHONINE.** — *Syn.* **ANTISEPTOL.** Voir ce mot.

— **SULFATE DE CINCHONINE** ($C^{19}H^{22}Az^{2}O$) $SO^{4}H^{2}+2H^{2}O$ — Soluble dans 65,5 parties d'eau, 5,8 d'alcool, 60 de chloroforme, insoluble ether et benzine.

Prop. thérap. — Comme le sulfate de quinine, antiperiodique

Posol. — *A l'int.* 0 gr. 050 milligr à 0 gr. 15 centigr., 3 a 4 fois par jour (tonique), 1 gr. à 2 gr. 50 centigr. par jour (antiperiodique).

Tableau comparatif de la richesse en quinine et de la solubilité des divers sels quiniques.

SELS	QUANTITÉ de quinine contenue dans un gramme de sel	A + 15° un gramme de sel se dissout dans eau
SELS BASIQUES (anciens **neutres**)		
Quinine (Hydrate de)	0.857	1670
Bromhydrate	0 766	44,5
Carbonate (Aristoquinine)	0 960	insoluble
Chlorhydrate	0.817	25
Ethylcarbonate (Euquinine)	0 858	peu soluble
Ferrocyanhydrate	0.562	insoluble
Formiate	0 8756	19
Glycérophosphate	0.712	300
Lactate	0.726	12
Ligosinate	0 700	Presque insoluble
Salicylate	0.688	900
Sulfate	0 728	570
Tartrate	0.812	peu soluble
Valérianate	0 760	39
SELS NEUTRES (anciens **acides**)		
Quinine (Hydrate de)	0 857	1670
Arseniate	0 774	tres soluble
Bromhydrate	0 600	6 55
Chlorhydrate	0 733	0 67
Chlorhydrosulfate	0 742	1
Citrate	0 600	peu soluble
Lactate	0 640	3
Salicylate	0 540	
Dibromosalicylate (Bromochinal)	0 353	peu soluble
Stearate	0 423	insoluble
Sulfate	0 591	10,9
Tannate (mal defini)	0 205	peu soluble
Tartrate	0 658	assez soluble

Propriétés thérapeutiques générales de la quinine ou de ses sels.

Les sels de quinine sont souvent employés pour combattre les pyrexies en général, mais parfois à tort, car *ils ne se montrent véritablement antipyrétiques que chez les paludéens* dont ils *préviennent* et *guérissent* les accès fébriles, grâce à l'action spécifique qu'ils exercent sur l'*hématozoaire*.

Pour que la quinine agisse comme préventif, il faut qu'elle se trouve déjà dans le sang *avant le début* de l'accès fébrile, de manière à entraver l'évolution des formes jeunes de l'hématozoaire, beaucoup moins résistantes d'ailleurs que les formes âgées On l'administre donc 5 à 6 heures avant le début de l'accès, et, pour obvier à sa trop rapide élimination, on donne non pas en une seule fois, mais en 2 ou 3 prises (0 gr 40 de sulfate toutes les heures par exemple) la dose jugée nécessaire Le traitement est ainsi continué pendant 8 jours, pour éviter que les parasites ne réapparaissent dans le sang, on le reprend après 3 ou 4 jours, pour le continuer pendant 2 huitaines séparées par un intervalle de repos de 4 à 5 jours. La technique est d'ailleurs variable avec le type de la fièvre (quotidienne, tierce, quarte). Dans la *continue palustre*, la quinine (1 gr. 50 à 2 gr. par jour) est donnée matin et soir pendant 10 à 12 jours consécutifs; puis, quand la continuité est rompue, l'administration se fait comme dans les types intermittents.

La quinine n'est presque plus employée aujourd'hui contre la fièvre typhoïde On l'oppose quelquefois comme tonique à la *grippe*, comme sédatif nerveux à la *coqueluche*, comme analgésique (elle décongestionnerait les nerfs sensitifs) aux *névralgies* et au *rhumatisme* (supplantée par le salicylate). Comme elle réduit la désassimilation des albuminoïdes, on l'a employée dans le *diabète* pour diminuer la glycosurie et l'hyperazoturie. Comme vaso-constricteur, elle est utilisée contre les *métrorragies* et l'*epistaxis*

A l'extérieur, les sels de quinine ont été proposés comme antiseptiques en injection contre la blennorragie.

Intolérance — Elle se traduit chez certains sujets par des bourdonnements d'oreilles, des vertiges, des nausées, des erythèmes et, dans les cas graves, de l'hémoglobinurie

La quinine doit être administrée avec précaution pendant la *menstruation*, car elle tend à contracter l'utérus à la façon de l'ergot.

Formes et posologie générales des sels de quinine. — La quinine est surtout administrée sous forme de sulfate, de chlorhydrate et de bromhydrate basiques aux doses de 0 gr. 10 à 2 gr. en cachets, pilules, lavements, suppositoires Les injections hypodermiques (très douloureuses) ne sont utilisées qu'en cas d'urgence. La forme « potion » est à rejeter à cause de l'amertume de la quinine — *Enfants* : 2 à 6 centigr. avant un an; 8 à 15 centigr. de 1 à 2 ans, ou bien 0,05 à 0,015 par année

Pour *masquer l'amertume de la quinine*, on a proposé l'infusion de café, la réglisse, l'anis vert ou le fenouil, l'yerba santa, les sirops acides, les graisses, etc.

L'activité et par suite le choix de tel ou tel sel de quinine peuvent dépendre de la proportion d'alcaloïde qu'il renferme ; d'autre part, si l'on veut utiliser la voie hypodermique il convient de s'adresser aux sels les plus solubles. Nous avons donc cru utile d'indiquer dans un tableau comparatif (voyez page 270) la teneur en quinine et la solubilité dans l'eau des sels quiniques les plus employés

QUININE (**HYDRATE DE**) ($C^{20}H^{24}Az^2O^2+3H^2O$) — Presque insoluble eau 1 pour 1670, plus soluble alcool, l'ether en dissout son propre poids Il renferme 85,72 pour 100 de quinine

Prop. thérap. — Febrifuge.

Posol. — *A l'int.* 0 gr. 05 à 0 gr. 50 centigr. et plus.

POMMADE CONTRE ALOPECIE (Heyder)

Quinine	0 gr 50 centigr
Teinture de cantharide	X gouttes.
Baume Nerval	30 gr

F. dissoudre à chaud

N. B. — Les propriétés des sels de quinine étant les mêmes que celles de la quinine, nous ne les répéterons pas, à moins d'indications speciales, et nous n'en donnerons que la posologie.

Tous les *sels basiques* sont *neutres* au tournesol et *peu solubles* dans l'eau : ce sont les sels *neutres* de l'ancienne nomenclature.

Tous les sels *neutres* sont *acides* au tournesol et *très solubles* dans l'eau . ce sont les *sels acides* de l'ancienne nomenclature

Obs. — Tous les sels de quinine, sauf les toxiques tels que l'arséniate, sont interchangeables dans les formules.

— **ARSÉNIATE DE QUININE.** — Peu soluble eau, soluble alcool

Prop. thérap. — Employé dans certaines formes de la folie à affaiblissement nerveux ou stupeur (Apostolidés).

Posol. — *A l'int.* 0 gr 005 à 0 gr. 010 milligr. ; inusité et ne peut être employé que comme préparation arsénicale.

— **DIBROMOSALICYLATE DE QUININE.** — **BROMOQUINAL.** — V **SALICYLATES DE QUININE.**

— **BROMHYDRATE DE QUININE BASIQUE** ($C^{20}H^{24}Az^2O^2HBr+H^2O$) — Soluble 44,5 parties, eau froide, très soluble eau bouillante contient 76,60 p 100 de quinine. *Injection hypodermique.* — Voir le chapitre special, page 377.

PRISES CONTRE LA MALARIA (M.Cereceda).

Bromhydrate basique de quinine	2 gr 90 centigr.
Valérianate de caféine	0 — 50 —

F. s. a. 2 prises a prendre dans la journee.

SUPPOSITOIRES ANTITHERMIQUES (Lemanski)

Bromhydrate de quinine	0 gr 30
Phenacetine } ãã	0 — 05
Antipyrine } ãã	0 — 05
Beurre de cacao	2 —

Pour un *suppositoire chez les enfants*

—**BROMHYDRATE DE QUININE NEUTRE** ($C^{20}H^{24}Az^2O^22HBr+3H^2O$). — Soluble 6,55 parties eau froide, très soluble alcool, contient 60 p. 100 de quinine. (Acide au tournesol).

Prop. thérap. et posol. — Comme le sulfate de quinine.

CARBONATE DE QUININE. — *Syn.* **ARISTOQUININE, ARISTOQUINE.** Poudre blanche insoluble dans l'eau, soluble alcool et l'eau acidulée, insipide, renferme 96 p. 100 de quinine : médecine infantile préconisé contre la coqueluche

Posol. — *Enfants* 0 gr. 05 a 0 gr. 60 (de 1 a 6 ans); *adultes :* 0 gr. 50 à 1 gr. en cachets ou solution hydroalcoolique.

— **CHLORHYDRATE DE QUININE BASIQUE** ($C^{20}H^{24}Az^2O^2HCl+2H^2O$) *Syn monochlorhydrate de quinine* — Soluble 25 parties d'eau, 3 parties d'alcool à 90°, 10 de chloroforme : contient 81,71 p 100 de quinine.

Prop. thérap. et **posol.** — Pour éviter les erreurs, prescrire ainsi *Quinine (chlorhydrate). Injection hypodermique.* — Voir le chapitre special, page 377 et 378

PILULES CONTRE ASTHME NERVEUX
(Lebert)

Quinine (chlorhydrate)	1 gr.
Acide arsénieux	0 — 06 centigr.
Sulfate d'atropine	0 gr. 03 centigr.
Extrait de gentiane	Q. s.

Pour 60 pilules Dose · 2 a 4 par jour.

— **CHLORHYDRATE DE QUININE NEUTRE.** *Syn. bi-chlorhydrate de quinine* ($C^{20}H^{24}Az^2O^2$, 2 HCl, 2 1/2 H^2O) — Soluble dans moins de son poids d'eau (0,67), utilisé pour les injections hypodermiques, page 371; renferme 73,30 pour 100 de quinine.

Le soluté du Codex (acide au tournesol) renferme 0 gr. 50 centigr. de sel par centimètre cube.

CHLORHYDRO-SULFATE DE QUININE : sel soluble dans son poids d'eau.

N. B. — Ce composé n'est pas un sel défini : on doit préparer les solutions au moment d'en faire usage.

— **CITRATE DE QUININE.** — Un peu plus soluble dans l'eau que le sulfate basique de quinine.

— **CITRATE DE QUININE ET DE FER.**

Posol. — *A l'int.* 0 gr. 25 à 0 gr , 50 centigr.

ETHYLCARBONATE DE QUININE. — Syn. **EUQUININE** : cristaux incolores, *insipides*, peu solubles eau, facilement dans l'alcool. L'absence de saveur le rend utile dans la médecine infantile, ne paraît pas provoquer de troubles dyspeptiques, preconisé contre malaria.

Doses : 1 fois 1/2 à 2 fois supérieures à celles du sulfate de quinine.

PAQUETS ANTITHERMIQUES (Lamanski)

Euquinine	ãã	0 gr 10
Antipyrine		
Antifebrine		0 gr. 02

Pour un paquet 2 a 3 par jour pour un enfant.

— **FERROCYANHYDRATE DE QUININE** ($C^{20}H^{24}Az^2O^2(CAz^6)FeH^4+2H^2O$). — A peine soluble eau, tres soluble alcool ; contient 56,2 p. 100 de quinine; peu usite en France, employé en Italie.

— **FORMIATE DE QUININE.** — *Syn* **QUINOFORME NOUVEAU** ($C^{20}H^{24}Az^2O^2,CO^2H^7$) renferme 87,56 pour 100 de quinine ; soluble dans 19 parties d'eau a 15° ; solution aqueuse a 1 p. 20 en injection hypodermique, voir page 378.

— **GLYCEROPHOSPHATE BASIQUE DE QUININE** $(C^{20}H^{24}Az)O^2)_2$, $C^3H^7O^2$, $PO^4H^2+5H^2O$. — Cristaux incolores, très peu solubles dans l'eau 1/300, assez soluble dans la glycérine : renfermant 71,21 p. 100 de quinine : même posologie que le sulfate.

— **IODURE D'IODHYDRATE DE QUININE.** — Insoluble eau, soluble dans l alcool.

Employe dans le cas des fièvres intermittentes rebelles.

PILULES D'IODURE D'IODHYDRATE DE QUININE.

Iodure d'iodhydrate de quinine	2 gr.
Extrait de quinquina	Q s.

F s. a 20 pilules 2 a 4 par jour.

— **LACTATE DE QUININE BASIQUE** $(C^{20}H^{24}Az^2O^2C^3H^6O^3)$. — Soluble 12 parties d'eau, très soluble alcool à 90°, presque insoluble éther, contient 72,6 p. 100 de quinine.

PILULES DE LACTATE DE QUININE

Lactate de quinine	2 gr
Extrait de quinquina	Q. s.

F. s. a. 20 pilules. 2 a 10 par jour.

SUPPOSITOIRES AU LACTATE DE QUININE

Lactate de quinine	1 gr
Beurre de cacao	20 —

F 4 suppositoires.

— **LACTATE NEUTRE DE QUININE.** — Soluble dans 3 parties d'eau ; la solution se sursature facilement et le sel peut se dissoudre dans 2 parties d'eau. Contient 64,00 pour 100 de quinine

Ces deux sels se prêtent très bien aux injections hypodermiques (Yvon, *Art de formuler*, 1879). — *Voir le chapitre spécial*, page 378

— **LIGOSINATE DE QUININE.** — Sel quinique de la ligosine ou diortho-coumarocétone. Poudre jaune orange, odeur légèrement aromatique, presque insoluble dans l'eau, soluble alcool et huiles fixes, renferme 70 p. 100 de quinine

Bon antiseptique, desodorisant préconisé pour le pansement des plaies, employe en nature ou sous forme de glycéré a 10 pour 100.

— **METHYLARSINATE DE QUININE** — **V. ARRHÉNAL**

— **SALYCILATE DE QUININE BASIQUE** $^2(C^{20}H^{24}Az^2OC^7O^6H^3)$ $+H^2O$. — Soluble 900 parties d'eau. Contient 68,79 p. 100 de quinine

— **SALICYLATE NEUTRE DE QUININE.** — Contient 54 p. 100 de quinine.

Prop. thérap. et **posol.** — Comme le *Sulfate.*

— **DIBROMOSALICYLATE ACIDE DE QUININE.** — Contient 68 p. 100 de brôme, 35,32 p. 100 de quinine. *Syn.* **BROMOCHINAL.** Antithermique, a la dose de 0 gr. 60 a 0,75, deux fois par jour.

— **STÉARATE DE QUININE.**

Prop. thérap. — Fébrifuge.

Posol. — *A l'int.* 0 gr. 60 centigr. à 3 gr. — *A l'ext.* 1 p 10 en pommade.

POMMADE FÉBRIFUGE.

Stéarate de quinine	2 gr.
Lanoline	10 —

Mêlez.

— **SULFATE DE QUININE BASIQUE** $(C^{20}H^{24}Az^{2}O^{2})^{2}$ $SO^{4}H^{2}$ $+8H^{2}O$. —*Syn.* Sulfate de quinine Peu soluble eau froide 570 parties, soluble 17 alcool, presque insoluble éther; contient 72,81 p. 100 de quinine.

Prop. thérap. — Antipériodique par excellence, tonique.

Posol. — *A l'int.* 0 gr. 50 centigr. à 2 gr. et plus. — *Enfants :* 0 gr 05 à 0 gr. 60 jusqu'a 10 ans. *Injections hypodermiques* (Voir le chapitre spécial, page 378). — *A l'ext.* en pommades.

— **SULFATE DE QUININE NEUTRE** $(C^{20}H^{24}Az^{2}O^{2}, SO^{4}H^{2}$ $+7H^{2}O)$. — *Syn.* Sulfate acide de quinine (ancienne nomenclature). Soluble 11 parties d'eau, très soluble alcool, contient 59,12 p. 100 de quinine. (Acide au tournesol).

Prop. thérap. — Comme le précédent, avec une action plus rapide a cause de la solubilité plus grande. *Injection hypodermique.* — Voir le chapitre spécial, page 378

Posol. — Comme le précédent. A défaut d'indication on emploie le sulfate *basique*.

N. B. Dans toutes les formules ou le sulfate de quinine basique est dissous grâce à l'addition d'acide sulfurique ou d'eau de Rabel; on pourra le remplacer par le sulfate neutre qui se dissout directement.

CACHETS FÉBRIFUGES

Sulfate de quinine	1 gr
Extrait de quinquina ferme	5 —

F s. a 10 cachets; 4 a 10 par jour

FRICTIONS FÉBRIFUGES

Sulfate de quinine / Acide acetique cristallisable	āā	2 gr
Alcool de mélisse		60 —

F s a.

INJECTION ANTIBLENNORRHAGIQUE

Sulfate neutre de quinine	1 a 2 gr.
Eau	100 —

LAVEMENT AU SULFATE DE QUININE

Sulfate basique de quinine	1 a 2 gr.
Jaune d'œuf nº 1.	
Eau	120 —

PAQUETS CONTRE HYPERTHERMIE PNEUMONIQUE [ENFANTS] (Lewinthal).

Phenacetine / Sulfate de quinine	āā	0 gr. 60 cent.
Caféine / Benzoate de soude	āā	0 — 10 —

Pour 10 *paquets.* 1 *toutes les* 2 *à* 4 *heures*

PILULES ANTIGOUTTEUSES de Halfort (Cad.).

Sulfate de quinine / Extrait acetique de colchique / Extrait de coloquinte composé	āā	0 gr. 1 décigr.
Poudre de Dower.		

F s a 1 pilule Une chaque jour

PILULES ANTINÉVRALGIQUES.

Extrait de valeriane / Extrait de quinquina	āā	2 gr.
Oxyde de zinc		1 —
Extrait thébaïque		0 — 20 centigr.
Sulfate de quinine		1 —

Faire 20 pilules.

PILULES CONTRE MIGRAINE.

Sulfate de quinine / Cafeine	āā	1 gr
Extrait de quinquina		Q. s

Pour 20 pilules. De 2 a 6 par jour.

PILULES CONTRE CONSTIPATION

Sulfate de quinine	2 gr
Aloes des Barbades	1 —
Extrait de rhubarbe	2 —
Poudre de rhubarbe	Q s.

F s a 40 pilules.

PILULES CONTRE INFLUENZA (Thomson).

Sulfate de quinine / Phenacétine	āā	0 gr 10 centigr.
Poudre de Dower		0 — 02 —
Extrait d'aconit		0 — 005 milligr.

Pour 1 pilule · 6 par jour en 3 fois.

PILULES FÉBRIFUGES ET TONIQUES

Sulfate de quinine	1 gr.
Tartrate de fer et potasse	5 —
Extrait de quinquina	Q s.

Pour 50 pilules 2 à 6 par jour

PILULES DE QUININE ARSÉNICALES

Sulfate de quinine 2 gr 50 centigr
Acide arsenieux 0 — 10 —
Extrait de gentiane Q s

Pour 100 pilules 2 à 5 par jour

POMMADE CONTRE ALOPÉCIE (Ewald)

Sulfate de quinine } āā 2 gr 50 centigr
Tanin }
Baume du Perou 1 —
Eau de Cologne 5 —
Baume nerval 50 —

POMMADE FEBRIFUGE (Labadie-Lagrave)

Sulfate neutre de quinine 1 gr
Axonge 10 —

M

POTION CONTRE SUEURS NOCTURNES (Graves)

Bisulfate de quinine 0 gr 50 centigr.
Teinture de jusquiame 6 —
Sirop de sucre 25 —
Infuse de camomille 100 —

1 cuillerée toutes les 3 heures.

POTION DE QUININE

Sulfate neutre de quinine 0 gr. 50 a 1 gr.
Eau 100 —
Sirop de quinquina } āā 20 gr
Sirop diacode }

A prendre en 2 fois, à 1 heure d'intervalle

POTION CONTRE OREILLONS (Bouchard)

Sulfate de quinine } āā 2 gr
Acide salicylique }
Acide phénique 0 — 50 cent
Rhum 125 —

1 cuillerée à soupe d'heure en heure

PRISES CONTRE COQUELUCHE (Heubner).

Sulfate de quinine 1 gr
Poudre de belladone 0 — 10 centigr
Sucre 10 —

F. s a 10 doses 3 par jour.

SIROP DE SULFATE DE QUININE

Sulfate de quinine 5 gr
Teinture d'écorce d orange amere 25 —
Sirop de quinquina 470 —

0 gr 10 centigr. par cuillerée a soupe.

SUPPOSITOIRE DE QUININE

Sulfate de quinine 0 gr 25 a 1 gr
Beurre de cacao 4 —

Incorporez

— **TANNATE DE QUININE.** — Peu soluble eau, plus soluble alcool, contient 20 à 21 p. 100 de quinine.

Prop. thér. — Préconisé contre les sueurs et fièvres des phthisiques.

Posol. — Comme le *Sulfate*.

PILULES DE TANNATE DE QUININE OPIACÉES.

Tannate de quinine 1 gr.
Opium pulvérisé 0 — 05 centigr
Extrait de gentiane Q. s

Pour 10 pilules. 2 à 4 le soir.

— **TARTRATE DE QUININE BASIQUE** $(C^{20}H^{24}Az^2O^2)\ ^2C^4H^6O^6$ renferme 81,2 pour 100 de quinine. Peu soluble eau.

— **TARTRATE DE QUININE NEUTRE** $C^{20}H^{24}Az^2O^2, C^4H^6O^6 + H^2O$ renferme 65,8 pour 100 de quinine, assez soluble dans l'eau.

SULFOTARTRATE DE QUININE.

Sulfate de quinine 4 gr
Acide tartrique 2 —
Eau distillee 60 gr.

F. s a. Dose : 5 à 30 gr par jour.

— **VALÉRIANATE DE QUININE BASIQUE** $C^{20}H^{24}Az^2O^2, C^5H^{10}O^2$. — Soluble dans 39 parties d'eau et 6 parties d'alcool, contient 76 p. 100 de quinine.

Prop. thérap. — Fébrifuge, antispasmodique, antinévralgique.

Posol. — *A l'int.* 0 gr. 30 centigr. à 1 gr.

LAVEMENT DE VALÉRIANATE DE QUININE

Valérianate de quinine	0 gr. 5 decigr. a 1 —
Infusé de valériane	150 —

F. s a.

PILULES DE VALÉRIANATE DE QUININE.

Valérianate de quinine	2 gr.
Extrait de quinquina	Q. s.

F. s. a 20 pilules De 2 a 10 par jour.

R

RAIFORT. — *Cochlearia Armoracia* (Crucifères). *Syn.* Cran, cranson, moutarde des moines, radis de cheval.

Princ act — *Myrosine* et *myronate de potasse*, donnant essence de moutarde au contact de l'eau

Part. empl. — Racine fraîche.

Prop. thérap. — Antiscorbutique, rubéfiant.

Prép. pharm. et posol. — *A l'int.* Sirop composé antiscorbutique (Codex) : adultes 30 à 80 gr., *enfants* 15 à 40 gr , — teinture composee (Codex 1884) 16 à 32 gr., — vin antiscorbutique (Cod 1884) 30 à 125 gr.

BIERE ANTISCORBUTIQUE (Sapinette)

Raifort récent	60 gr
Cochlearia	30 —
Bourgeons de sapin	30 —
Bière nouvelle	2000 gr.

F. macérer 3 ou 4 jours Filtrez. (Cod 1884).

RAISIN. — Fruit de la vigne. *Vitis vinifera* (Ampélidées).

Part. empl. — Fruit vert, fruit sec.

Prop. thérap. — Raisins frais, rafraîchissants, laxatifs (cure de raisin), raisins secs (1° de Corinthe, 2° de Malaga). Béchiques, adoucissants, font partie des quatre fruits pectoraux.

— **RAISIN D'OURS.** — V. *Busserole.*

RATANHIA du PÉROU. — *Krameria* TRIANDRA, *ixina, grandifolia, tomentosa* (Légumineuses cœsalpiniées).

Part. empl. — Racine.

Princ. act. — Tanin.

Prop. thérap. — Astringent employé *a l'intérieur* comme antidiarrhéique et hémostatique, et *a l'exterieur* contre hémorroïdes, fissures anales, gerçures du sein,

Prép. pharm. et posol. — *A l'int.* Extrait, 0 gr. 50 centigr. à 5 gr. ; — infusion, 20 p 1000, — poudre, 1 à 10 gr., — sirop, 10 à 100 gr. ; — teinture 5 a 20 gr , tisane 20 p. 100. — *A l'ext.* Décoction 50 p. 1000. Suppositoires a 1 gr. d'extrait (Codex).

Incompat. — Alcalis et leurs carbonates, albumine, sels de plomb, de mercure, de chaux.

INJECTION DE RATANHIA.

Extrait de ratanhia	4 gr.
Glycérine	20 —
Eau de rose	120 —
Laudanum de Sydenham	XX gouttes

LAVEMENT DE RATANHIA CONTRE FISSURES A L'ANUS (Bretonneau)

Extrait de ratanhia	1 gr.
Alcool	1 —
Eau	125 —

Pour 1/4 de lavement.

POMMADE ASTRINGENTE.

Extrait de ratanhia	2 à 4 gr
Axonge benzoïnée	30 —

M

POTION ANTIDIARRHÉIQUE (Delioux)

Ether sulfurique	4 gr
Extrait de ratanhia	4 —
Sirop d'opium	30 —
Hydrolat de menthe	60 —
— de mélisse ou d'oranger	60 —

M Une cuillerée à soupe tous les 1/4 d'heure.

POTION ASTRINGENTE (Codex).

5 gr. d'extrait pour 150. 1 *cuillerée à soupe toutes les* 1/2 *heures.*

POTION CONTRE LA MÉTRORRHAGIE POST PARTUM (Courty)

Extrait de ratanhia	4 gr
Ergotine	1 —
Extrait thébaïque	0 — 10 centigr
Hydrolat de fleur d'oranger	30 —
Infuse de feuille de digitale (0 gr. 30)	100 —
Teinture de cannelle	15 —
Sirop de grande consoude	30 —

F s. a une cuillerée à soupe toutes les 3 ou 6 heures

Pour les potions antidiarrhéiques, voir *Sous-nitr de bismuth.*

SUPPOSITOIRE ANTIHÉMORRHOIDAL.

Extrait de ratanhia	0 gr. 50 centigr
Chlorhydrate de morphine	0 — 02 —
Beurre de cacao	4 —

F. 1 suppositoire.

RATE de mouton ou de porc.

Prop thérap. — D'après Danilewsky et Selensky la rate renferme une substance spécifique qui accroît la proportion de l'hémoglobine ainsi que celle des globules sanguins. On a préconisé la pulpe splenique contre l'*anemie* et la *chlorose*, l'*irregularité des menstrues*, l'*inappétence*, etc.

Prép. pharm. et posol. — On emploie en injections sous-cutanées un extrait aqueux. La poudre sèche représente 5 fois son poids d'organe frais. La dose est de 0 gr. 25 à 0 gr. 75 par jour en cachets ou tablettes dosées à 0 gr 25 : soit 1 à 3 cachets.

RÉGLISSE. — *Glycyrrhiza glabra* (Légumineuses papilionacées). *Syn* Bois doux, racine douce

Part. empl. — Racine et rhizome, suc.

Princ. act. — **GLYCYRRIZINE.**

Prop. thérap. — Adoucissant, béchique, employé pour édulcorer les tisanes, poudre employée pour la confection des pilules.

Prép. pharm. et posol. — *A l'int.* Infusion, 15 à 60 p. 1000, — pâte brune *ad libitum ;* — pâte noire *ad libitum ;* poudre, 5 à 20 gr., — suc epaissi *ad libitum.*

GLYCYRRIZINE AMMONIACALE ou **GLYZINE** (Codex), sert à masquer la saveur désagréable de quelques medicaments (iodure de potassium, salicylate de soude) et à préparer des tisanes ou boissons hygiéniques.

POUDRE DE RÉGLISSE COMPOSÉE

Réglisse pulv.	60 gr.
Sené —	60 —
Soufre lavé	30 —
Fenouil pulv.	30 —
Sucre —	180 —

M.

BOISSON HYGIÉNIQUE

Glycyrrhizine	āā 0 gr 50
Acide citrique ou tartrique	āā 0 gr 50
Teinture d'écorce d'orange amère	5 —
Eau	1000 —

REINE-DES-PRÉS. — V. *Ulmaire.*

REINS, ROGNONS provenant du mouton ou du porc.

Prop. thérap. — Préconisé contre les néphrites par Schiperowitsch; le resultat obtenu dans un assez grand nombre de cas fut favorable; la diurèse s'accrut, et malgré le régime carné l'albumine diminua et même disparut.

L'extrait renal a été essayé sans résultat, contre l'épilepsie par Mairet et Bosc.

Prép. pharm. et posol. — La poudre sèche représente 6 fois son poids de tissu frais. On prépare des tablettes renfermant 0 gr. 20 de cette poudre. Dose, 2-6 par jour.

— **CAPSULES SURRÉNALES.** — V. **SURRÉNALES.**

RÉSINE ÉLÉMI. — V. *Elemi.*

RÉSORCINE ($C^6H^6O^2$). — **DIOXYBENZINE**, métadioxybenzol. — Prismes rhumboïdaux incolores fusibles a 119°, soluble dans la moitié de son poids d'eau plus soluble encore dans l'alcool et l'éther, a peu près insoluble dans le chloroforme.

Prop. thérap. — *Antiseptique* faible, employé *à l'extérieur* contre affections de la bouche, du nez, de l'oreille, de l'uretre ; *analgésique* en gargarismes contre angines , *antiprurigineux* et *keratoplastique* utile dans certaines dermatoses (eczéma séborrhéique, pityriasis, acné, psoriasis, végétations) et l'ulcère de jambe.

Dangereux et abandonné *a l'intérieur* comme *antithermique* et antiseptique intestinal.

Prép. pharm. et posol. — *A l'int.* 0 gr. 50 à 1 gr. 25 par dose, jusqu'a 3 gr. par 24 heures — Médicament dangereux. Ne pas l'employer chez les enfants. — *Injection hypodermique.* Voir le chapitre special, page 378. — *A l'ext.* en pommades, en solution.

COLLODION CONTRE COUPEROSE (Petrini).

Resorcine	1 gr.
Ichthyol	2 —
Collodion riciné	30 —

F s. a.

COLLUTOIRE ANTISEPTIQUE (Lermoyez)

Resorcine	2 gr.
Borate de sodium	3 —
Eau de menthe	5 —
Glycérine	15 —

F. s. a.

INJECTION CONTRE BLENNORRHAGIE (Unna)

Résorcine	4 gr
Sulfophénate de zinc	1 —
Eau distillee	200 —

Injection toutes les 2 heures jour et nuit.

MIXTURE CONTRE OTORRHÉE CHRONIQUE. (Chebayer)

Resorcine	ãã	5 gr.
Teinture d'opium		

F. s. a

X à XV gouttes en instillation tiède, apres lavage préalable du conduit avec de l'eau borique

PATE CONTRE ACNÉ (Isaac).

Résorcine pulv.	ãã	5 gr.
Oxyde de zinc		
Amidon		
Vaseline jaune		15 —

POMMADE ANTISEPTIQUE A LA RÉSORCINE.

Résorcine	10 à 30 gr.
Vaseline ou glycérolé d'amidon	100 —

M. contre eczéma subaigu.

POTION A LA RÉSORCINE ANTIPYRÉTIQUE.
(Ugo Bassi).

Résorcine	2 à 5 gr.
Eau distillée	80 —
Eau distillée de fleur d'oranger	5 —
Sirop simple	30 —

M. A prendre en 2 ou 3 fois.

SOLUTÉ ANTISEPTIQUE DE RÉSORCINE.

Resorcine	1 à 4 gr
Eau distillée	100 —

F dissoudre pour injections urétrales, et en lotions contre plaies phagédeniques

PHÉNOL RÉSORCINE

Mélange obtenu en faisant fondre 67 gr. de phénol et 33 gr. de résorcine

RETINOL. — **ROSINOL** Hydrocarbure complexe provenant de la distillation seche de la colophane (Huile de résine). Sa couleur varie du brun clair au brun foncé, réaction légèrement acide, dissout un grand nombre de substances actives, entre autres le phosphore (F. Vigier).

Prop. Prép. pharm. : *Us. ext.* : Antiseptique (tampons contre vaginite, *Us int.* : capsules retinol dosées à 0 gr. 25 contre blennorrhagie . 6 a 12.

RHEUMATINE — **SALICYLATE DE SALOQUININE,** insipide, peu soluble dans l'eau.

Prop. thérap. Posol — Analgésique et surtout antirhumatismal : efficace contre le rhumatisme musculaire et articulaire aigu (Sigel) ne provoque pas de sueurs profuses : 2 à 6 grammes selon l'âge ; en paquets, cachets, ou en suspension dans un liquide chaud.

RHUBARBES. — Deux variétés.

— 1° **RHUBARBES EXOTIQUES.** — Rhubarbes de Chine, de Moscovie, de Perse, provenant du *Rheum* OFFICINALE, *Rheum palmatum* et *Rheum tanguticum* (Polygonacées).

— 2° **RHUBARBES INDIGÈNES.** — Provenant surtout du *Rheum Rhaponticum*, *Rheum undulatum*, *Rheum compactum.*

Part. empl. — Tige, souche.

Princ. act.—Acides gallique, tannique, *chrysophanique*, 3 résines (aporétine, phaorétine, erythrorétine).

Prop. thérap. — Laxatif, purgatif, tonique (torréfiée).

Prép. pharm. et posol.—*A l'int.* Electuaire catholicum 8 a 20 gr. (Codex 1884); — extrait, 0 gr. 10 à 0 gr. 50 centigr.; — macération, 10 p 1000; — poudre, 0 gr. 30 à 0 gr. 60 centigr. (tonique), — 4 gr. et plus (purgatif) ; — *Enfants :* 0 gr. 03 à 0 gr. 08 par année ; — sirop simple, 10 à 50 gr. ; — sirop composé (sirop de chicorée composé), 10 à 50 gr. ; — tablettes à 0 gr. 05 ; — — teinture, 5 à 10 gr. ; — tisane 5 p. 1 000, — vin, 10 à 20 gr. (stomachique), 20 à 60 gr. (laxatif).

Incompat. — Eau de chaux, émetique, infusés astringents.

MACÉRATION APÉRITIVE (Fonssagrives).

Rhubarbe de Chine concassée	4 gr.
Ecorce d'orange amere concassée	4 —
Eau commune	250 —

F macerer 12 heures. 2 à 4 cuillerées a soupe par jour.

PILULES DE RHUBARBE ET BELLADONE
(Wunderlich).

Extrait de rhubarbe	āā 1 gr. 50 centigr
Poudre de rhubarbe	
Extrait de belladone	0 — 50 —

F. s. a. 30 pilules. 2 par jour.

POTION ANTIDIARRHÉIQUE (Archambault)

Teinture de rhubarbe	10 gr.
Sulfate de magnésie	6 —
Hydrolat d'anis	45 —
Sirop de gomme	15 —

F. s a 1 cuillerée à café 3 fois par jour a un enfant de 1 an.

POUDRE LAXATIVE TARTARISÉE.

Poudre de rhubarbe — de creme de tartre	ãã 10 gr.
Poudre d'écorce d'orange amere	ãã 10 gr.

Par cuillerée a café.

POUDRE DE RHUBARBE FERRUGINEUSE

Rhubarbe pulv	5 gr.
Sous-carbonate de fer	2 —
Poudre de cannelle	1 —

Divisez en 10 paquets 1 chaque repas

RHUS, AROMATICA — *Sumac aromatique.* — Arbuste originaire d'Amérique : l'extrait fluide a été préconisé par les Drs Max, Numa, Hamon, etc., pour le traitement de l'incontinence d'urine due a l'atonie vésicale.

Extrait fluide ou *teinture, doses :* adultes 1 a 4 gr. par 24 heures.

Enfants âgés de 2 a 5 ans	V a X	gouttes
— de 5 a 10 —	X a XV	—
— de plus de 10 —	XV a XX	—

Il faut repéter ces doses *trois* fois dans la journee

RHUS RADICANS. — *Rhus toxicodendron.* Sumac vénéneux ; inusité.

Prop. thérap. — Employé contre la paraplégie.

Prép. pharm. et posol. — *A l'int* Maceration, à 1/20e avec la plante recente, V à XX gouttes. — extrait, 0 gr 20 centigr. à 3 gr. (progressivement), — poudre 0 gr 05 à 0 gr. 25 centigr

N. B. — L'extrait est moins actif que la plante fraîche.

RICIN. — *Ricinus communis* (Euphorbiacées). *Syn. Palma Christi.*

Part. empl. — Semences desquelles on retire l'huile par expression.

Prop. thérap. — Purgatif.

Prép. pharm. et posol. — *A l'int.* 10 à 60 gr. en émulsion ; — *Enfants :* 2 à 20 gr selon l'âge (mélangée avec du sirop d'orgeat) ; — Capsules molles de 2 à 4 gr.

ÉMULSION PURGATIVE AVEC L'HUILE DE RICIN (Cod 1866)

Renferme 30 gr d'huile de ricin A prendre en une fois le matin a jeun

LAVEMENT D'HUILE DE RICIN

Huile de ricin	20 a 50 gr
Decocté de graine de lin	250 —

LAVEMENT D'HUILE DE RICIN (F H P)

Huile de ricin	20 a 60 gr.
Jaune d'œuf	no 1

M Ajoutez peu a peu en agitant

Decocte emollient	500 gr.

MIXTURE PURGATIVE.

Huile de ricin	30 a 40 gr.
Suc de 1 a 2 citrons	

F. s a

POTION PURGATIVE (Cottereau)

Huile de ricin	15 a 45 gr.
Sirop de limons	30 —
Eau distillée de menthe	15 —

M. En une fois

— TOPIQUE SULFORICINÉ — ACIDE SULFORICINIQUE — SULFORICINATE DE SOUDE. — *Syn.* **SOLVINE, POLYSOLVE**, dissolvant universel. huile tournante ricinique, huile pour la teinture en rouge turc.

Quand on fait agir l'acide sulfurique pur sur l'huile de ricin dans certaines conditions on obtient un produit ayant la consistance d'un sirop très épais, de couleur jaune foncé; c'est l'acide sulforicinique ou mieux sulforicinate de soude médicinal.

Empl. thérap. — Il s'émulsionne avec l'eau. Il dissout un très grand nombre de corps, notamment le naphtol (10 p. 100), la créosote (10 p. 100), le salol (15 p. 100), l'acide phénique, de 20 à 40 p. 100 (Codex 1884), (Berlioz et Ruault.) Ces solutés donnent également avec l'eau des émulsions parfaites. Il sert à préparer des liquides antiseptiques, des pommades, des onguents. Il est employé pour le traitement de la tuberculose laryngée ulcéreuse, de l'ozène, de la diphtérie, de la conjonctivite pseudo-membraneuse, etc., etc.

TOPIQUE CONTRE CONJONCTIVITE PSEUDO-MEMBRANEUSE (Bourgeois)

Topique sulforiciné	20 gr
Phénol	1 à 2 —

M.

RIZ. — *Oriza sativa* (Graminées).

Part. empl. — Semence décortiquée.

Prop. thérap. — Émollient, antidiarrhéique.

Prép. pharm. et posol. — *A l'int.* Décoction, 30 à 40 p. 1000. Tisane 20 p. 1000. — *A l'ext.* Farine en cataplasmes

RACAHOUT DES ARABES.

Cacao torréfié	} ãã	60 gr
Fécule de pomme de terre		
Farine de riz		
Salep		15 —
Sucre		250 gr
Vanille		0 — 50 centigr

1, 2 ou 3 cuillerées dans 250 gr. d'eau, de lait ou de bouillon.

ROMARIN. — *Rosmarinus officinalis* (Labiées). *Syn.* Rosemarine.

Part. empl. — Jeune rameau fleuri.

Prop. thérap. — Stomachique, stimulant, emménagogue.

Prép. pharm. et posol. — *A l'int.* Essence, IV gouttes ; — infusion, 10 à 20 p. 1000. — *A l'ext.* Teinture d'essence (alcoole), en frictions

FRICTIONS STIMULANTES.

Essence de romarin	10 gr.
Essence de citron	20 —
Alcool rectifié	150 —

F. s. a

Ad libit :

Teinture de cantharide	2 à 4 gr

Contre alopécie.

RONCE SAUVAGE. — *Rubus fruticosus* (Rosacées). *Syn.* Ronce noire.

Part. empl. — Feuilles.

Prop. thérap. — Astringent.

Prép. pharm. et posol. — *A l'ext.* Infusion, 20 p. 1000 en gargarismes.

ROSES. — Du rosier (Rosacées).
Plusieurs variétés.

— 1° **ROSE A CENT FEUILLES** (*Rosa centifolia*). — *Syn.* Rose pâle.

Part. empl. — Pétales.

Prop. thérap. — Astringent léger.

Prép. pharm. et posol. — *A l'int.* Sirop, 10 à 50 gr. — *A l'ext.* Eau distillée de roses en collyres.

— 2° **ROSES DE DAMAS** (*Rosa damascena*).

Part. empl. — Pétales, sert à la préparation de l'essence de roses.

— 3° **ROSE ROUGE** (*Rosa gallica*). — *Syn.* Rose de Provins.

Part. empl. — Pétales.

Prop. thérap. — Astringent énergique.

Prép. pharm. et posol. — *A l'int.* Conserves de roses ; infusion, 20 p. 1000 ; mellite de roses ou miel rosat, 10 à 60 gr., — vinaigre rosat à 1/10, 5 à 30 gr.

— 4° **ROSIER SAUVAGE** (*Rosa canina*). — *Syn.* Eglantier.

Part. empl. — Fruit, appelé **cynorrhodon**.

Prop. thérap. — Astringent, acidule, est la base de la conserve de cynorrhodon ; très usitée pour la confection des pilules.

Prép. pharm. et posol. — *A l'int.* Conserve de cynorrhodons, *ad libitum*.

GARGARISME ASTRINGENT.

Roses rouges	5 gr.
Infuser dans :	
Eau bouillante	150 gr
Passez et ajoutez :	
Alun	4 gr.
Miel rosat	30 —
M.	

INJECTION OU FOMENTATION AVEC LES ROSES ROUGES.

Rose de Provins	60 gr.
Vin rouge	1000 gr.

F. infuser 1 heure. Passez avec expression On ajoute souvent 50 a 100 gr d'alcoolature vulnéraire

LAVEMENT ASTRINGENT (Bouch).

Bistorte Roses rouges	} ãã	10 gr.
Eau		300 —
F. Infuser, passez, ajoutez		
Laudanum de Sydenham		X gouttes

ROUGE ÉCARLATE.— SCHARLACH-ROT — ECARLATE-R-DE BIEBRICH. (*Amino-azotoluazo-β naphtol*). — Poudre brun rougeâtre insoluble dans l'eau, soluble dans l'alcool chaud, et surtout dans le chloroforme 1/15°, se dissout facilement dans les huiles et les graisses, un peu moins dans la vaseline. — B. Fischer a montré que le rouge écarlate activait la prolifération du tissu épithélial. — Schmieden et Kahler l'ont utilisé pour hâter la réparation de l'épiderme dans les plaies cutanées En thérapeutique oculaire, Wolfrum l'indique pour obtenir la réparation des pertes de substance de la cornée et Heermann pour réduire les dimensions des perforations étendues du tympan. Rebaudi a obtenu de bons résultats dans le traitement des gerçures du mamelon, ainsi que dans les cas d'érosions ou d'ulcérations du museau de tanche, ou des lésions superficielles consécutives à l'accouchement, de l'emploi d'une pommade à 4 p. 100.

POMMADE (Kähler)

Rouge ecarlate		8 gr
Chloroforme Huile d'olive	} ãã	Q. s. pour dissoudre.

Après évaporation du chloroforme on ajoute :

Vaseline	Q. s. pour obtenir 100 gr

POMMADE (Wolfrum).

Rouge écarlate	5 gr.
Chloroforme q. s pour dissoudre	
Après évaporation, ajoutez ,	
Vaseline	95 gr.
F. s. a.	

RUE. — *Ruta graveolens* (Rutacées). — *Syn.* Rue des jardins.

Part. empl. — Plante fleurie.

Princ. act. — Acide rutique. Huile essentielle.

Prop. thérap. — Excitant, emménagogue puissant (abortif), hemostatique interne à faibles doses.

Prép. pharm. et posol. — *A l'int.* Essence, I à X gouttes, — extrait alcoolique, 0 gr. 10 à 0 gr 25 centigr. (inusité); — infusion 2 p. 1000, — poudre, 0 gr. 05 à 0 gr 10 par dose, jusqu'à 1 gr. en 24 heures. — *A l'ext.* Infusion 50 p. 1000.

POTION EMMÉNAGOGUE

Armoise	5 gr.
Safran	2 —

F infuser dans

Eau bouillante	125 gr

Passez et ajoutez

Huile essentielle de rue	ãã	V gouttes
— — de sabine		
Elixir de Garus		30 gr.

RUMEX CRISPUS (Polygonées). — La poudre de racine qui renferme une tres notable quantité de fer a été préconisée pour le traitement de la chlorose et de l'anémie tuberculeuse a la dose de 1 à 3 gr. par jour, par Gilbert et Lereboullet.

RUSMA. — Pâte épilatoire des Turcs. V. *Arsenic. Orpiment.*

S

SABINE (*Juniperus Sabina*). — Conifères. *Syn.* Savinier.

Part. empl. — Sommités des rameaux, feuilles.

Prop. thérap. — Hémostatique interne a faibles doses, emmenagogue a doses plus élevées, — *à l'extérieur* escharotique faible, utile contre végetations.

Prép. pharm. et posol. — *A l'int.* Extrait alcoolique, 0 gr. 10 à 0 gr. 20 centigr. (inusité); huile essentielle, I à X gouttes; — infusion, 5 p. 1000; — poudre, 0 gr. 25 à 0 gr. 50 par dose, jusqu'à 1 gr. en 24 heures. — *A l'ext.* Infusion 20 p. 1000 (pour pansement), poudre (escharotique).

PILULES EMMÉNAGOGUES (Cadet).

Poudre de sabine		4 gr.
— de safran	ãã	2 —
— de centaurée		
Extrait d'armoise		Q s.

Pour 36 pilules 2 à 5 par jour.

PILULES HEMOSTATIQUES (Beau).

Poudre de rue	ãã	0 gr. 05
Poudre de sabine		

Pour une pilule — Une matin et soir

POTION EMMÉNAGOGUE (Comby).

Essence de rue	ãã	V gouttes
— de sabine		
Eau de fl. d'oranger		10 gr
Sirop de safran		20 —
Eau distillée d'armoise		100 —

POUDRE EMMÉNAGOGUE.

Poudre de sabine	ãã	5 gr.
— de rue		
— de gingembre		
Sucre vanille		40 —

M et divisez en 20 paquets 1 ou 2 par jour.

POUDRE POUR DÉTRUIRE LES VÉGÉTATIONS (Langlebert)

Poudre de sabine	5 gr.
Poudre d'alun calciné	5 —
Calomel	2 —
Sublimé	0 gr. 05 a 0 — 10 centigr

M exactement. 2 applications par jour

POUDRE POUR DÉTRUIRE LES VÉGÉTATIONS (Velpeau).

Sabine pulvérisée	10 gr
Alun calciné pulvérisé	20 —

M. 2 applications (soir et matin).

SACCHARINE ($C^7H^5SO^3Az$). — *Syn. Orthosulfimide benzoïque. — Sucre de houille. — Diabetine.*

Prop —Petits cristaux microscopiques blancs, très peu solubles dans l'eau froide (1/400e), plus solubles dans la glycérine et l'alcool (30 parties) — La reaction de la saccharine est acide et elle forme des sels alcalins, qui sont solubles dans l'eau; un mélange de saccharine avec la moitié de son poids de bicarbonate de soude est soluble dans l'eau. Son pouvoir sucrant est égal a environ 300 fois celui du sucre de canne.

Usage. — Edulcorant pour les diabétiques; antiseptique buccal

Posol. — Tablettes de 0 gr. 05 équivalant sensiblement a un morceau de sucre ; 2 a 4 par jour. — *A l'ext* solutions alcooliques à 3 et 5 p. 1000 pour lavages de la bouche

ÉLIXIR DENTIFRICE

Elixir dentifrice du Codex	200 gr
Saccharine	1 —

F s a 1 cuil à café dans de l'eau pour les soins de la bouche.

SOLUTÉ CONTRE HALEINE FETIDE.

Saccharine	1 gr.
Bicarbonate de soude	1 —
Acide salicylique	4 —
Alcool purifie	200 —

Quelques gouttes dans un verre d'eau pour gargarisme.

DULCINE ou **SUCROL** (*paraphénétol carbamide*). — Succédané de la saccharine , mêmes usages et doses, de pouvoir sucrant un peu plus faible mais mieux supporté par l'estomac.

SAFRAN. — *Crocus sativus* (Iridacees).

Part. empl. et princ act. — Stigmates. — *Essence* et glucosides (crocine et picrocrocine).

Prop. thérap. — Excitant, stimulant géneral, emménagogue.

Prép. pharm. et posol. — *A l'int.* Electuaire composé (Confection d'Hyacinthe) 5 à 20 gr., — extrait, 0 gr. 10 centigr. à 1 gr. (inusité); — poudre, 0 gr. 20 centigr. à 2 gr. ; — sirop, 20 à 60 gr. ; — teinture, 4 à 20 gr. ; — tisane, 0 gr. 50 centigr. par tasses.

PILULES EMMÉNAGOGUES.

Tartrate de fer et de potasse	0 gr 50 centigr.
Safran en poudre / Cannelle	ãã 2 —
Sirop d'armoise	Q s

F 10 pilules. 2 à 4 par jour.

AUTRE (Yvon).

Miel rosat	60 gr
— de mercuriale	20 —
Teinture de safran	20 —
— de myrrhe	10 —
— de vanille	5 —
— de coca	5 —

SIROP DE DENTITION (Delabarre)

Safran	3 gr
Tamarin	30 —
Miel	200 —
Eau	100 —

F. s a.

VIN EMMÉNAGOGUE (Bonnet)

Vin blanc	300 gr
Teinture de safran	20 —
Acetate d'ammoniaque	20 —
Sirop d'armoise	125 —

M. 30 gr.

SAFRAN DE MARS APÉRITIF. — V. *Oxyde de fer.*

SAGAPENUM. — Gomme-résine attribuée sans raison au *Ferula persica* (Ombellifères). — *Syn.* Gomme seraphique.

Prop. thérap. — Excitant, entre dans la composition de plusieurs emplâtres.

Prép. pharm. et posol. — *A l'int.* 0 gr. 10 centigr. à 1 gr. Pilules de *Schmucker* voir *Asa fœtida*. — *A l'ext.* Q. v. (emplâtres). V. *Galbanum*.

SAINBOIS. — V. *Garou*.

SAIODINE. — Sel de chaux d'un acide gras iodé, l'*acide erucique* contenu dans la semence de moutarde et de colza. Poudre insipide, inodore contenant 26 p. 100 d'iode et 4,1 p. 100 de calcium, insoluble dans l'eau. Préconisee par Fischer et von Mering comme succédané des iodures. Dose 1 a 4 gr. en paquets ou cachets.

SALACÉTOL ou SALICYLACÉTOL. — Résulte de l'action de la monochloracetone sur le salicylate de soude (Bourget et Fritsch), aiguilles cristallines insolubles dans l'eau, solubles dans l'alcool surtout à chaud. — Antiseptique surtout intestinal; superieur au salol, se dedouble dans l'intestin en acide salicylique et en acetol Préconisé dans les diarrhées cholériformes et le rhumatisme articulaire aigu. — Dose · 2 à 3 gr. par jour en cachets, ou dissous dans 20 a 30 gr. d'huile de ricin; — *Enfants* · 0 gr. 10 à 0 gr. 15 par annee.

Us. ext. : Pommade salacétolée à 20 p. 100 ; ou badigeonnages avec le melange suivant :

Salacétol		4 gr.
Eau distillée	āā	50 —
Glycerine		

SALACRÉSOL. — Obtenu par l'action de l'acide salicylique sur la créosote. Liquide brun de consistance huileuse à peu près inodore, insoluble dans l'eau, facilement soluble dans l'alcool, l'éther et le chloroforme. Appliqué sur la peau il ne l'irrite pas et est facilement résorbé.

Us ext. : En applications par badigeonnages ou frictions à la dose de 5 a 20 grammes par jour sur la partie malade, dans les rhumatismes, l'érysipèle; et, en collutoire, dans les angines.

SALÈNE. — Mélange de salicylates d'éthyle et de méthyle Liquide huileux employé en badigeonnages comme succédané de salicylate de méthyle.

SALIBROMINE. — Combinaison organique de brôme 51,6 p 100 et d'acide salicylique 44,5. — Poudre blanche, insipide, insoluble dans l'eau et les acides, soluble dans les alcalis Préconisee comme antiseptique, antirhumatismal et antipyrétique.

Dose : 2 à 5 gr. par jour, en cachets de 0 gr. 50.

SALICAIRE. — *Lythrum salicaria* (Lythrariées).

Part. empl. — Tige, fleurs.

Prop. thérap. — Astringent, antidiarrhéique, antileucorrheique.

Prép. pharm. et posol. — *A l'int.* Infusion, 50 à 100 gr.; poudre, 1 à 10 gr.

SALICINE. — V. *Saule*.

SALICYLATES. — (V. après *Acide salicylique*.)

SALICYLIQUE (acide) ($C^7H^6O^3$). — *Syn. Acide orthoxybenzoïque.* — En aiguilles crist. incol., soluble 500 parties d'eau, 3 d'alcool, 2 d'éther. Soluble glycérine.

Prop. thérap. — *Antiseptique* assez puissant. *antithermique* et *analgesique*, rarement employé *à l'intérieur* (remplacé par salicylate de soude qui est moins irritant) contre pyrexies infectieuses et rhumatisme — Utilisé surtout *à l'extérieur* en pansements antiseptique. (ouate, gaz) et comme *analgesique*, en applications, contre le rhumatisme *Caustique* léger, indiqué contre cors, verrues, ulcères, fausses membranes.

Prép. pharm. et posol. — *A l'int.* 1 gr par dose, 4 gr. par jours — *Enfants :* 0 gr. 10 à 0 gr. 15 par année ; — *A l'ext.* 1 p. 10 en pommade, 1 pour 500 en solution ; collodion salicylé à 1/10° (Codex). Emplâtre salicylé.

CACHETS CONTRE GRIPPE PULMONAIRE PROLONGÉE (G. Lemoine)

Acide salicylique	0 gr 50
Benzoate de soude	0 — 30

Pour 1 cachet. — Un matin et soir.

COLLUTOIRE SALICYLÉ

Acide salicylique		1 à 2 gr.
Teinture d'eucalyptus		5 à 10 —
Glycerine	ãã	100 —
Eau		

En badigeonnages sur les fausses membranes.

GARGARISME ANTISEPTIQUE (Lyonnet et Boullud).

Acide salicylique	5 gr.
Saccharine	0 — 10
Glycerine	20 —
Essence de menthe	X gouttes
Alcool à 60°	50 gr.

F s. a 1 cuillerée à café dans un verre d'eau tiède.

GLYCÉRÉ CONTRE PRURIT ANAL (Tuttle).

Acide salicylique	3 gr. 75 centigr
— phénique	7 — 50 —
Glycerine	30 —

F s. a

GLYCÉRÉ CONTRE STOMATITE ULCÉREUSE ET AUTRES ULCÉRATIONS (Barié)

Acide salicylique	2 gr
Glycerine	20 —

INJECTION SALICYLÉE ANTIBLENNORRHAGIQUE.

Acide salicylique	1 gr.
Teinture d'extrait d'opium	4 —
Eau distillée de rose	400 —

F dissoudre l'acide dans la teinture, ajoutez l'eau distillée. Injection chaque fois que le malade a uriné

POMMADE DE LASSAR CONTRE ECZÉMA.

Acide salicylique		2 gr.
Oxyde de zinc	ãã	25 —
Amidon		
Vaseline		50 —

F. s. a.

POMMADE CONTRE ECZEMA PALMAIRE (Sabouraud).

Acide salicylique	1 gr 50
Oxyde de zinc	4 —
Vaseline	30 —

F s. a En applications après avoir préalablement recouvert chaque fissure avec du Baume du Commandeur

POMMADE CONTRE PSORIASIS PALMAIRE SYPHILITIQUE (Ohmann Dumesnil).

Acide salicylique	1 gr. 20 centigr.
Ichtyol	2 —
Cold cream	30 —

F s. a En onctions, concurremment avec le traitement spécifique général.

POMMADE CONTRE RHUMATISME ARTICULAIRE AIGU ET NEVRALGIES ABDOMINALES (Bourget)

Acide salicylique		
Lanoline	ãã	10 gr.
Essence de terebenthine		
Axonge		80 —

F s a Pour enduire les articulations et entourer de flanelle

POMMADE CONTRE ECZÉMA DES PIEDS ET DES MAINS (Malbec).

Acide salicylique	1 gr
Glycerole d'amidon	30 —

M.

Poudrez ensuite avec.

POUDRE COMPOSÉE CONTRE ECZÉMA.

Acide salicylique	1 gr
Oxyde de zinc	5 —
Poudre de talc	10 —

M.

POMMADE CONTRE VERRUES PLANES JUVENILES (Gaucher)

Acide salicylique	1 gr
Precipite blanc	5 —
Vaseline	80 —

POUDRE CONTRE OZENE (Waldenburg)

Acide salicylique	0 gr. 25 centigr
Tanin }	ãã 2 — 50 —
Borax }	

F. s. a.

POUDRE DESINFECTANTE.

Acide salicylique	6 gr.
Talc	100 —

Ad libitum

Essence de Winter Green X gouttes.

M Contre sueurs des pieds.

SOLUTE ANTISEPTIQUE, NON TOXIQUE (Portes).

Borate de soude	11 gr.
Acide borique	5 —
— salicylique	5 —
Eau saturée d'essence de thym	1000 —

F. s. a

SOLUTION SALICYLIQUE BORATEE

Acide salicylique }	ãã 4 gr
Borate de soude }	
Eau	500 —

F. s a. pour lavage de la vessie

TOPIQUE CONTRE CORS ET VERRUES

Acide salicylique	1 gr
Cannabine	0 — 25
Alcool à 90°	1 —
Ether a 62°	2 —
Collodion elastique	5 —

F. s a

VINAIGRE ANTISEPTIQUE DE PENNES

Acide salicylique	30 gr
Acétate d'alumine	30 —
Alcoolé d'eucalyptus globulus	100 —
— de verveine	100 —
Alcoolé de lavande	100 —
— de benjoin	100 —
Acide acetique a 8°	100 —

100 *gr. pour un bain, lotions, en étendant l'eau*

— **ETHER SALICYLIQUE DE L'ACIDE SALICYLIQUE — DIPLOSAL.** — Aiguilles cristallines incolores, inodores, saveur légèrement amère, presque insoluble dans l'eau froide et les acides étendus, mais se dissolvant facilement dans les liqueurs alcalines

Mêmes indications et posologie que l'acide salicylique

— **SALICYLATE D'AMYLE.** — *Syn.* **AMYLENOL,** éther amylsalicylique — Odeur moins penetrante que le *Salicylate de methyle* dont il a éte preconise comme succedane par Lyonnet. On l'emploie en applications sur les articulations a la dose de 2 à 3 gr et a l'intérieur à la dose de 6 à 10 capsules renfermant chacune 0 gr 20 de médicament. Pas de phénomènes d'intolerance.

LINIMENT ANTIRHUMATISMAL

Salicylate d'amyle	15 gr
Menthol	2 —
Chloroforme	3 gr
Baume tranquille	60 —

F. s. a.

— **SALICYLATE DE BISMUTH.** ($C^7H^7O^5Bi$). — Poudre blanche, à peu près insoluble dans l'eau.

Prop. thérap. — Désinfectant de l'intestin, antidiarrhéique, antithermique

Prép. pharm. et posol. — *A l'int.* 2 à 10 gr. en potion, en poudre en cachets, comme le sous-nitrate de bismuth. (V. à *Bismuth* et à *Naphtol,* les formules dans lesquelles les deux medicaments sont associes)

POUDRE ANTISEPTIQUE (Moizard.)

Salicylate de bismuth	5 gr.
Sulfate de quinine	1 —
Poudre de benjoin	5 —

F s. a En insufflations nasales contre la coqueluche.

CACHETS ANTIDIARRHEIQUES (Pick)

Salicylate de bismuth	0 gr. 30 a 0 gr 60 centigr
Opium pulv.	0 — 01 a 0 — 02 —
Alun pulv.	0 — 10 —

Pour 1 cachet, 3 par jour contre diarrhees rebelles

— **SALICYLATE DE LITHINE** ($C^7H^5O^3Li$).

Prop. thérap. — Succédané du salicylate de soude (peu usité) Employé comme lui, agit également comme sel de lithine (v. ce mot)

SALICYLATE DE MÉTHYLE ($C^8H^8O^3$). (V. à *Palommier*). — Le produit synthétique doit être seul employé pour éviter les phénomènes d'irritation. — Utilisé en applications contre les douleurs rhumatismales. Dose · 50 à 100 gouttes versées sur de la gaze recouverte d'un imperméable : l'application doit durer quelques heures et être renouvelée 2 fois en 24 heures.

Us. int. Dose 1 c. c. par jour, d'après Lasserre, en capsules ou potion.

POTION

Salicylate de méthyle		1 gr.
Sirop citrique	ãã	50 —
Rhum		
Infusé de thé		

Par cuill. à bouche dans les 48 h.

INJECTION ANTIBLENNORRHAGIQUE (Duquaire).

Salicylate de méthyle	1 à 2 gr
S nitrate de bismuth	20 —
Vaseline liquide	100 —

3 injections par jour.

LINIMENT CALMANT

Salicylate de methyle	ãã	10 gr
Chloroforme		
Laudanum		
Baume tranquille		120 —

F. s a en onctions.

AUTRE (Lyon)

Salicylate de méthyle		4 gr.
Menthol	ãã	1 —
Camphre		
Vaseline	ãã	20 —
Lanoline		

F. s a.

POMMADE CONTRE PRURIT (Leredde)

Salicylate de méthyle		2 gr.
Oxyde de zinc	ãã	20 —
Vaseline		

F. s a En onctions.

POMMADE CONTRE SCIATIQUE (Mallet).

Gaiacol		1 gr.
Salicylate de methyle	ãã	10 —
Axonge		
Lanoline		

F, s a enduire un linge qu'on applique sur le trajet du sciatique.

— **ACÉTYL SALICYLATE DE MÉTHYLE** —Préconisé par Huchard et Ambard comme succédané du salicylate de soude Dose 5 à 8 gr.

— **SALICYLATE DE NAPHTOL** β ou de **NAPHTYLE** β. — Voir **BÉTOL**.

— **SALYCILATE DE PHÉNYLE**. — Voir **SALOL**.

— **SALICYLATE DE QUININE**. — V. *Quinine*.

— **SALICYLATE DE SODIUM** (Syn. : *Salicylate de soude*) : ($C^7H^5O^3Na+H^2O$). — Soluble dans son poids d'eau froide, 4 parties de glycérine et 5 d'alcool à 95°.

Prop. thérap. — Remède spécifique du *rhumatisme articulaire aigu* (il fait disparaître la fièvre, la douleur et le gonflement inflammatoire des articulations). Pour obtenir son effet thérap. maximum, observer les règles suivantes : *a*) donner d'*emblée*, mais fractionnées et dans des tisanes diurétiques, les *hautes doses*, de 7 à 8 gr. par 24 heures dans les cas graves, et de 4 à 6 gr. dans les formes bénignes ; *b*) diminuer progressivement ces doses dès que s'amendent les phénomènes douloureux, fébriles et inflammatoires ; *c*) ne pas descendre, toutefois, au-dessous de la moitié de la dose initiale, et maintenir cette 1/2 dose pendant 10 à 15 jours, même si la guérison semblait obtenue avant ce laps de temps .

Chez les enfants, la dose est de 0 gr 50 par année d'âge, soit 4 gr. comme *maximum* chez un enfant de 8 ans, maximum qu'il conviendrait de ne pas dépasser même entre 8 et 16 ans.

Le *salicylate de soude* est également prescrit dans les rhumatismes chroniques, la pleurésie et l'endopéricardite d'origine rhumatismale, les rhumatismes infectieux (blennorragiques et autres), dans les arthropathies goutteuses subaiguës ou chroniques, etc mais souvent sans succès. En tant que *cholagogue* (?) on l'a employé aussi contre la lithiase biliaire, les angiocholites catarrhales et, comme *antiseptique*, contre les hépatites infectieuses, la blennorragie, les pyélites, etc.

Il est *contre-indiqué* dans les *néphrites* (sauf dans la néphrite rhumatismale, TALAMON), les cardiopathies avancées, l'artériosclérose, les dyspepsies, la période menstruelle et la grossesse (danger d'avortement).

A l'extérieur, en gargarismes contre les angines, les stomatites et, en pommades, contre les pustules varioliques.

Prép. pharm. et posol. — *A l'int.*, jusqu'à 10 gr en 24 heures en potion, cachets, solution à 1/10, — *Enfants* 0 gr. 50 par année, ne pas dépasser 4 gr entre 8 et 16 ans. — *A l'ext* gargarismes, 2 à 3 p. 100, etc. *Injection hypodermique*. Voir page 378.

GARGARISME CONTRE PHARYNGITE RHUMATISMALE (Hueguet)

Salicylate de sodium	8 gr.
Antipyrine	2 —
Glycérine	25 —
Eau distillée	275 —

F s a 3 fois par jour se gargariser avec une cuillerée à soupe et avaler

PAQUETS CONTRE CORYZA (Weitlauer)

Salicylate de sodium	30 gr
Poudre de Dover	3 —
Essence de menthe poivrée	VIII gouttes.

M et divisez en 20 paquets Un paquet toutes les 3 à 4 heures

PILULES CONTRE SCIATIQUE (Richardson).

Salicylate de sodium	0 gr. 30 centigr.
Opium pulv. / Ipeca pulv.	āā 0 — 05 —
Extrait fluide de cascara sagrada	Q. S

Pour 1 pilule, 1 à 3 par jour.

POMMADE CONTRE PELADE (Erchorst)

Salicylate de sodium	5 gr.
Acide phénique	2 —
Axonge	40 —

F s a

POMMADE CONTRE RHUMATISME ARTICULAIRE AIGU (Fienga)

Salicylate de sodium	30 gr
Iodoforme	10 —
Extrait de jusquiame	5 —
Vaseline	100 —

M Enduire l'articulation, puis recouvrir d'ouate.

POMMADE CONTRE VARIOLE (Baudon)

Salicylate de sodium	4 gr
Cold cream	100 —

POTION ANTIRHUMATISMALE (Graves)

Salicylate de sodium	4 à 6 gr
Rhum	30 —
Sirop de limon	30 —
Julep gommeux	80 —

F s a. En 4 fois dans les 24 heures.

SOLUTION CONTRE LYMPHANGITES ET CERTAINES DERMATOSES (E Besnier)

Salicylate de sodium	25 gr
Eau bouillie	1000 —

Carbonate acide de sodium Q s. pour neutraliser, en compresses avec du lint

SALIFORMINE. — *Syn.* Salicylate d'hexaméthylènetetramine. Poudre cristalline blanche, soluble dans l'eau et l'alcool, douée d'une saveur légèrement acide et agréable.

Prop. thérap — Antiseptique et bon dissolvant de l'acide urique utile surtout dans les affections infectieuses des voies urinaires lorsque les urines sont ammoniacales.

Dose. — 1 à 2 gr. en 24 heures.

SALIGÉNINE. — Syn *Phenylformaldéhyde*. V. *Salicine*

SALIGALLOL. — Voir *Acide pyrogallique.*

SALINAPHTOL. — *Syn.* **SALICYLATE DE NAPHTOL** analogue au salol : mêmes formules et mêmes doses (Kobert et Lepine). V. *Betol.*

SALIPYRINE. ($C^{11}H^{12}Az^2O,C^7H^6O^3$). *Syn.* — **Salicylate d'antipyrine, ou d'analgésine** combinaison à équivalents égaux d'antipyrine et d'acide salicylique. — Poudre cristalline à saveur un peu douce, soluble dans 200 parties d'eau froide, plus soluble dans l'alcool. l'ether et le chloroforme.

Prop. thérap. — D'après *Guttmann :* antithermique et analgésique dans le rhumatisme chronique et les nevralgies

Posologie — De 2 a 6 grammes par jour, cachets de 1 gramme (un toutes les 2 heures) *Enfants* . 0 gr 20 a 0 gr. 40 par annee.

SALOCOLLE. — *Syn.* Salicylate de Phénocolle, antipyrétique, antinévralgique. — Dose : 0 gr. 50 a 2 gr. en cachets, préconise contre l'influenza.

SALOL ($C^{13}H^{10}O^3$) — *Syn.* **SALICYLATE DE PHÉNOL.** Poudre blanche cristalline, odeur de geranium rosat, fusible à 46°, presque insoluble dans l'eau, soluble alcool 1/11, très soluble éther 0,3.

Prop. thérap. — Employé *a l'intérieur* comme *antiseptique intestinal* (entérites, cholera) et *urinaire* (pyélites, cystites, blennorragie) et comme *antithermique analgesique*, dans le traitement du rhumatisme articulaire subaigu

A l'extérieur, utilisé comme antiseptique a la façon de l'iodoforme (en poudre, pommades, crayons. gaze) pour le pansement des plaies, escarres, brûlures, chancres, affections de la bouche et du nez.

Intolérance — Assez fréquente apres *us. int* , traduite par troubles digestifs, bourdonnements d'oreille, erythèmes, urines noires, hypothermie. L'*us. ext* provoque quelquefois des *dermites*

Prép. pharm et posol — *A l'int* 1 a 4 gr en cachets, potion gommeuse ou émulsive, solution dans l'essence de santal (capsules de santal salolé). *Enfants:* 0 gr 10 par année *Us ext* Poudre en applications , collodion et éther salolé (1/10) , gaze salolée (1/100), crayons, pommades , salol camphré

CACHETS ANTIBLENNHORRAGIQUES (Carle).

Salol	1 gr
Benzoate de soude	0 — 25

Pour un cachet

2 par jour, 8 à 10 jours apres le début de l'affection

COLLODION CONTRE GERÇURES DU SEIN

Salol	4 gr.
Ether	4 —
Collodion élastique	30 —

F. s a.

ELIXIR DENTIFRICE AU SALOL (Périer).

Salol	1 gr
Alcool a 90°	100 —
Essence de rose	I goutte
Essence de menthe	II gouttes
Teinture de cochenille	5 gr.

LINIMENT CONTRE BRULURES

Huile d'olive		60 gr
Eau de chaux	ãã	10 —
Salol		
Ad libitum Laudanum Syd		2 —

F s a.

POMMADE « A TOUT FAIRE » (Reclus)

Salol	ãã	3 gr
Acide borique		
Antipyrine		5 —
Iodoforme	ãã	1 —
Phénol		
Sublime corrosif		0 — 10 centig.

Vaseline 200 gr.

F. s. a Analgésique, hémostatique, antiseptique

POMMADE CONTRE GERÇURES ET CREVASSES DES MAINS.

Salol / Huile d'olive	ãã 2 gr.
Menthol	1 — 50
Lanoline	50 —

F s a Onction 2 fois par jour

POUDRE CONTRE CORYZA AIGU (Codex)

Salicylate de phenyle	15 gr
— de naphtyle	30 —
Menthol	4 —
Chlorhydrate de cocaïne	0 — 50
Acide borique pulvérisé	50 — 50

F. s a

PRISES C BRONCHO-PNEUMONIE CHEZ LES ENFANTS (Guaita).

Calomel / Salol / Rhubarbe pulv.	ãã 0 gr. 30 centigr.
S N. de bismuth	0 — 60 —

F s a 6 doses · 3 par jour.

SALOL CAMPHRÉ.

Salol	3 gr
Camphre	2 —

Triturez et filtrez le mélange liquéfié On peut ajouter 1/10e d'iodoforme

SUPPOSITOIRE AU SALOL.

Salol	1 gr
Beurre de cacao	3 —

VASELINE AU SALOL.

Salol	2 a 4 gr
Vaseline	30 —

TRIBROMOSALOL — *Syn.* **CORDOL** — **SALOL TRIBROMÉ.** Poudre cristalline blanche, inodore et insipide, insoluble dans l'eau, peu soluble dans l'alcool et l'ether, soluble dans le chloroforme.

Prop. thérap — Succédané du salol comme antiseptique et antirhumatismal, en outre hypnotique et hémostatique d'apres Rosemberg et Dassonville, se dédouble dans l'intestin en acide salicylique et tribromophenol.

Prép pharm. et posol. — *Us. int.* 0 gr. 50 à 2 gr. et plus par jour en cachets de 0 gr. 50. *Us. ext.* · en nature pour pansements des plaies.

SALOPHÈNE ($C^{15}H^{13}AzO^{4}$) — Ether salycilique de l'acétylparamidophénol — En lamelles cristallines, incolores, inodores, presque insolubles dans l'eau froide, solubles alcool ; dédoublable en ses composants par les alcalis.

Prop. thérap. — Antiseptique intestinal analogue au salol et au benzonaphtol. — Preconise dans le rhumatisme articulaire comme succédane du salicylate de soude ; ne provoque pas d'effets secondaires fâcheux. Dose, 4 a 6 gr par jour, en 4 ou 6 fois (cachets) *Enfants :* 0 gr. 10 à 0 gr. 20 par année

CACHETS C MIGRAINES OU NÉVRALGIES

Salophene	1 gr
Phenacetine	0 — 30 centigr

Div en 2 cachets

SALOQUININE — **ETHER QUINIQUE DE L'ACIDE SALICYLIQUE.** Renferme la moitié de son poids de cet acide Petits cristaux, sans saveur, insolubles dans l eau, solubles dans l'alcool

Prop. thérap. et posol. — Antipériodique comme la quinine et analgésique efficace contre les nevralgies.

Dose . 2 a 3 et jusqu'à 6 gr. au besoin par jour, ne détermine pas d'ivresse quinique

En cachets, paquets ou suspension dans un véhicule tiède.

SALPÊTRE. — V *Potassium. Azotate de potasse.*

SALSEPAREILLE. — Racines adventives, provenant de diverses espèces de Smilax (Liliacées-Asparagées).

Part. empl. — Racine. On emploie surtout, en France, la salsepareille du Mexique. S. de la Véra-Cruz du Smilax **medica**

Princ. act. — Pariglline, smilacine ou salseparine

Prop. thérap. — Stimulant léger, peut-être diaphorétique. Dépuratif très employé.

Prép. pharm. et posol. — *A l'int.* Extrait 1 à 5 gr., — poudre, 1 à 10 gr.; — sirop simple et composé (sirop de Cuisinier, sudorifique, dépuratif), 50 à 120 gr.; — tisane, 60 gr. p 1000, — tisane sudorifique (codex 66)

EXTRAIT CONCENTRÉ OU ESSENCE DE SALSEPAREILLE

Extrait de réglisse	30	gr
— de bourrache	ãã 90	—
— de douce-amère		
— de salsepareille	180	—
— de gaïac	30	—
Essence de sassafras	8	—
Alcool à 90°	500	—
Eau	4000	gr.

F s a 1 cuillerée à café pour un verre d'eau.

Souvent on ajoute à cette préparation de l'iodure de potassium.

SIROPS DÉPURATIFS

Voir à Iodure de potassium et Bi-iodure de mercure

SANG. — On emploie surtout le sang de bœuf, de veau ou de volaille.

Prop. thérap. — Reconstituant.

Prép. pharm. et posol. — *A l'int.* Extrait de sang, 0 gr 50 centigr. à 10 gr et plus. *Hémoplase*, voir page 387.

SANG-DRAGON. — Résine du fruit du *Callitris quadrivalvis* (Conifères).

Princ. act. — Draconine, acide benzoïque.

Prop. thérap. — Astringent, hémostatique assez puissant.

Prép. pharm. et posol. — *A l'int.* Poudre, 1 à 10 gr.

EAU HÉMOSTATIQUE DE TISSERAND.

Sang-dragon	100	gr.
Térébenthine des Vosges	100	—
Eau	1000	gr.

F. digérer 12 heures Filtrez.

SANOFORME. — Syn. *Diodosalicylate de méthyle.* — Poudre blanche cristalline sans saveur ni odeur, soluble dans l'alcool, l'éther, la vaseline; elle renferme environ 63 p. 100 d'iode

Prop. thér. — Préconisé comme succédané de l'iodoforme. Mêmes modes d'emploi.

SANTAL JAUNE OU CITRIN. — *Santalum album* (Santalacées)

Part. empl. — Bois.

Prop. thérap. — Le bois passe pour astringent et cordial, l'essence est employée contre la blennorrhagie Elle doit renfermer 90 p 100 de *Santalol*.

Prép. pharm. et posol. — *A l'int.* Essence, 1 à 8 gr. en capsules ; poudre, 2 à 10 gr.

— **SANTYL.** — Ether salicylique du santalol liquide huileux, presque inodore et insipide, dépourvu d'action irritante sur le tube gastro-intestinal et facilement absorbable.

Prép. thérap. Mêmes indications que l'essence de santal dans la blenorrhagie, la cystite, la prostatite. On l'administre à doses moins élevees. XX a XXX gouttes 3 fois par jour dans du lait, du café ou en capsules renfermant 0 gr. 40 de produit

SANTONINE. — V. *Semen-contra.*

SAPIN VRAI. — *Abies pectinata* (Conifères). *Syn.* Sapin argente.

Part. empl. — Bois et surtout bourgeons, ceux dont on se sert proviennent presque tous du Pin sylvestre.

Prop. thérap.—Bechique, anticatarrhal, diurétique.

Prép. pharm. et posol. — *A l'int.* Infusion, 20 p. 1000. Sirop 30 à 60 gr.

SAPIN ÉLEVÉ. — *Piesse* ou *Epicea. Abies excelsa* (Coniferes), fournit la poix de Bourgogne (v. ce mot).

SAPINETTE. — *Syn.* Biere antiscorbutique. — V. *Raifort*

SAPOLAN — Préparation solide, brun noirâtre, a odeur d'ichthyol, constituee par un mélange de naphte brut 60 parties, lanoline 36 parties, savon desseché 4 parties. Antiprurigineux; est absorbé facilement par la peau et preconisé contre l'eczéma, le prurigo, l'impétigo, etc.

SAPONAIRE. — *Saponaria officinalis* (Caryophyllees).

Part. empl. — Racine, tige, feuille.

Princ. act. — **SAPONINE**

Prop. thérap. — Dépuratif, stimulant léger et sudorifique

Prép. pharm. et posol. — *A l'int.* Décocté de racine, 20 à 30 p 1000, — extrait de saponaire, 1 à 10 gr. (inusité), — infusion de feuilles, 10 à 30 p. 1000, — sirop de saponaire, 20 à 60 gr.

Pour d'autres formules, v. *Bardane.*

SIROP DÉPURATIF

Sirop de saponaire	ãã 100 gr
— de Cuisinier	
— de pensee sauvage	
Ad libitum.	
Iodure de potassium	10 a 20 gr

2 à 4 cuillerées par jour.

SIROP DÉPURATIF ALCALIN

Bicarbonate de soude	15 gr
Sirop de saponaire	300 —

2 a 3 cuill. a soupe par jour.

AUTRE :

Benzoate de soude	10 gr
Sirop de saponaire	300 —

SASSAFRAS. — *Sassafras officinalis* (Laurinées).

Part. empl. — Racine, ecorce.

Princ. act. — Essence, safrol, safrène.

Prop. thérap. — Sudorifique, carminatif. Fait partie des bois sudorifiques. L'essence a été préconisee par Jenkins en application deux fois par jour contre l'herpes tonsurans

Prép. pharm. et posol. — *A l'int.* Infusion, 10 à 30 p. 1000, — essence, II à X gouttes; — poudre, 2 à 4 gr.; — sirop, 20 à 100 gr

Pour les formules, v. *Salsepareille.*

SAUGE. — *Salvia officinalis* (Labiées). — *Syn.* Petite sauge, thé d'Europe, thé de Grèce, herbe sacrée.

Part. empl. — Sommités fleuries.

Succédané. — Sauge sclarée, *Salvia sclarea.*

Prop. thérap. — Stimulant, tonique.

Prép. pharm. et posol. — *A l'int.* Infusion, 5 p. 1000. — *A l'ext.* Huile volatile (inusitée). — Infusion concentrée, 50 p. 1000. — Fumigations.

SAULE BLANC. — *Salix alba* (Salicinées).
Part. empl. — Ecorce.
Princ. act. — Salicine.
Prop. thérap. — Astringent, fébrifuge.
Prép. pharm. et posol. — *A l'int.* 20 à 30 gr. (inusité). On emploie la salicine.

— **SALICINE.** — Soluble eau, alcool bouillant; insoluble éther.
Prop. thérap. — Fébrifuge.
Prép. pharm. et posol. — *A l'int.* 1 à 4 gr.

— **SALIGÉNINE** (Phenylformaldehyde) — Produit du dedoublement de la salicine par les acides étendus Cristaux incolores, solubles dans l'eau et l'alcool.

Antithermique, antipyrétique : On l'administre en cachets ou en solution a la dose de 0 gr. 25 à 1 gr. par 24 heures.

SAVON AMYGDALIN. — *Syn.* Savon *médicinal.* — Produit de la saponification de l'huile d'amandes douces. — Employé surtout comme excipient pilulaire, et comme *laxatif* en pilules (aux *doses* de 0 gr. 05 a 0 gr 30) et en suppositoires. — *A l'extérieur* . emplâtres , savons dentifrices.

EMPLATRE SAVONEUX DE PICK.
(Hop. St.-Louis)

Emplâtre simple	70 gr
Cire jaune	10 —

Faites liquéfier et ajoutez

Savon médicinal pulverisé	5 gr
Camphre	1 —
Huile d'olive	1 —

L emplâtre savonneux salicylé renferme en outre de 2 a 15 pour 100 d'acide salicylique.

SAVON DENTAIRE POUR SYPHILITIQUES
(Queyrat)

Savon amygdalin	40 gr
Glycérine	25 gr.
Extrait de ratanhia } ãã	1 — 50
Borate de sodium }	
Essence d'anis	1 — 50
— de menthe	2 — 50

Pour brosser les dents

SAVON DENTIFRIC

Poudre de carbonate de magnesie }	
— de racine d'iris } ãã	10 gr.
— de savon medicinal }	
Essence de menthe	X gouttes.

F. s. a.

SAVON ANIMAL. — Fait avec la *graisse de veau* d'après le nouveau Codex et anciennement avec la *moelle de bœuf.* Sert à préparer le baume opodeldoch.

SAVON DE MARSEILLE ou *Savon du commerce,* qui est *blanc* ou *bleu* et *marbre ;* sert à la préparation des *suppositoires de savon* que l'on obtient en taillant un morceau en cône.

SAVON NOIR. — Savon de potasse en pâte molle : sert d'excipient a de nombreuses préparations dermatologiques à base *d'acide salicylique,* de *soufre,* de *résorcine,* de *naphtol,* etc. Voir *à ces mots).* Est employé en nature contre l'acné.

SCAMMONÉE. — Suc concret de la racine du *Convolvulus Scammonia* (Convolvulacées). 2 variétés . 1° scammonée d'Alep ; — 2° scammonée de Smyrne.

Princ. act. — RÉSINE. — La bonne scammonée en contient jusqu'à 91 p. 100 ; aussi, on emploie rarement la résine *pure* ou resine *blanche* de scammonée, la posologie est du reste à peu près la même

Prop. thérap — Purgatif drastique, hydragogue, dont l'action se porte surtout sur l'intestin grêle.

Prép. pharm. et posol. — *A l'int.* Biscuits dosés à 0 gr 60 Poudre, 0 gr. 50 centigr. à 1 gr., — *Enfants* 0 gr. 20 à 0 gr 60 selon l'âge ; — résine, 0 gr 40 à 0 gr. 80 centigr. , — teinture, 2 à 8 gr

ANISETTE PURGATIVE

Résine de scammonée	1 gr
Anisette de Bordeaux	80 —

F dissoudre Filtrez 20 a 40 gr

ÉMULSION PURGATIVE (Cod).

A prendre en 2 ou 3 fois. — Renferme 1 gr de scammonée

PILULES DE SCAMMONÉE

Scammonee	1 gr
Extrait de jusquiame	0 — 10 centigr
Savon médicinal	Q. s

Pour 10 pilules. 2 a 6.

PILULES PURGATIVES.

Scammonee d'Alep	ãã 1 gr
Aloes socotrin	
Résine de jalap	
Savon médicinal	

F. s a 20 pilules. 2 le matin à jeun tous les 4 ou 5 jours.

POTION DE SCAMMONÉE.

Scammonee d'Alep	0 gr 75 centigr
Bicarbonate de soude	0 — 75 —
Sucre blanc	8 —
Lait de vache	100 —

F s a A prendre en 2 fois à 1/2 heure d'intervalle

POTION PURGATIVE (Planche)

Résine de scammonee	0 gr 60 centigr
Sucre blanc	10 —

Triturez ensemble, ajoutez peu a peu

Lait	120 gr.
Eau de laurier-cerise	5 —

En une fois

POUDRE D'AILHAUT (Guibourt)

Jalap pulv.	7 gr 20 centigr
Resine de gaïac	1 — 80 —
Scammonée	0 — 60 —
Aloes	0 — 30 —
Gomme-gutte	0 — 40 —
Sene pulv	40 —

M. 1 a 2 gr.

POUDRE DE CORNACHINE (An Codex).

Scammonee	ãã 10 gr
Bitartrate de potasse	
Antimoine diaphorétique	

Dose · 0 gr. 50 centigr. a 2 gr.

SCILLE. — *Urginea Scilla* (Liliacées). — *Syn.* Oignon marin.

Part. empl. — Bulbe.

Princ. act. — *Scillotoxine* (glucoside), *scillipicrine* (matière résineuse), *saposcilline*, *scilline*.

Prop. thérap. — Effets comparables (moins intenses) a ceux de la digitale. Utile surtout comme *diurétique* et *toni-cardiaque*, dans le traitement des hydropisies d'origine cardiaque, pendant les periodes de suspension de la médication digitalique. Indiquee aussi comme *expectorant* dans le traitement des bronchites et de la coqueluche

Contre-indiquee en cas d'affections rénales ou gastro intestinales

Prép. pharm. et posol. — **Poudre** : 0 gr 10 a 0 gr. 80 par *fractions* de 0 gr. 10 a 0 gr 20 en pilules composées, cachets — *Enfants*. 0 gr 01 par année. — **Extrait alcool. :** 0 gr. 05 à 0 gr 30 en pilules, potions (1 d'extrait = environ 2,8 de poudre) — **Teinture** (1/5ᵉ) : 0 gr 50 a 4 gr en potions (LV gouttes = 1 gr.), *enfants*, V gouttes par annee. — **Oxymel scillitique** (25 gr. = environ 0 gr. 50 de scille) : 5 a 40 gr en potions , *enfants :* 0 gr 50 à 1 gr. par année. — **Vin de scille simple** (Cod 84) dont 20 gr = 1 gr. 20 de scille : 5 à 15 gr. — **Vin de scille composé** (ou *diuretique amer de la Charite*) dont 20 gr. = 0 gr 07 de scille

40 à 200 gr. ; *enfants*, 2 à 5 gr. par année. — **Vin de Trousseau** (v. digitale) dont 20 gr. = 0 gr 10 de digitale et 0 gr 30 de scille : 10 à 60 gr. — *A l'ext.* pulpe, en cataplasmes ; teinture en frictions.

CACHETS DIURÉTIQUES

Poudre de scille 0 gr 10
— de digitale 0 — 02

Pour un cachet, 2 à 6 par jour

LINIMENT DIURÉTIQUE (Bouch.).

Teinture de scille } āā P. É.
— de digitale }

M. En frictions sur l'abdomen et les cuisses.

LINIMENT RÉSOLUTIF.

Alcoolat de Fioravanti } āā 100 gr.
— de genièvre }
Teinture de scille 50 —

M. 3 à 4 applications tièdes par jour.

OXYMEL SCILLITIQUE CONTRE COQUELUCHE (Comby).

1 à 2 *cuil. à café* par année, *suivant l'âge des enfants, entre 5 et 6 heures du soir.*

PILULES CONTRE HYDROPISIE (G. Sée).

Extrait de scille 1 gr.
Scille pulvérisée 0 — 50 centigr.

F. s. a. 10 pilules. 6 à 10 chaque jour.

PILULES DE SCILLE COMPOSÉES.

Scille pulvérisée 0 gr. 025 milligr
Azotate de potasse 0 — 050 —
Extrait de digitale 0 — 005 —
Savon amygdalin Q. s.

M. Pour 1 pilule. 2 à 10 par jour.

PILULES DE SCILLE ET DE DIGITALE (Ewald)

Poudre de scille } āā 2 gr
— de digitale }
Extrait de coloquinte 0 — 40 centigr
— de rhubarbe Q. s.

Pour 50 pilules. 1 à 3 matin et soir.

PILULES SCILLITIQUES (Parmentier).

Savon médicinal 10 gr
Gomme ammoniaque 5 —
Nitrate de potasse 5 —
Scille en poudre 5 —
Sirop simple 5 —

F. pilules de 0 gr. 2 décigr. 2 à 6 par jour. (Bouch.)

POTION DIURÉTIQUE.

Feuille de digitale gross. pulvérisée 0 gr 5 décigr
Eau tiède 120 —

F. macérer pendant 12 heures, filtrez, ajoutez.

Oxymel scillitique 25 gr
Acétate de potasse 4 —

M. A prendre par cuillerée à soupe.

POTION DIURÉTIQUE ACTIVE

Infusé de raifort 150 gr.
Oxymel scillitique 30 —
Teinture de digitale XXV gouttes

M. A prendre en 2 ou 3 fois dans la journée

POUDRE DIURÉTIQUE.

Poudre de scille 1 gr. 50 centigr.
Poudre de feuille de digitale 1 — 50 —
Nitrate de potasse pulvérisé 20 —

M. et divisez 15 paquets 1 ou 2 par jour. — Affections cardiaques

SIROP DE SCILLE ET DIGITALE (H. Roger).

Sirop de digitale 43 gr.
Oxymel scillitique —

M. 5 à 6 gr. pour 1 tasse d'eau nitrée 1/1000.

POTION CONTRE PLEURÉSIE DES ENFANTS (J. Simon)

Teinture de scille X gouttes
— digitale X —
Oxymel scillitique 10 gr
Hydrolat de tilleul 100 —

F. s. a. Par cuillerées à café toutes les demi-heures.

VIN DE SCILLE COMPOSÉ OU VIN DIURÉTIQUE AMER DE LA CHARITÉ (Codex)

Dose 20 à 200 gr. — Enfants 2 à 5 *gr. par année*

VINAIGRE SCILLITIQUE (Codex).

1/10 *de scille. Dose* 5 *à* 10 *gr.*

— **SCILLITINE.** — Inusitée.

Pour les préparations où la scille est employée concurremment avec la *digitale*, v. ce mot.

SCOPOLAMINE. (Voir Hyoscine.)

SEDLITZ POWDERS. - V. *Tartrate de potasse et de soude.*

SEIGLE. — *Secale cereale* (Graminées).

Part. empl. — Semence.
Prop. thérap. — Resolutif.
Prép. pharm. et posol. — *A l'ext.* Farine en cataplasmes

— **SEIGLE ERGOTÉ.** — V. *Ergot de seigle.*

SEL PHYSIOLOGIQUE DE PŒHL melange soluble dans l'eau constitué par les divers sels osmotiques existant dans le sérum sanguin.

La composition élémentaire est la suivante p. 100 :

Sodium	21,51	Chlore	33,09
Soude	11,02	Acide sulfurique	2 39
Potasse	4,61	— phosphorique	1 74
Chaux	1,88	— carbonique	17,79
Magnésie	0,21		

Ce sel est délivré en tablettes comprimées pesant 1 gr , la solution aqueuse a 1,5 p. 100 correspond à la composition chimique du serum (il est analogue au soluté de Trunecek), on l'emploi en injections, pulvérisations, lavements, injections sous-cutanées et intraveineuses

SEL DE TRUNECEK. — V. CACHETS MINÉRAUX (Léopold-Lévi). — Voir a *solutions salines injectables.*

SEMEN-CONTRA D'ALEP. — *Artemisia maritima* Var *Pauciflora* (composées). *Syn.* Barbotine, semence sainte

Part. empl. — Capitule.
Princ. act. — *Santonine* (environ 2 p. 100) et *huile essentielle* (plus anthelminthique et moins toxique que la santonine, environ 8 p 100).
Prop. thérap. — Vermifuge indiqué contre ascaride lombricoide et oxyures.
Prép. pharm. et posol. — *A l'int* **Poudre :** 2 à 8 gr le matin à jeun, dans du miel, de la confiture, du lait, ou en biscuits, graines dragéifiees ; *enfants au-dessus de 2 ans :* 0 gr 50 par année **Infusions :** 2 à 10 gr par litre ; a prendre par verres

LAVEMENT DE SEMEN-CONTRA.

Semen-contra	2 a 10 gr
Eau bouillante	100 —

F. infuser 1/2 heure Passez.

PILULES ANTHELMINTHIQUES (Chaussier).

Semen-contra	0 gr 02 centigr.
Calomel a la vapeur	0 — 08 —
Camphre	0 — 03 —
Sirop simple	Q s.

M. pour 1 pilule. 2 a 8 le soir.

POTION VERMIFUGE.

Semen contra	5 gr.
Mousse de Corse	4 gr
Cafe torrefie	4 —
Eau bouillante	125 —
Sirop de capillaire	30 —

F s a. A prendre en 3 fois le matin a jeun

SIROP VERMIFUGE DE BOULLAY

Semen-contra Mousse de Corse	ãã 40 gr
Ecorce d'orange amère Cannelle	ãã 20 —
Eau	Q s.
Sucre	1000 —

2 à 4 cuillerées à soupe

— **SANTONINE.** ($C^{15}H^{18}O^{3}$). — **Toxique.** — *Syn.* Acide santonique. Soluble 5000 parties eau, 280 d'alcool faible, 72 d'éther et 5 de chloroforme. Exposée a la lumière, la santonine se colore en jaune et constitue la *santonine jaune* ou *photosantonine*

Prop. thérap. — *Vermifuge* (v semen-contra) ; pouvant déterminer, a doses moyennes, des troubles de la vision (xanthopsie = objets vus colorés en jaune) et, à hautes doses, des vertiges, vomissements et convulsions Colore les urines en jaune orange

Préconisée aussi contre la *dysenterie* et les *douleurs fulgurantes* du *tabes*.

Posologie. — *A l'int. Enfants :* 1 centigr. par année à partir de 2 ans ; *adultes :* 0 gr. 10 à 0 gr. 25. — Biscuits a 0 gr. 05, dragees dosees a 0 gr. 01 ou 0 gr. 02, tablettes (Codex) a 0 gr. 01.

N. B. — Écrire toujours tres lisiblement le nom de *santonine* afin qu'il n'y ait pas de confusion avec le mot *strychnine*. Il est même préférable d'écrire *acide santonique* (J. Lefort).

PILULES VERMIFUGES.

Santonine	1 gr.
Extrait d'absinthe	1 — 50 centigr.
Guimauve pulverisée	Q. s.

M Pour 20 pilules 1 à 2 le matin a jeun pour les enfants. 1 a 6 pour les adultes.

POUDRE VERMIFUGE (Bouchut).

Santonine	0 gr. 10 centigr
Calomel a la vapeur	0 — 15 —
Sucre de lait pulverise	1 gr.

M. A prendre le matin a jeun.

SANTONINE C DOULEURS FULGURANTES (Negro).

Santonine	0 gr. 05 centigr.

Pour une prise.

Administrer 3 prises par jour chacune a 3 heures d'intervalle.

SOLUTION CONTRE DYSENTERIE (S Drake)

Santonine jaune	0 gr 30
Huile d'olive	8 —

Dissolvez tous les 2 jours faire prendre cette dose et la repeter 3 fois dans les 24 heures (pays chauds).

SÉNÉS. — Folioles et fruits (follicules) de plusieurs espèces de *Cassia* (Légumineuses Cœsalpiniées).

Deux sortes commerciales.

1° *Sene de la Palthe, d'Alep* ou *de Syrie. Cassia obovata ; C.* ACUTIFOLIA (fournit les follicules).

2° *Sene de l'Inde* ou *de Tinnevelly. Cassia angustifolia* (fournit aussi les follicules).

Princ. act. — *Acide chrysophanique ; glucosides a émosine.*

Prép. thérap. — *Laxatif* et *purgatif* par excitation du péristaltisme du côlon. Donne peu de *coliques*, surtout si on l'associe a l'extrait de belladone ou le *lave a l'alcool* (ce qui diminue, par contre, son pouvoir purgatif) Une ébullition prolongee detruirait ses propriétés purgatives — Son goût désagreable peut être masque par le café (en infusion).

Prép. pharm. et posol. — *A l'int.* Electuaire de Séné composé ou lénitif (Codex 84) 10 à 30 gr , — infusion, 10 à 30 gr. p. 1000 ; *Enfants* . 1 gr. à 1 gr. 50 par année , — poudre, 4 à 10 gr. ; — sirop, 15 a 30 gr. ; — teinture, 15 à 30 gr. , lavements 10 a 15 gr. p. 500 ; *enfants :* 1 gr. par année.

Incompat. — Alcalis et leurs carbonates, sels acides, eau de chaux, émétique.

APOZÈME DIT POTION PURGATIVE (médecine noire) (Cod.).

Sené 10 gr.
Rhubarbe 5 —
Sulfate de soude 15 —
Manne en sorte 60 —
Eau bouillante 100 —

A prendre en 1 fois, le matin, à jeun

BOISSON PURGATIVE AU THÉ.

Séne 10 gr.
The 10 —
Sulfate de soude 15 —
Eau 300 —

F infuser 20 minutes. Passez, ajoutez

Sirop de punch 60 gr.

ESPECES ANTILAITEUSES DE WEISS (Guibourt).

Feuilles de séne 3 gr.
Fleurs de millepertuis 2 —
— de caille-lait jaune } ãã 1 —
— de sureau }

Incisez, M.

INFUSION DE SÉNÉ COMPOSÉE (Ewald).

Séné 10 gr.
Eau bouillante 100 —
Tartrate de soude 15 —
Manne 20 —

LAVEMENT PURGATIF (Codex, H. P).

Feuilles de séné 15 gr.
Sulfate de soude 15 —
Eau bouillante 500 —

F s. a.

MÉDECINE AU CAFÉ.

Séné }
Sulfate de soude } ãã 10 a 15 gr.
Cafe torrefié }
Eau bouillante 200 —

Faire infuser, passez et ajoutez:

Sucre Q s

MEDECINE DU CURE DE DEUIL (Dorv.).

Racine de guimauve }
— de patience }
— de chiendent } ãã 15 gr.
— de reglisse }
Feuilles de chicoree 8 —

F. bouillir ces 5 substances coupees pendant 10 minutes dans 3 bouteilles d'eau de riviere. Ajoutez

Follicules de séne 20 gr.
Rhubarbe de Chine concassee } ãã 4 —
Sulfate de soude }

F infuser le tout pendant 2 heures, et passez a travers une étamine A boire dans la matinée. En 2 ou 3 jours selon l'effet.

POTION PURGATIVE A LA MANNE ET AU SÉNÉ (F. H. P).

Séné 6 gr
Sulfate de soude 16 —
Manne 60 —
Eau bouillante 100 —

F. s a.

POTION PURGATIVE (médecine commune) (F. H. P.).

Séné 8 gr
Sulfate de soude 16 —
Sirop de nerprun 30 —
Eau bouillante 140 —

En une fois, le matin, a jeun.

POUDRE LAXATIVE

Follicules de séné lavees a l'alcool et pulvérisees 6 gr
Soufre sublime 6 —
Poudre de fenouil 3 —
— d'anis étoilé 3 —
— de creme de tartre 2 —
— de reglisse 8 —
— de sucre 25 —

M par cuilleres à cafe ou a soupe tous les soirs suivant effet

THE DE SAINT-GERMAIN

Fleurs de sureau 10 gr
Semences de fenouil 5 —
— d'anis 5 —
Crème de tartre 5 —
Feuilles de sene 20 —

On fait macérer pendant 24 heures le séné dans l'alcool, on rejette cet alcool, et on laisse sécher les feuilles sans chauffer. On mêle et on divise en paquets de 5 gr. Chaque matin une tasse d'infusion preparee avec 1 de ces paquets

TISANE ROYALE APOZEME LAXATIF (Cod)

Par verres dans le courant de la journée.

SERPOLET. — *Thymus Serpyllum* (Labiées).

Prop. thérap. — Excitant, aromatique.

Prép. pharm. et posol. — *A l'int.* Infusion, 10 p. 1000.

SÉRUMS ARTIFICIELS. — V. *Solutés salins injectables.*

SÉRUMS ISOTONIQUES DE FLEIG. V. page 379.

SÉRUMS THÉRAPEUTIQUES. — Voir **INJECTIONS HYPODERMIQUES**, chapitre III, 389 à 397.

SÈVE DE PIN MARITIME. — V. *Pin maritime.*

SICCOL. — *Syn.* Boropalmitate de magnésie Préconisé par Michel et Cognard comme hydrofuge (*imperméable à l'urine*), adoucissant, antiseptique non toxique et ne renfermant aucune substance fermentescible ou irritante Applications sur la peau au moyen d'une légère friction comme préventif des érythèmes et irritations cutanées chez les nouveau-nés, et chez les malades alités.

SIDONAL (*ancien*). — V. **PIPÉRAZINE (QUINATE DE).**

SIDONAL (*nouveau*). V. — **QUINIQUE ACIDE.**

SILICATE DE POTASSE. — V. *Potasse.*

SIMAROUBA. — *Simarouba amara* (Rutacées. — Quassiées).

Part. empl. — Ecorce de la racine.

Princ. act. — Quassine.

Prop. thérap. — Tonique, fébrifuge, antidiarrhéique.

Prép. pharm. et posol. — *A l'int.* Infusion, 50 p. 1000; — poudre 1 à 4 gr.

Incompat. — Sels de plomb.

POTION SIMAROUBA OPIACÉE
(Lemarchand).

Écorce de simarouba 4 à 8 gr.
Eau 400 —

F. bouillir jusqu'à réduction de moitié. Ajoutez

Laudanum de Sydenham X gouttes

En 2 fois. Matin et soir.

SINAPISME. — V. *Moutarde.*

SODA POWDERS. — Carbonique et tartrique (acides).

SODA WATER. — V. *Bicarbonate de soude.*

SODIUM (oxyde de) (NaOH). — *Syn.* Soude caustique, oxyde de soude hydraté. On emploie la soude caustique liquide ou lessive des savonniers.

Prop. thérap. — Caustique inusité.

— BI-OXYDE DE SODIUM. — PEROXYDE DE SODIUM. — — Préconisé par Unna dans le traitement des affections acnéiques : ou on l'utilise sous forme de savon obtenu en incorporant de 2 à 20 p. 100 de bi-oxyde de sodium dans un mélange constitué par 3 parties de paraffine liquide et de 7 parties de savon médicinal *très desséché.* Le bi-oxyde de sodium agit comme *oxydant* et *alcalin:* préconisé contre acné ponctuée, pustuleuse et rosacée.

— ACÉTATE DE SOUDE ($C^2H^3O^2Na + 3H^2O$). — Soluble 3 parties eau froide et 5 d'alcool à 80°.

Prop. thérap. — Diurétique, contro-stimulant, laxatif.

Posol. — *A l'int.* 4 à 20 gr. en potion (peu employé).

— **ARSÉNIATE DE SODIUM.** — V. *Arsenique* (acide).

— **AZOTATE DE SOUDE** (AzO^3Na). — *Syn.* Nitre du Chili. Soluble 1,2 partie eau froide, soluble 50 parties alcool.

Prop. thérap. — Diurétique puissant

Posol. — *A l'int.* 2 à 10 gr. (diurétique).

POTION DIURÉTIQUE (Ewald)

Digitale pulv	0 gr 25 à 1 gr.
Faites infuser dans	
Eau bouillante	150 gr
Passez et ajoutez	
Nitrate de soude	5 gr
Sirop de framboise	25 gr

Par cuillerées d'heure en heure

POTION DE NITRATE DE SOUDE

Nitrate de soude	5 à 10 gr
Potion gommeuse	150 —

M. A prendre dans la journée

— **BENZOATE DE SOUDE.** — V. *Benzoïque* (acide).

— **BICARBONATE DE SOUDE** (CO^3NaH). — *Syn.* Carbonate acide de soude. Sel de Vichy. — Soluble 13 parties eau et 13 glycérine, insoluble alcool

Prop. thérap. — Antiacide, diurétique, digestif, lithontriptique

Posol.— *A l'int.* 0 gr. 50 centigr. à 10 gr et plus — *Enfants* 0 gr 10 à 0 gr. 25 par année Potion gazeuse antivomitive (Codex 1908) — Tablettes de Vichy à 0 gr. 10 (Codex 1908). — *A l'ext* En bains comme le carbonate de soude Bains de Vichy : 500 gr pour un bain

Incompat — Acides, sels acides, tous les sels dont la base peut donner lieu à un carbonate insoluble (mercure, fer, magnésie, chaux, etc), chlorhydrate d'ammoniaque, eau de chaux, végétaux infusés.

EAU DE SOUDE CARBONATÉE. SODA WATER (Codex).

1 gr pour 650

MIXTURE CONTRE DYSPEPSIE

Rhubarbe	4 gr
F s a infuser dans .	
Eau bouillante	150 gr.
Passez et ajoutez	
Bicarbonate de soude	10 gr
Sirop d'écorce d'orange amère	25 —

Par cuillerées

POTION ALCALINE

Bicarbonate de soude	10 gr.
Eau distillée	200 —
Sirop de fleur d'oranger	50 —

Par cuillerées à soupe.

POTION C VOMISSEMENTS INCOERCIBLES DANS LA GROSSESSE (Ochlschlager).

Bicarbonate de soude	8 gr.
Teinture de noix vomique 1/10e	3 —
Sirop de cannelle	30 —
Eau	150 —

F s a cuillerée à soupe toutes les 2 ou 3 heures.

SIROP ALCALIN.

Bicarbonate de soude	10 gr
Sirop de saponaire	200 —
Ad libitum	
Arséniate de soude	0 gr 05 à 0 gr 10

1 gr de bicarbonate par cuillerée soupe

TISANE ALCALINE DE BOUCHARDAT

Bicarbonate de soude		2 gr
Teinture de cannelle	āā	1 —
— de vanille	āā	1 —
Sirop de sucre		100 —
Eau		1000 —

1 à 3 litres par jour.

AUTRE

Bicarbonate de soude	5 gr
Sirop d'orgeat	50 —
Eau	1 litre

Diurétique dans gonorrhée

TISANE SÈCHE.

Bicarbonate de soude	5 gr
Sucre	50 —
Essence de citron	IV gouttes

Pour 1 litre d'eau — gonorrhée

— **CARBONATE DE SOUDE** ($CO^3Na^2 + 10H^2O$). — *Syn.* Sous carbonate de soude, sel de soude cristallisé, sel de soude du commerce, cristaux de soude, soude effervescente. Soluble 1,6 partie d'eau, soluble dans son poids de glycérine ; insoluble alcool, éther.

Prop. thérap. — Employé contre la gravelle, les scrofules, l'hydropisie.

Posol. — *A l'int.* 1 à 4 gr. — *A l'ext.* En bains, lotions, 250 gr. par bain. Bain de Plombières (Codex)

Incompat. — Comme le bicarbonate de soude.

BAIN DE PENNLS.

Bromure de potassium	1 gr.
Carbonate de chaux	1 —
— de soude	300 —
Phosphate de soude	8 —
Sulfate de soude	5 —
— d'alumine	1 —
— de fer	3 —
Huile volatile de lavande	1 —
— de thym	1 —
— de romarin	1 —

LOTION CONTRE LE LICHEN ARTHRITIQUE (Bazin).

Carbonate de soude 0 gr. 25 centigr. à	1 gr.
Glycerine pure	30 —
Eau de son	500 —

F. s. a.

PILULES CONTRE LA GRAVELLE (Beddœ)

Carbonate de soude effleuri	3 gr.
Savon médicinal	5 —
Essence de genievre	X gouttes
Sirop de gingembre	Q. s.

M. pour 30 pilules. 1 à 4 par jour.

POMMADE ALCALINE CONTRE TEIGNE (Casper)

Sous-carbonate de soude sec / Charbon	ãã 5 gr
Axonge	20 —

M.

POMMADE ALCALINE (Biett, Devergie).

Carbonate de soude cristallise	20 gr.
Chaux hydratée	10 —
Extrait d'opium (*ad libitum*)	1 —
Axonge	160 —

Triturez le carbonate de soude avec la chaux. Ramollissez l'extrait d'opium avec un peu d'eau. M.

POMMADE CONTRE L'ECZEMA

Axonge	30 gr.
Sous-carbonate de soude / Huile de genevrier / Goudron	ãã 2 à 4 —

F s. a. Onctions soir et matin.

POMMADE ÉPILATOIRE (Cazenave).

Carbonate de soude	10 gr.
Chaux	5 —
Axonge	40 —

M.

SOLUTION CONTRE ECZÉMA IMPÉTIGINEUX.

Carbonate de soude / Savon amygdalin	5 à 10 gr.
Eau	1000 —

F. dissoudre.

— **CHLORURE DE SODIUM** (NaCl). - *Syn. Sel marin, sel gemme.* — 1 partie se dissout dans 2,8 parties d'eau et 5 parties de glycérine, très peu soluble alcool.

Prop. thérap. — Stimulant de la sécrétion gastrique et des échanges nutritifs à petite dose ; purgatif à hautes doses.

Très souvent employé, en injections hypodermiques ou intra-veineuses sous forme de *solution isotonique* (à 7,50 p. 1000, improprement appelée « *serum* physiologique ») dans les cas où il est indique de relever la tension artérielle, de restituer au sang le sérum qu'il a perdu (hémorragies), ou bien encore d'éliminer les toxines des maladies infectieuses, des oliguries, des empoisonnements, etc

Médication *contre-indiquée* en cas d'*œdemes*, de dilatation cardiaque et d'hypertension artérielle

A l'extérieur, *lavements* contre les oxyures et la constipation ; *bains* ou *cure marine* contre la scrofulose.

Posol. — *A l'int.* 20 à 30 gr. p. 1000 en lavements (anthelminthique) ; — 10 à 20 gr., fébrifuge, antiscrofuleux ; — 20 à 40 gr., purgatif dans eau gazeuse. — 8 à 15 gr, vomitif. Injection hypodermique (voir le *chapitre special*, pages 379, 380). — *A l'ext.* En bains, collyres.

Incompat. — Acides minéraux, acétate de plomb, azotate d'argent, protosels de mercures solubles.

BAIN DE CHLORURE DE SODIUM (Cod.).

BAIN DE SEL.

5 kilos pour 1 bain.
Ad libitum.

Alcool de lavande	100 gr

BAIN DE RASPAIL

Ammoniaque saturée de camphre	200 gr
Sel de cuisine	1000 —

Pour 1 bain.

LAVEMENT DE SEL

Sel marin	30 gr.
Eau	500 —

PILULES ANTIPHTHISIQUES (Latour).

Sel marin	20 à 50 gr.
Tanin	10 —
Conserve de rose	Q. s.

F. s. a. 100 pilules. 1 toutes les heures.

POUDRE C. ULCÈRES VARIQUEUX (Simonelli)

Chlorure de sodium en poudre impalpable	50 gr
Menthol pur	5 —

F. s. a. saupoudrer la plaie préalablement lavée.

PRISES CONTRE DYSPEPSIE (Schottin)

Chlorure de sodium	6 gr.
Sulfate de quinine	0 — 20 centigr

F. s. a. 10 paquets. 1 avant et après le repas.

SOLUTION CHLORO-BROMO-IODURÉE (Potain).

Chlorure de sodium	10 gr.
Bromure de sodium	5 —
Iodure de sodium	1 — à 1 — 50 centigr
Eau distillée	100 —

1 cuillerée à café le matin dans une tasse de lait.

— **CITRATE DE SOUDE** $(C^6H^5O^7)^2 Na^3 + 14H^2O^7$.

Prop. thérap. — Purgatif à hautes doses (comme le citrate de magnésie). Sa combustion intra-organique l'amenant à l'état de carbonate de soude, il est indiqué, au même titre que le bicarbonate de soude, contre l'acidose, en particulier, celle du diabète. — Préconisé par le Dr Variot comme antiémétique dans le traitement des troubles digestifs des nourrissons.

Posol. — *A l'int.* 2 à 10 gr. — Purgatif 30 à 40 gr.

LIMONADE PURGATIVE.

Citrate de soude	20 à 50 gr.
Sirop de limon	40 —
Eau	Q. v.

SOLUTION ANTIÉMÉTIQUE (Variot).

Citrate de soude	5 gr.
Eau distillée	300 gr

F. S. A. Une cuillerée (à café jusqu'à 4 mois ; à soupe pour les nourrissons plus âgés) avant chaque tétée ou dans le biberon.

Comme purgatif, voir les formules du citrate de magnésie.

— **HYPOCHLORITE DE SOUDE. — CHLORURE DE SOUDE — LIQUEUR DE LABARRAQUE** — Liquide incol., d'odeur de chlore, pouvant dégager 2 fois son volume de ce gaz.

Prop. thérap. et posol. — Désinfectant en **collutoires** et *gargarismes* aux *dilutions* de 1 à 10 p. 100.

COLLUTOIRE ANTISEPTIQUE.

Chlorure de soude	5 à 10 gr.
Glycérine	100 —

M.

GARGARISME ANTISEPTIQUE (Guersant).

Chlorure de soude	30 gr.
Décocté de quinquina	90 —
Sirop d'écorce d'orange	30 —

F. s. a.

INJECTION VAGINALE CHLORURÉE

Chlorure de soude	20 à 50 gr
Eau	1000 —

M.

LAVEMENT DE CHLORURE DE SOUDE (Labarraque).

Chlorure de soude	10 gr.
Eau filtrée	500 —

M.

SOLUTÉ POUR PANSEMENTS (Nélaton)

Chlorure de soude	50 à 100 gr
Eau	1000 —

— **HYPOPHOSPHITE DE SOUDE.** — V. à *Phosphore*.

— **BISULFITE DE SOUDE.** — On emploie sa solution très concentrée, pour enlever les taches de permanganate ou comme désinfectant (par l'acide sulfureux qu'elle dégage en présence des acides).

— **HYPOSULFITE DE SOUDE** ($S^2O^3Na^2+5H^2O$). — *Syn.* Sulfite sulfuré de soude.—Très soluble eau moins de son poids et glycérine; insoluble alcool.

Prop. thérap.— Sudorifique, fondant, purgatif. Antiseptique dans les bronchites fétides. *A l'ext.* : antiprurigineux et désinfectant.

Posol. — *A l'int.* 1 à 5 gr. chez l'adulte et 0 gr. 50 à 2 gr. chez l'enfant. — *A l'ext.* 5 p. 100 en solution, pommades.

Incompat. — Acides, sels acides, iode.

GARGARISME (Polli)

Gargarisme émollient	250 gr.
Hyposulfite de soude	20 —

F. dissoudre.

GLYCÉROLÉ D'HYPOSULFITE DE SOUDE (Beaufort).

Glycérine	100 gr.
Hyposulfite de soude	8 —

F. dissoudre. Contre prurit.

INJECTION ANTIPUTRIDE (Wallez).

Hyposulfite de soude	1 gr.
Eau	100 —

F. dissoudre. Filtrez.

LOTION CONTRE PRURIT ANAL (Penzoldt).

Hyposulfite de soude	30 gr
Phenol	5 —
Glycérine	20 —
Eau distillée	450 —

F. s. a

POTION DÉSINFECTANTE (Le Gendre et Broca).

Hyposulfite de sodium	1 à 4 gr.
Benzoate de sodium	2 à 10 —
Teinture d'eucalyptus	1 à 2 —
Sirop de térébenthine	10 à 30 —
Sirop de tolu	20 à 40 —
Eau distillée	100 à 120 —

M. Par cuillerées toutes les 2 heures. Contre la gangrène pulmonaire et la bronchite fétide chez l'enfant.

POTION ANTIZYMOTIQUE (Polli).

Hyposulfite de soude	15 gr.
Eau distillée	60 —

F dissoudre, filtrez, ajoutez :

Sirop simple	25 gr.

M. Une cuillerée à soupe toutes les heures.

SOLUTÉ CONTRE CARIE DENTAIRE (Claret)

Soluté aqueux saturé d'hyposulfite de soude	Q. V.

Imbiber un tampon de coton pour pansements, et recouvrir avec un autre tampon sec.

— **IODURE DE SODIUM.** —V. *Iode* et *Iodures*.

— **LACTATE DE SOUDE.** — V. *Acide lactique*.

— **MONOSULFURE DE SODIUM.** — V. *Soufre* et *Sulfures*.

— **OXYDE DE SODIUM.** — V. *Sodium*.

—**PHOSPHATE DE SODIUM** ($PO^4H\,Na^2+12,H^2O$). — Soluble 6,7 parties eau froide ; insoluble alcool.

Prop. thérap. — Purgatif à hautes doses, stimulant du système nerveux et reminéralisant phosphoré à faibles doses ; alcalin, pouvant remplacer le bicarbonate de soude dans certaines dyspepsies et l'acidose diabétique.

Posol. — *A l'int.* antidiabétique, 1 à 5 gr. ; — purgatif, 20 à 50 gr. *Enfants :* 5 à 15 gr. selon l'âge — *Injections hypodermiques* (voir le chapitre spécial, page 379, 380).

Incompat.— Acides, sels de chaux, de plomb, chlorures et tous les sels pouvant donner des phosphates insolubles.

EAU PURGATIVE GAZEUSE (Bouchardat).

Phosphate de sodium	45 gr.
Eau à 5 vol. d'acide carbonique	625 —

1 *bouteille : en 3 ou 4 fois.*

MIXTURE CONTRE GRAVELLE URIQUE

Phosphate de sodium	10 gr.
Bicarbonate de soude	6 —
Acide benzoïque	2 —

Ajoutez :

Eau distillée de cannelle	200 gr.

2 *cuillerées à soupe 3 fois par jour.*

POTION CONTRE BRONCHITE (Forney).

Digitale	1 gr.

F. infuser dans :

Eau bouillante	150 gr

Passez et ajoutez :

Phosphate de sodium	25 gr
Sirop de cerise	25 —

F. s. a. Par cuillerée toutes les 2 heures.

RÉGIME DES BRIGHTIQUES (Semmola).

Phosphate de sodium	2 gr
Iodure de potassium	1 —
Chlorure de sodium	5 à 6 —

Pour 1 litre d'eau à prendre en 24 heures en plus du régime lacté

SOLUTION CONTRE DYSPEPSIE (L. Prou)

Bromure de sodium, Phosphate de sodium, Sulfate de sodium } āā	2 gr 50
Eau distillée	250 —

F. s. a. Une cuillerée à soupe 10 minutes avant les deux principaux repas

VIN PHOSPHATÉ.

Phosphate de sodium	20 gr.
— de potassium	20 —
Sirop d'écorce d'orange amère	100 —
Vin de Malaga Q. s. pour	1 litre.

— **SALICYLATE DE SOUDE.** — V. *Salicylique* (acide) et *Salicylates.*

— **SILICATE DE SOUDE.**

Prop. thérap. — Dialytique (dissolvant de l'acide urique ?) Antiseptique à la façon du borax. — Ne saurait remplacer le silicate de potasse pour la préparation des appareils inamovibles.

Posol. — *A l'int.* 0 gr. 25 centigr. à 2 gr. *A l'ext.* injections vesicales, 5 à 10 par 1000 comme antiseptique (A. ROBIN).

SIROP DIALYTIQUE (Bonjean).

Silicate de soude	60 gr.
Benzoate de soude	30 —
Sirop de gomme	1000 —

20 *à* 40 *gr.*

— **SULFATE DE SODIUM** ($SO^4Na^2+10H^2O$). — *Syn.* **SEL DE GLAUBER**, sel cathartique. Soluble dans 2,78 parties d'eau, 1 partie de glycérine ; insoluble alcool.

Prop. thérap. — Purgatif.

Posol. — *A l'int.* 15 à 60 gr. — *Enfants :* 5 à 15 gr selon l'âge — *Injections hypodermiques* (voir le chapitre spécial), page 379, 380 — Lavement purgatif (Codex).

Incompat. — Alcalis, carbonates, phosphates solubles, sels dont la base peut former un sulfate insoluble.

LAVEMENT LAXATIF (F. H. M.)

Feuilles de sené	15 gr.
Sulfate de sodium cristallisé	10 —
Décocté émollient	500 —

M. Faites bouillir quelques minutes. Passez, exprimez.

LAVEMENT PURGATIF.

Sulfate de sodium	30 gr
Décocté de guimauve	500 —

MASSE PILULAIRE INDIFFÉRENTE.

Kaolin	2 parties
Sulfate de sodium sec	1 —
Eau	1 —

Reste plastique 6 à 10 minutes pour incorporer permanganate de potasse, chlorure d'or, nitrate d'argent, etc

POTION CONTRE ICTÈRE (Frerichs).

Sulfate de sodium	25 gr
Bicarbonate de soude	6 —
Sirop de sucre	25 —
Eau distillée	200 —

SEL DE GUINDRE (Codex 1866. Soubeiran, Dorvault).

Sulfate de sodium effleuri	24 gr.
Azotate de potasse	0 — 60 centigr.
Emétique	0 — 08 —

Pulv M. F. pour un paquet à prendre dans un 1/2 litre de bouillon aux herbes tous les 1/4 d'heure, par 1/2 tasses

— **SULFOVINATE DE SOUDE.** — V. **SOUFRE**

— **SULFURE DE SODIUM.** — V. **SOUFRE** et **SULFURE.**

— **TARTRATE DE SOUDE.** — V. **TARTRIQUE** (acide) et *Tartrates.*

SOLUROL. — V. ACIDE THYMINIQUE.

SOLUTÉS SALINS INJECTABLES

improprement dénommés : **SÉRUMS ARTIFICIELS** V. *Injections hypodermiques*, chapitre spécial, pages 379-380.

SÉRUM CHIRURGICAL. — SÉRUM PHYSIOLOGIQUE (Codex)

Chlorure de sodium	7 gr
Eau distillée	993 —

Stérilisez

Injecter à hautes doses dans le collapsus, la septicémie, l'éclampsie, l'urémie, le choléra, etc

SÉRUM ARTIFICIEL (Hayem et Codex) (ANTICHOLÉRIQUE)

Chlorure de sodium pur	5 gr
Sulfate de sodium	10 —
Eau distillée	985 —

Filtrez stérilisez · Chauffez au B M à 38 d et injectez dans les veines à la dose de 1.000 à 2 500 gr

SÉRUM CONTRE TUBERCULOSE (Morard)

Phosphate de sodium	5 gr
— de potassium	5 —
Chlorure de sodium	4 —
Sulfate de sodium	20 —
Eau distillée	200 —

Stérilisez 2 à 10 *cent cubes contre déminéralisation dans tuberculose pulmonaire*

SÉRUM (Samuel)

Chlorure de sodium	6 gr.
Carbonate de sodium	3 —
Eau distillée	1 000 —

Filtrez, puis stérilisez.

SÉRUM (Trunecek).

Sulfate de sodium	0 gr. 44 centigr.
Chlorure de sodium	4 — 92 —
Phosphate de sodium	0 — 15 —
Carbonate de sodium	0 — 21 —
Sulfate de potassium	0 — 40 —
Eau distillée Q s pour	100 cent cubes

Stérilisez à l autoclave ou mieux par filtration à la bougie Chamberland et ajoutez dans ce cas 0 gr. 10 centigr de résorcine Dose 1 cent. cube et progressivement jusqu'à 5 cent. cubes en 24 heures

On peut également administrer ce sérum en lavement à la dose de 5 à 40 cent cubes On l administre pur en commençant par 5 cent cubes et en augmentant de 5 cent. cubes tous les 2 jours

Le Dr Léopold Levi conseille dans certains cas l'administration en nature des éléments qui constituent le sérum de Trunecek et donne la formule suivante

CACHETS MINÉRAUX (Léopold Levi)
SELS DE TRUNECEK

Chlorure de sodium	10 gr
Sulfate de sodium	1 —
Phosphat de calcium / — magnésium	āā 0 gr 75 centigr.
Carbonate de sodium	0 — 40 —
Phosphate de sodium	0 — 30 —

Divisez en 13 cachets, 1 à 2 par jour, 1 avant le premier déjeuner, 1 autre avant le second

SOMATOSE.

— Produit alimentaire à base d'albumose 90 p. 100, ne renferme pas de peptones. Voir à *Produits alimentaires.*

La somatose est insipide, inodore, entièrement soluble dans l'eau.

Posol. — 8 à 12 gr. par jour en 2 ou 3 fois dissoute dans de l'eau, du bouillon, du lait, etc...

SOMNAL. — *Syn.* Ethylchloraluréthane. — Ne serait pas d'après Liebreich un composé défini, mais en mélange; hypnotique. — Dose : 1 à 2 gr. en potion.

SOMNOFORME.

MÉLANGE POUR L'ANESTHÉSIE DENTAIRE (Rolland)

Chlorure d'éthyle	60 gr
Bromure d'éthyle	5 —
Chlorure de méthyle	35 —

En inhalations. analgésique plutôt que anesthésique général.

SON.

— **BAIN DE SON.** — V. *Hygiène thérapeutique.*

SOUDE. — V. *Sodium* (oxyde de).

SOUFRE et SULFURES. — 2 variétés : 1° soufre sublimé lavé (fleurs de soufre); 2° soufre précipité.

Prop. thérap. — A hautes doses purgatif, à doses plus faibles excitant diaphorétique, parasiticide.

N. B. — A l'intérieur, on emploie le soufre lavé. A l'extérieur, soit le soufre précipité, soit la fleur de soufre du commerce qui est plus active que le soufre lavé.

Posol. — *A l'int.* 8 à 16 gr. (purgatif); — 2 à 4 gr. (diaphorétique); — tablettes contenant, 0 gr. 10 centigr. — *A l'ext.* 1 p. 10, en pommades et en lotions 1/10ᵉ. Pommade d'Helmerich (Codex). Le soufre précipité a été préconisé comme succédané de l'iodoforme (Kharitonov).

ÉLECTUAIRE DE SOUFRE TARTARISÉ

Soufre lavé	ãã	50 gr.
Crème de tartre pulv.	ãã	50 gr.
Miel blanc		Q. s.

Laxatif : dose 10 à 15 *gr*

GLYCÉRÉ ANTIPSORIQUE (Fournier).

Fleurs de soufre	100 gr.
Carbonate de soude	50 —
Gomme adragante pulv.	1 —
Glycérine	200 —
Essence odorante *ad libitum*	

F. s. a.

LOTION CONTRE L'ACNÉ ROSACEA (Besnier).

Soufre sublimé et lavé	20 gr
Alcool camphré	20 —

M. Lotions tous les soirs.

AUTRE (Lailler).

Soufre sublimé non lavé	50 gr.
Alcool camphré	15 —
Eau	250 —

Agitez.

LOTION CONTRE DERMATOSES (Hebra).

Soufre précipité		25 gr.
Carbonate de potasse	ãã	10 —
Alcool	ãã	10 —
Ether	ãã	10 —
Glycérine	ãã	10 —

MÉLANGE POUR LOTIONS (Biett).

Sous-carbonate de potasse	4 gr
Soufre sublimé	8 —
Eau	550 —

F. s. a.

MIXTURE CONTRE L'ACNÉ.

Soufre précipité	15 gr.
Glycérine	15 —
Alcoole de camphre faible	50 —
Eau	100 —

M. Couvrir tous les soirs les parties malades au moyen d'un pinceau.

PATE CONTRE ACNÉ (Lassar)

Naphtol β pulvérisé		10 gr
Vaseline jaune	ãã	20 —
Savon vert	ãã	20 —
Soufre précipité		50 —

PATE CONTRE ACNÉ (Unna).

Soufre précipité		40 gr.
Carbonate de chaux	āā	20 —
Oxyde de zinc		
Riz pulvérisé		15 —
Glycérine		20 —
Eau		75 —

PATE CONTRE ACNÉ (Kaposi)

Soufre précipité et lavé	āā 10 gr.
Glycérine	
Carbonate de potasse	
Eau distill de laurier-cerise	
Alcool a 80°	

Apres savonnage, appliquer cette pâte pendant la nuit

PILULES SULFURO-ALCALINES (Mialhe).

Soufre lavé	āā	0 gr. 10 centigr.
Carbonate de magnésie		
Savon médicinal		0 — 06 —
Eau		Q. s.

M. pour 1 pilule. 5 à 20 par jour.

POMMADE ANTIPSORIQUE

de l'hôpital Saint-Louis (Frotte).

Soufre sublimé	10 gr.
Carbonate de potasse	5 —
Eau	4 —
Axonge	32 —

Pendant l'été on ajoute 1 gr de cire blanche.

POMMADE CONTRE PITYRIASIS DU CUIR CHEVELU (Fournier).

Soufre lavé	0 gr. 50 centigr.
Teinture de benjoin	3 —
Moelle de bœuf	30 —
Huile d'amande douce	10 —

F. s. a.

En onction tous les deux jours le lendemain onction avec la décoction de bois de Panama ou le mélange suivant

Eau de son	500 gr
Glycérine	40 —
Sous-carbonate de soude	2 —

POMMADE CONTRE LE PITYRIASIS VERSICOLOR (Hardy).

Soufre sublimé	9 gr.
Axonge	80 —

M.

POMMADE CONTRE LE PRURIGO (Hébra).

Soufre sublimé et lavé		18 gr.
Craie préparée		12 —
Huile de faine		18 —
Savon vert	āā	50 —
Axonge		

F. s. a. Plusieurs onctions par jour.

POMMADE CONTRE SÉBORRÉE PILEUSE. (Fournier).

Vaseline	āā	5 gr
Lanoline		
Soufre précipité	āā	5 —
Acide salicylique		

POMMADE CONTRE SÉBORRÉE SÈCHE DU CUIR CHEVELU (Vidal)

Soufre précipité	15 gr.
Huile de ricin	50 —
Beurre de cacao	12 —
Baume du Pérou	2 —

F. s a.

POMMADE AU SOUFRE ET A L'OXYDE DE ZINC.

Oxyde de zinc	āā	10 gr
Soufre sublimé		
Axonge		45 —

M.

POMMADE SULFO-ALCALINE (Hardy).

Soufre sublimé et lavé 1 gr. à 1 gr. 50 centigr.
Sous-carbonate de potasse 0 gr. 25 centigr. à 0 — 50 —
Axonge 30 —

M. Contre herpes circiné.

POUDRE SULFO-MAGNÉSIENNE.

Soufre sublimé	āā	10 gr.
Magnésie		
Charbon		

F. s a. 10 *paquets.* 1 *tous les jours.*

— **SULFOVINATE DE SOUDE** ($SO^4C^2H^5Na+H^2O$). — Très soluble eau et alcool. — *Syn.* Ethylsulfate de soude.

Prop. thérap. — Purgatif.

Posol. — *A l'int.* 15 à 25 gr. dans un peu d'eau.

— **SULFURE D'ALLYLE** — V. AIL.

— **SULFURE D'ANTIMOINE.** — V. ANTIMOINE.

— **SULFURE D'ARSENIC.** — V. ARSENIC.

— **SULFURE DE CALCIUM.** — V. **CALCIUM.**

— **SULFURE DE CARBONE.** — V. **CARBONE.**

— **SULFURE DE FER** (FeS). — *Syn.* Sulfure ferreux, protosulfure de fer.

On emploie surtout le persulfure de fer hydraté.

Prop. thérap. — Employé contre les empoisonnements par les sels métalliques et dans les affections de la peau accompagnées d'état chlorotique.

Posol. — *A l'int.* 0 gr. 10 à 0 gr. 40 centigr.

— **SULFURE DE POTASSIUM** (K^2S). — Inusité. On emploie le trisulfure de potassium solide. — *Syn.* Trisulfure de potassium impur, sulfure de potasse, polysulfure de potassium, foie de soufre. Très soluble eau et alcool. — **Toxique.**

Prop. thérap. — Antiherpétique, antipsorique.

Posol. — *A l'int.* 100 gr. p. un bain; 1 à 2 p. 100, en solution pommades, lotions.

BAIN SULFURÉ (Cod.).

100 gr de trisulfure de potassium, laissez fondre dans le bain.

BAIN SULFURÉ LIQUIDE (Cod.).

100 gr. de trisulfure de potassium avec 200 gr. d'eau. Versez dans le bain

BAIN SULFURÉ GÉLATINEUX DE DUPUYTREN (Cod. 66).

150 gr. de trisulfure, 250 gr. de gélatine. Pour un bain.

GLYCÉRÉ DE TRISULFURE DE POTASSIUM.

Trisulfure de potassium	1	gr.
Glycére d'amidon	30	—

M.

LINIMENT DE JADELOT (Cod.).

Savon blanc	500	gr
Huile d'œillette	1000	—
Sulfure de potasse sec pulvérisé	100	—
Essence de thym	10	—

M. Contre gale

LOTION DITE DE BARLOW.

Sulfure de potasse ou de soude	8	gr
Savon blanc	10	gr.
Alcool rectifié	8	—

Triturez dans un mortier de porcelaine. Ajoutez :

Eau de chaux	220	gr.

Contre teigne

LOTION SULFO-SAVONNEUSE (Bouch.).

Savon blanc râpé	50	gr.
Eau	200	—

F. dissoudre. Ajoutez :

Sulfure de potasse liquide	50	gr

LOTION SULFURÉE (Cod.).

1 gr de trisulfure de potassium p. 50.

LOTION SULFUREUSE PARFUMÉE (P. Vigier).

Sulfure de potasse	1	gr.
Teinture de benjoin	1	—
Eau distillée	100	—

M.

MÉLANGE POUR LOTIONS.

Sulfure de potasse	2 à 4	gr.
Carbonate de potasse	1	—
Lait d'amande	240	—
Eau distillée de laurier-cerise	10	—

— **SULFURES DE SODIUM.**

— 1° **MONOSULFURE DE SODIUM CRISTALLISÉ** ($Na^2S + 9H^2O$). — *Syn.* **SULFHYDRATE DE SOUDE CRISTALLISÉ**, sulfure de sodium. Très soluble eau (déliquescent) et alcool.

Prop. thérap. — Sert à la préparation des eaux sulfureuses artificielles et des bains sulfureux.

Posol. — *A l'int.* 0 gr. 02 à 0 gr. 06 centigr.; sirop (Codex), 0 gr. 10 centigr p. 100. — *A l'ext.* 40 à 100 gr. pour un bain.

SIROP SULFUREUX

Monosulfure de sodium 0 gr 50 centigr
Sirop de goudron 500 —

0 gr. 02 centigr. par cuillerée à soupe. On peut remplacer le sirop de goudron par celui de Tolu, ou térébenthine

SOLUTION TITRÉE AU 1/10e

Monosulfure de sodium crist	100 gr.
Alcool rectifié à 95c	363 —
Glycérine officinale	537 —

Se conserve inaltérée pendant longtemps

— 2° **TRISULFURE DE SODIUM SOLIDE.** — *Syn.* Trisulfure de sodium impur, sulfure de soude, polysulfure de sodium.

Prop. thérap. — Bains sulfureux. Bain dit de Barèges. (Cod.)

Posol. — *A l'ext.* 40 à 125 gr. pour un bain.

BAIN SULFURO-ALCALIN (Hardy).

Sulfure de sodium, Carbonate sodique cristallisé, ãã	32 gr
Sel marin	16 —

M. pour un bain.

POUDRE ÉPILATOIRE (Boudet).

Hydrosulfate de soude	4 gr.
Chaux vive en poudre	10 —
Amidon	10 —

M Délayez avec un peu d'eau.

— **SULFUREUX** (acide) (SO^2).

Prop. thérap — Désinfectant. — Gaz liquéfié.

Prép. pharm. et posol. — *A l'ext.* Solution aqueuse, à titre variable; désinfectant, pansement des plaies.

— **SULFURIQUE** (acide) (SO^4H^2).

Prop. thérap. — Tempérant, astringent, caustique.

Prép. pharm. et posol. — *A l'int.* Acide sulfurique alcoolisé, eau de Rabel, contient 1/4 d'acide,—acide sulfurique dilué 1/10, 10 à 20 gr. p. 1000. Limonade 2 gr. par litre. — *A l'ext.* Acide sulfurique, mêlé à une poudre inerte comme caustique.

Incompat. — Alcalis, carbonates, sulfures, émulsions, lait, oxydes, azotates, sels de chaux, de baryte, de plomb, etc.

EAU D'ARQUEBUSADE DE THÉDEN (Cadet).

Alcool rectifié, Vinaigre d'Orléans, ãã	750 gr.
Acide sulfurique dilué	150 —
Sucre blanc	200 —
Décocté d'orge	250 gr.

M.

GARGARISME DÉTERSIF (Cod 66).

Miel rosat	60 gr
Alcool sulfurique	2 —

POTION ANTIHÉMORRHAGIQUE

Acide sulfurique dilué	4 gr.
Hydrolat de menthe	180 —
Sirop de framboise	30 —

M 1 cuillerée à soupe toutes les heures

— **PERSULFATES ALCALINS.** — *Ammonium, Potassium, Sodium.* Le mélange de ces sels a été préconisé par MM. Nicolas, Gorel, sous le nom de *Persodine* (soluté aqueux à 1 pour 100 environ) comme oxydant énergique, excitant de la nutrition chez les tuberculeux à la dose de 0 gr. 10 à 0 gr. 20 centigr. par jour soit 1/2 à 1 cuillerée à soupe par jour. Le Dr A Robin conseille de ne pas dépasser 0 gr 10 centigr.

On peut employer la solution aqueuse à 1 pour 100 de *persulfate de soude* qui est stable à la température ordinaire.

SOLUTION

Persulfate de soude	1 gr.
Eau distillee	150 —

F. s. a. 0 gr. 10 de sel par cuilleree a soupe, 1 avant chaque repas.

SOZOIODOL et **SOZOIODOLATES.** — *Acide diiodo-paraphenolsulfonique* renferme 54 p. 100 d'iode, 20 de phénol et 7 de soufre; forme des sels cristallisables avec les bases alcalines et métalliques. Petits prismes incolores, solubles dans l'eau.

Prop. thérap. — Préconisé comme succedané de l'iodoforme, inodore et très peu toxique; conseillé par Fritsche pour le traitement des dermatoses, des brûlures, des affections de la gorge et des fosses nasales; pour le pansement des plaies.

Prép. pharm. et posol. — En poudre, solution, pommade, 5 à 10 p. 100.

POUDRE COMPOSÉE

Sozoïodol	5 a 20 gr.
Craie pulverisée ou talc	95 a 80 —

M. pour saupoudrer les plaies.

SOLUTÉ

Sozoïodol	2 a 5 gr.
Eau distillée bouillie	100 —

F. s. a

— **SOZOIODOLATE DE MERCURE.** Voir à **MERCURE.**

— **SOZOIODOLATE DE POTASSE.** — Ecailles nacrées, inodores, peu solubles dans l'eau, 1 p. 100.

Mêmes usages que le sozoiodol, en poudre composée avec la craie ou le talc, 5 a 10 p. 100 ; pommade 5 à 10 p. 100.

— **SOZOIODOLATE DE SOUDE.** — Aiguilles brillantes, incolores, inodores, solubles dans la glycérine et dans l'eau, 8 p. 100.

Mêmes propriétés et posologie que le sel de potasse, en poudre avec le talc; en pommade 5 à 10 p. 100, et en solutions aqueuses 2 à 5 p. 100.

— **SOZOIODOLATE DE ZINC.** — Voir à **ZINC.**

SPARTÉINE. — V. *Genêt.*

SPIGÉLIE ANTHELMINTHIQUE. — *Spigelia anthelmia* (Loganiacées).

Part. empl. — Plante fleurie.

Prop. thérap. — Anthelminthique.

Prép. pharm. et posol. — *A l'int.* En decoction. Dose, 10 à 15 gr.

SPIROSAL. — Ether glycolmonosalicylique — liquide de consistance huileuse, incolore, a peu près dépouvu d'odeur, peu soluble dans l'eau; mais miscible à l'alcool et aux huiles grasses.

Prop. thérap — Utilisé par Impens, Gardemin, Lehmann, en applications dans le rhumatisme articulaire aigu ou chronique, on emploie un mélange à parties égales d'alcool et de spirosal; ce mélange présente sur le salicylate de méthyle l'avantage d'être inodore.

SQUINE. — *Smilax china* (Asparaginées).

Part. empl. — Rhizome.

Prop. thérap. — Comme la salsepareille, fait partie des bois sudorifiques.

Prép. pharm. et posol. — Comme la salsepareille.

Pour les formules, v. *Salsepareille*.

STAPHYSAIGRE. — *Delphinium Staphysagria* (Renonculacées).

Princ. act. — *Delphinine*.

Part. empl. — Semence.

Prop. thérap. — Employée parfois comme parasiticide.

Prép. pharm. et posol. — *A l'ext.* Infusé, — poudre mêlée à de l'axonge.

STÉRÉSOL. — Nom donné par le Dr Berlioz (de Grenoble) à un vernis antiseptique adherant également bien sur les muqueuses et sur la peau.

— **ADHÉSOL.** — Nom donné par Dufau à une préparation analogue au stérésol, mais moins visqueuse.

STÉRÉSOL

Gomme laque purifiée et entièrement soluble dans l'alcool	270 gr.
Benjoin purifié et entièrement soluble alcool	1 —
Baume de tolu	10 —
Acide phenique cristallisé	100 —
Essence de cannelle de Chine	ãã 6 —
Saccharine	ãã 6 —

Alcool a 90° Q. s. pour obtenir un litre de liquide.

Employé dans le traitement des angines diphtéritiques, des ulcérations tuberculeuses de la peau et de la langue, de l'eczema, etc.

ADHESOL

Résine copal	35 gr.
Benjoin	3 —
Baume de tolu	3 —
Naphtol α	0 — 30
Essence de thym	2 —
Ether officinal	100 —

F s a. Adhère aux plaies et aux muqueuses.

STOVAÏNE. — *Chlorhydrate de l'α diméthyl-amino-β-benzoyl-pentanol* ou *chlorhydrate d'amyleine α. β* — Corps obtenu synthétiquement par Fourneau. Cristallise en lamelles brillantes, fusible a 175°, très soluble dans l'eau et l'alcool. — Les solutions sont stérilisables par la chaleur, sans altération, pourvu qu'on ne dépasse pas 115° et 20 minutes de chauffe.

Prop. thérap. — Anesthésique local dont la toxicité est cinq fois moindre que celle de la cocaïne, elle possède en outre, sur cette dernière, l'avantage de produire la tonification du myocarde sans vasoconstriction ni hypertension arterielle, par suite, elle ne détermine pas d'anémie cérebrale (qui exposerait a la syncope) et permet d'anesthésier le malade en position assise.

Mêmes indications que la cocaine, sauf dans les cas où l'action vaso-constrictive de celle-ci est necessaire (coryza, rhinites, épistaxis).

Posol. — *A l'int* · 0 gr. 01 à 0 gr 10 par 24 heures, en solutions, potions, poudres composées, tablettes

A l'ext. · *Solutions* aux titres de 5 à 20 p. 100 pour *badigeonnages* du nez, de la gorge et de la bouche, *collyre* a 4 p 100 ; *pommades* à 1 et 2 p. 100 ; *suppositoires* a 2 et 4 centigr.

Inject. hypod. (voir p. 386) : solutions a 0,75 et 1 p. 100, on peut injecter ainsi jusqu'à 0 gr 20 de stovaine.

Inject intra-rachidiennes : solutions à 10 p. 100 (dans le soluté physiolog de NaCl) dont on injecte *un demi*-centimètre cube seulement.

POMMADE C HEMORRHOÏDES (Huchard)

1° Stovaïne	0 gr 06
Adrénaline a 1/1000e	XXX gouttes.
Vaseline	10 gr

F s a

2° Stovaïne	1 gr
Extrait de ratanhia	2 —
Onguent populeum	30 —

F. s. a.

SIROP CALMANT (Huchard).

Stovaïne	0 gr 50
Sirop simple	100 —

F. s. a. Renferme 0 gr. 025 par cuillerée a café. Après chaque repas dans les affections douloureuses de l'estomac.

SOLUTION CALMANTE (Huchard).

Stovaïne	0 gr. 30
Sulfate d'atropine	0 — 01
Chlorhydrate de morphine	0 — 10
Eau chloroformee	10 —

F. s. a III a V gouttes au commencement des repas affections douloureuses de l'estomac.

STRAMOINE. — V. *Datura.*

STRONTIANE. — *Syn.* Oxyde de Strontium (StO ou SrO). On emploie le *Bromure* (soluble dans son poids d'eau), *l'Iodure* et le *Lactate de strontiane* (soluble dans 3 parties d'eau). Ces sels doivent être *tres purs et ne pas renfermer de baryte.* Ils ont ete préconisés par MM. G. See et C. Paul comme *antigastralgiques, antispasmodiques, antiépileptiques* et *antialbuminuriques.*

Posol. — 2 à 6 gr. par jour. — *Enfants :* 0 gr. 05 à 0 gr 15 par annee

SOLUTION (G. See).

Bromure de strontium	20 gr.
Eau distillee	300 —

1 gr. par cuillerée à soupe. 2 a 6 cuil par jour.

SOLUTION (C. Paul).

Lactate de strontiane	50 gr
Eau	300 —

3 gr par cuilleree a soupe. 2 cuil par jour.

N. B — Le bromure de strontium cristallisé renferme 30 p. 100 d'eau ; il est donc environ 1/3 moins actif que le sel anhydre.

STROPHANTHUS HISPIDUS et **S. KOMBÉ.** — (Apocynacées).

Princ. act. — **STROPHANTHINE** ($C^{31}H^{48}O^{12}$). — **Extrêmement toxique.** —Paillettes cristallisées blanches, saveur très amère, soluble dans 43 parties d'eau 20 parties d'alcool, insoluble éther et chloroforme.

Part. empl. — Graines.

Prop. thérap. — *Cardio-tonique* a la façon de la digitale , mais à l'inverse de celle-ci, son action vaso-constrictive est presque nulle et il est peu diurétique.

Les préparations galéniques de strophantus sont préférables a la strophantine (Gley et Lapicque), elles peuvent utilement intervenir au moment ou s'impose la suppression de la digitale (Richaud)

N. B. L'*accumulation*, niée par quelques auteurs, est possible la médication (*contre-indiquée* en cas de lésions rénales) devra être surveillee

Prép. pharm. et posol. — *A l'int.* **STROPHANTHINE** 1 à 3 dixièmes de milligramme, *dose maxima :* un demi milligr par

24 heures. Injections hypodermiques. (Voir page 380). Les granules sont colorés en rose et dosés a 1/10e de milligr (Codex), 2 à 3 en 24 heures. — **TEINTURE DE SEMENCES DE STROPHANTUS** à 1/10e, V à XX gouttes. — *Enfants :* I goutte par année. — **EXTRAIT ALCOOLIQUE DE STROPHANTUS** (Cod. 84). 1 à 4 milligr. par jour chez adultes.

STRYCHNINE. — V. *Noix vomique.*

STYPTICINE. — **CHLORHYDRATE DE COTARNINE.** Alcaloïde dérivant de la narcotine par oxydation et dont la constitution se rapproche de celle de l'hydrastinine. — Poudre jaune, soluble dans l'eau.

Prop. thérap. — Hémostatique, employé avec succès contre les hémorrhagies *internes* et *externes*, usité surtout en gynécologie contre les hémorrhagies de l'âge critique (Gottschalk, Walther, Herzfeld), les métrorrhagies par fibro-myômes (Max, Hirsch). Elle paraît agir en décongestionnant ; il est prudent d'éviter son emploi pendant la grossesse, car elle provoque, comme l'ergot, les contractions utérines.

Prép. pharm. et posol. — *Us. int* 0 gr. 10 à 0 gr. 30, en capsules, pilules ou comprimés. — Pour les injections intra-musculaires voir le *Chapitre special*, page 381.

Us ext. — En solution a 30 p. 100 pour tamponnement des fosses nasales dans l'epistaxis et contre les hémorrhagies consecutives à l'avulsion d une dent. On prépare de la *gaze* et du *coton* imbibés de cette solution et avec lesquels on peut arrêter les hémorrhagies consécutives à de petites opérations, *phymosis*, ablation de petites tumeurs cutanées, *verrues*, *condylômes acuminés*. etc. Pour des lavages sur une surface étendue on emploie des solutions à 2 p. 100.

On prépare également des bougies uréthrales, renfermant chacune 0 gr. 03 à 0 gr. 04 de stypticine, contre les hémorrhagies consécutives au cathétérisme dans les dilatations.

La pommade renfermant de 2 a 5 p. 100 de stypticine, avec la lanoline comme excipient, est utilisée dans les *dermatoses aiguës*, *infectieuses*, *lymphangites*, *eczéma aigu*, etc.

STYPTOL. — **PHTALATE NEUTRE DE COTARNINE.** — Poudre jaune, cristalline, soluble dans l'eau, propriétes analogues à celles de la stypticine : preconisé comme succedané de l'hydrastis et de l'ergotine, contre hémorrhagies, métrorrhagies, etc., a la dose de 0 gr. 05 répétée 2 à 3 fois par jour.

STYRACOL. — Ether cinnamique du gaïacol. — Longues aiguilles incolores, insolubles dans l'eau, solubles dans l'alcool et les huiles grasses, ne présentant ni l'odeur ni la saveur du gaiacol.

Prop. thérap — Se dédouble dans l'organisme en acide cinnamique et en gaiacol, dont il constitue d'après Knapp et Sutter un très bon succédané dans le traitement de la tuberculose pulmonaire Ferrata et Golinelli l'ont employe dans les affections broncho-pneumoniques. Engels le considère comme un bon desinfectant intestinal

Posol. — 1 a 6 gr. par jour par doses de 1 gr. en cachets ou tablettes. 0 gr. 50 à 1 gr. 50 chez les enfants selon l'âge, mélangé avec du sucre. On peut employer en injection hypodermique un soluté huileux de styracol.

STYRAX LIQUIDE OU LIQUIDAMBAR. — Baume produit par le *Liquidambar orientalis* (Hamamélidées).

Prop. thérap. — Préconisé comme antigoutteux et antigonorrhéique. Antipsorique. Entre dans la composition de l'onguent styrax, de l'onguent digestif animé et de l'emplâtre de Vigo.

Prép. pharm. et posol. — *A l'int.* Peu usité. Sirop. — *A l'ext.* Onguent styrax (peut être ajouté aux pommades antipsoriques).

PILULES DE STYRAX.

Styrax purifie	5 gr.
Magnesie calcinee	Q. s.

M. et F. s. a. 50 pilules. 2 à 4 matin et soir.

STYRAX SOLIDIFIÉ (Lepage).

Styrax purifie	120 gr.
Chaux hydratee	10 —

M. Chauffez pendant une heure au B.-M. F. 240 bols. 5 à 20 par jour.

SUBLAMINE. — Voir *Mercure*, sulfate éthylène-diamine.

SUBCUTINE. — **PARAPHENOLSULFONATE D'ANESTHÉSINE.** — Poudre blanche cristalline, soluble dans 100 fois son poids d'eau.

Anesthésique local, succédané de l'*anesthésine* ; la solution au centième de subcutine désignee sous le nom de **subcutol** constitue un bon anesthésique local, voir page 386

SUCCIN. — *Syn.* Ambre jaune.

Prop. thérap. — Antispasmodique, excitant.

Prép. pharm. et posol. — On employait autrefois l'esprit volatil de succin, 0 gr. 50 centigr. mélangé à 100 gr. de sirop d'opium qui prenait alors le nom de sirop de *Karabe*. Le nouveau Codex a remplace l'esprit volatil par la teinture de succin.

SUIE. — *Fuligo splendens.* Soluble en partie dans l'eau.

Prop. thérap. — Passe pour vermifuge, antidartreuse, parasiticide, employee contre la scrofule.

Prép. pharm. et posol. — *A l'int.* Peu employée. — *A l'ext.* 2 gr. 50 centigr. en pommade.

— **ACIDE SULFORICINIQUE.** — Voir à *Ricin.*

SULFONAL. ($C^7H^{16}S^2O^4$). — *Diéthylsulfone-diméthylméthane.* — Petits cristaux prismatiques incolores, sans odeur, ni saveur, fusibles à 125°,5, solubles dans environ 500 parties d'eau froide, 15 parties d'eau bouillante et 65 d'alcool.

Prop. thérap. — *Hypnotique* efficace contre les insomnies des neurasthéniques, des alcooliques, des excités et des aliénes. Inefficace dans les insomnies liées a la douleur, la toux, la dyspnée et les dyspepsies

Il agit moins promptement que le chloral, mais son action est plus durable ; il peut, surtout a la longue, déterminer de l'hypothermie, des troubles cardiaques, de la céphalée, des vertiges, etc.

Posol. — Dose : à 1 à 3 gr., de sulfonal *finement pulvérisé* (pour hâter son absorption) en cachets chez l'adulte (0,10 à 0,50 chez l'enfant) ; on peut aussi l'administrer en suspension dans l'eau. L'action se produit au bout d'une demi-heure à 4 heures ; la durée du sommeil varie de 4 à 9 heures. La dose totale doit être, de préférence, ingerée en une seule fois; on ingurgite immédiatement après une boisson chaude. A cause de la lenteur d'action il est souvent utile de prendre le sulfonal au début du dîner, avant le potage.

CACHETS (E Hirtz)

Sulfonal	0 gr 50
Poudre de Dower	0 — 20

Pour 1 cachet, 1 le soir contre sueurs nocturnes des phtisiques.

POTION CONTRE COQUELUCHE (Almeida).

Sulfonal	0 gr 20 centigr.
Creosote de hètre	0 — 25 —
Sirop de tolu	150 —

Par cuill à café toutes les 2 heures.

SULFURES. — V. SOUFRE.

SUREAU. — *Sambucus nigra* (Caprifoliacées).

Part. empl. — Ecorce, fleurs, fruit. L'écorce moyenne a été employee contre l'hydropisie.

Prop. thérap. — Fleurs, excitant, diaphorétique, sudorifique ; — baies sudorifiques ; — deuxième écorce, purgatif drastique.

Prép. pharm. et posol. — *A l'int.* Eau distillée, vehicule de potions ; — extrait de fruit (rob. de sureau), 1 à 10 gr. ; — infusion de fleurs, 5 p. 1000 ; — suc d'écorce, 30 à 150 gr. ; — vinaigre, 8 gr. — *A l'ext.* en topiques; fomentations contre érysipèle ; — infusion de fleurs, 20 à 50 p. 1000.

SURRÉNALES (Capsules ou glandes). — On utilise les organes provenant des veaux ou moutons récemment tués : la poudre sèche réprésente 5 fois son poids de substance fraîche. Le principe actif des glandes surrénales (adrenaline) n'étant détruit ni par la pepsine ni par l'acide chlorhydrique, l'ingestion stomacale constitue le meilleur mode d'administration.

Prop. thérap.—On préconise les capsules surrénales dans toutes les maladies ou leur fonction est entravée : maladie bronzée d'Addison ménopause, neurasthénie, albuminurie cyclique, diabète sucré et insipide, maladie de Basedow et affections cardiaques.

Prép. pharm. et posol. — Poudre correspondant a 5 fois son poids de glande fraîche. Dose 40 à 60 centigr. par jour en 2 ou 3 fois et jusqu'a 1 gr. 50 dans le diabète. — Tablettes ou capsules contenant 0 gr. 20 de poudre sèche. Dose 2-3 par jour et jusqu'a 6-8 dans le diabète.

On emploie comme hémostatique et constricteur des vaisseaux de la cornée dans les cas de kératite, un extrait liquide de capsules surrénales qui donne de bons résultats. Solis Cohen préconise ce médicament contre l'asthme avec troubles vaso-moteurs ; Grunbaum le prescrit pour combattre les hémorrhagies qui se produisent au niveau du tube digestif, et Floersheim en a obtenu de bons résultats dans un certain nombre d'affections des voies respiratoires (congestion, œdème du poumon, hémoptysies, etc)

ADRÉNALINE ($C^9H^{13}AzO^3$) **TOXIQUE.** — Principe actif des glandes surrénales, isolé simultanément par J Takamine et Th. Aldrich se présente sous forme d'une poudre cristalline, légere, de couleur gris blanchâtre, soluble dans les alcalis (l'ammoniaque excepté). Elle est également soluble dans les acides avec lesquels elle forme des sels , on emploie le *chlorhydrate* et le *tartrate* sous forme de tablettes dosées a 1 milligr. ou de solution mère au millieme.

SOLUTION MÈRE AU MILLIÈME

Chlorhydrate d'adrenaline	1 gr.
Chloretone	5 —
Solute physiologique de chlorure de sodium Q. s. pour 1000 c. c.	

Prop. thérap — *Vaso-constricteur* et *hémostatique* très puissant. Il suffit de quelques gouttes de la solution au millieme pour rendre exsangue un champ opératoire limité. Cette solution appliquee sur les muqueuses determine rapidement une ischémie complète et persistant environ une heure on l'emploie en *ophtalmologie*, associee a la cocaine (Enucléation de l'œil, iridectomie) ainsi que dans les opérations des *fosses nasales*, du *larynx* et des *oreilles*, operations que l'on peut alors pratiquer sans hémorrhagie. Toutefois, la vaso-constriction n'est parfois que passagère et suivie d'une vaso-dilatation pouvant entraîner des hemorragies secondaires, contre lesquelles l'adrenaline employée a nouveau serait impuissante.

Outre ces usages chirurgicaux, la solution 1/1000e est encore indiquée en instillations, badigeonnages et pommades, dans le coryza aigu, les laryngites aigues, certains bourdonnements d'oreille (I goutte dans la trompe d'Eustache), les conjonctivites, l'iritis, le glaucome, les kératites, et pour faciliter le cathétérisme urétral ou la cystoscopie.

A l'intérieur, par la voie gastrique, aux *doses* de V à XX gouttes, la solution au millième est employée comme *hémostatique* dans les hématemeses, l hémoptysie, les hémorragies utérines ; mais pour ces usages, la voie *hypodermique* est préférable, il sera prudent de ne pas injecter plus de un demi-centimetre cube de solution au millieme

Cette solution a été préconisee encore contre les douleurs de l'ostéomalacie et des arthrites (Schmidt, Gaisbock) en injections de 1/2 a 1 centimetre cube, par Rothmann contre la couperose, a la dose de V gouttes 3 fois par jour, 1/2 heure avant les repas; par Rohmer contre les crises tabétiques, IV a VI gouttes 3 fois par jour, contre les vomissements de la grossesse, IV à V gouttes 2 fois par jour, contre les collapsus graves, en injection *intra-veineuse* a la dose de 0 c c 2 à 1 c c. dilué dans 9 c. c de sérum physiologique (John) ; contre l'asthme à la dose de III à VI gouttes (Bullowa).

L'*extrait d'hypophyse* (à peine toxique) ayant la propriete de sensibiliser les organes sur lesquels agit l'adrenaline, l'association de ces deux médicaments permettrait de réduire les doses de cette dernière Cette association (0 gr. 04 d'extrait d'hypophyse plus X a XV gouttes de solution d'adrénaline à 1/1000e, pour une injection hypodermique) est indiquee par O. Weiss contre les formes graves de l'asthme bronchique.

SOLUTE (Darier)

Solution mere d'adrénaline	X gouttes
Chlorhydrate de cocaine	0 gr 10
Eau distillée, sterilisee	10 —

Pour obtenir l'anémie et l'anesthesie (extraction des corps etrangers, cauterisations, etc).

SOLUTÉ (Takamine)

Chlohydrate d'adrenaline	0 gr 05
— de cocaïne	0 gr. 50 a 1 —
Chlorétone	0 — 25
Eau sterilisée	50 —

Hemostatique et anesthesique en badigeonnages.

TRAITEMENT DES HÉMORRHOIDES
(Demay de Certant)

1o	Chlohydrate de cocaïne	0 gr 03
	Adrenaline 1/1000e	XXX gouttes
	Eau distillee	30 gr.

F. s a En application avec tampon de coton sur les hémorroides procidentes, sanguinolentes et douloureuses

2o	Chlorhydrate de cocaïne	0 gr 03
	Adrénaline a 1/1000e	XXX gouttes
	Vaseline	15 gr.

F s. a Hémorroides non procidentes Plumasseau enduit de pommade et introduit dans le rectum

T

TABAC. — V. *Nicotiane.*

TALC DE VENISE. — *Syn.* Craie de Briançon. Silicate de magnésie naturel qui a les mêmes usages que la poudre d amidon pour saupoudrer les parties humides et éviter les excoriations. On l'associe avec le sous-nitrate de bismuth ou l'oxyde de zinc. — A été préconisé contre la diarrhée par le Dr Debove : à la dose de 100 à 200 et jusqu'à 400 gr. dans les 24 heures : on l'administre en suspension dans du lait.

TAMARIN. — *Tamarinus indica* (Légumineuses).

Part. empl. — Pulpe contenant les semences et les fibres ligneuses du fruit.

Prop. thérap. — Acidule, rafraîchissante, laxative.

Prép. pharm. et posol. — *A l'int.* 20 à 50 gr. Conserves 25 à 100. Tisane 20 p. 100.

TAN. — Poudre d'écorce de chêne. V. ce mot.

Prop. thérap. — Astringent.

Prép. pharm. et posol. — *A l'int.* 1 gr. à 10 gr. — *A l'ext.* Infusion, 60 p. 1000 en lotions, injections ; en nature pour saupoudrer les excoriations.

Incompat. — Comme le tanin.

FOMENTATION ASTRINGENTE.

Ecorce de chêne	50 gr
Vin rouge	1000 —

F. bouillir jusqu'à réduction à 800.
Ajoutez, ad libitum .

Tanin	5 gr.

POUDRE DE FAVE.

Ecorce de chêne pulv.	3 gr.
Scille en poudre	2 —
Vanille	0 — 05 centigr.
Amidon	2 —

F. s. a. 2 à 5 gr. par jour en 2 fois.

TANAISIE. — *Tanacetum vulgare* (Composées). — *Syn.* Herbe aux vers, herbe Saint-Marc.

Part. empl. — Plante fleurie.

Prop. thérap. — Anthelminthique.

Prép. pharm. et posol. — *A l'int.* Huile volatile, I à II gouttes (inusité) ; — infusion, 5 à 10 p. 1000 ; — lavement, 10 à 15 pour un lavement.

TANNALBINE. — Syn TANNATE D'ALBUMINE Poudre insipide, de couleur jaune pâle . renfermant la moitié de son poids de tannin. Résiste à l'action du suc gastrique et ne se décompose que dans l'intestin.

Prop. thér. — Les mêmes que celles du Tannigène.

Posol. — Adultes, 2 à 4 gr. par jour en 2 ou 4 fois · enfants, doses moitié moindres.

TANNIGÈNE Syn. ACÉTYLTANIN dérivé du tanin, ne se décomposant pas dans l'estomac, mais seulement dans l'intestin.

Prop. thérap. — Astringent intestinal non toxique, préconisé contre les diarrhées infantiles, entérites aigues ou chroniques, dysenterie.

Posol. — Adultes, 0 gr. 50 à 0 gr. 25, 4 à 6 fois par jour ; Enfants, 0 gr. 10 a 0 gr. 30, 4 a 6 fois par jour.

POUDRE CONTRE DIARRHÉES ESTIVALES
(Escherich)

Tannigene	5 gr.
Sucre de lait	5 —

F. s a. une pincee de 3 en 3 h.

TANIN ($C^{14}H^{10}O^{9}$). — *Syn.* **ACIDE TANNIQUE**, acide gallotannique. Soluble dans son poids d'eau, 2 parties alcool, soluble éther aqueux ; peu soluble éther pur, soluble 8 parties glycérine.

Prop. thér. — Astringent, contre les hémorrhagies passives, les hémoptysies, les diarrhées sereuses, les leucorrhees ; contrepoison des alcaloides et de certains composés métalliques (antimoniaux). Vanté, peut-être a tort, dans le traitement de la tuberculose pulmonaire apyrétique (emploi de hautes doses) et du mal de Bright

Prép. pharm. et posol. — *A l'int.* 1 à 4 gr et plus. — *Enfants* . 0 gr. 25 a 2 gr. selon l'âge. — Sirop iodotannique (Codex), 20 a 40 gr. Sirop iodotannique phosphaté (Codex), 20 à 40 gr. — Vin iodotannique phosphaté (Codex), 20 a40 gr. — *A l'ext.* 1 à 4 p. 100, en lotions, injections, pommades, crayons, glycérés à 1/6ᵉ.

Incompat. — Alcaloides, sels métalliques surtout de fer, d'antimoine, plomb, mercure, émétique : albumine, émulsions, eau de chaux.

COLLODION CONTRE EPISTAXIS (Rougier).

Acide tannique, — benzoïque, — phénique	āā 5 gr
Collodion	100 —

Imbiber de coton pour tamponnement.

COLLODION STYPTIQUE (Richardson).

Tanin	1 gr.
Alcool a 90c	2 —
Collodion	10 —

F. dissoudre le tanin dans l'alcool, ajoutez le collodion, puis :

Alcoole de benjoin	1 gr.

M.

COLLYRE CONTRE LA CONJONCTIVITE DIPHTHÉRITIQUE

Hydrolat de rose	125 gr.
Acide tannique	0 — 25 centigr.

F. s. a. Laver les yeux toutes les heures.

GARGARISME ASTRINGENT.

Tanin	4 gr.
Hydrolat de rose	100 —
Mellite de rose.	50 —

M.

GLYCÉRÉ AU TANIN.

Acide tannique, Glycerine pure	āā 5 gr.

F. dissoudre.

INJECTION CONTRE L'OZÈNE (Wolfram)

Acide tannique	1 gr.
Glycerine pure	50 —

F. dissoudre. 2 injections par jour.

INJECTION DE TANIN.

Tanin	1 gr.
Eau distillée	100 —

F. dissoudre.

INJECTION TANIN ET BISMUTH

Sous-nitrate de bismuth	5 gr.
Tanin	2 —
Eau distillée de rose	150 —

F s a. Agitez.

LAVEMENT ASTRINGENT.

Tanin	1 gr.
Décoction de ratanhia	300 —
Teinture d'opium	VI gouttes.

M.

LIQUEUR IODO-TANNIQUE NORMALE

Tanin	45 gr.
Eau distillée	1000 —

F. dissoudre ; ajoutez :

Iode	5 gr

F. dissoudre, reduire à 1000, filtrez En injections, gargarismes etc.

LOTION CONTRE LES GERÇURES DU SEIN (Druilt).

Acide tannique	0 gr. 30 centigr.
Eau distillée	24 —

F dissoudre, filtrez.

MIXTURE CONTRE EBRANLEMENT DES DENTS (Quincerot).

Tanin	8 gr.
Teinture d'iode	4 —
Iodure de potassium	1 —
Teinture de myrrhe	5 —
Eau distillée de rose	200 —

F. s. a. 1 cuillerée à café dans 1/2 d'eau pour baigner les gencives.

PILULES ANTIDIARRHÉIQUES.

Tanin / Extrait de ratanhia	ãã 4 gr.
— d'opium	0 — 20 centigr.

F. s. a. 40 pilules. 6 à 12 par jour.

PILULES DE FRERICHS.

Tanin	3 gr.
Aloès	1 —
Extrait de chiendent	Q. s.

Pour 100 pilules. 4 à 6 par jour. Maladie de Bright.

PILULES OPIACÉES ASTRINGENTES

Tanin	2 gr.
Extrait d'opium	0 — 10 centigr.
Conserve de rose	Q s.

F. s a. 20 pilules. 1 toutes les 2 ou 3 heures.

POMMADE ANTIDARTREUSE (Hardy)

Calomel	1 gr.
Acide tannique	2 a 3 —
Axonge	30 —

M. Plusieurs onctions par jour.

POMMADE CONTRE ACNÉ (Rodet).

Axonge lavée	50 gr.
Soufre sublimé	4 —
Tanin	5 —
Eau de laurier-cerise	5 —

POMMADE CONTRE LES ULCÉRATIONS VARIOLEUSES (Guéneau de Mussy).

Acide tannique	2 gr.
Oxyde de zinc	2 —
Calomel	0 — 25 centigr.
Extrait thébaïque	0 — 10 —
Cérat	30 —

F. s. a.

POMMADE DE NÉLIGAN.

Tanin	1 gr.
Glycérine	25 —
Chloroforme	XX gouttes.
Cérat simple	6 gr.

Contre eczéma facial des enfants.

POUDRE CONTRE DIARRHÉE PROFUSE (Oppolzer).

Tanin	0 gr. 50 centigr
Poudre d'opium	0 — 20 —
— de sucre	5 —

Pour 10 doses 1 toutes les deux heures

SIROP CONTRE ECZÉMA CHRONIQUE (Gaucher et Perrin).

Sirop iodo-tannique	300 gr.
Bi-phosphate de chaux	15 —
Liqueur de Pearson	10 —

1 cuillerée a soupe matin et soir.

SIROP IODO-TANNIQUE

Iode	2 gr.
Extrait de ratanhia	8 —
Sirop de sucre	1000 —

4 centigr. d'iode par cuillerée a soupe.

SIROP IODO-TANNIQUE PHOSPHATÉ

Phosphate monocalcique crist	20 gr.
Eau distillée	20 —
Sirop iodo-tannique	960 —

Une cuillerée a soupe (20 gr) renferme 0 gr 04 d'iode et 0 gr. 40 de sel calcique.

SOLUTION CONTRE LA CONJONCTIVITE GRANULEUSE (Agnew)

Acide tannique	0 gr. 25 centigr.
Glycerine	6 —
Borate de soude	2 —
Eau camphree	32 —

F dissoudre

SOLUTION CONTRE ŒDEME DE LA GLOTTE (Comby)

Tanin / Alun	ãã 5 gr
Extrait de ratanhia	10 —
Eau distillée	50 —

F s. a 5 a 6 pulvérisations par jour

SUPPOSITOIRES DE TANIN CONTRE L'ECZÉMA DES FOSSES NASALES (Hermann).

Acide tannique	0 gr. 90 centigr.
Beurre de cacao	5 —

F. s. a., 6 suppositoires.

SUPPOSITOIRE OPIACÉ AU TANIN CONTRE HÉMORRHOÏDES.

Acide tannique	0 gr. 25 a 0 gr. 50
Opium brut pulvérise	0 — 05 a 0 — 10
Beurre de cacao	4 —

M pour 1 suppositoire.

TANNYL. — Tannate d'oxychlorcaséine. — Poudre gris jaunâtre inodore, à peu près insipide ; l'eau et l'alcool n'en dissolvent que des traces ; elle se dissout facilement dans les liqueurs alcalines.

Prop thérap — Préconisé par E. Salkowski comme antiseptique intestinal, et expérimenté par F. Umber pour combattre les diarrhées rebelles chez les tuberculeux ; la gastro-entérite, la colite ulcéreuse, etc.

Posol. — 1 à 3 gr. 3 fois par jour, avant les repas, en suspension dans une boisson mucilagineuse.

TANNOFORME ($C^{29}H^{20}O^{18}$). — Produit résultant de la condensation de l'acide gallotannique et du formaldéhyde. Poudre legère, de couleur blanc rougeâtre, soluble dans l'alcool, insoluble dans les autres dissolvants organiques et dans l'eau (Merck).

Siccatif precieux surtout dans les plaies provenant du décubitus prolongé, et contre les ulcères atones. On l'emploie en nature ou melangé avec 4 parties d'amidon contre les brûlures et les ulcerations des plaies, intertrigo, ozène, etc., on peut employer les formules suivantes :

POMMADE		POUDRE	
Tannoforme	3 gr.	Tannoforme	10 gr
Vaseline ou lanoline	30 —	Talc	20 —

On l'a preconisé contre le catarrhe intestinal chronique de l'adulte à la dose de 1 à 2 gr. par jour, en cachets de 0 gr. 50 centigr., et a celle de 0 gr. 50 a 1 gr. chez les enfants.

TANNONE. — *Syn.* Tannopine ou tannate d'urotropine ; antidiarrhéique. — Dose . 1 a 3 gr. en cachets.

TAPHOSOTE. — V. **CRÉOSOTE** (**TANNO PHOSPHATE DE**).

TARTRIQUE (acide) ($C^4H^6O^6$). — *Syn.* Sel essentiel de tartre, acide de tartre. 1 partie se dissout dans 0,8 d'eau ; 2,71 d'alcool, glycerine toute proportion.

Prop. thérap. — Rafraichissant, acidulé, temperant.

Prép. pharm. et posol. — *A l'int.* 2 à 6 gr , limonade 1/1000. Q. V. ; sirop d'acide tartrique, 1 p. 100 ; 50 à 1000 gr. Poudre gazogène alcaline (Soda Powders) ; poudre gazogène neutre (poudre de Seltz) Cod.

Incompat. — Sels de plomb, chaux, baryte, potasse, eau commune.

GLYCÉRÉ TARTRIQUE (Hôp. St -Louis).		LIMONADE TARTRIQUE VINEUSE (F.H P.).	
Acide tartrique	50 gr.	Vin rouge	250 gr.
Glyceré d'amidon	1000 —	Sirop tartrique	60 —
F. s. a. Eczéma.		Eau	700 —

TARTRATE ANTIMONIO-POTASSIQUE. — V. **ÉMÉTIQUE.**

— **TARTRATE BORICO-POTASSIQUE** ($C^4H^4O^6$ (BoO)K). — *Syn.* **CRÈME DE TARTRE SOLUBLE.** Soluble dans moins de son poids d'eau, insoluble alcool et éther.

Prop. thérap. — Purgatif.

Prép. pharm. et posol. — *A l'int.* 15 à 30 gr.
Incompat. — Acides et sels acides, sels de chaux et de plomb.

BOISSON TEMPERANTE (Bouch)

Creme de tartre soluble	10 gr.
Nitrate de potasse	2 —
Sucre	50 —
Eau	1000 —

M a prendre par verre.

EAU LAXATIVE (Corvisart).

Creme de tartre soluble	30 gr.
Emétique	0 — 025 milligr.
Sucre blanc	60 —
Eau	1000 —

F. dissoudre Filtrez Par verres toutes les 1/2 heure

— **TARTRATE FERRICO-POTASSIQUE.** — V. FER.

— **TARTRATE DE POTASSE ACIDE** ($C^4H^5O^6K$). — *Syn.* **CRÈME DE TARTRE, BITARTRATE DE POTASSE.** Peu soluble, 1 partie dans 250 d'eau, presque insoluble alcool; insoluble ether.

Prop. thérap. — Rafraîchissant, purgatif, dentifrice.

Posol. — *A l'int.* 2 à 4 gr. (rafraichissant); 8 à 30 gr. (purgatif). Préconisée par H. Eichhorst contre la cirrhose du foie à la dose de 10 à 15 gr. par jour. Employée par Lupo, Miranda, pour pansement de l'anthrax après l'intervention chirurgicale.

Incompat.— Acides, sels de chaux, baryte, plomb : kermès, oxydes d'antimoine.

ÉLECTUAIRE LAXATIF.

Crème de tartre	25 gr
Sene pulv.	5 —
Gingembre pulv.	2 — 50 centigr.
Pulpe de tamarin	50 —
Sucre pulverisé	40 gr
Tartrate acide de potasse	12 —
Essence de menthe	X gouttes.

1 a 2 cuillerées à cafe.

ÉLECTUAIRE DE SOUFRE TARTARISE.

Soufre sublime et lave	50 gr.
Crème de tartre pulverisée	100 —
Essence de citron	X gouttes
Sirop simple ou miel	Q s

M. pour faire un électuaire 8 a 30 gr

POUDRE DENTIFRICE (Toirac)

Carbonate de chaux	40 gr.
Magnésie	80 —

AUTRE

Charbon pulverisé	10 gr
Magnesie	5 —
Quinquina gris pulverisé	5 —
Creme de tartre	4 —
Essence de menthe	II gouttes.

POUDRE TEMPERANTE LAXATIVE GAZEUSE.

Bitartrate de potasse en poudre / Sucre blanc pulvérise	āā 10 gr.
Bicarbonate de soude pulvérisé	2 —
Alcoolature de citron	X gouttes

M. les poudres. 1 cuillerce a café dans un 1/2 verre d'eau sucree toutes les 1/2 heure

— **TARTRATE DE POTASSE NEUTRE** ($C^4H^4O^6K^2$). — *Syn.* Sel végétal, — 1 partie se dissout dans 4 parties d'eau; peu soluble alcool.

Prop. thérap. — Diuretique et laxatif, altérant.

Posol. — *A l'int.* 1 à 2 gr. (alterant); 15 à 30 gr. (purgatif).

Incompat. — Acides et sels acides, sels de chaux et de plomb.

PURGATIF.

Tartrate de potasse	15 a 30 gr.
Sirop de cerise ou groseille	30 —
Eau	120 —

A prendre en une fois.

— **TARTRATE DE POTASSE ET DE SOUDE** ($C^4H^4O^6KNa + 4H^2O$). — *Syn.* **SEL DE SEIGNETTE**, sel de la Rochelle, sel polychreste soluble. — 1 partie se dissout dans 1 p. 2 d'eau, insoluble alcool.

Prop. thérap. — Purgatif.

Posol. — *A l'int.* 16 à 60 gr.

Incompat. — Comme le tartrate neutre de potasse.

POUDRE GAZOGÈNE LAXATIVE SEDLITZ PODWERS (Cod. 1884).

1. Bicarbonate de soude 2 gr.
Tartrate de potasse et de soude 6 —
Paquet bleu.

2. Acide tartrique 2 gr.
Paquet blanc.

LAXATIF POUR HYPERCHLORHYDRIQUES (Linossier).

Sulfate de sodium	ãã	10 gr.
Phosphate de sodium		
Sel de Seignette		

Une cuillerée à café le matin au réveil.

— **TARTRATE DE MAGNÉSIE.** — Comme le citrate de magnésie. Mêmes propriétés.

Posol. — *A l'int.* 10 à 40 gr.

LIMONADE PURGATIVE AU TARTRATE DE MAGNÉSIE.

Carbonate de magnésie	15 gr
Acide tartrique	22 —
Eau	600 —

F. dissoudre. Filtrez. Edulcorez avec 60 gr. de sirop tartrique aromatisé à l'orange ou au citron.

— **TARTRATE DE SOUDE NEUTRE** ($C^4H^4O^6Na^2$). — Comme le tartrate de potasse.

LIMONADE AU TARTRATE DE SOUDE (F. H. M.).

Acide tartrique	20 gr.
Bicarbonate de soude	22 —
Eau aromatique au citron	30 —
Sirop simple	60 —
Eau	400 —

PURGATIF.

Tartrate de soude	15 à 30 gr.
Sirop cerise ou groseille	30 —
Eau	120 —

A prendre en une fois.

— **TARTRE STIBIÉ.** — Voir **ÉMÉTIQUE**

TÉRÉBENTHINE ET ESSENCE. — V. Egalement à *Essence de terebenthine*.

Oléo-résine retirée de diverses espèces de la famille des Conifères et des Térébinthacées.

Les principales sortes sont :

— 1° **TÉRÉBENTHINE DU PIN**, ou **TÉRÉBENTHINE DE BORDEAUX**, ou térébentine commune fournie par le *Pinus Pinaster* (Conifères).

— 2° **TÉRÉBENTHINE DU MÉLÈZE** *dite* de **VENISE** fournie par le *Larix decidua* (Conifères).

3° **TÉRÉBENTHINE DE CHIO** ou *Terébinthe*, *Pistacia terebinthus* (Térébinthacées).

Prop. thérap. — *Expectorant, modificateur des secretions bronchiques*, indiqué dans les catarrhes des voies respiratoires, la bronchite fétide; *balsamique antiseptique* utile dans les affections suppuratives des voies urinaires (pyélites, cystites, urétrites).

Prép. pharm. et posol. — *A l'int.* 0 gr. 50 à 3 gr. en capsules, perles, — térébenthine cuite à 0 gr. 30; — sirop, à 1/10e, 20 à 50 gr. — *A l'ext.* Entre dans la composition de divers emplâtres, baume de Fioravanti (Codex).

ESSENCE DE TÉRÉBENTHINE ($C^{10}H^{16}$). — *Syn.*

Huile essentielle de térébenthine, du *Pinus maritima* (Conifères). Insoluble eau, peu soluble alcool, très soluble éther, miscible aux huiles grasses et volatiles.

Prop. thérap — *Modificateur des sécrétions bronchiques* et *balsamique* comme les térébenthines (v ci dessus); de plus *cholagogue* et dissolvant des calculs biliaires (mélangée a l'éther = remède de Durande); *anthelminthique* peu usite, *antinevralgique; antidote du phosphore* dont elle empêche l'oxydation, surtout lorsqu'elle est ancienne, c'est-à-dire ozonisée

A l'extérieur, stimulant et *révulsif* en frictions contre rhumatismes et névralgies ; *parasiticide*.

Prép. pharm. et posol. — *A l'int.* 1 à 4 gr. en capsules, perles potion émulsive — *Enfants*, 0 gr 20 par année. — Comme antidote du phosphore jusqu'à 30 gr. et 40 gr. — *A l'ext* en liniments.

BAUME DE FIORAVANTI (Codex)
BAUME ANTIRHUMATISMAL (Fontaine).

Baume de Fioravanti	250 gr
Savon	30 —
Camphre	25 —
Ammoniaque	8 —
Essence de romarin	6 —
— de thym	2 —

En frictions.

ÉLECTUAIRE ANTIBLENNORRHAGIQUE TÉRÉBENTHINÉ

Térébenthine de Venise	30 gr.
Baume de copahu	20 —
Poudre de cubèbe	80 —
Magnésie calcinée	Q s
Essence de menthe	XX gouttes

10 a 20 *grammes par jour*.

ÉMULSION

Essence de terebenthine	5 a 10 gr
Jaune d'œuf	nº 1
Sirop de menthe	50 —
Eau	100 —

Par cuillreées a soupe, toutes les 2 *ou* 3 *heures*

EMBROCATION STIMULANTE (Roux).

Baume de Fioravanti / Alcoolat de romarin	ãã 40 gr.
Ammoniaque liquide	3 a 18 —

M quelques gouttes sur la main et placer sous les yeux 5 *a* 6 *fois par jour*

FRICTION CONTRE PELADE (Hallopeau)

Sublimé corrosif	0 gr. 10
Alcool a 90c	300 gr
Alcool de lavande	30 —
Camphre	60 —
Essence de terebenthine	60 —

F. s. a. en friction douce sur la region.

LINIMENT CONTRE AMAUROSE (Sichel).

Alcoolat de romarin	30 gr.
— de Fioravanti	15 —
Essence de lavande	1 —

LINIMENT CONTRE LES ENGELURES (Guillebert-Dhercourt).

Térébenthine de Venise	12 gr.
Huile de ricin	6 —
Collodion	30 —

M.

LINIMENT EXCITANT (Cod. 66).

Alcoolat de Fioravanti / Huile d'amande douce	ãã 40 gr.
Alcool camphre	15 —
Ammoniaque	5 —

F. s a

MELANGE ANTISEPTIQUE (Fabre)

Essence de terebenthine	250 gr
Teinture de quillaya	5 —
Eau	600 —

M 2 cuil a soupe pour 1 litre d'eau sterilisée pour lavages intra-uterins dans les infections puerperales a streptocoques

MIXTURE DE WHITH OU DURANDE

Ether sulfurique	20 gr.
Essence de terebentine	10 —

M. s. a. XV *a* XXX *gouttes par jour.*

PILULES CONTRE LA CYSTITE.

Terébenthine de Venise	4 gr.
Castoreum	2 —
Camphre	4 —
Magnesie calcinée	Q s.

ONGUENT DIGESTIF simple (Codex 1884).
— — animé av. styrax P. E.
— — mercuriel· onguent napolitain P E.
Onguent digestif opiace 5 p. 100 opium.

SOLUTÉ EXCITANT (Lailler).

	No 1	No 2
Alcool camphré	100 gr.	100 gr.
Essence de térébenthine	15 —	25 —
Ammoniaque liquide	5 —	15 —

F. s a.

TERRE FOLIÉE. — V. ACÉTATE DE POTASSE.

TERPINE ($C^{10}H^{20}O^2 + H^2O$).—*Syn.* Bihydrate de térébenthène, Hydrate de terpilène. — Cristaux incolores, inodores, fusibles a 116 et distillant à 258°, solubles 250 parties eau froide, très soluble 7 parties d'alcool, soluble éther, essence de terebenthine et glycérine

Prop. thérap. — Modificateur des sécrétions bronchiques, qu'elle augmente et fluidifie a faibles doses (0 gr 20 à 0 gr. 60) mais qu'elle tarit au contraire (par vaso-constriction des vaisseaux bronchiques) a doses elevées (0 gr. 80 à 1 gr). — Ces doses élevees sont *contre-indiquees* chez les brightiques (danger d'hematuries)

Prép. pharm. et posol. — *A l'int.* 0 gr. 10 centigr. à 2 gr *Enfants* : 0 gr. 05 à 0 gr. 10 par annee ; en pilules, cachets, potion, élixir.

CACHETS CONTRE AFFECTIONS PULMONAIRES AIGUES (Capitan).

Terpine	0 gr. 25
Benzoate de soude	0 — 15
Alcoolat de rac. d'aconit, V gouttes.	

Pour 1 cachet, 2-3 par jour.

CACHETS CONTRE BRONCHITE AIGUE ET GRIPPALE (Solis-Cohen)

Terpine	āā 4 gr.
Salol	
Codéine	0 — 12 centigr

Pour 20 cachets 1 tous les 4 heures

ÉLIXIR DE TERPINE (P. Vigier)

Terpine	10 gr
Glycérine	āā 150 —
Alcool a 90°	
Sirop de miel	125 gr
Teinture de vanille	10 —

F. s. a 0 gr. 50 de terpine par cuilleree a soupe. 2 à 4 par jour.

PILULES

Terpine	0 gr 20
Miel	Q. s pour 1 pilule

2 à 8 par jour.

POTION CONTRE BRONCHITE AIGUE (Comby)

Terpine	0 gr. 25
Benzoate de soude	1 —
Sirop de Tolu	40 —
Eau distillée	60 —

F s a 1 cuilleree toutes les 2 heures. Agitez

TERPINOL. — Liquide incolore, dont l'odeur rappelle celle des fleurs de jacinthe, densité 0.850 environ, bout entre 170° et 220°. Ce n est pas un produit defini, mais un melange de *terpilenol* inactif avec une proportion moindre de *terpilene* inactif et d'*eucalyptol*.

Prop. thérap. — Modificateur des sécretions bronchiques.

Posol. — *A l'int.* 0 gr. 50 centigr. à 1 gr., en capsules de 0 gr. 10 centigr. ou en pilules.

PILULES DE TERPINOL (Tanret)

Terpinol	āā 0 gr 10
Benzoate de soude	
Sucre pulverise	Q. s.

Pour 1 pilule 6 à 12 par jour.

TESTICULES de *taureau* et de *bélier*.

Préconisés comme excitant nervin, donnant quelques résultats dans les troubles hystériques (cécité hystérique), la neurasthénie, l'impuissance.

Prép. pharm. et posol. — 1 partie de poudre sèche représente 6 parties d'organe frais. Tablettes dosées a 0 gr. 20 centigr. Dose 5 a 10 par jour.

On prépare également avec les testicules de bélier un extrait fluide destiné aux injections hypodermiques.

TETRANITROL — *Syn* **TETRANITRATE D'ERYTROL**, corps solide facilement fusible (60°), insoluble dans l eau, soluble dans l'alcool.

Prop. thérap. — Vaso-dilatateur, abaisse la pression artérielle, agit plus lentement, mais d'une manière plus durable que la trinitrine.

Posol. — 0 gr 01 a 0 gr. 06 par jour par dose de 0 gr. 01 en tablettes comprimées, pilules ou en soluté alcoolique.

TETRONAL — Voir **TRIONAL**

THAPSIA. — *Thapsia garganica* (Ombellifères).

Part. empl. — Résine extraite de l'écorce de racine.

Prop. thérap. — Lubéfiant et révulsif energique.

Prép. pharm. et posol. — Inusite à l'interieur. — *A l'ext.* Emplâtre de résine.

THÉ. — *Thea chinensis* (Ternstrœmiacées). — Employé en infusions comme stimulant, diurétique, doit son action à la *theine* ou *caféine* (v ce mot) dont il contient de 2 a 3 p. 100

THÉOBROMINE ($C^7H^8Az^4O^2$) — C'est la *diméthylxanthine* extraite du cacao Poudre cristalline blanche, peu soluble dans les dissolvants usuels, sol. dans les liqueurs acides ou alcalines et dans les solut aqueuses de salicylate ou de benzoate de soude.

Prop thérap — Puissant *diuretique* (du fait de son action sur l'epithélium rénal et non sur la tension artérielle) utile contre les œdèmes et hydropisies des cardiaques et surtout des brightiques

Posol. — 1 à 4 gr en 24 heures, par doses de 0 gr. 50 (cachets) régulierement espacées. — *Enfants* 0 gr 25 à 1 gr. — En cas d'*intolérance* (nausées, céphalée intense) diminuer les doses ou supprimer la médication.

— **ACÉTATE BI-SODIQUE DE THÉOBROMINE.** — *Syn.* **AGURINE.** Substance cristalline, soluble dans l'eau, plus riche en theobromine que la diuretine; agit a plus faible dose, 0 gr 25 à 0 gr 50; en cas de besoin on peut aller jusqu'à 1 gr 50; la diurèse persiste plusieurs jours après l'administration du medicament.

— **SALICYLATE DE SOUDE ET DE THEOBROMINE** (Gram). Dose 3 a 6 gr. par jour.

POTION DIURÉTIQUE

Salicylate de soude et theobromine	3 gr.
Sirop d'ecorce d'orange amere	30 —
Eau distillee	50 gr.

Une cuilleree a soupe toutes les trois heures

Sous le nom de **DIURÉTINE** (voir ce mot) on a preconise comme diurétique (Koritschoner), le *salicylate double de soude et de theobromine*, mais le produit vendu sous ce nom ne serait que de la théobromine solubilisée par la soude caustique (theobromine sodée) et melangee avec du salicyla e de soude — **L'UROPHERINE** (voir ce mot) est le salicylate de lithine et de theobromine.

On peut remplacer ces deux produits par les mélanges suivants

CACHETS DIURÉTIQUES

Theobromine	0 gr 50
Salicylate de sodium	0 — 10
Salicylate ou benzoate de sodium	0 — 20

Pour 1 cachet : 2 à 4 par jour.

CACHETS DIURÉTIQUES (Martinet)

Théobromine	0 gr 30
Benzoate de sodium	ãã 0 — 15
Carbonate de lithium	

Pour un cachet 1 matin et soir chez les arterioscléreux avec insuffisance renale

THÉOCINE. — THÉOPHYLLINE SYNTHÉTIQUE. La théophylline a été extraite du thé par Kossel. Le produit synthétique est une poudre cristalline, blanche, inodore, soluble dans 180 parties d'eau.

Prop. thérap. — Diurétique, succédané de la théobromine, pouvant comme elle déterminer de la céphalée et en outre de l'agitation

Posol. — 0 gr. 60 à 1 gr. 60 par jour, en cachets dosés à 0 gr. 20 ou 0 gr. 40, dont on prendra 3 à 4 par jour dans une infusion de thé, après les repas.

THÉRIAQUE MINÉRALE de Robin.

Chlorure de sodium	15 gr.
— potassium	10 —
Phosphate de soude desséché	13 —
— potasse	6 —
Glycérophosphate de chaux	ãã 1 —
Glycérophosph de magnésie	
Sulfate de potasse	
Carbonate de fer	0 — 50
Hémoglobine	2 — 50
Glycérophosphate de fer	ãã 15 gr.
Jaune d'œuf desséché	
Lactose	10 —
Caséine	5 —
Rhubarbe pulvérisée	4 —
Sulfate de strychnine	0 — 05
Méthylarsinate disodique	1 —

F s. a. en poudre homogène. Dose 1 gr., 2 fois par jour avant les repas

THIGÉNOL : Sel sodique d'acides de la série grasse, contenant 10 p. 100 de soufre et obtenu synthétiquement, soluble dans l'eau et l'alcool; propriétés analogues à celles de l'ichthyol dont il n'a pas l'odeur désagréable, mêmes indications thérapeutiques : antiseptique, antiparasiticide Pommade, solution à 15 à 20 p. 100.

THIOCOL — *Syn.* Gaïacolsulfonate de potasse. – Poudre blanche, renfermant environ 60 p. 100 de gaïacol, saveur d'abord amère puis douceâtre, très soluble dans l'eau (4 parties), la solution n'est pas caustique, n'irrite pas les muqueuses, et ne produit pas de diarrhée, facilement supporté, même par les enfants.

Prop. thérap. — Antituberculeux, antidiarrhéique.

Prép. pharm. et posol — 2 à 8 gr. et jusqu'à 10 chez l'adulte Chez l'enfant 0 gr. 25 à 0 gr. 50 par année. Cachets de 0 gr. 50, en potion ou sirop. — *Us ext.* En lavements, 5 à 10 gr.

SIROP

Thiocol	10 gr
Sirop de quinquina	ãã 100 —
Sirop d'écorce d'orange amère	

0 gr 50 par cuillerée à soupe. 2 à 6 par jour.

THIOFORME. — Dithiosalicylate de bismuth : Poudre jaune inodore, insoluble dans l'eau et l'alcool. Succédané de l'iodoforme

THIOL. — **ICHTHYOL** artificiel · obtenu en faisant réagir à une température élevée le soufre sur les huiles lourdes de pétrole ou de houille On emploie un sel ammoniacal soluble dans un mélange d'eau et de glycérine; ou d'eau, d'alcool et d'éther.

Mêmes propriétés et modes d'emploi que l'ichthyol (voir ce mot) paraît moins irritant,

THIOSINAMINE. — **ALLYL-SULFO-URÉE — FIBROLYSINE** — Poudre cristalline incolore, à odeur légèrement alliacée, peu soluble dans l'eau, soluble alcool et éther. Le salicylate de soude (MERCK) et surtout l'antipyrine (CH MICHEL) favorisent beaucoup sa solubilité dans l'eau. Elle présente la curieuse propriété de ramollir et de favoriser la resorption des tissus cicatriciels. Elle a été préconisée en dermatologie pour le traitement du lupus (Hebra), puis pour celui des cicatrices hypertrophiques, des kéloides cicatricielles, de la sclerodermie (Fritz Juliusberg) des tumeurs glandulaires, des rétrécissements cicatriciels de l'urethre, de la périmétrite chronique, des fibrômes uterins, de l'otite adhésive (Lermoyez et Mahu), etc. J. Muller la préconise contre certaines manifestations tabetiques ; *douleurs fulgurantes, crises gastriques, vésicales* ou *rectales* et même *laryngées* On l'emploie en injection sous-cutanée ou intramusculaire, dans la peau du dos ou au siège de l'affection, voir page 381. *Contre-indiquee* chez les cancéreux, les tuberculeux et les opérés porteurs de cicatrices fragiles

Dose : 10 à 20 centigr tous les deux jours ou tous les jours

SOLUTION POUR LOTIONS (Ch Michel).

Thiosinamine	15 gr
Antipyrine	12 — 50
Eau distillee	Q s pour 100 c c.

En lotions et instillations contre otite adhesive (Lermoyez et Malu)

SOLUTÉ 1/10e INJECTABLE (Ch. Michel).

Thiosinamine	2 gr
Antipyrine	1 gr 70
Eau distillee	Q S p 20 c c.

A diviser en ampoules stérilisees de 2 c c = 0 gr 20 de thiosinamine, a injecter tous les deux jours

THRIDACE. — Extrait de tiges fraiches de laitue V. *Laitue.*

Prop. thérap. — Réputé autrefois hypnotique. Extrait, 1 à 2 gr. — sirop, 0 gr. 50 centigr. par cuillerée, 2 à 4 par jour.

THUYA. — *Thuya occidentalis* (Conifères). — Les feuilles et le bois ont éte préconisés comme expectorants, sudorifiques, diurctiques et antirhumatismaux. L'huile essentielle qu'on en retire par l ether est anthelmintique et a été conseillee en applications locales contre les condylômes. Le Dr Mohnike emploie avec succès contre cette affection, la teinture alcoolique de feuilles de thuya Doses teinture XV a XL gouttes par jour *Enfants :* V a X gouttes

THYMINIQUE (acide). — **SOLUROL** — Obtenu par dédoublement de l'acide nucléinique Poudre blanche soluble dans l eau et capable de dissoudre presque son poids d'acide urique. Préconisé comme antigoutteux par Minkowshi a la dose de 0 gr. 50 a 1 gr par jour, en comprimes doses a 0 gr. 25

Elimination par combinaison avec l'acide urique qu il solubilise dans l'organisme.

THYM. — *Thymus vulgaris* (Labiées). Fait partie des espèces aromatiques (Codex).

Princ. act. — Thymol. Essence de thym.

THYMOL ($C^{10}H^{14}O$). — *Syn.* Acide thymique — Très peu soluble eau, 1.200 parties, facilement soluble alcool, éther, acide acetique concentré.

Prop. thér.— Succédané de l'acide phenique, antiputride puissant. Préconisé par Rosenel a la dose quotidienne de 0 gr 20 comme moyen prophylactique contre le choléra — *Vermifuge* indiqué contre le trichocéphale, le *tœnia*, l'ankylostome des mineurs (dans ce dernier cas, en *lavements*).

Posol. — 0 gr. 50 par dose et jusqu'à à 4 gr en 24 heures (Après l'ingestion du thymol il faut interdire l'absorption de boissons alcooliques) — **Contre le tœnia**, Artault de Vevey prescrit le thymol en cachets de 0 gr. 25, *a prendre 1 chaque matin a jeun, pendant 8 jours consecutifs ;* le tœnia est en général expulsé vers le 4e jour, la continuation du traitement pendant 4 autres jours a pour but d'assurer l'expulsion totale. Ce serait la un *procede de choix*, la médication étant parfaitement tolérée et d'efficacité presque certaine.

Injection hypodermique. — Voir le chapitre special, page 381.

CACHETS ANTISEPTIQUES (Royster).

Thymol	ãã	6 gr
Carbonate de gaïacol		
Savon medicinal desseché Q. S		

F s. a. 30 cachets 1 toutes les 4 heures pour antisepsie intestinale dans la fievre typhoide.

LAVEMENT VERMIFUGE

Thymol	2 à 4 gr
Jaune d'œuf	No 1
Huile camphree	10 a 20 gr.
Eau chloroformee	ãã 75 —
Eau	

F s a.

MELANGE CONTRE DIPHTERIE SCARLATINEUSE (Malinowsky)

Thymol	ãã 0 gr 50 centigr
Creosote de hêtre	
Alcool camphre	ãã 25 —
Essence de terebenthine	

M En pulvérisations pendant 10 *à* 20 *secondes sur la muqueuse pharyngienne et dans les cavites nasales*

POUDRE CONTRE LA SUEUR (Yvon).

Talc	90 gr.
Amidon	10 —
Tanin	3 —
Acide salicylique	0 — 50 centigr
Thymol	0 — 10 —

SOLUTION ANTISEPTIQUE POUR LA BOUCHE ET LA GORGE.

Acide thymique	0 gr 25
— benzoique	3 —
Teinture d'eucalyptus	15 —
Alcool a 90c	100 —
Essence de menthe	0 — 75

F s. a XX à L gouttes dans un verre d'eau.

SOLUTION C PRURIT VULVAIRE (de Sinety)

Thymol	2 gr
Phenol	1 —
Alcool	10 —
Eau	200 —

F s a En lotion.

THYMOL COMME VERMIFUGE CONTRE TRICHOCEPHALES (Metchnikoff).

Pour adultes.

Thymol pulv.	9 gr

En 9 cachets, pendant 3 *jours consécutifs chaque matin a jeun,* 3 *cachets a une heure d'intervalle.*

Pour enfants

Thymol	2 gr.
Huile d'olive	4 —
Gomme arabique	2 —
Eau	60 —

F. s a. pendant 3 *jours consecutifs administrer cette potion par cuillerées a soupe toutes les heures, le* 4e *jour purgatif d'huile de ricin ou calomel*

Traitement medical de l'appendicite

THYMOL BIIODÉ. — *Syn.* **ARISTOL.** Voir ce mot

THYMUS du veau ou du mouton.

Prop thérap. — Le thymus aux points de vue topographique et physiologique est très voisin du corps thyroide et peut le remplacer dans le traitement du goitre et de la maladie de Basedow. En employant le thymus on évite les phénomènes secondaires, troubles cardiaques, amaigrissement qui suivent l'ingestion du corps thyroide.

Prép. pharm et posol — On emploie le thymus frais ou la poudre provenant de sa dessiccation, le rendement est de 1/6. On peut administrer des doses 5 a 6 fois plus fortes que celle du corps thyroïde On prépare des tablettes ou des capsules renfermant 0 gr. 05 de poudre seche correspondant a 0 gr. 30 de substance fraiche. Dose 12 à 15 par jour

THYROÏDE (corps. glande). — **THYROÏDINE.** — On utilise celui qui provient du mouton.

Prop. thérap. — On a préconisé l'ingestion de cette glande à l'état frais, ou de ses préparations contre un certain nombre de maladies. D'abord elle fut utilisée contre le *myxœdeme* par Eiselberg, Horsley, Murray et Marie, indiquée contre le *goitre* par Bruns, contre le *psoriasis* par Byrom, Bramwel et contre l'*obésité* par Charrin, Leichtenstern et Wendélstedt Plus récemment l'emploi du corps thyroide a donné de bons résultats dans le traitement des *difformites unguéales* et de la *sclérodermie* circonscrite (Withe) du *pityriasis rubra* (Nobbo) de l'*ichtyose* (J. Rutgers), du *lupus* (Abraham) de l'*eczéma* et du *psoriasis* (Thibierge), des *fibromes utérins* (Jouin) de la *maladie de Basedow* (Notkin, Voisin, Brissaud), de l'*ectopie testiculaire*.

Prép. pharm. et posol. — Le corps thyroide du mouton a tout d'abord été administré a l'état frais, sous forme de pulpe; il donne de cette manière les meilleurs résultats; malheureusement il n'est pas pas facile de se procurer la glande fraîche en tout temps et en tous lieux. On peut la remplacer par la poudre convenablement préparée et a laquelle on a donné le nom de *Thyroidine*. Pour bien fixer la posologie il est nécessaire de se rappeler que le *corps thyroïde* est une glande *bilobée*, l'*unite thérapeutique* sera *un lobe*, c'est-a-dire *une demi-glande*. Le poids d'un lobe normal varie de 1 gr. 05 a 1 gr. 20, ce qui fait 2 gr. 10 a 2 gr. 40 pour la glande entière. Le rendement en poudre sèche est de 27 à 28 p. 100. On prépare avec cette poudre soit des *tablettes* soit des *capsules gélatineuses* inaltérables et renfermant chacune 0 gr. 10 de poudre sèche. Cette quantité correspondant a 0 gr. 27 — 0 gr. 28 de glande fraîche, Il faut donc 3 tablettes ou capsules pour représenter *un lobe*.

Dose : Un lobe frais tous les 2-3 jours, soit 1 ou 2 capsules ou tablettes par jour. Sirop fait à froid : 1 cuillerée à café représente 1/6e de glande fraiche.

THYRÉOÏDINE (épurée) et **THYRÉOPROTÉIDE.** — Matières albuminoides extraites du corps thyroide par Notkin. Le thyréoprotéide à la dose de 2 gr. par kilogr. d'animal produit une intoxication aigue mortelle, avec prédominance de symptômes de dépression. La thyreoidine épurée est un composé complexe, renfermant au moins deux corps albuminoides. On l'obtient sous forme d'une poudre jaune, hygroscopique, encore plus toxique que la thyréoprotéide, c'est un des principes spécifiques du corps thyroide, elle n'est attaquée ni par la pepsine, ni par l'acide chlorhydrique, on peut donc l'administrer par voie stomacale. Elle est soluble dans l'eau et peut être employée en injections hypodermiques.

Dose 1-2 centigr. par jour et 5 milligr. en injection hypodermique voir page 381.

PILULES.

Thyreoïdine épurée	0 gr. 25 centigr
Kaolin	3 —
Vanilline	0 — 01 —

Pour 25 pilules, 1-2 par jour

INJECTION HYPODERMIQUE.

Thyreoïdine epurée	0 gr. 05 centigr
Phenol	0 — 02 —
Eau distillee	10 —

1 seringue de Pravaz par jour.

THYROIODINE (Syn. **IODOTHYRINE**). — Baumann et Ross ont donné ce nom à un produit qu'ils ont extrait du corps thyroide du mouton et qui présente toute l'efficacité de la glande fraîche. C'est un composé iodé de couleur brune, presque insoluble dans l'eau et facilement soluble dans l'alcool.

La thyroiodine est remarquable par sa grande richesse en *iode* s'élevant jusqu'à 9,3 p. 100, elle renferme aussi du phosphore 0,5 à 1 p 100.

Prép. pharm. — Pour administrer la *thyroïodine* ou *iodothyrine* on la mélange avec du sucre de lait employé en proportion telle que *un* gramme du mélange contient 1/3 de milligr. d'iode, c'est-à-dire une quantité a peu près équivalente a celle que renferme *un* gramme de corps thyroide du mouton a l'état frais. On prépare également des tablettes pesant 0 gr. 30 et correspondant a 0 gr. 30, c'est-à-dire a leur poids de glande fraîche, il faut donc environ 4 de ces tablettes pour représenter un lobe frais.

Posol. — Contre le *goitre, l'obésité,* les *dermatoses*, la *syphilis*, les *fibromes*, la dose est de 1 à 2 gr. de poudre, soit 3 a 6 tablettes par jour pour les adultes, et de 0,30 à 1 gr., soit 1 à 3 tablettes pour les enfants.

Contre le myxœdème la dose au début est de 0 gr. 3 à 0 gr. 5, c'est-à-dire 1 à 2 tablettes; et l'on élève progressivement jusqu'à la dose quotidienne normale.

HÉMATO-ÉTHYROIDINE. — Sérum et ensemble de principes constituants provenant du sang de chevaux auxquels on a extirpé le corps thyroide.

Préconisé par MM. Ballet et Enriquez pour le traitement du goitre exophtalmique, du myxœdème.

Dose : une à deux cuillerées à café par jour, dans un peu d'eau, on peut élever la dose à 4 ou 6 cuillerées.

TILLEUL. — *Tilia sylvestris* et *T. platyphylla* (Tiliacées).

Part. empl. — Fleurs.

Prop. thérap. — Antispasmodique, calmant, diaphorétique.

Prép. pharm. et posol. — *A l'int.* Eau distillée, véhicule de potions; infusion, 1 p. 1000. Bain 500 gr.

TOLU (Baume de). — Du *Toluifera balsamum* (Légumineuses), papilionacées), et *Baume du* **PÉROU**, du *Toluifera Pereiræ* (Légumineuses).

Prop. thérap. — Stimulants, balsamiques, diurétiques.

Prép. pharm. et posol. — *A l'int.* Baume, 0 gr. 50 centigr. à 2 gr., emulsion (Codex) 2 p 100, — ethérolé, 1 à 4 gr.; — sirop, 30 à 60 gr. et plus, — tablettes, q v.; — teinture, 4 à 8 gr. en potion. — *A l'ext.* Baume du Perou. — Baume du Commandeur (Codex).

BAUME DU COMMANDEUR (Codex)

Préconise par Sabouraud comme le topique de choix pour le traitement des lésions fissuraires (piqures, gerçures, crevasses), on enduit ensuite avec

Glycere d'amidon	30 gr.
Résorcine	0 — 30

CREME PECTORALE DE TRONCHIN (Cod.)

Beurre de cacao		60 gr.
Sucre		15 —
Sirop de Tolu	āā	30 —
— de capillaire		

M. par cuillerées a soupe.

ÉMULSION C CREVASSES DU MAMELON

Huile d'amande douce	6 gr
Baume du Perou	3 —
Gomme arabique pulvérisée	3 —
Eau distillee de rose	50 —

F. s a

LINIMENT CONTRE ENGELURES

Baume du Pérou	10 gr
— nerval	20 —
Eau de Cologne	30 —

MELANGE ANTIPARASITAIRE (Brocq et Jacquet).

Baume du Pérou	20 gr

Huile d'olive 50 gr.
Petrole 100 —
M. en onctions contre poux de la tête.

MELANGE CONTRE OTORRHEE TUBERCULEUSE (Isaïa).

Baume du Pérou 5 gr
Chl cocaïne 0 gr. 50 a 1 —
Glycérine 10 —
M.

OPIAT BALSAMIQUE.

Baume de Tolu 100 gr.
Copahu 50 —
Tourteau d'amande douce Q s.
F s. a. un électuaire. Divisez en 25 doses. 3 a 6 par jour.

PILULES DE MARCUS CONTRE BRONCHITE CATARRHALE.

Baume du Perou 6 gr
Myrrhe 12 —
Extrait d'opium 1 gr.
F. s a. 150 pilules, 2 à 6 par jour.

POMMADE ABORTIVE C. CORYZA (Bourgeois)

Baume du Perou 0 gr. 75 centigr.
Lanoline 5 —
Vaseline 10 —
F. s. a. en onctions.

POMMADE CONTRE LES ENGELURES.

Baume du Perou 4 gr.
Extrait de Saturne 4 —
Axonge 30 —

VERNIS ANTISEPTIQUE (Nicaise).

Baume de Tolu 5 gr.
Gomme laque pulv. 60 —
Thymol 1 — 50 centigr.
Alcool a 90° 50 —
Ether 100 —
F. s. a Remplace le collodion.

TORMENTILLE. — *Potentilla Tormentilla* (Rosacées).
Part. empl. — Souche.
Princ. act. — Tanin.
Prop. thérap. — Astringent puissant.
Prép. pharm. et posol. — *A l'int.* Décoction, 10 à 20 p. 1000 — extrait, 1 à 4 gr. — *A l'ext.* Decoction, 20 à 50 p. 1000.
Incompat. — Comme pour le tanin.

TRAUMATICINE. — Solution au dixième de gutta-percha dans du chloroforme. (Codex).
Prop. thérap. — Employée contre les affections de la peau.
Prép. pharm. et posol. — *A l'ext.* Solution chloroformique, au dixième. — V. *Acide chrysophanique.*

TRAUMATOL. — *Syn.* IODOCRÉSYL, IODOCRÉSYNE Poudre fine, legere, inodore, de couleur rouge violette; inaltérable, insoluble eau et alcool et acides, soluble alcalis, chloroforme. Succédané de l'iodoforme, contient 54 p. 100 d'iode.
Us. ext. — Même mode d'emploi et preparations que l'iodoforme, on peut lui donner comme excipient les colles médicamenteuses d'Unna (10 p. 100) voir ce mot.
Us. int. — Preconisé par Kaminsky comme antiseptique et astringent, contre diarrhée tuberculeuse.
Pilules dosees a 0 gr. 01; de 5 a 10 *progressivement.*

TRÈFLE D'EAU. — V. *Menyanthe.*

TRIBROMOSALOL. — *Syn.* CORDOL. V. **SALOL.**

TRIBROMURE D'ALLYLE. — V **AIL.**

TRICHLORACÉTIQUE ACIDE — Voir **ACÉTIQUE ACIDE.**

TRIGÉMINE. — Pyramidon-hydrate de butylchloral. Poudre blanche cristalline soluble dans 65 parties d'eau Analgésique, antinévralgique Doses . 0 gr. 50 a 1 gr 20

TRIMÉTHYLAMINE (Chlorhydrate de). — *Syn.* Propylamine.

Prop. thérap. — Employé contre le rhumatisme articulaire aigu.

Prép. pharm. et posol. — *A l'int.* 0 gr. 50 centigr. à 1 gr. (Duj.-Beaumetz).

TRINITRINE. — *Syn.* NITROGLYCÉRINE.

Prép. pharm. — On emploie la solution alcoolique à 1/100e (Cod.).

Prop thérap. — Vaso-dilatateur utile dans les migraines et névralgies de l'anémie cérébrale et surtout l'angine de poitrine (dans l'intervalle des accès). — *Doses :* II à IV gouttes de soluté 1/100e par jour en solut , potion ou *inject. hypoderm.* (v p. 381).

SOLUTÉ (Huchard).

Soluté alcoolique de trinitrine a 1/100e	XL gouttes.
Eau distillée	300 gr.

3 cuillerees d soupe par jour.

ou soluté alcoolique de trinitrine a 1/100e	III a VI gouttes.

MIXTURE CONTRE BRONCHITE DYSPNÉIQUE (Havilland).

Soluté de trinitrine a 1/100e	XII gouttes.
Ether azotique alcoolisé	15 gr.
Alcool chloroformé a 10 p. 100	8 —
Eau	160 —

1 cuill a soupe toutes les 4 heures

POTION CONTRE ANGINE DE POITRINE (Kalb

Soluté de trinitrine a 1/100e		XV gouttes.
Eau chloroformée	ãã	30 gr.
Eau distillée de tilleul	ãã	30 gr.
Sirop de fleur d'oranger		30 —

M. 1 cuilleree a soupe toutes les 2 heures.

TRIONAL ($C^8H^{18}S^2O^4$). — (Diéthylsulfone-méthyléthyl-méthane), et **TÉTRONAL.**

Ces deux corps découverts par *Baumann* et *Kast* appartiennent au groupe du sulfonal.

Comme le sulfonal ils possèdent des propriétés calmantes et hypnotiques. Le *Tetronal*, bien moins actif, est aujourd hui abandonne, on emploie seulement le *Trional.*

TRIONAL — Poudre cristalline, inodore, de saveur amère, peu soluble dans l'eau (1 p 300).

Prop. thérap. — Hypnotique agissant à dose plus faible, et d'action plus rapide que le sulfonal (sommeil survenant de 15 à 20 minutes après l'ingestion).

Posol — 0 gr 50 à 2 gr en poudre très fine dans des cachets qui seront ingérés avec une boisson chaude. *Enfants au-dessus de 3 ans*. 0 gr 05 a 0 gr 10 par annee.

N B. Ne pas en prolonger l'usage au delà de 3 ou 4 jours à cause de ses *effets cumulatifs.*

LAVEMENT CALMANT

Trional	1 a 2 gr.
Jaune d'œuf	No 1
Huile camphree.	10 a 20 gr
Decocté de pavot	200 —

F. s a.

POTION HYPNOTIQUE (Pouchet)

Trional		1 gr.
Huile d'amande douce		20 gr
Sucre		10 —
Gomme adragante pulv	ãã	0 gr. 20
— arabique pulv.	ãã	0 gr. 20
Eau de laurier cerise		2 gr
— fleur d'oranger		10 —

F. s a. A prendre en une fois dans un peu d'eau.

TRIOXYMÉTHYLÈNE ($C^3H^6O^3$). *Triformol, Paraformaldéhyde, Paraforme* (V. ce mot). — Produit de polymérisation de la formaldéhyde ou formol qui, regénère facilement ce corps en se décomposant. On l'utilise pour la production directe de l'aldéhyde formique pour la désinfection. — Poudre blanche cristalline, insoluble dans l'eau, l'alcool et l'éther. Frank et Posner recommandent son emploi pour la stérilisation des sondes et des bougies en gomme qu'il n'altérerait pas. Il suffit de les exposer, dans un tube de verre à l'action des vapeurs de formol degagées par le trioxyméthylène. Levassort a étendu ce mode de stérilisation aux instruments de chirurgie.

Sous le nom de **PARAFORME** (voir ce mot) le trioxyméthylène a été préconisé comme antiseptique intestinal.

TROPACOCAÏNE. V. **COCAÏNE.** Voir page 380

TRYPANROTH. — Nom donné a une couleur de benzidine préconisée par Ehrlich et Sigha contre les affections à trypanosomes et en particulier le mal de Caderas expérimental; étudiée depuis par Laveran, Mesnil et Nicolle L'administration stomacale du trypanroth ne donne aucun résultat certain. Il faut employer en injection hypodermique une solution renfermant 0 gr. 50 de trypanroth dissous dans 40 cent cubes de soluté physiologique que l'on doit stériliser avec soin (car il se produit parfois des abcès), et injecter tiède.

Le trypanroth a été préconisé contre le cancer de l'estomac par Schoull et Vullien, et aussi contre la lymphadénie; par Laveran dans la trypanosomiase humaine (maladie du sommeil), associé à l'arséniate de soude.

Posol. — 0 gr. 50 par injection que l'on répète, suivant les cas, tous les 2, 3, 8 ou 10 jours

TUBERCULINE SOLIDE PURIFIÉE.

SOLUTÉ AU CENTIEME (Codex)

Tuberculine solide purifiee	0 gr 10 centigr
Eau distillee	10 —

F s a. Stérilisez.

Pour *cuti-reaction* et pour *oculo-réaction*
Pour *injection hypodermique*, voir le chapitre special page 382.

Ce soluté sert à préparer tous les autres plus dilués de 1/50 000. à 1/100.000° utilisés pour le traitement de la tuberculose. Thibierge conseille l'injection de 1/10° de cent. cube de la solution a 1/100 000° contre l'érythème induré de Bazin.

TUMÉNOL. — Produit sulfuré, analogue à l'ichthyol, et provenant de la distillation des huiles minerales, miscible a l'alcool, a la glycérine et aux corps gras

Prop thérap — Succédané de l'ichthyol, siccatif non irritant, preconisé contre dermatoses, eczéma, affections prurigineuses (Carle de Lyon).

Prép. pharm. — En nature, poudre avec talc, pommade, 5 à 15 p. 100.

PATE CONTRE ECZÉMA

Tuménol	1 a 5 gr
Amidon	5 à 10 —
Oxyde de zinc, Lanoline, Vaseline, āā	10 —

M.

POMMADE CONTRE PRURIGO

Tumenol	1 a 5 gr.
Lanoline, Vaseline, āā	15 —

M

TURBITH MINÉRAL. — V. *Sous-sulfate de bioxyde de mercure.*

— **TURBITH NITREUX.** — V. *Azotate mercureux basique.*

— **TURBITH VÉGÉTAL.** — *Ipomea Turpethum* (Convolvulacées).

Part. empl. — Racine.

Princ. act. — Turpethine.

Prop. thérap. — Purgatif drastique (peu usité), entre dans la composition de l'eau-de-vie allemande.

Prép. pharm. et posol. — *A l'int.* Infusion, 4 à 8 gr. p. 1000; poudre, 0 gr. 25 centigr. à 1 gr.

TUSSOL. — V. **ANTIPYRINE** AMYGDALATE

U

ULMAIRE. — *Spiræa ulmaria* (Rosacées). — *Syn.* Reine des prés, vignette.

Part. empl. — Fleur.

Prop. thérap. — Tonique, anticatarrhal, diaphorétique, diurétique.

Prép. pharm. et posol. — *A l'int.* Essence (**ACIDE SALICYLEUX**), infusion, 10 à 30 p. 1000.

ULMARÈNE. — Mélange en proportions déterminées d'éthers salicyliques, d'alcools à poids moléculaires élevés (Bourcet), étudié par Bardet et Chevalier. Succédané du salicylate de méthyle dont il n'a pas l'odeur désagréable. C'est un liquide jaune, rougeâtre, odeur de salol, lourd, soluble alcool, éther, chloroforme, insoluble dans l'eau, peu toxique, est absorbé rapidement.

Prop. thérap. et posol. — Mêmes propriétés et posologie que le salicylate de méthyle.

Us. int. — En capsules dosées à 0 gr. 50 : 4 à 10 par 24 heures.

Us. ext. — Frictions, badigeonnages, etc.

POMMADE CONTRE RHUMATISMES

Ulmarène	15 gr
Menthol	2 — 50
Lanoline	25 —

F. s. a.

ULMINE. — V. *Orme.*

URAL. — *Syn.* Chloraluréthane. Hypnotique. — Dose : 1 à 3 gr. en cachets.

URANE (Acétate d'). — Préconisé par Stein contre le coryza.

Acétate d'urane	0 gr. 10 centigr.
Eau distillée	10 —

F. s. a. 2 à 3 fois par jour, instiller dans chaque narine, quelque gouttes de cette solution tiède.

URÉTHANE ($C^3H^7AzO^2$), — *Syn.* **CARBAMATE D'ÉTHYLE.** Très soluble 1 partie d'eau, 0,6 d'alcool, éther.

Prop. thérap. — Hypnotique.

Prép. pharm. et posol — *A l'int.* 3 à 4 gr. en solution ou potion. *Enfants :* 0 gr. 05 a 0 gr 10 par annee

POTION (Huchard).

Eau distillée de tilleul	40 gr.
Sirop de fleur d'oranger	15 —
Uréthane	3 a 4 —

M. En une fois le soir en se couchant.

POTION (Vigier).

Eau	100 gr.
Urethane	4 —
Sirop de fleur d'oranger	30 —

M. En une fois.

URISOLVINE. — Combinaison d'urée et de citrate de lithine ; antiarthritique. — Dose : 0 gr. 20 à 1 gr. en cachets ou solution.

UROPHÉRINE. — Salicylate de lithine et de théobromine, Diurétique. — Dose . 1 à 5 gr. en cachets. V. **THÉOBROMINE.**

UROTROPINE. — *Hexaméthylènetétramine ou formine* — Provenant de l'union de l'ammoniaque avec le formol. Cristaux incol., de saveur chaude et sucrée, tres sol. dans l'eau (1 partie), sol. dans l'alcool, insol dans l'éther

Prop. thérap et doses. — Son élimination par l'urine et la bile à l'état de composés formolés, en fait un *antiseptique des voies urinaires et biliaires*, utile contre cystites, pyélites, blennorrhagie, cholécystites et angiocholites ; aux *doses* de 1 à 3 gr par jour en solutions, cachets, comprimés. (Pour infections biliaires, 1 a 1 gr 50 par *fractions* de 0 gr 50) Elle est indiquée aussi comme *diurétique* et *dissolvant de l'acide urique* (?).

N. B. Les doses trop élevées peuvent provoquer de l'albuminurie, de l'hématurie avec douleurs vésicales et ténesme.

CACHETS CONTRE GRAVELLE URIQUE

Urotropine Benzoate ou carbonate de lithine	ãã 0 25 a 0 gr. 50

Pour 1 cachet. 2 a 6 par jour.

— **TANNATE D'.** — Voir **TANNONE.**

UVA URSI. — V. *Busserole.*

V

VACCIN ANTIPESTEUX (Codex).

Culture de coccobacilles pesteux, chauffée à 70° et mise en suspension dans le soluté physiologique.

Un centimètre cube renferme environ *deux milligrammes et demi* de corps de baccilles pesés à l'état sec.

Dose : *Un* centimètre cube. Voir page 382.

VACCIN ANTIPESTEUX SENSIBILISÉ (Codex).
Même préparation que le vaccin précédent, mais faite avec des coccobacilles préalablement imprégnés de sérum antipesteux.

Un centimètre cube de ce *vaccin sensibilisé* renferme environ *cinq milligrammes* de corps de baccilles pesés a l'état sec.

Dose · *Un* centimètre cube. Voir page 382.

VACCINS ANTITYPHIQUES — Il en existe de nombreuses variétés, nous ne mentionnerons que ceux de Chantemesse et de Vincent, récemment expérimentés et utilisés avec succès en France

VACCIN DE CHANTEMESSE — Culture de bacilles d'Eberth dont la vitalité a été détruite par un chauffage a 53-56° et par addition de crésol ou de phénol, assurant en outre la conservation du produit.

La culture presente un taux bacillaire déterminé (1 milliard de bacilles par centimetre cube)

Doses. — 4 injections espacées de 10 en 10 jours. la premiere de 1/4, la deuxième de 1/2, la troisième de 2/3 de centimètre cube, et la quatrième de 1 centimètre cube

VACCIN DE VINCENT — Cultures de bacilles dont la vitalite a été detruite par un contact de 24 heures avec l'ether.

Les cultures étant faites avec plusieurs races de bacilles typhiques et des paratyphiques A et B, le vaccin provenant de leur mélange est *polyvalent.*

Doses. — Croissantes comme pour le précédent : 2/3 de centimetre cube; 1 centimetre cube, 2 centimètres cubes et 2 cent. c 5

Les résultats obtenus avec ces vaccins sur les corps de troupe d'occupation du Maroc ont éte très favorables

VALÉRIANE. — *Valeriana officinalis* (Valérianacees). — *Syn.* Petite valériane, herbe aux chats.

Part. empl. — Souche.

Princ act — Acide valérianique. — Huile essentielle. — *Ethers du borneol* dont le *valérianate de bornyle* (V. *Bornival*).

Prop. thérap. — Antispasmodique puissant; indiqué contre le nervosisme, les petits accidents de l hystérie, la polyurie et le diabète nerveux.

Prép. pharm. et posol. — *A l'int* Essence I à II gouttes. Extrait, 1 à 10 gr., — infusion, 10 p 1000, — poudre, 1 à 20 gr.; — sirop, 20 gr, — teinture alcoolique, 2 à 20 gr.; — teinture éthérée, 2 à 5 gr. — *A l'ext.* Décocté, 30 p. 1000. *Enfants :* Voir la règle de Brunton, page VIII.

CACHETS ANTISPASMODIQUES

Valériane pulverisée	0 gr. 25 centigr.
Cannelle pulvérisée	0 — 05 —
Miel	Q. s

M. Pour 1 cachet, 4 à 20.

ÉLECTUAIRE ANTISPASMODIQUE.

Extrait de valeriane	āā	4 gr.
Poudre de valériane		
— de feuille d'oranger		Q s.

F. s. a ; à prendre en 4 à 10 fois par jour.

LAVEMENT ANTISPASMODIQUE

Racine de valériane	30 gr
F. infuser dans .	
Eau bouillante	250 gr
Passez et ajoutez :	
Asa fœtida	4 gr
Jaune d'œuf nº 1.	

AUTRE

Valeriane	20 gr
Eau bouillante	250 —

Passez et ajoutez :

Musc	1 gr
Jaune d'œuf nº 1.	

PILULES ANTIHYSTÉRIQUES.

Valériane pulvérisée		8 gr.
Galbanum	ãã	4 —
Sagapenum		
Asa fœtida		

F. s a des pilules de 0 gr 20 centigr 3 ou 4 par jour

PILULES ANTINÉVRALGIQUES (Roger).

Extrait de valériane	ãã	0 gr. 05 centigr
Asa fœtida		
Galbanum		
Castoréum		

M. pour 1 pilule. 3 par jour.

PILULES ANTISPASMODIQUES.

Musc	1 gr.
Ext. valériane	1 —
— d'opium	0 gr. 05 centigr.

Pour 10 pilules 1 à 5 par jour.

PILULES DE VALÉRIANE ET CAMPHRE.

Extrait de valériane	5 gr
Camphre	1 —
Poudre de valériane	Q. s.

F s. a. 40 pilules. 1 à 6 par jour.

POUDRE ANTISPASMODIQUE

Poudre de castoreum	0 gr. 10 centigr.
Poudre de valériane	0 — 30 —
— d'opium	0 — 02 —

Pour 1 dose 4 à 10 par jour

AUTRE

Poudre de valériane	0 gr 50 centigr.
Oxyde de zinc	0 — 10 —
Poudre de belladone	0 — 02 —

Pour 1 paquet. 2 à 3 par jour

— **VALÉRIANIQUE** (acide) ($C^5H^{10}O^2$) — Soluble, 30 parties d'eau ; en toutes proportions, alcool, éther. — *Syn.* Acide valérique.

Prop. thérap. — Antispasmodique, employé surtout à l'état de sels (valérianates).

Prép. pharm. et posol. — *A l'int.* II à VI gouttes.

— **VALÉRIANATE D'AMMONIAQUE** ($C^5H^9O^2AzH^4$). — Très soluble eau, alcool, éther.

Prop. thérap. — Antispasmodique, antinévralgique.

Posol. — *A l'int.* 0 gr. 05 à 0 gr. 50 centigr. — *Enfants* . 0 gr. 01 par année en potion, en pilules, — 0 gr. 10 à 0 gr 60 centigr., en lavement de 300 gr. ; — soluté composé (Codex), 5 à 20 gr.

Incompat. — Acides, alcalis.

PILULES.

Valérianate d'ammoniaque	1 gr.
Extrait de valériane	1 —
Poudre de valériane	Q. s.

Pour 40 pilules toluisées contenant chacune 0 gr. 025 milligr. de sel.

POTION.

Valérianate d'ammoniaque	1 gr.
Sirop de menthe	30 —
Eau de tilleul	120 —

0 gr 10 centigr. de sel par cuillerée à soupe.

VALÉRIANATE D'AMMONIAQUE LIQUIDE
SOLUTÉ DE VALÉRIANATE D'AMMONIAQUE COMPOSÉ (Codex)

Acide valérianique	3 gr.
Carbonate d'ammoniaque Q. s.	(environ 4 gr.)

Pour saturer .

Extrait alcoolique de valériane	2 gr.
Eau	95 —

2 à 3 cuillerées à café.

— **VALÉRIANATE D'AMYLE.** — Éther amylvalérianique - Liquide incolore, mobile, odeur éthérée spéciale rappelant celle de la pomme de reinette, bout vers 187°. — Préconisé comme antispasmodique, stimulant, anesthésique ; son action dissolvante de la *cholestérine* le fait employer contre les coliques hépatiques ; utilisé également contre les coliques néphrétiques.

Prép. pharm. et posol. — 0 gr. 50 à 1 gr. en capsules dosées à 0 gr. 10, 5 à 10 par jour ou en émulsion.

— **VALÉRIANATE DE CAFÉINE.** — Voir à *Caféine.*

— **VALÉRIANATE DE CERIUM.** — Mêmes propriétés et mode d'emploi que l'oxalate de cerium *Voir a ce mot.*

— **VALÉRIANATE DE CRÉOSOTE — ÉOSOTE.** — Voir à *Créosote.*

— **VALÉRIANATE DE FER** $(C^5H^9O^2)^2Fe$.

Prop. thérap. — Participant de la valériane et du fer.

Posol. — *A l'int.* 0 gr. 10 à 0 gr. 50 centigr.

PILULES DE VALÉRIANATE DE FER.

Valérianate de fer	1 gr.
Extrait de quinquina	Q. s.

F. s. a. 20 pilules. 2 à 10 par jour.

PILULES DE VALERIANATE DE FER CONTRE LA CHOREE.

Extrait de jusquiame	2 gr.
Valérianate de fer	4 —

F. s. a. 40 pilules. 3 par jour.

— **VALÉRIANATE DE GAÏACOL — GÉOSOTE.** — Voir à *Gaïacol.*

— **VALÉRIANATE DE MENTHOL.** — Voir à *Validol.*

— **VALÉRIANATE DE QUININE.** V. *Quinquina et quinine.*

— **VALÉRIANATE DE ZINC** $(C^5H^9O^2)^2Zn + 2H^2O$. 1 partie se dissout dans 40 parties d'eau ; soluble alcool 18, très peu soluble éther.

Prop. thérap. — Antispasmodique, antinévralgique.

Posol. — *A l'int.* 0 gr. 10 à 0 gr. 50 centigr.

Incompat. —Acides, alcalis.

PILULES.

Valérianate de zinc	1 gr
Extrait de belladone	0 — 10 centigr.
Miel	Q s.

M. Pour 10 *pilules.* 1 *a* 4.

PILULES ANTINÉVRALGIQUES.

Valérianate de zinc	0 gr 05 centigr
— de quinine	0 — 10 —
Extrait d'opium	0 — 01 —
— de belladone	0 — 01 —

Pour 1 *pilule.* 2 *a* 6 *par jour.*

VALIDOL. — *Syn.* Valérianate de menthol : renferme 30 p. 100 de menthol libre; stomachique, carminatif, analeptique dans les cas de neurasthénie hystérique. — Dose : X à XV gouttes sur du sucre ou dans un liquide quelconque.

On peut l'employer en pommade 10 à 15 p. 100 de véhicule contre *le prurigo et diverses dermites, le coryza.*

VALYL — DIÉTHYLAMIDE DE L'ACIDE VALÉRIANIQUE. — Liquide incolore, odeur spéciale, saveur brûlante. — Sédatif du système nerveux ; succédané de la valériane.

Prép. pharm. — Solution hydro-alcoolique à 4 p. 100 ou mieux en capsules contenant chacune 0 gr. 125 de Valyl mélangé avec de la graisse. Dose : 3 à 6 par jour.

VANADATE DE SOUDE. — *Syn.* Métavanadate de soude. Petits cristaux blancs, assez solubles dans l'eau : ce sel a été préconisé par MM. Lyonnet, Martz et Martin comme excitant et accélérateur des combustions intraorganiques ; son administration provoque un accroissement rapide de l'appétit, de l'énergie musculaire et du poids de l'individu.

Posol. — Le métavanadate de soude étant toxique doit être administré à doses peu élevées, 1 à 5 milligr. par jour en granules dosées à 1 milligr. ; on ne doit le donner que d'une manière intermittente 2 ou 3 jours par semaine.

On peut également prescrire la préparation suivante :

Vanadate de soude	} ãã	0 gr. 05 centigr
Arséniate de soude	}	
Glycérophosphate de soude		10 —
Elixir de Garus		300 —

1 cuillerée à dessert à chaque repas (2 à 3 fois la semaine).

VANILLE. — *Vanilla planifolia* (Orchidées).

Part. empl. — Fruit.

Princ. act. — Vanilline.

Prop. thérap. — Excitant, aphrodisiaque.

Prép. pharm. et posol — *A l'int.* Poudre (sucre vanillé) 2 à 8 gr. sirop, 2 à 40 gr. ; teinture, 2 à 10 gr.

POTION DE VANILLE.

Teinture de vanille	10 gr.
Eau	150 —
Elixir de Garus	30 —

F. s. a. par cuillerées à soupe.

POTION STIMULANTE.

Teinture de vanille	} ãã	10 gr.
— de cannelle	}	
Vin de Malaga		100 —
Sirop d'écorce d'orange		50 —

A prendre en 3 ou 4 fois.

— **VANILLINE** ($C^8H^8O^3$). — Soluble dans 10 parties d'eau ; très soluble alcool, éther, chloroforme.

Prop. thérap. — Stimulant aromatique.

VASELINE. — *Syn.* PÉTROLÉINE. — Mélange d'huiles lourdes, résidu de la distillation du pétrole, convenablement purifié et décoloré par filtration chaude sur le noir animal.

La *Vaseline* est *rouge*, *blonde* ou *blanche*, sa densité varie de 0,835 à 0,860 : elle fond vers 40 degrés et distille vers 200. — On lui ajoute souvent de 5 à 10 p. 100 de cire pour lui donner une consistance plus ferme. La vaseline *blanche* est seule *officinale*

Elle est neutre, insipide, non saponifiable, résiste à l'action des acides et des alcalis, elle est insoluble dans l'eau, la glycérine, très peu soluble dans l'alcool, et seulement en partie dans l'éther à froid. Elle est inaltérable et constitue par suite un excellent excipient pour pommades. Elle dissout le brome, l'iode, les alcaloïdes, un peu l'acide phénique et quelques sels et oxydes métalliques.

Dans tous usages chirurgicaux, pour lubrifier les aiguilles et trocarts etc., on doit employer la vaseline stérilisée par la chaleur ; on la délivre contenue dans des petits tubes métalliques d'où on la fait sortir par pression.

Sous le nom d'*huile de vaseline*, on désigne une vaseline liquide à la température ordinaire.

MÉLANGE CONTRE OZÈNE (Ruault).

Vaseline liquide	20 gr.
Salol	0 — 25 centigr.
Essence de geranium rosat	I goutte.

En pulvérisation dans les fosses nasales

POMMADES DIVERSES (Hôp St-Louis) ET CODEX

Vaseline au *turbith*	65 p	1000
— a *l'oxyde de zinc*	50	—
— au *calomel*	20	—
— au *sublimé* (Codex)	1	—
— a *l'iodure de potassium*	100	—
— *soufree*	65	—
— *boriquee*	50	—
— — (Codex)	100	—
— *iodée*	20	—

VELAR. — V. *Erysimum*.

VERATRE BLANC. — V. *Ellebore*.

VERATRINE. — V. *Ellébore*.

VERDET. — V. *Sous-acetate de cuivre*.

VERONAL. — *Diethylmalonylurée* ou *acide diethylbarbiturique*. — Petits cristaux incolores, solubles dans 150 parties d'eau froide, 12 parties d'eau bouillante, plus soluble en présence des alcalins.

Prop. thérap. — *Hypnotique* plus actif que le chloral et les sulfonals, particulièrement efficace contre les insomnies nerveuses et celles des affections peu douloureuses (grippe, bronchite, cystite) Le sommeil se produit une demi-heure à une heure après l'absorption et dure plusieurs heures ; pas de malaise au réveil

Chez les sujets particulièrement susceptibles ou en cas d'insuffisance rénale, l'*intolerance* s'accusera par des nausées, de l'ébriété, une somnolence persistante, on diminuera les doses ou suspendra l'usage.

Posologie : 0 gr. 25 à 0 gr 50 contre l'insomnie simple, en cachets, comprimés, ou dans une infusion chaude.

Chez les excités, alcooliques, épileptiques, 0 gr 50 à 1 gr. — Dans les insomnies liées a la douleur, associer 0 gr 02 de *dionine* à 0 gr 50 de véronal

Dérivés du véronal.

1° **ADALINE** — C'est un dérivé bromé du véronal : la *bromodiéthylmalonyluree*. Composé peu soluble, moins hypnotique que le véronal mais plus sédatif. Particulièrement utilisable chez les cardiaques aux *doses* de 0 gr. 25 a 0 gr 50 et dans les cas d'insomnie passagère et peu marquée, aux *doses* de 1 à 2 gr.

2° **LUMINAL.** — *Phényl-éthylmalonylurée.* — Composé de constitution analogue a celle du véronal, presque insol dans l'eau. Hypnotique plus puissant que le véronal (0 gr. 20 de luminal = 0 gr. 50 veronal), utile surtout chez les épileptiques et les agites, les alcooliques, les maniaques, aux *doses* de 0 gr. 10 a 0 gr 30 par jour.

N. B. *A surveiller* plus toxique que le veronal.

— **VÉRONAL SODIQUE.** — Sel mono-sodique de l'acide diéthylbarbiturique : poudre blanche cristalline, saveur amère, très soluble dans l'eau . 1 gr pour 5 d'eau.

Prop. thérap. — Les mêmes que celle du véronal : sa supériorité réside uniquement dans sa grande solubilité qui permet de l'administrer en solution, en potion avec un correctif approprié.

Posol. — Sensiblement la même que celle du véronal : 1 gr. de véronal sodique correspond a 0 gr. 90 de véronal.

VERVEINES. — *Verbena officinalis* (Verbénacées). — *Syn.* Herbe sacrée, herbe à tous les maux.

Part. empl. — Feuilles. — Essence.

Prop. thérap. — Excitant stomachique. Peu usitée, après avoir été préconisee contre toutes les maladies.

Prép. pharm. et posol. — *A l'int.* Infusion, 5 à 10 p. 1000.

VIBURNUM PRUNIFOLIUM. — Caprifoliacées.

Part. empl. — Ecorce du tronc.

Princ. act. — Viburnine.

Prop. thérap. — Tonique général du système nerveux, diuretique, antidysmenorrhéique.

Prép. pharm. et posol. — *A l'int.* Extrait fluide, Codex (représentant son poids de plante), XX à L gouttes en trois fois dans les 24 heures contre dysménorrhée, teinture alcoolique à 1/5, X gouttes toutes les 2 heures.

POTION ANTIDYSMÉNORRHÉIQUE (V Cocq).

Extrait fluide de viburnum prun.	ãã 2 gr
Extrait fluide de piscidia eryth	
Elixir de Garus	20 —
Sirop simple	30 —
Eau	140 —

M par cuill à soupe toutes les heures

POTION CONTRE DYSMENORRHÉE CHEZ LES JEUNES FILLES

Bromure de potassium	ãã 10 gr.
Antipyrine	
Extrait fluide de viburnum	2 —
Cognac	ãã 30 —
Sirop d'ecorce d'orange amere	
Eau	120 —

F s. a 2 à 4 cuill a soupe par jour.

VIGNE. — V. *Raisin.*

VIN. — V. *Alcool.*

VINAIGRE. — V. *Acetique* (acide).

VIOLETTE. — *Viola odorata* (Violacées).

Part. empl. — Racine, fleurs.

Succédane, *Viola canina*, *Viola calcarata.*

Prop. thérap. — Fleurs adoucissantes, béchiques ; racine expectorante et vomitive (inusitee).

Prép. pharm. et posol. — *A l'int.* Infusion, 10 à 15 p. 1000 sirop, q. v.

W

WINTER. — *Drimys Winteri*, var. *granatensis* (Magnoliacées).

Part. empl. — Ecorce.

Prop. thérap. — Tonique, stimulant.

Prép. pharm. et posol. — *A l'int.* Entre dans la composition des vins diuretiques amers (Codex).

WINTER-GREEN (essence de). — V. *à* **PALOMMIER**

X

XÉROFORME. — *Tribromophenate de bismuth.* — Poudre jaune, à légere odeur de phenol, insoluble dans l'eau.

Prop. thérap. et posol. — Antiseptique intestinal (est décomposé dans l'intestin en oxyde de bismuth et en tribromophénol) préconisé contre diarrhees putrides, le choléra (Hueppe); 4 à 6 gr. en cachets ou en suspension dans une potion. Mêmes formules que les sels bismuth auxquels on peut l'associer.

Us. ext. — Antiseptique succédané du dermatol, pansement des chancres. Mêmes indications et mode d'emploi.

XYLOL. — *Syn.* Diméthylbenzine. — Retiré du goudron de houille : liquide incolore, très fluide, à odeur aromatique ; à peine soluble dans l'eau, missible à l'alcool, à l'acétone.

Prop. thérap. — Préconisé par Sabouraud pour le traitement de la pédiculose et de l'impétigo pédiculaire.

MIXTURE (Sabouraud)

Liqueur d'Hoffmann	150 gr
Xylol	50 —

M. en application avec un tampon de coton

POMMADE (Sabouraud).

Vaseline	50 gr
Xylol	C gouttes

F. s a. en onctions

Y

YÈBLE. — *Sambucus ebulus* (Caprifoliacées).

Part. empl. — Racine, fruit.

Prop. thérap. — La racine a été employée comme émétique et hydragogue, les fruits comme sudorifiques et diuretiques.

YOHIMBIN ou **YOHIMBINE.** — Alcaloïde extrait de l'écorce de Yohimbéhé (rubiacée? ou apocynée?), aiguilles blanches insolubles dans l'eau, solubles dans l'alcool, l'ether, le chloroforme, etc

Prop. physiol — Action élective sur les organes génitaux, etudiee par Oberwarth et Lœvy. — Gonflement des parties genitales, erection du pénis, éjaculation. — Préconisé contre l'impuissance par Mendel et autres

Prép. pharm. — Solution, tablettes, injections hypodermiques. Voir le formulaire spécial, page 382.

SOLUTION.

Chlorhydrate d'yohimbine	0 gr. 10
Eau distillee	10 —

XX gouttes contiennent 1 centigr.

Dose *V à X gouttes* 3 *fois par jour.*

Tablettes dosees a 0 gr 005.

3 *à* 4 *par jour.*

Z

ZINC (Poudre de). — La limaille de zinc très finement pulvérisée a été préconisée par L. Kopytowski comme succédané de l'iodoforme pour le traitement des ulcérations des parties génitales.

ZINC (acétate de) ($(C^2H^3O^2)^2Zn + 3H^2O$). — Très soluble eau.

Prop. thérap. — Émétique, antispasmodique, astringent.

Prép. pharm. et posol. — *A l'int* 0 gr. 50 centigr. à 1 gr. (peu usité). — *A l'ext.* 0 gr. 10 à 0 gr. 50 centigr. pour 100 (collyres) : — 0 gr. 50 centigr. à 2 gr. p. 100 (injections, lotions).

Incompat. — Acides minéraux, carbonates, sulfures solubles.

PILULES DE RICHTER CONTRE ÉPILEPSIE.

Acétate de zinc 1 gr. 20 centigr.	Extrait de valériane Q. s.
Asa fœtida 2 —	*Pour 30 pilules. 2 à 6 par jour.*

— **BROMURE DE ZINC** ($ZnBr^2$).

Prop. thérap. — Antiépileptique.

Posol. — *A l'int.* 0 gr. 50 centigr. à 2 gr.

SIROP.

Bromure de zinc	10 gr.
Sirop d'écorce d'orange amère	400 —

0 gr. 50 centigr de sel par cuillerée à soupe.

— **CHLORURE DE ZINC** ($ZnCl^2$). — *Syn.* Beurre de zinc, très soluble eau 0,33 partie, alcool, glycérine et éther.

Prop. thérap. — Autrefois employé contre chorée, migraine, — caustique — préconisé par le Dr Lannelongue pour scléroser le tissu tuberculeux.

Prép. pharm. et posol.—*A l'int.* (peu usité).—*A l'ext.* Caustique pâte de Canquoin (Cod.). Injections hypodermiques (*Voir le formulaire spécial*, page 382. — 0 gr. 10 à 0 gr. 50 centigr. p. 1000, en injections uréthrales. Soluté à 50° B[é] pour conservation des cadavres.

CAUSTIQUE AU CHLORURE DE ZINC
PATE DE CANQUOIN (Codex)

Chlorure de zinc	32 gr
Oxyde de zinc	8 —
Farine de froment séchée à 100°	24 —
Eau distillée	4 —

F. s. a

CAUSTIQUE POUR CHANCRES
(Balzer)

Chlorure de zinc	1 gr
Oxyde de zinc	10 —
Eau	Q. s

On laisse 24 heures en place.

GLYCÉROLÉ DE CHLORURE DE ZINC

Chlorure de zinc	1 gr.
Glycérine	50 —

Ad libit

Chlorhydrate de cocaïne	0 gr 20

Pour attouchements pharyngiens.

INJECTION

Chlorure de zinc	0 gr. 05 à 0 gr. 10 centigr.
Glycérine	20 gr.
Eau distillée	130 —

MÉLANGE DÉSINFECTANT

Chlorure de zinc	100 gr
Acide sulfurique	5 à 10 —
Bleu d'indigo	0 — 15 cent.
Nitrobenzol	2 cent. cubes

On place 5 grammes (une cuillerée à café) de ce mélange dans le vase de nuit.

PATE ANTIMONIALE DE CANQUOIN

Chlorure d'antimoine	10 gr
— de zinc	20 —
Farine de froment	50 —

F. s a.

SOLUTION ANTISEPTIQUE POUR LA GRANDE DESINFECTION

Chlorure de zinc	1000 gr.
Acide chlorhydrique	30 —
Eau	2000 —

M un litre pour 9 litres d'eau servant au lavage des meubles, planchers vases, etc.

— **CITRATE DE ZINC.** — Imparfaitement soluble eau.

Prop. thérap. — Antiépileptique.

Posol. — *A l'int.* 0 gr. 20 à 1 gr.

— **CYANURE DE ZINC.** — V. *Cyanures.*

— **IODURE DE ZINC.** — V. *Iode et iodures.*

— **LACTATE DE ZINC** $(C^3H^5O^3)^2Zn+3H^2O$. — Soluble 58 parties eau; insoluble alcool.

Prop. thérap. — Antiépileptique.

Posol. — *A l'int.* 0 gr. 20 centigr. à 2 gr.

PILULES ANTIEPILEPTIQUES (Hart)

Lactate de zinc	0 gr. 20 centigr.
Extrait de belladone	0 — 05 —

M pour 1 pilule. 1 avant chaque repas.

POUDRE.

Lactate de zinc	2 gr.
Poudre de cannelle	0 — 20 centigr.
Sucre	8 —

Diviser en 10 prises.

— **OLÉATE DE ZINC.**

Prop. thérap. — Employé pour combattre l'eczéma chronique.

Posol. — *A l'int.* En pommade.

ONGUENT CONTRE ECZÉMA

Oleate de zinc } āā	15 gr
Parafine }	

M.

POMMADE CONTRE ECZÉMA

Oleate de zinc } āā	15 gr.
Vaseline }	

M.

POUDRE CONTRE ECZÉMA

Oléate de zinc } āā	30 gr.
Kaolin }	
Thymol	0 gr. 50 centigr.

F. s. a

— **OXYDE DE ZINC** (ZnO). — Insoluble eau, alcool. — *Syn.* Fleurs de zinc, oxyde blanc de zinc, nihilhum album, laine philosophique.

Prop. thérap. — Antispasmodique, astringent, siccatif.

Prép. pharm. et posol — *A l'int* 0 gr. 10 centigr. à 2 gr. — *A l'ext.* pommade au 1/10e

Incompat. — Acides, sels acides.

La **TUTHIE** est de l'oxyde de zinc impur et renfermant de l'arsenic; on l'emploie comme cathérétique.

EMPLATRE D'OXYDE DE ZINC (Poites, hop St-Louis)

Emplâtre simple	720 gr
Cire jaune	400 —
Lanoline caoutchoutée	1 800 —
Oxyde de zinc	600 —

F s. a.

GELÉE C. ECZÉMA SUINTANT (Gallois).

Eau	100 gr
Gélose	1 — 25 centigr.
Glycérine	10 gr
Oxyde de zinc	10 —

F s a.

GLYCÉRÉ CONTRE ECZÉMA (Unna)

Oxyde de zinc	50 gr.
Acide salicylique	15 —
Amidon } āā	2 —
Glycerine }	
Eau	75 —

M. Faites cuire

LINIMENT CONTRE ENGELURES ET GERCURES

Oxyde de zinc 2 gr.
Tanin 1 —
Glycerine 10 —
Baume de Pérou 8 —
Camphre 4 —
F s a.

MÉLANGE CONTRE PRURIT VULVAIRE (Cazenave)

Oxyde blanc de zinc 8 gr.
Poudre d'amidon 125 —
— de camphre 1 —
M. Saupoudrer les parties malades

PATE CONTRE BRULURES AU 1er DEGRÉ

Oxyde de zinc, Poudre d'amidon, Lanoline, Vaseline ãã 20 gr
F s a. une pâte epaisse qu'on etale sur la brûlure

PILULES ANTINÉVRALGIQUES (Tousseau)

Extrait de stramoine 0 gr 012 milligr.
— d'opium 0 — 012 —
Oxyde de zinc 0 — 20 centigr
M pour 1 pilule 1 a 8 par jour. Contre névralgies faciales.

PILULES CONTRE CHORÉE (Lebert)

Oxyde de zinc, Asa fœtida, Extrait de valériane ãã 6 gr
F. s. a 100 pilules. 2 à 6 par jour.

PILULES DE MÉGLIN (Cod).

0 *gr.* 05 *centigr. d'oxyde de zinc par pilule. 2 à 6 par jour*

POMMADES ET VERNIS DERMOTHÉRAPIQUES AYANT LA COULEUR DE LA PEAU

1 Argile rouge 0 gr 03 cent
Glycerine VI gouttes
Pommade a l'oxyde de zinc 10 gr
F s a.

2. Argile rouge 0 gr 24 cent
Glycerine XX gouttes
Solute d'éosine a 2/1000e VIII —
Pâte a l'oxyde de zinc 40 gr.
F. s a

3 Argile rouge 0 gr 02 cent
Soluté d'eosine a 2/1000e II gouttes
Oxyde de zinc 0 gr 40 cent
Glycerine 3 —
Gélatine 20 —
F s. a

POMMADE CONTRE ECZÉMA (Gaucher)

Soufre précipité et tamisé, Acide salicylique pulverisé, Camphre pulverisé ãã 1 gr
Huile de cade 10 —
Oxyde de zinc 20 —
Vaseline 80 —
F s a.

POMMADE CONTRE IMPETIGO (Brandis).

Oxyde de zinc, Amidon 24 gr.
Acide salicylique 2 —
Lanoline 50 —
F s. a

POMMADE CONTRE SYCOSIS (Kromayer).

Tanin 2 gr.
Soufre précipité 4 —
Oxyde de zinc, Poudre d'amidon ãã 7 —
Vaseline 20 —
F s a
En application la nuit apres lavage préalable avec une SOLUTION ALCOOLIQUE DE SUBLIMÉ *a* 1 *pour* 100.

POMMADE D'OXYDE DE ZINC CAMPHRÉE (Hardy)

Oxyde de zinc 4 a 8 gr.
Camphre 2 a 4 —
Axonge 30 —
M. onctions matin et soir.

POMMADE D'OXYDE DE ZINC CONTRE MASQUE DE LA GROSSESSE (Monin)

Oxyde de zinc 0 gr 20 centigr.
Précipité blanc 0 — 10 —
Beurre de cacao, Huile de ricin ãã 10 gr
Essence de rose X gouttes.
F s a

POMMADE C. HERPES VULVAIRE (Sénechal)

Oxyde de zinc 20 gr.
Sous nitrate de bismuth 10 —
Menthol 1 —
Amidon ou mieux talc 70 —
F s a Saupoudrer apres lotion alcoolisée ou vinaigrée et dessication des parties

POUDRE CALMANTE (Hardy).

Poudre d'amidon 3 parties.
Oxyde de zinc 1 —
M.

POUDRE CONTRE L'URTICAIRE (Porcher).

Oxyde de zinc pulverisé 4 gr
Camphre pulvérisé 4 —
Fécule de pomme de terre 80 —
M.

POUDRE COMPOSÉE

Oxyde de zinc 20 gr.
Sous nitrate de bismuth 4 —
Dermatol 2 —
M Pour saupoudrer les parties rubéfiees dans la vulvo-vaginite.

— **ZINC PEROXYDE.** — *Syn.* **ECTOGAN.** — Poudre jaunâtre renfermant de 55 a 65 p. 100 de peroxyde de zinc; bactéricide, insoluble eau mais en présence des acides (acide tartrique) dégage jusqu'a 2 p. 100 d'oxygène actif; utilisé pour le pansement des plaies en nature, pommade, gaze et en suspension dans l'eau dans laquelle on ajoute poids égal d'acide tartrique au moment de l'emploi.

— **PERMANGANATE DE ZINC.** — V. à **MANGANÈSE.**

— **PHOSPHURE DE ZINC.** — V. *Phosphore.*

— **SOZOIODOLATE DE ZINC.** — Petits cristaux incolores, inodores, solubles dans l'eau, 5 p. 100. — Preconisé par Schwimmer en injection dans la gonorrhée et dans l'endométrite . en poudre avec talc en pcmade 5 à 10 p. 100.

INJECTION URETHRALE.

Sozoiodolate de zinc	1 gr a 2 gr 50
Eau distillee	100 —
Laudanum Syden (*ad libit*)	XX gout.

3 injections par jour.

INJECTIONS VAGINALES.

Sozoiodolate de zinc	5 a 20 gr
Eau	1000 gr.

F s a.

— **SULFATE DE ZINC** (SO^4Zn-7H^2O). — *Syn.* Vitriol blanc, couperose blanche. Soluble 0, partie 66 d'eau; insoluble alcool, très soluble glycérine.

Prop. thérap. — Astringent, antispasmodique, émétique, astringent resolutif.

Prép. pharm. et posol. — *A l'int.* 0 gr. 15 à 0 gr. 25 centigr. (antispasmodique); — 0 gr. 50 centigr. à 1 gr. (émétique). — *A l'ext.* 0 gr. 10 à 0 gr. 50 centigr. p. 100 en collyres; — 0 gr. 50 centigr. à 2 gr. p. 100, en injections.

Incompat. — Alcalis et leurs carbonates, sels de plomb, de baryte. et de chaux, lait, tanin et substances tannantes.

COLLYRE ASTRINGENT OPIACÉ.

Extrait d'opium	0 gr. 10 centigr.
Sulfate de zinc	0 — 20
Eau de rose	150 —

F. dissoudre.

COLLYRE CONTRE CONJONCTIVITES (Sichel).

Sulfate de zinc	0 gr. 05 centigr. a 0 — 10 —
Eau distillée	10 —
Laudanum de Sydenham	VI a XII gouttes

M.

COLLYRE DE ZINC CAMPHRÉ.

Sulfate de zinc	0 gr. 50 centigr.
Eau camphree	100 —

F. s. a.

EAU QUADRUPLE (Raspail).

Sulfate de zinc	4 gr.
Sel de cuisine	15 —
Goudron	0 — 50 centigr.
Aloes	0 gr. 50 centigr

Faites bouillir 5 minutes dans un litre d'eau et passez à travers un linge.

INJECTION ASTRINGENTE.

Sulfate de zinc	0 gr. 25 centigr.
Tanin	2 —
Eau distillée de rose	200 —

F. s. a. ad libit Laudanum XX gout.

INJECTION ASTRINGENTE (Ricord).

Sulfate de zinc	2 gr.
Acétate de plomb cristallisé	2 —
Eau distillée de rose	400 —

F s. a. Agitez.

INJECTION DE PRINGLE (Codex).

Sulfate de zinc, Alun calciné ãã	10 gr.
Eau pure	100 —

F. dissoudre.

LOTION CONTRE ECTHYMA (Sabouraud)

Sulfate de zinc	7 gr.
— cuivre	2 —
Safran	0 — 40
Eau bouillie camphrée	1000 —

F s a pour pansements humides.

POMMADE AU SULFATE DE ZINC

Sulfate de zinc	2 gr.
Glycérine	4 —
Axonge	30 —

M.

POTION VOMITIVE AU SULFATE DE ZINC

Sulfate de zinc	0 gr 50 centigr.
Hydrolat de tilleul	100 —
Sirop de fleur d'oranger	25 —

M.

POUDRE POUR LA CONSERVATION DES CADAVRES.

Sciure de bois blanc	50 gr.
Sulfate de zinc pulverisé	20 —
Essence de lavande	1 —

— **SULFOPHÉNATE DE ZINC**. — Soluble dans 2 fois son poids d'alcool et d'eau.

Prop. thérap. — Antiseptique, désinfectant.

Prép. pharm. et posol. — *A l'ext.* 0 gr. 15 à 0 gr. 30 centigr. p. 30 gr., en injections.

Mêmes formules que pour le sulfate de zinc.

SAVON CHIRURGICAL (A. Reverdin)

Huile d'amande douce	72 gr.
Lessive de soude	24 —
— de potasse	12 —
Sulfophénate de zinc	2 gr.
Essence de rose	0 — 50 centigr

Antiseptique.

— **VALÉRIANATE DE ZINC**. — V. *Valeriane.*

ZYMPHÈNE (Métaoxycyanocinnamate de sodium). — Petits cristaux jaunâtres, très solubles dans l'alcool, peu solubles dans l'eau froide, saveur amère et odeur légèrement aromatique

Prop. — Exerce une action stimulante sur les glandes et principalement sur celles de l'estomac et de l'intestin (Fiquet). Il provoque une secrétion abondante des sucs digestifs. Il est cholagogue et antiseptique, non toxique.

Utilisé dans les cas d'atonie gastro-intestinale, et dans les intoxications alimentaires, le zymphene fait disparaître la fétidité des selles.

Dose : 0 gr. 50 a 1 gr. par jour en paquets ou cachets de 0 gr. 25 pris 2 heures avant ou après chaque repas dans un peu d'eau additionnée de phosphate ou de bi-carbonate de soude.

III

APPENDICE

POUR

LES INJECTIONS HYPODERMIQUES

INTRAMUSCULAIRES, INTRAVEINEUSES

INTRACRANIO-RACHIDIENNES

Le plus souvent, les médicaments sont pris par le tube digestif ; quelquefois, ils sont appliqués sur la peau ou sur la conjonctive ; quelquefois encore ils sont administrés par l'appareil respiratoire. Enfin, destinés à une action locale ou à l'absorption et par suite soit à une action à distance, soit à une action générale, ils peuvent être introduits dans l'économie à la faveur de véritables effractions faites au tégument externe par une seringue armée d'une aiguille creuse qui va les porter dans le tissu cellulaire sous-cutané, ou bien, plus profondément, dans l'épaisseur des muscles ou la lumière des vaisseaux, ou bien encore soit dans la cavité du crâne ou du rachis, soit dans l'intimité des séreuses ou des parenchymes. D'innovation relativement récente, les injections médicamenteuses sont aujourd'hui très employées. C'est à la technique qui convient aux plus usitées d'entre elles, ainsi qu'aux formules appropriées, que cet appendice est consacré.

Nous envisagerons successivement :

1° *Les injections hypodermiques ;*
2° *Les injections intramusculaires ;*
3° *Les injections intraveineuses ;*
4° *Les injections intracrânio-rachidiennes*

1° INJECTIONS HYPODERMIQUES

Manuel opératoire. — Les solutés et autres liquides pour être introduits dans le tissu cellulaire réclament l'emploi d'une seringue munie d'une aiguille.

Cependant, si l'aiguille est indispensable, la seringue n'est pas nécessaire, comme le prouve le procédé imaginé par Chevretin pour l'injection hypodermique des sérums artificiels . le récipient contenant le sérum est suspendu au-dessus du plan du lit du malade ; de ce récipient part un tube en caoutchouc terminé par une aiguille ; celle-ci est introduite à travers la peau et alors la pesanteur amène l'écoulement lent du liquide dans le tissu cellulaire sous-cutané.

Les seringues employées sont de diverses marques et de diverses fabrications, mais elles sont toutes dérivées de la primitive seringue de Pravaz. Elles sont de dimensions variées : d'un centimètre cube pour la morphine, la cocaïne, l'ergotine, l'éther, etc. ; de 10 centimètres cubes pour les serums, plus grandes encore pour les sérums artificiels. Elles doivent être stérilisables.

Les aiguilles sont de divers métaux : surtout de platine iridié ou d'acier; elles sont d'une longueur de 3 centimètres à l'ordinaire, de grosseur variables, elles doivent être bien piquantes et stérilisees.

La pratique des injections hypodermiques reclame la main du praticien, cependant on peut dresser à les faire des gardes ou des malades.

Solute, seringue, aiguille, peau du malade, mains de l'opérateur, tout doit être desinfecté

L'aiguille peut être introduite perpendiculairement dans les régions où la peau est doublée d'un pannicule adipeux épais qui ne permet pas à l'aiguille d'atteindre l'aponévrose, sinon, il faut faire un pli à la peau et introduire l'aiguille parallèlement à la surface du membre. Lors de l'emploi de liquides toxiques il faut introduire l'aiguille seule d'abord, pour s'assurer qu'elle n'a pas penétré dans une veine (solutes huileux de créosote ou de gaiacol, solution hydrargyrique) l'ajutage de l'aiguille reste sec si elle a pénétre dans le tissu cellulaire, le sang vient perler et s'écouler goutte à goutte dans le cas contraire. L'injection doit être poussée lentement.

Les injections doivent être faites en certains points où le tissu cellulaire est lâche, abondant, pauvre en vaisseaux et nerfs : flancs, fesses, cuisses à la partie supérieure et externe. Dans les autres points les injections sont douloureuses à cause de l'inextensibilité du tissu et de sa richesse en filets nerveux.

Complications. — Douleurs tenant à une aiguille défectueuse (non pointue, trop grosse) ; à la maladresse de l'opérateur (qui par exemple fait l'injection dans le derme ou bien pousse trop brusquement le liquide) ; aux qualités du liquide (antipyrine, mercure) ; à la piqûre d'un nerf, au mauvais choix de la région (jambe par exemple où le tissu cellulaire est inextensible et riche en filets nerveux) ; à la septicite

Elle est plus ou moins vive et éclate à des moments divers selon sa cause : ainsi, par exemple, elle est immediate lors de la piqûre d'un nerf, elle ne survient que plus tard lors de causticité ou de septicite.

Piqûre d'un vaisseau entraînant une petite hemorragie ou une petite ecchymose, accidents sans gravité. Mais une semblable piqûre peut entraîner aussi des accidents graves, voire mortels, lors d'emploi de liquide coagulant ou toxique.

Piqûre d'un nerf entraînant de la douleur, accident sans gravité, mais pouvant aussi occasionner une névrite, avec douleurs intenses, paralysie, accidents trophiques.

Pour que de semblables accidents se développent il faut que le liquide injecté jouisse de qualités irritatives (éther par exemple, ayant entraîné sciatique).

Phlegmon et abcès tenant à la scepticité des instruments, du liquide, des mains de l'opérateur, de la peau du malade. Cependant il ne faudrait pas toujours incriminer l'opérateur : certains sujets sont en état de microbisme latent, leurs tissus sont de vitalité affaiblie quelquefois œdematiés et sous l'influence d'injections irritantes (cafeine par exemple) phlegmon et abcès peuvent survenir.

Dans les mêmes conditions peuvent se montrer des plaques de sphacele.

On peut éviter ces accidents par l'introduction exclusive de l'aiguille dans le cas d'injections toxiques ; par la connaissance de la distribution des nerfs ; par l'asepsie et la non-injection de liquides irritants et caustiques chez individus œdematies et affaiblis. Nous avons omis volontairement l'indication du mode à employer pour éviter les douleurs, il suffit, ce qui est possible, d'eviter les causes qui les produisent.

2° INJECTIONS INTRAMUSCULAIRES

Manuel opératoire. — Même matériel que pour les injections hypodermiques, mais aiguilles un peu plus longues (5 centimètres) et plus résistantes. Mêmes precautions antiseptiques. L'aiguille ici est toujours introduite perpendiculairement. On doit egalement, ici, toujours introduire l'aiguille seule, d'abord, en raison de la nature des liquides injectés et aussi de la richesse en veines des tissus. La région d'élection est celle de la fesse ; les injections sont pratiquees sur deux lignes : la première horizontale, passant à deux travers de doigt au-dessus du grand trochanter ; la seconde verticale, passant à cinq travers de doigt en arrière du même point de repère.

Complications. — Douleurs très fréquentes tenant à la nature même des substances injectees, non immediates, mais le troisième jour, dues à des modifications chimiques subies par les sels insolubles de mercure, calomel ou oxyde jaune et à l'action irritante des nouveaux corps formés. Des douleurs aussi peuvent naitre comme dans la pratique des injections hypodermiques et pour les mêmes raisons

Possibilité de piqûres de veines et nerfs, avec conséquences, comme ci-dessus et en particulier accidents toxiques.

3° INJECTIONS INTRAVEINEUSES

Manuel opératoire. — L'instrumentation nécessaire est variable suivant les cas.

Pour les injections médicamenteuses, on se sert d'une seringue munie soit d'une aiguille, soit mieux, d'une canule. Pour les injections de sérum artificiel, on emploie des ballons ou des bocks pourvus de longs tuyaux termines par une aiguille ou mieux par une canule de verre. Pour les transfusions sanguines, aujourd'hui abandonnees, on avait recours à des dispositifs spéciaux.

L'antisepsie, ici comme toujours, est de rigueur : les liquides à injecter, les instruments employés, les mains de l'operateur, la peau du malade doivent être stérilises

Deux modes operatoires différents peuvent être employés · l'un *rapide*, l'autre *lent*. Dans le premier, on se sert d'une aiguille, au moyen de laquelle la veine est ponctionnee ; dans le second, préférable, on emploie une canule qu'on introduit dans la veine, au prealable, disséquee, dénudée et incisée. D'ordinaire, c'est a une veine du pli du coude que l'on s'attaque, et surtout à la mediane céphalique ; quelquefois c'est à une veine du membre inférieur, notamment a la grande saphène Dans tous les cas, l'instrument, canule ou aiguille, doit être dirigé dans le sens du courant sanguin, c'est-à-dire vers le cœur. Le liquide d'injection sera préalablement chauffé à la température (centrale) du corps du malade et poussé lentement. Un pansement termine l'opération.

Complications. — Il faut signaler surtout la phlébite et l'infection générale que peut occasionner la négligence des précautions antiseptiques. Il faut mentionner encore la possibilité exceptionnelle de l'introduction de l'air dans les veines.

4° INJECTIONS INTRACRANIO-RACHIDIENNES

Elles comprennent les injections intracrâniennes d'une part, les injections intrarachidiennes de l'autre; ces dernières comprennent elles mêmes les injections lombaires et les injections sacrées. Nous envisagerons donc successivement :

A. — Les injections intracrâniennes ;

B. — Les injections lombaires ;

C. — Les injections sacrées.

A. — INJECTIONS INTRACRANIENNES

La voie intracrânienne n'a été employée que pour l'injection du sérum antitétanique (Roux, Borrel) en pleine substance cérébrale dans le tétanos confirmé, cas dans lequel on a également eu recours aux voies hypodermique, veineuse et lombaire.

Manuel opératoire. — Le crâne est trépané bilatéralement. Puis le sérum est injecté lentement, en huit minutes, dans la substance cérébrale, à 3 ou 4 centimètres de profondeur au voisinage des centres psychomoteurs.

B. — INJECTIONS LOMBAIRES

Manuel opératoire. — On se sert d'une seringue munie d'une aiguille de 8 à 10 centimètres de longueur et de 3 millimètres d'épaisseur chez l'adulte, de 4 à 5 centimètres de longueur chez l'enfant, à pointe taillée en biseau court. Cet instrument doit être stérilisé, et doivent être stérilisés, de même, les liquides employés, les mains de l'opérateur, la peau du malade.

L'injection est faite entre la 4° et la 5° vertèbre lombaire ; ainsi on ne peut atteindre la moelle qui descend jusqu'à la 2° vertèbre lombaire chez l'adulte, jusqu'à la troisième chez l'enfant. L'espace qui sépare la 4° de la 5° vertèbre lombaire est aisément repéré, puisqu'une ligne passant par les crêtes iliaques le traverse.

Pour pratiquer l'injection, on place le malade à cheval sur une chaise, le tronc fléchi en avant, ou mieux on le dispose sur un lit en chien de fusil, avec un coussin sous la tête, un autre sous le flanc, le cou fléchi, les cuisses et les jambes fléchies, lui faisant faire le gros dos. La peau peut être insensibilisée par la cocaïne ou mieux au chlorure d'éthyle.

L'index gauche de l'opérateur est placé sur l'apophyse épineuse de la 4° lombaire, l'aiguille est enfoncée immédiatement au-dessous, sur la ligne médiane, chez l'enfant, à un demi-centimètre de celle-ci chez l'adulte, à cause du ligament interépineux, elle est enfoncée perpendiculairement par rapport a la surface du corps du sujet, poussée légèrement en haut chez l'enfant, légèrement en haut et en dedans chez l'adulte. Elle traverse successivement la peau, le tissu cellulaire, la masse sacrolombaire, le ligament jaune, la dure-mère et l'arachnoide A une profondeur de 1 a 4 centimètres chez l'enfant, de 4 à 7 chez l'adulte, elle penètre dans le liquide céphalorachidien, les nerfs de la queue de cheval fuient devant sa pointe. Le contenu de la seringue est alors injecté, toutefois, au préalable, il n'est pas mauvais d'évacuer une quantite de liquide cephalorachidien égale à celle du liquide injecte. On obture au collodion. Enfin on conseille au sujet de demeurer au lit pendant vingt-quatre heures

Il peut arriver que la ponction soit *blanche*, l'aiguille s'étant bouchée en cheminant dans les tissus, on la débouchera au moyen d'un mandrin aseptique.

Complications. — A mentionner la possibilité d'un léger écoulement sanguin sans importance. A mentionner encore la production de douleurs passagères dans les cuisses. Enfin, a mentionner aussi, la céphalée, les vertiges et les nausées, que peuvent occasionner les injections de cocaïne, phénomènes qui sont dus a la légère réaction méningée que suscite l'eau de la solution employée.

C. — INJECTIONS SACRÉES

Manuel opératoire. — On emploie une seringue d'une contenance de 5 centimètres cubes, dont l aiguille doit être en acier (afin qu'elle soit plus résistante), d'une longueur de 6 centimètres, d'un diamètres de 2 millimètres, pourvue d'un biseau long Instrument, médicaments, mains de l'operateur, peau de l'opéré, tout doit être soigneusement sterilisé.

L'injection est faite dans le canal sacre par son ouverture postero-inferieure.

Pour la pratiquer on place le malade en chien de fusil, comme pour l'injection lombaire. Avec le doigt on suit la ligne epineuse vertébrale qui conduit à une depression triangulaire a base fessiere, c'est l'ouverture cherchee. Le sommet de cette depression triangulaire est marqué par la derniere apophyse épineuse sacree ; à ses deux autres angles correspondent les 5es tubercules sacres postéro inférieurs. Le lieu d'election pour l'introduction de l'aiguille est le milieu d'une ligne qui va de la derniere apophyse épineuse sacree à la ligne bi-tuberculeuse (ligne qui reunit les 5es tubercules sacrés postéro-inferieures).

L'operation comprend plusieurs temps dans un premier temps, l'aiguille est dirigée légerement oblique a 20° sur l'horizontale pendant que l'index gauche immobilise la peau, la membrane obturatrice du canal sacré tendue comme la peau d'un tambour est alors traversée. Dans un deuxième temps, l'aiguille abaissee est poussee horizontalement. Enfin l'injection est poussée au contact des racines rachidiennes qui constitueront le plexus sacre, d'ou naîtra le sciatique A ce moment, la plupart des sujets eprouvent quelques sensations dans les membres inferieurs, sensations de froid, secousses, etc

FORMULES

Les formules des préparations pour injections hypodermiques sont divisées en trois catégories :

1° Formules de préparation ayant pour base des substances minérales, organiques ou alcaloïdiques ;

2° Formules des preparations analgésiques locales ;

3° Formules des preparations opothérapiques et sérothérapiques.

Observation importante. — Toutes les formules sans indication particulières se rapportent aux *injections hyhodermiques;* les injections *intraveineuses*, *intramusculaires*, *intrarachidiennes*, etc. sont designées specialement.

CHAPITRE PREMIER

Préparations ayant pour base des substances minérales, organiques, ou alcaloïdiques avec indication des doses *maxima* par injection et par 24 heures.

N. B. Les propriétés thérapeutiques sont indiquées dans le Formulaire magistral.

ACOÏNE. — V. à la fin du chapitre *Analgésiques locaux*.

ACONITINE *cristallisée* et **NITRATE D'ACONITINE.**

Doses { Par 24 heures — 2 à 5 dixièmes de milligr. chez l'adulte *exclusivement*
Par injection. — 1 dixième de milligr.

Bien surveiller l'action.

Aconitine cristal. 0 gr. 002
Alcool à 60° 20 centim cubes.

1 c. c. renferme 0 gr. 0001 (1/10 de milligr.) d'aconitine

Dose : 2 à 5 c c

Nitrate d'aconitine 0 gr 005
Eau distillée 50 —

1 c. c renferme 0 gr 0001 (1/10 de milligr) de nitrate d'aconitine,

Dose 2 à 5 c. c.

ADONIDINE.

Doses { Par 24 heures — 0 gr. 001 à 0 gr 002 chez l'adulte *exclusivement*.
Par injection — 0 gr 002 (1/5 de milligr).

Adonidine 0 gr. 01
Eau distillée 50 —

1 c c renferme 0 gr. 0002 (1/5 de milligr) d'adonidine

Dose · 5 à 10 cent. c

ADRÉNALINE. — Voir au *Formulaire magistral* et aux *Analgésiques locaux*.

AGARICIQUE *acide*. **AGARICINE.**

Dose Par 24 heures 0 gr. 01 à 0 gr. 03 chez l'adulte *exclusivement*.

Acide agaricique 0 gr. 05
Alcool à 95° 5 —
Glycérine Q s. pour faire 10 cent. c.

1 cent c. renferme 0 gr. 005 (5 milligr) d'acide agaricique.

Dose 2 à 6 cent. c.

ANILARSINATE DE SODIUM. — ATOXYLE.

Doses massives : 0 gr. 50 à 0 gr. 75 et même 1 gr. 50 répétées tous les 8 à 10 jours.

Doses progressives quotidiennes de 0 gr 05 en commençant par 0 gr 05 jusqu'à 0 gr 75 et même au-delà, on maintient pendant 2 à 3 semaines la dose maximum puis on la diminue progressivement de 0 gr 05 par jour Peut être employé en **injection intraveineuse.**

SOLUTÉ HYPODERMIQUE AU DIXIÈME

Anilarsinate de sodium	1 gr
Eau distillée Q s pour faire	10 cent c

F s a Stérilisez par Tyndallisation *ou par chauffage à 100° pendant* 15 *minutes au maximum*

ANTIPYRINE. ANALGÉSINE.

Doses
- Par 24 heures. — 0 gr 20 à 2 gr chez l'enfant suivant l'âge, 0 gr 50 à 4 gr chez l'adulte
- Par injection — 0 gr. 20 à 0 gr. 50 chez l'enfant suivant l'âge 0 gr. 50 à 2 gr chez l'adulte.

SOLUTÉ

Antipyrine	5 gr.
Eau distillée Q s pour obtenir	20 c. c.

1 cent. c renferme 0 gr. 25 d'antipyrine

Dose : 1 à 8 cent. c

SOLUTÉ ANALGÉSIQUE (Capitan).

Antipyrine	5 gr.
Chlorhydrate de cocaïne	0 — 25
Eau distillée Q s pour	10 cent c.

Dose 1/2 à 1 cent. c.

Contre sciatique (Tuvache)

SOLUTÉ CONTRE NÉVRITE (Valude).

Antipyrine	25 gr.
Chlorhydrate de cocaïne	0 — 20
Eau distillée	50 —

2 cent. c. tous les deux jours dans la névrite descendante de l'atrophie optique.

APOCODÉINE (chlorhydrate).

Dose · Par injection 5 à 20 milligr

SOLUTÉ VOMITIF (Dujardin Beaumetz)

Chlorhydrate d'apocodéine	0 gr. 20
Eau distillée	20 —

1 cent c renferme 0 gr 010 (10 milligr) d'apocodéine.
Dose . 1/2 à 2 cent c.

APOMORPHINE (chlorhydrate).

SOLUTÉ VOMITIF

Dose
- 0 gr. 001 à 0 gr 006 (1 à 6 milligr) suivant âge chez l'enfant
- 0 gr 005 à 0 gr 015 (5 à 15 milligr.) chez l'adulte.

Chlorhydrate d'apomorphine	0 gr 10
Eau distillée	10 —

1 cent c renferme 0 gr 010 (10 milligr) d'apomorphine.
Dose 1/2 c c à 1 cent. 1/2 chez l'adulte.

ARÉCOLINE. — Voir *Formulaire magistral.*

ARGENT (CHLORURE D').

SOLUTION CONTRE TABES

Chlorure d'argent	0 gr 06
Hyposulfite de soude	0 — 03
Eau distillée	10 cent c.

F s a. Conservez dans l'obscurité.

1 cent c renferme 0 gr 006 de sel, 1 cent. c. puis 2 cent. c.

ARGENT COLLOÏDAL CHIMIQUE (COLLARGOL).

SOLUTÉ POUR INJECTION.

Argent colloïdal chimique 1 gr.
Eau distillée stérilisée 100 —
F. s. a

1 cent c. renferme 0 gr 01 d'argent colloïdal
Dose Pour injection sous-cutanée (pustule maligne)

ARGENT COLLOIDAL ÉLECTRIQUE (ÉLECTRALGOL) renfermant 25 centigr d'argent pour 1 000
Dose 5 à 10 cent c

Obs — Pour les injections **intra-musculaires, intra-veineuses** ou **intra-rachidiennes** on doit employer de préférence, l'argent colloïdal électrique (*Electralgol*).

ARSÉNICAUX. CACODYLATES. (Voir ce mot).

INJECTION CONTRE CANCER (F Hue)

Acide arsénieux 0 gr. 20
Chlorhydrate de cocaïne 1 —
Eau distillée bouillie 100 —

F s a tous les 2 ou 3 jours, injecter 1 à 2 cent c dans l'épaisseur du néoplasme

— **ARSENIATE DE POTASSE**

SOLUTÉ INJECTABLE (Bouchard)

Arséniate de potasse 0 gr 20
Chlorure de sodium 0 — 17
Eau distillée Q s. pour obtenir 20 c c
Stérilisez II, X, XV et même XX gouttes en injection intramusculaire

— **ARSÉNITE DE POTASSE** — **LIQUEUR DE FOWLER**

SOLUTÉ (Maurange).

Liqueur de Fowler 1 gr
Eau distillée 9 —
Dose . 1 à 10 cent. c.

SOLUTÉ (Hayem).

Liqueur de Fowler modifiée 1 gr.
Eau distillée 9 gr.
Dose . 1 à 10 cent cube.

M Hayem remplace dans la liqueur de Fowler l'alcoolat de mélisse par l'eau distillée de laurier-cerise, l'injection est moins douloureuse

On donne aujourd'hui la préférence aux *Cacodylates* et surtout au méthylarsinate et à l'anilarséniate de sodium. — Voir ces mots

MÉTHYLARSINATE DE SOUDE (ARRHÉNAL).

SOLUTÉ INJECTABLE (A. Gautier).

Méthylarsinate de soude 5 gr.
Alcool phéniqué à 1/10e II gouttes
Eau distillée Q s pour 100 cent. c
Stérilisez par ébullition

1 cent c. renferme 0 gr 05 centigr. de méthylarsinate de soude
Dose Variable suivant indication Voir *Formulaire magistral*

DIAMIDODIOXYARSÉNOBENZOL « 606 ». — SALVARSAN. — Voir au *Formulaire magistral.*

ASPIDOSPERMINE (sulfate et chlorhydrate).

Dose · 0 gr. 05 à 0 gr 10 par 24 heures chez l'adulte *exclusivement.*

Aspidospermine sulfate ou chlorhydrate 0 gr. 50
Eau distillée 20 —

1 cent. c. renferme 0 gr 025 d'aspidospermine
Dose 1 à 4 c. c. — Antithermique et antidyspnéique.

ATROPINE (sulfate et valérianate).

Dose chez l'adulte seulement { Par 24 heures — 0 gr 0005 a 0 gr. 001 (1/4 a 1 milligr.) Par injection. — 0 gr. 0001 a 0 gr 0002 (1 a 2/10 de milligr)

Sulfate d'atropine	0 gr 05
Eau distillée	50 —

1 cent c renferme 1 milligr d'atropine.

Dose ; 1/2 a 1 cent. c.

SOLUTÉ CONTRE COLIQUES HÉPATIQUES (Dujardin-Beaumetz).

Sulfate d'atropine	0 gr. 01
Chlorhydrate de morphine	0 — 10
Eau distillée laurier-cerise	20 cent. c.

1 cent. c renferme 1/2 m m d'atropine et 1/2 centigr de morphine.

Dose . 1 a 2 cent. c.

INJECTION CONTRE LE MAL DE MER (Skinner).

Sulfate d'atropine	0 gr. 05
— de strychnine	0 — 05
Eau distillee	100 —

1 cent. c. renferme 0 gr. 0005 (1/2 milligr.) de chaque alcaloïde.

Dose : 1 cent c. puis un autre après 2 heures si cela est nécessaire.

BENZOÏQUE *acide*. BENZOATES.

Doses { Par 24 heures — 0 gr. 10 à 0 gr. 25 chez l'enfant : de 0 gr. 50 a 1 gr. chez l'adulte. Par injection — 0 gr 05 chez l'enfant : 0 gr. 25 chez l'adulte.

Acide benzoïque	2 gr.
Alcool a 60° Q. s. pour 20 cent. c.	

1 cent. c. renferme 0 gr. 10 d'acide benzoique.

Dose : 1 à 10 cent c.

Acide benzoïque	āā	1 gr.
Camphre		
Alcool a 60° Q s. pour 20 cent c.		

Dose : 1/2 a 2 cent. c.

BENZOATES — On les administre associés a la *Cafeïne*. (Voir ce mot)

BENZEUGÉNOL. *Syn.* BENZOATE D'EUGÉNOL

SOLUTION HUILEUSE.

Benzeugénol	10 gr
Huile d'olive lavée et sterilisee Q. s. par 100 c. c	

1 cent c. renferme 0 gr 10 d'eugénol

Dose . 1 a 3 c c.

BLEU DE MÉTHYLÈNE.

SOLUTION HYPODERMIQUE

Bleu de methylene pur (exempt de chlorure de zinc)	1 gr.
Eau distillee	40 —

F. s. a.

1 cent. c. renferme 0 gr. 25 de bleu.

Dose 1 a 4 c. c.

BROMURES.

— BROMURE DE POTASSIUM.

Bromure de potassium	50 gr.
Sulfate de sodium	2 —
Phénol	1 —
Eau distillée, q. s. pour 100 c. c. de soluté.	

1 cent cube renferme 0 gr. 50 de bromure.

Faire une injection **intramusculaire** profonde a la face antérieure de la cuisse, avec 2 cent cubes de solution , si l'on veut faire absorber 2 gr. de bromure on pratique une injection a chaque cuisse.

— LIPOBROMOL. — HUILE BROMÉE.

1 cent c. renferme 0 gr. 42 de brome correspondant à 0 gr. 63 de bromure de potassium — Mêmes indications.

Dose :	2 à 5 ans	1 c. c. par jour
	5 à 10 —	2 — —
	10 à 15 —	3 — —
	Adultes	5 à 10 — —

CACODYLIQUE *acide*. CACODYLATES.

— CACODYLATE DE FER

Dose : Par 24 heures et par injection 0 gr. 03 à 0 gr. 09

SOLUTION (Gilbert et Lereboullet.)

Cacodylate ferrique	0 gr. 30
Eau distillée	10 —

1 cent. c. renferme 0 gr. 03 de sel.

— CACODYLATE DE GAIACOL.

Dose : Par 24 heures 0 gr. 10.

SOLUTÉ AQUEUX

Cacodylate de gaiacol	0 gr. 50 centigr.
Eau distillée	Q. s. pour 10 cent. c.

1 cent. c. renferme 0 gr. 05 de sel.

— CACODYLATE DE SOUDE.

Doses : Par 24 heures		
Enfants	au-dessous de 3 ans	par milligr.
—	de 3 à 4 ans	0 gr. 01
—	de 6 à 10 ans	0 — 02 à 0 gr. 03
—	de 10 à 15 ans	0 — 03 à 0 — 04
Adultes	maximum	0 — 40

SOLUTION (A. Gautier.)

Cacodylate de soude	6 gr. 40
Eau phéniquée à 5 p. 100	X gouttes
Eau distillée	Q. s. pour 100 cent. c.

1 cent. c. renferme 0 gr. 05 d'acide cacodylique.

SOLUTION (Danlos.)

Cacodylate de soude	5 gr.
Clorhydrate de morphine	0 gr. 025
Clorhydrate de cocaïne	0 — 100
Clorure de sodium	0 — 200
Eau phéniquée à 5 p. 100	II gouttes.
Eau distillée	Q. s. pour 100 cent. c.

1 cent. c. renferme 0 gr. 05 de cacodylate de soude.

Il paraît aujourd'hui préférable d'employer le *Méthylarsinate de soude* ou *Arrhénal* (Voir ce mot.)

— CACODYLATE DE STRYCHNINE. — Voir au *Formulaire magistral*.

CAFÉINE ET SES SELS.

Doses :
- Par 24 heures. — 0 gr. 25 à 1 gr. 00 chez l'enfant ; 1 à 2 gr. chez l'adulte.
- Par injection. — 0 gr. 10 à 0 gr. 25 chez l'enfant ; 0 gr. 25 à 0 gr. 50 chez l'adulte.

Obs. — D'après le Dr Gauthérin la concentration des solutions ne doit pas dépasser 0 gr. 12 à 0 gr. 15 de caféine par cent. c. Il serait donc nécessaire d'étendre d'eau les solutions du Codex.

SOLUTÉ FAIBLE (Tanret et Codex.)

Caféine	2 gr. 50
Benzoate de soude	3 — 50
Eau distillée	Q. s. pour 10 cent. c.

1 cent. c. renferme 0 gr. 25 de caféine.

SOLUTÉ FORT (Tanret Codex).

Caféine	4 gr.
Salicylate de soude	3 —
Eau distillée	Q. s. pour 10 cent. c.

1 cent. c. renferme 0 gr. 40 de caféine.

SOLUTÉ (G. Tanret).

Caféine	2 gr. 50
Cinnamate de soude	2 —
Eau distillée Q s. pour 10 cent. c.	

1 cent c renferme 0 gr. 25 de caféine.

SOLUTÉ (Huchard)

Caféine	} ãã	5 gr
Benzoate de soude		
Phosphate de soude		10 —
Eau distillée		100 —

Dose 5 à 10 cent. c. en 24 heures.

Diurétique et tonique cardiaque

— CITRATE DE CAFÉINE

SOLUTÉ CONTRE DYSPNÉE DES PHTISIQUES (Bernheim.)

Citrate de caféine	2 gr.
Éther sulfurique	20 —

2 *cent. c matin et soir.*

CAMPHRE.

Doses { Par 24 heures. — 0 gr. 50 à 1 gr. chez l'adulte *exclusivement*. Par injection — 0 gr. 25 à 0 gr 50 chez l'adulte.

SOLUTÉ HUILEUX

Camphre	10 gr.
Huile d'olive lavée et stérilisée Q s. pour 100 cent. c.	

1 cent c renferme 0 gr. 10 de camphre

Dose 5 à 10 cent c.

SOLUTÉ ÉTHÉRÉ

Camphre	10 gr.
Éther officinal Q. s. pour 100 cent c	

1 cent. c. renferme 0 gr. 10 de camphre

Dose 5 à 10 cent c.

Le soluté huileux est préconisé par O Hohne à la dose de 25 à 30 cent. cubes en injection intrapéritonéale pour prévenir la péritonite post-opératoire

Ce même soluté à 20 p 100 est employé par M Seibert à la dose de 12 cent cubes en injection sous-cutanée comme moyen de traitement de la pneumonie

— CANTHARIDINE. CANTHARIDATES.

Dose . 0 gr 0001 à 0 gr 0002 (1 à 2/10e de milligr.) chez l'adulte *exclusivement*.

SOLUTÉ (Liebreich.)

Cantharidine	0 gr. 02
Potasse caustique pure	0 — 04
Eau distillée Q s. pour 100 cent c.	

1 cent. c. renferme 0 gr. 0002 (2/10e de cantharidine.

Dose : 1/2 à 1 cent. c.

SOLUTÉ (Liebreich.)

Cantharidate de soude	0 gr 01
Eau distillée	100 —

1 cent. c. renferme 0 gr 0001 (1/10e de milligr) de cantharidate de soude.

Dose 1 à 2 cent. c

CHLORAL (Hydrate de).

Doses { Par 24 heures. — 0 gr. 50 à 3 gr. chez l'adulte *exclusivement* Par injection — 0 gr. 25 à 0 gr 50 id. id.

SOLUTÉ (Oré-Vulpian.)

Pour injection **intraveineuse.**

Hydrate de chloral	10 gr.
Eau distillée	50 à 100 —

Pour injections dans le tétanos.

Dose : 1 à 10 ou 20 cent. c. selon dilution.

SOLUTÉ (Maurange.)

Hydrate de chloral	1 gr
Eau distillée	50 —

En injections hypodermiques

Antidote de la strychnine.

CHLOROFORME.

Dose : Par injection 0 gr. 50 à 2 gr chez l'adulte *exclusivement*

L'injection peut être pratiquée avec le chloroforme *pur*.

SOLUTÉ HUILEUX

Chloroforme	10 gr
Huile d'olive stérilisée	Q. s. pour 100 cent c.

10 cent c. renferment 1 gr. de chloroforme.

SOLUTÉ AQUEUX (Maurange.)

Chloroforme	1 gr.
Eau distillee stérilisée	99 —

Dose · 2 a 10 cent c. contre douleurs dans la neurasthenie.

CICUTINE. CONINE. CONICINE. (Bromhydrate).

Dose Par 24 heures 0 gr 001 a 0 gr 005 (1 a 5 milligr) chez l'enfant *peu usité*, 0 gr 01 a 0 gr 02 chez l'adulte.

SOLUTION (Dujardin-Beaumetz.)

Bromhydrate de cicutine	0 gr 50
Alcool a 90°	1 — 50
Eau de laurier-cerise	23 —

1 cent. c renferme 0 gr. 02 de bromhydrate de cicutine.
Dose 1/2 a 1 cent c chez l'adulte

CINNAMIQUE *acide* CINNAMATE DE SOUDE.

Dose : 0 gr. 0006 a 0 gr. 025 (1/2 a 25 milligr.) par 24 heures chez l'adulte.

SOLUTÉ D'ACIDE CINNAMIQUE

Acide cinnamique / Chlorhydrate de cocaine	ãã 0 gr. 80
Alcool a 60°	15 —

I à II gouttes en injections dans le lupus.

SOLUTÉ DE CINNAMATE DE SOUDE

Cinnamate de soude	2 gr. 50
Eau distillee	97 — 50

1 cent. c. renferme 0 gr 025 de sel.

COCAINE. — Voir à la fin du chapitre ANALGÉSIQUES LOCAUX.

CODÉÏNE. — Chlorhydrate, phosphate ou iodhydrate.

Doses Par 24 heures 0 gr. 02 a 0 gr 05, par injection 0 gr. 01 chez l'adulte *seulement*.

Codéine (chlorhydrate, iodhydrate ou phosphate)	0 gr. 10
Eau distillée	10 —

1 cent. c. renferme 0 gr. 01 de sel.

COLLARGOL. — Voir ARGENT COLLOÏDAL.

COLCHICINE.

Dose : Par 24 heures 0 gr. 002 a 0 gr 005 (2 a 5 milligr) chez l'adulte *exclusivement*.

SOLUTION (Houde)

Colchicine cristallisee	0 gr 05
Alcool a 90°	4 —
Eau distillee	Q s pour 20 cent c

1 cent c renferme 0,0025 (2 milligr. 1/2) de colchicine

CRÉOSOTE.

Dose Par 24 heures, 0 gr. 25 a 5 gr. chez l'enfant, 1 gr a 5 gr jusqu'a 15 gr. chez l'adulte.

SOLUTÉ HUILEUX (Gimbert).

Créosote officinale	10 gr.
Huile d'olive ou de faine lavée à l'alcool et stérilisée	140 —

15 gr. renferment 1 gr de créosote

Le Dr BURLUREAU emploie la même formule Dose . 10 à 100 gr par jour et jusqu'à 200 gr en injectant très lentement 20 gr. par heure au moyen d'un appareil spécial.

SOLUTION DE CRÉOSOTE COCAÏNÉE (Josias).

Créosote officinale	10 gr
Cocaïne dissoute dans Q s. d'acide oléique	0 gr 10
Huile d'olive lavée et stérilisée Q. s pour faire	80 cent c

10 cent. c renfermen 1 gr. 25 de créosote.

Dose · 1 cent c. à 10 cent c.

SOLUTION COMPOSÉE (Nabaud).

Créosote	5 gr
Aristol	1 gr
Huile d'amande douce stérilisée Q s pour	100 cent. c

10 cent. c renferment 0 gr 50 de créosote et 0 gr. 10 d'aristol.

Dose 1 à 10 cent. c par 24 heures

SOLUTION (Perron).

Créosote	10 gr
Huile de pied de bœuf stérilisée	140 —

15 gr. renferment 1 gr. de créosote

10 *à* 30 *gr par jour.*

CURARE.

Doses { Par 24 heures — 0 gr 05 à 0 gr 15 (selon l'activité) chez l'adulte *exclusivement*
Par injection — 0 gr 01 que l'on pratique toutes les 1/2 heures jusqu'à production des effets physiologiques.

Curare	0 gr 50
Eau distillée	50 —

1 cent c. renferme 0 gr 01 de principe actif.

DIAMIDODIOXYARSÉNOBENZOL. — DIOXY-DIAMIDOARSÉNOBENZOL. — Voir au *Formulaire magistral*

DIGITALINE *cristallisée.* — DIGITOXINE ALLEMANDE

Doses { Par 24 heures — 0 gr. 00025 (1/4 milligr) chez l'adulte *exclusivement*
Par injection. — 0 gr. 0001 (1/10e de milligr)

SOLUTÉ (Petit-Codex)

Digitaline cristallisée	0 gr 10
Glycérine D 1250	33 cent c. 3
Eau	14 — 6
Alcool à 95° Q s. pour	100 cent c

1 cent. c ou L gouttes contiennent 0 gr 001 (un milligr) de digitaline cristallisée.

Dose 1/10e à 1/4 cent c soit V à XII gouttes 1/2.

SOLUTION HUILEUSE (Rosenthal).

Digitaline cristallisée	0 gr 0125
Huile d amande stérilisée	100 cent c

1 cent c renferme 1/8e de milligr de digitaline cristallisée.

Dose · 1 cent c pendant 4 jours consécutifs ou 1 cent. c. matin et soir pendant 2 jours.

Dose maxima 1/4 de milligr.

DIONINE (Chlorhydrate d'éthylmorphine).

SOLUTÉ

Dose Par 24 heures gr 01 à gr 025 chez l'adulte seulement

Dionine	0 gr 10
Eau distillée	10 —

1 cent. c. renferme 0 gr. 01 de dionine

DUBOÏSINE (Sulfate et chlorhydrate).

Doses { Par 24 heures — 0 gr 0005 a 0 gr 001 (1/2 a 1 milligr) chez l'adulte *exclusivement*.
Par injection. — 0 gr. 0001 a 0 gr 0002 (1 a 2/10e de milligr.

SOLUTÉ.

Sulfate de duboïsine	0 gr 01
Eau distillee	10 —

1 cent c renferme 0 gr. 001 (1 milligr) de duboïsine.
Dose : 1/10e a 1 cent c

ÉLECTRALGOL. — Voir **ARGENT COLLOIDAL ÉLECTRIQUE**

ERGOTINE (Extrait d'ergot.) **ERGOTININE.**

Doses { Par 24 heures — 1 a 4 gr chez l'adulte *exclusivement*.
Par injection. — 0 gr 50 a 1 gr

INJECTIONS CONTRE SUEURS NOCTURNES DES PHTISIQUES

Ergotine (Yvon)	15 gr
Solute de morphine a 1/50e	5 —

M. 1 cent c le soir jusqu'a obtention, puis renouveler tous les 2 ou 3 jours

SOLUTION (Lucas-Championnière).

Ergotine (extrait mou)	2 gr.
Glycérine } āā	15 —
Eau de laurier-cerise }	

Dose : 2 a 10 cent c.

SOLUTION (Bonjean).

Ergotine	1 gr
Eau	9 gr.

1 gr contient 0 gr 10 d'ergotine.

SOLUTION TITRÉE OU EXTRAIT FLUIDE D ERGOT OU ERGOTINE (Yvon).

Extrait fluide représentant son poids d'ergot

Dose 1/2 a 4 cent. c

SOLUTION (Vidal).

Ergotine (extrait)	1 gr.
Eau	5 —

1/2 a 1 cent c contre prolapsus du rectum.

— **ERGOTININE** (Tanret).

Doses { Par injection — Chez l'adulte *exclusivement*, 0 gr. 00025 à 0 gr. 001 (1/4 a 1 milligr), au maximum 2 milligr. au maximum par 24 heures

SOLUTION D'ERGOTININE (Tanret).

Ergotinine	0 gr 01
Acide lactique	0 — 02
Eau distillee	8 —
— de laurier-cerise	2 —

1 cent c renferme 0 gr 001 milligr. d'ergotinine. I goutte = 0 mm 05.
Dose 1/4 a 1 cent. c. et jusqu a 2 cent c en 24 heures.

EUCAÏNE. — Voir à la fin du chapitre *Analgesiques locaux*.

ESÉRINE. (**PHYSOSTIGMINE**), sulfate, bromhydrate, salicylate.

Dose . Par 24 heures 0 gr. 001 a 0 gr 005 , chez l'adulte *exclusivement*.

SOLUTION

Bromhydrate d'esérine ou sulfate	0 gr 01
Eau distillée	10 —

1 cent c. renferme 0 gr 001 de sel.
Dose : 1 a 5 cent c.

SOLUTION

Salicylate d'ésérine	0 gr. 10
Eau distillee	20 —

1 cent. c. renferme 0 gr. 005 de sel.
1 *cent. c. dans le ptosis.*

ÉTHER SULFURIQUE.

Doses | Par 24 heures — 5, 10 et 15 cent. c. chez l'enfant et l'adulte.
Par injection. — 1 à 2 cent. c.

Ethe ulfurique Q v
Dose. 1 à 10 cent c.

LIQUEUR D'HOFFMANN

Ether sulfurique | āā P F
Alcool à 90 |

Dose 1 à 2 cent c, *contre névralgies*

ETOXYCAFÉINE.

Doses | Par 24 heures — 0 gr. 50 à 1 gr 50, chez l'adulte
Par injection. — 0 gr. 25 à 0 gr 50

SOLUTÉ

Etoxycafeine	1 gr
Salicylate de soude	1 — 25
Eau distillée	Q. s pour 10 cent. c.

1 cent. c. renferme 0 gr. 10 d'etoxycaféine
Dose 2 à 10 cent. c

EUCALYPTOL.

Dose · Par 24 heures, 0 gr 50 à 2 gr 50 chez l'enfant, 2 gr. 50 à 5 gr chez l'adulte.

SOLUTION HUILEUSE

Eucalyptol	10 gr
Huile d'olive lavée à l'alcool et stérilisée	Q. s. pour 100 cent c

10 cent. c. renferment 1 gr d'eucalyptol.
Dose : 5 à 30 cent. c.

SOLUTÉ D'EUCALYPTOL COMPOSÉ
(Dr Signol, Dr Morel-Lavallée.)

Eucalyptol	12 gr. à 14 gr.
Gaiacol	5 — 5 —
Iodoforme	3 — 1 —
Huile d'olive lavée et stérilisée	Q. s. pour 100 cent c

Dose : 1/2 à 3 cent c.

FER. — Le cacodylate de fer est le seul sel qui puisse être injecté sans inconvénient. (Voir *Cacodylate de fer.*)

FIBROLYSINE. — Voir **THIOSINAMINE.**

FORMANILIDE — Voir à la fin du chapitre *Analgésiques locaux.*

GAÏACOL *cristallisé.*

Dose Par 24 heures, 0 gr 05 à 0 gr. 50 chez l'enfant, 0 gr. 50 à 2 gr chez l'adulte.

SOLUTÉ HUILEUX

Gaïacol	10 gr.
Huile d'olive stérilisée	Q s. pour 100 cent c.

1 cent c. renferme 0 gr. 10 de gaiacol.
Dose. 1 à 20 cent c.

SOLUTÉ CONTRE TUBERCULOSE (Langlois).

Gaïacol	12 gr
Eucalyptol	8 —
Huile d'olive lavée et stérilisée	120 cent. c

10 à 15 cent. c. en 24 heures.

SOLUTION DE GAIACOL IODOFORMÉ
(Dr Picot)

Gaïacol	5 gr
Iodoforme	1 —
Huile d'olive lavee et stérilisée	Q s pour 100 cent. c

Dose · 2 à 5 cent c.

SOLUTÉ CONTRE NÉVRALGIES (Anders)

Gaïacol	1 gr.
Chloroforme	4 —
Alcool à 21°	Q. s. pour 10 cent c

1 cent. c. *près le nerf intéressé.*

GAIACYL. — Voir à la fin du chapitre *Analgésiques locaux.*

GÉLATINE.

SÉRUM GÉLATINÉ (Carnot. — Codex)

Gélatine blanche (grénetine) 10 gr.
Chlorure de sodium 7 —
Eau distillée 1000 —

Pour cette préparation, suivre les instructions du Codex concernant la neutralisation à la soude ; autrement, la solution obtenue après stérilisation pourrait ne pas se gélifier pendant le refroidissement. — Après avoir réparti la solution en flacons de 100 *ou* 150 cc, *on stérilisera à l'autoclave à* 150° *pendant* 30 *minutes, suivant les prescriptions de l'Académie de Médecine (et non pendant* 10 *minutes à* 110°, *comme l'indique le Codex).*

Pour l'*usage*, porter le flacon au B. M., laisser refroidir la solution jusqu'à 37° et l'injecter à cette température.

SOLUTÉ INJECTABLE A 5 P. 100 DE GÉLATINE (Gley et Richard)

Gélatine blanche non décalcifiée 50 gr.
Chlorure de sodium 8 —
Eau distillée 1 000 —

F. S. A. — Répartissez en flacons et stérilisez à 120°.

SOLUTION COMPOSÉE (Almerini).

Pour injection **intramusculaire.**

Gélatine 2 gr. 50
Chlorure de sodium 0 — 75
Phénol 0 — 50
Eau distillée Q. s. pour 100 cent. c.

Dissolvez et stérilisez soigneusement.

Injecter 10 cent. c. en plein tissus musculaire pour hâter la consolidation des fractures, 10 à 30 injections au besoin.

Obs. très importante. — Les solutés de gélatine doivent être stérilisé d'une manière *absolue* afin d'éviter les accidents tétaniques.

GLYCÉROPHOSPHATES. PHOSPHOGLYCÉRATES.

Les glycérophosphates de *chaux* de *magnésie* ou *potasse* sont administrés en solutés stérilisés à 5 pour 100, à la dose de 0 gr. 05 à 0 gr. 50, en 24 heures.

— GLYCÉROPHOSPHATE DE CHAUX.

SOLUTION

Glycérophosphate de chaux, de magnésie ou de potasse 1 gr.
Eau distillée Q. s. pour 20 cent. c.
Stérilisez.

1 cent. c. renferme 0 gr. 05 de principe actif.
Dose : 1 à 10 cent. c.

— GLYCÉROPHOSPHATE DE FER.

SOLUTION (Jacquemaire.)

Glycérophosphate de fer 0 gr. 50
— de soude 0 — 50
Eau distillée Q. s. pour 20 cent. c.

Dose : 2 cent. c.

— GLYCÉROPHOSPHATE DE SOUDE.

Dose : En 24 heures, 0 gr. 10 à 0 gr. 25 chez l'enfant, 0 gr. 25 à 2 gr. chez l'adulte.

SOLUTION

Glycérophosphate de soude 5 gr.
Eau distillée Q. s. pour 20 cent. c.

1 cent. c. renferme 0 gr. 25 de principe actif.
Dose : 1 à 8 cent. c.

GOMÉNOL.

Dose de 0 gr. 50 a 4 gr. progressivement.

HUILE GOMÉNOLÉE

Gomenol 20 gr
Huile d'olive lavée et sterilisee Q s. pour 100 cent. c

1 cent c renferme 0 gr 20 centigr de goménol. *Dose* 2 a 20 cent c progressivement. On l'emploie egalement en injections **intramusculaires.**

HECTINE. — Voir au *Formulaire magistral.*

HÉROINE (Chlorhydrate de). — Ether diacétique de la morphine.

Doses | Par 24 heures. — 0 gr 010 a 0 gr 030
Par injection — 0 gr 005 a 0 gr 010.

SOLUTION

Chlorhydrate d'heroine 0 gr 05
Eau distillée 10 —

1 cent. c. renferme 0 gr 005 d'héroïne. — 1 a 2 cent c par injection

Observation importante. — Voir *Heroïne* dans le *Formulaire magistral.*

HYDRASTININE (Chlorhydrate).

Doses | Par 24 heures. — 0 gr. 05 à 0 gr 10 chez l'adulte *exclusivement*
Par injection — 0 gr 05.

SOLUTION

Chlorhydrate d'hydrastinine 1 gr.
Eau distillee 20 —

1 cent. c renferme 0 gr 05 de principe actif.
Dose. 1 a 2 cent c.

HYOSCIAMINE cristallisée.

Dose par 24 heures : 0 gr 00025 a 0 gr 0005 (1/4 a 1/2 milligr) chez l'adulte exclusivement.

SOLUTION

Hyoscyamine cristallisée 0 gr 010
Eau distillée stérilisee 20 —
F s a

1 cent c renferme 0 gr 0005 (1/2 milligr.) d'hyosciamine

HYOSCINE (Chlorhydrate.) — SCOPOLAMINE

Dose En 24 heures 0 gr 00025 a 0 gr. 0005 (1/4 a 1/2 milligr) chez l'adulte *exclusivement.*

FORMULE

Chlorhydrate d'hyoscine 0 gr 005
Eau distillee 10 —

1 cent c renferme 0 gr 0005 (1/2 milligr) de principe actif
Dose 1/4 a 1 cent c

SOLUTÉ COMPOSÉ (Schlesinger)

Bromhydrate de scopolamine 0 gr 0025 a 0 gr 004
Chlorhydrate de morphine 0 — 20
— d'éthylmorphine 0 — 30
Eau distillee 10 —

F s a 1 et progressivement jusqu'à 2 cent. c. contre nevralgies rebelles et douleurs dans les maladies chroniques.

SOLUTÉ DE TERRIER ET DESJARDINS

(Adjuvant du chloroforme pour l'anasthesie generale)

Bromhydrate de scopolamine 0 gr. 01
Chlorhydrate de morphine 0 — 10
Eau distillee 10

F. S A — 1cc *renferme* 1 *milligr de brom de scopolamine et* 1 *cent de morphine.* — Dose 1cc 2 heures avant de donner le chloroforme.

IODE.

Dose Par 24 heures, 0 gr, 01 a 0 gr. 02 pour adultes.

SOLUTION HUILEUSE

Iode 0 gr 10
Huile d'olive sterilisée 10 cent c

1 cent c contient 0 gr 01 d iode.

INJECTION CONTRE PUSTULE MALIGNE

Teinture d'iode ou solutes iodures caustiques (Voir le formulaire) en injection dans la pustule.

SOLUTION IODO-IODURÉE (L -J Fournier).

Iode 0 gr 10
Iodure de potassium 0 gr 20
Eau distillee 25 —

F s. a injecter tous les jours 1 d 4 cent c contre rhumatisme chronique.

INJECTION RESOLUTIVE (Parona.)

Iode 0 gr. 25
Iodure de potassium } āā 2 —
Gaiacol }
Glycerine sterilisee 25 —

1 gr dans le flanc ou le dos contre hypertrophie splénique.

HUILE IODÉE. — LIPIODOL — IODIPINE. Renferme 40 p. 100 de son poids d'iode.

1 c. c. correspond a 0 gr 54 d'iode, soit 0 gr. 71 d'iodure de potassium.
Dose 1 a 10 c c par injections repétees tous les deux jours

Affections pulmonaires et cardio vascullaires, syphilitiques. — On peut dans ce dernier cas utiliser la formule suivante

HUILE IODO BI-IODURÉE (Bellencontre)

Bi iodure de mercure 0 gr 06
Lipiodol 30 c c.

— IODURE DE POTASSIUM. — Injection de solution aqueuse à 10 p. 100 contre actinomycose, et plus concentrée, jusqu'a 25 p. 100, contre syphilis.

Dose · 0 gr. 25 à 1 gr et plus.

— ACIDE IODIQUE.

Dose · Par 24 heures, 0 gr 10 a 0 gr 20 chez l'adulte.

Acide iodique 1 gr
Eau distillée Q. s pour 10 cent c

1 cent c. renferme 0 gr. 10 d'acid iodique.
Dose . 1 a 2 cent c.

IODOFORME.

Doses { Par 24 heures. — 0 gr 01 a 0 gr 05 chez l'enfant, 0 gr 05 a 0 gr 25 chez l'adulte
Par injection — 0 gr 01 chez l'enfant, 0 gr. 05 a 0 gr 10 chez l'adulte }

SOLUTION HUILEUSE

Iodoforme 1 gr.
Huile d'olive stérilisée Q s pour 20 cent c

1 cent c. renferme 0 gr. 05 d'iodoforme.

Dose 1/2 a 5 cent c.

MÉLANGES POUR INJECTIONS CONTRE LE GOITRE (Mosetig)

1° Iodoforme 1 gr.
Glycerine 20 —
Agitez
Dose 4 a 2 cent. c.

2° Iodoforme 1 gr
Ether sulfurique 5 —
Huile d olive 9 —

Dose 1/2 a 1 cent. c *en injections intra-parenchymateuses.*

SOLUTION ÉTHÉRÉE (Besnier)

Iodoforme 1 gr.
Ether sulfurique Q s pour 10 cent c.

1 cent c renferme 0 gr 10 d'iodoforme.

Dose . 1 cent c. *affections cutanées.*

SOLUTES CONTRE BUBON (Rullier).

1° Iodoforme 1 gr.
Benzol 9 —
Huile de vaseline 10 —
— gaultheria II gouttes

Dose : 1 a 2 cent c.

2° Iodoforme 1 gr.
Huile d'olive sterilisee 9 —
1 cent c *par injection.*

SOLUTÉ CONTRE ABCES FROIDS (Verneuil)

Iodoforme 1 gr.
Ether sulfurique 20 —

1 a 2 cent. c. *par injection intra-ganglionnaires.*

SOLUTIONS IODOFORMÉES (Lannelongue.)

1° *Injection dans la cavité des abcès tuberculeux par congestion*

Iodoforme 10 gr.
Creosote de hêtre 2 —
Ether sulfurique 10 —
Huile d'amande douce stérilisée 90 —

F. s. a.

Injecter et laisser dans la poche de l'abcès, préalablement vidée et lavée à l'eau stérilisée, une quantite de solution variable, mais telle que la poche conserve 3 a 4 gr d'iodoforme.

Renouveler l'injection si l'abcès se reproduit au bout de 6 semaines environ

2° *Injection intra-articulaire dans les hydrarthroses tuberculeuses à liquide sereux ou suppure*

Iodoforme 8 gr.
Créosote de hêtre 1 —
Huile d amande douce stérilisée 100 —

F. s. a.

Injecter et laisser dans la cavité articulaire, préalablement lavée a l'eau stérilisée, et de maniere a ne pas distendre la jointure, une quantite de solution correspondante a 3 ou 4 gr d'iodoforme seulement afin d'eviter les accidents d'absorption.

LÉCITHINE.

SOLUTION HUILEUSE (Gilbert et Fournier.)

Lécithine 0 gr. 50
Huile d'olive lavée et stérilisee Q. s pour 10 cent c.

Dissoudre au-dessous de 50 degres

1 cent. c renferme 0 gr 05 de lécithine.

Dose · 1 c c par jour.

MAGNESIUM (Sulfate de).

SOLUTION (J Blake)

Pour injection **intrarachidienne.**

Sulfate de magnésium 25 gr
Eau distillee Q. s pour 100 cent c

Dissolvez et sterelisez soigneusement

1 cent c renferme 0 gr. 25 de sel

Dose . 1 a 4 cent c On peut pratiquer successivement plusieurs injections a doses decroissantes contre *tétanos declaré et la chorée grave* (Marinesco)

Procédé dangereux (1 cas de mort chez adulte ayant reçu 3 inject de 5 cc pour chorée chronique)

SOLUTION C. RHUMATISME ARTICULAIRE AIGU (Jackson)

Injecter dans les muscles chaque jour puis tous les 2 jours, 4 cent cub de solute a 25 p 100 de sel, lorsque le salicylate de sodium échoue

MENTHOL.

Dose Par 24 heures, 0 gr. 10 a 0 gr. 25 chez l'adulte.

SOLUTION HUILEUSE

Menthol	2 gr
Huile d'olive lavée et stérilisée pour 20 cent.	Q s

1 c c renferme 0 gr 10 de menthol.

Dose 1 a 2 cent. c.

Injection **Intramusculaire** (Berliner)

Menthol	10 gr.
Eucalyptol	20 —
Huile de ricin	100 —

F. s a 3 a 4 fois par semaine 2 c. c dans les muscles fessiers contre bronchite, gangrène pulmonaire, tuberculose.

MERCURE ET SES SELS.

A. — MERCURE MÉTALLIQUE

Injections **intramusculaires.**

Dose: Par injection, 0 gr 05 a 0 gr 12, *Une seule* injection par semaine pendant 6 a 8 semaines.

HUILE GRISE (Codex).

Mercure purifié	40 gr.
Graisse de laine	26 —
Huile de vaseline	60 —

F. s. a en stérilisant préalablement les diverses substances.

1 cent c. renferme 0 gr 40 de mercure — *Une* division d'une seringue de Pravaz, *graduée en dixièmes de c c* représentera 4 *cent. de mercure injecté.* — Avec la *seringue* spéciale de *Barthelemy*, une division représentera 1 *centigr*

HUILE GRISE (Thibierge et Balzer.)

Mercure	20 gr.
Teinture éthérée de benjoin	5 —
Vaseline liquide	30 —
Vaseline	10 —

1 gr. contient 0 gr. 33 de mercure.

Dose : 1/7e à 1/3 de cent c

HUILE GRISE (Lafay)

Mercure	100 gr.
Lanoline anhydre	25 —
Vaseline solide	25 —
Huile de vaseline	100 —

1 gr renferme 0 gr 40 de mercure, soit 0 gr. 55 par cent. c

Dose 1/10e a 1/4 de cent c.

MERCURE COLLOÏDAL — CHIMIQUE. — ÉLECTRIQUE

Injections **intramusculaires** ou **intraveineuses.**

FORMULE DE STODEL ET GALUT

Mercure colloïdal électrique	0 gr. 05
Chlorure de sodium	0 — 75
Eau distillée	100 —

F s a. Stérilisez

Injection **intramusculaire** 3 a 5 cent. c par jour.

Durée de la cure, 20 a 25 jours.

Injection **intraveineuse** 3 a 5 et même 10 cent c par jour

Durée moyenne de la cure, 20 jours.

MERCURE COLLOIDAL ÉLECTRIQUE.

Elect = Hg (Clin et Comar.)

Solution renfermant 0 gr 50 de mercure par litre, soit 1/2000e

Dose 1 a 3 cent c par jour.

Durée de la cure, 15 à 20 jours.

B. — SELS INSOLUBLES

Injections **intramusculaires.**

— CALOMEL.

Dose Par injection 0 gr. 05 a 0 gr 10. Une injection intramusculaire par semaine.

FORMULE DU PROFESSEUR FOURNIER

Calomel	0 gr 50
Huile d'olive stérilisée	10 cent c.

1 cent c renferme 0 gr 05 de calomel.

FORMULE DE SMIRNOFF

Calomel	1 gr.
Glycérine	Q. s. pour 10 cent. c.

1 cent. c renferme 0 gr. 10 de calomel

Injection intramusculaire de 1 *cent. c tous les* 15 *jours.*

FORMULE DE BALZER

Calomel	0 gr. 80
Vaseline liquide	9 — 20

Injection intramusculaire 1 *cent. c. par semaine.*

— IODURE MERCUREUX.

MÉLANGE POUR INJECTIONS (Lévy-Bing)

Iodure mercureux	2 gr.
Huile de vaseline	Q s pour 20 cent c

M agitez au moment de l'emploi Injectez toutes les semaines, 1 cent. cube soit 0 gr 10 de médicament

— OXYDE JAUNE DE MERCURE

Dose 0 gr. 05 a 0 gr. 10 par injection Une injection tous les 5 jours

FORMULE DE BALZER

Oxyde jaune de mercure	1 gr. 50
Vaseline liquide	Q s pour 15 cent c.

1 cent c. renferme 0 gr 10 d'oxyde

Tous les 15 jours injection intramusculaire de 1/2 a 1 cent. c.

C. — SELS SOLUBLES

Obs. — Toutes les injections de sels solubles de mercure doivent être **intramusculaires** faites dans le tissu sous cutane, elles donnent toutes plus ou moins de *nodi* (Balzer) Elles doivent être sterilisées soigneusement

— BENZOATE DE MERCURE.

Doses Par injection et par 24 heures, 0 gr 010 a 0 gr. 020 et jusqu'a 0 gr. 050. *Enfants* . 1 a 2 milligrammes.

FORMULE DE BALZER ET STOUKOWENKOFF

Benzoate de mercure	0 gr. 30
Chlorhydrate de cocaïne	0 — 15
Chlorure de sodium	0 — 10
Eau distillee	40 —

Dose 1 cent c par 24 heures, ou 2 cent c tous les 2 jours

FORMULE DE DESESQUELLE

Benzoate de mercure	0 gr 50
— d'ammonium neutre	2 — 50
— de cocaïne	0 gr 30 a 0 — 50
Eau distillee	Q s pour faire 50 cent. c

Dose 2 cent c. par 24 heures On peut depasser cette dose dans les cas graves et la porter à 5 cent. c.

FORMULE DE STOUKOWENKOFF

Pour injection **intraveineuse.**

Benzoate de mercure	1 gr.
Chlorure de sodium environ	0 — 50
Eau distillee	Q s. pour 100 c. c.

1 cent c renferme 10 milligr. de sel mercurique

Dose 1 et jusqu'a 2 cent. c. par 24 heures.

Pour une cure moyenne, 26 centigr

— BICHLORURE DE MERCURE — SUBLIMÉ.

Doses · Par 24 heures et par injection, 0 gr 002 a 0 gr. 010 chez l'enfant suivant l'âge, de 0 gr 010 a 0 gr 020 chez l'adulte

N. B Le rapport du poids du sublime a celui du véhicule ne devrait jamais, d'apres Darier et Maurange, depasser 1 pour 1000, le rapport 0,50 pour 1000 est même preférable dans la majorite des cas, les solutés usuels étant beaucoup plus concentrés on pourra les diluer au moment de l'emploi.

INJECTION (Maurange)

Sublime	0 gr 50
Eau distillée	1000 —

10 cent c. renferment 0 gr. 005 de sublimé.

Dose · 10 à 20 cent. c.

SOLUTION DE BACELLI

pour injection **intraveineuse**

Bichlorure de mercure	1 gr.
Chlorure de sodium pur	3 —
Eau distillee	1000 —

F. s. a. Stérilisez soigneusement.

1 cent c. renferme *un* millig de sublimé.

Par injection *Dose* moyenne 2 milligr dose forte 5 a 8 et meme 10 milligr. soit 2 a 10 cent c

Pour une cure

Obs. — Contre l'anémie pernicieuse Bacelli injecte 0 gr 01 de sublimé, et au maximum 0 gr 06 en 8 jours.

SOLUTION (Balzer.)

Sublime	1 gr
Chlorure de sodium	0 — 75
Eau distillee	Q. s pour 100 cent c

Ad libitum Chlorydrate de cocaine 0 gr 50

F s. a Un cent c par injection quotidienne.

SOLUTION DE LIÉGEOIS

Bichlorure de mercure	0 gr 20
Chlorhydrate de morphine	0 — 10
Eau distillee	100 —

1 cent c renferme 0 gr 002 de sublimé

SOLUTION DE STERN

Bichlorure de mercure	0 gr. 20
Chlorure de sodium	2 —
Eau distillée	Q. s. pour 50 —

1 cent c. renferme 0 gr. 004 de sublime.

SOLUTION CONTRE FILAIRE (Emily)

Sublimé corrosif	0 gr. 10
Eau distillée	100 —

Dose 1 cent. c en injections dans la tumeur

SOLUTÉ CONTRE ANTHRAX (Arnoldow)

Sublime corrosif	0 gr 10
Phénol	1 — 25
Eau distillee	100 —

Dose : 1 cent c. par injection.

— BROMURE DE MERCURE — *Syn.* · **BI BROMURE DE MERCURE**

Dose Par injection et par 24 heures 0 gr 02 a 0 gr 04

SOLUTION (Dalimier)

Bibromure de mercure	1 gr 80
Bromure de sodium	1 — 40
Eau distillee	Q S pour 100 cent c

F s a 1 a 2 cent c. par jour.

AUTRE

Bromure de mercure	1 gr 30
Serum physiologique	Q s pour 100 cent c

F s a 1 a 2 cent c, par jour pendant 20 jours

— CACODYLATE DE MERCURE

Par injection et par 24 heures, 0 gr 01 a 0 gr. 02

N'est plus employe aujourd'hui, a l'état de sel, on utilise la solution suivante

CACODYLATE IODO HYDRARGIQUE (Brocq)

Cacodylate de soude	0 gr. 50
Biiodure de mercure	0 — 15
Iodure de sodium	0 — 15
Eau distillee	Q s pour 10 cent c

Injection 1 a 2 cent c soit 0 gr 015 a 0 gr 030 de biiodure par jour pendant 20 jours

Obs — On peut substituer l'*Arrhénal* au Cacodylate de soude

— CACODYLE HYDRARGYRE *Syn* Cacodylo-mercurate d'ammonium. *Dose* 0 gr 01 a 0 gr 02 par injection en solution aqueuse au dixieme (Jullien)

— CYANURE ou **BICYANURE — OXYCYANURE DE MERCURE**

Dose par injection et par 24 heures 0 gr 005 a 0 gr 01 *Ce sel est très actif.*

SOLUTION

Cyanure mercure	1 gr
Chlorhydrate de cocaine	0 gr 25 a 0 gr 50
Eau distillée	Q. s. pour 100 cent c

Dose 1 cent c. par jour ou tous les *deux* jours

Préparation tres active.

SOLUTION

Cyanure de mercure	1 gr
Chlorure de sodium	0 — 75
Eau distillee	Q s pour 100 cent c

F s. a

On peut substituer l'*Oxycyanure* au cyanure

Dose 1 cent c par jour ou tous les deux jours

Solution pour injection **intraveineuse.**

FORMULE D'ABADIE, LANE, ETC

Cyanure de mercure	0 gr. 50
Eau distillée	50 —

1 *cent. c. renferme* 0 *gr.* 01 *de sel*

Dose : 1 cent c. tous les deux jours, on peut aller dans les cas graves jusqu'à 2 cent c

Pour une cure.

— IODURE MERCURIQUE — BI-IODURE DE MERCURE

Dose Par 24 heures, 0 gr 01 à 0 gr. 02 chez l'adulte.

SOLUTÉS AQUEUX

1° Bi-iodure de mercure 1 gr.
Iodure de sodium 1 —
Eau distillée Q s. pour 100 cent. c

F. s a 1 à 2 cent. c. par jour pendant 20 jours.

2° Bi iodure de mercure 1 gr.
Chlorure de sodium 0 — 75
Eau distillée Q s pour 100 cent. c.

F. s. a 1 à 2 cent c par jour pendant 20 jours.

SOLUTION ALCALINE (Yvon)

Bi-iodure de mercure 1 gr
Iodure de sodium cristallisé 1 —
Phosphate de soude 0 — 50
Eau distillée Q s. pour 100 cent c.

1 cent c renferme 1 centigr. de bi-iodure de mercure

Cette solution est *alcaline* au tournesol et ne *coagule pas l'albumine*

Dose · 1 à 2 cent. c. par jour pendant 20 jours.

SOLUTION HUILEUSE (Panas. — Codex)

Bi iodure de mercure 0 gr 20
Huile d'olive lavée et stérilisée 46 —

F. s a

1 cent. c. renferme 0 gr. 004 de bi-iodure.

Cette quantité doit être injectée en une série de 30 injections, en suspendant 10 jours le traitement après la première quinzaine.

— LACTATE MERCURIQUE

Dose . Par 24 heures, 0 gr. 01 à 0 gr. 02 Ce sel est rapidement absorbé

SOLUTION (Guerbet).

Lactate mercurique 2 gr.
Eau distillée 98 —

F s a.

1 cent. c. renferme 0 gr. 01 de sel mercurique.

2 centigr. par jour pendant 20 jours.

— PEPTONATE DE MERCURE.

Dose Par 24 heures, quantité correspondante à 0 gr 002 — 0 gr 010 de sel de mercure.

SOLUTÉ DE PEPTONATE DE MERCURE (Yvon — Codex.)

1. Blanc d'œuf n° 1
Pepsine 0 gr. 25
Eau 200 —
Acide chlorhydrique dilué 6 —

Peptonisez.

Bicarbonate de soude Q s.

2. Bichlorure de mercure 5 gr
Chlorure de sodium 2 gr 50
Eau distillée 200 —

Mélangez les 2 solutions, filtrez et ajoutez .

Eau distillée
Q s pour obtenir 500 cent c.

1 cent c. contient gr 010 de sublimé.

Dose 1/2 à 1 cent. c

— PHÉNOLDISULFONATE DE SODIUM MERCURE, HERMOPHENYL

SOLUTION (Nicolle.)

Hermophényl 0 gr. 50
Eau distillée 50 —

F. dissoudre et stérilisez.

1 cent c renferme 0 gr 01 d'hermophényl correspondant a 0 gr. 004 mm. de mercure métallique On peut également faire des solutions a 2 et a 10 p 100.

Dose 2 cent. c tous les 2 a 4 jours en injections intramusculaires profondes. Avec la solution a 10 p 100, on peut injecter par semaine 1 à 1 1/2 cent. c., soit 10 à 15 centigr. d'hermophényl.

Pour injection **intraveineuse,** on emploie la solution *au centième*, dont on injecte 1, 2 et jusqu'a 4 cent. c.

— SALICYLARSINATE DE MERCURE : *Syn.* ENÉSOL.

SOLUTION

Enésol	0 gr. 30
Eau distillee	Q. s. pour 10 c. c.

Stérilisez 1 c c renferme 0 gr 03 de sel

Dose moyenne 1 a 2 cent. c, soit 0 gr 03 a 0 gr 06 en 24 heures.
Dose forte. 2 a 4 cent c. Ce sel est bien toleré.

— SALICYLATES DE MERCURE.

1° *Salicylate mercurique basique ou* dissimulé.

FORMULE DE BALZER

Salicylate mercurique basique	1 gr.
Huile de vaseline	Q s. pour 10 c c

F s. a Injection 1 c c. soit 0 gr. 10 de sel tous les 8 jours.
Dose. 0 gr. 05 a 0 gr. 10.

FORMULE DE LAJOUX

Salicylate mercurique dissimule	1 gr
Salicylate ou benzoate d'amon	2 —
Amoniaque diluee Q s pour neutraliser	
Eau distillée	Q s. pour 100 c. c

1 c. c contient o gr 01 de sel mercurique. 1 à 2 c. c. tous les jours.

2° *Salicylate mercurique neutre.*

Dose : 0 gr. 005 a 0 gr. 015 par injection, a repéter tous les 15 jours

SOLUTÉ (Lévy-Bing.)

Salicylate mercurique neutre	0 gr. 20
Chlorure de sodium	0 — 075
Eau distillée	10 —

1 cent. c. renferme 0 gr. 02 de substance active.
Dose : 1 cent. c. par jour pendant 20 jours (peu usite).

— SOZOIODOLATE DE MERCURE.

Dose. Chez l'adulte 0 gr. 05 à 0 gr. 10 par injection.

SOLUTION (Schwimmer)

Sozoiodolate de mercure	0 gr. 50
Iodure de potassium	1 —
Eau distillee	Q. s pour 10 c c

1 cent. c renferme 0 gr 05 de sel.
Dose 1 a 2 cent. c

— SUCCINIMIDE DE MERCURE

Dose 0 gr. 01 à 0 gr. 05 chez l'adulte. (Julien.

FORMULE

Succinimide de mercure	0 gr. 15
Eau distillée	10 —

1 cent. c. renferme 0 gr. 015 de sel.
Dose 1 cent. c par jour (peu usité)

— THYMOL ACÉTATE DE MERCURE.

FORMULE DE LEVY-BING

Thymol acétate de mercure 1 gr
Huile de vaseline Q. s pour 10 c. c.

1 cent c renferme 0 gr. 10 de sel correspondant a 0,057 de mercure

Dose : 1 injection par semaine.

MÉTAUX COLLOÏDAUX

MÉTAUX COLLOÏDAUX — Pour les injections hypodermiques, on peut employer indifféremment toutes les préparations, mais pour les injections *intramusculaires* et surtout *intraveineuses*, il est préférable d'utiliser les préparations obtenues par **voie électrique.**

Les principales sont les suivantes :

Argent. — Mercure. — Or. — Palladium. — Platine.

MORPHINE ET SES SELS.

Doses { Par 24 heures — 0 gr 02 à 0 gr 05 chez l'adulte *exclusivement*. (Ces doses peuvent être dépassées) Par injection. — 0 gr 01 a 0 gr. 03.

SOLUTÉ DU CODEX

Chlorhydrate de morphine 1 gr.
Eau distillée Q s pour 50 cent. c.

1 cent c renferme 0 gr. 02 (2 centigr) de sel

Dose · 1/2 a 1 cent c.

SOLUTÉ DE LALLIER

Chlorhydrate de morphine 1 gr
Eau distillée de laurier-cerise Q. s pour 50 cent c

1 cent. c renferme 0 gr. 02 de sel

Dose · 1/2 a 1 cent. c.

SOLUTÉ CONCENTRÉ (Codex 84)

Chlorhydrate de morphine 1 gr
Eau distillée Q. s pour 25 cent c.

1 cent c renferme 0 gr 04 (4 centigr) de sel

Dose suivant indication

SOLUTÉ

Chlorhydrate de morphine 1 gr
Eau de laurier-cerise 4 —
Eau distillée 45 —

1 cent c renferme 0 gr 02 de chlorhydrate de morphine

N. B — On assure la conservation des solutés de morphine en introduisant un petit morceau de camphre dans le liquide.

MORPHINE ET ATROPINE

Chlorhydrate de morphine 0 gr. 10
Sulfate d'atropine 0 — 01
Eau de laurier-cerise 20 —

1 cent c contient 1/2 centigr de morphine et 1/2 milligr. d atropine.

Dose 1/2 a 2 cent c.

MORPHINE ET COCAINE

Chlorhydrate de cocaïne 0 gr 05 a 0 gr 15
Chlorhydrate de morphine 0 —
Eau distillée 10 —

Dose 1 cent c. (*Analgésique*)

MORPHINE ET PHENOL (Eulenburg)

Chlorhydrate de morphine 0 gr 10
Phenol synthetique 0 — 20
Eau distillee Q s pour 10 cent c.

Dose 1 cent c en injections en divers points sur le trajet du nerf malade.

MORPHINE ET CHLORAL (Verneuil)

Chlorhydrate de morphine 0 gr 20
Hydrate de chloral 0 — 40
Eau distillee Q s pour 10 cent c

Dose 2 à 5 cent. c dans le tétanos.

— ÉTHER DIACÉTIQUE DE LA MORPHINE. — Voir à **Héroïne.**

— **ETHYLMORPHINE.** — Voir à *Dionine*.

MUSC.

Teinture de musc 1 gr.
Eau distillée 40 —

2 à 3 cent. c. par 24 heures.

NAPELLINE.

Dose Pour 24 heures, 0 gr 005 à 0 gr 020 chez l'adulte *exclusivement*

Napelline 0 gr 10
Eau distillée 20 —

1 cent. c. renferme 0 gr. 005 (5 milligr.) de napelline

NAPHTOL β CAMPHRÉ.

Dose Par 24 heures 0 gr 05 à 0 gr 50 chez l'enfant, 0 gr. 50 à 1 chez l'adulte.

NAPHTOL CAMPHRÉ (Maurange.)

Naphtol β 2 gr
Camphre 4 —
Huile d'olive stérilisée Q. s. pour 100 cent. c

Dose. 5 à 10 cent. c par 24 heures.

NAPHTOL CAMPHRÉ

Naphtol β 10 gr.
Camphre 20 —

F. s. a. 1 à 2 cent. c. en injections dans les adénites tuberculeuses.

NARCÉINE. (Chlorhydrate).

Doses { Par 24 heures. — 0 gr 02 à 0 gr. 10 chez l'adulte *exclusivement*
Par injection — 0 gr. 02 à 0 gr 05 id.

Chlorhydrate de narcéine 0 gr 20
Eau distillée Q. s. pour 10 cent. c

1 cent. c renferme 0 gr 02 (2 centigr.) de chlorhydrate de narcéine

Dose : 1 à 5 cent. c

NÉOSALVARSAN. — Voir au *Formulaire magistral*.

NIRVANINE. Voir à la fin du chapitre *Analgésiques locaux*.

NITRO-GLYCÉRINE. Voir TRINITRINE

NUCLÉINATE DE SOUDE.

Dose par 24 heures, 0 gr. 10 à 2 grammes.

SOLUTÉ

Nucléinate de soude 1 gr
Sérum physiologique du Codex, Q. s. pour 100 cent. cubes.

A la dose de 10 à 50 cent. cubes en injection **hypodermique** ou **intramusculaire** à la suite des opérations utérines ou des perforations intestinales

Le même soluté à 2 pour 100 est employé par Fischer pour le traitement de la paralysie générale à la dose de 50 à 100 cent. cubes en **injection hypodermique**.

PEPTONE. — **Soluté antihémorragique** (Nobécourt).

SOLUTÉ ANTIHÉMORRAGIQUE (Nobécourt)

Peptone de Witte 5 gr
Soluté physiologique de chlorure de sodium 100 —

Dissolvez, filtrez et stérilisez à 120°

Contre hémorragies, purpura.

PHÉNIQUE *acide* PHÉNOL.

INJECTION CONTRE ANTHRAX (Gourine.)

Phénol	0 gr. 10 a 0 gr 20
Sublime corrosif	0 — 005 a 0 — 01
Chlorure de sodium	0 — 10
Eau distillée	10 —

Dose · 1 a 4 cent c

SOLUTION CONTRE ANTRAX (Maurange)

Phénol		3 gr.
Glycerine	āā	15 —
Eau distillée		

1 a 5 cent. c en injections interstitielles autour de la zone enflammée.

SOLUTE CONTRE NEVRITES (Eulemberg)

Phénol	0 gr. 20 cent
Chlorhydrate de morphine	0 — 10 —
Eau distillée	Q s pour 10 c c

F s a Injecter 1 c *c., soit* 0 *gr.* 02 *de phenol, en divers points, sur le trajet du nerf malade.*

PHOSPHORIQUE *acide* PHOSPHATES. — Voir *Solutés salins injectables. Sérums artificiels.*

PILOCARPINE. (Nitrate et Chlorhydrate).

Doses { Par 24 heures. — 0 gr. 003 a 0 gr 005 suivant âge chez l'enfant, 0 gr. 005 a 0 gr 020 chez l'adulte.
Par injection — 0 gr. 001 chez l'enfant, 0 gr. 005 chez l'adulte

SOLUTION

Nitrate ou chlorhydrate de pilocarpine	0 gr. 10
Eau distillee	20 —

1 cent. c. renferme 0 gr. 005 (5 milligr.) de principe actif.

Dose : 1 a 3 cent. c. chez l'adulte, comme sialogogue et contre prurigo.

PIPÉRAZINE.

Dose. Par 24 heures piperazine 0 gr 05 a 0 gr. 10, chlorhydrate 0 gr 10 a 0 gr 30 chez, l'adulte *exclusivement.*

SOLUTION

Piperazine	1 gr.
Eau distillée	Q. s. pour 20 cent. c.

1 cent. c. renferme 0 gr. 05 de piperazine.

Dose : 1 a 2 cent c.

SOLUTION

Chlorhydrate de pipérazine	2 gr.
Eau distillée	Q. s pour 20 cent c.

1 cent. c. renferme 0 gr. 10 de sel.

Dose 1 a 3 cent c.

PYOCTANINES. — Voir au *Formulaire magistral.*

QUININE ET SES SELS.

— **BROMHYDRATES DE QUININE** *neutre* (60 p. 100 de quinine) et *basique* (76 p 100 de quinine).

Doses { Par 24 heures 0 gr. 20 a 0 gr. 60 chez l'enfant, 0 gr. 50 à 1 gr. 50 chez l'adulte.
Par injection 0 gr. 20 a 0 gr. 50.

BROMHYDRATE NEUTRE

Bromhydrate neutre de quinine	2 gr.
Eau distillée	Q s. pour faire 20 —

1 cent. c renferme 0 gr. 10 de sel.

BROMHYDRATE BASIQUE (Maurange)

Bromhydrate basique de quinine	2 gr
Antipyrine	4 —
Eau distillee	Q. s. pour 20 cent c.

1 cent c. renferme 0 gr 10 de sel.

— **CHLORHYDRATES DE QUININE** *neutre* (81,6 p. 100 de quinine) et *basique* (81,7 p. 100 de quinine).

N. B. Ces sels sont de 15 a 20 pour 100 plus riches en quinine que les bromhydrates, il est bon d'en tenir compte pour la posologie.

CHLORHYDRATE NEUTRE

Chlorhydrate neutre de quinine 5 gr.
Eau distillee bouillie Q s pour 10 cent. c.

1 cent c. renferme 0 gr 50 de sel.

CHLORHYDRATE BASIQUE (Laveran Cod)

Chlorhydrate basique de quinine 3 gr
Antipyrine 2 —
Eau distillee bouillie Q s pour 10 cent c

1 cent c renferme 0 gr. 30 de sel

SOLUTION
pour injection **intraveineuse**
(Bacelli et Lenzmann)

Chlorhydrate basique de quinine 1 gr
Chlorure de sodium 0 — 075
Eau distillee 10 —

F. s. a Sterilisez

1 cent c contient 0 gr 10 de sel

Faire tiédir au moment de l'emploi

— **FORMIATE BASIQUE DE QUININE** renferme 87,56 pour 100 de quinine (Lacroix).

SOLUTION

Formiate basique de quinine 1 gr
Eau distillee Q s pour 20 cent c.

F s. a

1 cent c renferme 0 gr. 05 de sel.

— **LACTATES DE QUININE** *neutre* (64 p. 100 de quinine), *basique* (72,6 p. 100 de quinine).

LACTATE NEUTRE (Vigier)

Lactate neutre de quinine 2 gr 50
Eau distillee Q. s. pour 10 cent. c.

1 cent c. renferme 0 gr. 25 de sel.

LACTATE BASIQUE (Dujardin-Beaumetz.)

Lactate basique de quinine 2 gr.
Eau distillee Q. s. pour faire 25 cent c.

1 cent. c. renferme 0 gr 08 de sel.

— **SULFATES DE QUININE** *neutre* (59 p. 100 de quinine), *basique* (74 p. 100 de quinine).

Ces sels sont peu employes aujourd'hui en injections hypodermiques, on donne la preferences aux bromhydrates et *surtout aux chlorhydrates.* La posologie est la même que celle des bromhydrates

SULFATE NEUTRE

Sulfate neutre de quinine 2 gr.
Eau distillee Q s pour 25 cent c.

1 cent c renferme 0 gr 08 de sel.

SULFATE BASIQUE

Sulfate basique de quinine 3 gr.
Analgesine 2 gr.
Eau distillée Q. s pour 10 cent c.

1 cent c. renferme 0 gr 30 de sel.

N B Il faut proscrire d'une maniere absolue l'emploi d'un acide pour solubiliser le sulfate basique de quinine.

RÉSORCINE.

INJECTION CONTRE LEPRE (Unna)

Résorcine 1 gr.
Huile d'olive 20 —

1/2 a 1 cent c. en injections dans les nodules.

SALICYLATE DE SOUDE.

Dose Par 24 heures 0 gr 10 a 0 gr. 50 chez l'enfant, 0 gr. 50 a 2 gr. chez l'adulte.

SOLUTION

Salicylate de soude 10 gr.
Eau distillée Q s. pour faire 20 cent. c.

1 cent. c. renferme 0 gr 50 de sel.

SALOL.

Dose : Par 24 heures 0 gr. 50 a 2 gr chez l'enfant, 2 a 5 gr. chez l'adulte.

SOLUTÉ HUILEUX ANTIRHUMATISMAL

Salol 10 gr.
Huile d'olive lavee et stérilisee Q. s. pour 40 cent. c.

1 cent. c. contient 0 gr. 25 de salol.

SCOPOLAMINE. — Voir **HYOSCINE.**

SEIGLE ERGOTÉ. — Voir *Ergotine.*

SÉRUMS ISOTONIQUES DE FLEIG.

Sérum glucosé — Glucose. 47 gr.
Sérum lactosé — Lactose 92 gr. 50
Sérum à la mannite — Mannite 50 gr.
Sérum au saccharose — Saccharose. 103 gr
Eau distillée Q. S. pour 1000 cent cubes.

SÉRUMS THÉRAPEUTIQUES : **Injections hypodermiques**, *Voir :* Formulaire magistral.

Injections intrarachidiennes.

— **SERUM ANTIMENINGOCOCCIQUE** : *Doses* 10 à 20 cent. bes chez l'enfant , 20 a 40 cent. cubes chez l'adulte.

— **SERUM ANTITÉTANIQUE** : 5 à 20 et même jusqu'à 30 cent. cubes.

Injections intraveineuses.

— **SÉRUM ANTIDIPHTÉRIQUE** : Dans les cas très graves on peut injecter dans les veines de 10 a 20 cent c.

— **SÉRUM ANTIPESTEUX** : *Dose* 100 à 200 cent. c par 24 heures et au-dela.

— **SÉRUM ANTITÉTANIQUE** · peut être injecté à la dose de 10 à 20 cent. c dans les cas de tétanos déclaré.

SOLUTÉS SALINS INJECTABLES improprement dits **SERUMS ARTIFICIELS** — Voir à la fin du chapitre *Sérums therapeutiques* et *Extraits organiques injectables.*

SÉRUM ARTIFICIEL (Hayem et Codex.) pour injection **intraveineuse**

Chlorure de sodium	5 gr
Sulfate de soude	10 —
Eau distillee	985 —

Sterilisez

Injection intraveineuse de 1000 a 2500 de ce liquide chauffe à 38°. *Cholera*

Le Dr Cathelin emploie ce sérum en injections **epidurales** à la dose de 5 à 30 cent c et le préfère au chlorhydrate de cocaine

SÉRUM CHIRURGICAL
SOLUTE PHYSIOLOGIQUE
pour injection **intraveineuses**
(Codex)

Chlorure de sodium	7 gr.
Eau distillée	993 —

Sterilisez.

Dose 100 a 1500 cent c. et jusqu'a 5000 de ce liquide, chauffe a 38° dans les cas de *collapsus, septicemie post-opératoire, eclampsie, urémie, choléra, maladies infectieuses.*

Le Dr Burkhardt pour prevenir les accidents chloroformiques injecte 1500 a 2000 cent c , 1/4 a 1/2 heure avant l anesthesie

SÉRUM CONTRE TUBERCULOSE (Morard)

Phosphate de soude	5 gr
— de potasse	5 —
Chlorure de sodium	4 —
Sulfate de soude	20 —
Eau distillée	200 —

Dissolvez et stérilisez.

Tonique. Névrosthenique.

2 *a* 10 *cent c contre deminéralisation dans tuberculose pulmonaire*

SERUM GLUCOSÉ DE FLEIG

Glucose	47 gr
Eau distillee, Q S. pour 1000 c	cubes

SERUM DE SCHIESS

Chlorure de sodium	2 gr
Eau distillée	100 —

Dissolvez et sterilisez.

2 *à* 5 *cent. c. en injections sous-conjonctivales*

SÉRUM IODÉ (Mauro Greco)

Iode	2 gr.
Iodure de potassium	20 —
Serum physiologique	200 —

Dissolvez et stérilisez

2 cent c tous les deux jours dans la region fessiere

Contre peritonite tuberculeuse

SÉRUM IODÉ (de Renzi.)

Iode	1 gr
Iodure de potassium	3 —
Chlorure de sodium	6 —
Eau distillee	1000 —

Dissolvez et stérilisez

200 *a* 300 *cent. c en 24 heures contre tuberculose pulmonaire*

SÉRUM CONTRE CHOLÉRA (Samuel) pour injection **intraveineuse.**

Chlorure de sodium	6 gr
Carbonate de soude	3 —
Eau distillee	1000 —

Dissolvez et sterilisez.

200 *a* 500 *cent c de liquide chauffe a* 38°

SÉRUM CONTRE CHOLERA (Luton)

Sulfate de soude	10 gr
Phosphate de soude	5 —
Eau distillee	100 —

Dissolvez et sterilisez.

5 a 25 cent. c.

SÉRUM CONTRE PNEUMONIE (Schiess)

Chlorure de sodium	0 gr 25
Bicarbonate de soude	0 — 50
Eau distillee	100 —

Stérilisez par filtration a la bougie

10 *cent c plusieurs fois par jour contre collapsus dans la pneumonie*

SÉRUM DE TRUNFCEK

Sulfate de soude	0 gr 44
Chlorure de sodium	4 — 92
Phosphate de soude	0 — 15
Carbonate de soude	0 — 21
Sulfate de potasse	0 — 40
Eau distillee	Q s par 100 cent c.

F s a et sterilisez

Dose 1 *a* 5 *cent c contre artério-sclerose.* — Voir a *Solutes salins injectables*

SPARTÉINE. Sulfate.

Doses Par injection et par 24 heures 0 gr 01 a 0 gr 03 chez l'enfant, 0 gr. 04 a 0 gr. 10 chez l'adulte

SOLUTION (Fronmuller-Vaucaire)

Sulfate de sparteine	1 gr.
Eau distillee bouillie	20 —

1 cent c renferme 0 gr 05 de sel.

Dose 1 a 2 cent. c

STROPHANTHINE.

Doses { Par injection — 0 gr. 0001 a 0 gr 0002 (1 a 2/10° de milligr) Par 24 heures — 0 gr 0002 a 0 gr. 0005 (2 a 5/10° de milligr) chez l'adulte *exclusivement*

SOLUTION

Strophanthine	0 gr 005
Eau distillee	50 —

1 cent c. contient 0 gr 0001 (1/10e de milligr.) de strophanthine.

Max Hadinger prescrit la strophanthine en injection **intraveineuse** a la dose de 3/4 de milligr a 1 milligr en 24 heures

STRYCHNINE. Sulfate et nitrate.

Doses { Par 24 heures. — 0 gr 002 a 0 gr. 005 (2 a 5 milligr). Par injection. — 0 gr 0005 a 0 gr 002 (1/2 a 2 milligr.) chez l'adulte *exclusivement.*

SOLUTION (Dujardin-Beaumetz)

Nitrate de strychnine	0 gr 05
Eau distillee	25 —

1 cent c. contient 0 gr. 002 de sel.

Dose 1/4 a 2 1/2 cent. c.

SOLUTION DE SULFATE DE STRYCHNINE

Sulfate de strychnine	0 gr 10
Eau distillee de laurier-cerise	20 —
Eau distillee	30 —
ou Eau distillee	50 —

1 cent c 0 gr. 002 de sel.

Dose 1/2 a 4 cent. c.

STYPTICINE. (Chlorhydrate de cotarnine).

Injection **intramusculaire**

Doses { Par 24 heures — 0 gr. 10 à 0 gr. 20
Par injection. — 0 gr. 025 à 0 gr. 10 chez l'adulte *exclusivement*

Stypticine	1 gr
Eau distillée	Q s. pour 20 cent c.

1 cent c renferme 0 gr. 05 de stypticine.

Dose 1/2 à 4 cent c. *en injection intramusculaire* (métrorrhagies très profuses).

SULFURE D'ALLYLE. — Préconisé contre tuberculose et dyspnée des asthmatiques.

SOLUTION HUILEUSE

Sulfure d'allyle	0 gr. 50
Huile d'olive stérilisée	100 —

F. s. a 1 cent. c. puis 2 cent. c par jour dans la fosse sus-épineuse

THIOSINAMINE. — **FIBROLYSINE.**

SOLUTE CONTRE DOULEURS TABÉTIQUES (J Müller).

Thyosinamine } āā	10 gr.
Glycérine }	
Salicylate de sodium	20 —
Eau distillée, Q s pour 100 cent. cubes	

Faire injection intra-musculaire, tous les 2 jours ou tous les jours avec 1 cent cube de ce soluté, contre *douleurs fulgurantes crises gastriques, vésicales, rectales* ou même *laryngees*

SOLUTÉ 1/10e AVEC ANTIPYRINE (Ch. Michel).

Thiosinamine	2 gr
Antipyrine	1 gr 10
Eau distillee	Q s pour 20 c. c

Mêmes usages que le précédent — 2 c. c *tous les deux jours.*

SOLUTION GLYCÉRINÉE (Fritz Juliusberg)

Thiosinamine	1 gr.
Glycerine	2 —
Eau distillee	Q. s. pour 10 c c.

Stérilisez

1 cent c renferme 1 centigr. de thiosinamine.

Dose . 1 à 3 cent. c.

THYRÉOÏDINE.

Dose 2 à 5 milligr.

SOLUTION

Thyréoïdine épurée	0 gr 05 centigr.
Phénol	0 — 02 —
Eau distillee	10 —

1 cent. c. contient 5 milligr. de thyréoïdine.

THYMOL.

Dose 0 gr 20 à 0 gr 50 par injection et par 24 heures chez l'adulte *exclusivement.*

SOLUTE HUILEUX

Thymol	10 gr
Huile d'olive lavee et stérilisee	Q s pour 100 cent c.

1 cent c renferme 0 gr 10 de Thymol

Dose · 2 à 5 cent c.

SOLUTÉ CONTRE LUPUS (Moreau)

Thymol	2 gr
Gaïarol	4 —
Huile d'olive stérilisée	Q. s. pour 100 cent c.

Dose : 1 à 3 cent. c.

TRINITRINE. — **NITROGLYCÉRINE.**

SOLUTÉ (Huchard C. Paul).

Soluté alcoolique de trinitrine à 1/100e	XL gouttes
Eau distillee	Q s. pour 10 cent. c

1 cent c renferme IV gouttes de soluté de trinitrine.

Dose : 1/4 de cent. c. 2 à 4 fois par jour (affections de l'aorte, angine de poitrine).

TROPACOCAÏNE. — Voir à la fin du chapitre *Analgésiques locaux*.

TUBERCULINE.

SOLUTION POUR INJECTION HYPODERMIQUE
(Codex)

Tuberculine solide purefiee	**un** centigr.
Eau distillee sterilisee	100 gr.

F. s a.

Un cent. c renferme **un dixième** de milligr de tuberculine.

VACCIN ANTIPESTEUX — Voir le *Formulaire magistral*.

Dose. **un** centimètre cube.

VACCIN ANTIPESTEUX SENSIBILISÉ — Voir le *Formulaire magistral*.

Dose **un** centimètre cube

YOHIMBINE.

Dose 0 gr. 005 à 0 gr 01 par 24 heures.

SOLUTION

Chlorhydrate d'yohimbine	0 gr 10
Eau distillee	10 cent. c.

F. s. a.

1 cent c. renferme 0 gr. 01 de principe actif.
Dose 1/2 a 1 cent. c.

ZINC (Chlorure de).

SOLUTÉ DE LANNELONGUE CONTRE ARTHRITES
TUBERCULEUSES, ADÉNITES, FONGOSITÉS

Chlorure de zinc	1 gr.
Eau distillée	9 —

Ad libit.
Chlorhydrate de cocaïne ou stovaine 0 gr, 10 cent.

Titre 1/10e : en injections contre *Arthrites*, *Adenites*, *Fongosités tuberculeuses*.

On injecte 2 a 3 gouttes sur un point déterminé; on répète la même operation sur d'autres points de manière a circonscrire la fongosité et a deposer 8 a 20 gouttes de solution autour d'elle.

N. B. — Autour de l'épididyme on emploie la solution à 1/20e et pour les poumons la solution a 1/40e.

CHAPITRE II

Analgésiques locaux.

N.B. — Consultez le *Formulaire Magistral.*

ACOÏNE *c.*

A. SOLUTÉ AQUEUX A 1 POUR 100. *En application locale sur la conjonctive*

B. SOLUTÉ (Darier)

Acoïne C	0 gr 05
Chlorhydrate de cocaïne	0 — 10
Solute de chlorure de sodium a 8 p 100	5 —

Ajouter II a IV gouttes de ce solute au liquide que l'on doit injecter sous la conjonctive.

ADRÉNALINE. — Voir au *Formulaire magistral.*

SOLUTE (Darier)

Solution mere d'adrénaline	X gouttes
Chlorhydrate de cocaïne	0 gr 10
Eau distillee sterilisee	10 —

F s a pour obtenir l'anémie et l'anesthésie (extraction des corps étrangers, cautérisations, etc. etc)

SOLUTÉ AU MILLIÈME (E Sonnamburg) pour injection **intraveineuse**

Adrénaline	0 gr 01
Solute physiologique	10 cent c

1 cent c renferme *un* milligr d'adrénaline

X a XX gouttes dans une veine cubitale contre collapsus cardiaque dans l'anesthésie et contre collapsus grave (John).

ALYPINE. — Voir au *Formulaire magistral.*

SOLUTE AQUEUX — De 2 a 10 pour 100.

Dose . 1 a 1/2 cent c.

ANESTHÉSINE. — PARAMIDOBENZOATE D'ÉTHYLE

SOLUTÉ COMPOSE

Chlorhydrate d'anesthesine	0 gr. 25
— de cocaine 0 gr 005 a	0 — 015
Sel physiologique de Poehl	0 — 40
Eau distillee	100 —

Dissolvez et sterilisez

1 a 5 cent c et plus au besoin.

COCAINE. (Chlorhydrate).

Doses 0 gr 01 a 0 gr. 02 en plusieurs injections chez l'enfant a partir de 4 ou 5 ans jusqu'a 10, puis chez l'adulte de 0 gr. 02 a 0 gr. 15.

Le Dr Reclus conseille de ne jamais dépasser le titre de 1 pour 100 pour les solutions *sous peine d'accidents possibles.*

INJECTION CONTTE ZONA (Scharff.)

Chlorhydrate de cocaine	0 gr. 20 a 0 gr 30 c
Chlorhydrate de morphine	0 — 05 —
Chlorure de sodium	0 — 40 —
Eau distillee	20 —

1/2 a 1 cent cube en injections hypodermiques dans les espaces intercostaux, pres de l'émergence des nerfs.

SOLUTÉ POUR ANESTHÉSIE MEDULLAIRE (Tuffier)

Solute du Codex a 2 p 100

SOLUTÉ (Reclus)

Chlorhydrate de cocaïne	1 gr
Eau distillee	100 —

Dissolvez et sterilisez

1 cent. c contient 0 gr 01 de sel

Dose 1, 2, 3 cent c. et au dela

SOLUTÉ DU CODEX

Chlorhydrate de cocaine	1 gr
Eau distillee	49 —

Dissolvez et stérilisez.

1 cent. c. renferme 0 gr 02 de sel

SOLUTÉS POUR ANALGÉSIE TRES ÉTENDUE (Schleich)

1.		2.	
Chlorhydrate de cocaïne	0 gr 200	Chlorhydrate de cocaine	0 gr 100
— de morphine	0 — 025	— de morphine	0 — 025
Chlorure de sodium	0 — 200	Chlorure de sodium	0 — 200
Eau phéniquee a 5 p. 100	II gouttes.	Eau phéniquee a 5 p 100	II gouttes.
Eau distillee	100 gr	Eau distillee	100 gr

Dose 15 a 20 cent c dans les tissus tres hyperesthesies (*suppurations, nevralgies*)

Dose 15 a 50 cent c dans les tissus moderement hyperesthesies

— **COCAINE (CHLORHYDRATE DE)**

Injections intra-cranio-rachidiennes.

Solutions aqueuses au titre de 1 pour 100 (Reclus) ou 2 pour 100 (Tuffier), stérilisées a + 100° ou par Tyndallisation

Dose 1 a 3 centigr, exceptionnellement on peut atteindre 4 centigr mais ne pas depasser cette dose

Pour l'anesthesie ou obstetrique, on emploie la solution aqueuse a 1 pour 100, mais la dose de 1 centigr suffit pour obtenir l'effet desire, on peut en cas de besoin, porter cette dose à 2 centigr

Injections épidurales (F. Cathelin)

Solution 1/100°. *Dose* 1 cent c. par injection, qu'on peut renouveler 3 a 4 fois par semaine (*Cathelin*)

Solution a 1/500° par injection 5 a 10 cent c (Cantas), qu'on peut renouveler en les espacant

SERUM COCAINÉ (F Cathelin).

Chlorhydrate de cocaine	0 gr 10
Serum physiologique	50 cent. c

F s a Stérilisez

Dose 5 a 10 centimetres cubes.

Contre les nevralgies sciatiques *Caussade* et *Queste* administrent 0 gr. 01 a 0 gr 02 de cocaine en une seule injection, que, dans les cas chroniques, on peut renouveler tous les 3, 4 ou 8 jours et injecter des doses plus elevees, 0 gr 06 a 0 gr. 08, si la douleur persiste

— **COCAINE** (Phénate de).

SOLUTION POUR ANALGESIE DENTAIRE
(Von Œfelde)

Phénate de cocaine		0 gr. 10
Alcool a 60°	āā	5 —
Eau distillee		

Dose · 1 a 2 cent. c en injection

SOLUTION (Lagrange.)

Chlorhydrate de Cocaïne	0 gr 01
Eau phéniquee à 3 pour 100	X gouttes

Dissolvez et injectez en deux piqûres autour de la dent.

EUCAÏNES. — Analgésiques moins actifs que la cocaine, *même posologie.*

— **EUCAINE A.** Chlorhydrate.

Chlorydrate d'eucaïne A.	1 gr.
Eau distillee	50 —

1 cent. c. contient 0 gr. 02 d'eucaine.

— **EUCAINE B** Chlorhydrate. 3 fois moins toxique que l'eucaïne A et 4 fois moins que la cocaine ; mais l'anesthésie persiste 3 fois moins longtemps.

Chlorhydrate d'eucaïne B	1 gr
Eau distillee	50 —

Dose *1 cent. c de chaque côte de la dent avant l'avulsion.*

EUGÉNOL.

— Antiseptique anesthésique local utilisé en chirurgie dentaire et contre le lupus.

SOLUTÉ ANTISEPTIQUE A 1/10ᵉ

Eugénol	10 gr.
Huile d'olive lavée et stérilisee Q. s. p.	100 c. c.

Dose : 2 cent. c. a 10 cent c., soit 0 gr. 20 a 1 gr en 24 heures.
Moty recommande le même soluté en injections locales contre le lupus.
Dose . 1/4 a 1 cent. c
Pour anesthésie dentaire 1/2 a 1 cent. c.

FORMANILIDE.

Dose . 0 gr. 03 a 0 gr. 05 par injection chez l'adulte.

SOLUTION (Meisels.)

Formanilide	0 gr 30
Eau distillée	10 —

1 cent. c. renferme 0 gr. 03 de formanilide.

GAIACYL.

SOLUTION AQUEUSE. — de 5 A 10 pour 100.

Dose · 1 a 2 cent. c.

NIRVANINE.

Dose : Par injection 0 gr. 05 a 0 gr. 25. L'anesthésie est plus lente a se produire qu'avec la cocaïne Elle n'est complète que 10 minutes environ apres l'injection et persiste 20 minutes.

SOLUTÉ ANALGÉSIQUE

Nirvanine	0 gr. 40
Eau distillee	10 —

1 cent. c renferme 0 gr. 04 de nirvanine.
Dose : 1 a 5 cent. c.

SOLUTÉ POUR ANALGÉSIE DENTAIRE

Nirvanine	0 gr. 50
Eau distillée	10 —

1 cent. c. 0 gr. 05 de nirvanine.
En injection dans les alvéoles.

NOVOCAINE.

Dose 0 gr. 01 à 0 gr. 03.

SOLUTÉ ANESTHÉSIQUE		SOLUTÉ ANESTHÉSIQUE.	
Novocaïne	0 gr. 25 à 0 gr. 50	Novocaïne	0 gr. 10 à 0 gr. 20
Soluté physiologique	100 —	Soluté physiologique	10 —
Soluté d'adrénaline à 1/1000e	V goutt	Soluté d'adrénaline à 1/1000e	X goutt
Pour petites opérations, 2 à 6 c c		*Pour anesthésie dentaire, 1 à 2 c c.*	

TROPACOCAÏNE.

Dose · Par injection 0 gr. 01 à 0 gr. 025.

Tropacocaïne	0 gr. 40
Chlorure de sodium	0 — 05
Eau distillée	10 —

1 cent. c. renferme 0 gr. 04 de tropacocaïne.

Dose : 1/2 cent. c. pour injection dans les alvéoles.

STOVAÏNE. — Mêmes indications que la cocaïne ; mais plus maniable. D'après Reclus, on peut facilement injecter de 0 gr. 14 à 0 gr. 20 pour une opération.

SOLUTION ANALGÉSIQUE POUR CHIRURGIE GÉNÉRALE

Stovaïne	0 gr. 75
Eau distillée	100 c c

Stérilisez à l'autoclave à 105° *pendant* 10 *minutes.*
1 cent. c. renferme 0 gr 0075 de stovaïne.

Dose : 10 à 25 ou 30 cent. c On peut également préparer des solutions à 1 p. 100

Pour les injections **intrarachidiennes** (procédé d'exception), on emploie une solution à 1 p. 10 préparée avec le soluté physiologique de chlorure de sodium, on injecte *un demi* cent. c. seulement de cette solution (Chaput, Tuffier)

SUBCUTINE. — SUBCUTOL.

SOLUTÉ ANESTHÉSIQUE (Becker)

SUBCUTOL.

Subcutine	0 gr 80 à 1 gr
Chlorure de sodium	0 — 7
Eau distillée	100 —

Dissolvez et stérilisez 1 à 5 cent cubes

CHAPITRE III

Opothérapie et Sérothérapie.

OPOTHÉRAPIE

Le meilleur procédé général pour la préparation des *Extraits organiques injectables* est le suivant :

Prélevez l'organe aussitôt que possible après la mort de l'animal et cela dans les conditions d'asepsie rigoureuse (instruments, vases de récolte, etc. stérilisés). Les organes seront recueillis dans de l'eau légèrement chloroformée et y resteront plongés pendant toute la durée de leur transport au laboratoire.

Desséchez-les ensuite en les comprimant entre plusieurs feuilles de papier de soie stérilisé, divisez-les rapidement en petits morceaux et mettez-les en contact avec le mélange suivant, et dans ces proportions

Glycérine officinale stérilisée,	deux cents grammes.
Eau distillée stérilisée	cent grammes.
Organe	cent grammes

Laissez macérer pendant vingt-quatre heures en agitant de temps à autre, puis filtrez sur du papier ou du coton préalablement stérilisés Répartissez dans des ampoules de verre d'une capacité de un centimètre cube, préalablement stérilisées et que vous fermerez ensuite à la lampe.

N. B — Le contenu de ces ampoules ne devra être utilisé que s'il donne un résultat négatif à tout essai de culture

Au moment de pratiquer l'injection, l'opérateur devra diluer le contenu d'une ampoule dans trois centimètres cubes de soluté aqueux de chlorure de sodium à 7,5 p 100 (Soluté physiologique, sérum chirurgical.)

N B — *Voir au Formulaire thérapeutique pour l'administration stomachale*

EXTRAITS ORGANIQUES INJECTABLES

Bile de bœuf lavée. — Paratoxine. — Dose 1 à 4 cent. cubes.

Extrait protoplasmique des globules sanguins (Hémoplase). Préparé avec le sang d'âne ou celui de mouton *Antitoxique, tonique, stimulant* Dose : 10 cent. c.

Extrait capsulaire. — Capsules surrénales du cobaye, porc ou cheval ; contre *maladie d'Addison.* Dose · 2 à 5 cent. c., *neurasthénie*, 3 à 8 cent. c. Voir *Adrenaline.*

Extrait carditique *Cardine.*— Cœur de bœuf . élève la tension artérielle et accroît la diurèse. Préconisé contre le *pouls lent*, la *faiblesse du myocarde.* Dose . 1/2 à 1 cent. c.

Extrait cérébral (substance grise). — Cervelle de mouton. Contre *neurasthenie*, *chlorose*, *névroses*. Dose : 1 à 5 cent. c.

Extrait de foie. Liquide hépatique. — Foie de veau ou mieux de porc. Contre les *maladies du foie*, le *diabete*, la *goutte*, les *hémorrhagies*. Dose 2 à 3 cent. c.

Extrait de moelle des os. — Os du tronc de mouton, bœuf. Contre *anemie*, *chloroanémie*, *anemie pseudo-leucemique*, etc. Dose : 1 à 2 cent. c.

Extrait musculaire. — Muscles de mouton, veau, bœuf. Contre l'*atrophie musculaire*. Dose : 2 à 3 cent. c.

Extraits d'ovaires. — Ovaires de la vache, de la brebis. Contre les *douleurs* de la *menopause*, la *dysmenorrhee*, les *métrorrhagies* l'*hysterie*, les *douleurs* et les *troubles psychiques consécutifs* à *l'ovariotomie*

Extrait pancréatique. — Pancréas du veau, du mouton contre *diabete maigre*. Dose · 5 à 10 cent. c.

Extrait de poumon — Mouton. Contre la *maladie de Marie*.

Extrait rénal *Nephrine* substance corticale du rein de bœuf porc ou mouton. Contre l'*urémie*, l'*albuminurie*, les accidents consecutifs a la *néphrectomie* Dose : 1 à 3 cent. c.

Extrait de rate Liquide splénique. — Rate de mouton ou de porc Contre *cachexie paludéenne*, *anorexie*, *chlorose*. Dose . 1 a 3 cent c.

Extrait de testicules. — Testicules du taureau et du bélier. Contre *impuissance*, *neurasthenie*, *hysterie* (cécite hystérique) *sclérose medullaire*, *paralysie agitante*, *ataxie locomotrice*, *tuberculose*. Dose : 3 a 10 cent c. tous les deux jours.

Extrait de thymus. — Veau ou mouton Mêmes propriétés que l'extrait de corps thyroides et paraît causer moins d'accidents secondaires que ce dernier, peut être administré à doses plus elevées.

Extrait thyroidien. — Corps thyroides du mouton Contre *myxœdeme*, accidents consécutifs a la *thyroidectomie*, *l'obesite*, *les dermatoses*, *l'acromégalie*, *le crétinisme*, *l'idiotisme*. Dose · 1 à 2 cent. c.

Thyréoidine. — Voir *Formulaire magistral*.

INJECTION HYPODERMIQUE

Thyreoidine epuree	0 gr. 05
Phenol	0 — 02
Eau distillee	10 —

F. s. a. 1 c c. par jour.

N B. — Il est important de surveiller l'action du médicament et de suspendre le traitement aussitôt que les phénomenes d'intolerance commencent a se manifester.

SÉROTHÉRAPIE

Par le Docteur Louis Martin, médecin-directeur de l'Hôpital Pasteur

Les sérums thérapeutiques proviennent du sang de chevaux immunisés contre diverses maladies infectieuses. Le sang est recueilli, puis le serum préparé et manipule d'une manière *rigoureusement aseptique*, de telle sorte qu'il peut se conserver tres longtemps *sans qu'il soit necessaire de lui ajouter aucune substance antiseptique*. Cette condition est indispensable pour assurer l'innocuité des injections, quelle que soit la dose injectée, et rend par suite inutile la concentration du sérum Les propriétes curatives des divers serums persistent pendant plus d'une année, si l'on prend la précaution de les conserver dans un endroit dont la températuie est peu élevee, à l'abri de la chaleur (au-dessus de 50° les serums s'altèrent rapidement) et de l'humidite, et sans sortir le flacon de l'étui qui le renferme.

SÉRUM ANTICHARBONNEUX (Marchoux, Sclavo). — Ce sérum est préventif et curatif.

Act. prév. — Doit être injecté préventivement apres toute blessure ou piqure contaminée par la bactéridie charbonneuse.

Act. curat — Lorsque la pustulle charbonneuse est a son début il suffit d'injecter 20 cent cubes de sérum anticharbonneux pour obtenir une guérison rapide.

Quand le charbon date de plus de 48 heures ou si la réaction générale est intense il est utile d'injecter d'emblée 40 cent cubes en une seule fois et les jours suivants 20 cent cubes, on continue ces injections jusqu'a disparition des phénomènes généraux et locaux

Dans les cas graves on doit injecter plusieurs fois 40 cent. cubes

Le traitement local (cautérisation, injection d'iode) peut être supprimé quand on emploie la sérothérapie.

On peut avoir des insuccès quand il y a association de la bactéridie avec d'autres microbes (vibrions septiques, streptoc., staphyloc.).

SÉRUM ANTIDIPHTÉRIQUE (Behring, Roux, Martin, Chaillou).— **Act. prév.** —Employé à la dose de 5 cent. cubes, le sérum donne, contre la diphterie une immunité temporaire qui dure 4 a 6 semaines, il est donc prudent de faire des injections preventives aux personnes exposees à la contagion. Les injections préventives sont particulièrement indiquees pour les enfants âgés de moins de cinq ans

Act thérap. — Injecté en quantité suffisante, le sérum guérit la maladie déclaree, si toutefois *elle n'est pas arrivée a une période trop avancée*, mais il est impuissant contre l'*empoisonnement diphtérique accompli* lequel se traduit par la paralysie, l'irrégularité de la respiration et du pouls

La dose que l'on doit injecter varie suivant l'âge du malade, le moment de l'intervention, l'intensité de la maladie : 20 cent. cubes suffisent pour les diphtéries benignes prises au début ; 20 à 40 cent cubes sont nécessaires si la maladie est sévère ou si elle date de plusieurs jours ; il faut exceptionnellement, dépasser 40 cent. cubes et au dela dans les cas très graves, notamment dans ceux où l'on est obligé de pratiquer la trachéotomie. Si une première injection ne suffit pas, le médecin devra, pour en faire une autre, se guider sur l'état général du malade, sur la marche du pouls et de la temperature rectale. Aussi longtemps que cette dernière n'est pas tombée au-dessous de 38°, on ne peut considérer la maladie comme terminée. En general les fausses membranes se détachent dans les 36 heures qui suivent l'injection si la dose injectée est suffisante

Le docteur Kitzmiller (de Piqua) a traité avec succès plusieurs asthmatiques par une injection de sérum antidiphtérique

SÉRUM ANTIDYSENTÉRIQUE (Vaillard et Dopter). — Ce sérum est antitoxique et antimicrobien Il agit uniquement sur la dysenterie *bacillaire* (bacille de Shiga Kruse) forme habituelle dans les pays tempérés et demeure sans efficacité sur la dysenterie *amibienne* des pays chauds.

Act. prév. — Employé à la dose de 10 cent cubes, ce sérum donne une immunité passagère contre la dysenterie . cette immunité dure environ 10 à 12 jours , il peut donc être utile, surtout dans les familles comprenant des enfants de faire des injections préventives

Act. thérap. — Le sérum antidysentérique injecté en quantité suffisante, enraye et guérit à la fois l'infection qui détermine les lésions du gros intestin et l'intoxication qui peut résulter de la culture microbienne au siège de ces lésions.

Les effets sont d'autant plus rapides que l'intervention est plus rapprochée du début de la maladie.

La dose à employer varie avec le moment de l'intervention et la gravité des cas, suivant qu'il s'agit d'adultes ou d'enfants La variabilite des faits cliniques ne permet pas de fixer d'une manière absolue la quantité de sérum qui guérit un cas de dysenterie

Adultes. — Dans les dysenteries d'intensité *moyenne* et prises au début, 20 centimètres cubes de sérum suffisent le plus souvent pour assurer la sédation immédiate de tous les symptômes et la guérison rapide. Si, après vingt-quatre heures écoulées, les coliques persistent avec leur intensité première et si les selles, bien que très diminuées, restent encore fréquentes, il est indiqué de renouveler l'injection le lendemain. Quelquefois même, dans les formes sévères ou datant de plusieurs jours, une troisième injection en moindre quantité deviendra utile pour précipiter la guérison.

Dans les dysenteries *graves*, il faut injecter d'emblée 40 à 60 centimètres cubes de sérum et réiterer cette dose le lendemain ; si les troubles intestinaux ne sont pas alors suffisamment apaisés, l'emploi du sérum doit être poursuivi à doses décroissantes jusqu'à ce que le nombre des selles s'abaisse à quelques unités. Le médecin devra se guider sur la nature et la fréquence des selles quotidiennes ; aussi longtemps que celles-ci restent glaireuses et multiples au cours de la journée, on ne peut considérer la maladie comme terminée.

Dans les formes *les plus graves*, surtout quand l'intervention est tardive, il est nécessaire de recourir d'emblée a des doses massives, 80, 90 et même 100 centimètres cubes répartis en deux injections au cours de la journée, jusqu'a ce que les troubles intestinaux s'amendent. Comme précédemment le sérum sera ensuite continué à doses décroissantes ; il est prudent de procéder graduellement à cette réduction de la dose injectée tant que le nombre des selles se maintient au-dessus de 20 par jour.

Enfants. — Pour les enfants, les doses indiquées ci-dessus doivent être réduites de moitié

Rechutes. — Les rechutes sont exceptionnelles, elles se produisent après le dixième jour qui suit la dernière injection de sérum, c'est-à-dire lorsque l'action de celui-ci commence à s'épuiser. Ces rechutes sont facilement enrayées par une seule injection de sérum.

SÉRUM ANTIMÉNINGOCOCCIQUE (Flexner, Kolle et Wassermann, Dopter). — Le Sérum antiméningococcique doit être injecté dans la cavité arachnoïdienne et non sous la peau, avec toutes les précautions antiseptiques d'usage.

Une ponction lombaire est pratiquée sur la ligne médiane du rachis, au point d'intersection d'une ligne horizontale passant par les crêtes iliaques, et immédiatement au-dessous de l'apophyse épineuse (ce point correspond à l'espace situé entre la quatrième et la cinquième vertèbre lombaire). On laisse écouler par l'aiguille une quantité de liquide équivalente à celle du Sérum qui sera injecté, et même supérieure afin d'abaisser la tension dans la cavité céphalo-rachidienne (1) Par l'aiguille en place, et au moyen de la seringue de Roux, on injecte lentement le Sérum tiédi au préalable par l'immersion des flacons qui le contiennent dans de l'eau à 38°. Après l'injection, le malade doit être placé la tête basse, le siège surelevé, et rester dans cette position pendant deux heures, afin de favoriser la diffusion du Sérum

La dose à injecter varie de 20 à 40 centimètres cubes pour un adulte et de 10 à 20 centimètres cubes pour un enfant, l'introduction de ces quantités ne présentera aucune difficulté si l'on a soin d'extraire un volume suffisant de liquide céphalo-rachidien

Dans les formes graves de la méningite cérébro-spinale, le Sérum doit être injecté à doses élevées (30, 35 cent. c.) pendant trois ou quatre jours consécutifs, alors même que la première injection aurait été suivie d'une amélioration sensible de l'état général et des troubles fonctionnels Pour les injections ultérieures on se guidera, en vue de les espacer, sur les modifications du liquide céphalo-rachidien et les symptômes cliniques. Dans les formes moyennes, traitées dès le début, 20 à 25 centimètres cubes de Sérum peuvent suffire souvent pour assurer la sédation de tous les symptômes. Si, après 24 heures écoulées, ces symptômes persistent ou reapparaissent avec leur intensité première, l'injection sera renouvelée, ainsi que les jours suivants, selon l'évolution de la maladie.

Les rechutes qui se produisent au cours de cette infection seront traitées comme il est indiqué ci-dessus ; toutefois, s'il s'est écoulé plus de quinze jours après la dernière injection on devra prendre les précautions d'usage pour éviter les accidents anaphylactiques qui sont particulièrement sérieux après les injections intrarachidiennes.

L'action du Sérum est d'autant plus efficace et rapide qu'il est employé à une période plus rapprochée du début de la maladie Aussi, il importe de fixer sans retard le diagnostic par la ponction lombaire Mais l'état louche et purulent du liquide céphalo-rachidien ne constitue pas à lui seul un signe décisif de la méningite cérébro-spinale à

(1) Cependant Comby, Netter, ont pu injecter sans inconvénient, chez l'enfant, jusqu'à 20 cent cubes de sérum après soustraction seulement de 2 à 5 cent cubes de liquide céphalo-rachidien.

méningocoque, puisque la méningite suppurée peut être déterminée par d'autres causes D'autre part la recherche du menigocoque est parfois négative dans des cas avérés de meningite cérebro-spinale épidémique Si la confirmation exacte de la nature de l'affection ne peut être obtenue sur place, il sera toujours prudent d'injecter le Sérum afin de ne pas perdre un temps précieux dans les formes graves. L'injection du Serum ne comporte par elle-même aucun inconvénient et mieux vaut l'appliquer inutilement que de laisser libre cours a une maladie dont l'évolution est parfois tres rapide

SÉRUM ANTIPESTEUX (Roux-Yersin). — Ce sérum est préventif et curatif. Il supporte facilement le transport et, la température élevée des pays chauds.

Act. prév. — Lorsqu'un cas de peste éclate dans une maison ou à bord d'un navire, il est prudent d'injecter 10 cent. cubes de sérum a toutes les personnes exposées a la contagion

Act. curat. — Cette action est d'autant plus efficace que l'intervention est plus rapprochée du début de la maladie Il vaut mieux donner d'emblée de fortes doses (20 à 30 et jusqu'à 60 cent. cubes) que d'injecter successivement des doses faibles. Sous l'influence du sérum la fièvre décroît en quelques heures et le gonflement des ganglions (bubons) disparaît avec rapidité. Si cette amélioration ne se produit pas promptement apres la première injection, il faut en faire une seconde, puis une troisieme, jusqu'a disparition de la fièvre et des symptômes généraux et locaux

Dans les cas graves, notamment dans la *pneumonie pesteuse*, il faut avoir recours aux injections intraveineuses (20 cent cubes), il est indispensable dans ce cas d'employer le sérum *liquide* et ne pas se servir de sérum *desseche*.

SÉRUM ANTISTREPTOCOCCIQUE (Marmorek, Roger, Besredka). – Le streptocoque cause a lui seul ou associé a d'autres microbes, l'*érysipele*, la *fievre puerperale*, le *phlegmon*. Certaines *angines, bronchites, broncho-pneumonies, lymphangites, infections post-opératoires* et *septicemies* sont également provoquées par le streptocoque. Il se trouve *fréquemment* avec le bacille de Loeffler dans la *diphtérie* et le *croup*, et *toujours* dans l'*angine scarlatineuse*. Le sérum antistreptococcique s'adresse donc a toutes ces formes différentes de *streptococcie* pourvu que l'examen bactériologique, qui doit être pratiqué dans tous les cas, démontre la présence de ce microbe. Le traitement est d'autant plus efficace qu'il est institué plus tôt. La dose ordinaire est de 20 cent. cubes pour tous les âges, meme les plus tendres, et pour toutes les maladies streptococciques. Cette dose doit être doublée dans les cas où le danger est imminent. Le traitement par le sérum doit être continue jusqu'a disparition complete de tous les symptômes pathologiques, en injectant des doses simples (20 cent. cubes) ou doubles (40 cent. cubes) toutes les 12 ou 24 heures selon la gravité des symptômes. Aussitôt que l'amélioration est manifeste, il suffit de donner une dose par jour

SÉRUM ANTITÉTANIQUE (Behring et Kitasato, Roux, Nocard, Vaillard).

Act. prév. — Le sérum antitétanique doit surtout être employé comme préventif chez les sujets atteints de divers traumatismes qui par leur siège, la nature et les circonstances dans lesquelles ils se sont produits, amènent le plus souvent le développement du tétanos (plaies par écrasement des extrémités ou de la continuité des membres; plaies contuses souillées de terre, de poussières provenant du sol, de débris de fumiers, de la vase des eaux, plaies avec pénétration de corps étrangers du sol ou ayant eu contact avec lui, etc.).

La dose préventive est de 10 cent. cubes; cependant lorsqu'il s'agit de plaies particulièrement souillées et difficiles a nettoyer, il est prudent de renouveler l'injection a huit jours d'intervalle.

Act. thérap. — Le sérum antitétanique n'a pas d'action certaine sur la maladie déclarée. Jusqu'ici il a été impuissant contre le tétanos aigu, ou évoluant rapidement. Mais il n'est pas sans effet sur les cas a marche lente et dont le début a été tardif après le traumatisme. Pour ces derniers, l'injection de sérum combinée avec l'ablation du foyer où végète le bacille spécifique et d'où part l'empoisonnement, offre plus de chances de guérison. La quantité de sérum a injecte pourra varier entre 50 et 100 centimètres cubes en une ou deux doses

N. B. — Le **Sérum antitétanique** peut être employé en injection *intrarachidienne* et injecté a des doses variant de 5 a 20 cent c. et même jusqu'a 30 cent c , en injection *intracérébrale*, on peut donner 20 cent. c (Roux, Borrel).

SÉRUM ANTIVENIMEUX (Calmette) — On emploie le sérum antivenimeux dans tous les cas de morsures de serpents venimeux ou de scorpions Il est efficace contre les effets du venin de toutes les espèces de serpents de l'Europe, de l'Asie, de l'Afrique, de l'Océanie et de l'Amerique.

La dose a employer est de 10 cent cubes pour les enfants et pour les adultes, lorsqu'il s'agit d'une morsure de vipère d'Europe ou d'un serpent de petite espèce des pays chauds. Dans les cas de morsures par des serpents de grande taille tels que le *cobra capel* de l'Inde, le *naja haje* d'Egypte, le *bothrops* de la Martinique, le *crotale* de l'Amérique, etc , il faut injecter 20 cent. cubes

On doit intervenir le plus tôt possible apres la morsure, car certains serpents, dans les pays chauds, tuent un homme en quelques heures. Même dans les cas les plus graves, on peut toujours empêcher la mort si l'on injecte le sérum moins de 4 heures après la morsure

Il faut toujours, aussitôt après une morsure, pratiquer une ligature le plus près possible de la morsure, entre celle-ci et la racine du membre , il faut ensuite faire saigner la plaie, la laver largement, si possible, avec un soluté de chlorure de chaux.

Le sérum antivenimeux agit efficacement chez les animaux domestiques bœuf, mouton, chien , on peut même chez ces derniers pratiquer des injections préventives.

SÉRUMS DESSÉCHÉS. — Obtenus en évaporant a froid le sérum dans le vide et en présence de l'acide sulfurique : **un** gramme de sérum desséché represente 10 cent. de serum liquide. Les sérums desséchés conservent très longtemps (au moins trois annees) leurs propriétés thérapeutiques.

Le sérum *antitétanique desséché* et *pulvérisé* agit comme préventif lorsqu'on l'étale à la surface d'une plaie suspecte.

ACCIDENTS SÉRIQUES

Toute injection de sérum *héterogene* peut provoquer des accidents qui sont précoces ou tardifs.

Les accidents précoces. — Ils sont tres rares lors d'une première injection, ils sont plus fréquents chez les sujets qui ont reçu du sérum auparavant (un dixième des cas).

Les accidents précoces qu'on observe le plus souvent sont (*a*) locaux ou (*b*) généraux.

a) *Accidents locaux.* — Ils rappellent les accidents locaux qu'Arthus a observés chez le lapin (phénomene d'Arthus). Voici en quoi ils consistent : quelques instants apres la piqûre on constate qu'un œdème dur se développe au point d'inoculation et autour de cette plaque œdématiée, on voit souvent des placards ortiés. Après 24 heures ou 36 heures au plus tard ces accidents disparaissent.

Il faut éviter de pratiquer l'injection dans le derme, car alors les accidents sont plus frequents et plus sérieux (nécrose limitée, suppuration possible).

b) *Accidents generaux.* — Sont beaucoup plus rares que les accidents locaux, se voient parfois lors d'une première inoculation chez des gens particulierement sensibles au sérum, sont plus fréquents chez les individus sensibilisés par une premiere injection, rappellent alors les accidents anaphylactiques étudiés par Richet. — Voici quels sont les phénomènes observés : pendant l'injection ou quelques instants apres l'injection, le malade a de l angoisse, de la dyspnée, le pouls devient petit, incomptable, hypotendu ; la face devient pâle et il peut y avoir une syncope Le plus souvent le malade se remet rapidement ; parfois les accidents se renouvellent et ils peuvent être assez inquiétants pour nécessiter un repos absolu et une thérapeutique active qui doit avoir pour but de soutenir le cœur : injections d'éther, de caféine ; huile camphrée et strychnine les jours suivants.

Les accidents tardifs se voient dans 14 p. 100 des cas chez les individus qui reçoivent du sérum pour la première fois, ils apparaissent alors du dixième au quinzième jour, on les note dans 50 p. 100 des cas chez ceux qui ont reçu antérieurement une injection de sérum, chez ces malades, ils sont plus precoces et apparaissent souvent dès le cinquième jour.

Prodromes. — Quelques heures avant l'éruption, le malade présente parfois quelques malaises bouffées de chaleur, dyspnée, irrégularité de la respiration et du pouls, insomnie. On peut craindre des troubles méningés ou un début de paralysie diphtérique, l'éruption lève tous les doutes et permet le diagnostic.

Eruptions. — Elles existent toujours et marquent ordinairement le debut des accidents tardifs, le plus souvent benignes et passagères (urticaires, éruptions polymorphes), elles sont parfois prurigineuses et persistent 36 ou 48 heures. On note aussi des arthralgies, des douleurs musculaires, et rarement de l'engorgement ganglionnaire généralisé.

Ces symptômes s'accompagnent parfois d'albumine et de symptômes généraux (fièvre, courbature, anorexie) qui persistent un ou deux jours et ne comportent aucune gravite chez l'enfant. Chez l'adulte on a signalé de l'asthénie qui persiste longtemps, s'accompagne de troubles digestifs et parfois d'urticaire récidivant. Les lésions viscérales sont exceptionnelles.

Ces accidents tardifs, quoique bénins, réclament un traitement sérieux.

Le malade doit être mis au repos complet les enfants au lit, les adultes a la chambre

Les *eruptions* peuvent être traitées par les bains d'amidon quand elles sont tres accentuées et prurigineuses, le plus souvent tout traitement est inutile

Chez ces malades il faut absolument éviter la constipation sans toutefois irriter l'intestin, car alors on aurait des entérites muco membraneuses, pour cela on donne, dès l'apparition de l'éruption, de l'huile de ricin a faible dose, 5 a 15 grammes suivant l âge

S'il y a des douleurs articulaires, on pourra les calmer avec du salicylate de soude, donne par cachet de 0 gr 50 (jusqu'a 4 grammes en 24 heures) chez les malades qui n'ont pas d'albumine Chez les albuminuriques on doit désinfecter l'intestin avec du naphtol, du benzo-naphtol, et surtout, le malade sera soumis au repos au lit, à la diète hydrique ou au regime lacté suivant l'intensité de l'albuminurie.

Il est exceptionnel d'observer des complications viscérales · endocardites, péricardites, entérites, mais il faut y penser, les rechercher et les traiter

Ces complications sériques tardives ne doivent pas être negligées. Chez les enfants elles sont genéralement bénignes parce qu'elles sont traitées Chez l'adulte elles sont plus sérieuses et devraient être traitées plus sérieusement, le plus souvent elles sont trop négligées et elles se compliquent

Précautions à prendre dans la pratique des injections de sérum — 1° Bien veiller a la propreté et a l'asepsie des seringues les faire bouillir avant de s'en servir.

Apres l'injection de sérum rincer la seringue a l'eau, pour eliminer le serum qui se coagulerait pendant l'ébullition. Si le sérum a penétré dans la rainure du piston, demonter la seringue Beaucoup d'accidents sont dus a ce manque de precautions.

2° S'assurer que le sérum n'est pas alteré. Le sérum qui a été maintenu au repos doit être clair, apres agitation il peut contenir des particules albuminoides, mais il ne doit pas être louche, et en tout cas, il ne doit jamais dégager d'odeur. Tout flacon qui dégage une odeur doit être rejeté.

3° *Asepsie de la peau.* — En général, il suffit de nettoyer la peau avec un tampon de coton imbibé d'alcool (eau de Cologne) ou d éther Si la peau est sale, il faut prendre de plus grandes precautions

4° *Choix du point d'injection* — Le mieux est d'injecter le serum dans un tissu cellulaire tres lâche Nous conseillons la région du flanc, au voisinage du cartilage de la 10° côte.

5° *Injection* — On doit pousser l injection tres lentement dans le tissu cellulaire, examiner le malade pendant l'injection, arrêter l injection s'il se produit des troubles aspect vultueux de la face, rapidité du pouls, a plus forte raison dyspnee, etat lipothymique.

Réinjections. — En cas de réinjection, on devra prendre des précautions plus grandes encore, et qui varieront suivant qu'on pratiquera une injection sous-cutanée, intra-veineuse ou intra rachidienne.

Réinjection sous-cutanee — S'agit-il de pratiquer une nouvelle injection sous-cutanée chez un sujet que l'on suppose en état d'anaphylaxie ? Il convient de tâter en quelque sorte sa susceptibilite au sérum, en injectant sous la peau, dans le tissu cellulaire lâche des flancs, une quantité minime de sérum, 5 cc. au maximum, cette injection étant poussée avec une extrême lenteur. Nous insistons sur la lenteur avec laquelle on doit procéder à l'injection en pareil cas, et nous conseillons d'employer cinq minutes pour injecter 5 cc. de liquide. Cette notion est d'une importance capitale, aussi bien pour l'anaphylaxie humaine que pour l'anaphylaxie animale, car chez les animaux sensibilisés vis-à-vis du sérum il suffit, pour éviter les accidents du choc anaphylactique, ou du moins pour les rendre inoffensifs, de pousser lentement l'injection déchaînante

Étant donné que les accidents généraux de l'anaphylaxie sérique s'observent presque exclusivement chez les grands enfants et chez les adultes, il est toujours possible, dans la pratique, de proceder à l'injection comme nous venons de l'indiquer. On peut ainsi surveiller le sujet, et s'il vient a présenter quelque symptôme inquiétant, s'il a de la polypnée, des nausées, de l'angoisse, s'il pâlit, s'il présente un état lipothymique, si le pouls devient petit et rapide, on peut immédiatement interrompre l'injection, n'ayant encore introduit sous la peau qu'une quantité de sérum insuffisante pour amener des accidents réellement serieux Le malade a-t il bien toleré cette injection d'épreuve ? On peut sans crainte procéder, un quart d'heure ou une demi-heure plus tard, a l'injection thérapeutique, inoculer 20 cc , 40 cc de sérum et même davantage si cela est nécessaire. Mais. dans ce cas encore, on devra, par surcroît de prudence, procéder avec une extrême lenteur, la durée totale de l'injection ne devant pas être inférieure à dix minutes. Si, par exception, un des symptômes précédemment indiqués se montrait pendant cette seconde injection, on devrait immédiatement l'interrompre et tenter, une heure plus tard, un nouvel et dernier essai. Le procédé, extrêmement simple, que nous recommandons, est en même temps le plus conforme aux traditions de la clinique, car il permet dans chaque cas de déterminer la susceptibilité du sujet en se basant avant tout sur les manifestations réactionnelles qu'il présente.

Injection et réinjection intra-veineuses. — Si l'on croit devoir pratiquer une injection intra veineuse chez un sujet qui peut avoir été sensibilisé par une injection antérieure, il faut encore agir avec plus de prudence. Nous pensons qu'en pareil cas, il est necessaire de faire d'abord une injection sous-cutanée de 5 cc. de sérum, en suivant les précautions que nous avons indiquées plus haut Si le malade n'a présenté aucun phénomene réactionnel, on est autorise à essayer l'injection intra-veineuse une demi-heure plus tard. Le sérum, préalablement filtré, sera placé dans un appareil comparable à ceux qui servent aux injections intra-veineuses de 606. Le liquide ne devra s'écouler qu'avec une extrême lenteur, surtout pendant les premières minutes. Une injection intra-veineuse de 60 à 80 cc. de liquide ne doit pas demander moins de 15 à 20 minutes

Injection et réinjection intra-rachidiennes — C'est surtout en cas de méningite cérébro-spinale que les accidents anaphylactiques sont particulièrement redoutables ; c'est exclusivement dans ces cas que nous les avons vus se terminer par la mort. On ne saurait donc s'entourer de trop de précautions. Voici la methode que nous avons employée chez un de nos malades, sur les conseils de M. Besredka : on prépare une solution à 10 p. 100 de sérum de cheval dans de l'eau physiologique a 9 p 1000 ; cette solution filtrée est introduite dans un appareil à injection intra-veineuse ; on injecte d'abord, dans la veine du pli du coude, 1 cc de cette solution, soit un dixième de centimètre cube de sérum, puis, au bout de 2 à 3 minutes, 10 cc. de la dilution, soit 1 cc. de sérum, puis au bout de 3 à 4 minutes, 50 cc. de cette solution, soit 5 cc. de sérum. Bien entendu, ces diverses injections se font successivement, sans retirer l'aiguille de la veine, en interrompant seulement l'écoulement du liquide ; 20 minutes plus tard, on pousse l'injection intra-rachidienne de sérum.

Cette méthode nous paraît très rationnelle, et nous n'hésiterons pas à l'appliquer de nouveau le cas échéant. Nous ne pouvons que la signaler, car nous n'en avons pas une expérience suffisante pour avoir le droit de la préconiser, ne l'ayant employée qu'une seule fois.

Toutes ces considérations prophylactiques s'appliquent également aux malades présentant des accidents sériques, lorsqu'il est nécessaire de pratiquer une nouvelle injection de sérum, comme le cas se présente si souvent, soit au cours d'une diphtérie grave avec syndrome cardio-gastrique ou paralysie généralisée, soit au cours d'un tétanos à évolution subaiguë, soit au cours d'une méningite cérébro-spinale prolongée. Dans ces cas, la présence des accidents sériques ne constitue pas une contre indication à l'emploi immédiat d'une nouvelle injection de sérum, si celle-ci paraît nécessaire. La nouvelle injection n'aggrave pas les accidents sériques préexistants, et les phénomènes locaux ou généraux qu'elle peut déterminer ne sont ni plus fréquents, ni plus graves que ceux observés chez les malades réinjectés alors qu'ils ne présentent aucun accident sérique.

Les accidents sériques ne sont ni plus communs, ni plus graves chez les sujets atteints d'éruptions cutanées, en particulier d'érythèmes toxi-infectieux ; le sérum n'aggrave nullement ces érythèmes, qui ne constituent donc pas une contre indication à la sérothérapie.

De même, chez les *femmes enceintes* et chez les *nouveau-nés*, le sérum ne détermine aucun accident particulier et son emploi ne peut être restreint du fait de ces deux états physiologiques.

IV

LES EAUX MINÉRALES

CLASSIFICATION DES EAUX MINÉRALES

Les eaux minérales, d'après leur composition chimique et la nature des principes métalliques qu'elles renferment, peuvent être distinguees en 7 catégories.

Celles-ci, à leur tour, peuvent être l'objet de subdivisions fondées et sur l'association ou non aux mineraux spécifiques des eaux d'autres minéraux également spécifiques, et sur les modalites chimiques sous lesquelles ces minéraux existent dans les eaux et sur leurs proportions faibles ou fortes.

La température des eaux est encore un élement important de séparation, et si nous ne l'avons pas toujours invoquée (1), c'est exclusivement afin de ne pas compliquer à l'excès une classification dans laquelle la nationalité des eaux devait encore être indiquée.

1° CHLORURÉES SODIQUES OU SALÉES.

A. **Chlorurées sodiques simples.** — a'. *Faibles* (jusqu'à 10 gr. de NaCl par litre).

α. Françaises : Balaruc, Bourbon-l'Archambault, Bourbon-Lancy, Bourbonne-les-Bains. — β. Etrangères : Baden-Baden, Creutznach, Hombourg, Kissingen, Monte-Cattini, Niederbronn, Pyrmont, Wiesbaden.

b'. *Fortes* (plus de 10 gr. de NaCl par litre) :

α. Françaises : Biarritz, Salies-de-Béarn, Salins, Salins-Moutiers. — β. Etrangères : Bex, Frankenhausen, Hall, Ischl, Nauheim (Hesse), Nauheim (Taurus), Rheinfelden, Reichenhall, Salzungen.

B. **Chlorurées sodiques mixtes.** — *Chlorurées sulfatées (sodiques).*

Françaises : Santenay.

2° SULFUREUSES OU SULFURÉES.

A. **Sulfureuses simples** — a. *Sulfurées sodiques :* a'. *Froides.*

Françaises : Bagneres-de-Bigorre, Challes, Gazost, Marlioz.

b'. *Chaudes.*

Françaises : Amelie-les-Bains, Barèges, Cauterets, Eaux-Bonnes, Eaux-Chaudes, Le Vernet, Luchon, Saint-Sauveur.

(1) Dans le *Dictionnaire des Eaux* on trouvera tous les renseignements utiles à cet égard.

b. *Sulfurées calciques ou sulfhydriquées.* — a'. *Froides :*
α. Françaises : Allevard, Enghien, Pierrefonds. — β. Etrangères : Neundorf.
b'. *Chaudes.*
α. Françaises : Aix-les-Bains, Saint-Honoré. — β. Etrangères . Schinznach, Teplitz
B. **Sulfureuses mixtes.** — a. *Chlorurées sulfurées :*
α. Françaises . Uriage — β Etrangères . Aix la-Chapelle, Baden.
b. *Chlorurées sulfatées sulfurées.*
Françaises : Saint-Gervais.

3° BICARBONATÉES OU ALCALINES

A. **Bicarbonatées simples.** — a *Bicarbonatées sodiques* — a'. *Faibles* (moins de 4 gr. de bicarbonate par litre) :
α Françaises : Châteauneuf, Vals. — β. Etrangères : Soulzmatt.
b'. *Fortes* (plus de 4 gr. de bicarbonate par litre) :
α. Françaises : Le Boulou, Vals, Vichy. — β. Etrangères : Bilin.
b. *Bicarbonatées calciques :*
α. Françaises . Alec, Condillac, Pougues, Saint-Galmier. — β. Etrangères : Wildungen.
B. **Bicarbonatées mixtes.** — a. *Chlorurées bicarbonatées.*
α. Françaises : Royat, Saint-Nectaire, Vic-sur-Cère. — β. Etrangères . Ems.
b. *Chlorurées bicarbonatées sulfatées :*
aa. *Chlorurées bicarbonatées sulfatées sodiques*
Etrangères : Carlsbad, Franzensbad, Marienbad, Tarasp.
bb. *Chlorurées bicarbonatées sulfatées calciques.*
Françaises · Châtel-Guyon.
c. *Chlorurées bicarbonatées arsenicales.*
Françaises : La Bourboule

4° SULFATÉES OU PURGATIVES.

a. *Sulfatées sodiques simples.*
Etrangères : Carabana, Rubinat, Villacabras.
b. *Sulfatées magnésiennes simples :*
α. Françaises : Montmirail. — β. Etrangères : Birmenstorff, Epsom, Pullna, Sedlitz.
c. *Sulfatées sodiques et magnésiennes*
Etrangères : Hunyadi-Janos, François-Joseph.

5° SULFATÉES CALCIQUES.

A. **Sulfatées calciques simples** :
α. Françaises : Aulus, Barbotan, Cambo, Capvern, Contrexéville. Martigny, Saint-Amand, Vittel. — β. Etrangères . Louèche.
B. **Sulfatées calciques mixtes** — *Chlorurées sulfatées* (*calciques*).
Françaises : Brides.

6° FERRUGINEUSES

A. **Ferrugineuses simples.** — a. *Carbonatées et crénatées* ·
α. Françaises . Bussang, Forges, Orezza, Renlaigue — β. Etrangères : Pyrmont, Saint-Moritz, Spa.
b. *Sulfatées :*
α. Françaises : Auteuil. — β Etrangères : Parad.

B. **Ferrugineuses mixtes.** — *Arsenico-ferrugineuses.*
ÉTRANGÈRES : Levico, Roncegno.

7° OLIGO-MÉTALLIQUES, INERMES OU INDÉTERMINÉES

a'. *Froides.*

FRANÇAISES : Amphion, Evian, Saint-Christau, Thonon.

b'. *Thermales.*

α. FRANÇAISES : Aix-en-Provence, Bagnoles de-l'Orne, Bains, Dax, La Malou, Luxeuil, Mont-Dore, Néris, Plombières. — β. ÉTRANGÈRES : Acqui, Bath, Gastein, Inselbad, Lippspringe, Ragatz, Toeplitz, Wildbad.

On sait qu'outre le chlorure de sodium, les sulfures de sodium, de potassium et l'acide sulfhydrique, les bicarbonates de soude et de chaux, les sulfates de soude, de magnésie et de chaux, divers sels d'arsenic et de fer, les eaux minérales contiennent d'autres combinaisons métalliques et métalloïdiques, notamment des bromures et des iodures, de l'azote, de l'acide carbonique, des sels de lithium, etc, et que certains hydrologues ont proposé la création de groupes d'*eaux bromurées*, d'*eaux bromo-iodurées*, d'*eaux azotées* (azoades), d'*eaux acidulées* ou *gazeuses*, d'*eaux lithinées*. On a également voulu d'ailleurs créer un groupe spécial d'*eaux arsenicales*.

Tout en rejetant l'opportunité de la séparation de ces catégories nouvelles, nous reconnaissons l'importance des principes qui en forment la caractéristique et c'est pourquoi nous estimons utile de faire suivre notre classification des eaux minérales de la nomenclature des principales eaux qui renferment des bromures et des iodures, de l'azote, de l'acide carbonique, de la lithine et de l'arsenic. Nous y joindrons celle des eaux pourvues de radio-activité.

Eaux qui contiennent des bromures : 1° Bromure de potassium :

FRANÇAISES. Salies-de-Béarn.

2° Bromure de sodium :

α. FRANÇAISES : Bourbonne-les-Bains, Challes. — β. ÉTRANGÈRES : Heilbrunn, Wildegg.

3° Bromure de magnésium :

α. FRANÇAISES : Balaruc, Salies. — β. ÉTRANGÈRES : Creuznach, Saxon.

4° Bromure de calcium :

ÉTRANGÈRES : Saxon.

Eaux qui contiennent des iodures : 1° Iodure de sodium :

α. FRANÇAISES : Challes. — β. ÉTRANGÈRES : Heilbrunn, Wildegg.

2° Iodures de calcium et de magnésium :

ÉTRANGÈRES : Saxon.

Eaux qui contiennent de l'azote :

ÉTRANGÈRES : Caldas de Oviedo, Inselbad, Lippspringe, Panticosa, Urberuaga.

Eaux qui contiennent de l'acide carbonique :

α. FRANÇAISES : Alet, Bussang, Condillac, Pougues, Saint-Galmier. — β. ÉTRANGÈRES : Apollinaris, Schwalbach, Seltz, Wildungen.

Eaux qui contiennent de la lithine (richesse décroissante) : α. FRANÇAISES. Santenay (source lithium), Bourbonne-les-Bains, Royat (Saint-Mart), Châtel-Guyon, Saint-Nectaire. — β. ÉTRANGÈRES : Salzschlirf, Salvator.

Eaux qui contiennent de l'arsenic (richesse décroissante) :

α. FRANÇAISES : Outre La Bourboule, citée ci-dessus, Cransac, Mont-Dore, Plombières, Bussang, Vals (source Dominique), Vichy (source Bouquet). — β. ÉTRANGÈRES : Levico et Roncegno, déjà cités.

Eaux douées de radio-activité (richesse décroissante) :

α FRANÇAISES : Plombières, Bains-les-Bains, Aix-les-Bains, Dax, Ax, Bagnères-de-Bigorre, Bourbon-Lancy, Luxeuil, Néris, Bagnoles, Salins-Moutiers, Cauterets, Eaux-Chaudes, Eaux-Bonnes, Mont-Dore, Royat, Vichy, Lamalou, Châtel-Guyon. — β. ÉTRANGÈRES : Gastein, Mondorf.

DICTIONNAIRE DES EAUX MINÉRALES

A

ABANO (Italie, prov. de Vénétie). — Altitude : 31 m. — Très chaudes : 37°,5 à 86°. — *Chlorurees sodiques faibles.* — Etablissements. — Boues. Avril à octobre.

ABASTUMANN (Caucase). — Altitude : 1.400 m. — Très chaudes : 40 à 48°. — *Chlorurees sulfurees.* — Etablissement. Juillet et août.

ABZAC (Charente). — Froides : 15°. — *Chlorurées sodiques faibles :* 2 gr. 25, calciques et magnésiennes : 0,67. — Etablissement : buvettes, bains, boues

ACIREALE (Sicile). — Froides · 18 à 22°. — *Chlorurées sodiques :* 2 gr 68, *sulfureuses.* — Etablissement.

ACQUI (Italie) — Altitude : 140 m. — Une source froide : *Ravanasco* (17°) ; plusieurs sources chaudes : 38 à 50°. — Une source hyperthermale, *La Bollente :* 75°. — *Chlorurées sodiques faibles :* 1 gr. 5, *sulfureuses* — Toute l'année. — Etablissements : boisson, bains de vapeur, douches, boues.

AIGREMONT (Allier). — *Sulfatees calciques :* 1 gr. 6 sulf. chaux, 0,47 sulf. magnésie, 0,39 bicarb. chaux. — Eaux exportées.

AIX-EN-PROVENCE (Bouches-du-Rhône). — Altitude : 204 m. — Eaux tièdes et chaudes : 21 à 37°. — *Oligo-metalliques.* — Toute l'année. — Bains à eau courante : piscines.

AIX-LA-CHAPELLE (Prusse Rhénane). — Altitude : 173 m. — Eaux très chaudes : 45 à 55° — *Chlorurees sulfurees :* minéralisation totale : 4 gr., dont 2 gr. 6 de chlorure de sodium, 0,13 de sulfure de sodium, 0,28 de sulfate de soude. Moins minéralisées que celles d'Uriage, mais plus sulfureuses et plus chaudes. — Etablissements : buvettes, bains, douches, inhalations, pulvérisations. — Mai à octobre.

AIX-LES-BAINS (Savoie). — Altitude : 258 m. — Principales sources · *eau de soufre* et *eau d'alun* (ou *de Saint-Paul*). — Très chaudes : 45 à 46°,5. — *Sulfurées calciques faibles, radio-actives.* — Minéralisation totale : 0,49. Hydrogene sulfuré libre . 2 c. c. — Etablissement très complet (app. à l'Etat) : douches, massage spécial, bains de vapeur, étuves de vapeur générales et locales, piscines, buvettes, inhalations, humages, etc. Mai à octobre.

ALET (Aude). — Altitude : 200 m. — Eaux tièdes : 20 à 32°. — Faiblement minéralisées : 0,25. — *Bicarbonatées calciques,* peu gazeuses (1 source ferrugineuse, froide). — Etablissement : boisson bains, douches. Toute l'année. Exportation.

ALEXISBAD (Prusse). — *Ferrugineuses sulfatées* 0,05.

ALHAMA-DE-ARAGON (Espagne). — Altitude · 685 m. — Chaudes . 33°. — *Oligo-métalliques* . 0,60, carbonatee et chlorurée. — Etablissement

ALHAMA-DE GRENADE (Espagne). — Chaudes . 43°. — *Chlorurées sodiques faibles*

ALHAMA-DE MURCIE (Espagne) — Altitude: 236 m, — Froides et chaudes 19 à 45°. — *Sulfatees calciques, ferrugineuses et sulfurees calciques* — Etablissement.

ALLEVARD (Isère). — Altitude : 465 m. — Eaux froides : 16°. — *Sulfurees calciques :* faiblement mineralisees et fortement sulfureuses — Etablissement : salles d'inhalations, pulverisations, douches pharyngiennes, nasales, etc., bains, pediluves, douches, buvettes. Mai a octobre. Exportation.

ALTWASER (Prusse) — Altitude . 467 m. — Froides . 8°,7. — *Bicarbonatees ferrugineuses.* — Etablissement. Mai à septembre.

AMÉLIE-LES-BAINS (Pyrenées-Orientales). — Altitude 276 m. — Chaudes : 36 a 61°. — *Sulfurees sodiques :* eaux tres alcalines, moyennement sulfureuses, très altérables. — Etablissements : boissons, piscine, bains, douches, pédiluves, inhalations, pulverisations, etc , douche-massage. Toute l'année.

AMPHION (Haute-Savoie). — Altitude . 400 m. — Froides : 8 à 13°. — *Oligo-métalliques.*— Trois sources analogues à celles d'Evian — Etablissement Juin à septembre.

ANDABRE (Aveyron) — Altitude : 450 m. — Froides : 10°. — *Bicarbonatees sodiques faibles, ferrugineuses.* — Etablissement boissons, bains, douches Juin à octobre.

ANDRANOMAFA (Madagascar). — Très chaudes : 47° — *Chlorurées sulfatees mixtes* . 1 gr. 42.

ANTOGAST (Bade). — Altitude · 520 m. — Froides : 10°. — *Bicarbonatees ferrugineuses.* — Etablissement. Mai à septembre.

ANTSIRABE (Madagascar). — Chaudes : 35°. — *Bicarbonatees sodiques fortes :* 4 gr. 8 sur 6 gr. 8.

APENTA (Hongrie) — Eau amère purgative. Dose : 2 a 3 verres — *Sulfatee sodique et magnésienne :* 24 gr. sulf. magn. et 16 gr. sulf sodium.

APOLLINARIS (Prusse). — Froide . 20°. — *Bicarbonatée sodique, faible,* très carbo-gazeuse, *mi-artificielle* (additionnée d'un gramme de chlorure de sodium, décantee et gazéifiée). Eau de table, exportée.

ARAMYONA (Espagne). — Froide : 11°,7. — *Sulfurees calciques.* — Etablissement. Juin à septembre.

ARCHENA (Espagne) — Altitude: 130 m. — Très chaudes . 52° — *Chlorurees sulfurées fortes.* — Etablissement. Avril à novembre.

ARECHAVALETA (Espagne). — Altitude 235 m. — Froides : 17°. — *Sulfurées calciques.* — Etablissement. Juin à septembre.

ARENSBURG (Livonie). — *Boues médicinales,* sulfatées ferrugineuses et sulfureuses. — Etablissements. Mai a août.

ARGELÈS-GAZOST. — (Voyez *Gazost*)

ARNEDILLO (Espagne). — Altitude : 324 m. — Tres chaudes .

52°. — *Chlorurées sodiques :* 5 gr. chl. sod. — Etablissement. Juin à septembre.

ARNSTADT (Allemagne). — *Chlorurées sodiques :* 3,75. — Etablissement. Toute l'annee.

AUDINAC (Ariège). — Altitude : 430 m — Froides et tièdes : 16 à 22°. — *Sulfatees calciques.* — Etablissements : buvettes, bains. Mai à octobre.

AULUS (Ariège). — Altitude : 776 m. — Froides : 17°. — *Sulfatees calciques* : minéralisation totale : 2,33. — Etablissements : buvette, bains, douches, étuves et massages Mai a octobre.

AUTEUIL (Paris). — Froides 12°. — *Sulfatées ferrugineuses.* — Les sources sont abandonnees.

AVÈNE (Hérault). — Altitude : 287 m. — Tièdes : 27°. — *Oligo-métalliques*, arsenicales, bicarbonatées mixtes : 0,35. — Eau de table.

AX (Ariège). — Altitude : 720 m — Tièdes à très chaudes : 22 à 77°,6. — *Sulfurées sodiques radioactives*, à mineralisation très faible. Par leur sulfuration et leur thermalité variées elles constituent la « gamme des eaux d'Ax ». — Etablissements : buvettes, bains, douches, étuves, humages, pulvérisations, douches nasales et pharyngiennes, etc. Juin à octobre.

B

BADEN (Autriche). — Altitude : 212 m. — Chaudes : 35 à 48°. — *Chlorurees sulfatees mixtes* 1 gr. 7, sulfureuses. — Etablissement: Mai à septembre.

BADEN (Suisse). — Altitude : 380 m. — Très chaudes : 41 à 52°. — *Chlorurées sodiques sulfatées calciques :* 4 gr., légèrement sulfhydriquées, gazeuses. — Hôtels amenagés, bains, douches, inhalations, pulvérisations. Mai a octobre.

BADEN-BADEN (Bade) — Altitude : 206 m. — Très chaudes : 45 à 68°. — *Chlorurées sodiques faibles :* 2 gr., lithinees (0,053). — Etablissements : buvette, bains, piscines, vapeurs, air chaud, etc. Mai à septembre.

BADENWEILLER (Bade). — Altitude : 450 m. — *Oligo-métalliques*, très chaudes. — Etablissement hydrothérapique.

BAD-GASTEIN (Autriche). — Altitude : 960 m — Chaudes et très chaudes : 31° à 71°. — *Oligo-métalliques, fortement radio-actives.* — Etablissements : bains installés dans les hôtels. Mai à septembre.

BAGNÈRES-DE-BIGORRE (Hautes-Pyrénées). — Altitude : 550 m. — Trois categories de sources : 1° une trentaine de *sulfatées calciques chaudes radio-actives*, 28° à 51°, caractérisent la station ; 2° la source de *Labassère, sulfuree sodique froide*, 12 à 13°, transportée en jarre a la buvette ; 3° quatre sources *ferrugineuses froides arsenicales*. — Etablissements : boisson, bains, piscines, douches, pulvérisations, inhalations, gargarismes et vapeur avec massage. Juin à octobre.

BAGNI-DI-ROMAGNA (Toscane) — Chaudes : 40 à 44°. — *Bicarbonatées sodiques :* 6 gr. 62 ; chlorurées : 1 gr. 6. — Boisson, bains, douches, boues.

BAGNI-DI-SAN-GIULIANO (Pise). — Chaudes : 33 à 39°. — *Sulfatees, bicarbonatees calciques.*

BAGNOLES-DE-L'ORNE (Orne) - Altitude. 235 m — 1° Tièdes 27°) *Oligo-metalliques, radioactives* — 2° *Ferrugineuses froides* 10°. — Etablissements buvettes, bains, douches, piscine, irrigations, massage. Mai à octobre.

BAGNOLS (Lozère). — Altitude . 860 m — Chaudes 35 à 42°. — *Oligo-metalliques* 0,61, chloro-bicarbonatées sodiques sulfhydriques 1 c c. 7. — Etablissements · boisson, bains, piscine, étuves, douches-massages, inhalations. Juin à septembre

BAINS (Vosges). — Altitude : 306 m. — Eaux chaudes 30 a 50°. — *Oligometalliques, radio-actives.* — Etablissements : boissons, bains, piscines, douches Mai à septembre.

BAINS-DE-LA-REINE (Oran). — Chaudes 45°. — *Chlorurees sodiques magnesiennes* 6 gr. chl. sod. et 4 gr. 32 chl. magn. — Etablissement.

BALARUC (Hérault). — Altitude · 20 m. — *Chlorurées sodiques.* — 1° Tres chaude (48°), mineralisation totale 10,3, dont 7 gr. chlorure sodium, - 2° Deux froides (19°-21°), peu employées — Etablissement . boisson, bains, pédiluves, gargarismes, lotions, boues preparées avec de la vase de l'étang de Thau. Mai à octobre.

BALATON-FURED (Hongrie) — Altitude 180 m. — Froides 12°,5. — *Bicarbonatées calciques*, ferrugineuses, très carbo-gazeuses — Etablissements : buvette, bains, boues silicatées, cure et bains de petit lait. Juin à septembre.

BALDONA (Russie, Courlande). — Altitude : 20 m. — *Sulfurées froides :* 7°. Juin à août.

BALTATZESCI (Roumanie). — *Chlorurées sodiques fortes*, froides. — Etablissement hydrothérapique, inhalations.

BARBAZAN (Haute-Garonne). — Altitude 450 m. — Froides 19°. — *Sulfatées calciques ferrugineuses.* — Etablissements buvettes, bains, douches, inhalations Exportation. Juin à octobre

BARBOTAN (Gers). — Altitude : 120 m. — 1° Sources *sulfatees calciques* chaudes : 33° à 37°, légèrement sulfureuses, 2° source *ferrugineuse bicarbonatée* froide 18°. — Boues tourbeuses chaudes — Etablissements . buvettes, bains, douches. Mai à octobre.

BARÈGES (Hautes-Pyrénées). — Altitude . 1 250 m, — *Sulfurées sodiques fortes.* — Sources tièdes et chaudes . 24° à 45°. La source *Barzun* (29°) appartient a ce groupe. — Etablissements : buvettes, bains, douches, piscines, gargarismes, pulverisations, inhalations, etc. — Exportation. Juin à septembre.

BARTFA (Hongrie). — Froides — *Bicarbonatées sodiques* 5 gr., *ferrugineuses*, chlorurées, très carbo-gazeuses.

BARZUN-BARÈGES — V. *Barèges.*

BATH (Angleterre). — Altitude 10 m. — Très chaudes · 43 a 48°. — *Sulfatees mixtes, chlorurees calciques :* 2 gr. total. — Etablissements . buvettes, bains, douches, massage, etc. Mai a octobre.

BATTAGLIA (Italie). — Altitude : 15 m. — Très chaudes . 58 à 71°. — *Chlorurées sodiques faibles*, bromo-iodurees. — Etablissement: boisson, bains, inhalations, etc.; boues, grotte-vaporarium.

BEAUVALLOIS (La Guadeloupe). — *Source chlorurée sodique*, tiède 35°, formant vaste piscine

BELLEVILLE (Paris). — *Sulfurée calcique*, froide : 12°, gazéifiée — Eau de table.

BEN-HAROUN (Algérie) — Froides 17°. — *Chloro-bicarbonatées mixtes sulfatées*, ferrugineuses, carbo-gazeuses. — Eau de table

BERINGERBAD (Saxe). — *Chlorurées sodiques et calciques.*

BERKA (Weimar, Allemagne) — *Sulfatées calciques.*

BERTRICH (Prusse). — Altitude : 145 m — Chaude : 33° — *Sulfatées sodiques.* — Etablissement. Mai a septembre.

BEX (Suisse) — Altitude 435 m. — Froides 10°. — 1° *Chlorurées sodiques fortes* : 300 gr Eaux-mères, 2° *Chlorurée sulfurée* — Etablissements : bains, douches, pulvérisations, etc., bains de lumière électrique, bains carbo-gazeux, boues, massage, électrothérapie, cure de raisin. Avril a octobre.

BIARRITZ. — Voyez *Briscous-Biarritz.*

BIBRA (Saxe). — Froides . 14°. — *Oligo-métalliques*, chlorurées magnésiennes.

BILIN (Bohême). — Altitude 600 m. — Froides : 12° — *Bicarbonatées sodiques fortes* . 4 gr., lithinées, sulfatées, gazeuses. — Eaux de table.

BIRMENSTORFF (Suisse). — Altitude : 540 m. — Froides : 10°. — *Sulfatées sodiques et magnésiennes* : 22 gr. sulf. magn. et 7 gr. sulf. sod. — Eaux purgatives, exportées.

BIRSHTANI (Russie, Vilna). — *Chlorurées sodiques fortes.* — Bains de saumure, koumys et képhir. Mai à août.

BOCKLET (Bavière). — Altitude : 181 m. — Froides . 12°. — *Bicarbonatées ferrugineuses, sulfureuses.*

BONDONNEAU (Drôme). — Altitude : 140 m. — *Bicarbonatées calciques, iodo-bromurées gazeuses.* — Froides . 15 à 17°. — Etablissements : boisson, bains, lotions, douches. Mai à octobre.

BORCETTE (Burtscheid, Aix-la-Chapelle). — Très chaudes : 60°. — *Chlorurées sodiques, sulfurées.*

BORJOM (Russie, Tiflis). — Altitude . 930 m. — Froides et tièdes : 15 à 29°. — *Bicarbonatées sodiques.* : 4,7, ferrugineuses. — Boues. Juin a septembre.

BORMIO (Italie). — Altitude : 1440 m. — Chaudes 37 à 42°. — *oligo-métalliques*, sulfatées calciques magnésiennes : total 1 gr. — Etablissements : bains, douches, piscines, sudation, inhalations. — Boues. Juin a septembre.

BORSZEK (Autriche). — Altitude : 800 m. — Froides 9°. — *Bicarbonatées mixtes, ferrugineuses*, surtout calciques . 2 gr, 5 sur 4,25. — Etablissement.

BOURBON-LANCY (Saône-et-Loire) — Altitude : 240 m. — *Chlorurées sodiques faibles*, (1,30 chlor sod.) legèrement bicarbonatées calciques (0,30), *radio-actives*, chaudes : 46° à 58°. — Etablissement . buvette, bains, piscines, douches sous-marines, etuves, pulvérisations. Mai à septembre.

BOURBON-L'ARCHAMBAULT (Allier). — Altitude : 270 m.

— 1° la principale est *chaude* (52°), *chlorurée sodique faible* (2 gr., 44), bicarbonatée mixte (1,33) et bromo-iodurée. 2° la source *Jonas* est froide (11°), *bicarbonatee calcique*, faible, un peu ferrugineuse, exclusivement en boisson. — Etablissement : buvettes, bains, piscines, douches, etc., ventousage special (*cornets*). Mai à septembre.

BOURBONNE-LES BAINS (Haute-Marne). — Altitude : 272 m. — Très chaudes, 45 à 65°. — *Chlorurees sodiques* (5 gr , 20), *sulfatees calciques* (1 gr., 39), *lithinées* (chlorure de lithine 0,9) et *bromurées* (bromure de sodium, 0,6). — Eaux-mères. Boues. — Etablissements buvettes, bains, piscines, étuves, fomentation, douches spéciales. Avril à octobre.

BRIDES (Savoie). — Altitude : 570 m. — *Chlorurees sodiques, sulfatees mixtes*, légèrement carbo-gazeuses. — Eaux chaudes : 34°,5. — Etablissements : buvettes, bains, piscines, douches, étuves, massage. Exportées. Sels de Brides. Mai à septembre.

BRISCOUS-BIARRITZ. — Altitude : 40 m. — Froides : 14°. — *Chlorurees sodiques tres fortes* : 295 gr., sulfatées mixtes : 9 gr., bromurées : 0,17. — Eaux mères. — Etablissement hydrothérapique. Toute l'année.

BRUCKENAU (Bavière). — Altitude : 305 m. — Froides : 10°. — *Bicarbonatees calciques ferrugineuses*. — Etablissement. Boues minerales. Juin à septembre.

BRUCOURT (Calvados). — *Bicarbonatees calciques ferrugineuses*, gazeuses. Exportées.

BUDAKI (Russie). — Altitude : 10 m. — *Chloruree sodique forte*, bromurée. Eau de limon. — Bains et baignades à l'air. Juin à août.

BUDAPEST (Hongrie). — Altitude : 155 m. — Tièdes et très chaudes : 28 à 77°. — *Bicarbonatees calciques, sulfurees calciques* — Etablissements hydrothérapiques. Boues.

BUSK (Russie). — Altitude : 185 m. — *Chlorurees sulfurees* bromoiodurées, froides. Mai à septembre.

BUSOT (Espagne), — *Sulfatees calciques*. — Chaudes : 41°. Mai à octobre.

BUSSANG (Vosges). — Altitude : 650 m. — Froides : 11°. — *Bicarbonatees faibles mixtes, ferrugineuses, arséniatées*. — Etablissement : buvettes, hydrothérapie. — Juin à septembre. Exportation.

BUXTON (Angleterre). — Altitude : 304 m. — Tièdes : 28°. — *Oligo métalliques*. — Etablissement : piscines. Mai à octobre.

C

CACIULATA (Roumanie). — *Chlorurees sulfurées*, sodiques, *lithinées*. Exportées.

CADÉAC (Hautes-Pyrénées). — Altitude : 725 m. — *Sulfurées sodiques froides* : 13 à 15°, sulfuration élevee, 0,77. — Etablissements bains, douches, inhalations, boissons. Juillet à septembre.

CALDANE (Corse). — *Bicarbonatees calciques, ferrugineuses*, froides.

CALDANICCIA (Corse). — Chaudes : 35. — *Sulfurées sodiques*.

CALDAS (Espagne).

— **DE-BOHI**, — **DE-CUNTÈS**. — *Sulfurees sodiques.* — Froides et chaudes : 17 a 55°,

— **DE-ESTRACH**, — **DE-MOMBREY**, — **DE-MONTBUY**, — **DE-OVIDEO**, — **DE-OUTRAUCOURT** (faiblement). — *Chlorurees sodiques.* — Chaudes et très chaudes . 40 à 70°. — Etablissements boissons, bains de vapeurs. Mai à octobre.

CALDELLAS (Portugal). — Tièdes : 22 à 31°. — *Oligo-metalliques*, bicarbonatees mixtes, silicatées. — Etablissement.

CALIMANESCI (Roumanie). — *Chlorurees sodiques, sulfurees*, chaudes. — Etablissement.

CAMBO (Basses-Pyrenees). — Altitude · 62 m. — 1° *Sulfatees calciques*, legèrement sulfureuses. — Chaudes . 22°,8. — 2° *Ferrugineuses carbonatees* (5 cgr.). — Froides : 15°. — Etablissement : boisson, bains. Avril à novembre.

CAMOINS-LES-BAINS (Bouches-du-Rhône) — Froides 15°. — *Sulfatees calciques.* — Etablissement : buvette, douches, bains. Mai à octobre.

CAMPAGNE (Aude). — Tièdes : 25° — *Bicarbonatees calciques*, ferrugineuses. — Etablissement. Mai à octobre.

CANAVEILLES (Pyrénées-Orientales). — Chaudes et très chaudes : 23 à 63°. — *Sulfurees sodiques.* — Etablissement.

CANSTATT (Wurtemberg). — Altitude : 221 m. — Froides 15 à 21°. — *Chlorurees sodiques sulfurees.* — Etablissem. Mai a octobre.

CAPVERN (Hautes-Pyrénées). — Altitude : 450 m. — Tiedes · 21 a 24°. — *Sulfatees calciques.* — Etablissements. Exportation. Mai à octobre.

CARABANA (Espagne) — Froides : 15°. — *Sulfatee sodique et magnesienne :* 100 gr. sulfate de soude, 3 gr. sulfate de magnesium, 3 gr. chlorure. — Eau purgative. Exportée.

CARCANIÈRES (Ariège). — Altitude : 900 m — Chaudes 26 à 56°. — *Sulfurees sodiques.* — Etablissements. Juin a septembre.

CARLSBAD (Bohême). — Altitude : 374 m. — Chaudes et tres chaudes : 31 à 73°. — *Chloro-bicarbonatees sulfatees sodiques.* — Etablissements. Mai à octobre. — Exportation. — Sel en poudre.

CARRATRACA (Espagne). — *Sulfurée sodique.* — Froide : 18°. Juin à septembre.

CASCIANA (Italie). — *Bicarbonatees sulfurees ferrugineuses*, chaudes : 35°.

GASTELLAMARE DI STABBIA (Italie). — *Chlorurees sulfurees*, froides . 19°

CASTELNUOVO D'ASTI (Italie). — *Chlorurees sulfurees*, iodurées, froides : 15°.

CASTELJALOUX (Lot-et-Garonne). — *Bicarbonatees calciques, ferrugineuses.* Froides

CASTERA-VERDUZAN (Gers). — Altitude : 105 m. — 1° *Sulfurees calciques faibles*, tiedes 25°. — 2° *Ferrugineuse bicarbonatee*, froide. — Etablissement. Juin a octobre.

CASSUÉJOULS (Aveyron). — *Ferrugineuses*, froides.

CASTROCARO (Italie). — *Chlorurees sodiques*, bromo-iodurées, froides.

CAUTERETS (Hautes-Pyrénées). — Altitude : 930 m. — Chaudes : 24 à 58°. — *Sulfurees sodiques.* — Etablissements : buvettes, bains, douches, piscines, inhalations, humage, gargarismes. — Exportation. Juin à septembre.

CAUVALAT (Gard). — Altitude : 260 m. — Froides : 15°. — *Sulfurées calciques.* — Etablissements. Mai a novembre.

CELLES (Ardèche). — Altitude : 270 m. — Froides et tièdes : 13 à 25°. — *Bicarbonatées faibles*, gazeuses : bicarbonate de soude 0,53, bicarbonate de chaux 0,90. — *Ferrugineuse :* 0,57 sulfate ferreux. — Etablissements. Juillet a septembre.

CESTONA (Espagne). — Chaudes : 31°. — *Chlorurees sodiques :* 5 gr., *sulfatées calciques* . 2 gr. — Etablissement. Juin a septembre.

CHABETOUT (Puy-de-Dôme). — Froides : 14°. — *Bicarbonatées sodiques, ferrugineuses.* — Etablissement.

CHALETS SAINTE-NERÉE DE FERRÈRE (Hautes-Pyrénées). — *Alcalines ferrugineuses.*

CHALLES (Savoie). — Altitude . 280 m. — Froides : 10°,5. — *Sulfurées sodiques*, la plus forte connue · 0,513 sulfure de sodium, carbonatees, *iodurees.* — Etablissement buvette, bains, douches, inhalations, pulverisations, irrigations, etc — Exportation. Mai a octobre.

CHAMBON (Puy-de-Dôme). — *Bicarbonatees mixtes*, froides.

CHAMONIX (Haute-Savoie). — Altitude . 1050 m. — Froide · 9°. — *Sulfuree calcique sulfhydriquee.*

CHARBONNIÈRES (Rhône). — Altitude : 300 m. — *Ferrugineuses bicarbonatees*, froides. — Etablissement.

CHATEAU-GONTIER (Mayenne). — Altitude : 500 m. — Froide · 10°. — *Ferrugineuses bicarbonatées,* calciques, quelque peu chlorurées sodiques (0,104 carbonate et crénate de fer). — Etablissement.

CHATEAUNEUF (Puy-de-Dôme). — Altitude. 382 m. — 1° Froides (12°), carbo-gazeuses, *bicarbonatees ferrugineuses :* 55 milligr de fer et 35 milligr. de lithium. — 2° Chaudes (28 a 38°), très carbo-gazeuses, *bicarbonatees mixtes.* — Etablissements . buvettes, bains carbo-gazeux, piscine. — Juin a septembre. — Exportation.

CHATELDON (Puy-de-Dôme). — Altitude . 350 m. — Froides · 10 a 13°. — *Bicarbonatees sodiques et calciques*, legèrement ferrugineuses, très carbo-gazeuses. — Etablissement. — Eaux de table. — Exportation.

CHATEL-GUYON (Puy-de-Dôme). — Altitude 400 m — Tiedes et chaudes 24 a 38°. — *Chlorurees, bicarbonatees, sulfatees calciques*, lithinées et fortement ferrugineuses, carbo-gazeuses . minei totale, 7,28 Leur caractéristique est la grande proportion de chlorure de magnesium : 1 gr., 5 Radio-actives — Etablissements bains spéciaux carbo-gazeux à eau courante naturelle avec ou sans douche, lavages d'estomac, irrigations intestinales et vaginales, bains de siege, pediluves, électrothérapie, mecanotherapie, massages, buvettes. Juin à septembre. — Exportation.

CHATENOIS (Alsace). — *Chlorurées sodiques*, sulfurées, froides. — Etablissement.

CHAUDESAIGUES (Cantal). — Altitude : 650 m. — 1° *Oligo-métalliques*, chaudes . 51 a 82°, on les trouve a chaque maison, ou elles sont utilisées pour les usages domestiques et le chauffage, 0,53 de carbonates alcalins. — La Source *du Par* est la plus chaude du territoire français · 82°. — 2° *Froide ferrugineuse* (*Condamine*). — Etablissements . buvettes, bains, douches, etuves, inhalations. Juin à septembre.

CHAUDFONTAINE (Belgique). — Chaudes 34 à 40°. — *Oligo-metalliques.*

CHAVES (Portugal). — *Sulfureuses chaudes :* 54°. — Etablissement.

CHELTENHAM (Angleterre). — Froides 7 à 19°. — *Chlorurees sodiques sulfatees.* — Etablissements. Mai a octobre. — Exportation.

CHEMILLÉ (Maine-et-Loire). — *Bicarbonatees ferrugineuses*, carbo-gazeuses, froides.

CHERAH (Oran), — *Chlorurees sodiques faibles*, froides.

CHIANCIANO (Italie) — Altitude 458 m. — *Sulfatees mixtes, ferrugineuses.* — Tièdes et chaudes 21 a 39°. — Etablissement

CHICHIMEQUILLO (Mexique). — Eaux les plus chaudes 96°,4.

CHICLANA (Espagne). — Altitude : 9 m. — Froides 18°. — *Sulfatees calciques, sulfureuses.* — Etablissements. Mai a octobre.

CHICKS SPRINGS (Etats-Unis). — *Sulfureuses faibles, ferrugineuses*, froides

CHITIGNANO (Italie). — Altitude · 250 m. — Froides · 12°. — *Bicarbonatees ferrugineuses.* — Exportation.

CHORANDE-LES-BAINS (Isere). — *Sulfureuses sodiques*, froides, faiblement chlorurées sodo-magnésiennes. — Etablissement.

CILAOS (La Réunion). — Altitude 1115 m. — Chaudes 38°. — *Bicarbonatees sodiques et calciques.* — Etablissement · buvettes, bains, piscine, douches, étuves

CIVILLINA (Italie) — Froides. — *Sulfatées ferrugineuses.*

CIVITA-VECCHIA (Italie). — *Sulfureuses chaudes.* — Bains.

CLAVEE (La) (Vienne). — *Bicarbonatees ferrugineuses*, froides, légèrement sulfureuses, carbo-gazeuses.

CLEMENSAT (Haute-Loire). — Altitude : 473 m — Froides : 10°. — *Bicarbonatees sodiques ferrugineuses*, arsenicales, carbo-gazeuses. — Exportation.

CLERMONT-FERRAND (Puy-de-Dôme). — Froides et tiedes . 10 a 24° — *Bicarbonatees calciques ferrugineuses* carbo-gazeuses. — Etablissements . voyez *Saint-Allyre*. *Jude* et *puits Loiselot* sont similaires.

CLIFTON (Angleterre). — Tièdes : 23°. — *Oligo-métalliques*, carbo-gazeuses — Etablissement. Toute l'année

CLIFTON SPRINGS (Etats-Unis). — *Sulfureuses,* froides 11°.

COAMO (Porto-Rico). — *Sulfureuses chaudes.* — Etablissement.

COCONUCO (Colombie). — Très chaudes . 73°. — *Bicarbonatees sodiques sulfhydriquees*, carbo-gazeuses.

COINER'S (Etats-Unis). — *Sulfureuses* tièdes.

COISE ou **COËSE** (Savoie). Altitude : 270 m — Froides . 12°. — *Oligo-métalliques* . 0,81 bicarbonate sodique.

COLD (Etats-Unis). — *Eaux sulfureuses.*

COLLIOURE (Pyrénées-Orientales). — *Bicarbonatées ferrugineuses*, carbo-gazeuses, tièdes

COLOMBAJO (Italie). — Froides : 18°. — *Sulfatees calciques faibles.* — Etablissement

COMANO (Italie). — *Bicarbonatées calciques*, chaudes.

COMPANS (Seine-et-Marne). — *Sulfurees calciques*, froides.

CONDILLAC (Drôme). — Altitude : 100 m. — Froides : 12°. — *Bicarbonatees calciques faibles*, carbo-gazeuses. — Etablissement Mai à octobre — Exportation

CONTREXEVILLE (Vosges). — Altitude · 350 m. — Froides 11°. — *Sulfatees bicarbonatees calciques*, magnésiennes, ferrugineuses, lithinées — Etablissements. Mai à septembre. — Eau de table. — Exportation.

CONSTANTINOGORSK (Caucase). — Froides et chaudes 17 à 41° *Sulfatees sodiques, ferrugineuses sulfurees.* — Etablissement.

COOPERS WELL (Etats-Unis). — *Sulfatées calciques ferrugineuses*, froides.

CORDEC (Isère). — Froides : 14°,5. — *Oligo-metalliques*, chlorobicarbonatées sodiques.

CORENC (Isère). — *Chlorurées calciques faibles*, froides.

CORMONS (Autriche). — Froides : 14°. — *Chlorurées sodiques faibles.*

CORNELLA-DE-LA-RIVIÈRE (Pyrénées-Orientales). — *Bicarbonatées ferrugineuses*, carbogazeuses, froides : 17°.

CORTEGADA (Espagne). — Chaudes : 40°. — *Sulfurées sodiques.* — Etablissement. Juillet à septembre.

COS (île de). — *Chlorurées sodiques :* 3 gr. 72.

COUCHONS (Pyrénées-Orientales). — *Ferrugineuses*, froides.

COUDES (Puy-de-Dôme). — *Chloro-bicarbonatées*, froides : 14°, carbo-gazeuses.

COURMAGEUR (Italie) — Altitude 1.216 m. — 1° *Bicarbonatees calciques ferrugineuses*, froides 13°, — 2° *Bicarbonatées calciques sulfatées sodiques*, chaudes : 36°. — Etablissement. Juin a août

COURPIÈRE (Puy-de-Dôme) — *Bicarbonatées sodiques* 2,6, *ferrugineuses* 0,04 Froides : 14°.

COURS (Gironde). — Froides : 13° — *Bicarbonatées ferrugineuses* — Etablissement Mai à octobre.

COURTOMER (Orne). — *Bicarbonatées ferrugineuses*, froides

COURT-SAINT-ÉTIENNE (pres de Bruxelles). — Altitude 80 m. — *Arsenicale*, froid 26 milligr. arséniate sodique. — Exportée.

COURY-LES-BAINS (près de Constantinople — Tres chaudes 62°. — *Oligo-metalliques.*

CRANSAC (Aveyron). — Altitude 300 m. — Froides . 10° a 12° — *Sulfatées calciques et magnesiennes*, les plus astringentes connues (0,28 de sulfate d'alumine). — Etablissement. — Etuves naturelles sulfureuses : 32 à 48°. — Juin à octobre. — Exportation.

CRAVEGGIA (Italie). — Tièdes : 27°. Sulfatées sodiques. — *Oligo-métalliques.*

CRÊCHES (Saône-et-Loire). — *Sulfatees ferrugineuses*, froides.

CREDO (Gironde) — *Bicarbonatées ferrugineuses* Froides : 13°.

CRUZY (Aude). — Froide 13°. —*Sulfatée sodique et magnésienne* . ãã 6 gr., sulfate de chaux 3 gr. — Laxative.

CUBA (Amérique) — Tiedes et chaudes 22 à 35° — *Sulfureuses*

CUDOWA (Prusse) — Altitude . 368 m. — Froides 12°. — *Bicarbonatées 'sodiques ferrugineuses*, carbo-gazeuses, acidulees. — Etablissement.

CUMBAL (Amérique du Sud). — *Sulfureuses*, tres chaudes.

CUSSET (bassin de Vichy). — Altitude · 277 m. — Froides : 16°. — *Bicarbonatées sodiques :* 5 gr , ferrugineuses . 3 à 5 centigr. — Etablissement. Avril a septembre. — Exportation.

D

DANEVERT (Suede) — *Ferrugineuses bicarbonatées*, froides.

DARUVAR (Autriche) — Chaudes : 40 à 47°. — *Oligo-metalliques*, bicarbonatées calciques. — Etablissement

DAX (Landes) — Altitude 15 m — 1° Tres-chaudes : 47 à 64°, *Oligo-metalliques :* 0,50 sulfates alcalins, 0,27 chlorure, — 2° *Boues vegéto-minérales*, appliquees en bains entiers 36 a 45°, demi-bains et illutations ou applications locales — Etablissement. Toute l'année.

DEINACH (Wurtemberg) — *Bicarbonatées sodiques et calciques*, froides.

DEI VEGRI (Italie). — Froides 10°. — *Ferrugineuses sulfatees :* 0,4 sulf magn — Etablissement buvette.

DESAIGNES (Ardèche). — *Bicarbonatees sodiques fortes :* 4 gr., 13, très carbo-gazeuses, froides. — Eaux de table.

DIDIER (Source) (Martinique, près Fort-de-France). — Chaudes · 33°. — *Ferrugineuse bicarbonatée* Les sources *Reynal*, *Roty* sont similaires. — Etablissement.

DIEMERINGEN (Alsace-Lorraine) — Froides . 12°. — *Chlorurees sodiques*

DIEU-LE-FIT (Drôme). — Altitude , 363 m. — *Bicarbonatées calciques :* 1 gr. 5 Froides.

DIEZGO (Espagne). — Froides : 15°. — *Bicarbonatées sodiques.*

DIGNE (Basses-Alpes). — Altitude 600 m. — Chaudes : 25 à 46°,2. — *Sulfurees calciques* et chloro-sulfatées sodiques. — Etablissement.

DINAN (Côtes-du-Nord). — Altitude : 18 m — Froides . 12 à 18°, — *Oligo-metalliques :* 0,016 de bicarb ferro-manganique.

DINKHOLD (Allemagne-Nassau). — *Bicarbonatees calciques.*

DINSDALE (Angleterre). — Froides : 11° — *Sulfatées calciques* sulfhydriquées.

DIPSO (Grece). — Tièdes et très chaudes : 24 a 76°. — *Chlorurées sodiques :* 5 gr. — Etablissement. Mai à septembre.

DIVONNE-LES-BAINS (Ain). — Altitude · 519 m. — Très froides 6°,5 — *Oligo-metalliques* · 0,29 — Etablissement hydro-, masso-, mécano-, aéro-thérapie. Toute l'année.

DOBBELBAD (Autriche). — Chaudes . 28 a 35°. — *Ferrugineuses bicarbonatees.* — Etablissement

DOBERAN (Allemagne) — Froides : 17° — *Ferrugineuses bicarbonatees; Chlorurées sodiques; Chlorurées sodiques et magnésiennes* — Etablissement. Bains de mer. Mai a octobre

DOCCIE BASSE et **DOCCIONE** (*Lucques*, Italie). — Altitude : 119 m — Chaudes · 39 et 54°. — *Sulfatees calciques fortes*, magnésiennes faibles. — Etablissement. Mai à septembre.

DOCCIO (Italie). — *Sulfureuses chaudes : 43°.*

DOFANA (Italie). — Chaudes : 32°. — *Chlorosulfatees sodiques* . 8,3 chlorure et 4,3 sulfate.

DOLAINCOURT (Vosges). — *Chlorobicarbonatées, sulfurees sodiques.*

DOLÉ (La Guadeloupe). — Chaudes : 33 à 38°. — *Sulfatees et bicarbonatées.*

DOMAINE (Suisse).— Altitude : 1.065 m. — *Sulfureuses chaudes.*

DOMBHAT (Autriche). — Froides : 13°. — *Bicarbonatées sodiques :* 3,7, *ferrugineuses :* 0,13. — Eaux de table. — Etablissement.

DOMÈNE (Isère). — Chaudes . 46°. — *Chlorurées sodiques* . 3 gr. 4, *sulfatees magnesiennes :* 1,2 et sulfureuses.

DOMERAY (Maine-et-Loire). — *Bicarbonatees ferrugineuses*, froides 11°.

DORFGEISMAR (Allemagne) — *Ferrugineuses*, froides : 12°.

DORNA (Roumanie). — *Bicarbonatées ferro-arsenicales.*

DORRES (Pyrénées-Orientales). — Altitude : 1.458 m. — Eaux chaudes · 43°. — *Sulfurees sodiques.*

DORTON (Angleterre). — *Ferrugineuses bicarbonatees*

DOTIS (Autriche). — *Sulfureuses chaudes.* — Etablissement.

DOUBLING GAP (Etats-Unis). — *Sulfureuses ferrugineuses.*

DOVADOLA (Italie). *Chlorurees sodiques fortes :* 68 gr.

DRIBOURG (Prusse). — Altitude : 220 m. — Froides · 10 à 16°. — *Sulfatees calciques, bicarbonatees ferrugineuses*, très carbo-gazeuses. — Etablissement. Juin a septembre.

DRIZE (Suisse). — *Bicarbonatees ferrugineuses*, froides : 14°.

DRUSKENIKI (Russie). — Altitude : 200 m. — Froides 9 a 13° — *Chlorurées sodiques*, ferrugineuses, bromurées. — Etablissement Mai a septembre.

DUIVON (Loire). — *Bicarbonatees mixtes*, froides.

DUMBLANC (Ecosse). — *Chlorurees sodiques :* 2.5, froides.

DURKHEIM (Bavière). — Altitude : 166 m. — Froides : 13° à 18° *Chlorurees sodiques fortes :* 13 gr. — Etablissements : cures de raisin. Mai à novembre

DURTAL (Maine-et-Loire). — *Bicarbonatees ferrugineuses*, froides : 11°.

E

EAUX-BONNES (Basses-Pyrenees). — Altitude 750 m. — Chaudes 22 a 23°. — Froide . 12° — *Sulfurees sodiques, radioactives* · 0,022 sulfure et 0,015 sulfhydrate — Etablissements · buvettes, bains, douches, pédiluves, pulvérisations, irrigations, humage. Juin a septembre. — Exportation

EAUX-CHAUDES (Basses Pyrénées). — Altitude : 675 m. — Chaudes 24 a 36° — Froides 11°.— *Sulfurees sodiques* · 0,009 de sulfure. — Etablissement · buvette, bains, douches, irrigations, pulvérisations. Juin a septembre, — Exportation.

EILSEN (Allemagne) — Froides. — *Sulfatees calciques :* 2,13.— Etablissement : boues.

EIMBECK (Hanovre). — *Bicarbonatees calciques.*

ELISABETHBAD (Prusse). — *Carbonatees calciques ferrugineuses.* — Etablissement

ELMEN (Prusse). — Froides : 13°. — *Chlorurees sodiques fortes :* bromurées — Etablissement.

ELOPATAK (Hongrie) — Altitude . 624 m. — *Bicarbonatees mixtes* · soude, chaux āā 2 gr , magnésie 1.3 ; *ferrugineuses* · 0,30, très carbogazeuses.

ELORRIO (Espagne). — Froides : 15°. — *Sulfatees sodiques et calciques*, sulfureuses. — Etablissement.

ELSTER (Saxe). — Altitude · 473 m. — Froides : 13° — *Sulfatees sodiques ferrugineuses,* carbo-gazeuses. — Etablissement . boues. Mai a septembre.

EMBELLE (Cantal). — *Ferrugineuses bicarbonatees*, froides.

EMPFING (Bavière). — *Bicarbonatees calciques*, froides.

EMS (Hesse-Nassau). — Altitude : 85 m. — Chaudes : 28 à 50°. — *Bicarbonatees chlorurees,* carbogazeuzes. — Etablissements. Appareils pneumatiques, air comprimé, etc. Mai à septembre

ENCAUSSE (Haute-Garonne). — Altitude : 360 m. — Tièdes . 22°. — *Sulfatees calciques :* 2 gr. et *magnesiennes :* 0,54 — Etablissements Mai à octobre.

ENGHIEN (Seine-et-Oise). — Altitude .45 m. — Froides : 10 à 14°. — *Sulfurees calciques sulfhydriquées.* — Etablissement : buvette, bains, douches, inhalations, pulvérisations, etc. Mai à octobre

ENGUISTEIN (Suisse). — *Bicarbonatees calciques tres faibles*, froides — Etablissement.

ENN (Pyrénées-Orientales). — *Eaux thermales simples :* 50°.

EPERVIÈRE (Maine-et-Loire). — *Bicarbonatees ferrugineuses*, froides.

EPINAY (Seine-Inférieure). — *Bicarbonatees ferrugineuses*, froides : 15°.

EPPENHAUSEN (Prusse). — *Sulfatees calciques faibles*, froides.

EPSOM (Angleterre). — *Sulfatees magnesiennes :* 9 gr. — Eaux purgatives.

EPTINGEN (Suisse). — Altitude : 550 m. — Froides : 7°. — *Sulfatees magnesiennes faibles.*

ERDOBENYE (Hongrie). — *Ferrugineuses sulfatees.*

ERLAU (Hongrie). — Chaudes 32°. — *Chlorurees sodiques faibles* — Etablissement.

ERLENBAD (Bade). — Tièdes : 23°. — *Chlorurees sodiques faibles.* — Etablissement.

ESCALDAS (Pyrenées-Orientales). — Altitude : 1350 m. — Froides et chaudes 17 à 42°. — *Sulfurees sodiques.* — Etablissements buvette, bains, etuves, inhalations Juin à septembre.

ESCOULOUBRE (Aude). — Altitude . 700 m. — Chaudes . 29 à 37°. — *Sulfurees sodiques.*

ESKI-CHERER (Anatolie). — *Sulfureuses chaudes*

ESSENTUKI (Russie) — Altitude : 700 m — Froides 10°. — *Chlorobicarbonatees sodiques*, légerement ferrugineuses, lithinees et bromurees — Etablissement. Mai a août.

ESTILL-SPRINGS (Kentucky). — *Sulfureuses*, chaudes.

ESTOHER (Pyrenées-Orientales).— *Bicarbonatees ferrugineuses*, froides 15°.

EURET-LES-BAINS (Gard). — Altitude : 132 m. — Froides : 13 à 18°. — *Sulfurees calciques :* sulfhydriquées — Etablissement buvette, bains, piscine, douches, inhalations. Juin a octobre

EVAUX (Creuse) — Altitude . 474 m. — Chaudes : 28 à 57°. — *Oligo-metalliques*, 0,71 sulfates sodiques La source du *Petit Cornet* est legerement *sulfureuse* — Etablissements : buvette, bains, piscines, vapeurs, douches. Mai a septembre.

EVIAN (Haute-Savoie). Altitude : 380 m. — Froides . 10 a 12°.— *Oligo-métalliques :* total 0,44, dont 0,38 de bicarbonates alcalins — Etablissements superbement installés : hydro-, electro-, masso-, mécano-thérapie Buvettes 15 mai au 15 octobre. — Exportation.

F

FACHINGEN (Nassau) — Froides : 10° — *Bicarbonatees sodiques moyennes, ferrugineuses faibles, carbogazeuses.* — Eaux exportees

FALCIAJ (Italie) — Froides : 17°. — *Bicarbonatees ferrugineuses*

FARETTE-ALBERTVILLE (Savoie). — *Arsenicales ferrugineuses* froides — Eaux exportees

FARNBULL (Suisse). — Altitude : 800 m. — *Sulfureuses*, chaudes. — Etablissement

FAUQUIER WHITE SULPHUR SPRINGS (Virginie). — Froides . 10°,5 — *Sulfureuses.*

FELDAFING (Baviere). — Froides . 8°. — *Sulfurees calciques.*

FELIX-DE-PALLIÈRES (Saint-) (Gard). — Froides 13°. — *Bicarbonatees ferrugineuses faibles.*

FELLATHALE (Autriche) — Froides : 9°, — *Bicarbonatees sodiques :* 2,6. — Etablissement.

FELSO-RUSZBACH (Hongrie). — *Chlorurées sodiques fortes :* 37 gr., bromo iodurées — Établissement . boues

FENEU (Maine-et-Loire). — Froides : 14°. — *Bicarbonatées ferrugineuses faibles.*

FERENTINO (Rome) — Froides 16° — *Sulfatees, sulfhydriques, carbogazeuses.*

FERON (Nord). — Froides 14°. — *Bicarbonatees calciques, ferrugineuses*

FERRIÈRES (Loiret). — Froides : 13° — *Bicarbonatees ferrugineuses*

FEUR (Loire). — Froides 13°,8. — *Bicarbonatees ferrugineuses.*

FEZ (Maroc). — Eaux chaudes. — *Sulfureuses.*

FIDERIS (Suisse). — Altitude : 1056 m — Froides . 9°. — *Bicarbonatees ferrugineuses.* — Etablissement. Juin a septembre. — Exportation.

FIESTEL (Prusse). — Froides : 12°. — *Sulfatees calciques.* — — Etablissement . boisson, bains, boues.

FILETTA (Italie). — Chaudes : 33°. — *Sulfatees calciques.*

FILEY (Angleterre, York). — *Chlorurees sodiques*

FITERO (Espagne). — Altitude : 223 m. — Chaudes · 47°. — *Chlorurees calciques faibles.* — Etablissement. Juin a septembre.

FLASCH (Suisse). — *Bicarbonatees calciques* — Etablissement.

FLINSBERG (Prusse). — Froides . 9°. — *Ferrugineuses bicarbonatees*, carbogazeuses.

FLORET (Saint-) (Puy-de-Dôme). — Froides : 15°. — *Bicarbonatees sodiques moyennes et ferrugineuses faibles.*

FLORIDA (springs of) (Etats-Unis, Floride) — *Sulfureuses*

FLORINS-SAINT-ANDRE (Hautes-Alpes). — Froides : 13°. — *Sulfureuses faibles*, carbo gazeuses

FLUE (Suisse). — Altitude 1670 m. — Froides : 20°. — *Bicarbonatées calciques ferrugineuses* — Etablissement

FOELZ-KRANKENHEIL (Bavière) — Altitude : 670 m. — *Chlorobicarbonatées sodiques*, iodurées, sulfurées. — Etablissement.

FONCAUDE (Hérault) — Altitude : 40 m. — Tiedes . 25° — *Bicarbonatees calciques faibles* — Etablissement Mai à octobre.

FONCIRGUE (Ariège). — Altitude : 434 m. — Froides . 20° — *Bicarbonatees calciques ferrugineuses .* — Etablissement.

FONFRÈDE (Lot-et Garonne) — Froides 15°. — *Sulfatées calciques faibles.*

FONGA (Italie). — Froides 17°. — *Bicarbonatees calciques faibles.*

FONSANGE (Gers). — Altitude · 180 m. — Tièdes : 23°. — *Sulfureuses faibles*

FONTAINE-BONNELEAU (Oise). — Froides . 10°. — *Crénatées ferrugineuses faibles.*

FONTANES (Cantal). — Froides : 14°. — *Bicarbonatees ferrugineuses*, carbo-gazeuses.

FONTANEYRE (Cantal). — Froides : 13°, — *Ferrugineuses bicarbonatees.*

FONTE (Espagne). — Froides : 13°. — *Sulfatees mixtes.* — Etablissement. Juin à septembre.

FONTENELLE (Vendée). — Froides : 14°. —*Ferrugineuses.*

FONTENELLES (Vienne). — Froides : 13°. — *Sulfurees calciques faibles.*

FONT-SANTA DE SAN-PEDRO-DE-TORELLO (Espagne). — Froides . 17 à 19°. — *Sulfureuses.* — Etablissement . bains, buvette

FORBACH (Alsace-Lorraine). — Froides : 17°. — *Chlorurees sodiques, sulfureuses :* 5,42 chlorure de sodium.

FORCERAL (Pyrenées Orientales). — Froides : 18°· — *Bicarbonatees ferrugineuses, carbogazeuses fortes.*

FORDONGIANUS (Sardaigne). —Très chaudes: 66°. —*Sulfatees calciques.*

FORGES-LES-EAUX (Seine-Inférieure). — Altitude 160 m. — *Bicarbonatees ferrugineuses*, froides : 7°. — Etablissement. Juin à septembre.

FORGES-SUR-BRIIS (Seine-et-Oise). — Froides : 13°. — *Oligo-metalliques.*

FORTUNA (Espagne). — *Chlorurées sodiques*, chaudes : 53°.

FORTYOGO (Autriche). — *Sulfatees calciques faibles, sufhydriquees.*

FOUILLOUX (Cantal). — *Bicarbonatées ferrugineuses*, froides.

FOURCHAMBAULT (Nievre). — *Bicarbonatees calciques*, très gazeuses, acidulées. — Exportées.

FRAILES (Espagne). — Froides : 19°. — *Sulfatees magnesiennes faibles.* — Etablissement.

FRANCFORT-SUR-LE-MEIN (Hesse-Nassau). — *Chlorurees sodiques* 2,324, dont 1,566 de chlorure de sodium.

FRANCFORT-SUR-L'ODER (Brandebourg). — *Sulfatees calciques et ferrugineuses :* 0,192, dont 0,105 de sulfate de chaux.

FRANKENAUSEN (Allemagne). — Froides : 13°. — *Chlorurees sodiques fortes :* 16 gr. — Etablissement.

FRANKFORT-SPRINGS (Etats-Unis). — *Bicarbonatees ferrugineuses.*

FRANZENSBAD (Bohême). — Altitude : 613 m. — Froides · 8 à 12°. — *Chlorobicarbonatees sulfatees ferrugineuses*, très carbogazeuses. Laxatives et toniques. — Etablissement. Boues. Mai à septembre. — Exportation.

FRANZ-JOSEPH (Hongrie). — *Sulfatees calciques et magnesiennes :* ãã 24 gr , froides. — Purgatives. Exportées.

FREIENWALDE (Brandebourg). — *Bicarbonatees ferrugineuses.* froides . 9°

FRENCHLICK SPRINGS (Etats-Unis). — *Sulfurees sodiques.*

FREYERSBACH (Bade). — Altitude : 1280 m. — Froides : 13°. — *Bicarbonatees ferrugineuses.* — Etablissement. Cure de petit-lait

FRIEDRICHSHALL (Saxe-Meiningen). — Froides : 10° — *Sulfatees sodiques et magnesiennes, chlorurees sodiques et magnesiennes :* ãã 6 gr. environ. — Purgatives. — Exportation.

FUENCALIENTE (Espagne).— Chaudes : 36 à 40°. — *Bicarbonatees ferrugineuses.* — Etablissement. Juin à septembre.

FUENSANTA DE LORCA (Espagne). — Tièdes : 23°. — *Chlorurees sodiques sulfureuses.* — Etablissement. Avril à décembre

FUENTE-ALAMO (Espagne). — Froides : 18°. — *Chlorurees calciques*

FUENTE-AMARGOSA (Espagne) — Froides . 21°. — *Sulfurees calciques.* — Etablissement. Juin à octobre

FUENTE-PODRIDA (Espagne) — Froides . 19°. — *Sulfurees calciques* — Etablissement. Mai à septembre.

FUENTE SANTA DE CAYANGOS (Espagne). — Froides · 16° — *Sulfurees calciques.* — Etablissement Juin à septembre.

FUMADES (les) (Gard). — Altitude . 130 m. — Froides : 14°. — *Sulfurees calciques.*

FURED. — Voyez *Balaton-Fured.*

G

GABIAN (Herault). — Froides : 13°. — *Bicarbonatées ferrugineuses.*

GADARA (Syrie). — Eaux très chaudes. *Sulfurees.*

GADINIÈRE (la) (Ain). — Froides *Sulfatees calciques et magnesiennes tres faibles :* āā 0,80.

GAIS (Suisse). Altitude · 934 m — Froides · 12°.— *Bicarbonatees calciques, ferrugineuses faibles.*— Cure de petit-lait.

GALERA (Espagne). — Froides : 15°. — *Sulfureuses.*

GALLERAJE (Italie). 1° Chaudes . 47°. — *Sulfureuses.* 2° Froides . 18° — *Bicarbonatees ferrugineuses.* — Etablissement.

GANDESA (Espagne). — *Sulfureuses chaudes.*

GAUTIES LES-BAINS (Haute-Garonne). — Froides : 15°. — *Oligo-metalliques :* bicarbonatees calciques, ferrugineuses. — Etablissements

GAPSAL (Russie). — Altitude : 65 m. — Froides : 16°. — *Eaux et boues sulfureuses.* — Mai à septembre.

GARRIS (Basses-Pyrenees). — Froides : 12°,8. — *Sulfureuses calciques.*

GASTEIN (ou Wildbad-Gastein). — Voyez *Bad-Gastein.*

GAUTHERSBAD (Allemagne). — *Sulfatees calciques chlorurees sodiques*, froides. — Etablissement.

GAVA (Espagne). — Froides : 18°. — *Bicarbonatees ferrugineuses.*

GAVIRIA (Espagne). — *Sulfureuses froides.*

GAZOST (Hautes - Pyrénées). — Altitude : 450 m. — Froides · 12 à 14°. — *Sulfurees sodiques* : 0,34, et *bromo-iodurees :* 0,01. — Etablissement boisson, bains, douches, pulverisations, etc. Juin à septembre. (Station d'hiver). — Exportation.

GEBANGAN (Indes Hollandaises). — *Chlorurees sodiques* : 17, *iodurées :* 0,143 d'iodure de magnésium.

GEILNAU (Nassau). — Froides : 10°. — *Bicarbonatees sodiques faibles.*

GEORGES-DES MONTS (Saint-) (Puy-de-Dôme). — *Bicarbonatees ferrugineuses* froides.

GEORGIE (États-Unis). — 1° **India springs.** — *Sulfureuses.* — 2° **Madison springs.** — *Bicarbonatees ferrugineuses fortes* — 3° Voyez *Warm springs.* — 4° **Gordon's springs and Rowland's springs** — *Bicarbonatees ferrugineuses.* — 5° **Catoosa springs** — *Bicarbonatees sodiques et ferrugineuses.*

GERARDMER (Vosges). — Altitude : 666 m. — Établissement hydrotherapique et cures d'air et de petit-lait. Mai à septembre.

GERAUD (Saint-) (Cantal). — Froides . 12°. — *Bicarbonatees sodiques ferrugineuses.*

GEREZ (Portugal). — Eaux chaudes, *indeterminees*, fluorurées, silicatees. — Etablissement.

GERM (Hautes-Pyrenees). — Altitude : 1123 m. — Froides et tièdes · 11° à 26°. — *Sulfurees sodiques et ferrugineuses.* — Etablissement

GEROLDSGRUN (Bavière). — *Bicarbonatees magnesiennes et ferrugineuses*, froides.

GETTYSBURG SPRINGS (Pensylvanie). — *Oligo-metalliques :* bicarbonate de chaux, sulfate de magnesie. — Etablissement. — Exportation.

GIESSHUBLER (près Carlsbad). — Froides : 9°. — *Bicarbonatees sodiques faibles*, très carbo-gazeuses. — Eaux de table. — Exportées

GIGONZA (Espagne). — Froides · 18°. — *Sulfurees sodiques.* — Etablissement.

GILSAND (Angleterre, Cumberland). — *Sulfureuses.*

GIMEAUX (Puy-de-Dôme). — Altitude · 414 m — Froides et tièdes : 12 à 24°. — *Bicarbonatees calciques, carboniques fortes.*

GINOLES (Aude) — Tièdes et chaudes : 20 à 38° — *Sulfatees magnesiennes tres faibles.* — Etablissement.

GIULIANO (San) (Toscane). — Altitude · 40 m. — Chaudes . 24 à 39° — *Sulfatees calciques.* — Etablissements. Mai a septembre.

GLAINE-MONTAIGUT (Puy-de-Dôme). — Altitude : 516 m. — Froides : 18°,8 — *Bicarbonatees ferrugineuses*

GLEEN SPRINGS (Etats-Unis). — *Sulfatees et magnesiennes.*

GLEICHENBERG (Autriche). Altitude . 210 m. — Froides : 12° — *Chlorobicarbonatees sodiques*, ferrugineuses, très carbo-gazeuses. — Etablissement Cure de petit-lait.

GLEISSEN (Prusse). — Froides . 8 à 10°. — *Bicarbonatees ferrugineuses* — Etablissement. Cure de petit-lait.

GLEISWEILER (Bavière). — Altitude 330 m. — Froides · 11° — *Chlorurees sodiques faibles.* — Etablissement. Cure de petit-lait.

GLORIANES (Pyrénées-Orientales). — Froides : 12°. — *Bicarbonatees ferrugineuses.*

GMUND (Autriche). — Eaux froides. — *Sulfureuses.*

GODEILHEIM (Prusse). — *Ferrugineuses bicarbonatees* : 3,5, dont 0,126 de carbonate de fer. — Etablissement

GODESBERG (Prusse). — Froides. — *Bicarbonatees sodiques faibles* — Etablissement.

GOHIER (Maine-et-Loire). — Froides . 13°. — *Bicarbonatees ferrugineuses.*

GOLAISE (la) (Suisse). — Froides. — *Sulfurees calciques.*

GOLDBACH (Baviere). — *Bicarbonatées ferrugineuses*, froides.

GOLDBERG (Allemagne). — *Chlorurees sodiques.* — Etablissement.

GOLIA-PRISTANE (Russie). — Boues renfermant de l'iode et du brome

GONTEN (Suisse) — Altitude : 904 m. — Froides : 13°. — *Bicarbonatees ferrugineuses.* — Etablissement. Cure de lait.

GOPPINGEN (Wurtemberg). — *Bicarbonatees magnesiennes*, froides. — Etablissement.

GORTWA-KISFALU (Hongrie). — *Ferrugineuses bicarbonatees.*

GOSCHWITZ (Saxe-Weimar). — *Sulfatees calciques*, froides.

GOURNAY-EN-BRAY (Seine-Inférieure). — *Ferrugineuses bicarbonatees*, froides.

GOVORA (Roumanie). — *Chlorurées sodiques, iodurees sulfurees* — Etablissement

GOYAVIER (Morne) (La Guadeloupe). — Tres chaudes : 53°. — *Chlorurees sodiques*

GRAENA (Espagne). — Froides et chaudes : 14 à 40°. — *Bicarbonatees ferrugineuses.* — Etablissement. Mai à octobre.

GRAMAT (Lot). — Altitude : 300 m. — *Bicarbonatees. ferrugineuses*, froides.

GRAN (Hongrie). — Froides : 12°. — *Sulfatees magnesiennes* : 52,5. Eaux purgatives.

GRANDEYROL (Puy-de-Dôme). — Froides : 10°. — *Bicarbonatees ferrugineuses.*

GRANDRIF (Puy-de-Dôme). — Altitude : 900 m. — Froides : 10°. — *Bicarbonatees calciques faibles.*

GRAVALOS (Espagne). — Froides : 16°. — *Sulfurees calciques* — Etablissement. Juin à octobre.

GRAVILLE (Seine-Inferieure) — *Iodurée ferro-crenatee.*

GREIFSWALD (Prusse) — *Chlorurees sodiques.*

GREOULX (Basses-Alpes). — Altitude 350 m. — Tièdes et chaudes · 23 à 38°. — *Chlorurees sulfurees.* — Etablissement. Boues. Avril a octobre

GRIESBACH (Bade). — Altitude . 500 m. — Froides : 10° — *Bicarbonatees calciques, ferrugineuses, carboniques fortes.* — Etablissement. — Exportation.

GROSS-ALBERSTHOFEN (Baviere). — *Sulfatees magnesiennes faibles.*

GROSS-WARDEIN (Hongrie). — Chaudes . 38 à 45°. — *Sulfurees calciques.*

GROSS-WUNITZ (Bohême). — Froides : 13°. — *Sulfatees sodiques et magnesiennes :* 10,6 sulf. de soude et 6,8 sulf. magnésie.

GRUBEN (Silésie). — *Sulfatees ferrugineuses.* — Etablissement.

GRULL (Prusse). — Froides : 19°. — *Chlorurees sodiques* . 15 gr. – Etablissement

GUAGNO (Saint-Antoine de) (Corse). — Chaudes : 37 à 52°. — *Sulfurees sodiques* — Etablissement.

GUARDIA VIEJA (Espagne). — Chaudes : 23 à 40°. — *Chlorurees sulfatees sodiques fortes sulfureuses.* Etablissement. Juin à septembre

GUIBERTES (les) (Hautes-Alpes). — Altitude : 1429 m. — Chaudes . 47°. — *Sulfurees calciques.*

GUILLON (Doubs). Altitude . 360 m. — Froides : 13°. — *Sulfurees calciques.* — Etablissement.

GUITERA (Corse). — Chaudes : 45°. —*Sulfurees sodiques.* — Etablissement. Juin à septembre.

GURNIGEL (Suisse). — Altitude : 1153 m. — Froides : 8°. — *Sulfurees calciques.* — Etablissement. Cure de petit-lait. Juin à septembre.

H

HAIDECK (Bavière). — *Sulfatees sodiques très faibles.*

HAJ-STUBNA (Hongrie). — Chaudes : 44°. — *Sulfatees mixtes.* — Etablissement.

HALL (Autriche). — Altitude : 337 m. — Froides : 11°. — *Chlorurees sodiques fortes*, iodo-bromurées : 16,35 chl. sod. — Etablissement.

HALL (Wurtemberg). —*Chlorurees sodiques fortes :* 19,5, froides — Etablissement.

HALLE (Prusse) — Froides · 11°. — *Chlorurees sodiques :* 9

HALLECK S SPRINGS (Etats-Unis). — *Chlorurees sodiques :* 4,6,

HAMMA (Constantine). — Chaudes : 37°. — *Bicarbonatees ferrugineuses.*

HAMMA (el) (Tunisie). — Chaudes : 36°. — *Sulfureuses.*

HAMMA DE GABÈS (el) (Tunisie). — Chaudes : 35°. — *Sulfureuses.*

HAMMAM (el) (Constantine). — Chaudes : 36°. — *Chlorurees sodiques*

HAMMAM-AIDA (Anatolie). — *Indeterminées.* — Etablissement.

HAMMAM-ANEGNED (Alger). — Très chaudes. — *Sulfureuses*

HAMMAM-BERDA (Constantine). — Tièdes : 29°. — *Bicarbonatées mixtes tres faibles.*

HAMMAM-BON-ADJAR (Oran). — Très chaudes : 67°. — *Chlorobicarbonatees.* — Etablissement. Toute l'année.

HAMMAM-MELOUAN (Alger). — Chaudes : 39 à 44°. — *Chlorurees sodiques fortes :* 25 gr. chlorure de sodium. — Etablissement rudimentaire.

HAMMAM-MESKOUTINE (Constantine). — Altitude : 300 m. — Très chaudes : 46 à 95°. — La *Grande Cascade* est une des plus chaudes connues. — *Oligo-metalliques*, calciques, légèrement sulfureuses. — Etablissements Avril à juillet.

HAMMAM-R'IHRA (Alger). — Altitude. 520 m. — 1° Très chaudes : 64 à 79°. — *Sulfatees calciques*, legèrement chlorurées et bicarbonatees, 2° Tiede · 24°. — *Bicarbonatées sodiques*, 3° Froide 19°. — *Sulfatee calcique*, bicarbonatée ferrugineuse, carbo-gazeuse. — Etablissement Toute l'année.

HAMMAM-SEYNOUR (Algérie). — Altitude : 820 m. — *Ferrugineuses.*

HAMPSTEAD (Angleterre). — *Ferrugineuses.*

HARKANY (Hongrie). — Chaudes : 58°. — *Sulfatees calciques.* — Etablissement.

HARO (Espagne). Froides : 16°. — *Chlorurees sodiques et sulfureuses.* — Juin a octobre.

HARROGATE (Angleterre). — Altitude : 55 m. — Froides · 12°. — *Chlorurees sodiques, sulfureuses ferrugineuses.* — Etablissement.

HARTZBURG (Brunswick). — Froides : 13°. — *Chlorurees sodiques.* Etablissement : cure de petit-lait.

HEALING SPRINGS (Virginie). — Chaudes · 47°. — *Carbonatees mixtes ferrugineuses.*

HECHINGEN (Prusse). — Froides : 12°. — *Sulfurees calciques.* — Etablissement.

HECKINGHAUSEN (Prusse). — *Sulfureuses.*

HEILBRUNN (Bavière). — Altitude : 800 m. — Froides : 10°. — *Chlorurees sodiques, iodo-bromurees :* 4 gr. chlorure, 8,098 d'iodure, 0,04 bromure de sodium

HEILSTEIN (Prusse). — Froides : 10°. — *Bicarbonatees sodiques faibles.*

HEINRICH (Suisse). — *Ferrugineuses bicarbonatees*, froides.

HEPPINGEN (Prusse). — *Bicarbonatees sodiques faibles.*

HERITZHEIM (Alsace-Lorraine). — Altitude : 209 m. — *Chlorurees sodiques.*

HERLEIN (Hongrie). — *Ferrugineuses bicarbonatees.*

HARMANNSBAD (Saxe). — *Ferrugineuses sulfatees*, 4,18.

HERMIDA (la) (Espagne). — Tres chaudes · 40 à 57°. — *Chlorurees sodiques.* — Etablissement. Juin à septembre.

HERMIONE (Péloponèse) — *Chlorurees sodiques.* — Exportation.

HERVIDEROS DEL EMPERADOR (los) (Espagne). — Tiedes . 25°. — *Bicarbonatees calciques.* — Etablissement Juin a septembre.

HERVIDEROS DE FONTILLESCA (los) (Espagne). — Froides : 18°. — *Bicarbonatees ferrugineuses*

HERVIDEROS Y EL VILLAR DEL POZO (Espagne). — Tièdes : 21°. — *Ferrugineuses bicarbonatees.* — Etablissement. Juin a septembre.

HEUSTRICH (Suisse). — Altitude 640 m — Froides · 6 à 10°. — *Sulfureuses sodiques.* — Etablissement. Mai à septembre. — Exportation.

HILDEGARDE-BRUNNEN (Autriche-Hongrie). — Froides : 12°. — *Sulfatees sodiques et magnesiennes :* 9 sulf. soude et 6,5 sulf. magnesie

HOLSTON SPRINGS (Etats-Unis) Chaudes . 38°. — *Sulfatees mixtes*

HOMBOURG (Prusse). — Altitude : 200 m. — Froides · 11°. — *Chlorurees sodiques ferrugineuses* et *lithinees :* 10 gr. chlorure de sodium, 0,05 a 0,11 bicarbonate de fer. — Etablissement Mai à octobre

HOHENSTAEDT (Baviere) — *Sulfurees sodiques*, froides.

HOT SPINGS OF ARKANSAS (États-Unis). — Chaudes 55 à 82°. — *Bicarbonatees ferrugineuses, sulfatees calciques, sulfureuses.* — Etablissement

HOT SPRINGS (États-Unis, Virginie). — Chaudes . 55°. — *Bicarbonatees calciques tres faibles.* — Etablissement.

HUCHERS (Source des) (Amiens) — *Bicarbonatee ferrugineuse*, froide 11° — Acidulée calcaire. — Exportation

HUGUENOT SPRINGS (États-Unis, Virginie). — *Sulfureuses, bicarbonatees ferrugineuses.*

HUNYADI JANOS (Hongrie). — Froides 7 à 13°. — *Sulfatees sodiques et magnesiennes :* āā 16 gr — Eaux purgatives. — Exportées. Les sources voisines Hunyadi-Laszlo, Victoria, Rakoczy, Royale-Hongroise, ont a peu près la même composition.

HYPATI (Grèce). — Chaudes . 32°. — *Chlorurees sodiques sulfurees* Mai a août.

I

IELEZNOVODSK (Russie). — Altitude : 700 m. — Froides et chaudes . 15 a 50°. — *Ferrugineuses.* — Etablissement. Boues. Mai à août

INSELBAD (Prusse). — Froide . 18°. — *Oligo-metalliques*, azotees — Inhalations d'azote.

ISCHIA (Naples). — Tres chaudes . 32 à 100° (?). — *Chlorurees sodiques fortes* — Etablissements. — Etuves Mai a septembre.

ISCHL (Autriche) — Altitude . 486 m. — Froides : 10°. — *Chlorurées sodiques faibles :* 6 gr et *tres fortes :* 234 gr Une source *chloruree sulfuree* — Etablissements. Boues

ISOLA-BONA (Italie). — Eaux froides. — *Sulfureuses.*

IVANDA (Autriche-Hongrie) — Froides. — *Sulfatees sodiques :* 15,27 — Exportation

IWONICZ (Galicie). — Altitude : 410 m — Eaux froides. — *Chlorurees bicarbonatees sodiques, iodo-bromurees, ferrugineuses.* — Etablissement Mai a septembre

J

JAEN (Espagne). — Tièdes : 27°. — *Sulfatées magnesiennes tres faibles.* — Etablissement. Juin à novembre.

JAKABFALVA (Transylvanie). — Froides : 12°. — *Bicarbonatées sodiques ferrugineuses.*

JALEYRAC (Cantal). — Froides : 15°. — *Ferrugineuses bicarbonatees.*

JAMAIQUE (Antilles). — *Sources sulfureuses et ferrugineuses.*

JAMNICZA (Croatie). — Froides : 14°. — *Bicarbonatees sodiques fortes ferrugineuses.* Etablissement.

JARABA (Espagne) — Chaudes : 29 à 34° — *Bicarbonatées calciques* — Etablissement 15 juin au 15 septembre.

JARROUSSET (Cantal). — *Bicarbonatées ferrugineuses,* froides

JASTRZEMB (Prusse) — Altitude : 250 m. — Froides. — *Chlorurees sodiques bromo-iodurées.* — Etablissement

JASZCROROWKA (Galicie). — Altitude : 910 m. — *Oligo-metalliques,* tiedes : 21° — Etablissement.

JAUDE — Voyez : Clermont-Ferrant et Saint-Allyre.

JAXTFELD (Wurtemberg). — Altitude : 140 m. — Froides : 17°. *Chlorurees sodiques.* — Etablissement.

JENATZ (Suisse). — Froides : 13°. — *Bicarbonatées ferrugineuses*

JENZAT (Allier). — Altitude : 300 m — Tièdes : 27°. — *Bicarbonatées chloro-sulfatées faibles.*

JOHANENSBERG (Prusse) — *Chlorurees sodiques, bicarbonatees calciques :* 2,28 chlor. sod. et 1,62 bicarb. chaux.

JOHANNISBAD (Bohême). — Altitude : 600 m — Froides et chaudes : 8 à 29°,5. — *Oligo-metalliques.* — Etablissement

JOHNSONS SPRINGS (États-Unis). — *Sulfureuses faibles.*

JONE'S WHITE SULPHUR AND CHALYBEATE SPRINGS (Caroline) — *Sulfurees sodiques faibles, bicarbonatees ferrugineuses fortes*

JOOS ou **JAZOW** (Galicie). — Froides : 13°. — *Sulfatees sodiques.*

JORDANSBAD (Wurtemberg). — *Bicarbonatees mixtes ferrugineuses faibles.*

JOUHE (Jura) — Froides : 10°. — *Chlorurees sodiques très faibles.*

JULIUSHALL-HARTZBURG (Brunswick). — Altitude : 314 m. — *Chlorurees sodiques,* froides. — Etablissement.

JURÉ (Loire). — Froides : 10 à 15°. — *Bicarbonatees mixtes.*

K

KAIAPHA (Peloponèse). — Chaudes : 32°. — *Sulfureuses.* — Etablissement.

KAIZENBAD (Bavière). — Altitude : 798 m. — *Bicarbonatees sulfatees, ferrugineuses faibles.*

KANITZ (Bavière). — *Bicarbonatees sodiques faibles.* — Etablissement

KARLSDORFER-SAUERBRUNN (Autriche). — *Bicarbonatees sulfatees.*

KEMMERN (Russie). — Froides : 8°. — *Sulfurees calciques.* — Etablissement.

KIS-CZEG et **KIS-KALAN** (Autriche). — Froides : 12°. — *Sulfatees sodiques, bicarbonatees mixtes.*

KISLOVODSK (Caucase). — Froides : 14°. — *Bicarbonatees calciques, ferrugineuses,* tres carbogazeuses — Etablissement.

KISSINGEN (Bavière) — Altitude · 192 m. — Froides · 10 à 20°. — *Chlorurees sodiques :* 5 gr., *bicarbonatees calciques :* 1,5 , ferrugineuses, lithinées, carbogazeuses (Rakoczy). — Eaux-meres — Etablissements Cure de petit-lait. Mai à septembre.

KITTREL'S SPRINGS (Caroline). — *Ferrugineuses.*

KLAUSEN (Autriche). — Froides . 15°. — *Ferrugineuses fortes lithinees*

KLEINERN (Allemagne). — *Bicarbonatees magnesiennes.*

KLOCKOS (Hongrie). — Froides . 13°. — *Ferrugineuses.*

KNUTWYL (Suisse). — Froides : 10°. — *Sulfatees calciques.* — Bains.

KOCHEL (Bavière) — *Bicarbonatees sodiques faibles.*

KONDRAU (Baviere) — Froides . 9°. — *Indeterminees.*

KONIG-OTTOBAD (Bavière).—*Ferrugineuses bicarbonatées:*0,79.

KONIGSBORN (Westphalie). — *Chlorurees sodiques.*

KONIGSWART (Bohême). — Altitude · 632 m. — Froides 8°. — *Bicarbonatees mixtes ferrugineuses.* — Etablissement.

KONOKOWKA (Autriche, Galicie). —*Sulfurees calciques.*

KORSOW (Autriche, Galicie). — *Bicarbonatees ferrugineuses.*

KORYTNICA (Hongrie). — Altitude · 840 m. — *Sulfatees calciques, bicarbonatees ferrugineuses.* — Etablissement.

KOSEN Prusse). — Froides : 17°. — *Chlorurees sodiques fortes :* 41 gr. — Etablissement. Cure de raisin. Mai à septembre.

KOSIA (Roumanie) — *Chlorurees sodiques et sulfureuses.*

KOSTREINITZ (Autriche). — Froides : 17°. — *Bicarbonatees sodiques fortes, ferrugineuses.*

KYSTRITZ (Prusse). — Altitude : 170 m. — *Chlorurees sodiques fortes :* 212 gr. — Etablissement.

KOVAZNA (Hongrie). — Altitude : 522 m. — *Chlorurees bicarbonatees sodiques*

KRANKENHEIL (Baviere) — Altitude : 650 m. — Froides 9°. — *Bicarbonatees chlorurees sodiques,* faibles iodurees. — Etablissement — Exportation.

KREUTH (Baviere). — Altitude : 849 m. — Eaux froides 14°. — *Sulfatees mixtes, sulfureuses faibles.* — Etablissement. Juin a septembre

KREUTZNACH (Prusse). — Altitude 110 m. — Froides et tiedes : 8 à 30°. — *Chlorurees sodiques :* 10 à 17 gr , *lithinées* — Eaux-meres, eaux des salines de Munster exportées. — Etablissements. Boues. Mai à septembre.

KRONDORF (Bohême). — *Bicarbonatees sodiques fortes, ferrugineuses.*

KRONTHAL (Hesse-Nassau). — Altitude : 170 m. — Froides 13 à 17°. — *Chlorurees sodiques faibles, ferrugineuses carbogazeuses fortes.* Etablissement. Mai a octobre.

KRUMBACH (Bavière). — *Bicarbonatees calciques.* — Etablissement.

KRYNICA (Autriche) — Altitude : 589 m. — *Bicarbonatees calciques et ferrugineuses, carbogazeuses fortes,* froides. — Etablissement.

KRZESZOWICE (Autriche). — *Bicarbonatees sulfatees,* froides. — Etablissement.

KYLLÈNE (Grèce). — Tièdes : 25°. *Sulfureuses.*— Etablissement.

KYTNOS (Archipel). — *Chlorurees sodiques fortes :* 27 gr., chaudes. — Etablissement.

L

LA BARAQUETTE (Cantal). — Froides 13°. — *Bicarbonatees ferrugineuses*

LA BARTE DE-NESTE (Hautes-Pyrénées). — Froides : 13°. — *Oligo-metalliques.* — Etablissement.

LA BARTHE-RIIÈRE (Haute-Garonne). — Tiede 21°. — Etablissement

LA BASSÈRE. — Voyez *Bagnères de-Bigorre.*

LA BASTIDE (Cantal). — Froides : 12°. — *Bicarbonatees ferrugineuses*

LA BAUCHE (Savoie). — Altitude : 680 m — Froides . 11°,5. — *Ferrugineuses, bicarbonatées calciques tres faibles* — Etablissement Juin a octobre. — Exportation.

LABESTZ-BISCAYE (Basses-Pyrénées). — Froides 10°. — *Sulfurées calciques bicarbonatees ferrugineuses.* — Etablissement.

LA BOURBOULE (Puy-de-Dôme). — Altitude : 850 m. — 1° Chaudes : 40 a 60°. — Sources Choussy-Perrière, Croiret, Sedaiges etc., pompées dans des puits fores — *Chlorobicarbonatees sodiques. arsenicales fortes :* 3 gr chlorure, 3,8 bicarbonates, 28 milligr. arséniate. — 2° Sources Fenestre jaillissantes froides : 19° — *Oligo-métalliques, arsenicales :* 0,20 chlorure, 0,45 bicarb , 7 millig. arséniate. — 3° Sources Clemence, Henry et Main-Rose, froides : 19°. — *Chlorobicarbonatées gazeuses :* 7 gr , *arsenicales* 8 milligr. — Etablissements. 25 mai au 1er octobre. — Exportation (*Choussy-Perriere*).

LA CAILLE (Haute Savoie). — Altitude : 600 m. — Chaudes 31°. —*Sulfurees calciques.* — Etablissement.

LACAUNE (Tarn). — Altitude : 900 m — 1° Tièdes : 24°. — *Bicarbonatees calciques ferrugineuses :* 0,135 bicarb. ferreux. — 2° Sources très froides : 8°. — *Bicarbonatees calciques carbo-gazeuses* — Etablissement Juin à octobre. — Exportation.

LA CHALDETTE (Lozère). — Chaudes : 34°. — *Oligo-métalliques.* Etablissement

LA CHATELINE (Haute Vienne) — Froide . 10°. — *Oligo-métallique :* 0.035 de principes minéraux.

LAC-VILLERS — (Doubs). — *Bicarbonatees calciques ferrugineuses,* froides.

LACUL-SARAT (Roumanie). — Eaux et boues *chloro-iodo-sulfurées sodiques.* — Etablissement.

LAER (Hanovre). — *Chlorurees sodiques fortes :* 12 gr., froides. — Etablissement.

LA FERRIÈRE (Isère). — Froides . 9°,4. — *Sulfureuses faibles.*

LA FOU (Pyrénees-Orientales).— Altitude : 260 m.— Tièdes : 27°. *Sulfatees calciques.* — Etablissement.

LA GADINIÈRE (Gers). — Froides : 19°. — *Sulfatées ferrugineuses*

LA HERSE (Orne) — *Bicarbonatees ferrugineuses*, froides.

LAIFOUR (Ardennes). — *Bicarbonatees ferrugineuses*, froides

LA LICHE (Hautes-Alpes). — Altitude : 1927 m. — Froides · 17°. — *Sulfureuses.*

L'ALLIAZ (Suisse) — Altitude 1040 m — Froides · 8° — *Sulfurees calciques* — Etablissement Cure de petit-lait. Juin à septembre

LAMALOU (Hérault) — Altitude moyenne : 200 m. -- 1° Lamalou-le-Bas *Eaux Bicarbonatees mixtes, ferrugineuses.* -- Tres Chaudes · 48° (*Usclade*) — Très *radio-actives* Minéralisation . 2,15. — 2° L.-le-Centre. *Oligo-metalliques.* — Tiedes (24°) et une froide (*Capus* 15°) très *bicarb.-ferrugineuse* — 3° L.-le-Haut. *Oligo métallique* — Tiedes : 29° et froides : 16°, carbo-gazeuses. — Etablissements : buvettes, bains, piscines, douches. pédiluves, etuves. Bains et douches d'acide carbonique. Massage. Cure de terrain. Mécanotherapie. Institut de rééducation motrice Avril à novembre

LA MOTTE (Isère). — Altitude . 600 m — Très chaudes 57 à 60° *Chlorurees sodiques sulfatees calciques* : 3,80 de chlorure de sodium et 1,65 sulfate chaux. — Etablissement : vaporarium Juin à septembre

LA MOUILLÈRE (Besançon) — Altitude · 260 m — *Chlorurees sodiques tres fortes, iodo-bromurees* : 291 gr chlorure ; 0,11 bromure de potassium — Eaux-mères. — Hydrotherapie, massage, electrotherapie. gymnastique medicale, radiographie.

LAMSCHEID (Prusse). — Froides . 18°. — *Bicarbonatees calciques faibles, ferrugineuses.*

LANDECK (Prusse). — Altitude 452 m. — Froides et tiedes . 17 à 29°. — *Sulfureuses faibles.* — Etablissement. Mars à octobre

LANDETTE (Espagne).— Froides 19° — *Bicarbonatees mixtes.* — Etablissement.

LANGENAU (Bavière). — Altitude · 562 m — Froides · 8° — *Bicarbonatees calciques ferrugineuses.* — Etablissement. Juin à septembre

LANGENAU-NIEDER (Prusse). — Altitude · 375 m. — Froides 9° — *Bicarbonatees ferrugineuses, carbogazeuses.* — Etablissement Boues Mai à octobre.

LANGENBRUCKEN (Bade). — Altitude · 136 m. — Froides 14°. — *Sulfureuses.* — Etablissement.

LANNASKÈDE (Suède). — Froides : 8°. — *Ferrugineuses sulfatees*

LA PAUTE (Isère). — Froides 12°. — *Sulfureuses faibles.*

LA PRESTE (Pyrénées-Orientales). - Altitude : 1120 m. — Chaudes . 44°. — *Sulfurées sodiques.* — Etablissement. Mai a octobre — Exportation.

LA PUDA (Espagne, Barcelone). — Altitude : 126 m. — Tièdes .

21 à 30°.— *Chlorurees sodiques moyennes, sulfurees*—Etablissement. Juin à septembre.

LA PYRONEE et **CONCHES** (Cantal). — Froides · 10°. — *Bicarbonatées ferrugineuses.*

LA REVAUTE (Cantal).— *Bicarbonatees ferrugineuses*, froides.

LA ROCHE-CARDON (Rhône). — Froides 12°. — *Bicarbonatees ferrugineuses.*

LA ROCHE-POSAY (Vienne). — Froides : 12°. — *Sulfatees calciques, sulfureuses.* — Etablissement.

LA SAULCE (Hautes-Alpes). — Froides : 15 à 22°.— *Chlorurees sodiques faibles.*

LA SAXE (Italie, Aoste). — Altitude . 1215 m — Froides · 17°. — *Sulfureuses, ferrugineuses.* — Etablissement. Juillet a septembre.

LASSERRE (Lot-et-Garonne). — Froides 12°. — *Indeterminees.*

LAZSINA (Autriche, Croatie) — *Carbogazeuses fortes.*

LAZLO-HUNYADI (Voyez *Hunyadi-Janos*).

LA TERRASSE (Isere). — Froides : 19°. — *Chlorurees sodiques moyennes, sulfureuses faibles.*

LA TROLLIÈRE (Allier). — Froides 10°. — *Bicarbonatees ferrugineuses*, carbogazeuses, acidulées — Exportees.

LAUCHSTADT (Prusse). — Froides . 10°. — *Sulfatées calciques moyennes.*

LAURENZENBAD (Suisse). — Altitude : 518 m. — Froides :18°. — *Indeterminees.*

LAUTARET (Hautes-Alpes). — Chaudes : 44°. — *Sulfureuses.*

LAVAL (Isere). — Tièdes . 24°,7. — *Sulfatees mixtes* . 1,12 sulf. magn., et 1 sulf. soude.

LA VALLIÈRE (pres Clermont-Ferrand). — Froides · 14°. — *Bicarbonatees calciques, ferrugineuses, goudronnées.* — Exportées.

LAVARDENS (Gers). — *Oligo-metalliques* — Tièdes · 20°.

LAVEY (Suisse). — Altitude · 433 m. — Chaudes : 47° — *Oligo-metalliques*, chlorosulfatee sodique, sulfhydriquee (mi-artificielle). — Etablissement Bains de sable Mai a septembre.

LA VEZRASSE (Herault). — Froides : 13°. — *Bicarbonatees mixtes.*

LEAMINGTON (Angleterre). — Altitude 65 m — Froides 9° — *Chloro-sulfatees sodiques :* 3,4 chlorure et 3,2 sulfate — Etablissements. Toute l'annee

LE BOULOU (Pyrenees-Orientales) — Altitude · 84 m. — *Bicarbonatees sodiques fortes*, ferrugineuses, legèrement arsenicales, froides : 16 a 19°. — Etablissement Toute l'année.— Transportées

LECCIA (Florence). — Chaudes . 35°. — *Bicarbonatees ferrugineuses*

LE CROL (Aveyron). — Froides . 12° — *Sulfatees ferrugineuses.*

LEDESMA (Espagne). — Altitude . 720 m. —Chaudes . 32 à 52°. — *Sulfurees calciques.* — Etablissement

LEE'S SPRINGS (Etats-Unis, Tennessee) — *Sulfureuses.*

LEISSENGEN (Suisse). — *Sulfurees calciques*, froides. — Etablissement.

LE MARTOURET (Die, Drôme) — Altitude : 500 m. — 1° *La Virginale, oligo-métallique.* — 2° Cure thermo-balsamique par les vapeurs résineuses du *Pin Mugho.* — Mai à octobre.

LENK (Suisse). — Altitude . 1105 m. — Froides : 8°. — 1° *Sulfatees calciques sulfhydriquees* — 2° *Sulfo-carbonatee calcique, ferrugineuse.* — Etablissement. Juin a septembre.

LE PESTRIN (Ardèche). — *Oligo-metalliques*, très carbogazeuses, ferrugineuses, lithinées, froides.

LE PLAN (Haute-Garonne). — Froides : 12°. — *Bicarbonatees ferrugineuses.*

LÈS (Espagne). — Tièdes : 20 a 32°. — *Sulfurees sodiques.* — Etablissements.

LES ROCHES (Puy-de-Dôme). — Froides : 19°. — *Chlorurees sodiques* et *bicarbonatees ferrugineuses lithinees.* — Exportation.

LEUSTETTEN (Bavière). — *Bicarbonatees calciques faibles.*

LEVANA (Florence). — Froides : 15°. — *Bicarbonatees mixtes.*

LEVERN (Prusse). — Froides 9 à 12°. — *Bicarbonatees calciques faibles*

LEVICO (pres Trente). — Altitude . 530 m. — *Sulfatees ferrugineuses arsenicales*, froides. — 1° *Eau forte* : 11°. Minér. totale : 7, dont 4,45 *sulf. fer*, 6 milligr. *acide arsénieux;* 0,25 sulf. zinc, 0,04 sulf. cuivre — Bains, boues Boisson par cuillerées à cafe. Exportees — 2° *Eau faible* : 9°. Minér. totale . 1,7, dont 1 gr. *sulf. fer*; 1 millig. *acide arsenieux*, 5 millig. cuivre. — Boisson, bains, exportées. — Etablissements : près du lac, a 520 m. d'altitude, et a *Vetriolo*, la ou naissent les sources, a 1490 m.

LIDJA (Anatolie). — Chaudes : 59°. — *Sodiques faiblement mineralisees.*

LIEBAU (Russie). — *Sulfatees calciques et sulfureuses.*

LIEBENSTEIN (Saxe-Meiningen). — Altitude 312 m — Froides . 10° — *Bicarbonatees ferrugineuses, carbo-gazeuses.* — Etablissement Juin à septembre.

LIEBENZELL (Wurtemberg) — Altitude 286 m. — Chaudes 26°. — *Chlorurees sodiques et ferrugineuses faibles.* — Etablissements. Mai à octobre.

LIEBWERDA (Bohême). — Froides : 10°. — *Bicarbonatees ferrugineuses faibles, carbo-gazeuses.* — Cure de petit-lait.

LIERGAMÈS (Santander). — Tièdes : 20°. — *Sulfurees calciques* — Etablissement. Juin à octobre

LIMPACH (Suisse). — Altitude : 600 m. — Froides · 13°. — *Bicarbonatees calciques faibles.*

LINARÈS (Espagne). — Tièdes : 22°. — *Chlorurees sodiques.*

LINTZI (Grèce). — Chaudes : 33° — *Chlorurees sodiques faibles* — Etablissement.

LIPARI (Ile de) (Italie). — Chaudes : 54°. — *Arsenicales* (?).

LIPETZK (Russie). — *Bicarbonatees ferrugineuses fortes* : 0,31

LIPOCZ (Hongrie). — Froides : 13°. — *Bicarbonatees calciques*

LIPPA (Serbie). — Froides . 10°. — *Bicarbonatees ferrugineuses.*

LIPPIK (Hongrie). — Chaudes : 31 à 64°. — *Bicarbonatees chlo-*

rurees, iodurees sodiques, carbo-gazeuses. — Etablissements. — Exportation.

LIPPSPRINGE (Prusse). — Altitude : 136 m. — Tièdes : 21°. — *Sulfatees mixtes :* 1,60 sulfates soude et chaux, azotées. — Etablissement. inhalations d'azote. Mai à septembre. — Exportation.

LISBONNE (Portugal). — Chaudes : 23 à 34°. — *Chlorurees sodiques fortes, sulfatees calciques faibles, sulfureuses.* — Etablissement. Juin à octobre

LIVORNO (Italie). — Froides. — *Sulfurees calciques.*

LLANDRINDOD WELLS (Angleterre). — *Chlorurees sodiques, ferrugineuses faibles, froides.* — Etablissement.

LLO (Pyrénees-Orientales). — Tièdes : 27° à 29°. — *Sulfurees sodiques.*

LOBAU (Saxe). — *Bicarbonatees mixtes, froides.*

LOBENSTEIN (Allemagne). — Altitude . 480 m. — Froides : 10°,5 — *Indeterminees.* — Etablissement. — Cure de petit-lait.

LOCHBAD (Suisse). — Altitude : 603 m. — Froides : 10°. — *Bicarbonatees, chlorurees sulfatées.* — Etablissement.

LOCHLI (Suisse). — Froides : 8°. — *Sulfatees magnesiennes et ferrugineuses.* — Etablissement.

LODOSA (Espagne, Navarre). — *Bicarbonatees ferrugineuses.*

LOKA (Suède). — Froides : 8°. — *Oligo-metalliques sulfureuses faibles*

LOÈCHE (Espagne). — *Sulfatee sodique et magnesienne forte.* — — Purgative. — Exportée. (Voyez *Loueche*).

LONS-LE-SAULNIER (Jura). — Altitude : 259 m. — Froides : 15°. — 1° *Chlorurees sodiques fortes,* carbonatées, ferrugineuses, très gazeuses : 10,38 chlorure sodium, 1,15 chlorure magnesium, 2 gr carbon. chaux, 0,095 carb. fer; 2° *Eaux-mères et des Salines.* — Etablissement. Mai à octobre.

LOSTORF (Suisse). — Altitude : 680 m. — Froides : 15°. — *Chlorurees sulfurees sodiques* — Etablissement.

LOUÈCHE-LES-BAINS (Suisse). — Altitude : 1450 m. — Chaudes : 38 à 52°. — *Sulfatees calciques fortes.* — Etablissement. Juin à septembre.

LOUJO ou **LATOJA** (Espagne). — Chaudes . 30°. — *Chlorurees sodiques fortes* . 20 gr. — Etablissement. Juin à septembre.

LOUTVAKI (Grece) — Chaudes : 31°. — *Chlorurées sodiques :* 9 gr

LOUVAINES (Maine-et-Loire). — *Bicarbonatees ferrugineuses froides.*

LOVETTE (Autriche). — *Bicarbonatees chlorurees, froides.*

LOWENBACHLI (Suisse). — *Salines legeres.*

LU (Italie). — Froides : 14°. — *Sulfureuses.* — Etablissement.

LUBIEN (Autriche). — Froides 10°. — *Sulfurees calciques.*

LUCAINERA DE LAS TORRES (Espagne). — Tièdes . 20°. — *Sulfurees calciques.* — Etablissement.

LUCHON (Haute-Garonne). — Altitude : 628 m. — 1° Très chaudes . 35 à 66°. — *Sulfurees sodiques :* gamme de sulfuration remarquable de 7 à 77 milligr sulfure de sodium ; 2° une source froide :

16°. — *Oligo-metallique*, sulfureuse, dégénérée. — Etablissement : buvette, bains, piscines, douches, pulvérisations, étuves naturelles, humage. — Cures de terrain et de petit-lait. Juin à septembre.

LUCQUES (Bagni-di-Lucca). — Voyez *Doccie basse*.

LUCSKY (Hongrie) — Chaudes : 32°. — *Ferrugineuses.*

LUDWIGSBRUNNEN (Hesse). — Froides : 12°. — *Bicarbonatées calciques : 1 gr. 5 ; chlorurees sodiques : 2 gr.*

LUGO (Espagne). — Chaudes : 38°. — *Sulfurees sodiques* — Etablissement. Juin à septembre.

LUHASCHOWITZ (Moravie). — Altitude :1,200 m. — Froides . 9°. — *Bicarbonatees mixtes, iodurees, bromurees.* — Etablissement.

LUND (Suède). — *Bicarbonatees mixtes.*

LUNEHURG (Hanovre). — *Chlorurees sodiques tres fortes :* 251 gr. — Balneothérapie.

LUTERSWYLL (Suisse). — *Bicarbonatees ferrugineuses*, froides.

LUTHERN (Suisse, Lucerne). — *Ferrugineuses.*

LUXBURG (Suisse). — Froides . 12°. — *Bicarbonatees mixtes, sulfureuses.*

LUXEUIL (Haute-Saône). — Altitude : 350 m. — *Oligo-metalliques.* — 1° Très chaudes . 31° à 52°, legèrement *chlorurees*, degageant de l'azote ; 2° Tiedes : 21° à 29°, *ferrugineuses.* — Etablissement : buvette, bains, douches, irrigations vaginales, etc. Mai à septembre.

M

MACERATO (Italie). — *Bicarbonatees chlorurees, sulfureuses froides.*

MACKWILLER (Alsace-Lorraine). — *Chlorurees sodiques froides.*

MACON (Saône-et-Loire). — Froides : 13°. — *Bicarbonatees ferrugineuses.*

MADISON SPRINGS (Etats-Unis). — *Bicarbonatees ferrugineuses froides.*

MADONA A PAPIONA (Italie). — *Bicarbonatees sodiques.*

MAGDELEINE DE FLOURENS (Sainte-). — *Bicarbonatees ferrugineuses froides.*

MAGNAC (Cantal). — Froides . 14°. — *Bicarbonatées ferrugineuses, sulfureuses faibles.*

MAGYAR-STENTZ-LAZLO (Hongrie). — *Sulfurees.*

MAINE (Spring of). (Etats-Unis). — *Chlorurees sodiques, ferrugineuses.*

MAIZIÈRES (Côte-d'Or). — Froide · 10°. — *Chloruree sodique faible : 2,77 ; lithinee :* 0,07. La plus riche en helium : 5,34 pour 92,45 d'azote. — *Tres radio-active.* — Etablissement.

MALAGA (Espagne). — Eaux froides : *ferrugineuses.*

MALAHA (Espagne). — Tièdes · 23 à 32°. — *Ferrugineuses bicarbonatees.* — Etablissement. Juin à octobre.

MALÉON (Ardèche). — Froides : 13°. — *Bicarbonatées sodiques.* Etablissement.

MALLOW (Angleterre, Irlande). — Tièdes : 22°. — Établissement.

MALMAS (Autriche). — Tièdes : 19°. — *Sulfurees calciques.* — Etablissement.

MALMÉDY (Prusse). — *Bicarbonatees ferrugineuses froides.*

MALVERN (Angleterre). — Altitude 400 m — Froides 11°. — *Bicarbonatees ferrugineuses faibles.* — Etablissement.

MAMAKAI (Caucase). — *Sulfurees sodiques.*

MARCOLS (Ardeche). — Altitude 700 m — Froides : 14°. — *Bicarbonatees sodiques :* 2 gr 5, *ferrugineuses*, très carbo-gazeuses.

MARIENBAD (Bohême). — Altitude · 640 m. — Froides 8 à 13° — 1° *Chlorobicarbonatees sulfatees sodiques*, gazeuses (Kreuzbr. Ferdinandsbr,) : 5 gr. sulf., 1,6 bicarb., 1,7 chlorure 2° *Bicarbonatees sodiques* (Waldquelle) ou *calciques* (Rudolffsquelle), *ferrugineuses* (Karolinenbr., Ambrosiusbi), 3° *Oligo-metallique :* 0,20 (Marien-quelle). — Etablissements : boues. Mai a septembre. — Exportation. — Sels.

MARIENFELDS (Nassau). — *Bicarbonatees mixtes*, froides.

MARIMONT (Belgique). — *Bicarbonatées mixtes*, froides.

MARLIOZ (près Aix-en-Savoie). — Altitude . 250 m. — Froides : 11°. — *Sulfurees sodiques, iodurées.* — Etablissement. Mai à septembre.

MARMOLEJO (Espagne). — Tièdes : 21 à 25°. — *Bicarbonatees mixtes :* 1 gr. 2, *sulfatees magnesiennes :* 2 gr. — Etablissement.

MARSCHING (Bavière). — *Sulfurees calciques.*

MARTIGNE-BRIANT (Maine-et-Loire). — Froides . 13°. — *Bicarbonatees ferrugineuses.* — Etablissement.

MARTIGNY-LES BAINS (Vosges). — Altitude : 317 m. — Froides . 10°,5. — *Sulfatees calciques :* 1 gr. 5, lithinees — Etablissement : massage sous l'eau. Mai a septembre. — Exportation.

MARTINECZ (Hongrie). — Froides 13°. — *Ferrugineuses bicarbonatees.*

MARTINIQUE (Antilles). — Voyez *Didier*. — **Source du Prêcher** (pres Saint-Pierre), *chloruree sodique*, chaude . 35°.

MARTOS (Espagne). — Froides . 19°. — *Sulfurees calciques* — Etablissement. Juin a octobre.

MARTRES-DE-VEYRE (les) (Puy-de-Dôme) — Tièdes : 22 à 25° — *Bicarbonatees chlorurees :* 2,5 bicarb. et 2 chlor sodium — Buvette.

MASINO (Italie). — Altitude 1,168 m — Chaudes : 39° — *Indeterminees* — Etablissement. Juin à septembre

MASKO (Gers). — *Sulfatees calciques.*

MASSANETA-SPRINGS (Etats-Unis) — *Alcalines magnesiennes.*

MATHIAS (Saint-) (Prusse). — *Bicarbonatees ferrugineuses.*

MALTOCK (Angleterre). — Tièdes . 28°. — *Bicarbonatees calciques.*

MATOUBA (La Guadeloupe). — Altitude . 1000 m — Très chaudes : 54°. — *Sulfatées calciques sulfhydriquées.*

MATTIGBAD (Autriche). — Altitude : 451 m. — Froides : 8°. — *Bicarbonatees ferrugineuses faibles.*

MATTIGHOFEN (Autriche). — Altitude : 440 m. — *Bicarbonatees ferrugineuses.*

MAUER (Autriche). — *Bicarbonatees ferrugineuses froides.*

MAYRES (Isere) — Altitude · 470 m — Chaudes 32°. — *Sulfatees chlorurees* . 4 gr.

MAYRES (Ardèche). — *Bicarbonatées sodiques, magnesiennes, ferrugineuses*

MEDAGUES (Puy-de-Dôme). — Froides : 15°. — *Chlorobicarbonatees ferrugineuses, lithinees ;* total . 6,75.

MEDEWI (Suede). — *Sulfurees calciques.*

MEDICO (Portugal). — Chaudes : 37°. — *Sulfurees sodiques.*

MEHADIA (Hongrie). — Altitude : 168 m. —Chaudes : 37 à 52° — *Chlorurees sulfurees sodiques.* — Etablissements Mai à septembre

MEINBERG (Allemagne). — Froides : 14°. *Chlorurees sodiques fortes, sulfureuses faibles.* — Etablissement

MELKSHAM (Angleterre). — *Bicarbonatees ferrugineuses, froides*

MELTINGEN (Suisse). — Altitude : 423 m. — *Sulfatees calciques, ferrugineuses*

MERGENTHEIM - KARLSBAD (Wurtemberg). — Altitude 170 m. — Froides 10°. — *Chlorurees sodiques :* 10,37. — Etablissement. — Mai à septembre.

METELIN (Archipel). — Chaudes . 30 à 42°.— *Sulfatees sodiques*

METHANA (Peloponèse) — Chaudes : 28°. — *Chlorurees sulfurees :* 23,4 chlor. sodium — Etablissement.

MÉZIÈRES (Ardennes). — Froides : 16°. — *Sulfatees chlorurees*

MIERS (Lot). — Altitude : 270 m. — Froides : 15°. — *Sulfatees sodiques, magnesiennes* et *calciques :* 4 gr. 30. — Etablissement Juin a août

MILO (Grèce, Archipel). — Chaudes : 29 à 70°. — *Ferrugineuses.*

MINA-NOVA (Portugal). — *Sulfatees ferrugineuses.*

MINDELHEIM (Bavière). — Altitude : 670 m. — *Bicarbonatees calciques tres faibles.*

MINGOLSHEIM (Bade). — Froides : 7°. — *Sulfurees.*

MIRABELLO (Italie). — Froides 13°. — *Sulfurees calciques*

MIRAL (Drôme). — Froides. — *Chlorurees sodiques :* 6 à 16 gr

MIRANDELLA (Portugal). — *Bicarbonatees ferrugineuses.*

MOCHING (Bavière). — *Bicarbonatees calciques fortes.*

MOFFAT (Ecosse). — *Sulfatees ferrugineuses, sulfurees chlorurees sodiques*

MOGGIONA (Italie). — Tièdes : 27°. — *Bicarbonatees calciques*

MOHA (Hongrie). — *Bicarbonatees calciques fortes*

MOINGT (Loire). — Froides : 11°. — *Bicarbonatees sodiques ferrugineuses.*

MOLAR (el) (Espagne). — Altitude : 840 m. — Froides · 16°. — *Oligo-metalliques sulfureuses faibles.* — Etablissement Juin a septembre.

MOLGAS (Espagne). — Chaudes : 40 à 47°. — *Bicarbonatees sodiques*. — Etablissement. Juin à octobre.

MOLIGT (Pyrénées-Orientales). — Altitude : 450 m. — Chaudes : 25° à 38°. — *Sulfurees sodiques*. — Etablissement : boues. — Toute l'annee.

MOLINA (Espagne). — Tièdes : 21°. — *Sulfurées calciques*.

MONCADA Y REINAH (Espagne, Barcelone). — Froides 17°. — *Sulfatees ferrugineuses*.

MONCHIQUE (Portugal). — Chaudes . 34°. — *Indeterminees*. — Etablissements.

MONDON (Espagne, Malaga). — *Bicarbonatees ferrugineuses, froides*.

MONDORF (Luxembourg). — Altitude 205 m. — Tièdes : 25°. — *Chloruree sodique :* 8 gr. 6 et *calcique :* 3 gr. 2, *sulfatee calcique :* 1 gr. 5, bromuree, lithinee, *radio-active* — Etablissement moderne très complet Mai à octobre.

MONÊTIER DE BRIANÇON (le) (Hautes-Alpes). — Chaudes : 32 a 45° — *Sulfatees carbonatees calciques, chlorurees sodiques*. Total · 3 gr. 14. — Etablissement.

MONESTIER-DE-CLERMONT (Isère). — Froides : 10°. — *Bicarbonatees :* soude, chaux āā 0,80, magnésie 0,60, tres carbo-gazeuses, acidulées — Eau de table.

MONFALCONE (Illyrie) — Chaudes : 39°. — *Chlorurees sodiques, sulfureuses faibles :* 9,15 chlorure. — Etablissement.

MONREPOS (Gironde). — Froides · 13°. — *Ferrugineuses bicarbonatees*.

MONSAO (Portugal). — Chaudes . 32° à 43°. — *Chlorurees sulfatees*. — Etablissement.

MONSUMMANO (Italie, Lucques) — Altitude 270 m — Chaudes . 26 à 36°. — *Bicarbonatees sulfatees calciques*. — Etablissement.

MONTAFIA (Italie, Alexandrie). — Froides : 13°. – *Sulfurees calciques*

MONTBARRI (Suisse). — Altitude : 953 m. — Froides : 11°. — *Sulfatees calciques*.

MONTBRISON (Loire). — Froides · 13°. — *Bicarbonatees sodiques faibles :* 2 gr. 5.

MONTBRUN (Drôme) — Altitude : 566 m. — Froides · 13° — *Sulfurees calciques*. — Etablissement : inhalation, vaporarium

MONTCHANSON (Cantal). — Altitude · 1200 m. — Froides : 15°. — *Bicarbonatees ferrugineuses*, lithinées — Exportation

MONT-DORE (Puy-de-Dôme) — Altitude . 1,050 m — Chaudes : 38° à 47° 1° *Chloro-bicarbonatees faibles*, ferrugineuses, arsenicales et fortement siliceuses Miner totale moyenne 2 gr *Radio-actives ;* 2° Froide : 10°,5 2° *Oligo-metallique*, gazeuse ferrugineuse. — Eau de table — Etablissements : buvette, bains, pediluves, inhalations, irrigations, gargarismes, douches, etc., 15 juin au 15 septembre. — Exportation.

MONTE-ALCETO (Toscane). — Chaudes .22 à 34°. — *Sulfatees calciques*.

MONTE-ALFEO (Pavie). — Froides : 11°. — *Polymetalliques.* — Etablissement — Toute l'année.

MONTE-CATTINI (Italie). — Altitude : 280 m. — Tièdes · 21 à 29° — *Chlorurees sodiques :* 18 à 5 gr., *sulfatees calciques :* 2 gr. — Exportation.

MONTEGUT-SEGLA (Haute-Garonne). Froides : 12°. — *Ferrugineuses faibles*

MONTEMAYOR (Espagne). — Altitude : 750 m. — Chaudes 30 à 42°. — *Sulfurees sodiques.* — Etablissement. Juin à octobre.

MONTE-ORTONE (Italie). — Chaudes . 63°. — *Chlorurees sodiques :* 2 gr

MONTEOZ-SARATA (Roumanie). — *Chlorurees sodiques tres fortes*, iodurees, sulfurees, froides. — Etablissement.

MONTLIGNON (Seine-et-Oise). — *Bicarbonatees ferrugineuses froides*

MONT-LOUIS (Pyrénées-Orientales). — Froides : 11°. — *Ferrugineuses.*

MONTMAJOU (Hérault). — *Bicarbonatees calciques froides.* — Etablissement

MONTMIRAIL (Vaucluse), — Altitude : 180 m. — Froides : 16°. — 1° *Sulfatee sodique et magnesienne :* 19 gr. sulf. de soude, 10 gr. sulf. magnesie. — Eau purgative. — Exportation. — 2° *Sulfurée calcique*, tres mineralisee 3 gr 25. — Boisson, bains, douches, pulverisation. — 3° *Ferrugineuse :* Eau de table. — Etablissement Juin à septembre

MONTROND-GEYSER (Loire) — Tièdes : 26°. — *Bicarbonatees sodiques fortes :* 4 gr 5, ferrugineuses, très carbo-gazeuses. — Etablissement. — Exportation.

MORBO (Italie). — Altitude : 467 m. — Froides et chaudes : 18 à 50°. — *Sulfurees calciques, bicarbonatees mixtes, ferrugineuses.* — Etablissement.

MORTEFONTAINE (Oise). — Froides : 13°. — *Sulfurees calciques*

MOURA-LES-BAINS (Gers). — Altitude : 145 m. — Froides : 18° — *Sulfurees carbonatees calciques ferrugineuses.* — Etablissement — Boues Juin à octobre

MOURISCO ET LAMEIRA (Portugal). — Chaudes : 36°. — *Sulfurees sodiques*

MOUZAIA-LES-MINES (Algérie). — Froides : 14 à 21°. — *Sulfurees sodiques, ferrugineuses.*

MULA (Espagne). — Altitude : 160 m. — Chaudes : 38°. — *Bicarbonatees ferrugineuses.* — Etablissement. Avril à novembre.

MUNSTERBERG (Prusse). — Froides : 13°. — *Bicarbonatees calciques et ferrugineuses.*

MUSKAU (Prusse) — Froides : 12°. — *Sulfatees calciques* 3 gr., *carbonatees ferrugineuses.* — Etablissement.

N

NABIAS (Hautes-Pyrénees). — Froides : 12°. — *Sulfatees sodiques bromo-iodurees.* — Exportation.

NAGY-VARAD (Hongrie) — Chaudes. 40 à 49° — *Bicarbonatees sulfatees calciques.* — Etablissements.

NALENTSHOV (Russie). — Altitude. 144 m. — *Bicarbonatees ferrugineuses*, carbo-gazeuses. — Etablissement boues, kounys, kephir — Mai à septembre

NAPLES (Italie) — Froides 13 à 17°. — *Sulfureuses, ferrugineuses* — Balneothérapie. Toute l'annee.

NAUHEIM (Hesse-Darmstadt) — Altitude · 146 m — Tiedes et chaudes 21 à 39° — *Chlorurees sodiques fortes :* de 21 à 29 gr., bicarbonatees calciques · 2 gr 6, carbo-gazeuses. — Eaux-meres — Etablissements bains carbo-gazeux, cure de terrain. Mai à septembre. — Exportation — Sels.

NEBOUZAT (Puy-de-Dôme). — *Bicarbonatées ferrugineuses* froides

NEUNDORF (Prusse). — Froides : 12°. — *Sulfatees calciques sulfureuses.* — Etablissement.

NÉRIS (Allier). — Altitude : 354 m. — Très chaudes : 43 à 53°. — *Oligo-metalliques :* 1 gr 12, *radio-actives.* carbo-azotees. — Etablissements . buvette, bains, douches. irrigations, vapeurs. — Applications de conferves. Mai à octobre

NEUENAHR (Prusse). — Altitude · 87 m — Tièdes et chaudes : 20 à 40°. — *Bicarbonatées sodiques faibles :* 1 gr., gazeuses. — Etablissement Mai à septembre Exportation.

NEUENHAIM (près Soden) — *Bicarbonatee ferrugineuse*, très carbo-gazeuse

NEUHAUS-NEUSTADT (Bavière). — Altitude : 224 m — Froides 8°,5 — *Chlorurees sodiques fortes.* — Etablissement.

NEUVILLE-LÈS-LA-CHARITE (Haute-Saône). — Froides : 14° — *Sulfurees calciques*

NEUVILLE-SUR-SAONE (Rhône). — Froides : 17°. — *Ferrugineuses bicarbonatees.* — Etablissement Exportation.

NEW-LONDON-ALUM-SPRING (Etats-Unis). — *Sulfatées mixtes et ferrugineuses froides.*

NEYRAC (Ardèche). — Altitude 320 m. — Froides et tièdes : 14° a 27°. — *Bicarbonatees :* calciques, sodiques, magnesiennes. ferrugineuses Total . 4 gr. — Tres gazeuses — Etablissement.

NIEDERBRONN (Alsace). — Altitude . 192 m. — Froides . 17°. — *Chlorurées sodiques faibles :* 3 gr. 5, legerement bicarbonatees calciques — Etablissement Mai a septembre

NIEDERNAU (Wurtemberg). — Froides . 8°. — *Bicarbonatees calciques* — Etablissement

NOCERA-UMBRA (Italie). — Altitude : 600 m. — Froides : 10°. — *Bicarbonatees calciques* — Etablissement. — Exportation

NOINTOT (Seine-Inferieure). — Froides : 13°. — *Crénatees ferrugineuses*

NOSSA-LES-BAINS (Pyrenees-Orientales). — Altitude . 250 m. — Tiedes 24°. — *Sulfurees sodiques.* — Etablissement.

NOVELDA (Espagne). — Tièdes . 20° — *Sulfurees calciques.*

NYDELBAD (Suisse). — Altitude . 620 m. — *Sulfurées calciques*, froides. — Etablissement.

O

OBLADEC (Tyrol). — Altitude . 2 000 m. *Bicarbonatées ferrugineuses ou sulfurees calciques froides.* — Etablissement. Juin à septembre.

OCEAN'S SPRINGS (Etats-Unis). — *Chlorurées sodiques froides*

OFEN (Hongrie) — Voyez *Budapest.*

OIOUN-SKOUNA ou **FRAIS-VALLON** (Algérie). — Froides : 17°. — *Bicarbonatées mixtes* — Eaux de table.

OLETTE (Pyrenées-Orientales) — Altitude : 700 m. — 48 sources · 27° a 79°,5. — *Sulfurees sodiques*, et degenerees sulfatées — Etablissements : buvettes, bains, douches, inhalations. Juin a octobre.

ONTANEDA Y ALCEDO (Espagne). — Eaux thermales · 25°.7. — *Sulfurees sodiques.* — Etablissement. 10 juin au 30 septembre.

ORB (Baviere). — Froides . 10°,5. — *Chlorurées sodiques :* 32 gr., dont 26,3 de chlorure de sodium. — Etablissement. Cure de petit-lait.

ORENSE (Espagne) — Très chaudes : 66 à 68°. — *Indéterminées.* — Balneotherapie.

OREZZA (Corse). — Altitude : 600 m — Froides : 11°. — *Bicarbonatees ferrugineuses :* 0,13 fer. Très gazeuses. — Etablissement. Exportation. Les sources voisines du *Pasteur*, *Peretti*, *Piane* sont similaires (V *Caldane*).

ORIOL (Isere). — Altitude : 750 m — Froides : 18°. — *Bicarbonatées calciques*, *ferrugineuses :* 0,10 fer. — Eaux de table.

P

PANTICOSA (Espagne) — Altitude · 1640 m. — Tièdes · 29°. — *Oligo-metalliques, tres azotees*. Une source *sulfuree.* — Etablissement. Juin a septembre.

PARACUELLOS DE JILOCA (Espagne). — Froides : 18°. — *Chlorurees sodiques.* — Etablissement. Juin a septembre.

PARAD (Hongrie). — Froides · 11°. — *Ferrugineuses sulfatées et bicarbonatées.* Sans pareilles par leur richesse en fer : 4 gr. 40.

PARDINA (Corse). — Froide. — *Bicarbonatée ferrugineuse*, très gazeuse. Acidule calcaire.

PASSUG (Suisse). — Altitude : 829 m — Tres froides : 6° à 9° — 1° *Bicarbonatees sodiques fortes*, carbo-gazeuses , 2° *Bicarbonatée calcique forte* . 2 gr , *ferrugineuse*, très carbo gazeuses — Etablissement Mai à septembre — Exportation.

PASSY (Seine) — Tres froides . 7°. — *Ferrugineuses sulfatées fortes.* Actuellement inutilisees.

PEDRAS SALGADAS (Portugal). — *Bicarbonatées sodiques*, froides — Etablissement

PETERSTHAL (Bade). — Froides : 10°. — *Ferrugineuses bicarbonatées* — Etablissement. Exportation.

PFAEFERS — Altitude : 685 m. — Etablissement. Sources amenées a *Ragatz.*

PIATIGORSK (Caucase). — Altitude . 519 m — 1° *Sulfureuses*

chaudes : 25 à 46° ; 2° *Sulfatees sodiques et magnésiennes :* ãã 8 gr , *chlorurees sodiques ;* 5 gr. Laxatives ; 3° Eaux du Lac Tambukau, fortement *sulfatees chlorurees :* 158 gr., sulf soude, 32, sulf. magn , 107, chlor. magn , 14, chlor. sodium. — Mai a septembre

PIERREFONDS (Oise). — Altitude : 84 m. — 1° *Sulfuree calcique*, froide . 12° , 2° *bicarbonatee calcique ferrugineuse*, froide · 9°. — Etablissement. Juin a octobre.

PIETRAPOLA (Corse). — Chaudes . 32 à 58°. — *Sulfurées sodiques*, faiblement bicarbonatées mixtes. — Etablissement Printemps et automne

PIOULE (Var). — Altitude · 150 m. — Froides 14°. — *Oligo-metalliques,* bicarbonatees calciques, seleniteuses.

PITKEATHLY (Angleterre). — *Chlorurees sodiques.* — Etablissement.

PLAN DE PHASY (Hautes-Alpes). — *Chlorurées sodiques*, chaudes · 30°.

PLOMBIÈRES (Vosges). — Altitude : 450 m — *Oligo-metalliques, tres radio-actives :* sulfatées et silicatees sodiques, helium — 1° Très chaudes : 40 à 70°, minér. max. : 0,39 , 2° Tièdes et chaudes · 27 à 40°. Minéralisation : 0,15 à 0,20, *savonneuses ;* 3° Froides : 10 a 12°. — *Ferrugineuse* (Bourdeille). *Indeterminee* (Alliot). — Sept etablissements : buvettes, bains, piscines, etuves, douches de toute sorte, douches sous-marines, lavages intestinaux, irrigations, inhalations, etc., massage. 15 mai au 15 septembre. — Exportation.

POCA D'ESTORIL (Portugal). — Tièdes . 28°. — *Chlorurées sodiques*

PONTGIBAUD (Puy-de-Dôme). — Froides : 13°. — *Bicarbonatées mixtes.*

PORETTA (Italie). — Altitude · 370 m. — Chaudes 33 à 39°. — *Chlorurees sodiques, bromo-iodurees, sulfureuses,* hydrocarbonees inflammables. — Juin a septembre

PORLA (Suède). — Froides : 9°. — *Crénatées ferrugineuses.*

PORTA (Corse). — *Bicarbonatees ferrugineuses faibles*, froides.

POSTENY (Hongrie). — Altitude : 140 m. — Très chaudes : 60°. — *Sulfurées calciques.* — Etablissement : boues, etuves. — Mai à septembre.

POUGUES (Nièvre). — Altitude : 200 m. — Froides 12° — *Bicarbonatees sodo-calciques. Saint-Leger* et *Elisabeth* sont surtout *calciques*, très carbogazeuses. *Saint-Leon* est surtout *sodique* et ferrugineuse. *Saint-Marcel*, non gazeuse. sert aux bains. — Etablissement . buvette, bains, douches. enteroclyse, massage, etc. Cure d'air et de terrain (méthode d'Œrtel) Juin a septembre. — Exportation

PRECHACQ-LES-BAINS (Landes). — 1° Très chaudes 52 à 60° — *Sulfatees calciques faibles.* — 2° Froide 18° — *Chloro-sulfuree calcique sulfhydriquee.* Exportée 3° Boues vegeto-minerales. — Etablissement : buvette, bains, piscines, douches, étuves, pulverisations, etc. Mai à octobre.

PRELO (Espagne). — Froides : 17°. — *Sulfurées sodiques.* — Etablissement. Juin à septembre.

PRESLE (Le) (Suisse). — Altitude · 960 m. — Froides 8° — *Sulfurées calciques.* — Etablissement : cure de petit-lait. Juin a septembre.

PRÉ SAINT-DIDIER (Italie). — Altitude : 1,200 m. — Chaudes. 36°. — *Bicarbonatées calciques faibles.* — Etablissement. Juin à août

PROPIAC (Drôme). — Altitude : 414 m. — Froides : 16°. — 1° **Source La Française** *Chlorurée sodique forte* : 37 gr. 64 et *sulfatée magnesienne*. 3 gr. 8. Purgative 2° **Source Daniel** *Chloruree sodique faible* : 1 gr. 25 et *sulfatee mixte* 1 g 37. Eau de table. — Etablissement. Juin à septembre

PROVINS (Seine-et-Marne). — Altitude . 88 m — Froides : 8°. *Bicarbonatee calcique faible, ferrugineuse forte* : 0,10 fer. — Etablissement.

PUCIOSA (Roumanie). — *Sulfureuses*, chaudes. — Etablissement.

PUENTE-VIEZGO (Espagne). — Chaudes . 35° — *Chlorurees sodiques.* — Etablissement Mai a octobre

PULLNA (Bohême). — Froides : 7°,5. — *Sulfatées sodiques et magnésiennes* : 22 et 33 gr., 5. — Purgatives. — Exportation.

PUZZICHELLO (Corse). — Niveau de la mer. — *Sulfurées calciques froides.* — Etablissement. — Boues.

PYRMONT (Allemagne). — Altitude . 130 m. — Froides : 10 à 14°. — 1° *Bicarbonatees sulfatees calciques, ferrugineuses*, très carbo-gazeuses. — Exportees. — 2° *Chlorurées sodiques* : 6 à 30 gr, carbo-gazeuses. — Etablissements. Mai à octobre.

Q

QUINTO (Espagne). — Froides . 17°. — *Sulfatees calciques.* — Etablissement. Juin a septembre

QUINCE (Maine-et-Loire). — *Ferrugineuses bicarbonatées*, froides

R

RABBI (Autriche). — Altitude : 1220 m. — Froides 9°. — *Ferrugineuses bicarbonatées.* — Etablissement. Juin à septembre.

RAGATZ (Suisse) — Altitude : 521 m. — Chaudes 33 à 37° — *Oligo-metalliques.* — Etablissements piscines. Juin à septembre.

RAKOCZY. — Voyez *Hunyadi et Kissingen.*

RALLSTOWN-SPA (Etat New-York). — *Chloruree sodique ferrugineuse*, gazeuse, froide. — Etablissement.

RAPAGGIO — v. *Orezza* et *Caldane.*

RECOARO (Italie). — Altitude : 463 m. — Froides : 11° — *Ferrugineuses bicarbonatées.* — Etablissement Mai à octobre

REHBURG (Hanovre). — Froides : 13° — *Bicarbonatees calciques.* — Etablissement

REHME-OEYNHAUSSEN (Prusse) — Chaudes : 30°. — *Chlorurée sodique forte* 25 gr, carbo-gazeuse.

REICHENHALL (Baviere). — Altitude . 440 m. — *Chlorurees sodiques tres fortes* : 240 gr, provenant des salines. — Eaux-meres. — Bains, inhalations. Mai à septembre.

REINERZ (Prusse). — Altitude : 570 m — Froides . 9 à 17°. — *Ferrugineuses bicarbonatées.* — Etablissement : cure de petit lait Mai à septembre.

REMOLLON (Hautes-Alpes). — Froides : 13°. — *Bicarbonatées calciques.*

RENAISON (Loire). — Froides : 11°. — *Bicarbonatées*, acidulees. — Exportation.

RENLAIGUE (Puy-de-Dôme). Froides : 13°. — *Bicarbonatées mixtes ferrugineuses*, légerement *chlorurees sodiques*, carbo gazeuses, acidulées. — *La Bonette*, voisine, est similaire

RENNES-LES-BAINS (Aude) — Altitude · 320 m. — 1° chaudes : 30 à 51°. — *Bicarbonatées calciques faibles*, peu ferrugineuses. — 2° froides : 12°. — *Sulfatees ferrugineuses* . 0,15 sulfate de fer, 0,10 sulfate d'alumine, et jusqu'à 0,17 d'acide sulfurique libre. — 3° Source La Salz, froide : 14° — *Chloro-sulfatée sodique et magnesienne* : 2 gr. et 2 gr. — Etablissement. Mai a octobre.

REUTLINGEN (Wurtemberg). — Froides 12° — *Bicarbonatees mixtes* — Etablissement.

RHEINFELDEN (Suisse). — Altitude : 270 m — *Chlorurées sodiques tres fortes :* 311 gr. — Eaux-meres. — Etablissement.

RIBEAUVILLE (Alsace). Froides : 18°. — *Bicarbonatees calciques*, magnesiennes. — Etablissement. — Exportation.

RIEUMAJOU (Herault) — Froides · 16°. — *Bicarbonatée calcique*, ferrugineuse, carbo-gazeuse. — Exportation.

RIPPOLDSAU (Bade). — Altitude : 470 m. — Froides 10° — *Bicarbonatées calciques :* 1,5, *sulfatées sodiques :* 1,06, *fortement ferrugineuses* · 0,13.

RIVA-LOS-BANOS (Espagne). — Tièdes : 23°. — *Bicarbonatees calciques.* — Etablissement Juin à septembre.

ROCHEMAURE (Ardeche). — *Oligo-métallique*, froide (comparable à celle d'Evian) — Exportation.

ROCPOLANO (Italie) — Altitude 400 m. — Chaudes . 39°. — *Sulfureuses.* — Etablissement. Avril à octobre

RODNO (Autriche). — Froides : 13° — *Bicarbonatées sodiques* 3 gr , *ferrugineuses :* 0,12. — Etablissement.

ROHITSCH (Autriche). — Froides : 12°. — *Sulfatees sodiques :* 2 gr., 25. — Etablissement.

ROMERBAD (Styrie). — Altitude : 237 m. — Chaudes : 37°. — *oligo-métalliques.*

RONCEGNO (Autriche, Trente). — Altitude 535 m — Froides. — *Sulfatee ferrugineuse* . 3 gr., *sodo-calcique :* 2 gr., 5, *alumineuse :* 1 gr., 6, *arsenicale* (ac. arsenieux) *:* 0 gr , 10. — Boisson par cuillerees à soupe. — Etablissement. Mai à septembre.

ROSHEIM (Alsace). — Froides : 13°. — *Bicarbonatées calciques*, lithinees. — Etablissement. Mai à septembre.

ROSTOCK (Suede). — *Bicarbonatees mixtes.* — Etablissement.

ROTHENFELDE (Prusse). — Froide : 19°. — *Chlorurées-sodiques fortes :* 51,7. — Balnéothérapie.

ROTHENFELS (Bade). — Froides : 20°. — *Chlorurées sodiques :* 4,25. — Etablissement. Mai à septembre.

ROUCAS-BLANC (près Marseille). : Source froide : 20°. — *Chloruree sodique forte* : 18 gr., sulfatee 2 gr. — Etablissement. — Bains de mer.

ROUZAT (Puy-de-Dôme). — Altitude : 400 m. — Froide : 16° et chaude . 31°. — *Bicarbonatées calciques :* 1,26, *chlorurées sodiques :* 1 gr -- Etablissement. Mai à septembre.

ROYAT (Puy-de-Dôme). — Altitude : 450 m. — Tièdes et chaudes 20° a 35° 5. — *Chlorurees sodiques bicarbonatées*, ferrugineuses, lithinees, legèrement arsenicales, tres carbo-gazeuses. — Residu fixe de 3 a 5 gr , 62. — Etablissement · buvettes, bains à eau courante, piscines, douches, massage sous l'eau, pulverisations, inhalations, irrigations, bains et douches carbo-gazeux, bains hydro-electriques, gymnase médical. Juin à sept — Exportation

RUBINAT (Espagne). — Froides . 13° — 1° Llorach. *Sulfatee sodique :* 96 gr , magnesie, potasse, chaux : 5 gr , purgative, un verre à bordeaux. — 2° Gorgot. *Chloro sulfatée sodique* 77 gr. chlorure, et 71 gr. sulfate, 5 gr. s. magnésie, purgative — 3° Serre *Sulfatée sodique :* 81 gr. — 4° Condal *Sulfatée sodique :* 29 gr. — Exportation.

S

SACEDON (Espagne). — Altitude : 634 m. — Chaudes · 28° *Sulfatees calciques*. — Etablissement. Juin à septembre.

SAIDSCHUTS (Bohême) — Froides . 15°. — *Sulfatées sodiques et magnesiennes fortes*. — Purgative. — Exportation.

SAIL-LES-BAINS (Loire). — Altitude 250 m. — Froides et chaudes : 11 à 34° — *Oligo-metalliques :* 0,45, bicarbonatees calciques. — Etablissement Juin à septembre. — Exportation.

SAIL-SOUS-COUZAN (Loire) — Altitude 400 m. — Froides 12°. — *Bicarbonatées sodiques faibles*, legerement calciques, magnesiennes et potassiques, quelque peu ferrugineuses, tres carbo-gazeuses acidulees, — Etablissements buvette, bains et douches carbo-gazeux Juin a septembre. — Exportation.

SAINT-ALBAN (Loire) — Altitude : 400 m. — Froides · 17°. — *Bicarbonatées sodo-calciques, ferrugineuses*, très carbo-gazeuses, acidules. — Etablissements salles spéciales pour le traitement par l'acide carbonique · bains, douches (nasales, oculaires, pharyngiennes, vaginales, etc), inhalations. Juin à septembre. — Exportation.

SAINT-ALLYRE (Clermont-Ferrand) — Tièdes · 24°. — *Chlorobicarbonatées*, ferrugineuses, fortement lithinees, carbo-gazeuses. — Etablissement.

SAINT-AMAND (Nord). — Altitude 37 m. — Tièdes 26°. — *Sulfatées calciques faibles*, légèrement sulfureuses, eau de table — *Boues sulfureuses et ferrugineuses*, chauffées à 30-45° pour les bains, et à 45-55° pour lutations — Etablissements : cure d'air des forêts. Juin à septembre. — Exportation.

SAINT-BOÈS (Basses-Pyrénées). — Froides : 13°. — *Sulfuree calcique forte* bitumineuse.

SAINT-BONNET (Hautes-Alpes). — Chaudes : 33° — *Sulfurées calciques*.

SAINT-CHRISTAU (Basses-Pyrénées). — Altitude · 300 m. — Froides : 14°. et une tiède . 26°. — *Oligo-metalliques* 0,25, bicarbonatee calcique, ferro-cuivreuse, silicatée. — Etablissement. Mai à octobre. — Exportation.

SAINT-CHRISTOPHE (Saône-et-Loire). — *Ferrugineuses bicarbonatées*, froides

SAINT-DENIS-LÈS BOIS (Loir-et-Cher). *Bicarbonatees ferrugineuses*, carbo-gazeuses et sulfurées faibles, froides . 12°.

SAINT GALMIER (Loire). — Altitude : 400 m. — Froides : 8°. — *Bicarbonatees sodo calciques* · 2 gr., sursaturées d'acide carbonique, acidules. — Exportation.

SAINT GÉRON (Haute-Loire) — Altitude 459 m — Froides · 11°. — *Bicabonatees sodo-calciques* . 1 gr., 55, légèrement sulfatees, très carbo-gazeuses, acidules. — Exportation.

SAINT-GERVAIS (Haute-Savoie). — Altitude . de 600 à 850 m. Chaudes 39 à 42° — *Chlorurees sodiques sulfatees*, lithinées, bromurees S du torrent est *sulfureuse* — Etablissement : buvettes, bains, piscines, douches, inhalations, pulverisations, etc. — Cure de terrain et d'altitude. Juin a septembre

SAINT-HYPPOLYTE-D'ENVAL (Puy-de-Dôme). — Froides : 15° — *Bicarbonatees ferrugineuses.*

SAINT-HONORE (Nievre) — Altitude : 275 m. — Tièdes : 27 à 30°. — *Sulfurees sodiques faibles*, légèrement arsenicales et chlorurées. — Etablissement buvette, bains, piscines, douches, inhalations, pulvérisations Mai a septembre. — Exportation.

SAINT-JULIEN (Hérault). — *Bicarbonatées ferrugineuses*, froides. — Buvette — Exportation.

SAINT-LAURENT (Ardeche). — Altitude : 882 m. Chaudes . 53°. — *Oligo-metalliques.* — Etablissements.

SAINT-LOUBONER (Landes). — Froides 19°. — *Sulfurées calciques.* — Etablissements

SAINTE-MARIE (Cantal). — Froides : 10°. — *Bicarbonatées ferrugineuses.*

SAINTE-MARIE (Hautes-Pyrenées). — Froides : 17°. — *Sulfatées calciques*, 1 gr , 5, peu gazeuses. — Etablissements.

SAINT-MARTIAL (Puy-de-Dôme). — Tièdes : 23°. — *Bicarbonatees chlorurees sodiques.*

SAINT-MORITZ (Suisse) — Altitude 1,769 m. — Très froides . 5 à 7°. — *Bicarbonatées calciques* . 1 gr., 5, *et ferrugineuses* · 0 gr., 03 à 0 gr., 06, très carbo-gazeuses — Etablissements. Juin à septembre. — Exportation. — Le village, station climaterique, est à 1856 m. d'altitude

SAINT-MYON (Puy-de-Dôme). — Froide 14° — *Bicarbonatee :* soude . 1 gr., 6, autres bicarbonates 1 gr., *ferrugineuse*, tres carbogazeuse.

SAINT-NECTAIRE (Puy-de-Dôme) — Altitude : 750 m. — Froides, tièdes et chaudes 10 a 44°, en deux groupes . Saint-Nectaire-le-Haut, Saint-Nectaire-le Bas — *Chlorurees sodiques bicarbonatées mixtes*, lithinées, arseniatees, ferrugineuses, carbo-gazeuses (mercure et *strontium*) — Etablissement buvettes, bains et douches de toutes sortes, injections, irrigations, inhalations, etc , douches vaginales carbo-gazeuses naturelles. Mai à septembre — Exportation.

SAINT-PARDOUX (Allier). — Altitude : 600 m. — Froides : 9°. — *Oligo-metalliques :* 0,19, très *carbo-gazeuses*, acidules. — Eaux de table, exportées.

SAINT-PARIZ-LE-CHATEL (Nièvre). — Froides : 12°. — 1° *Bicarbonatées calciques magnésiennes :* 1 gr., 5, ferrugineuses, très carbo-gazeuses, acidules. — 2° *Sulfatées calciques, ferrugineuses,* carbo-gazeuses. — Eaux de table, exportées.

SAINT-ROMAIN (Loire). — *Bicarbonatée sodique faible :* 1 gr., 40, froide, carbo-gazeuse, acidule. — Eau de table, exportée.

SAINT-SAUVEUR (Hautes-Pyrénées). — Altitude : 770 m. — Tiède et chaude 22 à 34°. — *Sulfurées sodiques fortes :* 0,25. — Etablissements. Juin à septembre. — Exportation.

SAINT-SAUVEUR-DE-MONTAGUT (Ardèche). — *Bicarbonatée sodique faible.* — Exportation.

SAINT-SIMON (Savoie, près d'Aix). — *Oligo-métallique :* 0,23 bicarbonate chaux, froide. — Eau de table.

SAINT-THOMAS (Pyrénées-Orientales). — Très chaudes : 48 à 59°. — *Sulfurées sodiques.* — Etablissement.

SALAZIE (La Réunion). — Altitude : 909 m. — Chaudes : 33°. — *Bicarbonatées mixtes.* — Etablissement.

SALCES (Pyrénées-Orientales). — Froides : 19°. — *Chlorurées sodiques.*

SALIES DE BÉARN (Basses-Pyrénées). — Altitude : 60 m. — Froides : 14°. — 1° *Chlorurées sodiques très fortes :* 250 gr., bromurées. — 2° Eaux pompées des *puits d'Orans :* 300 gr. chlorure de sodium. — 3° *Eaux mères,* riches en chlorure de magnésium : 232 gr., chlorure de sodium : 44 gr., chlorure potassium : 36 gr., bromo-iodurées, exportées. — Etablissement : bains, douches, irrigations, compresses, promenade, massage. — Toute l'année.

SALIES-DU-SALAT (Haute-Garonne). — 1° *Sulfureuses accidentelles.* — 2° *Chlorurée sodique :* 30 gr., *sulfatée calcique :* 3 gr., 37. — Exportable.

SALINAS DE ROSIO (Espagne). — Froides : 20°. — *Chlorurées sodiques.* — Etablissement. Juin à septembre.

SALINS (Jura). — Altitude : 354 m. — Froides : 11°. — *Chlorurées sodiques fortes :* 23 gr. 75, bromurées : 0,03. — Eaux mères. — Etablissement. Juin à septembre.

SALINS-DU-MIDI (Bouches du-Rhône). — *Eaux-mères chlorosodiques bromurées.*

SALINS-MOUTIER (Savoie). — Altitude : 492 m. — Chaudes : 35°. — *Chlorurées sodiques :* 12 gr., *sulfatées calciques :* 2 gr., carbo-gazeuses. — Etablissement : buvette, bains, piscines, douches. — Eaux-mères. — Boues fortement arsenicales et ferrugineuses employées en topiques et en pastilles. Juin à septembre.

SALT-SULPHUR-SPRINGS (Etats-Unis). — Chaudes : 49 à 56°. — *Sulfatées calciques, sulfureuses.*

SALZOMAGGIORE (Lombardie). — *Chlorurées bromo-iodurées sodiques,* froides. — Eaux-mères. — Etablissement.

SALVATOR (Hongrie). *Bicarbonatée calcique, très lithinée,* iodurée. — Exportation.

SALVIASK (Russie). — Altitude : 19 m. — *Chlorurées sodiques faibles :* 2 gr. — Etablissement : boues, saumure. — Koumys, Képhir.

SALZBRUNN (Prusse). — Altitude : 407 m. — Froides : 11°. — *Bicarbonatées sodiques : 2* gr. 5, *lithinees,* carbo-gazeuses. — Etablissement. Mai a septembre. — Exportation.

SALZSCHLIRF (Hesse). *Chlorurées lithinees* fortes : 0,16 à 0,21.

SALZUNGEN (Saxe-Meiningen). — Altitude : 250 m. — Froides : 12°. — *Chlorurées sodiques très fortes :* 256 gr. — Etablissement Mai a septembre

SAN ADRIAN (Espagne). — Chaudes : 35°. — *Bicarbonatées mixtes.* — Etablissement Juin à septembre

SAN BERNARDINO (Suisse). — Altitude : 1626 m. — *Bicarbonatées ferrugineuses,* froides

SAN JUAN DE AZCOITIA (Espagne). — Froides : 16°. — *Sulfurées calciques.* — Etablissement. Juin a septembre.

SAN JUAN DE CAMPOS (Majorque). — Très chaudes : 48°. — *Sulfureuses.* — Etablissement.

SAN PEDRO DO SUL (Portugal). — Très chaudes : 70°. — *Sulfurées sodiques.* — Etablissement. Mai a septembre.

SAN PHILIPPO (Italie). — Froides et chaudes : 19 à 50°. — *Bicarbonatées ferrugineuses, sulfurées calciques.*

SAN SALVADOUR (Hyères, Var). — *Sulfatee bicarbonatée calcique,* faiblement minéralisée, lithinee et strontianée.

SANTA AGUEDA (Espagne). — Altitude . 220 m. — Froides : 18°. — *Sulfurées calciques, carbonatees ferrugineuses.* — Etablissement. Juin a septembre.

SANTA ANA (Espagne) — Froides : 20°. — *Sulfurées calciques.* — Etablissement Avril a octobre.

SANTA CATERINA (Lombardie). — Altitude : 1853 m. — *Ferrugineuse calcique,* froide, acidule.

SANTENAY (Côte-d'Or). — Altitude · 240 m. — Froides 10 à 18°. — *Chlorurées sodiques :* 5 gr., 5, *sulfatées :* 3 gr., 2, et *lithinées :* 0 gr., 10. Les plus riches en lithine. — Etablissement. Mai a sept. — Exportation.

SARATOGA (Etat de New-York). — Froides . 12°. — *Chlorurées sodiques.* Etablissement.

SAULRIZE (Landes). — Chaudes . 34° — *Chlorurées sodiques.*

SAUXILLANGES (Puy-de-Dôme). — Source La Réveille : 12°. — *Bicarbonatée sodique faible :* 2,5, ferrugineuse, carbo-gazeuse, acidule. — Eau de table.

SAXON (Suisse). — Altitude : 476 m. — Tiède . 23°,5. *Oligométallique,* bicarbonatée calcique, *bromo-iodurее forte* · 0, 11 d'iodures et 0,041 bromures calciques et magnésiques. La quantite d'iodure est variable . elle tombe même a zéro, par intermittences. Mai à octobre. — Exportation.

SCARBOROUGH (Angleterre). — *Sulfatees magnesiennes et calciques,* froides.

SCHIMBERG (Suisse). — Altitude : 1408 m. — *Bicarbonatée sodique tres faible,* sulfhydriquée : 5 cc., 75.

SCHINZNACH (Suisse). — Altitude : 351 m. — Chaudes : 36°. — *Sulfatées calciques,* fortement *sulfhydriquees.* — Etablissement. Mai à septembre.

SCHLAUGENBAD (Hesse-Nassau). — Altitude : 310 m. — Chaudes . 28 a 33°. — *Oligo-metalliques*, siliceuses. — Etablissement. Mai a septembre.

SCHWALBACH (Hesse-Nassau). — Altitude : 316 m. — Froides : 8 a 12°,5 — *Bicarbonatées ferrugineuses*, tres carbo-gazeuses. — Etablissement. — Exportation.

SCHWALHEIM (près *Nauheim*, Hesse) — Froides · 10°. — *Chlorurees sodiques* : 1 gr., 5, très carbo-gazeuses. — Buvette. — Exportation

SEDLITZ (Bohême). — *Sulfatee magnésienne :* 32 gr. — Purgative — Exportee.

SEGURA DE ARAGON (Espagne). — Tièdes : 23°. — *Bicarbonatées mixtes* Etablissement. Juin à septembre.

SEINTEIN (Ariège). — Froides , 12°. — *Bicarbonatees ferrugineuses.*

SELTERS ou **SELTZ** (Nassau). — Froides : 17°. — *Chlorobicarbonatees sodiques* . 2 gr. chlorure et 1 gr , 5 bicarbonate, *tres carbo-gazeuses.* — Exportation.

SERGIERSK (Russie). — Froides : 10°,4. — *Sulfurees calciques*

SERMAIZE-LES-BAINS (Marne). — Altitude : 120 m. — Froides : 11°. — *Sulfatees magnésiennes bicarbonatées calciques*, faibl. mineral 1 gr , 50. — Établissement. — Exportation.

SIERCK (Lorraine) — Altitude · 150 m. — Froides . 11°. — *Chlorurees sodiques :* 8 gr , 6 et *chlorurées calciques* . 3 gr , 6, *tres bromurees* · 0 gr , 20. — Etablissement.

SIERRA ELVIRA (Espagne). — Tiedes : 25 a 30°. — *Sulfatees mixtes*. — Etablissement. Mai à octobre.

SIETE AGUAS (Espagne) — Tiedes · 29°. — *Bicarbonatees ferrugineuses* — Etablissement Juin a septembre

SIRADAN (Hautes-Pyrénees). — Altitude : 450 m. — Froides 1° *Sulfatees calciques* (1 gr., 5), légèrement magnésiennes : 13° — 2° *Bicarbonatees ferrugineuses* . 8°. — Etablissement. Avril à novembre. — Exportation.

SLANIC (Moldavie). — Altitude . 530 m. — *Chloro-iodurees sodiques, bicarbonatées ferrugineuses.* — Etablissement.

SOBRON (Espagne). — Tiedes : 22°. *Bicarbonatées sodiques* Etablissement. Juin à septembre.

SODEN (Nassau). — Altitude : 150 m. — Froides et tièdes · 15 a 29°. — *Chlorurées sodiques faibles* (0,2 à 3,5) et *fortes* (14,5), ferrugineuses, carbo-gazeuses. — Etablissement. Mai à octobre.

SOLAN DE CABRAS (Espagne). — Tiedes · 21 a 25°. —*Bicarbonatees calciques.* — Etablissement. Juin a septembre.

SOULTZBACH (Alsace). — Froides · 10° — *Ferrugineuses bicarbonatees :* 0,032. — Etablissement. — Exportation.

SOULTZBAD (Alsace) — Altitude 172 m. — Froides : 15°. — *Chlorurées sodiques.* — Etablissement. Mai a septembre.

SOULTZMATT (Alsace). — Altitude . 275 m. — Froides : 12°. — *Bicarbonatées mixtes faibles*, lithinees, tres carbo-gazeuses, acidules — Etablissement. Mai à septembre. — Exportation.

SPA (Belgique). — Altitude : 250 m. Froides : 10°. — *Bicarbona-*

tées ferrugineuses 6 à 12 centigr., très carbo-gazeuses. — Etablissement. — Bains de boues. Mai à octobre. — Exportation (Pouhon).

STARAIA RUSSA (Novgorod) — Altitude : 725 m. — Froides : 11°. — *Chlorurées sodiques faibles* — Eaux mères. Boues. — Etablissement Mai à Août.

STACHELBERG (Suisse) — *Sulfurées sodiques*, froides.

STEBEN (Bavière) — *Bicarbonatées ferrugineuses*, froides.

STRUNGA (Roumanie). — *Sulfureuses, ferrugineuses.* — Etablissements.

STUBNYA (Hongrie). — Chaudes 46°. — *Bicarbonatées calciques* — Bains, piscines.

PULLIN (Hongrie). — Froides : 11°. — *Bicarbonatées ferrugineuses.* — Etablissement.

SYLVANÈS (Aveyron) — Altitude : 400 m. — Chaudes · 34 et 36°. — *Bicarbonatées chlorurées faibles* très *ferrugineuses* (0,06 à 0,17 fer), — Etablissement Avril à octobre.

SZCZAWNICZA (Autriche). — Froides 10°. — *Chloruro-bicarbonatées sodiques fortes, ferrugineuses*, carbo-gazeuses. — Exportation.

SZKLENO (Hongrie) Altitude 357 m — Chaudes · 55°. — *Sulfatées calciques* — Etablissement . piscines. Mai à septembre.

SZLIACS (Hongrie). — Altitude 377 m. — Froides et chaudes · 15 à 32°. — *Ferrugineuses bicarbonatées lithinées.* — Etablissement. Juin à septembre.

SZOBRANCS (Hongrie) — *Chloro-bicarbonatées odiques*, sulfureuses, froides. — Bains et boues.

T

TABIANO (Italie). — Froides 13°. — *Sulfatées calciques*, sulfureuses. — Etablissement

TARASP SCHULS (Suisse, Grisons). — Altitude · 1185 et 1221 m. — Très froides : 6 à 9°. — 1° *Bicarbonatées mixtes chlorosulfatées sodiques :* 8 gr., bicarbonate de soude et chaux, 3,6 chlorure et 2 sulfate sodique, carbo-gazeuses. — 2° *Bicarbonatées mixtes, ferrugineuses*, carbo-gazeuses. — Etablissement. Juin à septembre. — Exportation.

TATZMANNSDORF (Hongrie). — Froides : 13°. — *Ferrugineuses bicarbonatées* — Etablissement. — Exportation.

TEISSIÈRES-LES-BOULIÈS. (Cantal). — Froides : 11°. — *Bicarbonatées sodiques*

TEPLITZ-SCHŒNAU (Bohême).— Altitude : 230 m — Chaudes et très chaudes . 28 à 49° — *Oligo-métalliques*, bicarbonatées sodiques 0,5, *bromo-iodurées* — Etablissements. Mai à septembre.

TERCIS (Landes). — Chaudes . 37°. — *Chlorurées sulfurées.* Etablissement.

TERRASSE (La) (Isère). — Froides . 19°. — *Sulfurées calciques.*

THALGUT (Suisse). — Altitude · 550 m. — Froides · 12°, — *Bicarbonatées calciques* — Etablissement. Juin à septembre.

THERMOPYLES (Grèce). — Chaudes : 41. — *Chlorurées sodiques fortes*. Etablissement. Avril a septembre.

THONON (Haute-Savoie). — Altitude : 430 m. — Froides : 10°. — *Oligo-métalliques :* 0,03 bicarbonate de chaux. Balsamo-résineuses. Etablissement. — Exportation. Juin à septembre.

THUES (Pyrénées-Orientales). — Nombreuses sources très chaudes : 78°. — *Sulfurees sodiques*. — Etablissement, bains, douches, inhalations, pulverisations.

TIERMAS (Espagne). — Tiedes et chaudes ; 25 a 41°. — *Chlorurées sodiques sulfureuses*. — Etablissement. Juin à septembre.

TISON-VILLARS (Allier). — Source froide . 11° — *Bicarbonatée ferrugineuse*, très carbo-gazeuse, acidule. — Exportation.

TONA (Espagne). — Froides · 11°. — *Chlorurees sodiques sulfureuses*. — Etablissement. Juin à septembre.

TONGRES (Belgique). — Froides : 11°. — *Bicarbonatees ferrugineuses*.

TOPLIKA (Autriche). — Très chaudes : 59°. — *Sulfurées calciques*. — Etablissement.

TORRES (Espagne). — Froides : 12°. — *Sulfatee magnesienne*. — Etablissement. Juin a septembre.

TOUSPZOKO (Autriche). — Chaudes : 49 à 58°. — *Bicarbonatées calciques*. — Etablissement.

TRAVESERES (Espagne). — Chaudes : 29 a 33°. — *Bicarbonatees sodiques* — Etablissement Juin à septembre.

TRÉBAS (Tarn). — Froides · 16°. — *Oligo-métalliques* : bicarbonatees mixtes, *cuivreuses* (0,004), lithinees, ferrugineuses. — Etablissement. Juin a octobre — Exportation.

TRENCZEN - TEPLITZ (Hongrie). — Altitude : 175 m. — Chaudes : 37 à 42°. — *Bicarbonatees calciques*. — Etablissement. Mai a octobre

TRESCLEOUX (Hautes-Alpes). — *Sulfurées calciques*, froides

TRESCORE (Italie). — Froides . 15°. — *Sulfurees calciques*. — Etablissement. Mai à octobre.

TRILLO (Espagne). — Altitude : 720 m. — Tièdes : 23 à 30°. — *Chlorurées sodiques* ou *sulfurees calciques*. — Etablissement. Juin à septembre.

TRUSKAWIA (Autriche). Froides : 11°. — *Chlorurees sodiques*, *sulfurees calciques*, *ferrugineuses bicarbonatées*. — Etablissement

TUNBRIDGE-WELS (Angleterre). — Froides : 10°. — *Ferrugineuses bicarbonatees*. — Etablissement.

TURPENAY (Indre-et-Loire). — *Ferrugineuses bicarbonatées*, froides.

TUSNAD (Hongrie). — Froides et tièdes : 12 à 24°. — *Chlorurées sodiques*, *bicarbonatées ferrugineuses*, carbo-gazeuses — Bains et piscines.

U

UEBERLINGEN (Bade). — Froides : 14°. — *Ferrugineuses bicarbonatées*. — Etablissement.

UGOD (Hongrie). — Froides : 13°. — *Sulfatées mixtes.* — Établissement.

URBERUAGA DE ALZOLA (Espagne). — Altitude : 11 m. — Chaudes 30° — *Bicarbonatées calciques.* — Établissement. Juin à septembre.

URBERUAGA DE UBILLA (Espagne). — Tièdes : 27°. — *Oligométalliques azotées.* — Établissement. Juin à septembre.

URIAGE (Isère). — Altitude : 414 m. — 1° Tièdes : 27°. — *Chlorurée sodique :* 6 gr., *sulfatée :* 3 gr., *sulfhydriquée.* — 2° Froide *Bicarbonatée ferrugineuse :* 0,24, faiblement minéralisée — Établissement buvettes, bains, douches, inhalations, etc. Douche-massage. — Cure d'air. Juin à septembre.

USSAT (Ariège). — Altitude : 450 m. — Chaudes : 36 à 38°, — *Oligo-métalliques,* sulfatées bicarbonatées calciques. — Établissement.

USSON (Ariège). — *Sulfureuses sodiques.*

V

VALDEYANGA (Espagne). — Tièdes : 25°. — *Ferrugineuses bicarbonatées.* — Établissement. Juin à septembre.

VALDIERI (Italie). — Altitude : 1,349 m. — Chaudes : 21 et 69°. — *Sulfatées et sulfurées sodiques.* — Établissement Mai à septembre.

VALLE DE RIVAS (Espagne). — Froides et chaudes : 15 à 33°. — *Bicarbonatées mixtes* et *ferrugineuses bicarbonatées.* — Établissement. Juillet à septembre.

VALS (Ardèche). — Altitude : 243 m. — Froides : 13 à 16°. — 1° *Bicarbonatées sodiques,* très carbo-gazeuses, acidules. D'après leur teneur en bicarbonate sodique, on les divise en : *faibles* (0,50 à 2 gr.), *moyennes* (2 à 5 gr.), *fortes* (5 à 9 gr.) dont quelques-unes sont bicarbonatées magnésiennes (Précieuse, Désirée), d'autres lithinées (Chloé, Marquise), et ferrugineuses (Vivaraise n° 1, Rigolette). — 2° *Ferro-arsenicales,* peu minéralisées. (Dominique, St-Louis). — Établissement. Mai à septembre. — Exportation.

VERNET-LES-BAINS (Pyrénées-Orientales). — Altitude : 650 m. — Chaudes : 34 à 66° et froide : 8°. — *Sulfurées sodiques.* — Établissement. — Station climatérique. — Toute l'année.

VERNET-PRADES (Ardèche). — *Bicarbonatée sodique faible :* 1 gr., *ferrugineuse,* très carbo-gazeuse, froide. — Eau de table. Exportée.

VERGÈZE-LES-BOUILLEUX (Gard). — *Oligo-métallique,* très carbo-gazeuse, froide. — Eau de table.

VESUBIANA-NUNTIANTE (Italie). — Bord de la mer. — Chaudes : 31°. — *Bicarbonatées sodiques, ferrugineuses.* — Établissement.

VICHY (Allier). — Altitude : 260 m. — *Bicarbonatées sodiques fortes.* Minéralisation totale moyenne : 8 gr., dont 5 bicarbonate de soude, 0,40 bicarbonate chaux, 0,50 chlorure sodium, 0,30 sulfate sodium, trace lithine et arséniate soude. — *Chaudes* (34 à 44°) : Hôpital,

Grande-Grille et Chomel (sulfureuse), Puits-Carré. — *Tièdes* (24 a 28°,4) : Lardy (ferrugineuse), Lucas (sulfureuse) — *Froides* (13 à 16°,5) : Celestins (carbo-gazeuses), Parc (sulfureuses), Larbaud (carbo-gazeuses), Mesdames (ferrugineuses). — Dans le *bassin de Vichy :* sources artésiennes froides de Saint-Yorre, Hauterive, Cusset, Mesdames (amenee à Vichy), Bellerive ; sources artésiennes très chaudes de Boussange (42°) et du Dôme (61°). — Etablissements les plus complets. Electro, mecano., photo, masso, radio therapie — 15 mai au 1er octobre. — Exportation

VIC-LE-COMTE ou **SAINT MAURICE** (Puy-de-Dôme). — Froides et chaudes . 16 a 34°. — *Bicarbonatees :* 2 gr. sodique, 1 gr calcique, *chlorurees sodiques* . 2 gr., ferrugineuses : 0,05, carbo-gazeuses. — Etablissement Juin a septembre — Exportation.

VIC-SUR-CÈRE (Cantal). — Altitude : 670 m. — Froides . 12° — *Chloruro-bicarbonatées sodiques*, *ferrugineuses*, carbo-gazeuses — Etablissement. Juin a septembre. — Exportation.

VICTORIA (Hongrie) — *Sulfatée sodique :* 21 gr. et *magnesienne :* 32 grammes. Purgative Exportée.

VICTORIA-SPA (Angleterre). — *Sulfatees sodiques :* 6 gr , 4 — Etablissement

VIDAGO (Portugal). — *Bicarbonatees sodiques lithinées :* Etablissement. — Exportation.

VILLAHARTA ou **FUENTE AGRIA** (Espagne). — Froides 15° — *Ferrugineuses bicarbonatees.* — Etablissement Mai et juin, septembre et octobre.

VILLACABRAS (Espagne). — *Sulfatee sodique :* 122 gr. — Exportée — Purgative

VILLARO (Espagne) — Froides : 15°. — *Sulfurées calciques.* — Etablissement Juin à octobre.

VILLATERJA (Espagne) — Froides et tièdes : 16 à 27°,5. — *Sulfatées calciques.* — Etablissement. Mai à septembre

VILLAVIEJA DE NULES (Espagne). — Chaudes . 28 a 47°. — *Sulfatees mixtes.* — Etablissement. Mai a octobre.

VILOO ROZAS (Espagne). — Froides : 15 a 20°. — *Sulfurees calciques.* Etablissement. Juin a septembre.

VINADIO (Italie). — Altitude : 1,330 m. — Très chaudes : 31 à 67°,5. — *Chlorurees sodiques*, *sulfureuses.* — Etablissement . étuves, boues et conferves Juin à septembre.

VINÇA (Pyrénées-Orientales). — Tièdes : 23°. — *Sulfurées sodiques* — Etablissement

VISOS (Hautes-Pyrénees). — Froides : 11°. — *Sulfurees calciques.*

VITTERBE (Italie). — Altitude . 380 m. — Froides et chaudes 13 à 61°. — *Sulfatees calciques ferrugineuses.* — Etablissement boues et etuves

VITTEL (Vosges). — Altitude : 340 m. — Froides . 11°. — *Sulfatees bicarbonatees* . 1 gr., 2, a 2 gr., 6, surtout calciques, quelque peu magnésiennes et ferrugineuses. — Etablissement : buvettes. Hydrothérapie complète. Juin à septembre. — Exportation.

VIZELLA (Portugal). — Froides et chaudes : 17° à 64°. — *Sulfurees sodiques.* — Etablissement.

VOSLAU (Autriche). — Tièdes : 25°. — *Sulfatees calciques.* — Etablissement.

W

WARM AND HOT SPRINGS OF BUNCOMBE (Etats-Unis, Caroline). — Chaudes 34 a 40°. — *Sulfatees calciques*

WARMBRUNN (Prusse). — Altitude : 316 m. — Chaudes : 36 a 41°. — *Sulfatees sodiques* et *sulfureuses.* — Etablissement. Mai à septembre.

WARM SPRINGS (Etats-Unis, Virginie). — Froides . 15°,6. — *Sulfatees calciques.* — Etablissement.

WARM SPRINGS (Etats-Unis, Géorgie). — Chaudes : 34 — *Bicarbonatees ferrugineuses* — Etablissement.

WATTWILLER (Alsace-Lorraine). — Froides : 16° — *Ferrugineuses bicarbonatees* — Etablissement Boues.

WEILBACH (Nassau). — Froides : 13°. — *Chlorurées sodiques faibles, sulfureuses.* — Etablissement. Mai à octobre.

WEISSENBURG (Suisse). — Altitude : 890 m. — Tièdes : 26°. — *Sulfatées calciques.* — Etablissement. Mai.

WIELICZKA (Autriche). — Froides. — *Chlorurees sodiques fortes ;* 137 gr. — Etablissement.

WIESBADEN (Nassau). — Altitude 117 m. — Chaudes : 35 à 69°. — *Chlorurees sodiques faibles :* 7 gr , carbo-gazeuses — Etablissements : hôtels, appareils Waldenbourg pour la gymnastique respiratoire. — Toute l'année. — Exportation.

WILDBAD (Wurtemberg). — Altitude : 430 m. — Chaudes 32 a 39°. — *Oligo-métalliques.* — Etablissements . piscines a eau courante. Mai à septembre.

WILDEGG (Suisse). — Altitude : 350 m. — Froides . 12° — *Chlorurees sodiques :* 10 gr., *bromo-iodurees :* 0,013 brome et 0,03 iode. — Boisson. — Employée à *Schinznach* (voir ce mot)

WILDUNGEN (Prusse). — Altitude 178 m. — Froides 11°. — *Bicarbonatees calciques :* 0,75 et *magnesiennes :* 0,55, très carbogazeuses. — Etablissement. Juin à septembre. — Exportation

WILHELMSBAD (Prusse). — Froides 15°. — *Chlorurees sodiques :* 35 gr. — Etablissement *Bains Aschersleben.*

WITTEKIND (Prusse) — Froides 13° — *Chlorurees sodiques.* — Etablissement. Eaux-meres et cure de petit-lait

WOODHALL (Angleterre). — Froides · 13°. — *Chlorurees sodiques.* — Etablissement

Y

YDES (Cantal). — Altitude : 500 m — Froides — *Sulfatées chlorurees sodiques :* 4 a 8 gr., legerement bicarbonatées et *lithinées.* Etablissement. Mai à octobre. — Exportation.

YELLOW SULPHUR SPRINGS (Etats-Unis). — Froides : 13°. — *Sulfatees mixtes.* — Etablissement.

YVERDON (Suisse) — Tiedes 25°. — *Sulfurees sodiques.* — Etablissement.

Z

ZAISENHAUSEN (Bade). — Froides 8°. — *Sulfurees calciques* — Etablissement.

ZAIZON (Autriche). — Altitude : 566 m. — Froides 11°, — *Bicarbonatees mixtes.* — Etablissement.

ZALDIVAR (Espagne, Biscaye). — Froides . 16° — *Chlorurees sodiques sulfureuses.* — Etablissement Juin a septembre.

ZUJAR (Espagne) — Chaudes : 36 a 40°. — *Chlorurees sodiques sulfureuses* — Etablissement. — Avril et juin, septembre et octobre.

V

LES ALIMENTS ET LES RÉGIMES

ABATS. — Sous ce terme, on comprend diverses parties d'animaux de boucherie, dont la valeur nutritive est tres variable La plupart de ces organes, très frais, et broyes ou divisés en petits fragments, peuvent être manges en nature, ou délayés avec du bouillon, des purées, des confitures, etc , pour remplir les conditions spéciales qui constituent l'*opotherapie*. Ces mêmes organes servent à préparer des extraits injectables sous la peau et des tablettes. Ils peuvent être administrés aussi en lavements (Voir INJECTIONS HYPODERMIQUES p. 349 et OPOTHÉRAPIE).

Voici la composition de quelques-uns de ces aliments en principes fondamentaux (*extraite du recent ouvrage du prof. Gautier*).

Pour 100 parties fraîches	*Albuminoïdes*	*Graisses*	*Sels*	*Eau*
Sang de porc	7,68	0,19	0,79	76 89
Cervelle (de veau)	13,26	16,33	0,19	69,10
Foie de veau	17,66	2,39	1,68	72 80
Rognons de veau	22,13	2,77	1,25	72,85
Rognons de mouton	16,56	3,33	1,30	78,61
Tripes de porc	23,00	11,32	0,84	63 84
Langue de bœuf	17,10	18,10	1,00	63,80
Poumons	12,37	2,46	3 93	81 03
Rate de Porc	16,67	5,83	1,42	75 24

Le **sang** de porc est utilisé sous forme de *cervelas* au sang, *boudin*, etc. Il contient de 20 à 25 p. 100 d'hemoglobine. Riche en phosphates. C'est un aliment facilement alterable, de digestion laborieuse, qui ne doit être consomme qu'après bonne cuisson et melangé aux graisses.

Cervelle, moelle — Essentiellement formées de lécithines, libres ou combinees aux albuminoides, leur composition rappelle celle du jaune de l'œuf. Très digestibles et nutritives, surtout celles de veau, de porc et de mouton. 250 gr. de cervelle de veau séjournent dans l'estomac de 2 à 3 heures.

La moelle osseuse renferme jusqu'à 97 p 100 de substances grasses riches en lecithines phosphorées Broyée dans du bouillon ou dans l'eau froide, elle est à recommander, aux leucemiques, anémiques et chlorotiques.

Le foie de veau et de mouton jeunes et bien portants est aussi nutritif et aussi assimilable que la viande, après une cuisson suffisante Les foies de bœuf et de porc sont très gras et lourds à l'estomac Faute d'extrait hepatique on en peut prescrire 100 gr par jour, broyés dans du bouillon, contre le *diabete par anhepatie* (Gilbert), les cirrhoses et l'insuffisance hepatique.

Les rognons de veau, mouton et porc, sont digestibles et nutritifs On les emploie, surtout ceux de porc, broyés et macéres dans l'eau salee, contre les néphrites.

Les autres organes, *pancréas, rate, corps thyroide, thymus, testicules, ovaires*, etc , ont des emplois analogues.

La **tête** et les **pieds** de veau et de porc ont une valeur nutritive médiocre et sont d'une digestion difficile

La **langue** est nourrissante et plus facile à digerer que les autres muscles.

ALIMENT. — On donne le nom d'aliment à toute substance qui, introduite dans l'organisme vivant, sert à l'entretien de la vie et à la formation ou à la reconstitution des tissus

L'alimentation, dont le rôle est de reparer les pertes faites par les organes et d'en assurer le fonctionnement regulier, sera l'association methodique et raisonnee des divers aliments Ceux-ci se divisent en principes alimentaires primordiaux, en aliments complets et en aliments complexes.

Principes alimentaires primordiaux — Ce sont les principes que l'on doit toujours trouver dans une substance pour qu'elle devienne alimentaire. Ils se divisent de la façon suivante :

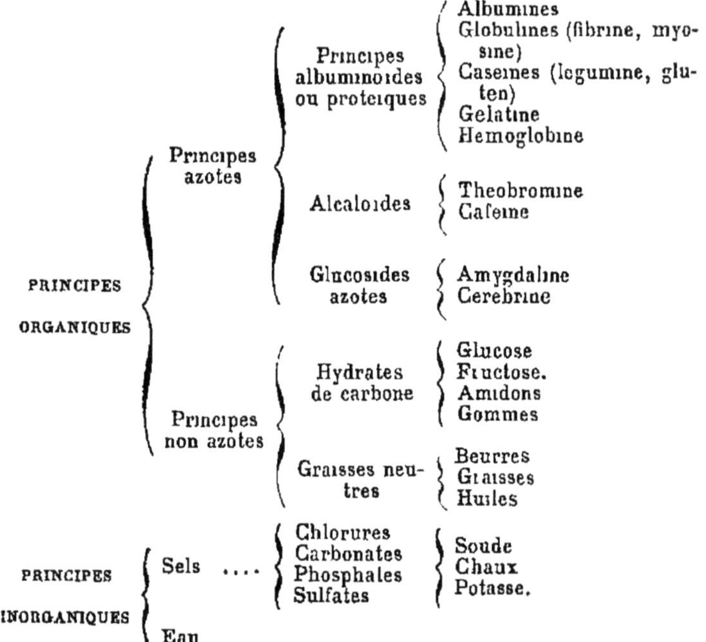

Aliments complets. — Ce sont ceux qui suffisent, à eux seuls, à la nutrition. Pour l'homme il n'y a qu'un aliment complet, le *lait*, puis viennent les *œufs*, aliment complet pour l'oiseau, incomplet pour l'homme

Aliments complexes. — Les aliments complexes sont tres nombreux et se divisent ainsi :

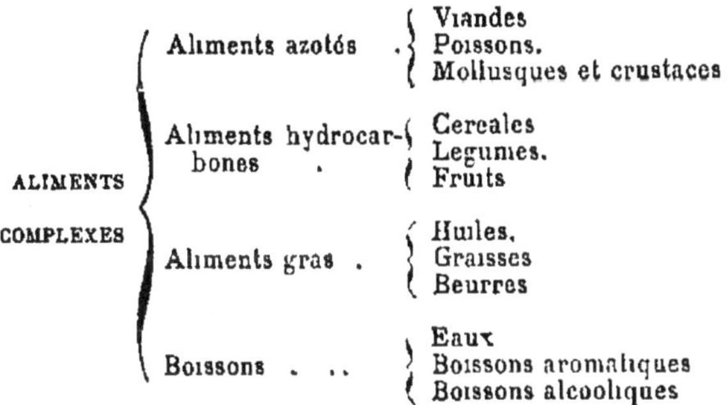

Alimentation par la sonde stomacale ou gavage — Les aliments sont introduits dans l'estomac, deux fois par 24 heures, au moyen d'une sonde molle de 90 cm. de long et d'un calibre de 6 millimetres : jaunes d'œuf, lait, poudre de viande, bouillon, thé, vin, etc Indiquee chez les alienes qui refusent de s'alimenter, chez les hysteriques et tuberculeux anorexiques.

Alimentation par fistule stomacale — On peut être amené à introduire directement les aliments dans l'estomac, c'est-a-dire à pratiquer la gastrostomie dans les retrecissements cancereux ou cicatriciels de l'œsophage.

Alimentation rectale. — Les lavements nutritifs, bien préparés, permettent d'alimenter longtemps les malades par la voie rectale Les peptones, les jus de viande, les albuminates alcalins, la fecule cuite, la caséine du lait, l'albumine de l'œuf, mélangés de pancreatine, les emulsions graisseuses, le vin de Bordeaux ou de Porto, sont absorbés par la paroi du rectum.

Une heure apres un lavement évacuateur, on administre le lavement alimentaire, au moyen d'une longue canule molle On peut en donner 4 ou 5 dans la journée, par quantites de 200 c c, additionnes de quelques gouttes de laudanum et à une température de 37 à 38°. Pour leur composition, voyez Peptones (p. 460).

Indications : ulcere de l'estomac, cancer, sténoses pylorique et œsophagienne, preparation à une intervention sur l'estomac.

BABEURRE. — Liquide qui reste, après extraction du beurre, à la suite du barattage de la crème de lait ou du lait lui-même. Moins riche en caseine et beaucoup moins riche en graisse que le lait. Acidifié par l'acide lactique de fermentation

Il a ete conseillé pour l'alimentation des enfants athrepsiques, sterilisé et sucré, melangé ou non aux décoctions de céreales.

BEURRE. — Un des corps gras, les plus digestes Contient près de 90 p. 100 de graisses (oleine, palmitine, stéarine, butyrine, caproine et capryline), de l'eau, et les autres éléments du lait.

Il entrait dans certaines préparations pharmaceutiques et en particulier dans des pommades ophtalmiques.

BIÈRE — Les bières ont une richesse alcoolique variable. Voici le degré alcoolique des plus connues.

Bière Tourtel (Nancy)	3°,56	Bière de Boheme	3°,46
— de Strasbourg	4°,8	— Lowenbrau	3°,00
— Fanta (Paris)	4°,7	— de Pilsen	3°,47
— de Nuremberg	4°,5	— de Dresde	2°,36
— de Munich (Salvator)	4°,35	Porter (Londres)	5°,2
— Dreher	3°,60	Ale (Ecosse)	6°-7°

Ces bières renferment un élement digestif, la diastase végétale ou maltine. Elles n'apaisent la soif que momentanement L'action spécifique du houblon, comparable à celle du chanvre indien, alourdit le buveur.

L'abus de la bière conduit à l'obésité, a l'albuminurie, à la dilatation de l'estomac et prédispose à la glycosurie, a la goutte, peut-être à l'athérome.

Les bières renfermant plus de 4 p. 100 d'alcool doivent être interdites aux dyspeptiques.

BISCOTTES. — Voy. *Pain* (p. 459).

BISCUITS. — Voy. *Pain* (p. 459).

BOISSONS. — Les aliments fournissent a l'organisme moitié environ de l'eau qu il perd chaque jour par les urines et la transpiration cutanee et pulmonaire Les boissons lui restituent l'autre moitie. Elles se divisent en *eaux*, *boissons aromatiques*, *boissons alcooliques*.

Eau. — Seule boisson indispensable. L'eau potable doit être agréable au goût, sans odeur, d'une temperature inférieure a la moyenne de l'air de la region ; elle doit contenir de 25 à 50 c. c. de gaz dissous et moins de 0 gr. 50 de matières minérales par litre, elle doit dissoudre le savon et cuire les légumes ; elle ne doit pas renfermer de micro-organismes nuisibles La meilleure eau potable est l'eau de source Les eaux courantes, de pluie, de riviere, de montagne, etc., lui sont bien inférieures. Toute eau suspecte doit être filtrée pour retenir les bactéries qui la contaminent.

L'eau est un aliment et un diuretique Deux verres d eau par repas constituent une dose suffisante Les uricemiques, les goutteux, doivent boire abondamment, les dyspeptiques moderément et de préférence après les repas.

L'eau doit être bue de 7 a 11°. L'usage de l'eau glacee congestionne la muqueuse de l'estomac

L'eau tiède à 38° calme certaines gênes gastriques, la flatulence et favorise l'evacuation de l'estomac . elle doit être recommandee aux dyspeptiques

Eaux minérales de table. — Doivent être peu mineralisées et exemptes de gaz acide carbonique, de préférence. — Voir le chapitre *Eaux minerales* (p 391).

Eau albumineuse. — Voir *Œuf* (p 459).

Boissons aromatiques. — Les plus actives, parmi ces boissons, sont celles qui renferment de la caféine (*cafe*, *the*, *cola*, *mate*, *guarana*. — (Voyez ces mots au *Formulaire*).

La camomille, la menthe poivrée, le tilleul, la feuille d'oranger, servent aussi a préparer des infusions aromatiques douées de propriétés stimulantes et digestives.

Boissons alcooliques — L'homme fait une grande consommation des boissons alcooliques. Leur action physiologique a été l'objet de nombreuses discussions. D'apres les recentes experiences d'Atwater et Benedict, irréprochablement conduites, il résulte que l'alcool se comporte comme un aliment, a la façon des graisses et des sucres, tant que l'on ne depasse pas la dose de 1 gr par kilogr. de poids du corps par jour A des doses plus élevees, l'alcool est un vrai poison protoplasmique. Il n'est donc pas besoin pour que ses effets désastreux se produisent, que les sujets en ingèrent jamais jusqu'a l'ivresse.

On divise les boissons alcooliques en *vins*, *cidres et poirés*, *bières*, *eaux-de-vie* et *liqueurs* (voy ces mots).

BOUILLON. — Bouillon de bœuf. — Un litre de bouillon de bœuf contient 985 gr 6 d'eau 7 gr. 5 de matieres albuminoides, (gélatine, albumoses, peptones); 4 gr. 14 de sels (phosphates de potasse, de chaux, de magnésie, de fer, chlorures de potassium et de sodium, sulfate de potasse), bases créatiniques et xanthiques 1 gr 31, matieres colorantes, odorantes, etc , 4 gr 60. Son action nutritive est très réduite, un litre de bouillon équivalant a 40 gr de viande

Le bouillon est un aliment nervin, peptogene Il excite l'appétit et la digestion, augmente les secrétions gastriques, tonifie le cœur, élève un peu la tension arterielle et active le travail des reins Tres digeste, il peut se prendre à toute heure, pendant et après les repas La température la mieux appropriee pour son ingestion est de 45° à 50°.

A cause des matières extractives, qui augmentent l'excrétion des purines exogènes, on ne doit pas le recommander aux arthritiques, goutteux, rhumatisants, etc.

Le bouillon de veau et de poulet est plus riche en gélatine et moins riche en purines que le bouillon de bœuf.

Les consommes et bouillons concentres, qu'on prépare en plaçant dans une marmite à couvercle a pression des couches alternatives de viande et de legumes, auxquels on fait subir sans y ajouter de l'eau une cuisson prolongee au bain-marie — peuvent devenir toxiques à cause des bases creatiniques, xanthiques et des leucomaines.

Bouillon instantane (the-bœuf, beef-tea). — Se prepare de plusieurs façons . prendre 500 gr de bœuf entierement maigre, couper par morceaux et jeter dessus poids égal d'eau chaude à 60°, faire infuser pendant 1 heure et ajouter du sel.

Bouillon de légumes — Formule du Dr Méry :

Carottes	400 gr.	Navets	100 gr
Pommes de terre	300 —	Sel marin	35 —
Pois ou haricots secs	80 —	Eau	7 litres.

Faire cuire pendant 4 heures a ébullition faible, mais soutenue

CACAO, CHOCOLAT. — L'amande du cacaoyer, privée de ses enveloppes, contient un alcaloide, la theobromine, homologue de la cafeine, des matières grasses (plus de 50 p. 100), protéiques (8 p. 100) et amylacees (12 p. 100), du tanin, du bitartrate de potasse et beaucoup d'oxalate de chaux (0,4 p. 100), des traces d'asparagine et de l'eau (5 à 8 p. 100).

Le chocolat se prépare en broyant 4 à 5 parties de sucre avec 6 parties de cacao ; on aromatise avec un peu de vanille ou de cannelle. On le prend dans de l'eau ou dans du lait; 16 gr. suffisent pour une tasse de 70 c. c. Difficile à digérer à cause de l'abondance de ses graisses. Les poudres de cacao, dont on a retiré le beurre par expression à chaud, sont plus digestes, mais moins nutritives. Le chocolat doit être bu à 45-50°.

Interdit aux prédisposés à la diathèse urique ou oxalique, aux arthritiques, rhumatisants, graveleux, hyperchlorhydriques, à cause surtout de sa grande richesse en oxalates.

CAFÉ. — La graine de café torréfié contient un alcaloïde, la caféine (voir *Formulaire*), des matières grasses (14 p. 100), azotées (14 p. 100) et minérales (5 p. 100), des gommes et sucres, de l'acide café-tannique, de la cellulose et de l'eau.

On prend le café en infusion à 15 pour 100. Une tasse de cette infusion contient 0 gr. 26 à 0 gr. 30 de caféine, 0 gr. 25 de cafeone, 0 gr. 47 de substances azotées, 0 gr. 78 d'huile et 0 gr. 40 de phosphate de potasse.

Le café dispose au travail cérébral et musculaire, il est digestif, diurétique et c'est un excitant nervin. Son abus produit l'insomnie, des hallucinations, de l'angoisse précordiale et des palpitations. L'infusion doit être ingérée de 45 à 50°.

Interdit surtout aux nerveux, aux arthritiques, aux uratiques, aux brightiques.

C'est le meilleur antidote de l'opium, de la morphine et des solanées vireuses. Il combat l'alcoolisme aigu.

La décoction de café aurait le grand avantage d'être privée de l'action excitante de l'infusion, tout en conservant ses propriétés toniques. Elle est à recommander aux nerveux.

Le café au lait est une boisson excellente, qui n'a pas les inconvénients du café pur.

CAVIAR. — Formé par les œufs légèrement salés d'esturgeons et de quelques gros poissons. Il est très riche en phosphore et conseillé aux débilités et convalescents.

CÉRÉALES. — L'homme fait usage du blé, du seigle, du riz, de l'avoine, du maïs, de l'orge, du sarrazin. La richesse de leurs farines en principes nutritifs fondamentaux est la suivante, rapportée à 100 parties fraîches en poids (d'après A. Gautier) :

	Albuminoïdes	Graisses	Hydrates de carbone	Sels	Eau
Farine de froment .	10,21	0,94	74,71	0,48	13,37
— de seigle	11,57	2,08	68,61	1,14	13,71
— d'orge	11,38	1,53	71 22	0 59	14,83
— d'avoine	9,65	3,80	69,55	1,33	14 21
— de sarrazin	8,87	1,56	74,25	1,14	13,51
— de maïs	7 à 12	7 à 4	60 à 68	1,10	17,4
— de riz . .	5 à 6,4	0,8 à 4	78 à 83	0,68	14 4

L'avoine contient près d'un milligramme et demi pour 100 de fer et est riche en lécithine, de même que le froment et le seigle.

Décoctions de céréales. — Elles favorisent le développement du squelette et la croissance de l'enfant et soutiennent les malades et les convalescents Chez les nourrices elles améliorent la quantité et la qualité du lait

Formule de Springer : Mettre, dans 4 litres d'eau, 2 cuillerées à soupe de blé, orge, avoine, seigle, maïs, son, faire bouillir pendant trois heures, en ajoutant de l'eau, si nécessaire, pour avoir en définitive un litre de décoction Laisser refroidir, puis passer à travers un tamis fin

Les bouillies d'orge ou d'avoine peuvent servir à satisfaire l'estomac de certains malades sans les nourrir beaucoup.

CHAMPIGNONS. — Les champignons sont peu nourrissants, contiennent surtout de l'eau *et sont souvent indigestes* Interdits à tous les estomacs délicats (champignons de couche, truffes, cèpes, morilles, etc.)

Quelques-uns sont très vénéneux.

CIDRE. — Les cidres faits renferment 5 à 6 p 100 d alcool, les cidres doux en contiennent seulement de 1 à 1,70 Ils sont légèrement purgatifs et surtout diurétiques L'acidité du cidre en fait une boisson peu recommandable pour les dyspeptiques D'après Garrod et Denis-Dumont, il convient aux pléthoriques, aux arthritiques, aux goutteux, à la condition que ces malades ne soient pas lymphatiques ou cardiaques.

CONDIMENTS. — Ils accélèrent les sécrétions gastro-intestinales et la digestion Servent à éveiller l appétit non à le satisfaire Mais, il ne faut pas en abuser, car ils irritent l'estomac et l'appétit disparaît. Plusieurs d'entre eux ont une action antiseptique notable pouvant enrayer les fermentations microbiennes.

Les condiments se divisent en :

1° *C Aromatiques*, tels que la vanille, la cannelle, le girofle, la muscade, l'anis, le cumin, le safran, le persil, etc Ils contiennent des huiles essentielles aromatiques, excitantes et antiseptiques.

2° *C. Acres ou poivres* . le poivre, le gingembre, le piment, le kawa. Très irritants et antiseptiques faibles.

3° *C. Allyliques* l'ail, l'échalotte, la ciboule, l'oignon, le poireau, le raifort, les radis, la moutarde. Leurs essences, très actives, sont des éthers allyliques, puissants antiseptiques

4° *C. Acides*: le vinaigre, le citron, et les conserves de câpres, cornichons, etc dans le vinaigre. Voir *vinaigre* (p. 481)

5° *C. Salés* : Le chlorure de sodium ou sel de cuisine, indispensable à nos tissus C est un véritable aliment minéral dont on doit user avec modération Voir *Sels* (p. 476).

6° *C. Sucres* ; Le sucre de canne, le miel, le caramel produit par l'action de la chaleur sur le saccharose Voir *Sucres* (p 477)

CRÈME. — Voir *Lait* et *Œufs*.

CRUSTACÉS. — Crevettes, crabes, écrevisses, langouste, homard. Ils ont une réelle valeur nutritive, mais ils sont peu digestes et doivent être consommés bien condimentés et relevés.

Les crustacés favorisent les exanthèmes et provoquent souvent des nausées, des superpurgations Interdits à tout estomac délicat, aux prédisposés aux maladies de la peau. Ils conviendraient aux glycosuriques (Bouchardat).

Voici, d'après A. Gautier, la composition de la chair des trois principaux :

	CREVETTE	HOMARD	ÉCREVISSE
Eau	78,00	76,62	82,30
Matières azotées	17 78	14,17	13,59
Graisse	1,00	1,17	0,57
Matières extractives	1,01	1,20	2,89
Matières minérales	1 21	1,82	0 65

EAU. — Voir *Boissons* (p. 448).

EAU-DE-VIE. — Les eaux-de-vie les plus estimées sont celles qui proviennent de la distillation des vins. Elles marquent de 30° à 80° à l'alcoomètre centésimal. Elles sont devenues extrêmement rares

On donne le nom de *trois-six* aux alcools de toute provenance. Trois parties de ces alcools mélangées avec trois parties d'eau donnent six volumes d'eau-de-vie contenant 50 p 100 d'alcool.

La toxicité des eaux-de-vie s'accroît à mesure que leur teneur en alcools supérieurs s'accroît. Voir au mot *Alcool* au *Formulaire* (p 9).

Les eaux-de-vie les plus connues sont : le *cognac*, qui marque de 50° à 56° centésimaux, le *rhum*, produit de la fermentation du suc de canne à sucre, renfermant 50 à 65 p. 100 d'alcool, l'*eau-de vie de Hollande* (58 p. 100), l'eau-de-vie de *marc* (très-toxique) et le *tafia* produit de fermentation de la mélasse.

ENTREMETS. — Les plus digestes sont les crèmes cuites, les omelettes soufflées, les œufs à la neige, les meringues, les gâteaux de riz, de tapioca, de semoule.

ESCARGOT. — Voir *Mollusques* (p. 458).

FARINES. — On emploie celles de pois, lentilles, haricots, riz, soigneusement décortiqués et pouvant être mélangées au froment, orge, maïs, avoine, en proportions convenables, elles seront stérilisées Bouillies à l'eau ou associées au lait, au bouillon, aux œufs, ces poudres servent à préparer des purées et des potages très nourrissants. Interdites aux dyspeptiques, hyperchlorhydriques et aux diabétiques.

Farines diastasées. — Préparées avec des graines qui ont subi un commencement de germination. On ajoute quelquefois du jaune d'œuf, du lait, des phosphates, etc , pour les rendre plus nutritives A recommander aux enfants, après la première année et aux convalescents non dyspeptiques.

Farines lactées. — Elles se rapprochent plus ou moins de la composition du lait. La plus connue est préparée en ajoutant du lait de vache concentré et du sucre, à une poudre de pâte de froment fabriquée sans sel ni levain et bien cuite au four. Le tout est séché, pulvérisé, stérilisé et conservé en boîtes à l'abri des germes

Employées surtout chez les jeunes enfants, après le dixième mois, pour arriver au sevrage, elles peuvent être utiles aux convalescents, aux dyspeptiques, etc.

FROMAGES. — Aliment très azoté Excellent adjuvant de la digestion comme peptogene et stimulant.

Les fromages a pâte cuite (Gruyere, Emmenthal, Parmesan, Bresse) et les fromages non fermentés peuvent être recommandés à certains malades et être partiellement substitues au lait dans la diète lactee Le fromage mou, frais est de beaucoup le meilleur et le plus digeste. On doit toujours lui donner la preference dans le regime des dyspeptiques.

Les fromages fermentés (Roquefort, Gorgonzola, Munster, etc.) ne sauraient être donnés aux malades.

Voici l'analyse des principaux fromages (moyenne)

	Albuminoïdes	*graisses*	*autres matieres non azotées*	*sels*	*eau.*
Gruyère ou Emmenthal	29 49	29 75	1 46	4 92	34 38
Parmesan	41 19	19 5	1 18	6 31	31 80
Chester	27 68	27 46	5 89	5 01	33 96
Cantal	24 59	34 70	»	4 45	36 26
Hollande	28 21	27 83	2 50	4 86	36 66
Roquefort	25 25	30 61	1 90	5 39	36 85
Gorgonzola	25 91	32 14	0 23	4 00	37 32
Brie et Camembert	18 98	25 87	0 83	4 54	49 79
Gervais	14 32	43 22	»	1 42	41 04
Neufchatel (dit Suisse)	17 43	41 30	»	3 40	37 87

FROMENTINE. — Grâce aux nouveaux procedés de mouture et de blutage, on peut retirer aujourd'hui l'embryon du ble. Ces embryons renferment une huile purgative (huile de ble) et des substances azotees en grande quantite. Les embryons de blé prives de leurs principes huileux et reduites en poudre constituent une farine des plus nourrissantes que l'on peut utiliser pour l'alimentation (Douliot)

FRUITS. — Ce sont des aliments utiles, qui possedent des proprietés diurétiques, eupeptiques, laxatives et nutritives dues à l'eau, aux sucres, aux acides et aux principes aromatiques et azotes qui les composent.

En général, les fruits doivent être mangés cuits ou parvenus à un certain degre de maturation Les dyspeptiques, les enteritiques, les enfants, les convalescents doivent surtout les soumettre a la cuisson Ils régularisent les garde-robes, leurs residus cellulosiques reveillent les contractions intestinales

Les fruits se divisent en quatre groupes

1° *F. aqueux acides* abricots, ananas, citrons cerises, framboises, fraises, groseilles, grenades, myrtilles, mirabelles, melons, oranges, pastèques, pêches, poires, pommes, prunes, raisins, etc. Aliments aqueux rafraîchissants. Leur acidite est due aux acides malique, citrique, tartrique qui alcalinisent les humeurs en se transformant en sels alcalins Laxatifs et diuretiques, surtout s'ils ne sont pas parfaitement mûrs Crus, ils provoquent souvent chez l'enfant des enterites. Les pellicules, les noyaux, les pépins doivent être soigneusement rejetés. La pomme, pauvre en sucre, est permise aux diabetiques; le melon est très indigeste. L'ananas est doue de propriétés digestives remarquables. On prépare avec les fruits aqueux des boissons rafraîchissantes et saines

2° *F. sucrés* . Bananes, figues, dattes, etc. Ils sont très nutritifs. La banane, surtout, elle sert à la preparation d'un pain spécial Interdits aux diabetiques, recommandés aux albuminuriques Le fruit du *Carica papaïa* est très agréable, très digeste et eupeptique , il est par excellence le fruit des dyspeptiques, sous les tropiques En confitures, il pourrait rendre les mêmes services dans la zone tempérée.

3° *F. astringents :* Coings, nèfles, etc Renferment du tanin, ils ont des proprietés constipantes. En tisane on peut les utiliser comme boisson chez les dysentériques, hémoptisiques, albuminuriques

4° *F. huileux* : Amandes, noix, noisettes. noix de coco, pistaches, chataignes, olives Tres indigestes, on en extrait des huiles. Permis aux diabetiques ; defendus aux estomacs delicats.

Fruits desséchés · Bananes, dattes, figues, prunes, raisins. Très riches en sucre et à digestion laborieuse Interdits aux dyspeptiques, diabetiques, convalescents, aux enfants et aux vieillards.

Cure de fruits. Les raisins et les fraises, consommés à des doses élevées, jusqu'à 4 et 5 kilogr. par jour, constituent des traitements prescrits dans l'obésité, la lithiase hepatique et urinaire, les catarrhes des voies digestives et de la vessie, les diarrhées chroniques, la constipation et certaines maladies de la peau.

La *cure de raisin* dure de 25 à 30 jours. On commence par un demi kilo pris en trois fois, une heure avant les repas On éleve progressivement la dose à 4 ou 5 kilogr. On a le soin de n'avaler que le jus de raisin On rejette le raisin qui a eté soumis au sulfatage, pour ne pas s'exposer à de véritables empoisonnements cupriques Les effets de la cure sont : diurèse activée, diminution de l'acidite urinaire et surtout de l'acide urique, diarrhée passagère, diminution des fermentations intestinales, hypersecretion biliaire et hyperglycogénie hepatique.

La cure de raisin se fait en France (Celle les-Bains, dans l'Ardèche), en Suisse (Vevey, Montreux, Aigle, Heiden), et en Allemagne (Grunberg, Bingen, Creuznach).

Pour la *cure de fraise*, les doses de 2 a 3 kilogr , on mange tout le fruit. La fraise produit souvent des indigestions et de l'urticaire

Cure de citron. — Le jus et la pulpe sont employés à haute dose contre le scorbut de l'adulte, le scorbut infantile (maladie de Barlow), la lithiase biliaire et certaines formes de rhumatismes

GUARANA. — Farine des semences torréfiees du *Paullinia sorbilis* Delayee dans l'eau bouillante est employée comme boisson au Brésil Elle contient du tannate de cafeine (4 p 100) et produit les mêmes effets que les autres boissons cafeiniques. Voir *Formulaire* (p. 149).

HUILE DE FOIE DE MORUE. — Graisse animale extraite du foie de divers *Gadus* Outre les corps gras ordinaires, elle renferme des lécithines, des substances phosphorées et iodees, des bases analogues aux ptomaines (Gautier). C'est un aliment reconstituant, qui doit être donné avant les repas. On peut l'ajouter a la salade, aux sardines, au thon. La dose pour 24 heures peut être portée progressivement jusqu'a 150 grammes. On doit preférer l'huile blonde. Voir *Morue* au *Formulaire* (p. 210).

HUILE D'OLIVES. — Extraite du fruit mûr de l'olivier, se compose surtout d'oléine et de margarine avec un peu de stéarine

Utile à la préparation de certains aliments, sa digestion est difficile Jouit de propriétés emollientes et laxatives Voir *Olivier* au *Formulaire* (p. 221).

HUITRES. — Voir *Mollusques* (p 458).

KÉPHIR. — Produit par la fermentation lacto-alcoolique du lait de vache ou de brebis, sous l'influence de deux micro-organismes spéciaux, une levure alcoolique, *Saccharomyces cerevisiæ* et une bactérie, *Dispora Caucasica* C'est un liquide epais, mousseux, a saveur piquante, aigre-douce, présentant l'aspect du lait

Pour préparer le képhir, on verse le lait, préalablement bouilli, refroidi et depouille de sa pellicule, dans des bouteilles resistantes, qu'on remplit aux trois-quarts. On l'additionne de la poudre kephirogène (une cuillerée pour 300 grammes de lait), on bouche solidement les bouteilles et on les agite toutes les 3 ou 4 heures Apres un jour ou deux la preparation est finie, on filtre et on met le kephir en petites bouteilles remplies incomplètement.

Le képhir se distingue en n° 1 (faible), n° 2 (moyen), n° 3 (fort), suivant le degre de fermentation subie Le n° 1 est obtenu au bout d'un jour, le n° 2 au bout de deux, le n° 3 au bout de trois

Le képhir moyen ou n° 2 est celui qu'on emploie couramment. Le n° 1 est laxatif, le n° 3 constipant Les kephirs sont riches en acide lactique (7 a 11 gr par litre), les plus vieux sont les plus alcooliques (1 gr. par litre).

Képhir maigre. — Il y a encore les *kephirs maigres* (Gilbert), préparés avec du lait ecrémé. On les distingue, comme les kephirs ordinaires, suivant le degré de fermentation, en n° 1, n° 2 et n° 3, dont la digestibilité est superieure a celle des autres

Le képhir agit surtout par son acide lactique et par les diastases qu'il contient, secretées par les micro-organismes producteurs Une portion de la caseine du lait y est peptonisee pendant la fermentation. Il séjourne dans l'estomac beaucoup moins que le lait Le tableau de la digestibilité comparée des differents laits et képhirs est d'ailleurs celui-ci (Gilbert et Chassevant)

250 *grammes de*	*sejournent dans l'estomac pendant*
Lait pur cru	7 heures 1/2
Lait bouilli	7 heures
Lait ecreme bouilli	5 heures
Kephirs n° 2 gras	4 heures 1/2
Kephirs n° 2 ecreme	3 heures 1/2

C'est un aliment médicament (Hayem) Convient à tous les malades dont le travail secretoire de l'estomac est insuffisant

Indique surtout dans l'apepsie et l'hypopepsie, les enterites chroniques, les affections hépatiques, les vomissements de la grossesse, la tuberculose pulmonaire, Le kephir maigre doit être prefere au kephir ordinaire dans les cas serieux (Gilbert)

Contre-indique chez les hyperpeptiques a sécrétion abondante et à évacuation stomacale retardee et chez les malades atteints de sténose du pylore.

KOLA ou **COLA.** — Agent excitant et aliment d'épargne. On prepare avec les noix de kola des infusions qui contiennent de la caféine, de la théobromine, du rouge de kola, tanin, etc.

Voir *Cola* au *Formulaire* (p 90).

KOUMYS OU KUMYS — Produit de la fermentation lacto-alcoolique du lait de jument, très semblable au kephir.

LAIT — Aliment complet, renferme tous les principes primordiaux. Additionné de pain, il peut indéfiniment suffire a l'homme. Voici la composition de chacun des laits les plus usuels (moyenne pour 1.000) .

Composition moyenne par litre des différents laits.

	FEMME		VACHE		ANESSE	CHEVRE	BREBIS
	lait jeune 2 et 3 semaines	laits a maturité	normandes	hollandses			
Densité. . ..	1032	1032	1031 6	1030 8	1032	1031	»
Extrait sec . .	124 11	128 27	137 60	123 32	94 32	126 39	185 6
Cendres	2 71	1 93	6 59	7 29	4 13	8 75	10.2
Beurre	30 20	37 78	43 40	36 08	11 86	39 14	71 8
Lactose .	64 09	70 99	48 68	45 98	61 60	47 48	52 6
Albuminoides et extractif	27 11	17 57	38 93	33 97	16 78	31 02	61 2
Eau	907.89	903 70	894 00	907 48	937 68	904 61	814 4

Les laits d'ânesse et de jument se rapprochent du lait de femme par leur composition et la nature de leur caseine. Le lait de jument, d'une saveur préférable et de plus facile digestion, remplace avantageusement pour les malades, celui d'ânesse.

Le point de congélation caractéristique du lait de vache pur est — 0°,55 a 0°,56. Il se rapproche de 0° si le lait est additionné d'eau. Il est inférieur si le lait provient d'un animal malade, tuberculeux surtout (Guiraud et Lassère). Voir *Régime lacté* (p 469).

Lait stérilisé, maternisé, etc. — Voir *Alimentation des nourrissons* (p 462 et suivantes).

Lait écrémé. — Plus digeste que le lait ordinaire puisque, alors que 250 gr de lait ordinaire sejournent pendant 7 heures et demie dans l'estomac, la même quantité de lait ecremé n'y séjourne que 5 heures (Gilbert et Chassevant). Voir *Kephir* (p 455).

A prescrire de preference au lait ordinaire dans les maladies de l'estomac, de l'intestin, du foie (Gilbert)

Crème de lait. — Aliment très riche en beurre, très pauvre en caseine, de digestion difficile

Lait condensé — Préparé par évaporation du lait dans le vide, melange ou non avec du sucre, jusqu'a consistance épaisse Se conserve indefiniment dans des boîtes metalliques qu'on soude et sterilise a l'autoclave Additionné d'eau bouillie, il remplace le lait et rend de grands services

Laits fermentés. — Voir *Kephir*, *Koumys*, *Yaourt*.

Petit-lait. — On nomme ainsi le lait dont on a retiré la caséine et le beurrre. Légèrement nutritif par ses albumoïdes, sa lactose, ses phosphates : diurétique et un peu laxatif par son sucre et ses sels.

La cure de petit-lait peut être prescrite lorsqu'on veut débarrasser l'économie de déchets toxiques diathèse urique, maladies infectieuses, affections du foie et gastro-intestinales, constipation opiniâtre, etc. Elle se pratique en France, en Suisse et dans le Tyrol.

LAIT DE POULE — Pour sa préparation, émulsionner deux jaunes d'œufs dans de l'eau chaude, sucrer et aromatiser avec de l'eau de fleurs d'oranger.

LÉGUMES. — 250 à 300 gr par jour de légumes frais, en moyenne, sont nécessaires dans l'alimentation. Ils alcalinisent le milieu interne et grâce à leurs déchets cellulosiques, qui excitent le péristaltisme intestinal, les garde robes sont régularisées et la masse fécale suffisamment liee peut être expulsée sans nuire a l'intestin par sa dureté.

Voici la division des légumes et l'analyse des principaux, d'après Gautier (moyenne p. 100 parties) :

FÉCULENTS : 1° *Légumes en grains ou secs.*	Albuminoïdes	Graisses	Autres matières non azotées	Sels	Eau
Haricots secs .	23,6	1,96	55,6	3,66	11,24
Fèves . ..	24,0	1,5	57,5	2,5	13,0
Lentilles	24,6	2,0	59,0	2,3	12,0
Pois .	23,1	1,89	52,7	2,6	13,9
Soja	33,4	17,6	29,3	5,1	9,89
2° *Tubercules et racines*					
Pommes de terre	1,3	0 15	20,0	1,0	76,0
Patates douces .	1,5	0,30	16,5	2,6	67,5
Manioc . . .	1,17	0,40	28.3	0,65	67,6
Betterave . .	1 34	0,14	8,9	1,14	87,5
Navets	1,54	0,21	8,3	0,91	87,8
Carottes .	1,23	0,30	9,1	1,02	86,7
HERBACÉS :					
Asperges . .	1,79	0,25	2,6	0,54	93,7
Chou-fleur . .	2,48	0 34	4,5	0,83	90,8
Cresson .	2,87	0,21	3,1	1,72	90,8
Epinards .. .	3,49	0,58	4,4	2,09	88,4
Oseille .	2,74	0,40	4,1	1,29	91,4
Salades	1,46	0,13	1,5	0,78	94,1

La *lentille* contient une grande quantité de fer (0,013 p. 1000), beaucoup plus que la chair musculaire de bœuf (0,004). La farine de lentille cuite et maltée sert de base a la Revalesciere

La *pomme de terre* est l'aliment le plus repandu et le plus précieux. Elle peut remplacer le pain chez les diabétiques, produisant moins de sucre que le pain de gluten. Elle est riche en sels de potasse et pauvre en chlorures.

En germination elle est dangereuse a cause de la solanine

Le *cresson* contient de l'iode et du fer. Il ne renferme que des traces de sucre et de matières amylacées. On peut le permettre aux diabétiques. Antiscorbutique.

L'*asperge*, diurétique, ne convient pas aux lithiasiques, albuminuriques, vésicaux, prostatiques

Les *epinards* et l'*oseille*, très riches en oxalates de potasse, doivent être défendus aux arthritiques, goutteux, asthmatiques, uratiques et oxaluriques.

Légumes-fruits . tomate, aubergine, piment, concombre, melon, citrouille, potiron, courge, pasteque, etc. Très indigestes, en général.

La *tomate* est riche en citrates et malates et contrairement à l'opinion généralement repandue, on y trouve à peine une trace d'oxalates (Gautier) Elle convient, par consequent. aux arthritiques, goutteux et uratiques, si leur estomac la digere bien

Légumes condiments : oignon, poireau, ail, cornichons et câpres, etc. Voir CONDIMENTS

Légumes desséchés : juliennes, conserves de potages, etc. Rendent de grands services dans l'alimentation du soldat, du marin, des explorateurs, etc Se conservent assez longtemps.

Bouillon de légumes. — Voy *Bouillon*.

LIQUEURS. — Elles ont pour base l'eau-de-vie additionnée en general d'un sirop Ce sont de vrais poisons et par les alcools supérieurs et par les essences. Elles doivent être proscrites de toute alimentation Elles ne jouissent d'aucune propriété stimulante sur la digestion qu'elles entravent plutôt (Ischelzoff) Les principales sont le kirsch, le wisky, l'absinthe, la chartreuse, l'anisette, le bitter, le cassis, le vermouth, le kummel, le curaçao, etc.

MATÉ — Succédané du the L'infusion de maté possède des proprietes toniques et stimulantes dues a la theine ou cafeine (1 p 100) et a l'acide mate-tannique, elle est aromatique et astringente.C'est un excitant neuro-musculaire Voir *Formulaire* (p 189).

MIEL — Voy *Sucres*.

MOLLUSQUES — L'homme consomme surtout l'huitre, la moule et l'escargot Leur valeur nutritive est notable et facilitée par leur digestibilite. Ils conviendraient aux glycosuriques

Voici la composition de leur chair, d apres Balland .

100 p de	Albuminoides.	Graisses.	Sels.	Eau
Huitre	8,7	1,43	2,04	80,5
Moule	11 2	1,21	1,3	82,2
Escargot	16,1	1,08	1,66	79,3

Huître. — L'huître représente un aliment fort digeste, le foie en constituant la plus grande partie comestible et la fragmentation de cet organe vivant amenant le contact du glycogene avec le ferment hépatique d'où une auto-digestion Elle n'est succulente et sans danger que d'octobre en avril, epoque où elle ne fraie pas, a la condition d être pêchee loin des embouchures des rivières où se jettent les eaux d'egout, car elle peut servir de vehicule au bacile d'Eberth.

Une douzaine d huitres represente le dixième de la ration journalière. L'eau des huitres est legèrement azotee

Moule, — Elle est moins nourrissante que l'huitre. Certaines moules renferment un principe toxique, la mytilotoxine, qui est une ptomaine Dans les mois de mai a août elles peuvent provoquer de l'urticaire, de l'eczéma, des nausees, des superpurgations Elles sont interdites aux personnes dont les reins fonctionnent mal et dont la peau est tres impressionnable

Escargot. — Plus nourissant que l'huître A été employé dans la cure des affections pulmonaires sous forme de pâte ou de bouillon

MOULE. — Voir *Mollusques*.

ŒUF. — Aliment complet pour les oiseaux, incomplet pour l'homme. L'œuf pèse 50 à 60 grammes : coquille 7 gr., blanc 31 à 35, jaune 16 à 17. Conservé à l'air il perd chaque jour, par évaporation, 5 centigrammes de son poids environ.

Le *blanc* ou albumen contient 11,8 p. 100 de matières albuminoïdes (ovalbumine, ovoglobuline, etc.). Le *jaune* renferme 16,12 p. 100 d'albuminoïdes, 31, 39 de graisses, et de lécithines et une substance riche en fer organique, l'*hématogène*. Un œuf contient jusqu'à deux grammes de *lécithines*, lesquelles, extraites du jaune, deviennent une source abondante de phosphore assimilable, qui excite la nutrition générale et rend des services dans le traitement de la tuberculose, la neurasthénie et diverses maladies organiques du système nerveux (Gilbert et Fournier).

Voici la composition centésimale d'un œuf, sauf la coquille (Kœnig) :

	Albuminoïdes	*graisses*	*sels*	*eau*
Poule	12 55	12 11	1 12	73 67
Canard .	12 34	15 49	1 16	71 11

La digestion de l'œuf est d'autant plus rapide que l'albumine est moins coagulée.

Préparations : œuf poché, œuf à la coque, œufs brouillés, en omelette pas trop cuite, sur le plat très peu cuits, jaunes d'œufs émulsionnés dans du bouillon.

L'œuf employé doit être très frais. Placé dans l'eau, il doit toujours plonger. Après 8 jours il peut renfermer des microbes et des toxines. Excellent aliment azoté pour les artério-scléreux et même pour les brightiques.

Eau albumineuse. — Battre 4 blancs d'œufs dans un litre d'eau bouillie, additionnée ou non de 2 cuillerées de sucre en poudre. Aromatiser avec une cuillerée à soupe d'eau distillée de fleur d'oranger, ou de vin de Madère, etc. On la prend par tasse toutes les deux heures. Doit être préparée au moment de l'usage. Utile dans les diarrhées.

Crème américaine. — Battre deux jaunes d'œufs, ajouter du sucre en poudre et aromatiser avec rhum, eau-de-vie ou vin d'Espagne.

Crème ordinaire. — On donne ce nom aux jaunes d'œufs mélangés au lait et ayant subi une certaine cuisson.

Voir *Lait de poule*.

PAIN. — Plus le pain est cuit, mieux il se digère. La croûte est plus nourrissante, plus digeste et fournit plus de sucre que la mie.

Le *pain rassis*, de 12 ou 15 heures, est de très facile digestion, le pain chaud est indigeste.

Le pain séjourne longtemps dans l'estomac, aliment très fermentescible. Il tend, comme la viande, à acidifier le sang.

Le *pain de froment* frais contient, pour 100 parties : 7,6 d'albuminoïdes, 0,46 de graisses, 52,56 d'autres matières non azotées, 4,02 de sucre, 1,09 de sels, 35,59 d'eau (croûte 22 à 25, mie 77 à 75).

Pain de seigle. — Savoureux et rafraîchissant, d'une digestibilité difficile. Moins riche en albuminoïdes et en hydrates de carbone que le pain de froment.

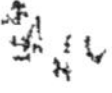

Pain de maïs. — Renferme 5 fois plus de graisses que le pain blanc.

Pain de gluten. — Sec, par tranches, est celui qui contient le moins de principes féculents. Destiné particulièrement aux diabétiques.

Pain d'amandes. — Employé par Pavy pour remplacer le pain de gluten.

Pain de soja. — Fait avec la farine du soja, renfermant très peu d'amidon et de sucre. Le pain de soja sans gluten ne renferme que 10 p. 100 de glucose, amidon et dextrine.

Pain de Graham. — Pain de végétariens, renferme tous les éléments du pain de froment. Valeur nutritive considérable.

Pain d'Ebstein a l'aleuronal mêlé de farines. Pour les diabétiques.

La *biscotte* est une tranche de très bon pain séchée au four, additionnée de beurre et d'œufs.

Les *grissini* sont des bâtonnets de pain complètement transformés en croûte par la cuisson. Très nourrissants et très digestes

Les *biscuits*, *brioches*, *croquets*, *gauffrettes*, etc., sont faits avec de la farine, du beurre, du sucre, du jaune d'œuf, du lait, quelquefois des pâtes d'amandes, du blanc d'œuf, etc., qu'on sucre et aromatise diversement.

PATES ALIMENTAIRES. — Le vermicelle, le macaroni, les nouilles, la semoule, etc., sont préparés avec de la farine de froment. Très nutritifs et très digestibles Doivent être cuits au lait ou à l'eau, sans addition de graisses, fromage, etc.

PATISSERIES. — Confectionnées avec de la farine, des œufs, du lait, du sucre et quelques condiments (vanille, café, chocolat). Ne sont pas très recommandables aux estomacs délicats.

PEPTONES. — Voir *Formulaire* (p. 237). Les peptones pures nourrisssent à poids égal comme les albumines dont elles proviennent Elles ne sont employées aujourd'hui que pour l'alimentation rectale en solution au dixième ou au quinzième, dans 200 cent c d'eau, de lait ou de bouillon dégraissé, dans lesquels on émulsionne 2 jaunes d'œuf. On ajoute au besoin du sel, du bicarbonate de soude, une cuillerée de vin de Bordeaux. Le lavement doit avoir une température de 37° à 38°. Voir *Alimentation rectale* (p 447).

POIRE. — Boisson semblable au cidre, mais inférieure Bien fait, il ressemble à du Champagne léger Contient des éthers amyliques qui produisent une excitation spéciale du système nerveux.

POISSONS. — Valeur nutritive inférieure à celle de la chair des animaux herbivores. Les poissons *maigres* sont les plus digestes merland, sole, limande, barbue, truite, brochet, turbot, mulet, éperlan, rouget, etc.

Les *poissons gras* sont indigestes , saumon, maquereau, hareng, sardine, lamproie, anguille, etc.

Les poissons à chair compacte (raie, lamproie, thon, alose), ne s'imbibant pas par le suc gastrique et les poissons à peau lisse, dépourvue d'écailles (anguille, lamproie), sont indigestes. Les poissons à chair molle, gélatineuse, sont plus digestes.

Les poissons salés, fumés (morue, hareng, saumon, etc.), sont très nutritifs. On doit les tremper dans l'eau avant la cuisson.

La viande de poisson doit être fraîche. On la prépare cuite au court-bouillon, frite, grillée, au naturel ou accompagnée d'une sauce légère. Elle ne convient pas aux goutteux, aux arthritiques, aux rénaux, aux malades de la vessie. Elle peut provoquer l'urticaire, l'eczéma.

Voici la composition de la chair des principaux poissons (moyenne pour 100).

	albuminoïdes	*graisses*	*sels*	*eau*
Alose	18.76	9.48	1.35	70.44
Anguille (rivière)	12.83	28.7	0.85	57.42
Brochet	18.35	0.66	1.08	79.50
Carpe	15.71	4.77	0.54	78.90
Esturgeon	18.08	1.90	1.43	78.59
Hareng frais	14.55	9.03	1.78	74.67
Limande	18.71	1.93	1.01	76.35
Morue (fraîche)	16.23	0.33	1.36	72.25
Maquereau	19.36	8.08	1.36	71.20
Raie	22.08	0.45	9.17	76.40
Saumon	21.60	12.72	1.39	64.29
Sole	17.26	0.81	0.87	79.20
Truite	17.52	0.74	0.80	80.50

RAISIN. — *Cure de raisin.* Voy. *Fruits* (p. 454).

RATIONS ALIMENTAIRES. — La *ration d'entretien* d'un adulte moyen, en santé, par 24 heures, doit renfermer les principes organiques fondamentaux suivants :

	Ration d'activité sans travail proprement dit	*Ration minima au repos*	*Ration de travail mécanique (ouvriers, moyenne)*
Albuminoïdes	107.3	77 gr 80	152 gr
Graisses	64.5	50 gr 60	85 —
Hydrates de carbone	407.5	255 gr 380	630 —

Pour la femme, ces chiffres doivent être réduits d'un cinquième. L'homme dépense, en effet, au repos 2.250 calories, en activité (sans travail) 2.430, en travaillant 8 heures par jour, 3.800 à 4.200, dans les 24 heures. La ration alimentaire doit lui fournir la quantité d'énergie correspondant à cette dépense. Pour calculer les quantités de principes fondamentaux qui doivent entrer dans la composition de cette ration, il faut savoir que, en brûlant dans nos organes, 1 gr. d'albuminoïdes donne 4 calories, 1 gr. graisse 8 c. 90, 1 gr. hydrate de carbone 4 c., et que l'économie en perd à peu près un dixième, soit par absorption intestinale incomplète, soit par combustion imparfaite dans les organes.

Les albuminoïdes doivent être d'ailleurs empruntés par moitié aux aliments animaux et aux aliments végétaux. Tout régime qui fournit plus de 60 p. 100 des albuminoïdes sous forme animale est trop riche en viande et expose à l'arthritisme, à la goutte, à la lithiase, à l'herpétisme, etc., ceux qui mènent une vie sédentaire ou trop intellectuelle.

Pour établir la ration alimentaire d'un individu, on consultera les tableaux de composition des différents aliments et on appliquera les notions que nous venons de résumer, en tenant compte du poids de l'individu.

RÉGIMES ALIMENTAIRES — Nous les envisagerons successivement chez le nourrisson, puis chez l'adulte.

RÉGIME ALIMENTAIRE DU NOURRISSON NORMAL (1) — La surveillance de l'alimentation des nourrissons exige la connaissance de leur croissance en poids. A la naissance, l'enfant pèse en moyenne 3 kg 250, après une chute transitoire, le poids remonte et atteint le chiffre de la naissance vers le dixième jour, a partir de ce moment, le poids augmente de 20 a 30 gr par jour pendant les 5 premiers mois, de 10 a 15 gr par jour durant les 7 suivants. A un mois, le poids est en moyenne de 3 kg 700, a deux mois, 4 kg 400, a 4 mois, 5 kg. 800, a 6 mois, 7 kg.; a un an, 9 kg ; a 2 ans, 11 kg

Allaitement au sein (mère ou nourrice.) — Une mère bien portante est capable le plus souvent et doit toujours essayer d'allaiter son enfant. Ne mettre l'enfant au sein que 24 heures après la naissance, le deuxième jour et les suivants, 4 ou 5 tetées par 24 heures A partir de la deuxième semaine, 8 tétées en 24 heures, toutes les deux heures et demie pendant le jour et une fois pendant la nuit. Vers le quatrième ou cinquième mois, les tétées doivent être un peu plus espacees Apres le sixieme mois, il faut arriver a mettre l'enfant au sein toutes les trois heures, et pendant la nuit, il doit rester 5 a 6 heures sans téter; il doit alors faire 6 ou 7 repas en 24 h Quand la mere n'a pas beaucoup de lait, ce qui arrive surtout au début de la nourriture, les tétées de jour doivent être plus rapprochées Mais il doit toujours s'écouler au moins deux heures entre deux tétées Il est tres important d'habituer le nourrisson a prendre le sein à intervalles réguliers, c'est une funeste habitude de lui donner a teter a chaque instant pour calmer ses cris S'assurer que les cris ne sont pas dus a un état maladif. Si la mère a beaucoup de lait, elle peut ne donner qu'un seul sein a chaque tétée; si le lait n'est pas très abondant elle doit donner les deux seins a chaque tetée En général, la tétée ne doit pas durer plus d'une dizaine de minutes

Allaitement mixte. — Quand la mère n'a pas assez de lait, elle doit remplacer une ou plusieurs tétées par un ou plusieurs biberons renfermant du lait de vache préparé suivant les règles indiquées plus loin ce mode de nourriture est supérieur a l'allaitement exclusif a biberon même lorsque la mere ne donne que 3 ou 4 tétées par 24 heures, l'enfant prospere mieux que quand on le nourrit rien qu'avec du lait de vache.

Choix d'une nourrice. — Elle doit avoir le mamelon suffisamment saillant, le lait doit jaillir facilement a la pression, les dents doivent être aussi intactes que possible, exclure toute femme suspecte d'une maladie sérieuse, surtout de tuberculose ou de syphilis. S

(1) Nous devons a M Marfan, dont la competence speciale est bien connue, les lignes suivantes qui concernent le regime alimentaire du nourrisson sain et malade.

Pour plus amples details, nous renvoyons a l'ouvrage de cet auteur, MARFAN *Traite de l'allaitement et de l'alimentation des enfants du premier âge* 2e Edit, 1903, Paris chez Steinheil.

faire présenter l'enfant de la nourrice Ne pas donner de nourrice à un enfant syphilitique ; celui-ci ne peut être qu'allaite par sa mère ou nourri au biberon.

Allaitement artificiel. — Il est l'unique ressource pour les meres pauvres qui ne peuvent pas nourrir On emploie surtout le lait de vache, le lait de chevre est un aliment d'exception, le lait d'ânesse est réservé aux débiles ou aux dyspeptiques Les betes qui fournissent le lait ne doivent pas manger des pulpes ou des feuilles de betteraves, des betteraves conservées, des drèches et des tourteaux. Ce qui suit concerne seulement l'alimentation avec le lait de vache.

Le lait doit toujours être, soit sterilise, soit bouilli N'accepter encore qu'avec la plus grande reserve le conseil de donner du lait cru recueilli par une traite prétendue aseptique.

Lait sterilisé — On peut acheter du lait tout stérilisé, ou bien stériliser le lait soi-même a la maison. — Si on ne peut se procurer du lait trait depuis fort peu de temps (*depuis moins de huit heures pendant l'hiver, depuis moins de quatre heures pendant l'été*), le mieux sera d'acheter dans le commerce du lait déjà stérilise Ce lait se conserve plusieurs jours, mais lorsqu'une bouteille a éte ouverte, le lait qu'elle renferme doit être consommé dans la journée Quand on débouche une bouteille de ce lait stérilise, il faut voir s il n'est pas gâte Il faut rejeter toute bouteille renfermant du lait qui est caillé, ou qui a une mauvaise odeur, ou qui a un goût aigre ou amer. — Si on habite au voisinage d'une vacherie, on pourra steriliser le lait soi-même au bain-marie dans un appareil de Soxhlet ou de Gentile, ou dans un appareil du même genre (pour la manière de s en servir, voir le prospectus délivré avec l'appareil), a la condition expresse de se procurer, *le plus tôt possible apres la traite*, la provision de lait nécessaire pour vingt-quatre heures et de faire la sterilisation tout de suite, *sans attendre* Ne pas donner du lait sterilisé depuis plus de vingt-quatre heures Quand il y a lieu de diluer le lait, l'addition d'eau se fait avant le chauffage.

Lait bouilli — Quand on habite au voisinage d'une vacherie, si on n'a pas d'appareil pour stériliser soi-même, on peut se borner à faire bouillir le lait 3 minutes (bouillir a gros bouillons et ne pas se contenter de le laisser monter), à la condition de le mettre sur le feu le plus tôt possible apres la traite Eviter les transvasements inutiles Ne pas donner du lait bouilli depuis plus de 24 heures, ou bien le refaire bouillir.

Le biberon et sa propreté. — Le biberon doit se composer d'une petite bouteille graduée et d'une tetine de caoutchouc, sans long tube, qui puisse se retourner comme un doigt de gant Apres chaque tetée, la bouteille doit être nettoyée avec de l'eau bouillie, et la tétine doit être brossee, avec de l'eau bouillie, a l'interieur et a l'exterieur Ni dans la bouteille ni dans la tétine, il ne doit rester le moindre grumeau de lait Une fois au moins par jour, il faut passer a l'eau bouillante la bouteille et la tetine. — En aucun cas, il ne faut utiliser le lait qui a pu rester dans un biberon.

Le lait doit généralement être sucré avec du sucre ordinaire (a 2 p. 100 environ), et, pendant les premiers mois, additionne d'eau. Pour le degré de la dilution, les intervalles des repas et la quantité de lait dilué ou pur par repas, voir le tableau suivant.

Age	Nombre des repas en 24 heures	Quantité à chaque repas de lait	Quantité à chaque repas d'eau
1er jour	aucun	»	»
2e jour	4 ou 5	4 gr.	8 gr
3e jour	5 ou 6	8 —	8 —
7e jour	7	20 —	20 —
30e jour	7	50 —	25 —
45e jour	7	60 —	30 —
60e jour	7	70 —	35 —
3 mois	7	80 —	30 —
4 mois	7	90 —	30 —
5 mois	7	100 —	20 —
6 mois	6	120 —	0 —
6 à 9 mois	6	125 à 160 —	0 —

Remarque importante — Les chiffres de ce tableau n'ont rien d'absolu, ce ne sont que des points de repère, ils représentent seulement des moyennes. Ils peuvent être diminués ou augmentés suivant la richesse du lait et suivant les sujets (poids, fonctions digestives). *Avoir toujours présent à l'esprit que l'idéal est d'obtenir une croissance régulière avec le minimum de nourriture.*

Préparation au sevrage. — Jusqu'au 8e ou 9e mois, on ne doit donner aucun autre aliment que le lait A partir du 8e mois, si l'enfant est bien portant, s'il a deux dents, on remplace une tétée ou un biberon par une bouillie faite, soit, avec de l'eau et de la farine lactée, soit, mieux encore, avec du lait et de la farine de froment

Pour préparer cette dernière bouillie, on délaie la farine dans une petite quantité d'eau froide, de manière à éviter les grumeaux, puis on jette cette pâte dans du lait chaud et on fait cuire le tout en remuant pendant 20 minutes, on ajoute ensuite un peu de sel et du sucre. Cette bouillie doit être d'abord très claire Plus tard on la fait plus épaisse On en donne, pour commencer, le contenu d'une soucoupe de tasse à café, plus tard, vers 15 mois, on en donne le contenu d'une assiette ordinaire On peut remplacer la farine de froment par la farine d'orge, ou d'avoine, ou de riz, ou d'arrow-root. La farine d'avoine convient quand l'enfant est constipé la farine de riz quand il a de la tendance à la diarrhée.

De 8 à 10 mois, l'enfant prend une bouillie et six tétées (ou cinq biberons avec 150 à 175 grammes de lait pur sucré) — De 10 à 15 mois, deux bouillies plus épaisses et plus abondantes et cinq tétées (ou quatre fois 175 à 200 grammes de lait pur sucré)

Sevrage. — *Après le 15e mois*, l'enfant bien portant peut être sevré Il ne fera alors que cinq repas par jour (environ un litre de lait, sur lequel on prélève ce qui est nécessaire pour faire deux ou trois bouillies, on laisse grignoter un peu de pain, de temps en temps on remplace une bouillie par la moitié d'un œuf frais ou de la purée de pommes de terre ou un potage au bouillon) *Après le 18e mois* l'enfant ne fera plus que quatre repas, et on donnera de temps en temps un peu de cervelle, ou de poisson, ou du blanc de poulet haché menu, des fruits cuits passés ou des confitures.

REGIMES ALIMENTAIRES DU NOURRISSON DÉBILE OU MALADE. — *Debile.* — Si le nouveau-né debile tette bien, on le met au sein de sa mere ou d'une nourrice de choix ; si on est obligé de le soumettre a l allaitement artificiel (ce qui donne en général de mauvais résultats), on emploie le lait d'ânesse, ou le lait humanisé (type Backhaus ou Budin-Michel), ou le lait de vache stérilisé coupé avec au moins partie égale d'eau

Si le débile est incapable de teter, on le nourrit à la cuillère (ce procéde s'applique aussi aux enfants atteints de bec-de-lièvre naso-palatin avec cloaque naso-buccal) ; s'il ne peut deglutir, on le nourrit a la sonde (gavage) ; l'alimentation par le nez avec une cuillere ou une petite seringue, peut, dans certains cas, remplacer le gavage. On fait prendre du lait de femme recueilli avec une téterelle, ou un des laits indiqués plus haut.

Nourrissons atteints de troubles de la digestion et de la nutrition. — *Constipation.* — Si l'enfant est au sein, la nourrice devra manger des egumes verts, des fruits, du lard, du miel. — S'il est au biberon, diluer le lait avec une eau crue bien pure (Evian, Vittel-Grande-Source) et le sucrer avec du lactose au lieu de sucre ordinaire Au moment du sevrage, bouillies d'avoine, fruits cuits — Lavements, suppositoires de glycerine, être très sobre de laxatifs, surtout avant six mois (manne, magnésie, sirop de pommes de reinette).

Dyspepsie gastro-intestinale — (a) *Enfants au sein* — Espacer les tétées, diminuer leur duree ; s'il est prouve que des troubles sérieux et persistants dépendent du lait de la nourrice, ce qui est assez rare, la changer, ou, si ce n'est pas possible, allaitement mixte avec du lait humanisé si l'enfant est très jeune, avec du lait stérilisé si l'enfant a plus de trois mois ; on pourra aussi utiliser le lait dit « homogeneise ou fixé » (lait soumis a une pression très elevee, pour fragmenter les globules gras et eviter que, par le vieillissement, la matière grasse ne s'agglutine en beurre) ; s'il est necessaire, arriver peu a peu à l'allaitement artificiel exclusif — (b) *Au moment du sevrage*, essayer transitoirement le lait d'ânesse, le lait humanisé, le lait ecreme, et, à titre d'aliment auxiliaire ou transitoire, le kéfir ou la soupe au babeurre, couper le lait avec des décoctions d'orge ou de riz, salées et sucrées ; bouillies a l'eau ou avec tres peu de lait, ou mieux encore bouillies maltees. — (c) *Enfant au biberon.* — Supprimer les fautes commises donner le lait stérilisé très dilué, essayer du lait humanisé, du lait écrémé, dilue ou non ; si l'enfant a plus de quatre mois, essayer de la bouillie maltee ou du babeurre, quand l'enfant est âgé de moins de quatre ou cinq mois, qu'il y a une tendance prononcée a l'atrophie et que les troubles ne cèdent pas au régime precedent, donner une nourrice — Dans les trois cas qui precèdent, on se trouvera bien de mettre l'enfant a l'eau bouillie pendant douze heures, tous les huit ou dix jours, et, pendant la durée de cette diete, de donner, si l'enfant a plus de six mois, quatre fois 1 centigr de calomel a une heure d'intervalle Puis, si la diarrhee prédomine, revenir au lait en passant par le babeurre et la bouillie maltee si ce sont les vomissements, lait écrémé, ou petits repas très epais, et trois fois par jour 0 gr 20 de bicarbonate ou de citrate de soude, cinq minutes avant un repas. — En cas de selles blanches, pancréatine et enterokinase. — En cas d'anorexie, laisser jeûner l'enfant, plutôt que s'ingénier a le faire boire.

Catarrhe gastro-intestinal. — Succède souvent a la dyspepsie ou la complique. — Au début, diète hydrique de vingt-quatre heures. — Puis, si l'enfant est au sein, le lui faire prendre 3 ou 4 fois par jour et dans l'intervalle lui donner un bouillon de légumes suivant une formule analogue à celle de Mery (par exemple, dans un litre d'eau, mettre une pomme de terre, une carotte, un navet, une cuillerée à café de riz ou de lentilles, une demi-cuillerée à café de sel marin, faire cuire deux heures, passez), on revient peu à peu à l'allaitement exclusif au sein. — Si l'enfant est au biberon, après la diète hydrique, bouillon de légumes pur; puis, si l'enfant a moins de quatre mois, babeurre s'il a plus de quatre mois, bouillies maltées à l'eau, puis au lait, plus tard, lait extrêmement dilué avec de l'eau de riz ou du bouillon de légumes (d'abord 5 à 10 gr de lait pour 60 gr. d'eau de riz ou de bouillon de légumes) — Revenir lentement à l'alimentation ordinaire — Lavages de l'intestin avec de l'eau bouillie chaude — Traitement ultérieur comme pour la dyspepsie.

Catarrhe gastrique avec occlusion pylorique congenitale ou spasmodique. — Caractérisée par des vomissements habituels, se répétant après chaque repas et composés de lait et de mucus, avec constipation opiniâtre, affaissement du ventre et amaigrissement, cette affection débute dans les premières semaines et a une marche chronique On doit la traiter par un changement de régime en s'inspirant de ce qui a été conseillé plus haut dans la dyspepsie gastro-intestinale Tous les quatre ou cinq jours, lavage de l'estomac avec de l'eau de Vichy chaude; tous les jours, lavage de l'intestin avec de l'eau faiblement salée (2 p 1.000), très chaude (40 à 45°), application de compresses trempées dans l'eau très chaude sur l'épigastre et l'abdomen (2 fois par jour, 2 heures chaque fois) A l'intérieur, bicarbonate ou citrate de soude, associé au besoin avec du bromure ou de la belladone.

Choléra infantile — Avant tout, *diète hydrique*, supprimer toute alimentation, remplacer le lait par une *quantité équivalente d'eau bouillie, pure*, pendant 24 heures au moins, 48 heures au plus, y joindre des injections de sérum physiologique, additionné au besoin de citrate de caféine à 1 p. 1 000 20 à 30 gr deux ou trois fois par jour; des bains, chauds ou frais, suivant la température du corps. Reprendre très progressivement l'alimentation, en suivant les règles indiquées pour le catarrhe gastro-intestinal Revenir à la diète hydrique, douze ou vingt-quatre heures si nécessaire — Pas de lavages de l'intestin et de l'estomac pendant la phase aiguë.

Entéro-colite dysentériforme. — Exceptionnelle chez les enfants au sein, fréquente après le sevrage. Diète hydrique de vingt-quatre heures, concurremment avec le sulfate de soude (trois fois 2 gr en vingt-quatre heures pour un enfant de quinze mois), puis alimentation comme dans le catarrhe et la dyspepsie — Quelquefois, cette entérite est le point de départ d'une colite chronique avec ulcérations folliculaires, se traduisant par des poussées de fièvre, par une diarrhée tenace ou des évacuations glaireuses et fétides, alors, suppression du lait, emploi des décoctions de riz ou d'orge, des bouillies à l'eau ou au bouillon de légumes, du kéfir, du babeurre et même de la viande crue (on se sert de viande de bœuf ou de mouton, râpée, passée, réduite en purée fine, que l'enfant prend en boulettes ou mélangée à de la confiture, à de la purée de pommes de terre, ou délayée dans du bouillon, pour un enfant de quinze mois, 20 a 30 gr. par jour) — Lavages de l'intestin a l'eau bouillie Tannigène a l'intérieur.

Dyspepsie chronique avec catarrhe intermittent — Au moment des poussées aiguës, traitement du catarrhe, dans l'intervalle, celui de la dyspepsie — Cette forme peut aboutir a la longue a l'*atrophie simple* et, chez les enfants de moins de trois mois, a l'*athrepsie vraie*. Celle ci doit être traitée par l'éloignement des hôpitaux et des crèches, la reprise du sein, ou l'alimentation avec le lait d'ânesse, le lait humanisé, le babeurre pur ou avec farine, le lait albumineux d'abord pur et ensuite additionné de maltose et de dextrine On mélange plus tard le babeurre ou le lait albumineux avec de petites quantités de lait, pour revenir peu a peu au lait seul Si, chez un athrepsique, la diète hydrique est nécessaire, sa durée ne doit pas dépasser 12 heures

Rachitisme — Les rachitiques, étant souvent atteints de dyspepsie chronique, doivent être soumis au régime prescrit contre cette affection Les bouillies de farine, accusées a tort de produire le rachitisme, peuvent être employées dans les conditions définies précédemment. Mais on devra ne donner qu'avec modération les légumes riches en potasse pommes de terre, legumes secs On défendra les choux.

Scorbut infantile (Maladie de Barlow) — Consécutif le plus souvent a l'emploi prolongé d aliments de conserve ou de laits trop modifiés L alimentation avec du lait simplement bouilli ou même cru, l'usage des aliments antiscorbutiques (2 ou 3 cuillerées a café de jus de raisin, d oranges ou de citron, ou même de jus de viande avec un peu de purée de pommes de terre) donne des résultats si nets et si rapides qu'ils peuvent servir au diagnostic

Chloro-anémie des nourrissons — Dans cette forme, méconnue jusqu ici, lorsque l'enfant a plus de quinze mois et qu'il n'a que des troubles digestifs légers, nous employons une soupe a la viande qui nous donne les meilleurs résultats On la donne d'abord tous les deux jours, puis tous les jours. En voici la formule Dans 300 gr d'eau, mettez 20 a 25 gr de pain rassis coupé en très petites tranches (croûte et mie), mettez ensuite 10 a 20 grammes de viande maigre de mouton ou de bœuf, hachée aussi menue que possible ou réduite en pulpe (c'est-à-dire râpée pilée et passée), ajoutez du sel et un quart de jaune d'œuf, puis faites cuire une heure Avant la fin de la cuisson, ajoutez un peu de beurre Après la cuisson, passez

RÉGIME ALIMENTAIRE DE L'ADULTE NORMAL

— *Régime alimentaire de l'adulte normal.* — L'homme perd chaque jour 20 gr d'azote et 310 gr de carbone Le régime alimentaire doit réparer ces pertes journalières

Il faut toujours qu'il y ait un rapport constant entre les matières azotées, l'amidon et les corps gras Ce rapport doit être entre les matières azotées et l'amidon comme 1 est a 3,47 et celui des corps gras comme 1 est a 0,45 (Moleschott).

En se rapportant a ces proportions, l'homme adulte devrait prendre journellement 124 gr de matières azotées, 430 gr d'amidon et 55 gr. de graisse, ce qui correspond a 819 gr de pain et 219 gr. de viande.

En se basant sur la quantité de carbone ou d'azote, on obtient les chiffres suivants : l'homme consomme en moyenne par jour et par kilogr. les quantités suivantes (Hervé-Mangon) :

	Carbone	Azote
Pour Paris	5,675	0,320
Pour la campagne. .. .	5,808	0,275

La ration de travail est double de la ration d'entretien.

Pour établir la ration alimentaire d'un individu, il suffira de jeter un coup d'œil sur le tableau suivant, de connaitre le poids de l'individu et de savoir qu'il faut par jour et par kilogramme de poids du corps de 6 à 9 gr. de carbone, de 0 25 à 0,360 d'azote.

Nom de l'aliment	Azote	C + H Combustibles calcules en carbone
Viande de bœuf	3,00	11,00
Bœuf rôti	3,53	17,76
Foie de veau	3,09	15,68
Foie gras (d oie)	2,12	65,58
Rognons de mouton	2 66	12,13
Chair de raie	3,83	12,25
— de morue salee	5,02	16,00
— de harengs sales	3,11	23,00
— de harengs frais	1,83	21,00
— de merlan	2,41	9,00
— de maquereau	3,74	19 26
— de sole	1,91	12,25
— de saumon	2,09	16 00
— de carpe	3,49	12,10
— de goujon	2,77	13 50
— d'anguille	2,00	30,05
— de moule	1,80	9,00
— d'huitre	2,13	7,18
— de homard cru	2,93	10,96
Œufs	1,90	13,50
Lait de vache	0,66	8,00
— de chevre	0 69	8,60
Fromage de Brie	2,94	35,00
— de Gruyere	5,00	38,00
— de Roquefort	4,21	44,44
Chocolat	1,52	58 00
Ble dur du Midi (moyenne variable)	3,00	41,00
Ble tendre (moyenne variable)	1,81	39,00
Farine blanche (Paris)	1,64	38,58
Farine de seigle	1,75	41,00
Orge d'hiver	1,90	40,00
Maïs	1,77	44,00
Sarrasin	2,20	42,50
Riz	1,80	41,00
Gruau d'avoine	1,95	44,00
Pain blanc de Paris (33 p 100 d'eau)	1,08	29,50
Pain de munition français (ancien)	1,07	28,00
— (actuel)	1,20	30,00
Pain de farine de ble dur	2,20	31,00
Chataignes fraiches	0,64	35,00
— seches	1,04	48,00
Pommes de terre	0,33	11,00
Fèves	4,50	42,00
Haricots secs	3,92	43,00
Lentilles seches	3,87	43 00
Pois secs	3,66	44,00
Carottes	0,31	5,50
Champignons de couche	0,60	4,52
Figues fraiches	0,41	15,50
— seches	0,92	34,00

Nom de l'aliment	Azote	C+H Combustibles calculés en carbone
Pruneaux	0,75	28,00
Infusion de 100 grammes de café	1,10	9,00
— — de thé	1,00	10,50
Lard	1,28	71,14
Beurre ordinaire frais	0,64	83 00
Huile d'olive	traces	98 00
Bière forte	0,05	4,60
Vin	0,15	4,50

Il n'y a qu'à multiplier par 6 le chiffre de l'azote pour avoir celui des matières protéiques

RÉGIMES ALIMENTAIRES DE L'ADULTE MALADE.

1° Régimes fondés sur la qualité ou la quantité des aliments permis

Régime hydrique — Voir *Régime alimentaire des nourrissons* p 466 à *Choléra infantile* Pourrait être institué chez l'adulte, en suivant des règles analogues à celles de la diète hydrique des nourrissons, dans les entérites graves, les vomissements incoercibles, l'urémie, etc , pendant 24 à 48 heures.

Régime lacté — L'alimentation par le lait seul est illogique, chez l'adulte, parce que, si deux litres suffisent pour fournir à l'organisme la ration d'albuminoïdes, il faudrait en donner cinq pour lui fournir les graisses et hydrates de carbone indispensables et dans ce cas on surchargerait l'économie d'un poids excessif de 258 gr d'albuminoïdes et de 170 gr de graisses Cependant, on doit avoir recours au régime lacté absolu dans des circonstances multiples et variées : maladies de l'estomac, de l'intestin, du foie, des reins, du cœur, etc.

Quatre litres suffisent à maintenir l'équilibre nutritif par exemple un demi-litre toutes les trois heures, froid ou tiède, de lait bouilli, pris par petites gorgées et lentement Le lait écrémé beaucoup moins nutritifs, mais plus digeste (Gilbert et Chassevant) doit être préféré dans certains cas

Pour vaincre la répugnance des malades, si c'est nécessaire, on aromatisera le lait de vanille, d'eau de fleur d'oranger, de quelques gouttes de thé ou de café. L'eau de chaux, l'eau de Vichy, le rendent plus digeste

Régime lacté mitigé — On permet des fromages frais, des crèmes fraîches, des œufs, quelques féculents, du pain, du riz, des pâtes et farines des céréales, du sucre et du sel Avec les éléments de ce régime on obtient facilement une ration d'entretien logique. Le lait et le pain, par parties égales, suffisent à cet effet.

Régime végétarien — Peu pratique parce qu'il faudrait ingérer des masses énormes de végétaux pour obtenir les 102 gr. d'albuminoïdes indispensables

Voici les associations les plus acceptables : 603 gr. de pain et 222 gr. de fèves ; 1 kilogr. de pommes de terre et 450 gr de haricots.

Ce régime fait disparaître la prédisposition à l'arthritisme, à la goutte, aux rhumatismes, etc. Il ne convient pas aux estomacs délicats On a dit qu'il tend à provoquer le catarrhe intestinal et la viscé roptose.

Régime végétarien mitigé. — Par le lait, le beurre, l graisse, les œufs, les fromages frais, etc., ajoutés aux végetaux. I est plus pratique et plus rationnel que le précedent. Alcalinise l sang, accelère les oxydations, diminue les déchets azotés et les toxines

Régime carné — Impraticable. Il faudrait au moins 1.600 gr d viande (sans graisse) pour fournir a l'économie les 280 gr. de carbon indispensables On introduirait alors plus de quatre fois d'albumin qu'il n'en est dépensé. D'ou surcharge des humeurs organiques d'un grande quantité de déchets azotes, d'acide urique en particulier, augmentation des alcaloides urinaires, acidité du sang, diminution des oxydations, congestion du foie et des reins, etc. Ce régime, de plus, entretient une constipation tenace, produit la dyspepsie, l'embarras gastrique, provoque des maladies de la peau, prédispose aux rhumatismes, etc., et est une des causes prédisposantes les plus actives de l arteriosclérose.

Régime de déchloruration. — Le rein malade élimine imparfaitement le chlorure de sodium. Achard, Widal et Javal, etc , ont montre que cette rétention de chlorures joue un rôle important dans la pathogénie de l'œdème brightique. D'où l'idée de dechlorurer la ration alimentaire des brightiques.

Le regime lacté est un regime d'hypochloruration . de là son action si favorable Trois litres de lait n'introduisent que 3 gr 30 de chlorure de sodium, au lieu de 12 a 15 gr. qu'on ingère journellement ave le régime ordinaire

L'alimentation journalière moyenne ne renfermant que 1 gr. environ de chlorure de sodium, on pourrait y recourir avec avantage pourvu qu'on en exclue soigneusement le sel marin (Vidal et Javal

Voici les quantités de *chlore* contenus dans un kilogr. de n aliments usuels, d'après Richet et Lapicque .

Vin	0 gr 03	Viande	0 gr
Pain sans sel	0 — 09	Œufs	1 —
Fruits et legumes sans sel	0 — 30	Lait	1 — 1
Feculents	0 — 30	Pain sale	2 — 0
Legumes secs	0 — 60		

En associant ces divers aliments peu salés, on pourrait varier le régime des nephritiques, tout en faisant disparaitre les œdemes, diminuer l'albumine et augmenter la diurese.

Quoique moins efficace que chez les œdémateux brightiques, le régime hypochlorure est indiqué aussi chez les cardiaques, soit dans la période d'asystolie aigue, soit dans les asystolies chroniques a œdemes permanents. Un regime mixte varie déchloruré pourrait alors être substitué avec avantage au regime lacté (Vaquez).

Le regime de déchloruration previent chez les brightiques et les cardiaques la formation de l'anasarque Pour etablir ou suspendre le regime on doit être guidé par la quantité des chlorures contenus dans les urines, ou plus facilement par les pesées successives des malades On pèse le malade tous les trois jours : si son poids reste au dessous du poids moyen, il peut être soumis a un régime ordinaire, si le poids moyen est dépassé, le malade doit être soumis au regime déchloruré, lacté ou non. (Courmont et Grenet)

En comparant journellement le poids des chlorures contenus dans régime alimentaire du malade, brightique ou cardiaque en puissance d'anasarque et le poids du malade lui-même, on pourrait indiquer à celui-ci la quantité *maxima* de chlorures qu'il lui est permis de prendre sans devenir hydropique (Widal).

Régime de reminéralisation — La tuberculose, l'hémoglobinurie, les anémies, la dyspepsie avec hyperchlorhydrie, la phosphaturie, le diabète, l'azoturie, etc., amènent la *déminéralisation* de nos humeurs, de même que la convalescence de presque toutes les maladies aiguës, des opérés, etc. Le scorbut est une maladie de non-minéralisation.

Les aliments peuvent fournir à l'organisme les sels perdus. Les légumes frais ou secs, le pain, le lait, le vin, s'ils sont bien digérés, fournissent les sels de potasse, de chaux, de magnésie, etc., le jaune de l'œuf, les légumes en graine, les poissons, les cervelles, sont riches en produits phosphorés, à recommander surtout les décoctions de farines de céréales. Les épinards, salades, les œufs, les vins toniques de Bordeaux, de Bourgogne, de Roussillon, fournissent des sels de fer assimilables. Le bouillon de viande, après le lait, est un des reminéralisateurs les plus efficaces : il apporte avec lui les sels du tissu musculaire et est particulièrement riche en phosphate de potasse et en sels de magnésie.

Régime insuffisant. — Dit diète négative ou encore *cura famis*, a été appliqué au traitement des anévrysmes (Valsalva), des maladies du cœur (Corvisart), de la syphilis (Ulrich de Hutten et Astruc), de la dystocie (Baudeloque), des phlegmons péri-utérins (Nonat). Le régime insuffisant en matériaux amylacés est le meilleur moyen de combattre l'obésité.

Régime excessif — Applicable au traitement des maladies consomptives (prétuberculose et tuberculose), et dans quelques formes graves d'hystérie et de diabète. Poudre de viande 100 à 140 gr. Pulpe de viande crue, œufs, lait, etc.

Il ne faut pas confondre ce régime avec l'*alimentation exagérée*, qui est celle qui dépasse les besoins. Habitude funeste qui amène, à courte échéance, l'obésité, l'arthritisme, les dyspepsies, la congestion hépatique, l'hypertension artérielle, l'artériosclérose, la surcharge graisseuse du cœur, etc.

Si l'on veut réaliser la suralimentation en graisses : viandes grasses, poissons gras, pommes de terre, farines de maïs, crème de lait, beurre (80 à 100 gr. par jour), sucre, pain en abondance. Vins vieux, bière.

2° Régimes fondés sur la nature de la maladie à laquelle ils s'adressent.

Régime dans l'albuminurie. — Voir *Régime dans les néphrites*.

Régime dans l'angine de poitrine. — Voir *Aide-Mém. de Thér. médicale*.

Régime dans l'artériosclérose. — Voir *Aide-Mém. de Thér. médicale*.

Régime des cardiaques. — Voir *Régime de déchloruration*.

Régime dans la chlorose. — Voir *Aide-Mém. de Thér. médicale*.

Régimes dans la cholémie familiale. — 3 régimes. *1er régime.* Régime exclusif du lait *écrémé* avec repos complet, allongé, et lavements, si nécessaire

2e régime. Potages et bouillies au lait écrémé, œufs dont la moitié du jaune sera retirée, fruits cuits, biscottes, lait écrémé comme boisson. Siestes allongé, après les repas

3e régime Viandes blanches et poissons légers, une fois par jour Lait écrémé et fromages frais sauce blanche Pâtes, farines Légumes cuits, potages maigres. Fruits cuits. Confitures Pâtisseries sèches

Les aliments doivent être préparés à l'eau ou au lait autant que possible.

Le sel, le sucre sont permis, de même, la vanille, le caramel, l'eau de fleur d'oranger.

Sont autorisées comme boissons, l'eau ordinaire ou d'Evian, les tisanes, le thé et le café, le lait écrémé et le képhir maigre.

Siestes, allongé, après les repas

Lavages d'intestin, si nécessaire Pas de purgatif par la bouche

Cures d'eau d'Evian réitérées quatre fois l'an et davantage.

Hydrothérapie externe

Régimes dans les cirrhoses — Voir *Aide-Mém Thér méd*

Régime dans la constipation — Voir *Aide-Mém Thér méd*

Régime dans le diabète sucré. — a) Voir *Aide-Mém de Thér. méd*

b) *Régime de Cantani* — Cantani n'ordonne que des viandes et des graisses, suppression absolue de tous les légumes et de tous les féculents. De plus, par jour, acide lactique à la dose de 1 à 2 grammes.

c) *Régime de Dongkin.* — Diète lactée exclusive. On donne jusqu'à 6 litres de lait par jour.

d) *Régime de Bouchardat.* — Suppression absolue de tout ce qui contient du sucre ou de tout ce qui en peut produire. Emploi du pain de gluten.

Régime dans la diarrhée. — Voir *Aide-Mém de Thér. méd*

Régime dans les dyspepsies. — Voir *Aide-Mém. de Thér méd.*

Régime dans les entérites. — Voir *Aide-Mém de Thér. méd.*

Régime dans les maladies de l'estomac.

Dyspepsies. — a) Voir *Aide-Mém de Thér méd.*

Cancer et ulcère de l'estomac. — Voir *Aide-Mém. Thér. méd*

Dilatation de l'estomac. — a) *Régime de Bouchard* — Deux repas par jour séparés par un intervalle de 9 heures ou bien trois repas, 4 heures entre le premier et le second et 8 heures entre le deuxième et le troisième, repas pris lentement, mastication prolongée, pas d'aliments liquides, croûte de pain ou pain grillé.

Déjeuner Œuf à la coque, fruits cuits en marmelade.

Dîner. Viandes froides cuites, viandes chaudes braisées, purées de viande, poisson bouilli, pâtes alimentaires, crèmes, riz au lait, purées de légumes, fromages, compotes de fruits Pour les fruits frais, quatre seuls sont permis : les fraises, les pêches, le raisin et les figues. Boire un verre et demi à chaque repas, jamais de vin rouge. Vin blanc coupé avec de l'eau d'Alet, pas d'eaux minérales chargées d'acide carbonique.

b) *Régime de Huchard* — 300 gr. de boisson a chaque repas; 7 heures entre les deux principaux repas; pas de soupe liquide. pas de fruits, nourriture exclusivement composée de viandes rôties, d'œufs et de legumes.

c) *Regime de Dujardin-Beaumetz.* — Il divise les malades atteints de dilatation de l'estomac en deux groupes ceux qui ont de la diarrhee et ceux qui sont constipes

Dilatation de l estomac avec diarrhee regime végetal composé de féculents, de legumes et de fruits, pas de viande, ni œufs, bière aux repas 300 gr a chacun. Sept heures entre les repas Emploi des cachets medicamenteux suivants salicylate de bismuth, salol, bicarbonate de soude. ãã 10 gr *En 30 cachets.*

Dilatation de l'estomac avec constipation même régime que celui de Bouchard Purgatifs salins et poudre laxative

Dans les deux cas, hydrotherapie. Lavage de l'estomac, lorsque la dilatation est trop considerable.

d) *Regime de Leube* — Le premier régime se compose de bouillon, de solution de viande (*fleisch solution*), de lait, d'œufs mollets et crus. Ce sont, pour Leube, les aliments les plus digestifs, l'ordre dans lequel sont énumérees ces substances est, pour Leube, celui de leur digestibilite

Pour les boissons, on devra prendre de l'eau pure ou légerement chargee d'acide carbonique, ce regime convient au debut du traitement du catarrhe chronique de l'estomac.

Dans le second regime prennent place, et toujours dans l'ordre de leur digestibilite · la cervelle de veau bouillie, le ris de veau bouilli, le poulet bouilli, le pigeon bouilli, on y ajoutera des bouillies au lait et des pieds de veau

Dans le troisieme regime, on ajoute à ces aliments le bifteck très saignant et le jambon cru Leube insiste sur la preparation de ce bifteck il veut que l'on prenne un morceau de la cuisse qu'on a bien amolli et que l'on a racle avec une cuiller, pour en retirer les parties les plus tendres, parties que l'on fait rôtir rapidement dans du beurre frais.

Le quatrieme regime comprend un grand nombre d'aliments qui sont le poulet rôti, le pigeon rôti, le chevreuil, la perdrix le rosbif saignant (surtout froid), le veau rôti, le macaroni On commencera, dans le quatrième regime, le vin, mais en tres petite quantite. Tres peu de legumes, très peu de salade, et surtout tres peu de ces compotes de fruits qu'on a l'habitude en Allemagne de servir toujours avec le rôti.

Régime dans la goutte. — Voir *Aide-Mem. Ther. méd.*

Régime dans les maladies de l'intestin — Voir *Aide-Mém. Ther. med*

Régime dans la lithiase biliaire — Voir *Aide-Mem. Ther. med.*

Régime dans la lithiase rénale — Voir *Aide-Mém. Ther méd.*

Régime dans les néphrites. — a) Voir *Aide-Mem. Ther. med*

b) *Regime de Senator* — Régime herbace, suppression des viandes. L'alimentation se compose de feculents, de légumes, de fruits, de graisses et de lait Pour les viandes, on peut autoriser la viande de porc et quelques viandes blanches

Boissons. — Lait ou vin coupé avec des eaux alcalines. Défense absolue de vin pur, d'eaux-de-vie, de liqueurs et de bière.

Soins de la peau. — Bains de vapeur, massage, pas d hydrothérapie (Semmola) Séjour dans un climat à température chaude et constante, inhalations d'oxygène.

c) *Regime de Dujardin-Beaumetz.* — Le malade se nourrira exclusivement d'œufs, de féculents, de legumes verts et de fruits.

Les œufs seront très cuits (œufs brouilles, omelettes, cremes.

Les feculents seront à l'etat de puree (puree de pommes de terre, de haricots, de lentilles, revalesciere, racahout, farine lactee, pâtes alimentaires, nouilles, macaroni, bouillie au gruau de ble, de riz, de mais, d'orge, d'avoine).

Les légumes verts seront très cuits (purée de carottes, de navets, de julienne, petits pois, haricots verts, épinards, salade cuite, céleri au jus).

Les fruits seront en compote, sauf les fraises et le raisin.

Le malade boira à ses repas du lait et du vin blanc très leger coupé largement avec une eau alcaline. Pas de vin pur, pas d'eau-de-vie, pas de liqueurs.

Etre tres reserve sur les viandes et faire usage seulement de viandes très cuites et de viandes gelatineuses (viandes braisees, rôti de porc frais, jambon, bœuf à la mode, veau en gelée. volaille en daube, poule au riz)

Sont defendus, les poissons, les mollusques, les crustaces, le gibier, les fromages faits et les viandes saignantes

d) *Régime de dechloruration.* — Voir ci-dessus, p. 466.

Régime de l'obésité. — a) Voir *Aide-Mem. Thér. méd.*

b) *Regime de Banting*, institue par Harvey qui l'a formulé de la façon suivante :

« Déjeuner . neuf heures du matin, avec 5 ou 6 onces (155 à 186 grammes) de bœuf, mouton, rognons, poisson grillé, lard fumé (*bacon*) ou de viande froide quelconque, sauf porc ou veau, une grande tasse de the ou de café, sans sucre, sans lait, un peu de biscuit ou 1 once (31 grammes) de pain grille (*dry toast*): en tout 6 onces (186 grammes) de nourriture solide, 9 onces (279 grammes) de liquide

« Diner · deux heures du soir, avec 5 ou 6 onces (de 155 à 186 grammes) de poisson quelconque, excepte saumon, hareng ou anguille, ou un même poids de viande quelconque, excepte porc et veau, un legume quelconque, excepte pommes de terre, panais, betteraves, navets et carottes, 1 once (31 grammes) de pain grillé, fruits, pudding non sucre, deux ou trois verres de bon vin rouge : xérès ou madère (champagne, porto et biere sont défendus) en tout 10 à 12 onces (310 à 372 grammes) de nourriture solide et 10 onces (310 grammes) de liquide

« Thé : six heures du soir, avec 2 ou 3 onces (62 à 93 grammes) de fruits cuits, un échaude (*rusk*) ou deux, une tasse de thé sans lait, sans sucre: en tout, de 2 à 4 onces (62 à 124 grammes) de nourriture solide et 9 onces (279 grammes) de liquide

« Souper · neuf heures du soir, avec 3 ou 4 onces (93 à 124 grammes) de viande ou de poisson, comme à dîner; un verre ou deux de vin rouge ou de xérès coupé avec de l'eau : en tout 4 onces (124 grammes) de nourriture solide et 7 onces (217 grammes) de liquide.

« A l'heure du coucher, au besoin, un grog de genièvre, de whisky ou d'eau-de-vie sans sucre ou un verre ou deux de vin rouge ou de xéres. »

c) *Régime d'Ebstein* — Accorde trois repas le dejeuner a lieu à 7 heures et demie en hiver et a 6 heures en ete, il doit se composer d'une grande tasse de thé (250 c c), sans lait ni beurre, et de 50 gr. de pain blanc fortement grille, charge de beurre

Le diner est le repas le plus important, il a lieu à deux heures, il se compose d'une soupe a la moelle de bœuf de 120 grammes de viande grasse, associee avec une sauce grasse, de legumes en quantite moderee, Ebstein defend les feculents et les legumes contenant du sucre Comme boisson, deux a trois verres de vin blanc leger et, apres le repas, une grande tasse de the noir sans lait ni sucre

Le souper a lieu à sept heures et demie, il se compose d'une grande tasse de the sans sucre ni lait, d'un œuf ou d'un rôti garni de graisse, avec 30 grammes de pain recouvert de beaucoup de beurre

d) *Regime de Demuth.* — Demuth ne veut pas de diminution des matieres azotees, point de diminution de la graisse au-dessous de la ration minima de 50 gr, mais reduction la plus grande, mais non illimitée, des hydrocarbones

e) *Regime d'Œrtel.* — Au matin 150 gr. de the ou de cafe avec un peu de lait ; 75 gr. de pain.

A midi 100 à 200 gr. de bouilli ou de rosbif, de veau, de gibier ou de volaille peu grasse, salade et legumes legers *ad libitum,* des poissons prepares sans trop de graisse, 26 gr de pain, quelquefois des farineux jusqu'à 100 gr. au maximum Comme dessert, 100 à 200 gr. de fruits, surtout des fruits frais, quelquefois un peu de confitures. Pas de boisson du tout Dans la saison chaude et a defaut de fruits, de 17 à 25 centilitres de vin leger.

Dans l'apres-diner . une tasse de cafe ou de thé comme au déjeuner, avec tout au plus 17 centilitres d'eau, exceptionnellement 25 grammes de pain.

Comme souper . un ou deux œufs à la coque, 150 gr de viande, 25 gr. de pain, un peu de fromage, de la salade ou des fruits. Comme boisson, 17 à 25 centilitres de vin coupe avec un huitieme d'eau.

Ceux qui ont souffert de l'obesite sans avoir presente des symptômes morbides du côte de la circulation peuvent prendre plus de liquides, par exemple, à midi, un ou deux verres de vin, le soir, une demi-bouteille de vin et un quart de litre d'eau.

f) *Regime de Schwenninger* — Diete des boissons. Suppression absolue des boissons aux repas et des aliments liquides. Suppression des hydrocarbones.

g) *Regime de Germain See* — Diminution des matières azotées, les graisses maintenues de 60 à 90 gr Les hydrocarbones maintenus à leur minimum. — Les boissons augmentees, infusions de the, chaudes autant que possible, pas de boissons alcooliques, pas de biere Sudations, bains de vapeur, hydrotherapie. Exercices musculaires appropriés ; pas d'équitation. Iodures à petites doses et eaux alcalines.

h) *Regime de Dujardin-Beaumetz.*—Reduction des boissons. Repousser les aliments trop aqueux, reduction a leur minimum des féculents Défense absolue de la pâtisserie, pain tres leger. Le malade doit peser tous ses aliments et se limiter aux poids suivants :

Premier dejeuner à huit heures . 25 grammes de pain ; 50 grammes de viande froide (jambon ou autre); 200 grammes de thé léger sans sucre.

Deuxième déjeuner à midi. 50 grammes de pain; 100 grammes de viande ou de ragoût ou deux œufs (l'œuf privé de sa coque pèse 45 à 50 grammes); 100 grammes de légumes verts, 15 grammes de fromage, fruits à discrétion.

Dîner à sept heures : pas de soupe, 50 grammes de pain; 100 gr de viande ou de ragoût; 100 grammes de légumes verts, salade, 15 grammes de fromage; fruits à discrétion.

Purgations répétées, exercices corporels, massage; bains de vapeur.

Régime dans la phtisie pulmonaire. — Voir *Aide-Mém. de Ther. méd.*

REPTILES ET BATRACIENS. — On consomme la chair de tortue et de grenouille, dont voici la composition pour 100 parties :

	Albuminoïdes	*Graisses*	*Sels*	*Eau*
Tortue	16,2	1,10	2,91	77,6
Grenouille	16,4	0,1	1,5	80 4

La tortue fournit une chair gélatineuse, douce, riche en graisse. Les œufs de tortue sont très nourrissants, agréables et digestifs.

La viande de grenouille se rapproche beaucoup de celle des oiseaux par sa teneur en albuminoïdes, sa très petite quantité de graisse et par son goût. Les cuisses sont de très facile digestion et conviennent aux convalescents et aux estomacs délicats.

SAUCES. — En général toutes les sauces sont nuisibles, surtout les sauces grasses, trop relevées ou trop épicées : mayonnaise, vinaigrette, crevette, verte, Bercy, au beurre d'anchois, sauce tomate, sauce au vin, etc. A proscrire de tous les régimes spéciaux.

SACCHARINE. — Voy. *Sucres* (p. 477).

SELS. — L'homme perd chaque jour 26 gr. en moyenne de substances minérales, la moitié environ de chlorure de sodium et le reste de phosphates et sulfates de potasse, de soude, de magnésie, de chaux, et des quantités infinitésimales de fer, silice, arsenic, etc. Les aliments de la ration quotidienne et l'eau potable lui rendent 15 gr. environ de ces substances, le reste, 8 à 10 gr. de sel marin est mélangé comme condiment à nos mets. Ces sels sont absolument indispensables à la vie et au fonctionnement de la cellule.

Le *sel marin* ou chlorure de sodium joue un rôle capital dans notre alimentation. C'est un condiment indispensable aux aliments pauvres en chlorures, il les fait digérer plus facilement. Nous en ajoutons 8 à 10 gr. à notre ration quotidienne. Il provoque la sécrétion d'un suc gastrique plus actif. Il est en outre un vrai aliment d'épargne, parce qu'il protège les albuminoïdes contre la désassimilation.

Les *sels de potasse*, de chaux, de magnésie, sont fournis par les légumes frais ou secs, le pain, le lait, le vin.

Les *produits phosphorés organiques* se trouvent dans les graisses de l'œuf, les graisses de légumineuses, pain, poissons, cervelle, rognons, foie, etc. D'après MM. Gilbert et Posternak on trouve dans les aliments d'origine animale les quantités suivantes de phosphore organique : lait de femme, 0,45 (P^2O^5 par litre); lait de vache, 0,758; œuf (un jaune) 0 gr., 130, 100 gr. de viande fraîche, 0,274.

Ces composés phosphores sont indispensables a la fixation de la matière albuminoide par les animaux Ils se trouvent surtout à l'état d'acide anhydro-oxyméthylene diphosphorique combine, dans les céréales, le pain, les legumes Introduits sous cette forme dans l'économie, ils ont donne d'excellents resultats comparativement aux autres composés du phosphore (Gilbert et Lippmann).

Le fer existe surtout dans le sang, la viande de boucherie, les haricots blancs, les jaunes d'œufs les lentilles, les epinards, les pois, etc , et le vin rouge jeune.

SUCRES — Aliments hydrocarbonés, à la façon de l'amidon et des graisses et condiments donnant un goût agreable a certains aliments.

Sucre de canne ou saccharose. — Se transforme en parties égales de glycose et de lévulose dans l'intestin

Sucre de raisin ou glycose — Effets diurétiques.

Sucre de lait ou lactose. — Action diuretique considérable Le lait de vache en renferme 40 a 50 gr., celui de femme 70 gr. par litre.

Le sucre d'orge, ainsi appelé à tort, s'obtient par la fusion et le brusque refroidissement du sucre de canne.

Le miel est forme d'un mélange de glycose, lévulose et saccharose, avec de petites quantités de principes parfumés et colorants. Il est legèrement laxatif.

Les excès de sucres sont nuisibles aux diabétiques, aux arthritiques, aux constipes, aux goutteux, aux rhumatisants.

Saccharine. — Derivée du toluène N'est pas un aliment, traverse l'économie sans se modifier. N'est pas un sucre, en donne l'illusion On ne doit pas en permettre plus de 10 centigr par jour Son pouvoir sucrant est 280 fois superieur a celui du sucre A besoin d'alcalins pour se dissoudre. Utile dans le diabete mais produit la dyspepsie, parce que, étant antiseptique, compromet les ferments digestifs et retarde ainsi la digestion.

THÉ — La feuille de the contient de la théine, identique à la cafeine ; un tanin particulier, des gommes, des résines et d'autres corps actifs mal connus *L'infusion* se prépare en vase fermé, en 5 minutes (5 gr pour 5 tasses de 120 c c) Une tasse renferme 0 gr. 025 de theine et 0,40 de substances solubles Ses effets sont les mêmes que ceux du café, tres attenués

La maceration de the, 10 gr. dans un litre d'eau pure ou additionnée de sucre et de lait peut être conseillee comme boisson de table aux dyspeptiques. L'eau froide ne dissout pas la théine.

VIANDES. — Ce nom est surtout attribué a la chair des mammiferes. Voici la composition des principales viandes, en y ajoutant celle d'oiseaux (moyenne d'après Kœnig et von Bibra) :

Pour 100 parties de	*Albuminoïdes*	*Graisses*	*Sels*	*Eau*
Bœuf	20,96	5,41	1,14	72,03
Veau (v. grasse)	18,88	7,41	1 38	72 31
Mouton	17 11	5.77	1.33	75,99
Porc (v. grasse)	14,54	37 34	0,72	47,40
Cheval	21 71	2 55	1,01	74 27
Chevreuil	19,77	1,92	1,13	75,76
Lapin	21 47	9 76	1,17	66,80
Poule grasse	18,49	9,34	0,91	70,06
Dindon	24,70	8,50	1,20	65,60
Oie	15 91	18,85	0 43	66,00
Perdrix	25,26	1,43	1,39	71,96
Pigeon	22,14	1,00	1,00	75 10
Canard sauvage	23,80	3,69	0,93	69,89

La viande de boucherie provient surtout du bœuf, du veau, du mouton La meilleure est celle des bœufs engraissés au pacage et âgés de 6 à 8 ans.

Le filet de bœuf, par la ténuité de ses fibres et sa grande digestibilité, est le morceau de choix pour les convalescents, les anémiques, les dyspeptiques, etc

La viande de veau est de digestion plus difficile Elle ne convient pas aux prédisposés à l'eczéma, à l'acné, aux urinaires

La viande de porc s'assimile plus facilement et convient aux néphritiques, fatigant peu les reins malades Elle doit être bien cuite et mastiquée lentement

Le lièvre, le lapin, le chevreuil, le sanglier, etc , sont plus indigestes, pauvres en graisses et à chair excitante Leur viande ne convient pas à ceux qui souffrent du foie, des reins, de l'intestin, de la peau.

Viande d'oiseaux de basse-cour — En ordre décroissant de digestibilité poulet, dindon, pintade, pigeon, canard, oie, etc *Le pigeon* est riche en corps phosphorés en principes fournissant des dérivés puriques Le poulet jeune, bouilli et additionné d'un peu de sel marin, est très bien digéré par les convalescents et les dyspeptiques.

Les viandes blanches : gallinacés, veau, chevreau, agneau, lapin, sont moins succulentes que les *noires* des animaux sauvages, et plus difficiles à digérer, les gallinacés exceptés, que les viandes *rouges* de bœuf et de mouton Elles contiennent presque autant de matières extractives et donnent plus d'acide urique que les viandes rouges, sinon que les noires (Gautier) La coloration de la viande n'est pas en rapport avec sa digestibilité

La perdrix, la caille, le faisan, jeunes, sont digestibles, succulents et nourrissants

La viande de boucherie crue est un aliment excellent qui se digère trois fois plus vite que la viande cuite et même que la viande rôtie saignante (b[illegible]ck) C'est l'aliment par excellence des estomacs très délicats des tuberculeux, tabétiques chlorotiques, etc Il faut préférer la viande crue de mouton ou de cheval, celles de bœuf et de porc pouvant contenir des œufs de botriocéphale et de trichine et des cysticerques de ladrerie.

La viande crue doit être privée de graisse, d'aponévroses, tendons, etc., râpée avec le tranchant d'un couteau. Salée ou non, on l'ingère en bouillie, à la cuillère, ou bien on en fait des boulettes que le malade avale jusqu'à la dose de 150 gr. à la fois, en débutant par petites doses et augmentant progressivement. Elle semble posséder une action spécifique efficace, surtout dans les maladies consomptives et anémiantes.

Préparations culinaires : œufs brouillés à la viande crue. Purée de pommes de terre à la viande crue. Épinards à la viande crue. Potage au tapioca à la viande crue.

Préparations pharmaceutiques :

CONSERVE DE DAMAS (Adrian)

Filet de bœuf	60 gr
Sel marin	1 —
Gelée de fruits (au gré du malade)	500 —

MARMELADE DE VIANDE (Lailler)

Viande crue râpée	100 gr
Sucre pulvérisé	40 —
Vin de Bagnols	50 —
Teinture de cannelle	3 —

LOOCH A LA VIANDE CRUE (Yvon)

Viande crue	50 gr
Amandes douces mondées	15 —
Amandes amères	1 —
Sucre blanc	16 —

Piler dans un mortier de marbre, ajouter la quantité d'eau nécessaire et faire une émulsion.

Viandes bouillies. — Par la cuisson dans l'eau bouillante on obtient la viande bouillie, et le bouillon (*voyez ce mot*). La cuisson enlève à la viande ses substances sapides, ses sels et son eau ; par elle les matières extractives doublent et les substances collagènes se solubilisent, les ferments naturels ou zymases sont détruits et les substances albuminoïdes deviennent plus difficilement assimilables.

Viandes rôties. — Sont plus savoureuses et, à poids égal, bien plus riches en principes nutritifs que les autres.

Suc de viande fraîche. — Possède, d'après MM. Richet et Héricourt, une action spécifique contre la tuberculose. On l'obtient en soumettant la viande fraîche hachée, ayant macéré pendant deux heures dans 1/5e de son poids d'eau froide préalablement bouillie, à l'action d'une presse de ménage. A travers le linge qui doit envelopper la viande, filtre un sérum rougeâtre dans la proportion de 40 p. 100 parties de viande. Très rapidement altérable, il doit être pris aussitôt préparé.

Pour en retirer de bons effets, un adulte doit prendre de ce *suc musculaire* : 200 à 400 gr., s'il s'agit d'une tuberculose latente ou commençante ; 400 à 800 gr. si l'affection pulmonaire est au deuxième degré ; 800 à 1200 gr. si la tuberculose est au troisième degré ou s'il s'agit d'une granulie.

On l'administrera de préférence une demi-heure avant le déjeuner, en nature ou additionné d'une petite quantité de sel.

Extraits de viande. — Ce sont des bouillons concentrés dans le vide jusqu'à consistance pâteuse. Excitants digestifs et nerveux. Ils ne doivent être donnés qu'à très faible doses, car ils produisent souvent la diarrhée si on dépasse la dose de 15 à 20 gr. par jour.

Les extraits Liebig et Cibils, faciles à conserver et transporter, rendent des services. Ces préparations renferment une grande proportion de sels, en particulier des sels de potassium.

Les autres *sucs et jus de viande* (*Fluid meat, Liquid food, Meat juice*, etc., etc.), ne se distinguent essentiellement pas des extraits. Ils sont souvent additionnés d'eau-de-vie.

Poudres de viande. — Viande desséchée au-dessous de 100°

puis réduite en poudre. Pour qu'une poudre de viande soit bonne, à l'examen microscopique, elle doit permettre de constater la présence de fibres striées, elle doit sentir seulement la colle forte et le rôti. Il faut rejeter celles qui, au microscope, présentent un grand nombre de bactéries et celles qui ont une odeur mauvaise ou douteuse

Fabrication domestique prendre du bouilli froid, le hacher, dessecher ce hachis au bain-marie, reduire en poudre au moyen d un moulin a cafe

Mode d'administration. — On doit commencer par de petites doses (30 à 40 gr) et augmenter jusqu'à 100 gr , en deux fois. Mélangée avec le potage, avec le chocolat avec la farine de lentilles, avec les légumes ou l essence de légumes (cartouches alimentaires Hiew), avec la kola (alimentation intensive, Heckel) En cachets En grogs Par gavage Délayee dans un peu d'eau de Vals ou de Vichy (Debone).

Indications Maladies consomptives, gavage et suralimentation.

VINS. — Les vins constituent un tout complexe renfermant de l'eau, de l'alcool, de la glycérine, du tanin (à l'état des sels ferreux le plus souvent) des huiles essentielles, des ethers, de sels (de potasse, de chaux, de magnésie, d alumine), des acides (tartrique, malique, citrique, lactique, succinique, etc), des sucres (mannite, inosite, glycose et lévulose), des gommes et dextrines, des matières colorantes, de très faibles proportions de substances grasses et albumineuses, de l'acide carbonique et de l'azote, etc

Voici la proportion d'alcool (p 100), contenue dans les différents vins :

Vin de Marsala	23,83	Vin de Champagne mousseux	11,77
— de Madere rouge	20,52	— de Cahors	11,36
— — blanc	20	— de Macon blanc	11
— de Porto	20	— de Volnay	11
— de Banyuls	17	— d Orleans	10,66
— de Malaga	17,42	— de Bordeaux rouge	10 10
— de Roussillon	16,88	— de Larose	9,05
— de Malaga ordinaire	15	— de Pauillac	9,70
— de Chypre	15	— de Vouvray blanc	9,86
— de Jurançon rouge	13,70	— de Château-Latour	9,33
— de Lunel	13,70	— de Leoville	9,10
— d'Angers	12,90	— de Pouilly	9,10
— de Champagne	12,77	— de detail a Paris	8,80
— de Graves	12,30	— de Chateau-Margaux	8,85
— de Beaune blanc	12,80	— de Château Laffitte	8 73
— de Frontignan	11,80	— de Chablis blanc	7,88

Un litre de vin moyen renferme les principes organiques suivants alcool 80 gr, glycerine 6, sucres reducteurs 1,5, gommes et dextrines 1, creme de tartre 2. La combustion de ces principes fournissent une energie de 600 calories

Les vins-liqueurs sont constitués par les vins d'Espagne, de Portugal, de Sicile, etc , tres sucrés et renfermant plus de 14 p 100, d alcool par litre.

Les **vins rouges**, contiennent *1 50 à 2 gr.* de tanin, des bouquets plus ou moins capiteux et une acidité de 4 à 6 pour 1000.

Les **vins blancs**, moins nourrissants que les rouges, plus legers a cause de leur quantité moindre de tanin, (0,60 a 0,70) et de l absence de matière colorante, plus diurétiques en raison de leur plus grande richesse en tartrates et moins acides, conviennent aux dyspeptiques, aux arthritiques, aux goutteux

Les **vins mousseux** contiennent une grande quantité d'acide carbonique et une certaine proportion de sucre Sont appliques au traitement des vomissements Ne conviennent pas aux dyspeptiques

Blancs ou rouges, les vins en vieillissant, perdent une partie de leur extrait et de leur matière colorante, ce qui les rend plus digestes Ils doivent etre preférés pour les convalescents, anemiques etc

Sous forme de limonade vineuse le vin rend de grands services à certains malades

Il doit être defendu dans toutes les maladies de l'estomac

Les températures les mieux appropriées pour l'ingestion des vins rouges est de 16 a 18°, et pour les vins blancs celles de 8 a 10°

VINAIGRE. — Le seul a employer est celui de vin Le bon vinaigre contient de 40 a 60 gr d acide acétique cristallisable par litre, des sels du vin et surtout de la creme de tartre Il doit etre limpide, d un parfum agreable et d'un gout franchement acide Pour eviter que le *mycoderma aceti*, sa levure speciale, determine des fermentations gastro-intestinales nuisibles, on doit le stériliser Densite 1,018 à 1,020

Excellent condiment pris à doses tres modérees 5 gr par repas, pour un adulte, mélanges à certains aliments depourvus de saveur (poissons, tete et pieds de veau, etc). Le vinaigre blanc, depourvu de matières colorantes, est superieur au rouge

Defendu aux hyperchlorhydriques, aux malades atteints d'ulcere de l'estomac, etc.

YAOURT. — Preparation de lait caille, obtenue en faisant bouillir du lait de vache, de brebis ou de chevre, le concentrant d'un tiers environ et le versant dans des bols places dans un milieu très chaud, On laisse alors refroidir à 38°-40° et on ajoute, sans dilacérer la pellicule qui s est produite un peu de yaourt de la veille, 4 a 5 heures apres l'on a un caille cremeux

C est un aliment acidule, tres substantiel et digeste Il est diurétique et antidiarrhéique

---

VI

APPENDICE

POUR

LES DÉSINFECTANTS

ET LA DÉSINFECTION

La désinfection joue un rôle prépondérant au point de vue de la préservation des maladies Nous allons résumer ici aussi brièvement que possible, les points principaux de cette question et nous exposerons successivement la désinfection des locaux contaminés, celle des vêtements et objets de literie, celle des personnes en contact avec les malades et celle des dejections.

1. Désinfection des locaux contaminés.

Elle se fait soit avec les désinfectants gazeux ou avec les désinfectants liquides Les premiers sont les vapeurs de soufre, les seconds les solutions du sublimé.

A. *Désinfection par le soufre.*

On y procède de la façon suivante :

a Cuber exactement la pièce, en boucher aussi exactement que possible les ouvertures, y laisser tous les objets meublants (tentures et literie)

b Brûler 50 grammes de soufre, par mètre cube. Pour brûler le soufre, construire avec des briques des foyers renfermant au maximum 1 kilogramme de fleur de soufre. Pour enflammer ce dernier sur toute sa surface, y verser de l'alcool puis y mettre le feu. On peut aussi se servir des brûleurs de soufre de Deschiens ou encore des brûleurs au sulfure de carbone. L'anhydride sulfureux en siphon (Pictet) peut aussi être utilisé.

c Fermer hermétiquement la pièce et ne l'ouvrir que 24 ou 48 heures après, puis pratiquer un lavage très complet de toutes les parties de la pièce.

B. *Désinfection par le sublimé.*

a. Porter tous les objets meublants (literie, tentures et tapis) à l'étuve de vapeur sous pression, sèche, ainsi que tous les objets ayant été en contact avec le malade.

b Laver la pièce avec des solutions au 1.000e de sublimé On pourra rendre ces solutions moins dangereuses en se servant de la solution suivante

SOLUTION DÉSINFECTANTE (Salomon).

Chlorure de sodium	1 gr
Sulfate de cuivre	2 —
Sublimé	1 —
Acide tartrique	5 —
Eau distillée	1 litre

Pour faire ces lavages, on pourra se servir d'une éponge ou bien d'un pulvérisateur à main (Geneste et Herscher).

2. DÉSINFECTION DES VÊTEMENTS ET OBJETS DE LITERIE.

Le seul procédé à employer est la chaleur sous forme d'étuve à vapeur sous pression Tous les autres systèmes d'étuve doivent être repoussés.

a. Porter dans des sacs imperméables et dans des voitures spéciales tous les objets ayant été en contact avec le malade ainsi que les tentures et les tapis, aux étuves municipales pour les villes qui en sont pourvues (étuve de la mairie du XIIIe arrondissement Paris), ou aux étuves particulières.

b. Pour les épidémies locales, faire usage des étuves mobiles, chaque canton du département de la Seine est pourvu d'une de ces étuves. Chaque département devrait en posséder une ou plusieurs.

3. DÉSINFECTION DES PERSONNES.

Elle comprend celle des vêtements pour les étuves et le lavage des mains et de la figure

a. Pour les vêtements, se servir des étuves à vapeur sous pression.

b. Pour les mains, utiliser les moyens suivants

I. Curage mécanique des ongles à sec

II. Lavage et brossage au savon et à l'eau aussi chaude que possible pendant une minute au moins.

III. Lavage avec une solution antiseptique. L'une des meilleures est celle au sublimé modifiée par Salomon.

Chlorure de sodium	1 gr.
Sulfate de cuivre	2 —
Sublimé	1 —
Acide tartrique	5 —
Eau distillée	1 litre

Dans les cas où les mains sont restées longtemps en contact avec des substances très infectieuses (autopsies), ajouter à ces précautions la suivante.

IV. Lavage et brossage à l'alcool à 80° pendant une minute au moins.

On peut aussi se servir des savons antiseptiques.

SAVON ANTISEPTIQUE (Hélot).

Acide borique	15 gr.
Crème de Savon	90 —

c Tenir la main à ce que les personnes en contact avec les malades changent de vetement quand elles sont au dehors

La barbe et les cheveux devront etre aussi laves Les cheveux devront être courts.

4 Désinfection des déjections

Elle comprend celle de matieres fecales et celle des crachats.

a. Desinfection des matieres fecales.

Utiliser le chlorure de chaux recemment preparé.
le lait de chaux fraichement prepare.
le sulfate de cuivre
le sublime

Pour le chlorure de chaux faire une solution de 50 gr. pour un litre d'eau

Pour le lait de chaux, on prend de la chaux de bonne qualite, on la fait se deliter en l'arrosant petit à petit avec la moitie de son poids d'eau Quand la delitescence est effectuce, on met la poudre dans un recipient soigneusement bouche et place dans un endroit sec Comme un kilogramme de chaux qui a absorbé 500 grammes d'eau pour se deliter a acquis un volume de 2 lit 200, il suffit de la delayer dans le double de son volume d'eau, soit 4 lit 400, pour avoir un lait de chaux qui soit environ a 20 p 100 Pour desinfecter les selles, on verse dessus une proportion de lait de chaux egale en volume a 2 p. 100 (Richard et Chantemesse)

Pour le sulfate de cuivre faire des solutions de 50 gr pour un litre d eau.

Enfin les solutions du sublime doivent être au millieme

On peut aussi employer pour les vidanges les huiles lourdes de houille, Dans les cas d'epidemie grave, on peut aussi employer la chaleur et faire subir aux matieres fecales, l'action de la vapeur à plus de 110°.

b. Désinfection des crachats.

Faire cracher les tuberculeux dans des crachoirs munis de sciure de bois humectée avec les solutions suivantes :

.	Chlorure de zinc liquide a 45°	100 gr.
	Eau et glycerine	1 litre.
I.	Acide phenique cristallise	5 gr.
	Eau	900 —
	Glycerine	100 —
III.	Acide thymique cristallisé	2 —
	Alcool	50 —
	Eau	900 —

Jeter au feu le contenu des crachoirs combustibles en carton, on brûle le contenant et le contenu (Iscovesco).

Dans les hôpitaux utiliser la chaleur (eau bouillante ou vapeur sous pression, appareil de Herscher).

5. Mesures sanitaires contre les affections contagieuses.

Nous reproduisons ici les mesures adoptées par le conseil d'hygiène et de salubrité de la ville de Paris pour la variole, la fievre typhoide, la diphtérie, et la scarlatine.Les etuves indiquées se rapportent à la ville de Paris ; ces indications varieront pour toutes les villes.

INSTRUCTION SUR LES PRÉCAUTIONS A PRENDRE

CONTRE LA FIEVRE TYPHOÏDE

Le germe de la fièvre typhoïde se trouve dans les déjections des malades.

La contagion se fait à l'aide de l'eau contaminée par ces déjections ou par tout objet souillé par elles.

MESURES PRÉVENTIVES — En temps d'épidemie de fièvre typhoide, l'eau potable doit être l'objet d'une attention toute particulière, l'eau récemment bouillie donne une sécurité absolue.

Cette eau doit servir à la fabrication du pain et au lavage des légumes.

Avant de manger il faut se laver les mains avec du savon.

Les habitudes alcooliques, les exces de tous genres, et surtout les exces de fatigue, prédisposent à la maladie

Mesures a prendre dès qu'un cas de fièvre typhoide se produit — Les cas de fievre typhoide doivent etre declares au commissariat de police du quartier pour la Ville de Paris, et à la mairie dans les communes du ressort de la Prefecture

L'administration assurera le transport du malade, s'il y a lieu, ainsi que la desinfection du logement et des objets contamines

a. — TRANSPORT DU MALADE. — Si le malade ne peut recevoir à domicile les soins necessaires, s'il ne peut etre isolé, notamment si plusieurs personnes habitent la même chambre, il doit être transporte dans un etablissement special.

Les chances de guerison sont alors plus grandes et la transmission n'est pas à redouter

Le transport devra toujours être fait dans une des voitures spéciales mises *gratuitement* à la disposition du public par l'Administration

b — ISOLEMENT DU MALADE. — Le malade, s'il n'est pas transporte, sera place dans une chambre separee ou les personnes appelees à lui donner des soins doivent seules penetrer.

Son lit sera place au milieu de la chambre, les tapis, tentures et grands rideaux seront enleves.

Cette chambre sera aeree plusieurs fois par jour

Le malade sera tenu dans un etat constant de propreté

Les personnes qui entourent le malade se laveront les mains avec une solution de sulfate de cuivre faible (à 12 grammes par litre d'eau), toutes les fois qu'elles auront touche le malade ou les linges souilles Elles devront aussi se rincer la bouche avec de l'eau bouillie

Elles ne mangeront jamais dans la chambre du malade

c — DÉSINFECTION DES MATIÈRES — Il est de la plus haute importance que les dejections du malade ainsi que les objets souilles par elles soient immediatement desinfectes.

La desinfection des linges et des mains sera obtenue à l'aide de solutions de sulfate de cuivre. Ces solutions seront de deux sortes, les unes fortes et renfermant 50 grammes de sulfate de cuivre par litre, les autres faibles renfermant 12 grammes par litre Les solutions fortes serviront à desinfecter les dejections et les linges souilles, les faibles serviront au lavage des mains et des linges non souilles.

Les commissaires de police tiennent *gratuitement* à la disposition du public des paquets de 25 grammes destinés à faire les solutions. On mettra deux de ces paquets dans un litre d'eau pour préparer les solutions fortes et un paquet dans deux litres pour les solutions faibles

Pour désinfecter les matières, on versera dans le vase destiné à les recevoir un demi-litre de la solution forte On lavera avec cette même solution les cabinets d'aisance et tout endroit ou ces déjections auraient été jetées et répandues

Aucun des linges souillés ou non ne doit être lavé dans un cours d'eau

Les linges souillés seront trempés et resteront deux heures dans les solutions fortes

Les linges non souillés seront plongés dans une solution faible Les habits, les literies et les couvertures seront portés aux étuves municipales publiques de désinfection.

d — DÉSINFECTION DES LOCAUX — La désinfection des locaux est faite *gratuitement* par des désinfecteurs spéciaux. Pour obtenir cette désinfection, il suffit de s'adresser à Paris au commissaire de police du quartier.

Un médecin inspecteur des Épidémies est chargé de vérifier l'exécution des mesures prescrites ci-dessus.

INSTRUCTION SUR LES PRÉCAUTIONS A PRENDRE

CONTRE LA DIPHTÉRIE

La diphtérie est une affection éminemment contagieuse.

Le germe de la diphtérie est contenu dans les fausses membranes et les crachats.

Il se transmet surtout à l'aide des objets souillés par les produits de l'expectoration.

Ces objets, quand ils n'ont pas été désinfectés, conservent pendant des années leur pouvoir infectieux.

MESURES PRÉVENTIVES — L'isolement et la désinfection sont les seules mesures efficaces de préservation

En temps d'épidémie, tout mal de gorge est suspect, le germe de la diphtérie se développant surtout sur une muqueuse déjà malade. appeler de suite un médecin.

Mesures à prendre dès qu'un cas de diphtérie se produit — Les cas de diphtérie seront déclarés au commissariat de police du quartier pour la ville de Paris, ou à la mairie dans les communes du ressort de la Préfecture.

L'administration assurera l'isolement ou le transport du malade et la désinfection du logement contaminé.

a. — TRANSPORT DU MALADE — Si le malade ne peut recevoir à domicile les soins nécessaires, s'il ne peut être isolé, notamment si plusieurs personnes habitent la même chambre, il doit être transporté dans un établissement spécial.

Ce transport doit être effectué à une époque aussi rapprochée que possible du début de la maladie.

Les chances de guérison sont alors plus grandes et la transmission n'est pas à redouter

Le transport devra toujours être fait dans une des voitures spéciales mises *gratuitement* à la disposition du public par l'administration.

b — ISOLEMENT DU MALADE — Le malade, s'il n'est pas transporté sera placé dans une chambre séparée où les personnes appelées à lui donner des soins doivent seules pénétrer

Son lit sera placé au milieu de la chambre, les tapis, tentures et grands rideaux seront enlevés

Le malade doit être tenu dans le plus grand état de propreté

On évitera tout ce qui pourrait provoquer l'excoriation de sa peau ; vésicatoires, sinapismes, etc.

Il est indispensable d'éloigner immédiatement toute personne qui ne concourt pas au traitement du malade et surtout les enfants.

Les personnes qui soignent le malade éviteront de l'embrasser, de respirer son haleine, et de se tenir en face de sa bouche pendant les quintes de toux

Si ces personnes ont des crevasses ou de petites plaies, soit aux mains, soit au visage, elles auront soin de les recouvrir de collodion.

Elles se laveront les mains avec une solution de sulfate de cuivre faible (12 grammes par litre d'eau), toutes les fois qu'elles auront touché le malade ou les linges souillés Elles devront aussi se rincer la bouche avec de l'eau bouillie.

Elles ne mangeront jamais dans la chambre du malade.

c. — DÉSINFECTION DES MATIÈRES EXPECTORÉES OU VOMIES. — Il est de la plus haute importance que les matières expectorées ou vomies, ainsi que les objets souillés par elles, soient immédiatement désinfectés.

La désinfection des linges et des mains sera obtenue à l'aide de solutions de sulfate de cuivre Ces solutions seront de deux sortes, les unes fortes et renfermant 50 grammes de sulfate de cuivre par litre, les autres faibles renfermant 12 grammes par litre. Les solutions fortes serviront à désinfecter les matières expectorées ou vomies et les linges souillés, les faibles serviront au lavage des linges non souillés.

Les commissaires de police tiennent *gratuitement* à la disposition du public des paquets de 25 grammes destinés à faire les solutions. On mettra deux de ces paquets dans un litre d'eau pour préparer les solutions fortes et un paquet dans deux litres pour les solutions faibles

Pour la désinfection des matières expectorées ou vomies, on versera dans le vase qui les reçoit un demi-litre de la solution forte. On lavera avec cette même solution les cabinets d'aisance et tout endroit où ces déjections auraient été jetées et répandues. Aucun des linges souillés ou non ne doit être lavé dans un cours d'eau

Les linges souillés seront trempés et resteront deux heures dans la solution forte

Les linges non souillés seront plongés dans une solution faible

Les habits, les literies et les couvertures seront portés aux étuves municipales publiques de désinfection

Les objets de literie, et en particulier les berceaux, doivent être également portés à l'étuve de désinfection. Les jouets de l'enfant doivent être brûlés.

Les cuillers, tasses, verres, etc. devront, aussitôt après avoir servi au malade, être plongés dans l'eau bouillante.

Pendant la maladie, les poussières du sol de la chambre seront enlevées chaque jour et immédiatement brûlées. Avant le balayage, on projettera sur le plancher de la sciure de bois humecte avec une solution de sulfate de cuivre (12 grammes par litre).

d. — DÉSINFECTION DES LOCAUX — La désinfection des locaux est faite *gratuitement* par des desinfecteurs speciaux. Pour obtenir cette désinfection, il suffit de s'adresser, a Paris, au commissaire de police du quartier

Un médecin inspecteur des Epidemies est chargé de verifier l'exécution des mesures prescrites ci-dessus

INSTRUCTION SUR LES PRECAUTIONS A PRENDRE

CONTRE LA SCARLATINE

La scarlatine est une maladie contagieuse

Elle exige toujours de grands soins.

Elle est surtout redoutable par les complications qui peuvent survenir même après la disparition de l'éruption.

Mesures à prendre dès qu'un cas de fièvre scarlatine se produit. — Tout cas de scarlatine sera declare au commissariat de police du quartier pour la ville de Paris, ou a la mairie dans les communes du ressort de la Prefecture

L'administration assurera l'isolement ou le transport du malade et la desinfection du logement contamine.

a. — TRANSPORT DU MALADE. — Si le malade ne peut recevoir à domicile les soins necessaires, s'il ne peut être isole, et surtout si plusieurs personnes habitent la meme chambre, il doit être transporte dans un etablissement special.

Les chances de guerison sont alors plus grandes et la transmission n'est pas a redouter.

Le transport devra toujours être fait dans une des voitures spéciales mises *gratuitement* a la disposition du public par l'administration.

b. — ISOLEMENT DU MALADE. — Le malade, s'il n'est pas transporté, sera place dans une chambre separee, où les personnes appelees a lui donner des soins doivent seules penetrer.

Son lit sera mis au milieu de la chambre, les tapis, tentures et grands rideaux seront enleves

Son isolement devra durer au moins quarante jours, a partir du moment ou l'eruption a ete constatee

Les personnes appelees a donner des soins au malade seront choisies, autant que possible, parmi celles qui ont deja eu la scarlatine Elles devront se laver les mains frequemment, et surtout avant les repas. Elles ne mangeront jamais dans la chambre du malade.

Le malade sera tenu dans un etat constant de propreté

c. — DÉSINFECTION DES OBJETS AYANT ÉTÉ EN CONTACT AVEC LE MALADE, ET MESURES DE PRÉCAUTION A PRENDRE PAR CELUI-CI — Tous les objets (linge, draps, couvertures, objets de toilette, etc), ayant ete en contact avec le malade doivent etre desinfectes

La désinfection des linges et des mains sera obtenue à l'aide de solutions de sulfate de cuivre. Ces solutions seront de deux sortes, les unes fortes et renfermant 50 grammes de sulfate de cuivre par litre, les autres faibles renfermant 12 grammes par litre. Les solutions fortes serviront à désinfecter les linges souillés, les faibles serviront au lavage des mains et des linges non souillés.

Les commissaires de police tiennent *gratuitement* à la disposition du public des paquets de 25 grammes destinés à faire les solutions. On mettra deux de ces paquets dans un litre d'eau pour préparer les solutions fortes et un paquet dans deux litres pour les solutions faibles.

Les linges souillés resteront deux heures dans les solutions fortes.

Aucun des linges, souillés ou non, ne doit être lavé dans un cours d'eau.

Les habits, les literies et les couvertures seront portés aux étuves municipales publiques de désinfection.

Les cuillers, tasses, verres, etc., ayant servi au malade devront, aussitôt après leur usage, être plongés dans l'eau bouillante.

Les matières rendues par le malade, les crachats, les vomissements, les selles et les urines doivent être désinfectés au moyen d'une solution de sulfate de cuivre à 50 grammes par litre. Un verre de cette solution est versé préalablement dans le vase destiné à recevoir ces matières, qui sont jetées sans délai dans les cabinets.

Les cabinets sont eux-mêmes désinfectés deux fois par jour avec le même liquide.

Les souillures sur les tapis, meubles et parquets doivent également être lavées avec la solution forte. D'autre part, les poussières du sol de la chambre seront enlevées chaque jour, et brûlées immédiatement, on aura soin, avant le balayage, de projeter sur le plancher de la sciure de bois humectée avec la solution faible (12 grammes par litre) de sulfate de cuivre.

Le malade ne doit sortir qu'après avoir pris un bain savonneux.

L'enfant qui a eu la scarlatine ne doit retourner à l'école qu'après un intervalle de quarante jours au moins à partir du début de la maladie.

d. — DÉSINFECTION DES LOCAUX. — La désinfection des locaux est faite *gratuitement* par des désinfecteurs spéciaux. Pour obtenir cette désinfection, il suffit de s'adresser, à Paris, au commissaire de police du quartier.

Un médecin inspecteur des Épidémies est chargé de vérifier l'exécution des mesures prescrites ci-dessus.

INSTRUCTION SUR LES PRÉCAUTIONS À PRENDRE

CONTRE LA VARIOLE

La variole est une maladie éminemment contagieuse.

La vaccination et la revaccination sont les seuls moyens de prévenir ou d'arrêter les épidémies de variole.

Mesures à prendre dès qu'un cas de variole se produit. — Les cas de variole seront déclarés au commissariat de police du quartier pour la ville de Paris, ou à la mairie dans les communes du ressort de la Préfecture.

L'administration assurera l'isolement ou le transport du malade et la désinfection du logement contaminé.

a. — TRANSPORT DU MALADE. — Si le malade ne peut recevoir à domicile les soins nécessaires, s'il ne peut être isolé, notamment si plusieurs personnes habitent la même chambre, il doit être transporté dans un établissement spécial.

Les chances de guérison sont alors plus grandes et la transmission n'est pas à redouter.

Le transport devra toujours être fait dans une des voitures spéciales mises *gratuitement* à la disposition du public par l'administration.

b. — ISOLEMENT DU MALADE. — Le malade, s'il n'est pas transporté, sera placé dans une chambre séparée où les personnes appelées à lui donner des soins doivent seules pénétrer.

Son lit sera placé au milieu de la chambre; les tapis, tentures et grands rideaux seront enlevés.

Le malade sera tenu dans un état constant de propreté.

Les personnes appelées à donner des soins à un varioleux devront être revaccinées. Elles se laveront les mains avec une solution de sulfate de cuivre faible (à 12 grammes par litre d'eau), toutes les fois qu'elles auront touché le malade ou les linges souillés. Elles devront aussi se rincer la bouche avec de l'eau bouillie.

Elles ne mangeront jamais dans la chambre du malade.

Elles devront avoir des vêtements spéciaux et les quitter en sortant de la chambre.

c. — DÉSINFECTION DES OBJETS AYANT ÉTÉ EN CONTACT AVEC LE MALADE, ET MESURES DE PRÉCAUTION À PRENDRE PAR CELUI-CI. — Tous les objets (linge, draps, couvertures, objets de toilette, etc.) ayant été en contact avec le malade doivent être désinfectés.

La désinfection des linges et des mains sera obtenue à l'aide de solutions de sulfate de cuivre. Ces solutions seront de deux sortes, les unes fortes et renfermant 50 grammes de sulfate de cuivre par litre, les autres faibles renfermant 12 grammes par litre. Les solutions fortes serviront à désinfecter les linges souillés, les faibles serviront au lavage des mains et des linges non souillés.

Les commissaires de police tiennent *gratuitement* à la disposition du public des paquets de 25 grammes destinés à faire les solutions. On mettra deux de ces paquets dans un litre d'eau pour préparer les solutions fortes et un paquet dans deux litres pour les solutions faibles.

Les linges souillés seront trempés et resteront deux heures dans les solutions fortes.

Aucun des linges, souillés ou non, ne doit être lavé dans un cours d'eau.

Les linges non souillés seront plongés dans une solution faible.

Les habits, les literies et couvertures seront portés aux étuves municipales publiques de désinfection.

Le malade ne doit sortir qu'après avoir pris plusieurs bains.

d. — DÉSINFECTION DES LOCAUX. — La désinfection des locaux est faite *gratuitement* par des désinfecteurs spéciaux. Pour obtenir cette désinfection, il suffit de s'adresser, à Paris, au commissaire de police du quartier.

Un médecin inspecteur des Épidémies est chargé de vérifier l'exécution des mesures prescrites ci-dessus.

INSTRUCTION SUR LES PRÉCAUTIONS A PRENDRE

CONTRE LE CHOLÉRA

Le germe de la diarrhée cholériforme est contenu dans les déjections des malades (matières fécales et vomissements). Il se transmet surtout par l'eau, les linges et les vêtements. Il ne se transmet pas par l'air.

MESURES PRÉVENTIVES — L'eau potable doit être l'objet d'une attention toute particulière; l'eau récemment bouillie donne une sécurité absolue

Cette eau doit seule servir à la fabrication du pain et au lavage des légumes

Il faut se laver au savon les mains avant de manger.

Les excès de tous genres, notamment les excès alcooliques, sont dangereux

Les refroidissements doivent être évités avec le plus grand soin

Toute diarrhée et tout trouble intestinal sont suspects : appeler de suite un médecin.

PREMIERS SOINS A DONNER AUX MALADES

IL FAUT { Combattre la diarrhée, Arrêter les vomissements, Réchauffer le malade

1° Pour combattre la Diarrhée

Administrer tous les quarts d'heure trois cuillerées à soupe de la limonade suivante

Acide lactique	10 gr.
Sirop de sucre	90 —
Alcoolature d'orange	2 —

à verser dans un litre d'eau.

2° Pour arrêter les vomissements :

Administrer des petits morceaux de glace ou des boissons gazeuses et donner toutes les heures vingt gouttes de l'elixir suivant

Elixir parégorique	20 gr.

3° Pour réchauffer le malade :

Boissons chaudes et alcooliques. — Café noir léger additionné d'eau-de-vie — Thé chaud avec du rhum — Grogs

Frictions sèches énergiques. — Enveloppement dans des couvertures Boules d'eau chaude ou briques chauffées autour du malade.

MESURES A PRENDRE DÈS QU'UN CAS DE

CHOLÉRA SE PRODUIT

Dès qu'un cas de diarrhée cholériforme se produit, il faut en faire la déclaration, soit à la Préfecture de police (service des épidémies), soit au Commissariat de police du quartier pour la ville de Paris, et à la Mairie dans les communes du ressort de la Préfecture.

a. — Transport du malade

Si le malade ne peut recevoir à domicile les soins nécessaires, s'il ne peut être isolé, notamment si plusieurs personnes habitent la même chambre, il doit être transporté dans un service spécial.

Les chances de guérison sont alors plus grandes et la transmission n'est pas à redouter

Le transport devra toujours être fait dans une des voitures spéciales mises *gratuitement* à la disposition du public A Paris, l'envoi de la voiture sera demandé soit dans les Commissariats ou les postes de police, soit à la Préfecture de police (service des Épidémies), soit rue de Chaligny, 21, soit rue de Staël, 6 La Préfecture de police (service des Épidémies) et les stations de voitures de la rue de Chaligny et de la rue de Staël sont reliées au réseau téléphonique public. Le service est assuré jour et nuit.

b. — Isolement du malade

Le malade, s'il n'est pas transporté, sera placé dans une chambre séparée où les personnes appelées à lui donner des soins doivent seules pénétrer.

Son lit sera placé au milieu de la chambre, les tapis, tentures et grands rideaux seront enlevés.

Les personnes qui entourent le malade se laveront les mains avec une solution de sulfate de cuivre faible (à 12 grammes par litre d'eau), toutes les fois qu'elles auront touché le malade ou les linges souillés

Elles devront aussi se rincer la bouche avec de l'eau bouillie.

Elles ne mangeront jamais dans la chambre du malade

c. — Désinfection

Il est de la plus haute importance que les déjections du malade (matières fécales et matières vomies), ainsi que les objets souillés par elles, soient immédiatement désinfectés.

La désinfection des déjections sera obtenue à l'aide d'une solution de sulfate de cuivre, renfermant 50 grammes de sulfate de cuivre par litre.

Les Commissaires de police tiennent *gratuitement* à la disposition du public des paquets de 25 grammes destinés à faire les solutions On mettra deux de ces paquets dans un litre d'eau pour préparer les solutions destinées à la désinfection des selles et des cabinets d'aisances. Un demi-paquet dans un litre d'eau suffit pour la désinfection des mains

Pour désinfecter les matières, on versera dans le vase qui les reçoit un demi-litre de la solution. On lavera avec cette même solution les cabinets d'aisance et tout endroit où ces déjections auraient été jetées et répandues.

Aucun des linges souillés ou non ne doit être lavé dans un cours d'eau.

Le petit linge sera désinfecté par une immersion pendant 10 à 15 minutes dans l'eau bouillante; cette immersion sera précédée, s'il y a des taches de sang ou de pus, d'un trempage dans une solution de potasse.

Pour les grands linges, on devra réclamer leur passage à l'étuve; — il en sera de même pour les habits, les tapis, la literie et les couvertures.

SERVICES DE DÉSINFECTION ET DE TRANSPORT DES MALADES

Tous ces services sont gratuits pour Paris et la banlieue, pour les obtenir, s'adresser :

A PARIS :

A la Préfecture de police (service des Epidémies),
Rue du Château-des-Rentiers, 73, | Rue de Chaligny, 21; | Et rue des Recollets, 6 *bis*. } Etuves municipales.

Aux Mairies,
Aux commissariats et aux postes de police,
Enfin aux cimetières du Nord, de l'Est et du Sud.

La Préfecture de police (service des Epidémies) et chacune des étuves municipales sont reliées au réseau téléphonique public.

Des voitures spéciales viennent chercher à domicile les objets à désinfecter et elles les rapportent après leur passage à l'étuve.

DANS LA BANLIEUE : Au Maire ou au Commissaire de police

Dans la banlieue les étuves sont mobiles; elles sont conduites à proximité de l'immeuble où il y a des objets à désinfecter.

d — Désinfection des locaux

A Paris et dans la banlieue, la désinfection des locaux est faite gratuitement par des désinfecteurs spéciaux.

Elle est demandée aux mêmes services que le passage des objets à l'étuve

Un médecin inspecteur des Épidémies est chargé de vérifier l'exécution des mesures prescrites ci-dessus

DEUXIEME CHAPITRE

LES AGENTS PHYSIQUES

AÉROTHÉRAPIE. — *Emploi de l'air pour la cure des maladies.*

Bains d'air comprimé. — Appareils spéciaux de Junod, Pravaz, Tabarie La pression de l'air ne doit pas dépasser 2/5 d'atmosphère, 1/5 pour les malades affaiblis Durée totale du bain de une heure et demie à deux heures une demi heure pour augmenter graduellement le pression, une heure ou l'on maintient la pression à un état constant, une demi-heure pour ramener la pression a la normale. La cure doit être au moins de vingt seances quotidiennes

Action physiologique. — Diminution de l'hyperémie pulmonaire et des secretions des muqueuses respiratoires, resorption des exsudats inflammatoires. Augmentation de la capacite pulmonaire, augmentation des phenomenes de combustion et de nutrition

Applications therapeutiques. — Cure de l'asthme, de l'emphyseme pulmonaire, du catarrhe chronique, de la phthisie, de la coqueluche traitement de la chlorose, de la goutte, du diabete, de la polysarcie et de l'albuminurie

Contre-indication — Maladies du cœur et de l'aorte avec myocarde affaibli. Retrecissement de la trompe d'Eustache.

Inhalation d'air comprimé et raréfié — Appareils speciaux de Waldenburg, de Schnitzler, de Maurice Dupont On peut realiser les combinaisons suivantes · 1° inspiration et expiration dans l'air comprime, produit l'augmentation de la pression intra-thoracique. 2° Inspiration et expiration dans l'air rarefie; diminution de la pression intra-thoracique 3° *Methode intermittente* une serie d'inspirations dans l'air comprime, les expirations ayant lieu à l'air libre, puis une serie d'inspirations à l'air libre, les expirations ayant lieu dans l'air rarefie. 4° *Methode alternante* . une inspiration dans l'air comprimé suivie d'une expiration dans l'air rarefie. Cette gymnastique respiratoire augmente la capacite vitale des poumons et les forces inspiratoires et expiratoires, active la circulation pulmonaire et réalise le lavage aérien des poumons.

Indications. — Emphyseme pulmonaire, catarrhe pulmonaire, bronchite chronique, pleurésie chronique.

Contre-indications. — Atherome artériel, tendance aux hémorrhagies cerebrales ou aux hemoptysies, faiblesse du cœur, etc.

L'air comprime peut être chargé de substances médicamenteuses créosote, eucalyptol, etc , en cas d'indications spéciales Il peut être chaud, impregné de vapeur d'eau, etc.

Inhalations médicamenteuses — Appareils très varies de Le Fort (de Lille), de Sandras, etc Solutions medicamenteuses variables goudron, terébenthine, alcool, iodoforme

Vaporisation — Dégagement dans l'air de vapeurs médicamenteuses. Vapeurs therébenthinees Combustion d'un mélange de goudron de houille et de thérebenthine Faire bouillir d'une façon continue de l'eau dans la piece du malade, en y versant toutes les deux heures de l'acide phenique, thymique, salicylique, ou de la teinture de benjoin, d'eucalyptus, etc. Vapeurs d'acide fluorhydrique

Indications — Laryngite striduleuse et laryngite des maladies infectieuses Diphtérie laryngée.

Insufflations. — *Douche nasale d'air* avec la poire de Politzer pour désobstruer la trompe d'Eustache, dans le traitement de l'otite moyenne chronique, du coryza du nouveau-né, etc

Insufflation d'air sterilise dans la plèvre et dans le péritoine, apres evacuation du liquide épanche, pour combattre la reproduction de l'épanchement.

Injections sous-cutanées d'air filtré sur du coton hydrophile de 300 à 500 c. c pour traiter la sciatique et autres nevrites.

ARSONVALISATION. — Voir *Electrotherapie.*

BALNÉATION. — *Bain.* — Immersion et sejour plus ou moins prolonge du corps ou d'une partie du corps dans un milieu quelconque autre que l'atmosphere.

On peut les diviser :

D'APRES LA TEMPÉRATURE en	Froids au-dessous de 25° (toniques) Tiedes de 30 a 35° (neutres) Chauds de 35 a 40° (deprimants).
D'APRES LE MILIEU D'IMMERSION en	Liquides Gazeux Solides
D'APRES LA PARTIE IMMERGEE en	Entiers Partiels (demi bains, pédiluves, bains de siege, etc)

En réalité, les bains gazeux seuls peuvent être *entiers*, mais l'usage a donné le nom de bain entier à celui dans lequel tout le corps, sauf la tête, est plongé.

Bains liquides. (Bains proprement dits) — Ils sont generalement composes d'eau pure ou d'eau contenant en dissolution ou en suspension diverses substances Mais ils peuvent aussi être formes d'autres liquides tels que lait, huile, vin, bouillons divers, sang, entrailles (bains de tripes), etc. .

Lorsque l'eau du bain se renouvelle constamment, il est dit *bain a eau courante*, dans le cas contraire, c'est le *bain a eau dormante*

La duree moyenne d'un bain est de 20 à 30 minutes. Au delà d'une heure, c'est le *bain prolonge.*

FORMULES DES PRINCIPAUX BAINS MÉDICAMENTEUX.

Les diverses substances qu'on incorpore aux bains sont empruntées aux règnes minéral, végétal et animal.

EAU 300 LITRES

1° ORIGINE MINÉRALE

BAINS ALCALINS.

Carbonate de soude 250 gr.

BAINS DE VICHY

Bicarbonate de soude 500 gr.

BAINS SULFUREUX

A Trisulfure de potassium solide 50 à 100 gr

Concasser, enfermer dans un flacon, faire dissoudre au moment du bain, dans un litre d'eau chaude, à part

B Trisulfure de potassium 50 à 100 gr
Eau 200 —

Dissoudre à chaud et filtrer.

BAINS DE BARÈGES

Hydrosulfate de soude cristallisé } āā 60 gr.
Chlorure de sodium cristallisé }
Carbonate de soude desséché 30 —

Dissoudre dans un litre d'eau.

Les bains sulfureux doivent être pris dans des pièces spéciales peintes au blanc de zinc, dans des baignoires de bois, de zinc ou de fonte émaillée.

BAIN IODÉ

Iode 10 gr
Iodure de potassium 20 —
Eau 250 —

Dissoudre et verser dans le bain. (Baignoire de bois ou émaillée.

BAIN IODURÉ.

Iodure de potassium 50 gr.
Eau 450 —

BAIN DE MER ARTIFICIEL

A Sel marin 8 kil
Sulfate de soude cristallisé 3 — 500 gr.
Hydrochlorate de chaux 0 — 700 —
Hydrochlorate de magnésie 2 — 000 —

B Chlorure de sodium 7 — 500 —
— de magnesium 2 — 515 —
— — calcium 515 —
— — potassium 60 —
Sulfate de soude 2 — 525 —

Iodure de potassium } āā 0 gr. 15 centigr.
Bromure de potassium }
Sulfhydrate d'ammoniaque V gouttes

BAIN DE PENNES.

Bromure de potassium	1 gr
Carbonate de soude	300 —
— de chaux	1 —
Phosphate de soude	8 —
Sulfate de soude	5 —
Sulfate d'alumine	1 —
— fer	3 —
Huile essentielle de lavande } ãã	
— de thym }	—
— de romarin }	
Teinture de staphisaigre	50 —

BAINS DE SEL.

Sel gris	5 kil

BAIN DE SUBLIMÉ (Cod.).

Bichlorure de mercure	20 gr

Dissoudre dans

Alcool à 90°	50 gr.

Ajouter

Eau distillee .	200 gr

La dose de sublime peut être portée à 50 grammes (Baignoire de bois ou de fonte emaillee)

BAIN MERCURIEL

Sublime corrosif } ãã	15 gr
Chlorhydrate d'ammoniaque }	
Eau distillee	500 —

BAIN DE BOURBONNE ARTIFICIEL

Carbonate de soude	100 gr
Bromure de sodium	10 —
Chlorure de sodium	500 —

BAIN DE PLOMBIERES ARTIFICIEL

Carbonate de soude	100 gr
Sel marin	20 —
Sulfate de soude	60 —
Gelatine	100 —

2° ORIGINE VÉGÉTALE

BAIN D'AMIDON.

Amidon	200 a 500 gr.

Délayer dans 2 litres d'eau et mélanger au bain lentement et en agitant.

BAIN AROMATIQUE

Espèces aromatiques	500 gr

Infuser une heure dans Eau bouillante 10 *litres Passer.*

BAIN SINAPISÉ.

Pédiluve

Farine de moutarde	150 gr

Délayer dans 3 *litres d'eau froide et verser dans le bain prépare a la temperature convenable*

Bain entier

Poudre de moutarde	1 kil.

Dans un linge fin, dans l'eau du bain.

BAIN DE SON.

Son	1 kil.

Faire bouillir 10 minutes dans 5 ou 6 litres d'eau, passer et mélanger avec le bain.

BAIN DE TILLEUL

Tilleul	1 kil

Même préparation que pour le bain aromatique

3° ORIGINE ANIMALE

BAINS GÉLATINEUX

Colle de Flandre	500 gr
Eau chaude	10 litres

Dissoudre et verser dans le bain

BAINS GÉLATINO-SULFUREUX.

Polysulfure de potassium	50 gr
Gelatine concassee	250 —

Dissoudre a chaud la gélatine, puis le sel

BAINS SAVONNEUX.

Savon blanc du commerce	1 kil

Dissoudre a chaud dans 5 litres d'eau.

BAINS GAZEUX. — (Voir *Aerotherapie.*)

Les bains gazeux usités en balneotherapie proprement dite sont:

Les bains d'air chaud;

Les bains de vapeurs.

Ils sont administres dans des *etuves totales*, salles dans lesquelles les malades sont soumis au contact de la chaleur ou dans des caisses, *etuves limitees*, la tête restant à l'air libre.

Ces etuves totales ou limitees peuvent être *seches* ou *humides*, selon que l'on y fait penetrer de l'air chauffe ou de la vapeur d'eau, dans l'etuve seche la température oscille entre 35 et 50°, en moyenne 40° centigrades, dans l'etuve humide elle varie entre 35 et 70°, en moyenne 45°

On peut en meme temps charger la vapeur de produits medicamenteux . térebenthine, iodure de potassium, etc., ou dégager dans l'étuve sèche des fumigations . ex essence de pin, cinabre, etc .

La durée du bain de sudation ne doit pas depasser 25 minutes.

Le *bain russe* est une étuve humide à proximité de laquelle se trouve une salle d'immersion froide et un salon de repos avec massage.

Le *bain maure* est un bain analogue et n'en differe que par la suppression des applications d'eau froide

Bains solides. — Bains de sable, de boue, de marc de raisin, de marc d'olive, etc .., presque tous du domaine de l'empirisme, sauf toutefois les bains de boue minerale (Dax) Boues de Dax transportees (Barth's, Sandfort).

BAIN HYDROÉLECTRIQUE. — V *Électrotherapie.*

BAINS DE LUMIÈRE.

Lumière solaire. — Exposition de tout le corps ou d'une partie du corps au soleil, pendant 10 à 30 minutes et meme plusieurs heures (Rollier).

Bain de soleil simple, bain de soleil avec sudation (suivi d'enveloppements secs).

Malgat expose au soleil le dos de ses malades et grâce à un miroir argenté renvoie les rayons sur la partie antérieure du thorax

Montennis entraîne le malade en exposant d'abord les jambes et le bas du corps, puis la totalité du corps Au point de vue local, les ulcères variqueux, les tuberculoses locales sont exposées au soleil pendant des heures Pigmentation rapide et intense

Héliophores du Dr Arbault de Vevey lentilles d'un mètre de foyer qui condensent les rayons solaires.

Lumière artificielle (rayons calorifiques, rayons actiniques)

Lampes à incandescence — Ces bains généraux se prennent dans des caisses semblables à celles des bains de vapeur, qui contiennent 30 à 40 lampes de 10 à 16 bougies, blanches, bleues ou rouges La température monte à 60 et 80° La sudation est abondante, la durée du bain doit être de 10 à 20 minutes Ces bains sont photo-calorifiques, n'utilisant que la partie calorifique du spectre

Les bains de lumière locaux sont très employés Ils épousent la partie à traiter (Miramond de la Roquette, Delherm et Laquerrière). Ils donnent chaleur obscure + chaleur lumineuse On peut les donner à 80° pendant une demi-heure et même une heure, deux et trois fois par jour

Lampes Dowsing — A filaments donnant peu de lumière et beaucoup de chaleur, même technique température 100°

Lampes à arc — Peu employées, à cause du danger des brûlures.

Lampes de Cooper Hewitt — A vapeurs de mercure Ces lampes donnent des rayons actiniques, ultra-violets en grande quantité, et permettent de donner des bains photo chimiques Il y a au contraire peu de chaleur On peut avec des bains de 15 à 20 minutes répétés obtenir le hâle donné par le soleil

L'action des bains de lumière est des plus marquée sur la circulation, la pression artérielle qui est abaissée, la sudation, le métabolisme

BAIN STATIQUE — Voir *Électrothérapie*

CLIMATOTHÉRAPIE — En médecine on entend par *climat* l'influence des conditions météorologiques, auxquelles une contrée est soumise, sur les êtres organisés. La *climatothérapie* est l'application de cette influence à la cure des maladies

Toute station climatérique doit remplir les conditions suivantes 1° Le sol doit être sec, poreux et salubre et le terrain en pente modérée ; 2° Il doit y avoir, en grande abondance, de bonne eau de source 3° La station doit avoir une température peu variable et s'abaissant peu la nuit elle doit être exposée au soleil, abritée contre les vents du nord et de l'est et proche d'un bois, 4° La localité doit être peu habitée et dépourvue d'industries susceptibles de vicier l'air

Les climats se divisent en *climats maritimes* et *climats terrestres*

Les **climats maritimes**, ou *des îles et des côtes* se classent ainsi

1° Climats maritimes *humides à température élevée :* Madère (moyenne de l'hiver, 17°), Canaries, Açores, etc

2° Climats maritimes *humides à température fraîche :* île de Bute (Rothesay), moyenne de l'hiver 14°

3° Climats maritimes *demi-humides chauds* Mogador, Tanger,

Alger, Cadix, Gibraltar, Ajaccio, Palerme, Rivière du Levant, Venise, Saint-Sebastien, Biarritz, Arcachon, etc

4° Climats maritimes *demi-humides frais :* côtes anglaises et irlandaises, iles Scilly et de Wight, etc

5° Climats *maritimes secs* Riviera di Ponente, Hyeres, Costebelle, Cannes et le Cannet, Antibes, Nice, Villefranche, Beaulieu, Bordighiera, Menton, San Remo, Castellamare, Sorrente, Salerne, les îles Capri, d'Ischia, Sicile, Malte, Baleares, etc

Indications Scrofulo-tuberculose ostéo-articulaire des enfants, tuberculose au 2° et 3° degre, non fébrile, néphrites chroniques, anémies, surmenages

Contre-indications · tuberculose fébrile, artério-sclérose, cardiopathies, nevropathies, dermatoses avec prurit, arthritisme.

Les **climats terrestres** se divisent en *climat de montagne et climat de plaine. Les stations de montagne* sont

1° *Hautes stations hibernales* . Davos (1 556 m), Davos-Dörfli, Davos-Frauenkirch, Wiesen, Saint-Moritz (1.855 m.), La Maloja, Pontresina (1.828 m.), Mariu Silo (1.805 m.) Samaden (1 742 m.), Leyzin (1.450 m)

° *Stations moyennes hibernales* Le Vernet (629 m.), Gréoulx (350 m.), Grasse (330 m), Amélie-les-Bains (280 m) et beaucoup en Suisse

3° *Hautes stations estivales* Panticosa (1.779 m), Saint-Beatenberg (1 147 m), Lenk (1 073 m), Prieuré (1.052 m), Engelberg (1.033 m), etc.

4° *Stations moyennes estivales* Les plus célèbres sont Gobersdorf (557 m) et Falkenstein (450 m.)

Indications Anémie, chlorose, pharyngite et bronchite chroniques, pléthore abdominale avec hémorroides, neurasthenie et hysterie légères, asthme sans emphyseme ni lesions cardiaques, prédisposition a la tuberculose, tuberculose confirmee a tous les degres

Contre-indications âges extrêmes de la vie, cardiopathies, arterio-sclerose, emphyseme, rhumatisme articulaire, excitabilité nerveuse, faiblesse constitutionnelle prononcee.

Les climats de plaine sont 1° *climats secs et chauds* · Le Caire, la Haute-Egypte, etc , 2° *climats humides* · Pau, Dax, Pise, Rome, etc.

Indications : bronchite chronique avec emphyseme, rhumatisme chronique, néphrites, goutte, diabete, et la tuberculose lorsque les malades ne peuvent pas se rendre aux stations de montagne.

Contre-indications . prédisposition aux congestions cérébrales et pulmonaires et aux hémorroides.

CRYMOTHÉRAPIE. — En applications medicales générales, le froid est utilise par l'intermédiaire de l'eau (v. Hydrotherapie).

Localement · on utilise la glace, l'acide carbonique neigeux, les pulvérisations d éther ou de chlorure d ethyle, l'air liquide, les douches d'air foid et les bains d'air froid.

Le *sac a glace.* — En caoutchouc ou en baudruche, on interposé une couche de flanelle entre la peau et le sac. Il est utile d'enlever la glace toutes les 40 minutes pour laisser les tissus reprendre leur tonicite pendant une demi-heure.

Le *tube Leiter* — A refroidissement continu (écoulement constant d'eau froide) peut remplacer le sac de glace.

Les *pulvérisations* d'éther ou de chlorure d'éthyle ou de méthyle, servent à l'anesthésie cutanée. Le siphonnage avec ces produits procure l'analgésie dans les névralgies (Debove) Le jet doit être promené rapidement pour ne pas produire d'escharre

Neige carbonique. — Sur l'estomac des tuberculeux pour traiter la dyspepsie (Lebulle) par détente du gaz.

Contenu dans un tube à parois épaisses, on le met en contact avec des nævi ou des verrues pendant 20 secondes, il se produit une vésicule au bout de 24 heures et la chute consécutive de la verrue

Air liquide — Un morceau de toile enroulé sur un petit bâton, est trempé dans l'air liquide et appuyé fortement sur la peau (nævi)

Douche d'air froid (procédé de Frey) s'emploie alternativement avec douche d'air chaud pour faire faire une gymnastique des vaisseaux

Le froid a une action tonifiante et excitante, il provoque de l'anémie des tissus, il a une action empêchante de l'inflammation.

DOUCHE STATIQUE. — Voir *Électrothérapie.*

EFFLUVATION. — Voir *Électrothérapie*

ÉLECTROLYSE. — Voir *Électrothérapie.*

ÉLECTROTHÉRAPIE [1] - L'électricité est un médicament protée ou plutôt un ensemble de médicaments, car chaque modalité de l'énergie électrique est un médicament particulier dont les effets thérapeutiques varient non seulement avec la technique, mais encore avec la durée et la répétition des applications Elle est, selon les cas, excitomotrice, sédative de la sensibilité générale ou spéciale, tonique du système nerveux central, modificatrice de la circulation générale, régulatrice de la nutrition, antiphlogistique, caustique et désintégrante ou enfin désinfectante et immunisante

Les modalités de l'énergie qui permettent la réalisation de ces multiples actions sont désignées sous le nom de courants galvaniques, de courants faradiques, de courants galvano faradiques, de courants intermittents de basse tension, de courants alternatifs sinusoïdaux, de courants ondulatoires, de courants polyphasés, de courants alternatifs de haute fréquence et de haute tension, de courants frankliniques ou statiques Je passe sous silence les rayons X, les radiations calorifiques ou lumineuses, les vibrations Leurs applications à l'organisme constituent la RADIOTHÉRAPIE, la PHOTOTHÉRAPIE, la VIBROTHÉRAPIE (voir ces mots) qui sont des procédés physiothérapiques que l'on peut séparer de l'électrothérapie proprement dite, parce qu'il ne s'agit plus là d'applications dans lesquelles l'organisme fait partie du circuit électrique lui-même

Les moyens d'action de l'électrothérapie — COURANT GALVANIQUE — Le courant galvanique ou continu est le courant produit par une batterie de piles ou d'accumulateurs (pour les applications thérapeutiques 20 à 30 éléments sont nécessaires) ou pour des postes fixes, par des réducteurs de potentiel disposés sous forme de tableaux muraux branchés sur les canalisations à courant continu qui servent à l'éclairage des villes Il s'applique à l'organisme au moyen de conducteurs particuliers, appelés *électrodes*

1. Cet article est dû à la plume autorisée de M. Albert-Weil.

qui sont tantôt des plaques metalliques recouvertes de feutre imbibé de liquides, tantot des tampons de charbon recouverts de peau de chamois mouillée, tantôt des solutions dans lesquelles plonge un membre, tantôt des aiguilles ou des sondes metalliques Les electrodes reliees au pôle positif de la source du courant continu sont dites *electrodes positives ou anodes*, les électrodes reliees au pôle negatif sont dites *électrodes negatives ou cathodes* Le plus souvent les applications sont faites au moyen de deux électrodes, une anode et une cathode Le dispositif qui comprend quatre electrodes, deux anodes et deux cathodes, formées de solutions placees dans des bacs aptes a recevoir chacun un membre constitue *le bain électrique a quatre cellules*

Les applications galvaniques sont caractérisées par l intensité du courant et par la différence de potentiel entre les points d'entrée et de sortie du courant dans l'organisme *L intensité* est la quantité de courant qui circule dans l'unite de temps au travers du patient, on l'evalue *en milliamperes La difference de potentiel* est la différence de pression électrique entre les surfaces d entree et de sortie du courant, on l'evalue en *volts* Si l'on compare le courant continu a un écoulement d'eau entre deux vases communiquants places a différentes hauteurs, l'on peut dire que les milliamperes mesurent le débit et que les volts mesurent la hauteur de chute Les instruments qui servent a ces mesures sont *les milliamperemetres et les voltmetres*

Un courant continu traversant des solutions salines se propage dans ces solutions grâce a leurs radicaux chimiques qui sont *les ions*, les ions cheminent, pendant le passage du courant, dans la solution, les uns (*les anions*) se dirigent vers le pôle positif, les autres (*les cathions*) se dirigent vers le pôle negatif, le phénomene n'est apparent qu'aux points d entrée et de sortie du courant car, dans l'espace intermediaire, les ions, par suite de leur marche inverse se recombinent L'organisme ne fait pas exception aux lois qui regissent l'électrisation des solutions salines et le courant continu y determine des mouvements ioniques qui peuvent se manifester dans l'espace intermediaire aux deux electrodes, puisque l'organisme n est pas un milieu homogene, mais qui sont surtout considérables au voisinage des pôles. il y a la, électrolyse des tissus vivants et parfois en plus introduction d'ions medicamenteux *L electrolyse*, ou decomposition des tissus, est le fait du transport d'ions autour d une electrode formee d'une aiguille ou d une sonde de métal inoxydable ou de charbon, introduite dans les tissus ou dans les cavités naturelles, le resultat ulterieur de cette électrolyse est une escarre molle quand l'électrode était cathode, dure quand l'électrode etait anode. L électrolyse est accompagnee de *transport d'ions medicamenteux* quand cette électrode metallique est de substance attaquable par les acides, comme le zinc ou le cuivre et si elle est reliee au pôle positif *Le transport d'ions* est le phénomene primordial quand l électrode est formée d'epaisseurs de gaze imbibée d'une solution médicamenteuse, si cette electrode est positive ce sont les cathions de la solution (les bases) qui penetrent par le passage du courant, si cette electrode est negative ce sont les anions (les radicaux acides) qui sont introduits dans l'organisme

Courants faradiques — Les courants faradiques sont les courants induits qui se produisent dans un fil metallique enroulé sur une bobine emboîtant une bobine plus petite sur laquelle est enroule un fil continu dont les deux extrémités sont reliées aux deux pôles d'une ou deux piles, quand un interrupteur détermine dans ce circuit primaire une série d'interruptions de courant. Les appareils faradiques sont le plus souvent transportables ; ils devraient tous posséder une bobine secondaire à fil gros et une bobine secondaire à fil fin et être munis d'un interrupteur pouvant donner des intermittences espacées. Les petits appareils, dont le trembleur est toujours très rapide, doivent être rejetés de la thérapeutique. Les courants faradiques qui se produisent dans les bobines secondaires à fils fins sont dits courants de tension, les courants faradiques qui se produisent dans les bobines secondaires à fils gros sont dits courants de quantité. Les courants faradiques se graduent par l'enfoncement de la bobine secondaire sur la bobine primaire et s'appliquent à l'organisme de la même façon que les courants galvaniques au moyen d'électrodes.

Courants galvanofaradiques. — Les courants galvanofaradiques sont des courants qui circulent dans des fils dans lesquels on fait arriver à la fois un courant galvanique et un courant faradique. Les boîtes ou les tableaux où sont réunis les appareils producteurs de courant continu et les appareils producteurs des courants faradiques portent un combinateur appelé *combinateur de Watteville* qui permet de lancer dans les fils allant au malade l'une des deux modalités de courant ou leur superposition.

Courants intermittents de basse tension. — Les courants intermittents de basse tension ou courants de Leduc sont des courants continus interrompus au moyen d'un interrupteur spécial qui permet de faire varier la durée des passages du courant et leur nombre pendant l'unité de temps ; appliqués à travers le cerveau, ils déterminent, dans certaines conditions une narcose qui pourra, peut-être, être suffisante pour l'exécution des interventions chirurgicales.

Courants alternatifs sinusoïdaux. — Les courants alternatifs sinusoïdaux sont des courants produits par des machines dynamos. Pour les usages médicaux on utilise de petites machines dynamos alimentées par le courant continu des canalisations de ville ou par une batterie d'accumulateurs et portant outre leurs collecteurs ordinaires un système de deux bagues communiquant respectivement à chaque moitié de l'anneau par deux prises à 180°.

Les courants alternatifs sinusoïdaux s'administrent le plus souvent sous forme de *bains hydro-électriques* ; les électrodes immergées dans la baignoire soigneusement isolée sont reliées par des fils traversant des résistances appropriées aux balais frottants sur les deux bagues de la dynamo. On distingue plusieurs sortes de bains hydro-électriques. *Dans le bain monopolaire ou bain d'Eulenburg*, une plaque électrode reliée à l'un des pôles plonge dans la baignoire, l'autre électrode formée d'une poignée recouverte de peau de chamois humide et tenue par le malade. *Dans le bain bipolaire à deux cellules de Gaertner*, la baignoire est séparée en deux par un diaphragme isolant au milieu duquel le malade a juste la place pour passer et une électrode plonge dans chacun des deux compartiments. *Dans le bain bipolaire à une seule cellule*, le plus employé d'ailleurs, les deux plaques électrodes plongent dans l'eau et le malade n'a aucun contact avec elle ; le courant va de l'un à l'autre à travers l'eau et le patient, en se répartissant inégalement entre eux ainsi que l'exigent les lois physiques.

Courants ondulatoires — Les courants ondulatoires sont des courants alternatifs de forme sinusoïdale, mais sans changement de sens, ils sont produits par des groupes de dynamos, les appareils médicaux qui donnent le sinusoïdal alternatif donnent d'ailleurs, fort souvent, l'ondulatoire par un simple mouvement de manette On peut remarquer d'ailleurs qu'un courant de pile que l'on fait passer graduellement de zéro à un maximum de ce maximum à zéro et ainsi de suite est sensiblement un courant ondulatoire Les courants ondulatoires s'appliquent sous forme de bains ou d'une façon locale comme les courants continus

Courants polyphasés — Parmi les courants polyphasés, *les courants triphasés* ont seuls jusqu'à présent été utilisés en médecine Une dynamo actionnée par le courant continu ou le courant alternatif, présentant, à l'extrémité de l'axe opposée à celle par où entre le courant actionnant l'appareil, un dispositif spécial d'ailleurs simple, sert à les produire Leur graduation se fait grâce à un couplage spécial qui permet d'interposer sur le trajet des fils issus de la dynamo, trois bobines d'induction sans trembleurs Ils sont utilisés sous forme de *bains hydro-électriques tripolaires* à une seule cellule

Courants alternatifs de haute fréquence et de haute tension. — Les courants alternatifs de haute fréquence et de haute tension sont les courants qui se produisent quand on détermine une série de décharges de condensateur dans un circuit fermé, formé de plusieurs spires enroulées en forme de solénoïde L'appareil produisant la série de décharges est *un transformateur de haute tension* (appareils Gaiffe, Rochefort, etc) La série de décharges se produit entre deux boules métalliques reliées aux armatures internes de deux condensateurs, boules qui constituent *l'éclateur*, le courant de haute fréquence et de haute tension parcourt le solénoïde reliant les armatures externes des deux condensateurs Sur ce solénoïde siège des courants de haute fréquence, on peut prendre des dérivations Si on relie l'une de ses extrémités à une plaque métallique placée sous une chaise longue, si l'on relie l'autre à une barre métallique tenue par un malade qui se couche sur un matelas isolant placé sur la chaise longue, on réalise l'électrisation par *le lit condensateur*

Si d'une autre façon, on relie l'une des extrémités du solénoïde de liaison à une électrode métallique flexible, et une spire variable assez rapprochée de l'extrémité utilisée à une autre électrode métallique flexible et si l'on place ces deux électrodes de part et d'autre d'un membre ou d'un segment du tronc on réalise ce que l'on appelle la *diathermie* Si l'une des électrodes est très grande et l'autre très petite et si l'intensité du courant des appareils est suffisante, on réalise *l'électro-coagulation* (Doyen) en masse des tissus autour de la petite électrode

Le solénoïde de liaison peut être suffisamment grand pour pouvoir renfermer en son intérieur un homme assis sur une chaise, il constitue ce qu'on appelle *une cage de haute fréquence;* et son emploi thérapeutique, basé sur les phénomènes d'induction que tout courant de haute fréquence et de haute tension détermine au voisinage du conducteur qui le porte, s'appelle l'*Arsonvalisation*

Si le solénoïde de liaison est assez petit mais prolongé de part et d'autre des deux points qui sont reliés aux armatures externes des deux condensateurs, l'on constate que si l'on fait varier l'un des points de jonction, il est une certaine position pour laquelle de beaux effluves violets s'échappent des extrémités en même temps que l'oxygène de l'air au contact de l'appareil s'ozonise Cette variation du point de jonction a pour effet d'augmenter la tension du courant que l'on peut recueillir a l'extremite du solenoide ce solénoide porte alors le nom de *résonateur* Suivant la forme des electrodes reliés à l extremité du résonateur, suivant la grandeur de l étincelle qui se produit dans l éclateur on recueille de grands ou de petits effluves : avec une electrode formée d'une tige métallique recouverte d'un manchon de verre, on administre au malade un *effluve* doux et modéré , avec une électrode formee d'un balai métallique on administre au malade *un effluve* puissant ou *des etincelles* ou enfin la charge directe de haute fréquence, si on le prie de saisir ce balai a pleines mains ; avec une électrode formée d une tige de métal, on administre seulement l'*étincelle ou la charge directe de resonance.*

Avec certains appareils de haute fréquence on emploie deux résonateurs au lieu d'un seul , en reliant le malade a l'un d'eux et en approchant de lui un balai metallique relié a l'autre, on administre au malade *l'effluvation bipolaire* qui est un procede d'administration de la haute fréquence des plus énergiques

Des qu'un sujet est relie a une source de courants de haute frequence et de haute tension et subit la charge directe, ou l'effluvation bipolaire, il est lui-même a un très haut potentiel il est facile de le mettre en évidence, car par simple contact on peut tirer des diverses parties de son corps de très fortes étincelles

Courants frankliniques. — Les courants frankliniques utilisés en thérapeutique sont produits, non pas par la vétuste machine de Ramsden des cours de physique, mais par des machines statiques à influence, mises en marche par des moteurs assez puissants, (les machines les plus usitees sont a 4, 6, 8, 10 ou 12 plateaux) Leurs divers modes d'administration sont appelés *le bain statique, la douche statique*, et enfin l'*effluvation ou l'étincellage statiques*

Pour le bain statique, le malade est placé sur un tabouret isolant relié à l'un des pôles de la machine et l'autre pôle de la machine est relié a la terre *Pour la douche*, le malade est assis comme pour le bain , mais un disque à pointes relie a l'autre pôle de la machine est place au dessus de sa tête, ce qui lui procure la sensation d'un vent frais qui l'envelopperait *Pour l'etincellage et l'effluvation*, le malade est aussi place comme pour le bain, mais une électrode a pointes ou a boules reliee à l'autre pôle de la machine est deplacée en face de la partie à traiter à une distance telle que l'effluve ou l'etincelle éclate

Les machines statiques peuvent produire des courants de haute fréquence et de haute tension *identiques* aux courants de haute fréquence et de haute tension produits par les transformateurs-bobines, si on les munit d un éclateur specialement construit a cet effet, les machines statiques *tres puissantes* peuvent donc etre utilisés comme sources de ces courants

Les machines statiques peuvent produire des courants de haute frequence et de haute tension *analogues seulement* aux courants obtenus par M d'Arsonval avec les transformateurs et cela sans instrumentation compliquée, ce sont les *courants frankliniques induits* facilement graduables a l'aide d'un rhéostat special de mon invention

Les indications de l'électrothérapie. — L'électricité

AGENT EXCITO-MOTEUR — Le courant continu à son état permanent ou à son état variable, c'est-à-dire au moment où on l'établit ou l'interrompt, le courant faradique de la bobine secondaire à gros fil sont des excitants de nerfs moteurs et des muscles striés. Leur emploi est indiqué dans les atrophies musculaires, les névrites, les paralysies périphériques, les paralysies par lésions médullaires (les paralysies infantiles, entre autres) On n'a recours qu'au courant continu dans les cas où les muscles et les nerfs malades présentent la *réaction de dégénérescence*, on a recours au courant faradique ou mieux au courant galvanofaradique dans tous les autres cas caractérisés par une moindre gravité des lésions. On commence en général par l'application du courant continu à son état permanent : une large anode est placée dans le dos l'extrémité du membre malade est plongée dans un bain relié à l'autre pôle; et l'on fait passer 10 milliampères pendant environ un quart d'heure On termine par l'excitation au tampon des muscles, et nerfs lésés, à l'aide du courant galvanique interrompu ou à l'aide du courant faradique suivant que les lésions sont plus ou moins graves Les séances ont lieu tous les jours ou tous les deux jours

Dans les cas de paralysie faciale le courant continu à son état permanent s'applique en mettant une électrode-tampon au devant de chaque oreille (la cathode est placée du côté lésé), car l'on a constaté que lors du passage d'un courant continu au travers d'un conducteur nerveux, l'augmentation de l'excitabilité du nerf due à l'application thérapeutique est surtout manifeste dans la portion située sous l'électrode négative

Le courant faradique de la bobine secondaire à gros fil, à intermittences espacées est indiqué, sous forme de faradisation localisée, pour prévenir l'atrophie des muscles dans les cas d'hémiplégie cérébrale, mais dans les jours qui suivent l'ictus, il faut être très sobre d'excitations et il est préférable d'appliquer la galvanisation cérébrale suivant la technique qui en fait un tonique du système nerveux central.

Le courant faradique de la bobine à gros fil, à intermittences espacées appliqué à l'aide d'une olive placée au contact du sphincter uréthral alors que l'autre électrode est mise sur le ventre est indiqué dans les cas d'incontinence d'urine dus à une atonie du sphincter ; il sert, si les applications sont quotidiennes et méthodiquement poursuivies, à redonner à ce muscle sa tonicité

Le courant faradique d'une bobine secondaire à gros fil très puissante, à intermittences lentes, réparti sur 6 à 10 groupes musculaires au moyen de vastes électrodes spéciales, gradué pour chaque électrode au moyen de rhéostats de telle sorte que chaque groupe musculaire ait une forte contraction est appliqué pour produire une gymnastique généralisée, augmenter les échanges et combattre l'obésité il constitue alors la *méthode de gymnastique musculaire de Bergonié.*

Les bains hydroélectriques à courants sinusoïdaux ou triphasés sont également des excitants moteurs, on les utilise dans les polynévrites généralisées, les troubles de la croissance, les myopathies progressives, etc.

Le courant continu interrompu est un excitant des fibres lisses, de là l'usage du *lavement électrique* contre les obstructions et l'occlusion intestinale. La technique en est simple : une sonde spéciale reliée à l'un des pôles de la batterie de piles est introduite dans le rectum ;

une large électrode de feutre mouillée est placée sur le ventre et l'on fait passer progressivement un courant de 40 a 50 milliamperes après que, par l'intermédiaire de la sonde, on a introduit un quart ou un demi litre d'eau salée dans l'intestin Toutes les trois minutes environ on fait des renversements de courants et cela pendant environ quinze a vingt minutes L'effet thérapeutique peut parfois ne se manifester que lorsque l'on a administre deux ou trois lavements électriques a cinq heures d'intervalle l'un de l'autre.

L'ÉLECTRICITÉ, AGENT SÉDATIF DE LA SENSIBILITÉ GÉNÉRALE OU SPÉCIALE. — Le bain statique de longue duree est un agent sédatif de la sensibilité générale, il ramene le sommeil et diminue l'excitation des nevropathes, de la son emploi pour combattre l'insomnie, l'agitation

La galvanisation generalisée pratiquee au moyen d'une electrode frontale positive et d'un pédiluve comme électrode negative (15 milliamperes, quinze a vingt minutes, quotidiennement) la faradisation généralisée pratiquée en disposant les électrodes de la même façon (bobine secondaire à fil fin, trembleur rapide), sont aussi des sédatifs du systeme nerveux

Le courant continu à haute intensité appliqué au moyen d'une électrode de gaze ou de feutre épais, moulant bien la surface cutanée, recouvrant tout le territoire ou une grande partie du territoire du nerf malade est un calmant energique de toutes les névralgies et des nevrites douloureuses Quand on ne veut utiliser que l'action analgesique propre au courant continu lui-même, cette électrode est reliee au pôle positif, le pôle sédatif par excellence, mais si l'on veut utiliser les transports d'ions dus au courant et si l'on impregne cette électrode d'une solution de salycilate de soude il faut la relier au pôle négatif, car l'ion salycile est un cathion. L'intensité peut atteindre 80 a 100 milliamperes, les séances doivent durer de trente a quarante cinq minutes et être répetees tous les jours Dans la nevralgie du trijumeau, l'électrode indifférente est dans le dos, dans la nevralgie sciatique, l'electrode active est a la cuisse et a la fesse, l'autre électrode est constituee par un bain dans lequel plonge le membre

L'etincelle de haute fréquence, l'effluve (surtout celui appliqué suivant la méthode bipolaire) quand ils sont produits le long du nerf douloureux et si les séances sont répetées quotidiennement sont des calmants qui réussissent contre certaines douleurs bien localisées, certaines sciatiques qui ne cedent pas au courant continu, contre les prurits de toute nature, ils peuvent, si la durée d'application est suffisamment prolongée, causer une anesthésie temporaire suffisante pour certaines interventions chirurgicales bénignes.

Les applications de haute fréquence qui constituent *la diathermie* sont aussi très analgesiques.

Le courant faradique de la bobine à fil fin a intermittences rapides promene au moyen d'un pinceau métallique le long d'un nerf malade determine aussi des effets révulsifs et analgésiques, mais ces effets sont moins accentués que ceux produits par les courants de haute frequence

Le courant continu a haute intensité, du fait même qu'il est sédatif est un antispasmodique propre a combattre les spasmes, les crampes, etc Il reussit contre la constipation spasmodique, l'entérocolite (il s'applique au moyen des grandes électrodes moulant bien les teguments places soit dans les fosses iliaques, soit de part et d'autre du corps ; les séances ont lieu trois fois par semaine, l'intensité oscille entre 60 et 80 milliampères).

Le courant continu réussit aussi contre les vomissements incoercibles dus à une excitation anormale des pneumogastriques, contre l'incontinence d'urine provenant d'un spasme vésical, etc.

L'ÉLECTRICITÉ AGENT TONIQUE DU SYSTÈME NERVEUX CENTRAL. — Les bains hydroélectriques sinusoïdaux ou triphasés, les bains galvaniques à quatre cellules sont des excitants et des régulateurs du fonctionnement du système nerveux, le bain hydroélectrique en particulier produit une sensation de mieux être qui suffit à légitimer son emploi dans tous les épuisements nerveux. Le bain statique est indiqué dans le même but chez certains hystériques et certains neurasthéniques déprimés ; d'autres se trouvent mieux de la galvanisation cérébrale (l'électrode positive à la nuque, l'électrode négative sur le front, 10 à 15 milliampères, un quart d'heure environ) La galvanisation médullaire (anode à la nuque, cathode aux lombes), l'étincellage de haute fréquence sur la colonne vertébrale convient à ceux qui ont de l'impuissance d'origine psychique

L'ÉLECTRICITÉ AGENT MODIFICATEUR DE LA CIRCULATION GÉNÉRALE ET LOCALE — Les bains hydroélectriques à courants alternatifs triphasés constituent — ainsi que je l'ai démontré avec Mougeot — la plus active des médications électriques hypotensives, ils sont utiles dans les cas d'hypertension simple, ainsi que dans ceux où l'hypertension résulte d'une affection cardiaque bien déterminée, quand une sclérose rénale trop accentuée ne forme pas un obstacle invincible à la dépuration urinaire

L'Arsonvalisation, le lit condensateur est une médication hypotensive dont les heureux effets ont été exagérés ; dans les cas d'hypertension permanente, elle produit des abaissements de tension peu marqués, mais par contre elle détermine une amélioration notable des phénomènes subjectifs (vertiges, céphalées, cryesthésies, etc), accusés par les malades

L'effluvation ou l'étincellage de haute fréquence appliquée suivant la méthode bipolaire (plaque sur le ventre, étincelles sur le rachis) constitue une médication hypertensive très active.

Le bain galvanique local modifie — si l'intensité est élevée — la circulation du membre immergé, il produit une vasodilatation intense ; de là, la légitimation de l'emploi du bain hydroélectrique à courant continu à quatre cellules dans les cas d'asphyxie locale des extrémités.

L'ÉLECTRICITÉ AGENT RÉGULATEUR DE LA NUTRITION. — Les modalités de l'énergie électrique qui agissent sur la circulation sanguine, sont utiles pour régulariser les actes nutritifs et en particulier pour combattre les manifestations de l'arthritisme. Certains diabètes, l'obésité, le rhumatisme sont heureusement influencées par les bains hydroélectriques ou par l'arsonvalisation qui sont des méthodes qui augmentent l'élimination urinaire Ces traitements généraux doivent d'ailleurs dans les cas de goutte ou de rhumatisme être complétés par des traitements locaux, en particulier par des galvanisations destinées à introduire l'ion-lithium ou l'ion-salycile dans les régions empâtées ou douloureuses.

La galvanisation généralisée, complétée par l'excitation faradique des points de jonction de l'épiphyse et de la diaphyse des os longs, est un excitant de la nutrition qui convient chez les enfants atteints de troubles de la croissance

L'ÉLECTRICITÉ AGENT ANTIPHLOGISTIQUE — Les courants de haute fréquence appliqués localement sont des agents de haute valeur pour combattre l'inflammation, modifier les lésions cutanées les plus tenaces Sous forme d'étincelles ou d'effluves, ils réussissent, mieux que tout autre médication, contre les furoncles, l'acné, la couperose, les verrues planes juvéniles, les lichens, l'épithélioma perlé, le lupus érythémateux, les prostatites Sous forme d'applications directes ils réussissent contre les hémorrhoides, la fissure anale. etc

L'ÉLECTRICITÉ AGENT CAUSTIQUE ET DÉSINTÉGRANT — Le courant continu est caustique, coagulant, désintégrant au voisinage d'une électrode métallique introduite dans les tissus Si l'on prend, comme électrode une aiguille de platine ou d'acier, on peut utiliser l'action caustique pour détruire les follicules pileux . on relie cette aiguille au pôle négatif après l avoir introduit dans un follicule , on fait passer 2 a 3 milliampères pendant trente secondes , en continuant de proche en proche on peut guérir *les hypertrichoses limitees* Avec cette même aiguille d'acier ou de platine on guérit les angiômes, si l'on prend la precaution de l'enduire jusqu'a un demi ou un centimètre de sa pointe de vernis isolant et si on l'introduit dans la petite tumeur jusqu'au dela de la partie isolée Pendant le passage du courant (de 5 à 15 milliamperes suivant les cas) il y a électrolyse des tissus et coagulation du sang, ce qui obstrue les petits vaisseaux dilatés Deux méthodes peuvent être employées . la méthode bipolaire dans laquelle deux aiguilles respectivement reliées aux deux pôles de la source a courant continu sont introduites dans la tumeur, et la méthode monopolaire dans laquelle une ou plusieurs aiguilles reliées a *l'un* des pôles de la source sont introduites dans la tumeur alors que l'autre pôle est reliée à une plaque métallique recouverte de feutre placée au voisinage de la lésion La méthode bipolaire est la plus rapide dans ses effets , mais il est des localisations qui nécessitent l'emploi de la methode monopolaire . dans ce cas il faut toujours relier les aiguilles au pôle positif qui est le pôle le plus coagulant

Si l'on prend comme électrode active une olive métallique fixée sur une bougie urethrale on peut, en la reliant au pôle négatif qui donne des escarres molles et en usant de 4 à 5 milliampères détruire les sténoses du canal de l'urethre et guérir les rétrécissements uréthraux, pourvu que l'on possède un jeu de sondes munis d'olives de divers calibres Si l'on prend — en usant de la même technique c'est-a-dire en plaçant l'électrode indifférente sur le ventre — une électrode active formée d une tige de cuivre ou de charbon, on peut avec 10 ou 15 milliamperes, triompher de l'atrésie utérine et guerir la dysmenorrhée dont cette atresie est cause

L'action désintégrante et hémostatique du courant continu est utilisée pour guerir les fibrômes, surtout les fibrômes interstitiels , pour ce faire, une tige de platine, de charbon ou de cuivre est introduite dans l'uterus et reliée au pôle positif de la source , l'électrode indifférente est placée sur le ventre et l'on fait passer un courant de 60 a 80 milliamperes pendant un quart d'heure, au moins trois fois par semaine

L'action désintégrante du courant continu se manifeste aussi quand on applique ce courant au moyen de deux grandes électrodes moulant bien les teguments et formés de feutre mouille tres épais , et quand on distribue un courant de 80 à 100 milliamperes pendant une demi-heure environ à chaque séance les phénomenes électrolytiques interpolaires qui se produisent alors peuvent être mis a profit pour triompher des pleuresies, des épanchements articulaires, des ankyloses fibreuses, des arthrites, des œdemes, etc Quand les électrodes sont en plus imprégnées de solutions médicamenteuses, le passage du courant détermine des phénomènes de transport qui augmentent encore l'action désintégrante a une anode imbibée d'une solution lithinée il y a introduction de lithium et par suite action énergique sur les dépôts goutteux, les brides fibreuses, etc

Les applications directes de haute frequence, faites en reliant deux électrodes (l'une large, et l'autre petite située au centre de la tumeur a détruire) aux extremités du petit solénoide de jonction des armatures externes des condensateurs constituent un procédé de destruction de divers tissus, *l'electro-coagulation.*

Les etincelles de haute fréquence longues et fournies sont aussi désintégrantes, elles servent a detruire les tissus neoplasiques et peuvent être employées, avec ou sans narcose, contre certains cancers, elles constituent ce qu'on appelle *la fulguration* si elles sont associées a l'ablation chirurgicale et si elles sont destinées à agir dans la plaie opératoire pour détruire les noyaux morbides oubliés ou favoriser la réaction des tissus sains.

L'ÉLECTRICITÉ AGENT IMMUNISANT ET DÉSINFECTANT — L'ozone qui se dégage des petits appareils destinés spécialement a cet effet ou des machines statiques ou mieux encore des appareils producteurs de courants de haute fréquence et de haute tension quand ils sont disposes pour l'effluvation bipolaire est un desinfectant de grande valeur En inhalations il réussit contre les catarrhes de l arbre bronchique, contre la coqueluche, dirige en face de plaies atones ou suppurees, telles les ulceres variqueux, l'ecthyma, il active le bourgeonnement et produit une désinfection reelle

Le courant continu d autre part est aussi un agent antiseptique, sous certaines conditions Une tige de charbon ou de platine reliée au pôle positif d'une source a courant continu en fonctionnement introduite dans une cavité naturelle sert a désinfecter cette cavite a cause des produits de l'électrolyse des tissus, l'oxygene et le chlore, qui se dégagent a son contact de la la thérapeutique électrique des métrites hémorrhagiques ou purulentes L action antimicrobienne est d'ailleurs augmentée si, au lieu d'une tige de métal inoxydable, on emploie une tige de cuivre ou de zinc les produits de l electrolyse des tissus attaquent le zinc et le cuivre, et finalement l'action ultime du passage du courant est l'introduction de ce zinc ou de ce cuivre dans la muqueuse infectee [1]

Cette rapide revue des effets multiples des diverses modalités de l'énergie électrique montre que les traitements électriques ne doivent pas être considerés comme la ressource supreme réservee aux curiosités pathologiques mais bien comme une medication active, *traitement de choix* en un grand nombre d'affections chroniques

ENTRAINEMENT. — On donne le nom d'entraînement à l'ensemble des moyens hygieniques mis en pratique chez l'homme et chez les animaux, dans le but de favoriser le développement des organes dans une direction donnee. L'entraînement comprend une série de moyens que l'on range sous les huit titres suivants · 1° exercices, 2° évacuants, 3° alimentation, 4° soins de la peau; 5° air pur; 6° influence morale, 7° abstinence vénérienne; 8° temperance. Tous

1. Pour plus de détails, voir E ALBERT-WEIL, *Manuel d'electrothérapie et d'électrodiagnostic*, 2° édition, Félix Alcan, editeur

ces moyens ont pour effet d'eliminer les liquides ou les solides viciés ou inutiles à l'harmonie des fonctions et d'imprimer une activite durable à la nutrition.

L'entraînement est applicable à la cure de certaines affections : traitement de l'obesite, traitement du diabete, traitement de la débilite organique.

FULGURATION — Voir *Electrotherapie*.

GYMNASTIQUE. — Voir *Kinesitherapie*.

HYDROTHERAPIE. — L'hydrotherapie est la médication par l'eau employee sous toutes ses formes, cependant l'usage a restreint le sens etymologique du mot qui ne s'applique plus qu'aux ablutions et aux douches

On divise les douches

D'APRES LEUR TEMPERATURE en	Chaude Froide Ecossaise Alternative
D'APRES LEUR APPLICATION en	Generale Locale
D'APRES LES FORMES DU JET en	Douche en jet Douche en pluie Douche en cercles Douche en colonne Douche en promenade.

Douche chaude. — 30 à 35°, *excitante* lorsqu'elle est *courte*, *sedative* lorsqu'elle est *prolongee*

Douche froide — 9° centigrades, *tonique* et *sedative*, tres courte, de 10 a 30 secondes au maximum L'eau doit avoir une certaine *pression*, c'est-à-dire etre projetée avec force C'est par sa temperature et sa pression que la douche froide produit la *reaction*, ce sentiment de chaleur et de bien-être qui lui succede

Douche ecossaise. — Douche chaude à 30° portée progressivement a 35, 40 et 45° et suivie immédiatement d'un jet froid tres court.

Douche alternative. — Eau chaude suivie de douche froide pendant un nombre egal de secondes et en repetant deux ou trois fois de suite cette alternance

Douche en jet ou douche mobile, ou en lance, est la plus usitee le patient est a deux metres environ de l'operateur qui est place sur une tribune elevee de deux marches — Jet d'eau sur la partie posterieure du corps, puis sur la poitrine et les membres en terminant par les pieds

L'ajutage est 1° un embout dont l'orifice mesure 14, 16, 18 ou 20 millimetres, 2° une pomme d'arrosoir, 3° un eventail. Le jet doit être brise avec la main ou une palette *ad hoc*.

Douche en pluie — Large pomme d'arrosoir placee à 2 m 50 du sol et laissant echapper une pluie verticale. Le patient doit avoir la tête couverte d'un bonnet de caoutchouc ou de toile ciree, et pencher le haut du corps pour recevoir la douche sur le tronc et non sur le vertex

Douche en colonne. — C'est la douche en pluie avec une lance a la place de la pomme d'arrosoir; la douche en cloche s'obtient à l'aide d'une pomme ayant une ouverture circulaire au niveau de sa circonférence.

Douche en cercle (douche en poussière) — 8 à 10 cerceaux creux superposés horizontalement, distants de 12 à 15 centimetres, imitant un cylindre dans lequel entre le patient Ces cerceaux sont perces de nombreux trous. chaque cercle est commande par son robinet, des que tout est ouvert, il se produit un veritable tourbillon Douche tres excitante, peu usitee avec raison.

Douche promenade (système Level) — A 2 m 50 du sol, un cylindre creux de 4 m 50 de long, percé de nombreux trous Le patient se promene sous la pluie. Tres favorable pour la reaction

Douches locales — Les principales douches locales sont la douche ascendante, uterine, hypogastrique, splenique, hepatique, oculaire, perineale, vaginale, rectale, cette derniere n'est autre chose qu'un lavement force

Les bains de pieds et de siege *a eau courante* sont également des douches locales

Les affusions, l'enveloppement dans le drap mouillé peuvent suppleer les douches sans toutefois les remplacer.

Quelle que soit la variete hydrotherapique employée, le patient doit marcher *avant la douche*, faire des mouvements *pendant la douche*, en se cramponnant à la barre d'appui, s'habiller vite et faire un exercice violent *apres la douche :* course, escrime, gymnastique ou massage pour favoriser la reaction

L'eau peut être chargee de produits médicamenteux divers Douche saline, alcaline, de Bareges, etc

IONS MÉDICAMENTEUX (transport d') — Voir *Électrotherapie*

KINÉSITHÉRAPIE[1]. — Médication par des mouvements (de gymnastique)

La gymnastique est la science des mouvements raisonnes, son but est le developpement hygiénique et regulier du corps humain.

La gymnastique comprend

1° *La gymnastique pedagogique*, qui nous apprend a soumettre le corps a la volonté Elle est la base de toute la gymnastique, elle donne à l'enfant et a l'adolescent une bonne tenue

2° *La gymnastique militaire*, qui enseigne comment on soumet la volonté au commandement d'autrui dans le maniement d'une arme ou dans l'exercice de la force physique Cette branche de la gymnastique comprend aussi *l'escrime* et *l'exercice militaire* en général

3° *La gymnastique medicale manuelle suédoise* système *Ling*[2], qui traite un état pathologique par des mouvements appropriés, executes par le malade seul dans une attitude favorable mouvements libres ou avec l'aide d'une autre personne (d'ou la dénomination « manuelle »)

4° *La gymnastique medico mecanique*, de *Zander* Voyez MECANOTHÉRAPIE.

5° *La gymnastique de chambre*, avec ou sans appareils tres simples C'est un exercice exécuté par l'individu lui-même, seul, dans un but hygienique ou thérapeutique

1 Cet article a été rédigé par le Dr de Frumerie

2 Ne en 1776, mort en 1839 L'etat suedois inaugurait, en 1813, l'*Institut central de gymnastique* et, en 1827, l'*Institut de gymnastique orthopedique*, tous deux a Stockholm

6° *La gymnastique esthétique*, qui enseigne la manière d'exprimer les sentiments par des gestes harmonieux.

— Les *appareils* dont on se sert surtout dans la gymnastique pédagogique et dans la gymnastique médicale sont le « *plint* » *élevé*, le *plint bas*, le *mât horizontal*, la *planche à suspension*, l'*escalier double*, l'*escalier simple*, la *perche*, la *corde perpendiculaire*, la *corde arquée*, le *tabouret*, les *chaises*, les *bancs*, la *sangle à suspension*, les *bâtons* et les *coussins*

Les *mouvements* employés dans la gymnastique médicale manuelle suédoise sont : *passifs* et *actifs*, *les derniers, sans ou avec résistance.*

a) *Mouvements passifs* — Sont mouvements passifs les mouvements qu'un ou plusieurs opérateurs « gymnastes » exécutent avec une des parties du corps d'un individu, sans que celui-ci aide ou résiste à leur exécution L'opérateur règle avec ses mains la forme, l'étendue et le degré d'énergie du mouvement

Ling considérait le massage comme un ensemble de mouvements passifs. Un grand nombre de mouvements de ce genre entrent dans la gymnastique médicale

b) *Mouvements actifs* sans résistance — Ces mouvements sont employés dans la gymnastique médicale, qui fait emploi également de tous les autres mouvements et dans la gymnastique pédagogique, qui s'en sert d'une manière exclusive. Ils doivent être exécutés avec calme et régularité.

c) *Mouvements actifs* avec résistance — Ces mouvements, qui font la supériorité du système de *Ling*, sont appliqués dans la gymnastique médicale pour rendre la force aux tissus affaiblis

Dans les mouvements actifs sans résistance, c'est le malade lui-même qui, à son gré, détermine l'énergie du mouvement ; dans les mouvements passifs et dans les mouvements à résistance, cette peine incombe à l'opérateur, qui la dose d'après les règles suivantes

Pour obtenir le meilleur résultat possible des mouvements actifs avec résistance, il faut que la résistance soit

1) Graduée strictement d'après la force régulièrement augmentée et diminuée du muscle que l'on exerce ;

2) Adaptée à la force du malade et sans mouvement saccadé ;

3) Augmentée proportionnellement au retour des forces du malade ;

4) Faite de façon à éviter le surmenage, mais poussée jusqu'à un *léger* degré de fatigue Ce léger degré de fatigue est une condition indispensable de l'augmentation des forces de l'individu

— La gymnastique médicale est pratiquée dans diverses *attitudes*, à savoir :

l'attitude *debout*,
» *assise*,
» *couchée*,
» *suspendue*,
» *à genoux*.

On appelle ces attitudes *attitudes fondamentales* Les *attitudes dérivées*, comme par exemple : « aile », « fourche », « pointe », etc , n'en sont que des variantes

Les attitudes fondamentales comme les attitudes dérivées sont désignées d'après une nomenclature d'origine suédoise, très pratique Elle permet de se faire comprendre sans de longues périphrases

Effet physiologique résumé de la Kinésithérapie

Tous les exercices musculaires raisonnés et progressifs développent et fortifient les muscles, préviennent les altérations morbides des tissus, fortifient le système nerveux, activent la circulation sanguine et lymphatique et règlent les sécrétions en général

Les *mouvements passifs* sont employés surtout pour détruire les adhérences, allonger les capsules et les ligaments rétractés (fausse ankylose) des articulations, pour rendre libre le jeu des tendons dans leurs gaines, pour prévenir l'atrophie musculaire due au ralentissement nutritif et pour remédier aux contractures lorsqu'elles existent

Les *mouvements actifs* facilitent non seulement le courant lymphatique, mais aussi le retour au cœur du sang veineux Ces mouvements agissent comme agit la manipulation désignée en massage sous le nom d'« écrasement. »

Règles générales — Enlevez avant la séance, tous les vêtements qui serrent faux-col, cravate, corset, ceinture, jarretières, etc., qui empêchent la circulation du sang et spécialement le courant sanguin de retour

LAVEMENT ÉLECTRIQUE. — Voir *Electrothérapie*.

MASSOTHÉRAPIE ou MASSAGE[1]. — On désigne sous ces deux noms l'ensemble des manipulations, pratiquées avec les mains, dans un but hygiénique ou thérapeutique.

Le massage peut être

1°) *Général ;* c'est le massage hygiénique vulgaire que l'on pratique sur tout le corps et qui peut être confié à une personne non médecin, « masseur, masseuse, » ayant reçu une certaine instruction en massothérapie Le médecin qui la recommande doit s'assurer du degré de ses connaissances spéciales.

2°) *Médical* et généralement *local*, ce massage ne doit être pratiqué que par un médecin qui a ÉTUDIÉ le *traitement manuel*, c'est-à-dire la gymnastique médicale et le massage

Les différentes manipulations du massage sont : l'*effleurage*, le *pétrissage*, l'*écrasement*, le *tapotement* et la *vibration*

Avant de commencer le traitement, il faut se rendre compte si l'on doit *congestionner* ou *décongestionner*, *stimuler* ou *calmer*.

L'effleurage et la vibration peuvent, selon leur mode d'exécution, donner l'un ou l'autre effet ; l'effleurage, par exemple, est stimulant quand il est *profond* ou que sa direction est *centripète*, calmant, quand il est *centrifuge* Les autres manipulations sont toutes stimulantes.

Effleurage — On se sert de trois espèces d'effleurage l'*effleurage ordinaire*, l'*effleurage profond* et l'*effleurage avec le dos de la main*. Chaque séance de massage doit commencer et finir par un effleurage ordinaire, entre temps l'effleurage doit-être profond Il faut excepter de cette règle quelques cas d'affections nerveuses avec hyperesthésie On effleure avec le dos de la main, quand les tissus sont recouverts par une forte aponévrose, par exemple l'aponévrose lombaire.

L'effleurage ordinaire s'exécute en laissant la main entière, ou la pulpe d'un ou de plusieurs doigts, quand les dix doigts ne peuvent pas être employés, glisser légèrement sur la peau, suivant l'axe de l'organe à masser et ses inflexions Les deux mains interviennent successivement, la seconde commence le mouvement, avant que la première n'ait quitté le contact de la peau.

1 Cet article a été rédigé par le Dr de Frumerie.

Cette manipulation est utilisee surtout pour la peau, le tissu conjonctif sous-cutané, les vaisseaux et les nerfs sous-cutanés

L'effleurage profond et l'effleurage avec le dos de la main se pratiquent en accentuant la pression, les deux mains alternant les manipulations comme dans l effleurage ordinaire, et suivant les axes et les inflexions des organes Cet effleurage provoque l expression des lymphatiques profonds, situes dans les interstices des groupes musculaires, il doit alors être dirigé vers leurs ganglions

Effet physiologique — L'effleurage en général réveille la fonction cutanee par l'ablation mécanique des cellules épitheliales desquamees mélangees aux produits de secretion des glandes sébacees et sudoripares Il amene la deplétion des vaisseaux veineux et lymphatiques, il active la circulation, il augmente, par conséquent, la nutrition des tissus; l'effet depleteur est *visible*. Il amene l'anesthésie, en agissant sur les terminaisons nerveuses Cette influence est *directe, mecanique*, ou *indirecte, dynamique*.

La premiere est demontrée par la sensation agreable et calmante ou bien stimulante de l'effleurage,

La seconde consiste en une diminution de l'excitabilité du systeme nerveux, même central, et en une élévation de la température cutanee

Pétrissage. — On se sert du pétrissage *longitudinal* et *transversal* pour les muscles et les parties molles, du pétrissage *pincant* pour les tissus plus superficiels recouverts par une forte aponévrose, du *foulage du pli cutane* pour la peau et *du foulage du ventre* pour l abdomen, du petrissage *glissant*, specialement pour des indurations pathologiques (panniculites) du tissu conjonctif sous-cutane *Le foulage des membranes*, *la compression prolongee a pleines mains*, dont on use pour soulager les douleurs fulgurantes, *la compression des nerfs* avec le dos de l'ongle des doigts usitée dans les nevralgies de la tête, en particulier, sont encore des variantes du pétrissage

Dans le petrissage longitudinal et le pétrissage transversal, qui sont les formes les plus usitées, l'operateur place ses doigts suivant une direction oblique par rapport aux faisceaux musculaires La premiere main agit profondément, comme si elle voulait soulever les chairs de l'os et se meut en zigzag, la main qui suit fait le vide dans les vaisseaux du muscle

Effet physiologique. — L'effet ressemble beaucoup a celui de certains courants électriques, mais le pétrissage possède sur ce dernier traitement l'avantage considérable d'être facile a regler et à localiser d'après les besoins Il excite l'activité musculaire en augmentant la contractilite des fibres Il combat l atrophie. Il favorise la circulation et, par conséquent, la nutrition Il chasse de l'organisme les déchets de fatigue (acide lactique, etc).

Écrasement — Cette manipulation, qui est la manipulation de choix pour le massage des articulations, s'exécute avec la pulpe des pouces ou des autres doigts, avec le talon de la main ou avec la partie inférieure du bord cubital de l avant-bras. L'opérateur décrit de petits cercles ou des ellipses, sans glisser sur la peau, mais en appliquant celle-ci sur les plans sous jacents.

On ecrase avec une main ce que l'on veut transporter vers le centre du corps avec l'autre main. C'est dire, que l'ecrasement est une combinaison de petrissage et d'effleurage profond.

Effet physiologique — Il facilite la resorption des produits pathologiques « écrasés », en charriant ceux-ci par les lymphatiques dans la circulation générale. Il détruit les adhérences pathologiques entre les différents plans sur lesquels il agit.

Tapotement. — Il en existe à trois formes différentes : le tapotement *superficiel*, le tapotement *profond* et la *percussion pointée ;* cette dernière sert pour le cuir chevelu. Le *frappement* et le *claquement* sont des variantes du tapotement ; on les emploie pour les tissus mous d'une certaine épaisseur ; le premier s'exécute avec la face palmaire, le second avec le poing fermé.

Dans le tapotement superficiel, l'opérateur écarte les doigts fortement, puis il les laisse retomber, par petits coups saccadés, sur la région malade. Il faut, pendant la manœuvre, laisser aux poignets le plus d'élasticité possible ; les coudes ne doivent point bouger et moins encore les épaules. Le dos des quatre derniers doigts frappe en coups de fouet la partie malade.

Dans le tapotement profond, les doigts tombent perpendiculairement et l'un sur l'autre sur la région à masser, qui n'est ainsi touchée directement que par le bord cubital de la main du petit doigt.

On emploie le tapotement dans le traitement de l'atrophie musculaire, dans les névroses, quand il faut diminuer la sensibilité des nerfs, et dans les névralgies pour anesthésier la région douloureuse.

Tremblement et vibration. — Ces manipulations s'exécutent avec la pulpe d'un ou de plusieurs doigts, avec le talon de la main ou avec la main entière (abdomen et cœur). La vibration peut encore être faite avec l'ongle de l'index ou de plusieurs doigts (nerfs de la tête, et spécialement du cuir chevelu).

Le « massage vibratoire » rend de grands services dans beaucoup de cas et surtout dans les affections nerveuses, cardiaques, hépatiques et intestinales. Il faut cependant se garder d'en exagérer l'emploi. Le médecin doit se rendre compte si l'opérateur, auquel il confie son malade, possède les connaissances anatomiques, pathologiques et cliniques indispensables, s'il sait ce qu'il vibre et s'il connaît les contre-indications de cette manœuvre. Un masseur ignorant peut exposer le sujet aux accidents les plus déplorables (asystolie, etc.).

Cette manipulation s'apprend difficilement. Elle est très fatigante, parce qu'il faut la *continuer assez longtemps*. Pour parer à ces difficultés, on a construit des appareils appelés « vibrateurs » (*Liedbeck*, *Carlsson*, de *Stockholm*, et autres). Ces appareils sont à la vibration manuelle ce que la mécanothérapie est à la gymnastique médicale manuelle.

Effet physiologique du tapotement, du tremblement et de la vibration. — Ces manipulations excitent les muscles striés et lisses et les nerfs correspondants ; sur les muscles, l'effet se réalise par l'augmentation de la contractilité ; sur les nerfs, par l'augmentation ou par la diminution de leur action dynamique. Cette action dynamique nerveuse s'étend non seulement aux terminaisons nerveuses et aux troncs des nerfs sensitifs, moteurs et mixtes, mais aussi aux nerfs sécréteurs et vaso-moteurs.

Règles générales. — Le massage général se fait souvent par dessus la chemise de nuit et le caleçon. Le massage local se pratique de préférence directement sur la peau ; dans ce dernier cas, l'on emploie comme intermédiaire de la poudre (parties égales de talc et d'amidon) ou un corps gras. Celui qui a une grande habitude du massage peut même se passer d'intermédiaire adoucissant.

L'attitude de l'opérateur doit être telle qu'il puisse travailler librement, sans fatigue inutile. Le sujet sera placé dans la position qui réalise le *relâchement parfait des tissus à masser*, cette attitude s'impose pour les muscles comme pour les articulations.

L'opérateur n'a nullement besoin d'une force herculéenne. Il doit avoir une main moyenne et souple sans tendance à la transpiration. La force à employer est subordonnée à la nature de l'affection et à l'individualité du sujet. Il faut toujours « amorcer » l'endroit à traiter, même quand le massage doit être fort. *Le massage qui fait mal est mal fait !*

L'opérateur doit avoir une connaissance approfondie de l'anatomie, de la physiologie et de la pathologie, et surtout avoir appris le traitement manuel, c'est-à-dire être un *médecin spécialiste*. Sans ces connaissances théoriques et pratiques, il est impossible de réaliser un massage médical.

La durée des séances est de dix minutes à une demi-heure. Elles doivent être généralement quotidiennes, quelquefois bi-quotidiennes. Elles seront espacées à la fin du traitement, pour déshabituer les organes de cet adjuvant extérieur, qu'est le massage.

Indications. — On se sert du massage dans les maladies :

a) Des *muscles* (contracture, rupture, atrophie, contusion, myalgie, etc.);

b) Des *os* et des *articulations* (fractures, raideurs articulaires, arthrites, hydarthrose, synovites, entorses, luxations, rhumatisme articulaire chronique et péri-articulaire, etc.),

c) De la *circulation* (asthénie cardio vasculaire, hémorrhoïdes, varices, etc.),

d) De la *respiration* (bronchite, asthme, emphysème, suites de pneumonie et de pleurésie, etc.),

e) Des *organes abdominaux* (dyspepsie, catarrhes gastrique et intestinal, dilatation de l'estomac, atonie intestinale, ptose, constipation, diarrhée, faiblesse de la sangle abdominale, etc.),

f) *Constitutionnelles* (anémie, obésité, scrofule, goutte, certains diabètes, néphrites et affections hépatiques, etc.),

g) Du *système nerveux* (névralgies, névroses, tics, paralysies, insomnies, etc.),

h) De la *colonne vertébrale* (scoliose, cyphose, lordose, etc.), c'est-à-dire des affections du ressort de l'*orthopédie* ;

i) Des *organes génitaux de la femme* (d'après la méthode de *Thure Brandt* pour le massage gynécologique).

Ces indications dérivent de

1) L'*effet dépléteur* du massage sur les veines et les lymphatiques,

2) L'*effet anesthésiant* et de *résorption*, surtout utilisé dans les affections inflammatoires et traumatiques de l'appareil locomoteur, pour augmenter les échanges nutritifs,

3) L'effet sur la *musculature* (muscles striés et lisses), et la circulation périphérique,

4) L'excitation mécanique sur le *système nerveux périphérique* (nerfs sensitifs, moteurs et mixtes, et leurs terminaisons cutanées), sur les *nerfs vaso-moteurs* et *sécréteurs* et l'effet indirect, sur les centres nerveux;

5) La dissociation des *cicatrices* et des *adhérences*.

Contre-indications. — a) *Absolues :* Les infections locales, les intoxications, la thrombose veineuse (phlébite), avant l'organisation certaine et complète du caillot, la tuberculose locale, les néoplasmes malins qui tendent à la généralisation, les maladies infectieuses, les affections graves du cœur et des vaisseaux et les états fébriles qui réclament le repos absolu

b) *Relatives* : La plupart des dermatoses, les corps étrangers dans la région à masser, la fausse ankylose, certaines fractures diaphysaires et luxations récentes, la grossesse, les grands kystes de l'ovaire, l'hydronéphrose et la lithiase rénale, vésicale et biliaire, les hernies et certaines éventrations, certains cas de lésions vasculaires, ou la tension déjà trop forte augmente par le massage (dernier stade de l'artériosclérose, entre autres), les désordres circulatoires graves, l'hémophilie et certains cas de diabète

MÉCANOTHÉRAPIE[1]. — L'inventeur de ce genre de gymnastique, le Dr suédois *Zander*, fondait en 1857 à Stockholm son *Institut de gymnastique médico mécanique* Depuis, plusieurs institutions analogues ont été créées à l'étranger

Les machines très ingénieuses de *Zander* font emploi du *levier mécanique*, qui « augmente ou diminue la résistance en suivant les variations naturelles de l'effet mécanique du travail musculaire physiologique » Elles cherchent à remplacer la main de l'opérateur pour la mise en train des mouvements actifs ou passifs et pour le massage. Le système découle toujours des enseignements de *Ling*, mais une machine ne pourra jamais se substituer à une main habile, dirigée par un cerveau intelligent. La mécanothérapie sera donc toujours inférieure au traitement manuel Sans instruction médicale suffisante, il n'est pas possible de diriger les machines de *Zander*, ce qu'on oublie trop souvent

Voici quels sont les appareils de *Zander* les uns sont actionnés par la *force musculaire propre du sujet*, les autres sont mis en fonction soit par un *moteur*, soit par le *poids propre du sujet*, soit par des *arrangements mécaniques* qui produisent une pression correctrice sur la charpente osseuse ou sur la tension des parties molles

1. Appareils pour les mouvements actifs.

A. Mouvements actifs des membres supérieurs.

A 1 Abaissement des membres supérieurs.
A 2. Elévation des membres supérieurs
A 3 Abaissement des bras, en pliant l'avant-bras.
A 4 Elévation des bras, en tendant l'avant-bras.
A 5 Adduction des membres supérieurs.
A 6. Abduction des membres supérieurs
A 7 Circumduction des membres supérieurs
A 8*a* Torsion active du bras
A 8*b*. Torsion active-passive du bras.
A 9 Flexion de l'avant-bras
A 10 Extension de l'avant-bras.
A 11 Flexion et extension des mains.
A 12. Flexion et extension des doigts

B. Mouvements actifs des membres inférieurs.

B 1. Flexion de la cuisse.
B 2. Extension de la cuisse
B 3. Flexion de la cuisse et de la jambe.

1 Cet article a été rédigé par le Dr de Frumerie

B 4. Extension de la cuisse et de la jambe.
B 5*a*. Adduction des membres inférieurs, assis, les jambes droites
B 5*b*. Abduction des membres inférieurs, assis, les jambes pliées
B 6 Abduction des membres inférieurs.
B 7 Mouvement de bicyclette.
B 8 Torsion des membres inférieurs.
B 9 Flexion des membres inférieurs
B 10 Extension des membres inférieurs
B 11 Flexion et extension des pieds
B 12 Circumduction des pieds.

C. *Mouvements actifs du tronc*

C 1 Flexion du tronc, assis
C 2. Extension du tronc assis, les jambes pliées
C 3 Flexion du tronc, couché
C 4. Extension du tronc, assis, les jambes droites
C 5 Extension du tronc, debout.
C 6. Flexion latérale du tronc
C 7. Torsion de la partie supérieure du tronc.
C 8. Torsion de la partie inférieure du tronc
C 10. Flexion et extension du cou.

D. *Mouvements de balance.*

D 1. Balancement du tronc.
D 2. Circumduction du tronc, assis, droit.
D 3. Circumduction du tronc « à cheval ».

II. **Appareils pour les mouvements passifs**

E. *Mouvements passifs.*

E 2. Flexion et extension des mains, passive
E 3. Adduction et abduction des mains, passive.
E 6. Expansion de la poitrine
E 7. Torsion du tronc, passive.
E 8. Elévation du bassin

III. **Appareils de « massage mécanique ».**

F. *Vibration.*

F 1. Vibration de différentes parties du corps
F 2. Tremblement de tout le corps, comme dans l'equitation

G. *Tapotement.*

G 1. Tapotement de differentes parties du corps.
G 3. Tapotement des membres inferieurs
G 4. Tapotement du tronc.
G 5. Tapotement de la tête.

H. *Petrissage.*

H 1. Petrissage de l'abdomen.

I. *Effleurage.*

I 1 Effleurage des membres supérieurs.
I 2*b* Effleurage des doigts
I 3. Effleurage des membres inférieurs.
I 4. Effleurage des pieds.
I 5. Manipulation roulante du dos.
I 6. Effleurage circulaire de l'abdomen.

IV. Appareils orthopédiques.

K. Appareils de redressement passif.

K 1 Suspension sur le côté.
K 2 Pression sur le côté
K 3 Torsion de la poitrine
K 4. Chaise pour redresser les déviations lombaires.

L. Appareils de redressenent actif.

L 1 Combinaison de A 3 et D 1
L 2. Extension du tronc, couché.
L 3 Mouvement du bassin à droite et à gauche
L 4. Mouvement du bassin en avant et en arrière.
L 5. Flexion latérale de la partie inférieure du dos.
L 6. Redressement du rachis.

M. *Trois appareils de mensuration pour les scoliotiques* — Zander divise les mouvements par groupes de trois mouvements chacun. Le premier mouvement de chaque groupe, celui qui exige le plus granp effort, est un mouvement actif des membres supérieurs ou du tronc Le second est un mouvement actif des membres inférieurs Le troisième est un mouvement passif ou de massage Pour les sujets robustes, on peut substituer à ce troisième mouvement un mouvement de balance ou un mouvement actif du tronc. Après l'application de chaque groupe on prendra cinq minutes de repos, ce n'est qu'exceptionnellement qu'on prescrit un court repos après chaque mouvement.

Sur « l'ordonnance des mouvements » doit être porté, approximativement, le numéro de l'échelle de force de l'appareil On n'augmente la force que très lentement, pour ne pas être obligé de reculer. La lassitude légère, qu'éprouve le sujet ne doit pas persister le lendemain, la persistance de lassitude serait un signe de surmenage.

Il y a des mouvements qui ont une influence générale fortifiante, ils forment, pour ainsi dire, le squelette de l'ordonnance. D'autres mouvements influencent une infirmité ou une lésion déterminée, ils sont répétés avec alternance

On fera une ou deux séances par jour. Les deux séances s'imposent aux personnes qui ne peuvent se livrer qu'au traitement médico mécanique.

Il est d'une grande importance de bien respirer pendant tous les mouvements, mais surtout pendant les mouvements des bras et du tronc. La période la plus fatigante du mouvement doit correspondre à l'*expiration*, et la moins fatigante à l'*inspiration*. Font exception à cette règle les mouvements A_2, A_4, A_6, C_2, C_4, C_5 et C_{10}, pendant lesquels le thorax prend la position d'inspiration, alors que les muscles se contractent. Dans tous ces mouvements, l'inspiration s'opère pendant le moment le plus fatigant du mouvement, c'est-à-dire au moment où celui-ci commence. Dans tous les autres mouvements actifs, sauf C_6, l'inspiration précède le mouvement

Le sujet ne doit se fatiguer ni avant ni après la séance, le précepte est important, surtout pour les personnes débiles et les cardiaques.

Pendant les mouvements le sujet ne doit se livrer ni à la conversation ni à la lecture.

Il faut, pendant la cure, éviter la danse et les veilles prolongées

Il faut, pendant l'application du traitement, porter un vêtement large qui ne serre ni la taille, ni le cou ; ce vêtement ne doit gêner ni la respiration, ni les mouvements des bras, il ne doit pas presser sur l'abdomen. Corset, cravates étroites et jarretières doivent donc être mis de côté

La séance ne doit avoir lieu que deux heures au moins après le repas principal

PHOTOTHÉRAPIE[1] — La photothérapie est une methode therapeutique fondee sur l'emploi des rayons chimiques de la lumière Ces rayons sont compris dans la partie bleue, violette et ultra violette du spectre

Parmi les propriétes biologiques de la lumiere solaire, un grand nombre leur sont dues. Je citerai en premier lieu l'action bactéricide, grâce a laquelle la lumiere représente le plus puissant agent de désinfection a la surface du globe. Il est d autre part établi que le coup de soleil est dû a l'action des rayons chimiques sur la peau, a l'exclusion absolue des rayons calorifiques.

En photothérapie, on cherche a produire sur les tissus un effet inflammatoire, pouvant aboutir a une sclerose curative, ou un effet bactéricide ou l'un et l'autre.

Malheureusement les rayons chimiques ne pénètrent pas au dela du derme, aussi la photothérapie reste-t-elle une méthode exclusivement dermatologique.

La technique, telle qu elle a éte réglée par Finsen, auquel est due la découverte de la methode, est la suivante on peut concentrer sur la peau les rayons du soleil au moyen d'une loupe creuse dans laquelle se fait une circulation d'eau froide, ou bien, et le procédé est plus pratique, on utilise la lumière emanee de l'arc électrique Les appareils de Finsen se composent de tubes supportant des lentilles destinées a recueillir, puis a concentrer sur la peau les rayons émanés d'une lampe a arc. Grâce a une circulation d'eau froide, on élimine les rayons calorifiques, qui sont dangereux

Au cours des séances, on maintient sur la peau, au niveau du foyer des rayons lumineux, un appareil en verre creux, où circule de l eau froide, destinée a achever l'élimination des rayons calorifiques et a comprimer les tissus pour chasser le sang, lequel absorbe les rayons chimiques Dans ces conditions, les rayons peuvent traverser toute l'épaisseur de la peau et modifier des lésions profondes.

Ce qui fait l'intérêt de la photothérapie, quand elle est pratiquée avec soin, c'est que ses indications sont aujourd'hui des plus precises Elle permet dans 85 p 100 de cas d'amener la guerison du lupus tuberculeux, maladie fréquemment incurable par toutes les autres méthodes Elle guérit dans la moitié des cas le lupus érythémateux, affection encore plus rebelle Elle s'applique avec avantage dans un certain nombre de cas d'acné rosée

La longueur du traitement dans les lupus est un inconvénient, mais il ne faut pas oublier que les guérisons sont définitives En outre, le traitement est indolore et les resultats esthetiques sont excellents

Finsen donne le nom de *photothérapie negative* a une méthode

1. Cet article a eté redige sur notre demande, par M le Dr Leredde, a qui nous adressons tous nos remerciements.

fondée sur la suppression de l'action de la lumière sur les tissus. D'après lui et de nombreux médecins scandinaves, les varioleux, soustraits complètement à la lumière pendant le cours de la maladie, n'auraient que des varioles peu graves, et ne présenteraient pas de cicatrices gênantes après guérison [1].

RADIOTHÉRAPIE [2]. — Le mot radiothérapie est généralement réservé à l'ensemble des procédés thérapeutiques fondés sur l'emploi des rayons X. On sait, depuis Rœntgen lui-même, que ces rayons déterminent des modifications importantes des tissus qui les absorbent. La radiothérapie est déjà de date ancienne, mais la technique n'en a été réglée que peu à peu et n'a acquis que depuis quelques années la perfection nécessaire. Nous connaissons déjà un grand nombre d'applications utiles ; il importe de préciser de la manière la plus absolue les indications réelles.

La radiumthérapie, fondée sur l'emploi des radiations du radium (α, β, γ) a été très étudiée en France depuis quelques années. Les rayons α et β sont peu pénétrants : les effets des rayons γ se rapprochent à beaucoup d'égards de ceux des rayons X. La radiumthérapie est surtout utile pour le traitement des chéloïdes et des angiomes, en particulier des angiomes plans, non curables par la radiothérapie. Dans beaucoup d'autres lésions cutanées, elle ne paraît pas avoir d'effets supérieurs à celle-ci ; en outre elle n'est à la disposition que d'un très petit nombre de médecins.

Les effets généraux des rayons X et des radiations du radium sont ignorés et ne peuvent être utilisés actuellement en thérapeutique.

Technique de la radiothérapie. — Pour engendrer des rayons X dans une ampoule de Crookes, il est nécessaire d'avoir une source d'électricité de haute tension et de faible intensité. On peut se servir de machines statiques à 6, 8, 10 plateaux, de bobines de Rhumkorff pourvu qu'elles soient munies d'un bon interrupteur, enfin d'un transformateur tel que celui fabriqué récemment par la maison Gaiffe. Je n'insisterai pas, dans un article sommaire tel que celui-ci, sur les détails relatifs aux sources de rayons X.

Les ampoules qui engendrent ces rayons doivent être étudiées de plus près. On se sert d'ampoules du type *focus* dont on peut faire varier et régler le vide intérieur.

Il est établi en effet que, parmi les rayons émanés des ampoules de Crookes, tous n'ont pas la même action sur les tissus. Les uns les traversent et ne les lèsent pas, les autres sont absorbés et ont une action qui est utilisée en thérapeutique, à condition de ne pas dépasser un certain degré ce qui dépend de la quantité absorbée par les tissus. Grâce à la radiothérapie, nous pouvons modifier ceux-ci dans des conditions déterminées, et à une grande profondeur. Il est toutefois évident que la méthode s'applique surtout aux affections cutanées, et on ne peut produire dans les tissus profonds de modifications réelles sans modifier d'une manière beaucoup plus importante les tissus de surface.

On ne doit employer en radiothérapie que des ampoules donnant des rayons moyennement pénétrants, les seuls utiles, les seuls dangereux

1. Voir en outre l'article *Bains de lumière*.

2. Nous devons la rédaction de cet article, à l'obligeance et à la compétence de notre ami le Dr Leredde.

aussi Mais la « *secretion* » d'une ampoule determinée varie suivant le vide interieur, une ampoule ou le vide est poussé tres loin est *dure* et donne des rayons très pénetrants, une ampoule ou le vide est moindre est *molle*, et donne des rayons peu penetrants On se servira d'ampoules demi-molles dont on puisse maintenir le vide toujours au meme état

Toute ampoule tendant a durcir par l'usage il est necessaire de pouvoir faire pénetrer de temps en temps une quantite infime de gaz par un dispositif determiné, par exemple celui de Villard, qui adapte a l'ampoule une tige de platine On sait que le platine porte au rouge devient poreux pour l'hydrogene quand l'ampoule durcit, on chauffe la tige de platine avec un bec de Bunsen ou une lampe a alcool, et l'ampoule redevient molle Je n'insiste pas sur les autres modeles de Drissler, Muller, etc

Mais il importe de s'assurer de la mollesse de l'ampoule, de savoir ou elle en est, et pour cela on evalue la résistance intérieure de l'ampoule par le *spintermetre* (Béclere). Sur les fils qui amenent le courant est disposé un appareil constitue de deux tiges horizontales terminees par une boule ou une pointe, supportées par des pieds de verre et mobiles, pouvant être écartées l'une de l'autre Une étincelle jaillit entre les boules ou les pointes lorsque la résistance intérieure augmente, lorsque l'ampoule durcit. On chauffe la tige de platine si l'on emploie une ampoule de Villard et la resistance diminue l'ampoule est redevenue molle Les tiges horizontales étant graduees en centimetres, on peut les écarter de maniere a être a la limite de la distance a laquelle l'étincelle jaillit, et on est averti des changements de vide intérieur, par l'explosion de celle-ci On peut d'autre part comparer exactement le vide d'une même ampoule a un ou plusieurs jours d'intervalle. Les ampoules molles correspondent avec le spintermetre a des etincelles *equivalentes* de 2,3 cent les ampoules dures à des etincelles de 8, 10, 12 Du reste l'etincelle equivalente varie suivant que le spintermetre est muni de pointes, de boules, et meme suivant les dimensions des boules

Il faut ajouter qu'une ampoule de même résistance intérieure qu'une autre ne donne pas exactement les mêmes rayons On mesure directement le pouvoir pénétrant des rayons par le *radiochromomètre* de Benoist, constitué par un disque d'aluminium divise en 12 secteurs, au centre duquel se trouve une petite plaque d'argent Les secteurs d'aluminium ont une épaisseur variant de 1 a 12 millimetres L'argent ne varie pas de teinte suivant la qualite des rayons qui le traversent, tandis que l'aluminium varie dans de larges proportions On place le radiochromometre sur le trajet des rayons devant un écran fluorescent, et on cherche quel est le numero du secteur d'aluminium dont la teinte est egale a celle de la plaque d'argent centrale On peut ainsi donner aux rayons un numero correspondant a leur pouvoir de penétration et comparer les rayons formés par une ampoule a ceux formes par une autre

L'action des rayons émanés d'une ampoule molle est directement liée a la quantité des rayons qui sont absorbés par les tissus Il est nécessaire de mesurer cette quantite, pour cela on se sert du *chromo radiometre* de Holzknecht. Les rayons de Roentgen sont susceptibles de colorer certains sels ou certains melanges de sels et la coloration varie suivant la quantité de rayons absorbee Holzknecht a construit un appareil comprenant une echelle chromométrique dont les teintes sont numerotées de 3 a 24, d'autre part on se sert de godets conte nant un mélange de coloration verte dont la teinte devient d'autant plus foncée que la quantité de rayons absorbée a été plus considérable On soumet un godet a l'action des rayons X au moment d'une séance de radiothérapie et on compare apres la seance la teinte prise a celle de l'échelle On peut ainsi déclarer que la peau a absorbé 3, 6, 10 unités de Holzknecht.

Sabouraud et Noiré remplacent les pastilles de Holzknecht par des papiers colores par le platino-cyanure de baryum dont la coloration varie sous l'influence des rayons X

Pour compléter ces renseignements techniques, ajoutons qu'il est indispensable d'enfermer les ampoules dans des etuis protecteurs, en particulier pour eviter le bris spontane, susceptible d'amener de sérieux accidents au cours des séances

Action des rayons X sur les tissus. Je mentionnerai pour memoire les accidents, légers, graves ou tres graves produits par les rayons X sur les tissus Il est nécessaire de les rappeler les médecins ne doivent pas faire de radiothérapie sans éducation suffisante, électrothérapique et dermatologique Les rayons X peuvent produire dans la peau et les tissus sous-cutanes toute la gamme des grandes lésions histologiques, hyperémie, sclérose, escharification

Il est important et même fondamental de noter ici un caractère particulier de l'action des rayons X. Les réactions produites dans les tissus sont des réactions *tardives* et non immédiates, On ne peut, sans risquer des accidents, lorsqu'on a fait absorber 10 H par la peau qui est à peu près la dose maximum que l on peut faire absorber en une deux ou trois séances, recommencer les applications avant un délai d'une vingtaine de jours. Ce delai pourrait être un peu plus court si la dose de rayons absorbee a été moindre.

Indications et applications de la radiothérapie Dans les maladies de la peau, la radiotherapie peut être employée comme méthode *antiphlogistique*, *analgesique*, *sclerogene* et *destructrice* Il faut ajouter que les rayons X ont une action sur les *glandes sebacees* et *sudoripares*, sur les *follicules pileux* et même sur les *ongles* et peuvent être employés dans les affections de ces organes On devine de suite combien est étendu le champ des applications de la méthode Elle exige toutefois pour être bien maniee, des connaissances dermatologiques précises.

Action antiphlogistique. J'ai signalé, le premier, je crois, l'action qu'ont les rayons X sur les *œdemes*, la facilité avec laquelle ils les font disparaître. Des régions, atteintes de lésions hyperemiques, erythémateuses peuvent être soumises aux rayons X, mais comme ces affections sont généralement peu tenaces. la radiothérapie ne parait pas y offrir une grande utilité Il est possible qu'elle puisse donner des succès dans le *lupus erythémateux du type congestif* Elle parait surtout devoir être utile dans certains *eczémas*, même des eczémas du type aigu, en particulier lorsqu'il y a du prurit, car on utilise ainsi la merveilleuse action analgesique des rayons X

Lorsqu'on voudra obtenir une action antiphlogistique, on devra de preférence, faire des séances quotidiennes en faisant chaque jour absorber une très faible quantité de rayons X, de façon a introduire dans les tissus moins d'1 H par jour On s'arrêtera s'il survient de l'érythème En général, 2 ou 3 H suffisent La technique de la radiothérapie dans les affections que j'ai indiquées est délicate, on devra être prudent et se rendre compte chaque jour très exactement des effets produits.

ACTION ANALGÉSIQUE Un grand nombre de *prurits* disparaissent sous l'influence des rayons X. La radiothérapie a été employée avec succès dans le *prurit anal et vulvaire* dans le *lichen simplex*, et paraît pouvoir donner dans les *lichénifications étendues* des résultats supérieurs à ceux des autres méthodes. L'action antiphlogistique et analgésique explique les beaux résultats que plusieurs auteurs ont obtenus dans le *mycosis fongoïde* (les tumeurs qui accompagnent cette maladie disparaissent ainsi que les lésions érythrodermiques) Enfin la radiothérapie peut être indiquée dans le *lichen ruber plan*

ACTION SCLÉROGÈNE Dans les *lupus tuberculeux et erythémateux* (type fixe) la radiothérapie doit être maniée de manière à amener une formation de cicatrices

Parmi les auteurs allemands, certains sont allés jusqu'à produire des eschares. La technique que je suis à l'Etablissement dermatologique de Paris consiste à traiter les lupus comme des épithéliomes en faisant des séances couplées, dans lesquelles la peau absorbe 10 H, réitérées tous les quinze ou vingt jours On détermine dans ces conditions une réaction radiodermique qui doit ne pas être douloureuse et qui ne l'est qu'exceptionnellement On arrive à guérir des lupus érythémateux fixes que la plupart des radiothérapeutes considèrent comme rebelles aux rayons X. La radiothérapie n'est pas une méthode curative régulière du lupus tuberculeux, au contraire de la photothérapie, mais elle constitue une précieuse méthode d'amélioration des grands lupus incurables.

ACTION DESTRUCTIVE L'action destructive de la radiothérapie est utilisée dans les *épithéliomes* de la peau Elle constitue une merveilleuse méthode de traitement de ces affections indolente rapide si l'on suit la technique actuelle, donnant des cicatrices parfaites, supérieures à celles que donnent les autres procédés L'action est surtout remarquable dans les épithéliomes adultes, moins dans les formes hyperkératosiques et perlées Règle générale, il convient d'associer la radiothérapie au curettage préalable La masse néoplasique étant enlevée, on soumet la peau à des applications radiothérapiques, toutes les trois semaines on fait absorber par les tissus 10-12 unités de Holzknecht, ceci à deux ou trois reprises On a ainsi des guérisons définitives régulières que la radiothérapie seule ne peut donner.

Le mécanisme de l'action incontestable dès à présent, de la radiothérapie sur les *lymphadénomes* superficiels s'explique par l'action élective des rayons X sur les tissus lymphoïdes en général, sur les tumeurs du mycosis fongoïde en particulier L'action sur les *sarcomes*, sur certains types au moins, est établie mais n'est pas encore interprétée.

ACTION SUR LES FOLLICULES PILEUX On sait depuis longtemps que les rayons X peuvent faire tomber les poils de la peau L'alopécie radiothérapique peut être passagère. On peut la déterminer dans les *teignes du cuir chevelu*, dans le *sycosis*. La radiothérapie amène la guérison des teignes plus rapidement, plus sûrement que toute autre méthode, elle est dès à présent la méthode de choix. Elle exige du reste les plus grandes précautions L'action curative de la radiothérapie dans le sycosis est incontestable et due non seulement à l'action des rayons sur les follicules mais aussi à leur action antiphlogistique sur les tissus péripilaires. Je signale son utilité possible dans les *blépharites*. Dans l'*hypertrichose*, la radiothérapie peut amener la guérison définitive. Elle doit être maniée avec grande prudence

Action sur les glandes. Les auteurs américains paraissent avoir établi l'utilité de la radiothérapie dans l'*hyperidrose* L'action sur les glandes peut également expliquer les services qu'elle peut rendre dans les *acnes* de différents types

On voit que la liste des dermatoses dans lesquelles la radiothérapie peut être utilisée *réellement* et je n'ai voulu citer que celles-là est déjà considérable Cette liste s'étendra encore Déjà on pourrait la grossir de certains cas de *rhinophyma*, d'*intertrigo* Dans beaucoup des affections que j'ai mentionnées, la technique reste à régler d'une manière précise et les succès dépendent de la manière dont elle est appliquée

Affections viscérales. La radiothérapie sous sa forme actuelle, *ne guérit pas les cancers profonds*. Il est nécessaire de le dire, de protester contre les exagérations qui se sont produites de toutes parts relativement à ses effets. Mais elle peut être employée à titre adjuvant dans les cancers inopérables toutes les fois qu'il existe des douleurs persistantes. Car souvent elle les fait disparaître, pour un temps parfois fort long

La radiothérapie a été appliquée aux *douleurs des tabétiques*.

En raison de son action élective extrêmement marquée sur le système lymphoïde elle rencontre des indications formelles dans les maladies de la rate et des ganglions Elle est surtout indiquée dans les cas de *leucémie* on peut voir la formule sanguine revenir d'une manière durable à un état presque normal

RADIUMTHÉRAPIE[1] — Le radium émet trois rayonnements le rayonnement α constitué par de gros ions électrisés positivement, le rayonnement β, formé d'électrons électrisés négativement, et le rayonnement γ que les physiciens s'accordent à regarder comme un mouvement oscillatoire de l'éther, analogue aux rayons X

Les premiers sont peu pénétrants et s'absorbent dans le premier dixième de millimètre de tissu irradié ; les deuxièmes renferment toute une gamme de pénétration variable, les troisièmes sont très pénétrants, plus pénétrants que les rayons X.

Le pouvoir radioactif des sels de radium, employés en thérapeutique, est constant pour notre observation journalière Il faudrait environ 1 300 ans pour le réduire à moitié de sa valeur.

L'émanation, gaz qui se dégage des sels de radium et qu'on utilise aussi aujourd'hui en médecine, a, au contraire, une durée très courte et perd la moitié de son activité en 4 jours

On utilise aussi, depuis quelque temps, les produits radio-actifs de la série du thorium, et en particulier le mésothorium, produit de désagrégation du thorium dont la durée, il est vrai, n'excède pas sept années, mais qui est d'un prix beaucoup moins élevé que le radium.

Propriétés biologiques. — Les rayons du radium ont des propriétés biologiques à peu près semblables à celles des rayons X.

(1) Nous devons cet article à l'obligeance de M Guilleminot

Comme eux, ils retardent le développement et la multiplication cellulaires, et ont, a dose elevee, une action abiotique, nécrosante, surtout sur les tissus épitheliaux, épiderme, glandes, sur les cellules de la lignée sexuelle, sur les globules blancs, generalement sur les cellules en voie de karyokinèse active (loi de Bergonie)

L'emanation introduite dans l'organisme par les voies digestives ou respiratoires parait avoir une action activante sur la nutrition, et cette propriété est invoquee comme une explication logique des effets de certaines eaux minerales On trouve dans l arsenal thérapeutique des eaux minérales artificiellement reactivees au moment de l'emploi On trouve aussi des boues radiferes artificielles, des tissus, ouates, flanelles, etc , radio-activees , ces agents thérapeutiques mettent à profit l action sedative analgesique des radiations nouvelles et sont utilises en particulier contre les arthrites et localisations rhumatismales. Il faut savoir aussi que les radiations du radium, comme les rayons X, semblent jouir de propriétés decongestionnantes et résolutives contre les processus inflammatoires d'ou leur action curative dans les cas précites et dans certaines affections gynécologiques (metrites, salpingites, etc)

Emplois thérapeutiques — On emploie en therapeutique le rayonnement des sels radio-actifs eux-mêmes, l'emanation du radium introduite dans l'organisme par les voies respiratoires ou digestives, les boues ou tissus radio-actives, on introduit même dans l'organisme electrolytiquement l ion radium

Nous ne ferons que signaler les heureux résultats obtenus par l'emploi de l'emanation dans la goutte, ceux des boues et tissus radio-actives dans les arthrites rhumatismales comme dans les localisations articulaires des maladies infectieuses et ceux de l'ionisation par l'ion radium dans le goitre exophtalmique et dans ces memes affections locales

Ce sont surtout les applications du rayonnement donne par les sels radio actifs qui sont importantes a connaitre

Les indications de ces applications sont a peu près les memes que celles de l'X-radiotherapie Elles présentent cependant certaines particularites a cause des differences d'absorbabilite de ce rayonnement d'une part, et d'autre part à cause de la commodité de maniement du radium qui peut être porté là ou l'on ne peut mettre facilement un tube a rayons X En dehors de ces deux raisons d'ordre technique, il ne parait pas y avoir de difference entre le mode d'action des rayons X et des rayons du Radium. Les actions physiologiques ou therapeutiques produites sur un elément cellulaire paraissent ne dependre que de la dose d'énergie radiante reellement fixée par cet élément quelles que soient la nature et la qualite intrinseques de ce rayonnement (Loi de proportionnalite des effets et des doses fixees

De la les indications suivantes

Lorsqu'on doit traiter des affections superficielles, en surface, on emploie des sels de radium etales en disques à l'aide de vernis speciaux et recouverts ou non d'une mince feuille de mica ou de caoutchouc. Les rayons α qui comptent ordinairement a peine pour 5 p. 100 sont arrêtes par ces couvertures, il reste plus de 85 p 100 de β et 8 p 100 environ de γ. L'ensemble de ces rayonnements est tres absorbable Un disque de deux centigrammes d'activite 500 000 ou de 1/2 centigramme d'activite maxima donne un léger érytheme en moins d'une demi-heure et en deux ou trois heures détermine une réaction vesiculeuse.

Les verrues, vegétations, papillomes, nœvi plans, taches de vin, nœvi pigmentaires, lupus, eczema, prurits, etc., sont justiciables de ces applications.

Filtree par 1/10 de millimètre de plomb, l'énergie du rayonnement est reduite à 1/4 de sa valeur environ, mais agit davantage en profondeur et moins sur les premieres couches traversées, les β les moins penétrants étant arrêtes par le filtre Le même echantillon que ci-dessus peut être laisse en place 1, 2 ou 3 jours Les cheloides, cicatrices cheloidiennes, nœvi angiomateux, en général toutes les affections cutanées dans lesquelles on veut agir profondement, se traitent par ce rayonnement filtre On peut d'ailleurs graduer l'action en profondeur avec des filtres moins absorbants (aluminium)

Le rayonnement filtre au moins par 1/10 de millimetre de plomb (et par 3, 5, 8 dixiemes, si la puissance de l'echantillon le permet) convient pour la therapeutique profonde Avec 1 millimetre de plomb il ne reste plus que les rayons γ (rayons ultra penetrants).

On emploie le rayonnement penetrant ou ultra penétrant pour le traitement des affections profondes, adenopathies, localisations articulaires des maladies infectieuses, fibromes, salpingites, metrites traités par la voie externe

Dans tous les cas, les rayons X donnent, quand ils sont convenablement choisis et dosés, des résultats analogues Le radium est préferable quand on veut agir seulement a la surface ou sur une région très limitée ou difficilement accessible

La therapeutique des affections localisees aux cavites de l'organisme a surtout beneficié de la radiumthérapie On introduit en effet facilement dans le fond de la bouche, dans l'œsophage, dans la vessie, le rectum, etc , de petits tubes renfermant un sel de radium. On peut même placer ce sel dans des aiguilles enfoncees dans le tissu même des neoplasmes Ainsi les tumeurs malignes superficielles ou profondes peuvent-elles être attaquées de façons variees

SANATORIUM. — Etablissement, où sous la surveillance constante d'un medecin, on fait, en plus de la cure climatérique, la cure d'air et de repos, la suralimentation et l'education des malades, plus particulierement des tuberculeux Il y a aussi des établissements spéciaux destinés au traitement des néviopathes, des morphinomanes, éthylomanes, etc

Les principaux sanatoriums sont en France, ceux *du Canigou* (Pyrénées-Orientales), *de Durtol* (Puy-de-Dôme), *de Gorbis* (Alpes-Maritimes), *du Mont-des-Oiseaux* (Var), *de Trespoer* (Basses-Pyrenees), *de Dienne* (Cantal), *de Lamothe-Beuvron* (Loir-et-Cher), *d'Aubrac* (Aveyron), *de Meung-sur-Loire* (Loiret), etc , en Suisse, ceux de *Leysin, Davos, Wiesen, Beauregard et Arosa;* en Allemagne, *Gorbersdorf, Falkenstein, Hohenthonnef, Reiboldsgrun, Saint-Blasien, Wehrarsvald, Schomberg, Arco, etc* , citons encore le sanatorium danois de *Vejlefjord, etc.*

THERMOTHÉRAPIE [1]. — On est convenu d'appeler thermothérapie l'emploi du chaud, en medecine, c'est-a-dire du pôle

(1) Cet article est du a M le Dr Dausset, ainsi que les articles *Crymothérapie* et *Bains de lumière.*

thermique +, et de réserver le nom de crymothérapie à l'utilisation médicale du froid, la limite des deux pôles étant donnee par la température normale de la peau, 35° environ.

L'organisme qui doit maintenir constante sa température, lutte contre la chaleur par la vaso dilatation, l'evaporation, la sudation Ce sont ces réactions de defense, que l'on cherche a provoquer en faisant de la thermothérapie Localement on provoque l'hyperémie (Bier). Si l'on dépasse un degre que la cellule vivante ne peut supporter. on fait de la cautérisation chirurgicale

Description des procedes thermothérapiques deux moyens différents . chaleur *exogene* (par l'intermediaire de la peau); chaleur *endogène* (malgré la résistance de la peau), c'est la diathermie

1. Sources de chaleur exogène (chaleur obscure, chaleur lumineuse) .

a) Véhicules liquides de chaleur .

C'est surtout l eau Cette étude forme une branche à part de la thermotherapie (Voir Hydrotherapie)

b) Véhicules gazeux

Vapeur : on utilise le bain ou la douche. Le bain se prend dans une grande salle ou plusieurs malades peuvent circuler, ce qui associe aux pratiques hydrothérapiques et au massage constitue le bain turc ou le bain russe. Température 45° environ

Le bain de vapeur individuel se donne dans des caisses de bois, la tête étant en dehors Température 40 a 50° de 5 a 15 minutes de durée.

Air chaud. — a) *Bains* — Ces bains généraux se prennent de la même façon que les bains de vapeur, chauffage au gaz ou a l'alcool, ou radiateurs. Dans les chambres étuves (fours résineux de Valence) un quart d'heure de durée

Avec une lampe à alcool et des couvertures on peut réaliser un bain d'air chaud, au lit même du malade

Bains locaux. — Se donnent dans des boîtes de bois, de formes diverses suivant la partie a traiter, chauffage au gaz ou a l'alcool (Guyot, Bier) La température supportable va jusqu'a 120°, pendant une demi-heure, une heure.

Appareils Tallerman, Ménetrel, dans lesquels ne penètrent pas les produits de combustion, l'air étant sec la température supportable va a 150 et 200° Boite a air chaud courant (Dausset) Cerceau chauffant (Chantemesse) dont les parois sont chauffées par l'eau bouillante Appareils Tyndeman, Puniet dont les parois sont chauffées par des resistances electriques.

b) *Douches d'air surchauffé* — Ces appareils comprennent une source d'air, une source de chaleur

Ventilateur, pompe, trompe a eau, air comprime, constituent la source d'air

La source de chaleur . résistances électriques (Frey, Gaiffe, etc) Alcool, gaz (Delsuc, Bruneau, etc).

Une douche d'air doit donner un débit constant à température pouvant être portée facilement de 50 a 600°, avec ajutages differents, pomme d'arrosoir, ajutage filiforme, etc .. La pression est parfois utile, en particulier pour la cautérisation.

Avec la douche d'air chaud on peut faire de l'hyperémie simple, avec rougeur de la peau, sans sudation apparente, *cet etat facilite beaucoup le massage* a cause de l'analgésie obtenue. On fait des séances de 10 à 30 minutes et plus, en employant des températures de 100 a 150° (en badigeonnages rapides), ou a 50°-60° en applications continues Pour la cautérisation, la température de l'air devra dépasser 55° et être portée pour la carbonisation des gangrènes, des épithéliomas par exemple a 600° La cautérisation est toujours superficielle

Chaleur lumineuse, bains de lumières (Voir ce mot)

c) *Applications de chaleur par contact de corps solides* — Les cataplasmes de farine de lin, de moutarde, d'amidon, etc. agissent par la chaleur seule ou aussi par les propriétés d'excitation cutanée de chaque composant.

Les applications de boues chaudes, stations thermales, boues de Dax, de Battaglia, etc

Les sacs à eau chaude

Les résistances electriques placées dans un tissu souple, peuvent se mouler sur une partie quelconque du corps

L'ambrine est une substance composée de résine et gélatine qui portée a 100° ne brûle pas les tissus Aussi l'emploie t on en pansements sur les plaies, ou contre les rhumatismes.

Les bains de sable chauffé par le soleil ou artificiellement permettent de faire supporter des températures tres élevées, parce que l'évaporation cutanee s'effectue facilement.

Enfin le maillot sec ou enveloppement dans une ou deux couvertures constitue un excellent procédé de sudation

II Source de chaleur endogène

La diathermie ou thermopénétration est l'utilisation de la chaleur produite par les courants de haute frequence. On prend deux plaques métalliques que l'on moule directement sur la partie a traiter. on les relie aux deux bornes d un petit solénoide et on fait passer le courant Il se produit une sensation de chaleur assez forte dans la région qui sépare les plaques. Cette chaleur se propage directement d'une plaque a l'autre, a travers les tissus

Séance de 10 à 25 minutes, les intensités sont variables entre 500 milliampères et 2 ampères. Pour la coagulation des tissus, on emploie une grande électrode indifférente et une autre plus fine, active (thermopenétration medicale (Albert Weil) ou chirurgicale (Doyen).

Effets thérapeutiques

La chaleur est hyperémiante. résolutive, asséchante, bactéricide, elle a une action trophique, facilite la régénération des tissus, favorise le fonctionnement des glandes et le métabolisme Elle est surtout analgésique.

Indications de la thermothérapie Voir aux chapitres *Maladies*.

TROISIÈME CHAPITRE

LES AGENTS PSYCHIQUES

La rédaction de ce chapitre est due à la plume de M. le Docteur Paul SOLLIER, ancien interne des hôpitaux de Paris, médecin du sanatorium de Boulogne-sur-Seine.

Les fonctions du cerveau sont de trois sortes sensitives et sensorielles, sensitivo-motrices, psychiques Il n'y a pas de maladies de l'esprit, il n'y a que des troubles isoles ou associes de ces fonctions cerebrales La psychotherapie, dont on a, dans ces dernieres annees, beaucoup trop restreint le sens en la confondant avec la suggestion ou avec la dialectique, a pour but de retablir le fonctionnement normal du cerveau, son activité reguliere, quand les fonctions psychiques sont atteintes Elle comprend donc non seulement des procédés psychiques proprement dits, mais encore des procédés qui, en agissant sur l'activité generale du cerveau, modifient sa fonction psychique au même titre que ses autres fonctions

Ainsi comprise, conformément aux conceptions psychophysiologiques actuelles, la psychotherapie trouve des applications dans un tres grand nombre de cas, ou il est impossible de séparer le physiologique du psychique. Par contre, elle ne saurait être employee d une maniere exclusive, mais concurremment, parallèlement avec des procedes physiologiques

On peut ramener les troubles justiciables de la psychotherapie a trois formes fondamentales 1° *exageration de l activite cerebrale,* 2° *diminution ou arrêt de l activite cerébrale*, 3° *dissociation et desequilibre des manifestations de cette activite* A ces trois formes de troubles correspondent trois sortes de buts de la psychotherapie calmer, stimuler, regulariser. Ils sont atteints par des procedés generaux relativement peu nombreux, assez simples en apparence, mais en realite tres compliqués dans les détails de leur application D'ou la necessite, dans la majorite des cas, d en confier le soin a des médecins spécialement prepares et habitués a cette therapeutique, et de mettre les malades dans des conditions speciales ou elle puisse etre appliquée, dirigée, sans intervention étrangere capable d'en détruire, en très peu de temps quelquefois, les résultats acquis par de longs efforts et beaucoup de patience.

La psychothérapie commence, on peut le dire, dès l'examen du malade. De la façon dont on s'y prend, dont on l'interroge, dont on lui expose son etat et les prescriptions qui en decoulent, depend souvent, sinon toujours, l'obéissance du malade a ces prescriptions, la confiance dans le succes, et, par consequent, le succès lui-même. Le médecin doit donc peser chaque parole, ne rien avancer au hasard, parler avec sincerite et ne jamais promettre plus qu'il ne peut tenir Tous les malades justiciables de la psychotherapie sentent en effet d'instinct, intuitivement, si ce qu on leur dit est exact ou non, utile ou non. La soumission aux ordres du medecin n'est pas toujours un signe de confiance, car les hystériques, par exemple, acceptent d'autant plus volontiers ce qu'on leur propose qu'elles sentent que ce sera inutile C'est d'ailleurs une règle presque générale que les malades à qui s'adresse la psychothérapie se révoltent toujours contre tout ce qui peut agir efficacement sur eux ou cherchent a s'y soustraire Il ne faut donc pas s'emouvoir de leurs protestations, de leurs recriminations y ceder leur enlève toute confiance en vous ; maintenir avec fermete et douceur ce que vous ordonnez les touche au contraire et les convainc mieux Les psychopathes sont des psychologues souvent subtils et le médecin ne doit jamais oublier en leur présence qu'il est au moins autant observe qu'il observe lui-même. Il doit donc être toujours sur ses gardes pour avoir l'avantage et gagner la confiance de son malade, toujours défiant, et qui a des impressions dont on ne peut quelquefois se douter Circonspection, sincérite, patience et fermete, telles sont les quatre vertus cardinales du médecin qui veut faire de la psychotherapie, sans parler, bien entendu, d'une connaissance aussi approfondie que possible du mecanisme des fonctions psychiques et de chacun de ses troubles Comme toute therapeutique vraiment rationnelle, la psychothérapie doit en effet reposer sur la pathogénie des phénomènes morbides.

Dans l'immense majorité des cas la psychothérapie doit être, pour avoir de l'efficacité, combinee avec un traitement physiologique qui agit sur l'activité générale du système nerveux, et du cerveau en particulier.

C'est ainsi qu'indirectement certains medicaments hypnotiques, ou sedatifs, ou stimulants peuvent avoir une action sur l'état psychique, c'est le cas par exemple des soporifiques comme le chloral, le trional, etc , ou des calmants comme le bromure de potassium, le valérianate d'ammoniaque, ou des stimulants comme l'arsenic, le fer, le cacodylate de soude, la noix vomique, etc Mais à la vérité il ne faut pas faire grand fond sur la therapeutique medicamenteuse associee a la psychothérapie. Il y a lieu toutefois de faire des réserves sur l'opothérapie par les glandes internes, qui en est a ses debuts, et sur laquelle on ne saurait encore se prononcer, mais qui semble appelee, je le crois d'après mon expérience personnelle, a donner des resultats très intéressants.

Par contre, il y a trois moyens de régulariser et de stimuler l'activité nerveuse et cérébrale sur lesquels je dois insister particulièrement, car ils ont une grande importance dans le traitement des affections nerveuses et psychiques Ce sont le *repos au lit*, l'*alimentation*, et la *mécanotherapie* Quoique d'ordre physique ou physiologique leur association est tellement indispensable avec les procédés psychothérapiques proprement dits que, sans eux, l'action de ces derniers serait presque nulle.

Le *repos au lit* est un des calmants et des régulateurs les plus puissants de l'activité nerveuse. Il doit être employé dans la plupart des cas de manie, mélancolie, neurasthénie, hystérie, chorée, états d'anxiété divers, et maintenu jusqu'à ce que les forces du malade commencent à reprendre, l'embonpoint à se montrer, le besoin d'activité volontaire et réfléchie à revenir Dans tous les états d'épuisement avec insomnie, qu'il y ait de l'agitation ou de l'apathie, le repos absolu au lit est indispensable jusqu'à ce que l'équilibre moral soit à peu près rétabli.

L'*alimentation* est indiquée dans les mêmes cas d'une façon absolue Il n'y a pas d'états psychiques qui ne s'accompagnent de modifications dans l'assimilation et presque toujours d'une diminution des fonctions digestives et d'un ralentissement de la nutrition Il faut donc veiller avec grand soin à ce que l'alimentation soit réglée de façon à ce que le sujet augmente de poids. L'amélioration de l'état psychique ne va jamais sans l'amélioration de l'état de la nutrition générale L'alimentation doit être *normale d'emblée* dans tous les cas d'anorexie hystérique, et dans beaucoup de cas d'hypocondrie et d'obsessions, d'idées fixes, de neurasthénie à forme dyspeptique, où on a au contraire l'habitude de prescrire des régimes réduits et qui ne font qu'augmenter l'épuisement du sujet Dans certains cas il est même nécessaire de recourir à l'alimentation forcée avec la sonde chez les aliénés.

Enfin la *mécanothérapie*, c'est-à-dire la vieille gymnastique suédoise d'opposition, d'une part, les mouvements forcés d'autre part, trouvent un emploi des plus utiles dans les cas d'hystérie, de dépression hypochondriaque, d'aboulie avec atonie musculaire, dans les troubles moteurs fonctionnels avec affaiblissement de l'attention.

Cette mécanothérapie, qui peut être appliquée non seulement aux fonctions motrices et aux membres, mais encore aux fonctions respiratoires, et viscérales en général, avec diverses variantes, n'a pas seulement pour effet de développer la force de résistance musculaire du sujet, d'activer son fonctionnement organique, mais encore de développer son pouvoir d'attention et sa volonté Bien plus, dans certains cas comme dans l'hystérie, les mouvements forcés réveillent la sensibilité des régions anesthésiées et, par là même, la fonction cérébrale dont l'anesthésie révèle l'arrêt Aussi peut-on modifier ainsi la personnalité tout entière du sujet, sa mémoire, son caractère, ses sentiments C'est là un des plus puissants procédés physiques pour réveiller et régler l'activité du cerveau, et par là agir directement sur les phénomènes et les fonctions psychiques, en dehors de toute action psychothérapique proprement dite

Sans vouloir entrer ici dans les détails de cette gymnastique spéciale appliquée aux troubles des fonctions psychiques du cerveau, nous devons dire seulement que son principe repose sur la propagation aux centres nerveux des excitations portées à la périphérie et qu'en particulier les mouvements forcés doivent être employés, en prenant pour critérium le moment où la douleur commence à apparaître

Ce principe que *la douleur accompagne toujours le réveil des fonctions cérébrales inhibées*, ne s'applique pas seulement aux membres, il s'applique également aux viscères Il est donc indispensable de le connaître pour n'être pas arrêté par l'apparition de douleurs, d'ailleurs de caractère spécial, lorsqu'il s'agit par exemple de troubles fonctionnels de l'estomac accompagnant des troubles psychiques ou accompagnés par eux

On voit qu'ainsi la psychothérapie comprend des procédés purement psychiques et des procédés qui, n'étant pas psychiques, agissent néanmoins sur les fonctions psychiques. Il est probable que c'est dans ces derniers qu'est la base et la clef de la psychothérapie de l'avenir, le jour où on considérera enfin le cerveau comme un organe semblable aux autres, avec des fonctions spéciales, et le psychique comme une de ces fonctions spéciales au lieu de le regarder comme une entité ayant ses lois propres, son existence indépendante et agissant sur le cerveau dont il n'est au contraire que la manifestation de l'activité, le jour enfin où l'on fera rentrer la médecine mentale dans la pathologie générale et où la psychologie sera définitivement considérée comme une branche de la physiologie cérébrale.

DÉPLACEMENTS. — Les changements apportés dans les habitudes, les occupations, le milieu familial et social du malade, peuvent avoir une grande influence sur son état d'esprit, mais dans le cas seulement où la maladie est à son début. Quand elle est constituée, ils deviennent au contraire insuffisants, et souvent même nuisibles : c'est ce qui arrive par exemple dans les états mélancoliques ou hypochondriaques et dans l'hystérie.

Pour qu'un changement d'existence puisse agir efficacement, il faut qu'il ne permette pas au malade de donner trop libre cours à son exaltation, s'il y a hyperactivité cérébrale, qu'il soit capable au contraire de stimuler son attention et de réveiller ses sentiments, dans le cas d'incoordination ou de ralentissement des fonctions psychiques.

Pour réaliser ces desiderata, quels sont les moyens dont nous disposons ? Le changement d'existence peut être obtenu de deux façons principales : changement ou déplacement. Le changement consiste à éloigner le malade de son milieu et de ses occupations ordinaires, à lui faire faire une villégiature dans un pays agréable, dont les conditions d'altitude, de climat, de ventilation, doivent être réglées d'après l'état général du sujet, et où il puisse trouver suffisamment de distractions pour s'y plaire et ne pas s'ennuyer.

On devra donc tenir grand compte, pour le choix de ce pays, d'une part des ressources qu'il peut offrir à ce point de vue, et d'autre part des goûts du malade. Cette question des occupations à donner aux malades en villégiature est beaucoup plus facile à régler pour les femmes, qui ont mille petits travaux manuels peu fatigants à faire, que pour les hommes, qui, bien souvent, en dehors de leurs affaires, ne savent à quoi employer leur temps. Il faut se défier aussi beaucoup des distractions qu'on recommande si facilement et qui sont plus faciles à ordonner qu'à réaliser. On les conseille généralement dans les états dépressifs, mélancoliques, hypochondriaques, hystériques. Or, là, elles font souvent plus de mal que de bien.

Toute distraction qui laisse un malade indifférent lui est plus nuisible qu'utile parce qu'elle aggrave sa dépression et qu'il se dit que, pour ne pas prendre de plaisir ou d'intérêt à ce qui en cause aux autres et lui en causait autrefois à lui-même, il faut qu'il soit bien profondément atteint. La soi-disant distraction devient ainsi un motif de tristesse et de découragement.

Dans les cas avec hyperactivité, hypoactivité ou incoordination cérébrale, la villégiature doit s'accompagner d'un grand calme, d'un vie très régulière, et de l'abstention complète des occasions de rester en contact avec le milieu, les affaires et les préoccupations qu'on a fuies.

La campagne, plus que la montagne ou la mer, est indiquée dans la majorité des cas. Ces deux dernières peuvent être nuisibles, la première ne l'est jamais. On abusait de la mer autrefois, aujourd'hui c'est de la Suisse à laquelle on attribue par généralisation une vertu curative que lui donnent dans deux ou trois villes quelques médecins renommés pour un système quelconque, mais absolu.

Au lieu de villégiature fixe on ordonne souvent des déplacements, des voyages. Il faut être encore plus circonspect à leur égard ; ils ne font souvent qu'exciter davantage le malade ou épuiser le peu d'attention dont il est encore capable, ou bien augmenter son incoordination, son instabilité mentale. Ils ont une indication particulière quand il s'agit seulement de faire diversion à un état dépressif brusque, comme celui causé par la perte d'une personne aimée ou un ennui d'affaires.

Encore faut-il s'assurer que le sujet est susceptible de prêter un certain intérêt à ce qu'il rencontre sur sa route.

Villégiature ou voyage n'ont d'ailleurs d'efficacité qu'autant que la personne qui doit accompagner le malade est capable de l'intéresser, de fixer son attention, de soutenir son moral. La villégiature ou le voyage ne sont en réalité que des conditions particulières permettant d'appliquer une direction psychologique nouvelle en dehors de toute influence du milieu habituel, de toutes les associations d'idées que ce milieu évoque chez le malade touchant ses préoccupations morbides, en détruisant la systématisation qui a tendance à s'établir dans sa personnalité, par suite de la façon nouvelle dont il conçoit ses rapports avec le monde extérieur et ses occupations ordinaires.

Si on la laisse se développer et s'installer, cette nouvelle personnalité morale devient une habitude qu'il est de plus en plus difficile de vaincre. Les distractions, les villégiatures, les voyages, doivent donc être employés de très bonne heure si on veut en tirer quelque profit. Où ils sont beaucoup plus généralement indiqués, c'est dans la convalescence des névroses et des psychoses. Ils constituent alors une excellente transition entre l'isolement, la maison de santé où a été suivi le traitement et le retour dans le milieu habituel.

ÉDUCATION ET RÉÉDUCATION — Une *éducation* spéciale doit être employée pour certains sujets, dont le développement cérébral est insuffisant ou perverti, comme c'est le cas pour les *idiots* et les *imbéciles*. Il nous est impossible ici d'indiquer même sommairement les procédés variés utilisés pour tirer le meilleur parti de ces cerveaux atrophiés ou dégénérés. Le premier but à atteindre est de fixer l'attention du sujet, et, une fois cette attention attirée, de répéter les exercices d'une façon méthodique jusqu'à ce qu'une association soit établie dans son esprit entre l'excitation sensitive ou sensorielle et la réponse motrice qu'on lui demande. Cela s'applique à tous les actes, depuis ceux qui consistent à satisfaire convenablement aux besoins naturels jusqu'au langage et à ceux qui servent aux rapports sociaux. Il est évident que lorsqu'on se trouve en présence de troubles fonctionnels dus à des lésions destructives du cerveau ou de la moelle, il ne saurait être question d'éducation de ces fonctions abolies, mais, dans un grand nombre de cas, certaines fonctions ne sont atteintes que secondairement et leurs associations naturelles avec d'autres fonctions doivent être rétablies par des procedés autres que ceux employés habituellement On comprend dès lors que plus tôt on s'y prendra pour developper ces associations, avant que le cerveau ait subi un développement trop considerable, plus on aura de chances de combler les lacunes de l'intelligence et de suppleer a une fonction abolie par une autre

Il faut donc se garder de tomber dans l'erreur si commune qui consiste a attendre l'âge fatidique de sept ans ou celui de la puberté pour commencer a éduquer les idiots et les imbéciles, et on doit au contraire s'y prendre le plus tôt possible Dans la majorité des cas, il faut confier ces enfants a des educateurs habitues a ce genre d'education, dans des maisons speciales ou, a côté de l'éducation, le developpement physique de l'enfant soit dirige et surveille par des medecins competents Telle est aussi la règle de conduite vis-a-vis des jeunes aveugles et des sourds-muets

Bien des enfants pervers, instables, onanistes, devraient pouvoir trouver aussi des etablissements spéciaux d'éducation, soit des d'hôpitaux-écoles qui n'existent malheureusement pas

La *reeducation* peut s'adresser aux troubles moteurs et volontaires, à certains troubles sensitifs, a ceux de l'association des idees et aux troubles émotionnels Les tics, comme la maladie des *tics*, le torticolis mental, le bégaiement, relevent de la reeducation, il en est de meme des troubles ataxiques, quoique lies a une alteration organique du système nerveux Les paralysies flasques ou avec contracture, d'origine hystérique, les astasies abasies hysteriques ou par phobie neurasthenique, sont du ressort de la reeducation, mais chacun de ces troubles exige des exercices particuliers Dans le cas des tics par exemple, il faut avant tout fixer l'attention du sujet, obtenir un repos de quelques secondes d'abord, puis progressivement plus long, ou bien lui faire accomplir des actes coordonnes de plus en plus complexes

On se servira, dans ce but, de tout ce qu'on a sous la main, et il n'est pas du tout necessaire de posseder des appareils speciaux, des genres d'instruments gradues et coûteux L'ingeniosité du medecin traitant doit creer ses propres outils de reeducation

Pour les *troubles moteurs du tabes*, on procedera de même, en ayant surtout pour but de faire executer au sujet, non pas tant des actes complexes que des actes précis, soit avec les membres inferieurs soit avec les superieurs On les fera executer, d'abord les yeux ouverts, puis fermes; lentement, puis rapidement, on les repetera d'une maniere semblable plusieurs fois de suite, puis on les variera plus ou moins brusquement C'est une gymnastique, un assouplissement, une adaptation de plus en plus precise et rapide, sans preparation, qu'on cherchera à obtenir dans cette reeducation motrice

Quand il s'agit de *paralysie ou d'astasie-abasie hysteriques*, on peut proceder de deux facons ou bien restaurer par des procedes mecanotherapiques la sensibilite musculaire et articulaire, a la suite de quoi les troubles moteurs disparaissent d'eux-memes, ou bien agir directement sur la fonction sensitivo-motrice tout entiere Dans ce dernier cas on commence par mobiliser les articulations, s'il y a contracture Puis on place le sujet contre un mur en lui maintenant les jambes droites jusqu'à ce qu'il se tienne dessus sans fléchir, en restant a côte. Ensuite on lui fait soulever alternativement l'un et l'autre pied, en restant toujours appuyé du dos et quelquefois même retenu de chaque côté, s'il y a tendance à la flexion latérale Une fois la solidité sur les jambes à peu près obtenue, on fait écarter le sujet du mur et on l'empêche de fléchir sur les genoux et les hanches, jusqu'à ce qu'on ait obtenu la station debout Alors seulement on lui fait exécuter, en le tenant par les deux bras devant soi, quelques petits pas en avant On le lâche progressivement et on le fait marcher seul en se tenant d'abord devant lui et en l'encourageant à faire des efforts, puis l'abandonnant tout à fait à lui-même.

Il faut alors lui apprendre à s'asseoir lentement, à se relever de même, sans se tenir, sans s'appuyer sur sa chaise, à s'accroupir, à ramasser des objets par terre, à monter des escaliers, à faire demi-tour sur lui-même, à marcher à cloche-pieds ou à sauter à pieds joints, etc. Il en va de même dans les abasies par appréhension, mais le résultat est beaucoup plus rapide

L'*aboulie* s'étendant à tous les actes de la vie, peut être rattachée aux troubles des fonctions motrices. Elle relève au premier chef du traitement par rééducation.

Mais ici les difficultés sont beaucoup plus grandes, la variété des manifestations de l'aboulie étant infinie, et un élément moral se joignant ordinairement au trouble moteur pour l'entretenir et l'aggraver. On ne saurait indiquer ici de règle générale à suivre, dans chaque cas, il y a prédominance de l'aboulie pour certains actes particuliers C'est donc à eux qu'il faut s'adresser d'abord, et c'est par la patience, par l'autorité, que le médecin peut en venir à bout. Le plus souvent, du reste, cette aboulie n'est qu'un symptôme au cours d'un état neurasthénique plus ou moins grave qu'il faut traiter par les moyens généraux repos, isolement, hydrothérapie, mécanothérapie.

La rééducation dans les troubles sensitifs ne s'applique guère qu'à ceux du sens musculaire, comme dans l'ataxie que nous avons indiquée plus haut

Dans les troubles de l'*association des idées* et les *troubles émotifs*, elle trouve un emploi tout naturel C'est ainsi que dans toutes les obsessions, les idées fixes, les phobies de toutes sortes, la rééducation faite par un médecin compétent donne les seuls bons résultats qu'on puisse attendre en pareil cas. Il faut dissocier avec le sujet les éléments de l'idée fixe ou de l'obsession, lui montrer le point où son raisonnement, inconscient souvent, est en défaut, lui donner certains principes absolus, généraux, applicables à tous les cas, auxquels il puisse se référer en cas de doute, sans recourir à personne Il est bon souvent de lui faire écrire lui-même ces principes après qu'on les lui a exposés et qu'il y a réfléchi, qu'il en a reconnu la justesse Ces principes doivent être conçus d'une façon aussi simple aussi brève que possible Beaucoup de malades les portent toujours sur eux et finissent par les savoir d'une façon telle qu'ils se présentent presqu'aussi vite que l'idée fixe, l'obsession, et l'écartent assez facilement

Dans les phobies, il faut procéder par entraînement progressif, en forçant d'abord les malades à vaincre leur phobie en votre présence, puis en les abandonnant peu à peu à eux-mêmes pendant qu'on attire leur attention sur un autre sujet, et en leur faisant constater ensuite qu'ils ont fait, sans même s'en apercevoir, ce qu'ils prétendaient ne pouvoir faire On doit, en d'autres termes, avoir pour objectif principal de leur rendre confiance en eux-mêmes Pour y parvenir, il n'y a aucune règle précise ; chaque cas, chaque phobie, et elles sont d'une variété infinie, comporte l'emploi d'un raisonnement, d'un entraînement particulier. L'agoraphobie elle-même, une des plus comparables à elle-même chez les divers sujets, nécessite une manière différente dans chaque cas.

Il ne faut pas oublier, d'ailleurs, que la base de la rééducation des obsédés et des phobiques, dont la maladie n'est pas d'ordre intellectuel mais de nature émotive et affective, ne consiste pas dans le raisonnement mais dans la confiance qu'il faut donner au malade et en celui qui le dirige et en lui-même.

Il ne faut pas se dissimuler non plus que l'on n'arrive jamais qu'à un résultat relatif. Le maximum qu'on puisse espérer, c'est que le trouble soit assez diminué pour que le malade puisse continuer à mener son existence d'une façon à peu près normale, sans que les personnes étrangères s'en aperçoivent. Il ne faut donc pas s'engager vis-à-vis du malade, sans toutefois lui enlever l'espoir de se guérir jamais, sans, par conséquent, le décourager et lui enlever tout désir de faire un effort sur lui-même. Il faut *toujours lui affirmer qu'il guérira*, sans indiquer de date toutefois, et *ne lui jamais dire ou laisser entendre*, même s'il affirme s'en rendre compte et l'admettre, que la guérison ne sera pas complète. Comme corollaire à la rééducation, il est bon de signaler qu'on ne doit jamais souscrire à tous les petits subterfuges par lesquels les malades atteints de phobies, d'obsessions, ou de doutes, cherchent à se soulager immédiatement. Le soulagement ainsi produit ne fait qu'augmenter le doute qu'ils ont d'eux-mêmes et leur enlever toute envie de réagir, de faire effort. En les obligeant au contraire à passer outre et à agir comme on doit normalement le faire dans une circonstance donnée, malgré l'état de contrariété et de malaise que cela provoque toujours, on obtient une amélioration réelle de l'état général et la disparition quelquefois d'une foule d'idées et de manies secondaires greffées sur l'obsession primitive et fondamentale. On peut donc appliquer sans hésiter ce principe que, pour redevenir normal et penser normalement, il faut d'abord agir, fût-ce obligatoirement, d'une façon normale.

HYPNOTISME.— L'*hypnotisme*, qu'on a trop associé à la suggestion, reste cependant un agent psycho-physiologique puissant et qui mérite d'être employé, qui doit même l'être dans certains cas graves et tenaces où tout a échoué. Il ne peut être utilisé que chez les hystériques, ces sujets seuls, que l'hystérie soit développée et manifestée, ou soit encore à l'état latent, étant hypnotisables d'une façon sérieuse. Plus le sujet est hystérique plus il est hypnotisable, par la simple raison que l'hystérie n'étant qu'un état de sommeil cérébral plus ou moins étendu, plus ou moins profond, plus ou moins variable, les procédés capables de déterminer l'hypnose ne font qu'augmenter ce sommeil. Il y a identité entre les deux, et l'hystérie n'est qu'un état de vigilambulisme continu général ou partiel.

Pour déterminer l'hypnose dans les cas d'hystérie grave avec anesthésie généralisée, l'occlusion des yeux suffit souvent. La fixation du regard ou d'un point brillant sont également employés mais sont moins bons, parce que le sujet peut s'habituer à s'endormir malgré lui sous ces mêmes influences, dans des conditions où cela peut être gênant pour lui. Chez les sujets peu atteints ou simplement susceptibles d'hystérie, le sommeil hypnotique est encore obtenu par les mêmes procédés, mais plus difficilement. On provoque alors un véritable entraînement qui peut être la cause d'accidents hystériques plus ou moins intenses si on n'a pas soin de faire grande attention à ce que le sujet soit absolument bien réveillé à la fin de chaque séance S'il en est autrement, s'il se sent des vertiges, la tête lourde, un peu de confusion des idées à la suite, s'il présente quelques troubles de la sensibilité, c'est que le réveil est incomplet On voit alors à chaque séance les troubles de sensibilité s'accentuer et bientôt l'hystérie, dont ils sont la caractéristique, se traduire par des phénomènes localisés plus ou moins sérieux C'est là un des plus grands dangers de l'hypnose, — le réveil incomplet

A quoi peut servir l'hypnotisme, en dehors de la suggestion ?

A trois choses principales

1° A obtenir chez des sujets très cachectisés un relèvement de la nutrition générale, une régularisation des fonctions organiques ; 2° à se renseigner sur l'état de l'inconscient et, par là, sur l'enchaînement logique des phénomènes qu'on pourra plus facilement combattre ensuite ; 3° à faire agir le sujet lui-même sur des fonctions qui sont soustraites à sa volonté dans l'état de veille et, par là, à réveiller sa sensibilité et sa cénesthésie cérébrale, d'où restauration de sa personnalité, de sa mémoire et de sa volonté, et modification de ses idées fixes et de son caractère

1° Certains auteurs ont préconisé l'emploi du sommeil hypnotique prolongé dans des cas où, par suite de troubles viscéraux graves, amenant un état de véritable cachexie chez les malades, on n'avait que ce moyen de les alimenter ou de leur faire accomplir les fonctions organiques les plus importantes d'une façon régulière. Cette méthode, qui n'est applicable qu'à très peu de cas, peut rendre en effet des services ; le malade étant profondément endormi — ce qui est assez facile puisqu'il s'agit toujours d'un grand sujet — on peut lui faire avaler à heure fixe tout ce qui est nécessaire, lui faire évacuer l'intestin ou la vessie avec régularité La calorification, ordinairement très abaissée dans ces cas, se relève en même temps et les échanges nutritifs paraissent augmenter On peut prolonger ce sommeil pendant plusieurs jours sans inconvénients, soit d'une façon continue, soit en provoquant de temps en temps de courts réveils

2° Un autre avantage de l'hypnose, c'est de se renseigner exactement sur la cause de l'enchaînement des phénomènes En état de sommeil hypnotique, en effet, le sujet a conscience de ce qui se passe dans son inconscient à l'état de veille ou de soi-disant veille, car ce n'est qu'une veille relative.

On peut donc, sans qu'il soit besoin de beaucoup d'habileté ni de dialectique, obtenir de lui des renseignements sur son état véritable et physique et moral, ce que, sans dissimulation ni mauvaise volonté de sa part, il est souvent incapable de faire autrement

On découvre souvent ainsi certaines préoccupations cachées jusqu'alors par le malade, et qu'on peut ensuite combattre, soit pendant l'hypnose, soit après le réveil, pour son plus grand profit

3° Enfin, grâce à ce fait capital que, d'une part, dans le sommeil hypnotique, le sujet a conscience de son état et de ce qui se passe dans son inconscient, et cela d'autant plus que le sommeil est plus profond, et d'autre part, que grâce à cette connaissance il peut agir volontairement sur des organes qui sont ordinairement soustraits à l'action de la volonté, comme les viscères, ou sur les parties anesthésiées et dont à l'état de veille il n'a pas conscience, on peut réveiller dans l'hypnose les fonctions inhibées, motrices, sensitives, sensorielles et viscérales, en faisant exécuter au sujet certains actes, certains mouvements, en lui faisant faire certains efforts dont il est incapable à l'état de veille C'est une méthode beaucoup trop compliquée pour être exposée ici, mais son principe repose sur la théorie physiologique de l'hysterie, d'après laquelle tous les phenomenes de cette névrose sont dus a des diminutions, des arrets ou des alternances de l'activité corticale du cerveau, et qu'il suffit par consequent de réveiller les centres plus ou moins inhibés dans leur fonctionnement pour voir les fonctions qui en dépendent reparaître

Dans ce cas, le sommeil hypnotique n'a donc pour but, si paradoxal que cela paraisse, que de reveiller le sujet de son etat d'inhibition corticale, qui n'est en somme qu'une seule et même chose, mais à un degre moindre, que le sommeil hypnotique

On peut employer deux procedes le reveil d'emblee général ou le réveil progressif, organe par organe, membre par membre Le reveil d'emblee ne peut etre que rarement employe, dans des cas legers, sans manifestation localisée predominante et tenace

Le sujet étant endormi, on lui maintient les yeux fermes avec les doigts, car il faut eviter la confusion qui consiste a croire qu'un sujet est eveillé parce qu'il a les yeux ouverts, puis on lui ordonne de se reveiller, énergiquement et a plusieurs reprises Il sursaute, s'etire les membres secoue la tete et au bout d'un temps plus ou moins long, il finit par se degager, ouvrir les yeux, et on constate alors que sa sensibilite est revenue, tandis que lui-même se trouve modifie, voit tout plus nettement qu'avant la seance

En répetant ces séances plusieurs jours de suite, on arrive quelquefois dans certains cas peu profonds, a amener la guérison complete au physique et un changement etonnant au moral

Mais, dans les cas anciens, invétéres, avec manifestations tenaces, anesthésie profonde, etc , il faut employer le second procéde la restauration des fonctions par le reveil progressif de la sensibilité. Voici alors comment on opere le sujet etant endormi aussi profondement que possible, on lui dit de sentir ses pieds ou ses mains Il se met alors a exécuter des mouvements inconscients d abord, puis qu il perçoit d'une façon vague, et enfin il eprouve dans la region désignee une serie de sensations, picotements, tiraillements, brûlures, etc , jusqu'a ce que la conscience des mouvements et leur liberte parfaite soient revenues On procede de la même façon pour tous les segments des membres, puis pour les differents visceres, en y revenant a plusieurs reprises dans des seances successives On constate alors simplement le retour parallèle de la sensibilité cutanee, sensorielle et viscérale et des fonctions successivement restaurees Quand toutes les fonctions organiques sont revenues ainsi, on passe au cerveau qui, d'ailleurs, se met en travail de lui-même, par propagation du retour de l'activité dans les centres des fonctions recouvrees On voit alors se derouler toute une série de mouvements de la tête, de secousses, d'oscillations, accompagnées de sensations caracteristiques, et, par-dessus tout, de phenomènes psychiques consistant dans la regression des souvenirs et de la personnalité jusqu'à l'epoque du debut de l'hysterie, pour, de là, redescendre jusqu'a l'epoque actuelle où se produit le réveil complet de la sensibilite, de l'activite cérebrale dont elle n'est que le critérium, et de la personnalite dans toutes ses manifestations motrices, volontaires, morales.

Les réactions ainsi provoquees ne sont d'ailleurs que celles qui se produisent spontanément dans certains cas, et à la suite desquelles des guérisons brusques surviennent. On peut, par contre, les utiliser à l'état de veille, après la guérison, pour une gymnastique spéciale que le sujet accomplit lui-même dès qu'il sent un peu de diminution de son activité cérébrale, de sa sensibilité, de la dépression morale ou un amoindrissement de ses fonctions organiques.

En exécutant volontairement ces mouvements réactionnels avant que l'anesthésie soit assez développée pour que la conscience ait disparu, il tombe souvent dans une sorte d'état analogue à l'hypnose et dans lequel il les fait beaucoup plus aisément que tout à fait éveillé. Quand il en sort avec toute sa sensibilité, les fonctions qui avaient tendance à s'arrêter sont revenues à leur état normal.

Ce procédé a donc l'avantage de pouvoir être employé non seulement par le médecin pour réveiller l'activité cérébrale diminuée ou arrêtée mais encore par le malade lui-même dès qu'il se sent décliner. Il n'est guère applicable que dans les cas de grande hystérie avec anesthésie généralisée, troubles viscéraux graves, anciens, manifestations psychiques, etc. Il demande des séances très nombreuses, souvent très longues, et ne peut être facilement conduit que dans un établissement spécial pour les nerveux, sous la direction personnelle du médecin résidant. Il doit, d'ailleurs, presque toujours être combiné avec l'isolement, en raison du trouble qu'apporte à l'évolution des phénomènes psychiques de régression de la personnalité la continuation de la vie dans le milieu ordinaire, dont les mille incidents journaliers sont en désaccord avec ceux que le malade se représente d'autrefois et qui provoquent ainsi chez lui une grande confusion.

ISOLEMENT. — Que faut-il entendre par isolement ? Ce n'est pas, comme on le croit quelquefois, la claustration du malade dans une chambre séparée, sans communication avec le dehors et sans autres rapports qu'avec le médecin et le personnel chargés de le soigner. On désigne sous ce nom le fait d'éloigner le malade de son milieu ordinaire, de le soustraire à tout rapport, visites et correspondance, avec les personnes de son entourage habituel et à toutes les influences qui ont provoqué ou entretiennent son état, et de le placer en même temps sous la direction absolue et exclusive d'un médecin compétent.

L'isolement a trois modes d'action : physiologique, psychologique et moral. Dans un grand nombre de cas, il est la condition la plus favorable et souvent même indispensable à l'application stricte des procédés à employer dans le traitement des névroses, comme l'hystérie et la neurasthénie, certaines phobies, obsessions et idées fixes, et des psychoses comme la mélancolie, la manie, l'hypocondrie, et enfin, dans les intoxications s'accompagnant d'un état mental spécial, comme la morphinomanie et les intoxications analogues.

L'*action physiologique* de l'isolement consiste essentiellement à provoquer une réaction dans les impressions du malade. La nouveauté du milieu, le changement de régime provoquent une perturbation dont il faut savoir profiter dans les névroses et les psychoses dépressives ; ils réveillent les impressions du sujet, son attention, sa conscience. Dans les états d'excitation, la limitation du champ d'action du malade, la discipline qui lui est imposée, amènent l'accalmie par la suppression des impressions multiples et des occasions continuelles d'excitation, de mouvement, de changement d'idées qu'offre la vie dans le milieu ordinaire. L'isolement, physiologiquement, agit donc comme un régulateur de l'activité cérébrale, et par là il influe déjà indirectement sur l'état mental qui résulte de la dépression ou de l'exaltation de cette activité.

Plus le contraste entre l'ancien et le nouveau milieu sera brusque et marqué, plus la réaction désirable se produira : d'où la règle de ne pas chercher à habituer les malades à leur nouveau milieu, mais de procéder à l'isolement sans transition. La curiosité, l'attention du sujet s'aiguisent alors ; il s'intéresse à la vie, au régime qu'on va lui faire suivre ; il ressaisit sa volonté le plus qu'il peut, et par là l'isolement a une *action psychologique*. Elle sera d'autant plus grande s'il se trouve près du malade un médecin qui ait une compétence et une autorité suffisantes, et qui profite du résultat immédiat de l'isolement pour en tirer parti, et soutenir la réaction ainsi obtenue.

L'isolement a enfin, par lui-même, une *action morale*. Séparé des siens qui lui prodiguent à tort et à travers des prévenances inutiles, des consolations inopportunes, qui lui évitent toutes les occasions d'exercer sa volonté et son attention, et cèdent à ses fantaisies ou à ses menaces, éloigné des circonstances multiples de la vie qui lui fournissent matière à de l'excitation ou à du découragement et surtout des caprices et de l'instabilité mentale, le malade se ressaisit ; il a un but, celui de sortir de son état pour rentrer chez lui ; par contraste il reconnaît que l'indifférence qu'il prétendait avoir pour les siens et pour tout en général, comme chez les mélancoliques, est exagérée ; que sa famille a fini, s'il s'agit d'une hystérique, par comprendre et suivre l'avis des médecins, et qu'elle n'aura ni menaces ni supplications à faire pour se soustraire au traitement.

C'est surtout dans l'hystérie que cette influence morale est considérable, et on voit souvent des accidents paroxystiques cesser immédiatement après l'isolement. Chez les vésaniques, elle est moindre, sauf chez les mélancoliques. Ce qui lui donne surtout une grande valeur, c'est qu'il réalise pour le malade une condition essentielle de la psychothérapie : l'unité de direction.

L'isolement a en outre une importance considérable au *point de vue thérapeutique* ; il permet d'appliquer le traitement. La plupart des malades qui en sont redevables, et particulièrement les hystériques, les hypochondriaques, les mélancoliques, sont incapables de suivre un traitement régulier dans leur famille. Ils cherchent par tous les moyens possibles à s'y soustraire. C'est d'ailleurs une règle que plus un malade se révolte à l'idée de l'isolement, plus celui-ci lui sera utile, plus il est indiqué. La discipline de l'existence, l'entraînement de l'exemple des autres malades en traitement, le sentiment d'être encadré, soutenu, dirigé rationnellement, font que le malade se soumet très facilement au traitement, qui devient en quelque sorte un passe-temps, un but, une distraction, quand il est dans un établissement spécial.

Dans quelles conditions doit-on pratiquer l'isolement ? — L'isolement doit être absolu d'emblée, c'est-à-dire que la séparation d'avec le milieu habituel doit se faire sans transition. C'est un non-sens de rester auprès d'un malade à isoler pour l'habituer à son nouveau milieu, à son nouveau genre de vie, puisqu'il perd ainsi le bénéfice le plus important et initial de l'isolement ; la réaction qu'il faut provoquer dans la sphère psychique et morale. D'autre part, laisser auprès du malade une personne placée par les siens, qu'il connaisse, est encore pour lui une preuve qu'on doute du médecin traitant, qu'on le contrôle, et toute son autorité, si importante à ménager, est ébranlée de ce fait. Tout médecin appelé à faire de la psychothérapie doit donc se refuser à une semblable concession, qui est une injure à sa compétence ou à sa moralité.

Où pratiquer l'isolement? — C'est là, en effet, une question capitale, étant donné ce que nous venons de dire. On essaie souvent de l'isolement relatif, mitigé, soit chez soi, soit dans une maison de campagne. Isoler un malade chez lui est pire que de ne pas l'isoler. Il se sent mis à l'écart comme un pestiféré, il entend tout ce qui se passe dans sa maison et on le lui cache, il ne fait que s'énerver davantage, et pour l'entourage c'est aussi pénible que pour le malade de jouer cette comédie. L'isolement dans une maison de campagne ne peut se faire qu'en mettant un ou deux garde-malades auprès du malade. C'est donc eux qui sont les directeurs, les surveillants du malade. Le médecin vient en passant et ne voit, ne sait, que ce qu'on veut bien lui laisser voir et savoir. Le traitement moral, qui doit être de tous les instants, qui consiste dans mille petites précautions, attentions, raisonnements ou suggestions, fait donc défaut. Le malade est livré à ses gardes. L'isolement dans de pareilles conditions est plus nuisible qu'utile et n'est qu'un leurre. Il en est d'ailleurs de même dans certaines maisons de santé, simples pensions de famille où, malgré la présence d'un médecin, les malades font ce qu'ils veulent, sortent, vont à leurs affaires avec ou sans surveillance.

L'isolement n'est pas en effet suffisant par lui-même dans les cas où on doit l'appliquer. Il est la condition nécessaire mais non suffisante du traitement, et ce n'est qu'un médecin exercé et compétent qui peut l'appliquer dans tous ses détails.

Tant vaut le médecin traitant, tant vaut l'isolement.

L'isolement sérieux, avec tout ce qu'il comporte, ne peut être appliqué que dans des établissements spéciaux, soit d'hydrothérapie pour les nerveux, soit d'aliénés.

Une des conditions indispensables pour le choix d'un établissement, c'est la présence d'un médecin compétent. Toute maison de santé où le médecin directeur n'est pas médecin traitant, et ne réside pas dans l'établissement, n'est pas apte à recevoir des malades à isoler. Il en est ainsi des maisons mixtes où l'on reçoit des opérés, des nerveux et des aliénés, où il n'y a ni médecin, ni interne à demeure, où le malade n'est qu'un pensionnaire et où aucune des conditions requises pour ces diverses catégories de malades ne peut être obtenue par l'une sans détriment pour les autres. C'est le cas aussi de presque tous les établissements de l'étranger où on a la manie, depuis quelques années, d'envoyer nos compatriotes. La séparation des sexes est indispensable quoique rarement réalisée.

Le médecin doit être toujours présent, le malade doit le sentir toujours là, prêt à intervenir, soit pour le diriger, soit pour le consoler, soit pour lui imposer son autorité.

Il doit avoir pour l'aider un personnel exercé qui soit à ses ordres et non à ceux du malade en ce qui concerne les soins et la manière de se conduire.

Ces règles, faciles à appliquer, obligatoires même légalement dans les maisons d'aliénés, sont au contraire plus délicates à imposer dans les établissements pour les maladies nerveuses. Ce n'est que l'autorité scientifique et morale du médecin placé à leur tête qui peuvent y réussir.

Il reste à se demander *comment pratiquer l'isolement et quelle durée il doit avoir* Lorsque l'isolement a été décidé pour un malade, il faut, dès qu'il est amené dans un établissement de traitement, couper court aux scènes d'adieu de la famille, lesquelles ne font que troubler inutilement les malades Le médecin doit être là pour agir d'emblée sur l'esprit du malade, pour l'interroger et lui indiquer immédiatement sa manière de voir, sa façon de le diriger, et lui imposer confiance dès l'abord Il est très mauvais de chercher à le tromper en lui faisant des promesses ou des concessions qu'on sait ne pas pouvoir réaliser

La plupart du temps les malades ne cherchent qu'à voir ce que le médecin pense et à tâter son caractère. Il doit donc être très circonspect dans ses paroles, ne rien avancer qu'il ne puisse prouver. Les moindres mots, dits au début surtout, font une impression souvent ineffaçable dans l'esprit du malade et suffisent quelquefois à lui donner confiance ou au contraire à le mettre sur la réserve.

A quel moment doit-on lever l'isolement? C'est là un point très délicat On peut dire en principe qu'il y a beaucoup moins d'inconvénients à le retarder qu'à l'avancer Tant que le malade le demande avec une insistance particulière, il faut se tenir sur ses gardes, surtout avec les hystériques et les mélancoliques. Les critériums objectifs sont les meilleurs le retour du sommeil, le goût du travail, la reprise des forces et du poids, la capacité d'occupations soutenues, etc On doit d'ailleurs procéder progressivement et sonder l'inconscient de son malade : un mot, une expression, une attitude de sa part, révèlent souvent son état d'esprit réel, mieux que tous les interrogatoires les plus habilement dirigés

Il est bon de commencer par une correspondance surveillée, aussi bien de la part du malade que de celle de sa famille qui lui parle souvent de choses inopportunes ou capables de l'émouvoir Après l'échange de quelques lettres on essaie les visites, en choisissant des amis avant les parents, surtout les personnes les plus intelligentes et les moins émotives.

Ce sont ensuite des sorties avec les garde-malades ordinaires, puis avec des amis ou des parents, ensuite des déjeuners et des après-midi passés en famille Il est nécessaire que le médecin traitant dirige lui même la famille dans sa manière d'être vis-à-vis de son malade, lui dise ce qu'il faut dire ou faire, promettre ou refuser Il est donc indispensable que l'isolement ait été appliqué ainsi que le traitement moral sous la direction immédiate et constante d'un médecin qui soit aussi psychologue que médecin. Il s'agit en effet d'une foule de petites questions qui ont l'air très secondaires et qui concourent au contraire à l'ensemble du traitement d'une façon beaucoup plus considérable qu'on ne pourrait croire

En psychothérapie il n'y a pas de détails négligeables, et ce sont ces détails, plus que les grandes lignes, faciles à formuler, qu'il importe précisément de surveiller, d'observer soigneusement pour la rendre efficace. Ce n'est que la longue pratique des malades qui révèle ces détails infimes.

SUGGESTION. — La *suggestion* dont on a tant abusé à une certaine époque, pour tout expliquer, consiste à faire admettre au sujet une idée contraire à celle qu'il a Pour y arriver, on peut se servir soit de la suggestion directe, soit de la suggestion indirecte et, pour la première, on peut la combiner avec l'hypnose.

Suggestion directe sans hypnose. — Elle consiste dans l'affirmation pure et simple de l'idée qu'on veut imposer au sujet, affirmation qui doit être répétée nombre de fois et sous toutes les formes

C'est un procédé psychologique grossier et qui ne peut réussir qu'avec des êtres peu développés comme instruction et même comme intelligence, ou chez des sujets éminemment suggestibles ou superficiellement atteints. Elle réussit par exemple chez des enfants dont on frappe l'imagination, dans certains cas de paralysies par appréhension, d'abasie, etc

Elle est le plus souvent insuffisante à moins d'agir miraculeusement du premier coup. A elle peut se rattacher une méthode plus douce, la *persuasion*, qui consiste à persuader aux malades qu'ils n'ont pas la maladie qu'ils croient avoir et sont capables de faire ce qu'ils se figurent ne pas pouvoir faire. C'est un mot différent pour une même chose.

Suggestion directe dans l'hypnose. — Aussi est-ce le plus souvent dans le sommeil hypnotique, qui augmente singulièrement la suggestibilité des sujets, que l'on fait de la suggestion directe

L'hypnose ne pouvant être provoquée d'une façon profonde que chez des hystériques, c'est dire que la suggestion hypnotique ne convient que dans le traitement de l'hystérie Dans tous les cas où elle paraîtrait devoir donner des résultats, comme dans les phobies, les obsessions, les idées fixes, les impulsions, les manies, les tics, elle est précisément impuissante, parce que l'hypnose est impossible à obtenir.

Du reste, même dans l'hystérie, c'est un des plus mauvais procédés Il peut amener des résultats merveilleux instantanément, surtout quand il s'agit d'un symptôme localisé et récent. Il ne saurait être un procédé de cure de l'hystérie en général.

Si la suggestion hypnotique est pratiquée pendant longtemps, le sujet perd de plus en plus le contrôle sur lui-même, sa suggestibilité augmente de plus en plus, son défaut d'attention et de volonté s'aggrave, et, dès que la suggestion cesse, les accidents reparaissent, car, si forte qu'elle soit, elle ne persiste jamais indéfiniment. Le développement de la suggestibilité est une arme à double tranchant, car si le sujet cesse d'être soumis à une influence bonne, il peut tomber avec la plus grande facilité sous une autre qui ne le sera pas La suggestion hypnotique est donc très dangereuse, surtout quand elle est faite d'une façon directe, imposée au sujet au prix de l'affaiblissement de sa volonté et de sa personnalité. Elle guérit quelquefois des symptômes, elle ne guérit jamais la maladie, de sorte qu'à aucun point de vue elle ne saurait être admise dans le traitement de l'hystérie, le seul d'ailleurs dans lequel on puisse l'employer avec un avantage apparent

On a conseillé aussi de l'employer d'une façon indirecte pour dissocier les idées fixes qui sont si fréquentes chez l'hystérique.

On détruit par suggestion directe les éléments composants de l'idée fixe qui paraît entretenir l'état hystérique, on provoque même quelquefois des hallucinations pour combattre les éléments morbides Mais outre qu'on n'est jamais sûr de saisir tous les éléments composants d'une idée fixe, il faut savoir que l'idée fixe chez l'hystérique forme un ensemble, un système de personnalité complet, où l'état physiologique fonctionnel des centres nerveux marche de pair avec l'état psychique Au lieu de risquer de ne pas découvrir tous les éléments de l'idée fixe, de s'exposer comme cela arrive presque toujours, a rencontrer derrière celle qu'on détruit une autre plus ancienne liée a un autre état psycho-physiologique, de donner enfin au sujet l'habitude d avoir des hallucinations, il est beaucoup plus simple de s adresser directement a l'état physiologique du système nerveux, de restaurer sa fonction, de rétablir son activité, et l'on verra aussitôt disparaître l'idée fixe qui lui est liée, ce a quoi on arrive par les procédés psycho-physiologiques que nous avons vus (*Mecanotherapie*, *Reéducation*, *Isolement*)

Sous une forme ou sous une autre, avec ou sans hypnose préalable, en procédant par dissociation des éléments de l idée fixe, la suggestion directe chez les hystériques est toujours un mauvais procédé, le plus souvent insuffisant contre la maladie, quoique réussissant quelquefois pour certains symptômes, toujours nuisible dans ses conséquences, par le développement de la suggestibilité du sujet et l'affaiblissement de sa personnalité et de sa volonté qui en découlent tout naturellement.

Suggestion indirecte — Ce n'est pas a proprement parler de la suggestion au sens qu'on donne d'ordinaire à ce mot et qui implique qu on impose au sujet une idée qu il n'a pas ou qui est contraire a celles qu'il a

Ici, au contraire, c'est le rappel, l'évocation consciente d'idées que le sujet possède, mais qui sont actuellement refoulées dans l inconscient, masquées par d'autres idées et surtout par des états émotionnels plus récents

C est en quelque sorte la méthode socratique qui fait découvrir au sujet lui-même des rapports entre les choses, entre les idees et les sentiments, qui lui échappent

On comprend donc qu'il faille pour cela une grande habitude des malades, une connaissance non seulement du mecanisme des troubles psychiques a combattre, mais encore de la psychologie en général. La suggestion indirecte ne peut guère être appliquée que par des médecins spécialisés dans la psychothérapie et la psychologie.

Elle peut être employée en toutes occasions, en tous lieux, soit dans les maisons de santé, où évidemment il est beaucoup plus facile de suivre l'évolution psychologique du sujet a tout moment, soit en dehors d'elles, mais a la condition de voir le malade chaque jour, de le diriger d'une façon continue

Il est impossible de donner des règles de l application pratique de la suggestion indirecte, la moindre circonstance, la moindre conversation peut y prêter.

Il s'agit en effet d'amener le sujet par un moyen quelconque a énoncer une idée qui se trouve, sans qu'il le remarque, en contradiction avec celles qu'il soutient maladivement, et de lui montrer ensuite sa contradiction en le forçant à choisir.

Il suffit, dans d'autres cas, sans avoir l'air de s'adresser directement à lui, d'affirmer certains principes qui semblent l'évidence même et qui contrecarrent sa manière de penser et d'agir morbide. Il y prête d'autant plus d'attention et de prix qu'on a paru oublier que cela s'appliquait à lui. Il faut donc peser avec le plus grand soin toutes ses paroles, savoir par avance toutes les déductions que le sujet peut tirer de la moindre phrase, du moindre mot même qu'on lance. Un mot malencontreux suffit quelquefois à détruire tout un échafaudage de raisonnements, une contradiction d'un jour à un autre dans ses affirmations enlève au sujet toute confiance. Pour ne pas s'y exposer, le médecin ne doit donc avancer que des principes sur lesquels il s'appuie toujours d'une manière inébranlable et ne pas imaginer des théories, des raisonnements pour chaque cas particulier, inventer des explications fantaisistes, surtout avec des gens intelligents et cultivés.

Bien souvent encore il y a une sorte de suggestion indirecte négative qui a beaucoup de valeur : c'est celle qui consiste à ne pas prendre des précautions, à ne pas faire des examens qu'il faudrait prendre et faire si le trouble dont le sujet se plaint était lésionnel, comme chez les hypochondriaques qui croient qu'ils vont avoir des syncopes ou du vertige si on les laisse seuls, ou qui se croient une maladie de cœur Si on leur refuse l'aide de quelqu'un pour les accompagner dehors, ou si on leur permet des spor incompatibles avec leur maladie supposée, cela les impressionne beaucoup plus vivement que toutes les affirmations les plus solennelles

A la suggestion indirecte peut être encore rattachée la dialectique qui force le sujet à formuler la conclusion des prémisses qu'on lui pose, ou qui l'enferme dans un dilemme ou un cercle vicieux Il ne faut pas se lasser de répéter les mêmes raisonnements, et il faut autant que possible les faire sous la même forme, l'esprit critique des malades auxquels ce procédé s'adresse étant habituellement très développé et ne laissant rien échapper. Les procédés dialectiques sont les plus délicats et les moins efficaces. Leur action est très passagère Cela se comprend d'ailleurs, car dans les psychoses et les psycho névroses c'est avant tout le moral qui est atteint, et c'est à la sphère affective, non à la sphère intellectuelle qu'il faut s'adresser.

Il ne nous est pas possible d'indiquer ici toutes les variantes de la suggestion indirecte suivant les différents cas : on ne se servira pas des mêmes moyens, des mêmes insinuations, des mêmes principes avec des hystériques, des mélancoliques, des hypochondriaques, des persécutés, des obsédés, des douteurs, etc Chez les uns on lancera dans la conversation soit avec eux, soit avec d'autres en leur présence, les idées qu'on veut leur donner. C'est une graine qu'on sème et qu'on laisse lever toute seule. On doit le faire avec une grande indifférence apparente et laisser croire au sujet, lorsqu'il s'applique ce qu'on a ainsi suggéré, que c'est lui qui l'a trouvé tout seul Chez d'autres il faut au contraire revenir à maintes reprises sur le même point, multiplier les aspects sous lesquels on peut leur représenter les choses telles qu'elles sont réellement. C'est comme un clou qu'il faut enfoncer un peu chaque jour, en ayant toujours soin de parler d'une façon qui n'a pas l'air de les viser et comme s'il s'agissait de manières de voir qui sont tellement évidentes qu'on ne songe même pas à les défendre. La manière de dire les choses a au moins autant de valeur que les choses elles-mêmes, et certaines idées énoncées d'une manière négligée en quelque sorte ont beaucoup plus de portée et entraînent beaucoup plus la conviction du malade que si elles étaient affirmées avec énergie et même soulignées. C'est une affaire de nuances, de tact, et surtout de connaissance approfondie des malades. Il ne faut en effet jamais risquer un mot sans en prévoir les moindres conséquences, étant donné l'état mental du sujet, et s'adresser toujours à son inconscient en songeant au travail intime de sa pensée ultérieurement, plutôt qu'aux réflexions qu'il émet immédiatement. C'est pourquoi la plupart des malades énumérés plus haut doivent être isolés dans des établissements spéciaux, où ils soient soumis à une direction unique, et où toutes les conditions ambiantes viennent converger vers le même but, poussent le sujet dans le même sens.

Le milieu, lui aussi, est en effet un puissant agent de suggestion indirecte, qui opère d'une façon continuelle. Tel est le cas pour des mélancoliques qui se croient coupables et auxquels tout montre à chaque instant qu'on les considère comme des malades ; tel est celui des hypochondriaques qui se croient atteints de maladies organiques et qui se voient traités pour un état nerveux ; tel est le cas des obsédés, des phobiques, etc., qui, au milieu des autres malades, cherchent à prendre sur eux, à dissimuler leur état, et finissent ainsi par restaurer leur volonté affaiblie, leur contrôle personnel sur eux-mêmes.

La suggestion indirecte est donc un procédé des plus utilisés en psychothérapie et applicable au plus grand nombre de cas, puisque son emploi est indiqué dans les névroses comme l'hystérie, la neurasthénie et dans presque toutes les psychoses et psycho-névroses curables. Mais aucun procédé n'est plus délicat, ne demande plus de tact, de connaissance et d'ingéniosité de la part du médecin qui l'emploie, et l'on ne doit jamais oublier qu'à lui tout seul il est insuffisant.

DEUXIÈME PARTIE

AIDE-MÉMOIRE DE THÉRAPEUTIQUE

L'Aide-mémoire de thérapeutique est subdivisé en dix chapitres :

1° **Aide-mémoire de thérapeutique médicale;**

2° **Aide-mémoire de thérapeutique mentale;**

3° **Aide-mémoire de thérapeutique des empoisonnements,**

4° **Aide-mémoire de thérapeutique chirurgicale,**

5° **Aide-mémoire de thérapeutique dentaire;**

6° **Aide-mémoire de thérapeutique otologique;**

7° **Aide-mémoire de thérapeutique laryngologique, pharyngologique, nasologique;**

8° **Aide-mémoire de thérapeutique ophtalmologique ;**

9° **Aide-mémoire de thérapeutique dermatologique;**

10° **Aide-mémoire de thérapeutique obstétricale**

I

AIDE-MÉMOIRE

DE

THÉRAPEUTIQUE MÉDICALE

ACROMÉGALIE. — Opothérapie pituitaire.

Arsenic minéral, à doses progressives et assez élevées, par cures de 3 ou 4 semaines

ADÉNOPATHIES — Voy. ganglions lymphatiques et médiastin.

ALBUMINURIE. — Rechercher la cause et la combattre si l'albuminurie est liée à une néphrite syphilitique, le traitement spécifique s'impose, si elle est liée à l'asystolie, il faut recourir aux médicaments cardiaques, etc., etc

En outre, traitement symptomatique Repos plus ou moins absolu, selon le degré de l'albuminurie, son ancienneté, etc, etc. Chaleur (la température de la chambre sera de 18°, les reins seront couverts de flanelle) Régime lacté absolu, si l'albuminurie est récente, plus tard, régime lacté mitigé (voy néphrite diffuse, subaiguë ou chronique).

Certains médicaments ont été vantés comme capables de diminuer l'albuminurie · le lactate de strontiane (à la dose de 4 à 8 gr), le tanin, la fuchsine, le bleu de méthylène, la teinture de cantharides (5 à 10 gouttes), l'extrait de gui.

L'opothérapie rénale est dans certains cas efficace.

CURES HYDRO-MINÉRALES. — Saint Nectaire.

AMYGDALITES — Voy. Aide-Mémoire de Thérapeut laryngologique Articles *Amygdale linguale*, *Amygdale palatine*, *Amygdale pharyngée*

Amygdalites aiguës — Au début, repos au lit Lait et boissons chaudes. Gargarismes d'eau de guimauve boriquée. Purgation saline. Bains de pieds sinapisés A l'intérieur, le soir, antipyrine et opium

Si l'amygdalite est phlegmoneuse et si l'abcès tarde à s'ouvrir, mouchetures de l'amygdale au moyen d'un bistouri garni de sparadrap jusqu'à 3 millimètres de la pointe.

Si l'amygdalite est catarrhale ou pultacée, au bout de deux ou trois jours substituer aux gargarismes émollients des gargarismes astringents à l'alun, au tanin ou des attouchements au jus de citron.

Chez les enfants qui ne peuvent se gargariser, remplacer les gargarismes par des collutoires boratés au début, astringents à la fin.

Amygdalites chroniques Hypertrophie des amygdales. — Gargarismes astringents a l'alun ou au tanin Application quotidienne, sur les amygdales, de poudre d'alun, de tanin, de teinture d iode ou de glycerine iodee. Pulverisations sulfureuses dans la gorge. Destruction des amygdales par l'ignipuncture ou l'amygdalotomie A l interieur, huile de foie de morue, sirop d'iodure de fer, vin iodo-tanique

Cures hydro-minérales. — Pour l'etat local eaux sulfureuses d'Uriage, d'Allevard, de Luchon, de Cauterets, de Challes, d'Eaux-Bonnes, etc.

Pour l'etat general, bains de mer, eaux chlorurees-sodiques de Salins, Salies-de-Bearn, Biarritz, eaux arsenicales de Royat, la Bourboule

ANÉMIE. — (V. *Anemie pernicieuse et chlorose*).

ANÉMIE PERNICIEUSE PROGRESSIVE — Le fer donnerait de bons effets dans les premiers temps de la maladie, plus tard, il serait inefficace. C'est surtout a l'arsenic qu'il faut s'adresser et de preférence a l'arsenic métallique, on aura recours a la voie hypodermique, on administrera d'abord de petites doses, puis, par gradation, on arrivera a des doses elevées.

L'opothérapie medullaire a éte tentee.

ANGINES. — **Angines aiguës** — Même traitement que dans amydalites aiguës.

Angines chroniques (V. *Amygdalites chroniques*).

Angine couenneuse ou diphthérique (V. *Diphterie*).

Angine gangreneuse. — Meme traitement que dans gangrène de la bouche (V. *Noma*).

Angine syphilitique (V. *Syphilis*). Traitement local gargarismes à l'eau de guimauve, au chlorate de potasse, au sublime. Cauterisation au nitrate d argent ou au nitrate de mercure tous les six ou huit jours.

Angine tuberculeuse — Traitement general de la phtisie Traitement local gargarismes a l'eau de guimauve boriquée Attouchement des ulcerations a la glycerine lactique à 5 p. 100. Contre les douleurs, collutoires cocaines.

ANGINE DE POITRINE. — Le traitement de l'angine de poitrine doit être guidé par cette idée directrice qu'il s'agit ici non d'une maladie, mais d'un syndrôme morbide découlant d'une irritation ou d'une inflammation du plexus cardiaque, soit suscitee par un agent toxique ou toxi-infectieux, soit liée a une névrose

De nombreux poisons hetérogenes, comme le cafe, le tabac, ou autogenes comme les poisons uremiques, de multiples toxi-infections comme la grippe, la syphilis, les infections biliaires (Gilbert et Lereboullet), diverses nevroses, l'hystérie, la neurasthenie, peuvent amener la réalisation du tableau de l'angine de poitrine.

La thérapeutique variera avec la cause du syndrôme

S'agit-il de l'angine de poitrine dite vraie, c'est-a dire de celle des artérioscléreux suscitée en realité par l'uremie (Gilbert et Garnier)? *Au moment de l'accès*, il est classique d'y préconiser le nitrite d'amyle en inhalations; nous préférons nous borner à une thérapeutique topique, cataplasmes sinapisés, ventouses, frictions, et si nous prescrivons des médicaments destinés à l'absorption, nous les choisissons parmi les non toxiques (comme dans les cas d'asthme urémique) *Après l'accès*, on prescrira le régime lacté exclusif pendant longtemps, sans médicaments, sauf peut-être une petite dose d'iodure de sodium ou de peptone iodée. À longue distance de l'accès, on pourra permettre, outre le lait, des pâtes, des farines, des légumes et des fruits cuits, puis des poissons légers et des viandes blanches

S'agit-il d'une angine grippale ou syphilitique, caféique ou tabagique, hystérique ou neurasthénique, l'accès passé et traité comme ci-dessus, on s'adressera comme ci-dessus à la cause des accidents administrant ici le traitement antisyphilitique, supprimant là le café ou le tabac, ailleurs enfin s'attaquant à la névrose.

ANGIOCHOLITES PURULENTES. — Rechercher la cause occasionnelle (calcul de cholédoque, cancer de la tête du pancréas, etc) et la combattre.

Repos absolu au lit. Régime lacté (lait ecrémé et képhir). Calomel à doses purgatives ou fractionnées. Salicylate de soude à la dose quotidienne de 2 à 4 grammes ou bien salol, salophène, salicylate de méthyle Urotropine à la dose de 2 à 3 grammes Collargol ou électrargol Grands lavements à conserver. Révulsion sur le foie : cataplasmes sinapisés, vésicatoires, pointes de feu.

Même quand il n'existe pas d'oblitération du cholédoque, il peut devenir utile de recourir à l'intervention chirurgicale et d'établir une fistule biliaire : l'écoulement intermittent de la bile devient ainsi continu et les chances de désinfection des voies biliaires sont accrues

Cures hydro-minérales. — St-Nectaire, Châtel-Guyon, Vichy, Carlsbad

ANHÉPATIE. — Voy. *Insuffisance hépatique*. L'*hyperhépatie*, trouble inverse, s'observe dans les états pathologiques hypertrophiques du foie.

ANURIE. — Rechercher la cause et la combattre . lithiase rénale, hystérie, etc. (voy. ces mots). Dans certains cas (choléra, par ex.), on pourra recourir aux injections hypodermiques ou intraveineuses de solutés salins.

AORTE. — **Anévrysmes de l'aorte.** — Quand la syphilis est suspectée d'en être la cause, on a recours au traitement mixte intensif. iodure de potassium à hautes doses, mercure en frictions ou mieux en injections intramusculaires ou intraveineuses.

Quand la syphilis n'intervient pas, on peut encore avec profit recourir aux iodures ou aux préparations iodées.

De très nombreux traitements ont été préconisés : applications locales de glace, injections intra-anévrysmales de liquides coagulants et de corps étrangers, électropuncture, injections sous-cutanées de gélatine ; saignée unique et copieuse ou saignées réitérées et diète, interventions chirurgicales.

Aortites. — Quelle que soit la cause de l'aortite et quelle qu'en soit la marche, aiguë ou chronique, on peut avec avantage la traiter par la révulsion locale au moyen des pointes de feu.

Mais le traitement général est variable avec la cause · quelquefois suscitée par le rhumatisme, le paludisme, la goutte, l'aortite, plus souvent, relève de la syphilis ou se relie à l'artériosclérose. Justiciable parfois du salicylate de soude, de la quinine, du colchique, plus souvent, par suite, elle réclame le traitement de l'arterite syphilitique ou de l'arteriosclerose. (V. ces mots).

APHASIE — Rechercher la cause . hémorragie, ramollissement, tumeur, etc , et la combattre

D'autre part tenter la réeducation du malade.

APOPLEXIE. — TRAITEMENT PRÉVENTIF. — Purgation. Saignee.

TRAITEMENT DE L'ATTAQUE — Le malade sera placé dans une chambre spacieuse, aérée, silencieuse, dont la température, autant que possible, sera maintenue a 15 16°.

On appliquera des sangsues derrière les oreilles et de plus, dans certains cas, on pratiquera la saignée

On administrera un lavement purgatif.

On pratiquera la révulsion au moyen de sinapismes ou de cataplasmes sinapisés promenés sur le corps et notamment sur les membres inférieurs. Si, ainsi que cela est la regle, l apoplexie s'accompagne d'hémiplegie, on se souviendra qu une sinapisation un peu forte des membres paralyses détermine des brûlures et des escarres. Simultanément on pourra placer une vessie de glace ou des compresses glacées sur la tête.

Dans les cas de prostration marquée, on emploiera l'éther ou l'acétate d'ammoniaque.

L'état du cœur pourra réclamer des injections de spartéine, de caféine ou d'huile camphrée.

On modifiera assez fréquemment la position du malade, pour éviter les escarres, notamment le decubitus acutus, ainsi que la pneumonie hypostatique

On surveillera la vessie et, si nécessaire, on pratiquera le cathétérisme en l'entourant de toutes les précautions antiseptiques

Quand le malade pourra avaler, on lui fera prendre des liquides, eau, lait, bouillon

Enfin, on recherchera la cause de l'apoplexie, ici l'artériosclérose, là l'urémie ou le diabète, etc , et on la combattra (voy. artériosclérose, urémie, diabète, etc)

TRAITEMENT CONSÉCUTIF. — Il se résume dans le traitement de la cause de l'apoplexie d'une part, d'autre part dans celui des désordres, hémiplégie, aphasie (voy. ces mots) qu'elle laisse souvent a sa suite.

APOPLEXIE PULMONAIRE. — V. *Poumon.*

APPENDICITE. — V. *Aide-mém. de thérap. chirurgicale.*

ARTÉRIOSCLÉROSE. — RÉGIME ALIMENTAIRE. — Viandes blanches : veau, agneau, poulet, dinde, lapin. Viandes rouges en petite quantité. Poissons legers : sole, merlan, turbot, barbue. Lait, fromages frais, lait caille, fromages de chevre, etc Oeufs, crêmes cuites, sauces blanches. Pâtes, farines Potages maigres, legumes cuits, sauf choux, champignons, truffes, oseille, tomates, asperges. Fruits cuits et frais, confitures. Pâtisseries.

S'abstenir de poivre, vinaigre, citron, moutarde, vins, pour la préparation des aliments.

Boire de l'eau ordinaire, de l'eau d'Evian, des tisanes, ou du lait écreme. On pourra aussi boire des sirops.

HYGIÈNE ET AGENTS PHYSIQUES. — Vie au grand air, en évitant le bord de la mer et les grandes altitudes (ne pas dépasser 800 mètres). Exercice modéré travail physique et intellectuel réduit.

L'hydrothérapie chaude ou tiède sous forme de lotions, de bains, de douches. A la suite ou à défaut de l'hydrothérapie le massage périphérique ou abdominal ou cardiaque est à recommander D'une façon générale, le massage superficiel et léger (effleurage) est calmant, plus profond et plus fort, il est excitant

Signalons les effets parfois bienfaisants mais toujours très passagers des courants de haute fréquence, des courants sinusoïdaux et de la franklinisation sur l'hypertension ou certaines autres manifestations de l'artério-sclérose

Frictions quotidiennes, au coucher, sèches ou à l'eau de Cologne

Médicaments — Iodure de sodium à petites doses (0,50 par jour) ou peptone iodée, administrés par cures de quatre à huit semaines, répétées deux à trois fois l'an. Tiinitrine

Cures hydro-minérales — Evian, Vittel, Contrexéville, Martigny

Les eaux sulfureuses sont contre indiquées. Le bord de la mer également

Complications. — *Néphrite interstitielle et urémie* (V. ces mots) *Myocardite scléreuse* (V *Myocardites chroniques*)

Hémorragie et ramollissement cérébral (V ces mots).

Gangrène sèche (V. *Aide-mémoire de thérapeutique chirurgicale*).

ARTÉRITES. — **Artérite aiguë** — Immobilisation des membres dans une gouttière. Enveloppements chauds dans l'ouate et le taffetas gommé pour prévenir le refroidissement du membre Thermothérapie Onctions avec l'onguent napolitain sur le trajet de l'artère enflammée

Si gangrène, applications antiseptiques

Artérite chronique — V. *Artériosclérose*

Artérite syphilitique — Traitement syphilitique mixte intensif iodure de potassium ou peptone iodée à hautes doses, mercure en frictions ou mieux en injections intramusculaire ou intraveineuses à hautes doses également.

ARTHRITIS. — V. *Goutte, obésité, diabète sucré*, etc.

ASCITE. — Rechercher la cause et la traiter.

D'autre part, combattre le symptôme au moyen des purgatifs drastiques (tels qu'eau-de-vie allemande), des diurétiques (tels que théobromine, digitale, scille, nitrate de soude et de potasse, lactose, calomel cure d'oignons, etc), des sudorifiques

La paracentèse sera pratiquée le plus tardivement possible, le moins fréquemment possible, et le liquide incomplètement évacué afin d'éviter l'*anémie séreuse* La ponction sera faite à l'union du tiers externe avec les deux tiers internes d'une ligne allant de l'ombilic à l'épine iliaque antérieure et supérieure d'une façon aseptique, au moyen d'un trocart muni d'un œil latéral L'occlusion de la plaie sera faite avec de l'ouate hydrophile et du collodion, ou mieux avec l'agrafe de Michel, le malade étant couché sur le côté opposé à celui ponctionné.

ASTHME — *Au moment des accès* — Administration d'une potion contenant de l'iodure de potassium (2 à 3 gr par jour), du bromure (même dose) et de l'opium (0,05 à 0,10 d'extrait d'opium) Fumigations de feuilles de datura, associées ou non aux feuilles de belladone (cigarettes officinales, cigarettes Espic, etc.), fumigations de papier nitre, moins actives sont les inhalations de pyridine et d'iodure d'ethyle.

Ne recourir qu'à la dernière extrémité à l'injection hypodermique de morphine.

Dans l'intervalle des accès. — Administration prolongée de l'iodure de potassium à dose suffisante pour qu'elle soit efficace. Suspension du médicament par périodes d'abord brèves, puis de plus en plus notables. Durant ces laps, administration de l'arsenic. Hydrothérapie. Changement de résidence.

CURES HYDRO-MINÉRALES. — Allevard, Cauterets, St-Honoré, St-Sauveur, St-Alban, Mont-Dore, La Bourboule, Royat, Ems.

Asthme des foins. — V. *Rhume des foins.*

ASYSTOLIE. — Repos absolu au lit et régime lacté exclusif.

Purgation drastique le premier jour du traitement. Souvent il sera bon d'y joindre une saignée de 300 à 400 grammes.

Puis on aura recours à la digitale ou aux digitalines.

La digitale sera prescrite en infusion à 70° ou en macération, à la dose de 0,25 à 0,50 par jour, pendant une moyenne de trois jours.

La digitaline cristallisée sera administrée un seul jour à la dose de 1 milligramme prise en deux fois, à huit heures d'intervalle. Dix jours plus tard, si l'asystolie n'a pas complètement cédé, on prescrira une nouvelle dose de quatre dixièmes de milligramme de digitaline cristallisée.

Préalablement, les liquides hydropiques auront été soustraits par la ponction.

On continuera l'action médicamenteuse, s'il y a lieu, par l'administration de la scille, de la spartéine ou du strophantus, qui pourront d'ailleurs être remplacés par le cecropia, la cactine, le convallaria maialis, l'adonidine.

La myocardine et l'iodure de potassium pourront être essayés ultérieurement.

Il est un type d'asystolie qui peut comporter une tension artérielle normale, telle celle des gibbeux et des emphysémateux, la tension même peut être exagérée si les sujets sont artérioscléreux. Ce type d'asystolie, paradoxal en apparence, réclame le repos, le lait, les purgations, la saignée, et non l'emploi des médicaments cardiaques.

ATAXIE LOCOMOTRICE PROGRESSIVE. — Voy. *Tabes.*

BLENNORRAGIE. — Voy. dans Aide-Mémoire de Thérapeut. chirurgic., *Uréthrite, Vaginite, Orchite cystite. Métrite,* et dans Aide-Mémoire de Thérapeut. ophtalmologique, *Conjonctivite.*

Le *rhumatisme blennorragique* sera justiciable, au début, des salicylates, plus tard de l'iodure de potassium. En outre, immobilisation, onctions hydrargyriques au début, plus tard pointes de feu, puis mobilisation, massage, électrisation, hydrothérapie, thermothérapie.

BRONCHES. — **Bronchites.** — V. ce mot.

Dilatation des bronches. — Même traitement que dans bronchites chroniques (voy. *Bronchites*).

BRONCHITES. — **Bronchite aiguë.** — Repos à la chambre à la température de 18°. Alimentation liquide, chaude. Interdiction de la parole.

On prescrira les balsamiques, notamment le sirop de tolu, la terpine, l'eucalyptus, le gaïacol, le kermès ou l'oxyde blanc. Puis l'on pourra aussi administrer de l'opium, notamment le sirop de codéine, de l'eau de laurier cerise, de l'aconit. On conseillera encore les tisanes pectorales. On fera pratiquer des inhalations de vapeurs chargees de menthol.

On appliquera sur la poitrine des cataplasmes sinapises ou de la teinture d'iode

Bronchite chronique. — On aura surtout recours à la terebenthine, à l'eucalyptus, au goudron et à la creosote, aux sulfureux et aux preparations iodees, notamment a l'iodure de potassium.

Cures hydro-minérales. — Eaux sulfureuses : Cauterets, Luchon, Eaux-Bonnes, Ax, Amelie, Cambo.

Si le catarrhe chronique des bronches est récent : Enghien, Allevard, St-Honoré, Pierrefonds, Cambo

S'il est interrompu de poussées aiguës Mont-Dore.

Si le catarrheux est arthritique : Royat.

S'il est lymphatique . la Bourboule.

A l étranger, Schinznach, Wissembourg, Ems.

Bronchite capillaire — Les balsamiques, la terpine, l'eucalyptus, le gaiacol, le kermès et l'oxyde blanc peuvent être également ici employes. Mais, de plus, on pourra recourir à l'ipéca administre a dose vomitive. On prescrira l'alcool à hautes doses. On fera un usage réitéré des cataplasmes sinapises et des ventouses sèches.

BRONCHOPNEUMONIE. — Chambre a 17-18°. Alimentation liquide, surtout lactee

On prescrira le cafe, le thé ou la kola ; l'alcool à faibles doses fractionnees , l'acétate d'ammoniaque, l'ipéca, a dose expectorante. On pratiquera l'enveloppement froid du thorax, au moyen de compresses de mousseline hydrophile imbibees d'eau à 18°, que l'on recouvrira de taffetas chiffon et que l'on renouvellera d'heure en heure, ou bien on aura recours aux bains froids pratiqués toutes les 3 heures, comme dans la méthode de Brand (voir *Fièvre typhoïde*, page 563) ou mieux encore aux bains tièdes ou même chauds

Si l'on n'a pas recours aux enveloppements froids du thorax, on pourra pratiquer la sinapisation au moyen de larges cataplasmes saupoudrés de farine de moutarde.

L'hyperthermie, l'adynamie, le collapsus cardiaque seront combattus comme dans la pneumonie (voy. ce mot).

CACHEXIE CARDIAQUE — Repos absolu , régime lacté exclusif ou mitigé, café, thé, maté, kola, cafeine, sparteine, alcool, éther, huile camphrée, strychnine ; myocardine.

CALCULS BILIAIRES. — V. *Lithiase biliaire* (p. 566)

CALCULS DU REIN. — Voy. *Lithiase renale* dans *Aide-mem. medical* et l'article *Reins* dans *Aide-mém. chirurgical*

CÉPHALALGIE. — Rechercher sa cause et la combattre En outre, medication analgésique, analgésine, pyramidon. phenacétine, antipyrine, antodyne, etc., médication révulsive, crayon mentholé, eau sédative, compresses chaudes ou froides, appliquées sur le front , médication dérivative, bains de pieds sinapisés, etc

CERVEAU. — **Abcès du cerveau.** — Au début . application de glace sur la tête ; calomel à dose purgative ou réfractee. Puis, dans certains cas, intervention chirurgicale.

Congestion du cerveau. — Voy. *Hémorragie cérébrale.*

Embolie du cerveau. — Voy. *Ramollissement*

Hémorragie cérébrale. — Elle se traduit d'ordinaire par une attaque d'*apoplexie* (voy ce mot) terminée par la mort ou suivie d'*hemiplegie* (voy ce mot)

Inflammations du cerveau — Voy. ci-dessus *abces du cerveau* et (dans Aide-mém. de therapeutique mentale) *idiotie*, *paralysie generale progressive*

Ramollissement cérébral — Comme l'hémorragie, il se traduit d'ordinaire par l'*apoplexie* et l'*hemiplegie* (voy. ces mots).

Syphilis cérébrale — Traitement spécifique mixte intensif. injections mercurielles et iodure de potassium a hautes doses Arsenobenzol (voy. Aide-mém de thérapeutique des maladies cutanées et vénériennes)

Tumeurs du cerveau. — Lorsqu elles sont de nature syphilitique, les tumeurs cérébrales relevent du traitement specifique Lorsqu'elles ne sont pas de nature syphilitique, elles ne comportent qu'un traitement symptomatique, hormis toutefois celles qui étant benignes, encapsulees, accessibles, sont justiciables de la chirurgie.

CERVELET. — Les diverses affections du cervelet abces, *tumeurs*, *hémorragies*, etc, sont justiciables des mêmes traitements médical et chirurgical que les affections similaires du cerveau (voy. ce mot).

CHANCRE SIMPLE. — Voy. *Aide Memoire de Therapeut. des maladies cutanees et venériennes*

CHARBON. — Destruction de la pustule maligne au thermocautere. Deux fois par jour injection, autour de la pustule, d'eau iodoiodurée (Iode 1 gr, KI 2 gr, eau 1 litre). Toutes les 2 heures, 2 cuillerees à soupe de cette même solution à l'intérieur. Sérothérapie.

CHLOROSE. — Régime alimentaire. — Il sera bon d'imposer aux malades un regime convenable, duquel seront exclus les aliments lourds et irritants. On pourra prescrire, approximativement, le quatrieme régime des dyspeptiques (v *Dyspepsie*, page 554) Si l'on veut administrer des aliments riches en fer, on mentionnera particulierement les epinards, le jaune d œuf la viande de bœuf Loin de conseiller les vins genéreux, on les défendra, pour recommander l'eau et les infusions.

Hygiène — Les malades se lèveront tard et se coucheront tôt. Dans les cas graves, même, on conseillera le decubitus horizontal constant, au lit et sur la chaise longue au jardin Tout travail physique ou intellectuel sera écarte. Le sejour a la campagne sera preferé a celui de la ville. La montagne est recommandable, a la condition que l'altitude de 1 000 metres ne soit pas depassee. La mer est presque toujours nuisible.

Médicaments. — Le fer est, en quelque sorte, le specifique de la chlorose. Certaines formes de fer sont particulièrement recommandables : le protoxalate de fer, le tartrate ferrico-potassique, le protochlorure de fer. On peut, comme adjuvants, recourir aux eaux ferrugineuses Bussang, Orezza, Pyrmont, Spa Le fer d'ailleurs est contre-indiqué dans la chloro-anemie tuberculeuse, comme prédisposant aux hémoptysies.

Le manganèse a eté vanté comme succédané du fer.

Dans la chlorose des garçons, dans certaines chloroses des filles et dans les chloro-anémies, l'arsenic inorganique et organique donne de bons effets. On peut, d'ailleurs, associer le fer et l'arsenic en un seul médicament qui a l'avantage d'être injectable hypodermiquement, le cacodylate de fer (Gilbert et Lereboullet).

Si les opothérapies ovarienne et médullaire n'ont pas donné de résultats bien satisfaisants, il n'en va pas de même du sérum hémopoiétique (Carnot).

Agents physiques. — Les lotions et les douches interviennent avec profit dans le traitement, au bout de quelque temps. Les frictions peuvent être employées dès le début.

Cures hydro-minérales. — Forges-les-Eaux, Bussang, Orezza, Spa, Pyrmont, Saint-Moritz.

CHOLÉCYSTITE CALCULEUSE. — Repos absolu au lit. Administration exclusive du lait à doses fractionnées. Applications de glace sur la région vésiculaire. En outre traitement de la douleur (voy. *Colique hépatique*) et traitement de la cause (voy. *Lithiase biliaire*). Si les symptômes de l'affection ne s'atténuent et ne disparaissent pas, intervention chirurgicale.

CHOLÉMIE FAMILIALE. — Régime végétarien, lacto-végétarien ou mixte, mais faiblement carné.

Travail modéré.

Gymnastique, hydrothérapie chaude et tiède. Cures de diurèse (Evian, Thonon, etc.), cures lactées (lait écrémé, Képhir maigre).

Dans certains cas, fer, préparations phosphorées, opothérapies hépatique, biliaire, pancréatique.

CHOLÉRA. — Isolement dans chambre à 18°. Désinfection. Thé, café et boissons alcooliques. Calomel à la dose de 5 à 20 centigr., toutes les 2 heures, ou bien limonade lactique d'Hayem ou encore préparations opiacées. Entéroclyse. Transfusions hypodermiques réitérées de 300 à 500 gr. de sérum artificiel ou transfusions veineuses réitérées de 1500 à 2000 gr. de sérum artificiel d'Hayem. Frictions; applications chaudes, bains chauds. Injections d'éther et de caféine.

On pourra aussi recourir à l'antipyrine à la dose quotidienne de 3 à 4 gr. et, dans les cas graves, au chloral.

Vaccination. — Vaccin de Ferran et vaccin de Haffkine. Résultats inconstants, nouvelles recherches nécessaires.

Sérothérapie. — Des essais de sérothérapie récemment tentés on ne peut guère retenir que le sérum de Salimbeni employé à Saint-Pétersbourg lors de la dernière épidémie de 1908. Sur 42 malades traités la mortalité fut de 23,80 p. 100, alors que chez les sujets traités par les méthodes nouvelles elle atteignit le chiffre de 45,6 p. 100.

CHORÉE DE SYDENHAM. — Traitement arsenical, arsenic inorganique de préférence, par ex. Liqueur de Boudin, laquelle contient 1 milligramme d'acide arsénieux pour 1 gr. On commence par 4 gr., on élève la dose de 2 gr. par jour jusqu'à 20 gr. (ces doses énormes d'arsenic sont généralement bien tolérées par les enfants).

CIRRHOSES. — **Cirrhoses alcooliques** (*atrophique et hypertrophique*). Suppression de l'alcool sous toutes ses formes.

Régime alimentaire. — Régime lacté, dans les cas graves, dans les autres, viandes blanches, poulet, veau, lapin; poissons légers, sole, merlan, turbot, brochet, lait, œufs, crèmes, fromages frais, légumes verts cuits, fruits cuits, lait ou eau comme boisson.

MÉDICAMENTS. — Calomel à la dose quotidienne et matinale d'un ou 2 centigrammes par périodes de 10 à 12 jours. Iodures et peptoniode. Extrait de foie, à la dose de 2 à 4 grammes par jour et plus (jusqu'à 12 gr), administré pendant une semaine sur deux ou 10 jours sur 15.

Révulsion sur le foie et souvent sur la rate.

CURES HYDRO-MINÉRALES. — S'en abstenir ainsi que du séjour au bord de la mer.

COMPLICATIONS. — *Anémie séreuse.* Elle peut être l'aboutissant de ponctions répétées, voy. *Ascite.*

Ascite. — Voy. ce mot.

Hémorragies. — Opothérapie hépatique.

Insuffisance hépatique. — Voy. ces mots.

Cirrhoses biliaires avec obstruction. — Voy. *Ictères chroniques* dans aide-mémoire de thérapeutique chirurgicale.

Cirrhoses biliaires sans obstruction (3 types : *cirrhose commune ou d'Hanot, cirrhose biliaire splenomégalique, cirrhose biliaire microsplenique*). RÉGIME ALIMENTAIRE. — Viandes blanches veau, poulet, lapin, poissons légers · sole, merlan, turbot, brochet, œufs, lait, fromages frais, crèmes ; légumes verts cuits ; fruits cuits, lait ou eau comme boisson.

MÉDICAMENTS. — Calomel à doses purgatives ou administré selon la méthode de Sacharijin (pendant quelques jours administration chaque jour de 3 à 5 paquets de 0,05 de calomel). Antisepsie intestinale par le benzonaphtol Cholagogues : bile, salicylate de soude, salol, salophène, salicylate de méthyle. Iodures et peptoniode. Sérothérapie antistreptococcique

Applications de pointes de feu sur le foie et la rate.

L'*ictère*, qui fait partie du tableau de la maladie, peut réclamer un traitement propre (voy. ce mot)

CURES HYDRO-MINÉRALES. — St-Nectaire, Châtel-Guyon, Carlsbad, Vichy.

Cirrhose cardiaque. — Voy. *Congestion passive du foie.*

Cirrhoses graisseuses aigues et subaiguës. — Combattre la cause (alcoolisme, tuberculose). Régime lacté. Calomel à doses purgatives ou fractionnées. Opothérapie hépatique Antisepsie intestinale. Révulsion sur la région hépatique.

Cirrhoses paludéennes. — Même régime alimentaire que dans les cirrhoses alcooliques.

Thérapeutique médicamenteuse de l'impaludisme chronique : quinquina et arsenic.

Révulsion sur la région hépato-splénique et, dans certains cas, hydrothérapie.

Les complications seront traitées comme celles des cirrhoses alcooliques.

Cirrhose pigmentaire diabétique. — Régime alimentaire du diabète (voy. ce mot)

Cirrhoses syphilitiques. — CHEZ L'ADULTE. Même régime alimentaire que dans cirrhoses alcooliques.

Iodure de potassium à la dose de 3 à 6 grammes par jour ; ou bien traitement mixte, par iodure et mercure, soit en frictions, soit en injections interstitielles.

Révulsion sur la région hépato-splénique.

Pas de cure hydro-minérale.

Les complications seront traitées comme celles de la cirrhose alcoolique.

Chez le nouveau-né. — Traitement mixte par iodure et frictions mercurielles.

Cirrhose tuberculeuse. — Même régime alimentaire que dans cirrhoses alcooliques. Traitement médicamenteux habituel de la tuberculose, en outre traitement symptomatique.

CŒUR. — **Hypertrophie du cœur.** — Voy *Myocardites*

Maladies du cœur. — On comprend communément sous ce nom les *insuffisances* et *retrécissements valvulaires* dont les plus communs sont ceux de l'orifice aortique et de l'orifice mitral.

Les maladies du cœur donnent lieu a de fréquentes complications, les plus importantes sont l'*asystolie*, la *syncope*, l *embolie* (voy. ces mots)

Le traitement des maladies du cœur, en dehors de toute complication et notamment quand l'asystolie n'existe pas, est des plus simples et d'ailleurs presque toujours incapable d'amener la guerison de la lésion

Le malade évitera les fatigues physiques et, dans la mesure du possible, les émotions morales. Le bord de la mer, les grandes altitudes seront évités. La nourriture sera simple . le régime lacto-végetarien sera autant que possible suivi, ou du moins le lait jouera un grand rôle dans l'alimentation. Le tabac, l'alcool seront écartés.

En dehors des préparations iodées ou iodurées, aucun médicament ne trouvera son emploi.

Cures hydro-minérales. — Aix-les-Bains, Néris, Dax, Bourbon-Lancy, Pougues, Royat ont été surtout vantés, notamment dans l'insuffisance mitrale. — A l'étranger, Nauheim

Voy. *Angine de poitrine*, *Cachexie cardiaque*, *Cyanose*, *Endocardites*, *Myocardites*, *Palpitations*, *Péricardite*, *Syncope*.

COLIQUE HÉPATIQUE. — La principale indication est de calmer la douleur : On administrera un lavement contennat de 1 gramme à 4 grammes d'analgesine et de X à XXXV gouttes de laudanum. Si la crise est particulièrement intense, on aura recours à l'injection de morphine (la voie buccale n'est pas d'ordinaire praticable à cause des vomissements). On pourra, en outre, faire des applications locales chaudes, seches ou humides et donner de grands bains chauds.

Dans la *colique hepatique ordinaire*, il y a souvent utilité à faciliter l'évacuation des calculs par des cholagogues, huile d'olives, eau de Vichy, sels de Carlsbad, etc , dans la *colique vesiculaire*, au contraire, il y a d'ordinaire intérêt à rechercher la tolérance des calculs par la vésicule, au moyen de l'emploi des sedatifs, de la proscription des purgatifs et cholagogues, du repos absolu et du regime exclusif du lait ecremé fractionne.

La colique hepatique passee, le malade sera soumis au traitement de la lithiase biliaire. (V. ces mots)

COLIQUES INTESTINALES. — Rechercher la cause et la combattre. Opium par la bouche ou en lavements, ou injections hypodermiques de chlorhydrate de morphine. Applications sur l'abdomen de linges chauds, d'ouate chaude, de cataplasmes laudanises.

COLIQUES NÉPHRÉTIQUES. — Repos absolu. Boissons abondantes, s'il n'y a pas de vomissements (lait coupé, tisanes, etc), ou bien grands lavements, à conserver, dans le cas contraire.

Lavements d'antipyrine (2 a 3 gr) et laudanum (15 a 30 gouttes).

Injection de morphine en cas *d'absolue necessité* Applications locales de cataplasmes laudanisés, de vessie d'eau chaude, de salicylate de méthyle, de pommade gaiacolée. Grands bains ou bains de siege chauds.

La colique passée, le malade doit être soumis au traitement de la lithiase urinaire (voy. ces mots).

COLIQUE SATURNINE. —V. *Intoxication par le plomb.*

COLLAPSUS CARDIAQUE. — V. *Myocardites*

COMA. — V *Apoplexie.*

CONGESTION CÉRÉBRALE.— V. *Cerveau.*

CONSTIPATION. — Rechercher la cause et la combattre (hernie etranglee, invagination intestinale, etc.).

Constipation habituelle. — Regime alimentaire · introduire dans l'alimentation viandes blanches, légumes verts, fruits (pruneaux, etc.), miel, pains grossiers, pains d'epices, cafe additionne de chicorée, cidre, etc.

Se presenter chaque jour a la même heure à la garde-robe, apres avoir pris ou non, au prealable, un suppositoire glyceriné, et si aucun effet n'est obtenu, recourir à un lavement huileux ou glyceriné, (deux à quatre cuillères à soupe de glycerine). Si le degré de la constipation l'exige, les lavements seront pris sur un bassin plat, dans la position couchee. On pourra introduire jusqu'a deux et trois litres de liquide dans l'intestin, au moyen d'un récipient approprié muni d'une longue canule.

Massage abdominal.

Graines de lin ou de psyllium. Huile de ricin à petites doses avant les repas, une ou deux fois par semaine, s'il est necessaire Eviter la rhubarbe, l'aloes, la podophylle, etc

CURES HYDRO-MINÉRALES. — Châtel-Guyon, Plombières, Aulus, Capvern, Montmirail, Carlsbad.

CONTRACTURE — Rechercher la cause de la contracture et la combattre (voy. *Hemiplegie*).

CONVULSIONS. — Rechercher la cause et la combattre.

De plus, médication sédative, bromure, opium ; balnéation

COQUELUCHE. — Isolement du malade dans chambre à 17-18° et désinfection. Changement d'air si la maladie se prolonge. Alimentation substantielle sous un petit volume

Ipéca à dose vomitive administre tous les 5 a 6 jours. Teinture de drosera, chloral (dans des confitures), bromure, antipyrine (0,10 par année) bromoforme, et surtout belladone. Insufflations nasales de poudre de quinine, de benjoin ou de bismuth.

CORYZA. — V. Aide-Mémoire de thérapeutiq. laryngologique. Article *rhinites.*

CRACHATS. — V. *Expectoration.*

CROUP. — V. *Diphtherie.*

CYANOSE. – La cyanose ou *maladie bleue* comporte le même traitement que les autres maladies du cœur. (V. *Cœur* et *Asystolie*).

DÉLIRE. — Rechercher la cause, maladies infectieuses, notamment fièvre typhoïde, intoxications, notamment urémie, alcoolisme, maladies encéphaliques, notamment paralysie générale, etc., et la combattre

En outre, médication sedative. bromure, opium ; balneation.

DIABÈTES INSIPIDES. — Alimentation copieuse, boissons abondantes.

Opium Belladone. Valeriane. Bromures. Antipyrine.

DIABÈTE SUCRÉ. — Régime alimentaire. (Voy. *Regime de Cantani et autres* p. 468) *Aliments défendus.* — Feculents et farineux pois, haricots, lentilles, riz, châtaignes; sauces ou entre la farine Legumes sucres carottes, betteraves, Pâtes: macaroni, nouilles, vermicelle Fruits sucres raisin, prunes, abricots, compotes, confitures. Sucre Pâtisseries

Aliments permis — Viandes, poissons, coquillages Bouillon Œufs. Legumes verts : haricots, choux, épinards. Salades. Laitage, cremes, fromages. Olives. Fruits secs : noix, noisettes, amandes, cacao

Corps gras beurre, graisse, huile (sardines, pâtes de foie gras)

Le pain ordinaire sera remplace par du pain de gluten, d'amandes ou de soja, ou encore par des pommes de terre cuites à l'eau, à l'étuvée ou sous la cendre

Boissons interdites. — Vin de champagne et vins liquoreux : Malaga, Porto Biere. Cidre. Liqueurs. Sirops.

Boissons permises — Vin de Bordeaux, rouge ou blanc Café ou thé sucres avec de la glycerine ou de la saccharine. Cognac, rhum, kirsch

Hygiène. — Vie au grand air. Existence calme Exercices moderes Frictions seches de la peau

Médicaments — Alcalins · bicarbonate de soude et eaux bicarbonatees sodiques Arsenic Antipyrine Antipyrine. Bromure de potassium Opium

Opotherapie hépatique ou pancréatique

Cures hydro minérales. — Vichy, Vals, Vittel, Contréxeville, Évian, Capvern, La Bourboule, Royat, La Mouilliere.

Le choix des medicaments et des cures hydro minérales, dans le diabete sucré est regle par la nature anhépatique ou hyperhépatique de la maladie

Complications. — *Coma diabetique* — En cas de menace de coma, atténuation de la sevérité du régime, administration du bicarbonate de soude a hautes doses (20 gram). En cas de coma, injections alcalines intra-veineuses.

DIARRHÉE. — Diète ou regime lacté. Suivant le cas, purgatifs (calomel ou purgatif salin) ou antiseptiques (benzonaphtol, de preference), poudres inertes (sous-nitrate de bismuth, de preference), preparations opiacees (laudanum, diascordium, élixir paregorique, etc), acide lactique, tanin, nitrate d'argent.

Rechercher la cause

Cures hydro-minérales — Plombieres, Luxeuil.

DIPHTÉRIE. — Isolement dans chambre à 16°-18° Désinfection des objets contaminés par le malade et du local habité par lui

Bouillon, potages, lait, œufs, boissons alcooliques, the, cafe.

Sérothérapie

En outre, si diphthérie de la gorge, irrigations à l'eau boriquée, si croup et suffocations, tubage du larynx ou trachéotomie.

DYSENTERIE. — **D aigue** — Isolement, désinfection. Lait,

Purgatifs, quotidiens pendant quelques jours, jusqu'à amélioration ; de préférence calomel, à la dose de 0,80 à 1 gr. Le calomel peut aussi être administré a *doses fractionnees*.

Dans formes graves, recourir à *l'ipéca a la bresilienne* . verser 250 gr. d'eau bouillante sur 4 a 8 gr. de poudre de racine d'ipeca, laisser reposer pendant 12 heures, decanter, verser sur la poudre une nouvelle quantite d'eau bouillante qui macère encore pendant 12 heures, faire une troisieme maceration de même maniere. Chacune de ces preparations est prise en 1 jour par cuillerees, d'heure en heure.

D. chronique. — Regime lacté, integral ou mitige par adjonction de bouillon, peptone, viandes rapees, poudre de viande. Antiseptiques intestinaux, et de préférence benzonaphtol, sous-nitrate de bismuth, tannin, opium. Traitement topique et en particulier lavements au nitrate d'argent à 1/1000, à 1/500 ou même à 1/250.

DYSPEPSIES. — Régime alimentaire. (V. *Régime de Leube et autres*, p. 469) — Trois regimes, de sevérite décroissante, peuvent être appliqués aux dyspeptiques. Dans les cas legers, on mettra et maintiendra les malades au quatrieme regime (regime antidyspeptique). Dans les cas graves on soumettra tout d'abord les malades au premier regime (régime lacte), puis au deuxième avant d'arriver au dernier.

Premier régime (regime lacte). — Se nourrir exclusivement de lait, en prendre deux litres et demi a trois litres dans les vingt-quatre heures. S'abstenir de tout autre aliment liquide et solide. Le lait sera pris par petites quantites souvent reitérees et additionné, par tasse à the, d'une cuiller à café d'eau de chaux

Dans le cas où le lait en nature ne serait pas digéré, on l'écrémerait ; ou bien on aurait recours au lait d'ânesse, ou encore au kephir maigre (V. p. 451)

Le régime lacte, le lait étant pris a la dose indiquée, est, en même temps qu'un regime de repos pour l'estomac, un regime de sous-alimentation, il ne faut pas l'oublier. Aussi les malades n'y seront laissés que le temps nécessaire, de une à trois semaines, pendant ce laps, ils devront se lever tard, se coucher tôt, eviter toute fatigue.

Pour combattre la constipation inherente a ce regime, on aura recours exclusivement à des suppositoires laxatifs, à des lavements, huileux, glycérinés, laxatifs au sene, ou enfin, a des lavages intestinaux.

Deuxieme régime (regime des quatre repas) — Faire quatre repas par jour 8 heures, 11 heures, 5 heures, 8 heures

Premier et troisieme repas — Un quart a un tiers de litre de lait

Deuxieme et quatrieme repas — Potage ou bouillie au lait d'un tiers a un demi-litre de lait avec sel ou sucre (semoule, tapioca, vermicelle, farines diverses, sauf chocolatées et de châtaignes).

Deux cuillères à soupe de légumes en purée passée, ou de riz au lait, avec sel ou sucre.

Deux cuillères a entremets de fruits cuits décortiques passés, ou une cuillère de confitures en gelée (sauf acides . groseilles, framboises, oranges)

Un a trois doigts de croûte de pain.

Un tiers a un demi-litre de lait comme boisson

Le lait sera ecremé (sauf celui qui servira a la préparation des légumes)

On mettra un quart d'heure pour les petits repas, une heure pour les grands.

On gardera le repos, allongé, après les repas

On pourra se lever, sortir, marcher à distance de ceux-ci de 9 à 11 heures, de 2 à 5 heures, de 6 à 8 heures.

On prendra des suppositoires, des lavements ou des lavages, si nécessaire, on s'abstiendra de purgatifs à prendre par la bouche

Troisième régime (régime antidyspeptique). — Faire trois repas par jour et ne rien prendre dans leur intervalle. Manger lentement et mâcher avec soin. Mettre quatre heures de distance entre le premier et le deuxième repas, huit heures entre le deuxième et le troisième.

S'abstenir de beurre, de graisse, d'huile, de vinaigre, de moutarde, de poivre ; de sauces (à l'exception des sauces blanches au lait et à la farine) ; de charcuterie (excepté le jambon), de porc, de gibier mariné ou faisandé, de volailles lourdes, telles que canard et oie, de poissons gras (carpe, anguille, etc.), de crustacés et coquillages, de choux, de champignons, de truffes ; de légumes crus, salades, radis, artichauts ; de fromages fermentés, de gruyère, de fruits crus (excepté pêches et raisins dont les enveloppes et les pépins seront écartés), de pâtisseries, de bonbons.

Se nourrir d'aliments choisis entre les suivants : viandes de boucherie rôties ou grillées bien cuites, langue bouillie, blanquette de veau, cervelles à l'eau ; volailles rôties ou bouillies, dont la peau sera écartée, jambon sans le lard, viandes fumées, telles que langue, jambon, bœuf, certains gibiers frais, tels que faisan, perdreaux, mauviettes, lièvre, chevreuil rôtis, poissons maigres, tels que sole, merlan, turbot, brochet, frits ou bouillis dont la peau sera écartée, bouillon dégraissé, œufs peu cuits, laitage, sauces au lait, légumes secs ou verts en purée, passés, au lait, au jus ou à la crème ; riz au lait, pâtes au bouillon ou au lait ; fromages frais, fruits cuits ou confits, certains fruits frais, raisins, pêches, gâteaux secs.

Manger peu de pain, seulement de la croûte ou des biscottes.

S'abstenir d'apéritifs, de vin rouge, de bières fortes, de cognac, liqueurs, sirops

Ne pas boire plus de deux verres par repas. Prendre de préférence de l'eau ordinaire, pure ou additionnée de vin blanc de Bordeaux, dans la mesure de 1/5, de la bière légère, pure ou coupée d'eau.

On peut encore recourir, de préférence, à la bière de malt, coupée d'eau ou bien aux boissons chaudes : thé léger, infusion de camomille, eau chaude additionnée de quelques gouttes de cognac.

On pourra prendre un peu de thé ou de café après le deuxième repas

Le matin prendre un ou deux œufs à la coque sans pain et une tasse à thé de thé pur ou coupé de lait.

Médicaments.— Dans les *dyspepsies avec hypopepsie,* la digestion sera facilitée par l'administration de la papaïne, de la pepsine, ou de l'extrait gastrique, au milieu du repas, et par l'administration de l'acide chlorhydrique à la fin. Mais cette médication n'a qu'une action momentanée.

Si l'on veut relever le travail chimique de l'estomac, du moins pour un certain temps, il faut prescrire le bicarbonate de soude à la dose de 0,25 à 0,50, ou l'eau de Vichy à la dose d'un demi-verre à bordeaux une demi heure avant le déjeuner et le dîner, pendant une période de deux à trois semaines. On pourra réitérer ces petites cures alcalines deux ou trois fois par an Le kephir pris à la dose d'un demi-verre à un verre une heure avant les repas produit également de bons effets.

Dans les *dyspepsies avec hyperpepsie* ou *hyperchlorydrie,* le bicarbonate de soude à la dose de 0,25 à 1 gr., les eaux de Vichy ou de Vals seront pris a la fin des repas ou apres ceux-ci.

Dans l'*hyperpepsie avec l'hyperchlorydrie tardive, regurgitations acides et douleurs systématiques* après les repas, on prescrira le carbonate de chaux (craie préparee) en paquets de 0 gr 50 de 1 gr renouvenables à prendre délayés dans un peu d'eau apres les repas avant l'apparition des phénomenes ou a leur debut

On aura recours en outre au *pansement de l estomac* par le bismuth a hautes doses On prescrira des paquets de sous-nitrate de bismuth de 5, 10 ou 15 gr qui seront pris le matin a jeun une heure avant le petit dejeuner, délayés dans 60 a 120 gr. d'eau ordinaire ou d'Evian. Ils seront pris par cures de 10 jours environ renouvelables, auxquelles on associera un régime sévere, le plus souvent le regime lacte.

Agents thérapeutiques physiques. S'il existe de la *dilatation de l'estomac*, on pourra recourir au massage et à l'electricite, ordonner la suppression du corset et le port d'une ceinture hypogastrique spéciale. S'il existe des fermentations stomacales, on pratiquera le lavage de l'estomac. Dans l'hyperpepsie on conseillera le repos horizontal apres les repas, l'application du maillot humide, les grands bains, les douches chaudes.

Le traitement chirurgical interviendra efficacement dans certains cas (sténose pylorique et maladie de Reichmann).

Cures hydro-minérales. — Vichy, Vals, Pougues, Saint-Nectaire, Alet, Sermaize, Châtel-Guyon, Luxeuil, Plombières, Saujon, Carlsbad, Marienbad, Kissingen.

DYSPNÉE — Rechercher la cause et la combattre.

On a souvent recours dans la dyspnee, quelle qu'en soit la cause, aux inhalations d'oxygène, aux applications de ventouses, aux injections hypodermiques d'ether

ÉCLAMPSIE INFANTILE. — Rechercher la cause de l'éclampsie et l'atteindre, si possible.

Sinon, médication sédative : bromures, chloral, etc., bains chauds.

EMBARRAS GASTRIQUE. — Vomitif. Puis diète lactee et repos pendant un ou deux jours.

EMBOLIE. — Voy. *Cerveau*, *Poumons*.

EMPHYSEME PULMONAIRE. — Voy. *Poumons*.

ENDOCARDITES. -- **Endocardites aigues** - Repos au lit. Régime lacté absolu. Revulsion au moyen de vésicatoires, sinapismes, thermocautere. Applications de glace Combattre la cause, si possible, notamment recourir au salicylate de soude dans le cas de rhumatisme articulaire aigu. Au cas d'éréthisme cardiaque, fièvre vive, recourir a la saignée.

Endocardites chroniques. — Révulsion au moyen de pointes de feu et cauteres.

Pour le traitement de l'*asystolie* et de la *syncope* qui en sont les complications habituelles, voy. ces mots.

Endocardite ulcéreuse. — Nous n'avons pas de moyen d'action efficace sur le processus endocardique, et nous ne pouvons guere qu'en combattre les conséquences, dont les plus habituelles sont l'*embolie*, l'*asystolie* et la *syncope* Cependant les injections hypodermiques réitérées et abondantes (1 litre et plus par jour) de sérum physiologique (chlorure de sodium en solution à 7 pour 1000) peuvent rendre des services.

ENTÉRITE. — **Entérite aiguë.** — Repos au lit. Lait entier ou mieux écrémé. Au début purgatif et, de préférence, calomel Ultérieurement, benzonaphtol, sous nitrate de bismuth, opium, potion ou limonade a l'acide lactique, ferments lactiques. Applications chaudes sur l abdomen.

Entérites chroniques — Régime exclusif du lait écrémé ou du képhir maigre n° 2. Puis lait et œufs, le lait etant écrémé et les œufs privés de la moitie du jaune, s'il est nécessaire Ensuite, régime des quatre repas (p. 559) ; enfin régime antidyspeptique (p. 559).

Le regime seul suffit souvent a l'amelioration ou a la guerison de la diarrhee. On pourra y joindre eau albumineuse, benzonaphtol, sous-nitrate de bismuth, opium, acide lactique, tanin, ferments lactiques

Cures hydro-minérales. — Plombières, Luxeuil, Châtel-Guyon, Vichy, Evian

ENTERRORRAGIE. — Repos absolu au lit : Diete absolue ou liquide. Applications glacées sur l'abdomen A l'interieur, perchlorure de fer, tanin, opium, chlorure de calcium. Injections hypodermiques d'ergotine.

ÉPILEPSIE. — **Épilepsie essentielle.** — Bromure de potassium a doses progressives, jusqu'a effet Continuer le bromure a doses efficaces en le suspendant a intervalles aussi rapproches que le permet l'état du malade (pour eviter le bromisme) Succédanes du bromure de potassium . bromures de sodium, de strontium, d'ammonium, belladone, borate de soude.

Épilepsie symptomatique — Rechercher la cause et la combattre. Si syphilis, traitement spécifique ; si tumeur ou abcès, intervention chirurgicale, etc.

En outre, bromure de potassium comme dans l'épilepsie essentielle

EPISTAXIS. — Voy. *Aide-Mém. de therap laryngologique*

ÉRYSIPÈLE DE LA FACE. — Isolement dans chambre à 16-18°. Désinfection. Lait, bouillon, boissons alcooliques. Extrait mou de quinquina, 2 à 4 gr.

Sérothérapie.

Applications permanentes, sur les parties malades, de compresses trempees dans l'infusion de fleurs de sureau boriquee Antisepsie buccale au moyen de l'eau boriquee

ESTOMAC. — **Cancer de l'estomac.** — Lait, dont la digestion sera facilitee par l'addition d'eau de chaux (une cuiller a cafe par tasse a thé). Lait ecreme, kephir Bouillon degraisse additionne de peptone Suppositoires a la peptone et lavements nutritifs a la peptone

Quand l appétit n'est pas completement éteint, purees de legumes, œufs, poissons legers, viandes blanches dont la digestion sera facilitee par l'administration de la papaine et de la pepsine, au cours du repas, et de l'acide chlorhydrique a la fin.

Aucun medicament n'a d'action sur l'evolution du cancer, on a cependant préconise le chlorate de soude, le condurango, la teinture de thuya, l'essence de bouleau. Les emplâtres à la cigue sont d'une application traditionnelle.

Les lavages d estomac et les injections de chlorhydrate de morphine conviennent au traitement des vomissements et de la douleur

L'intervention chirurgicale peut être reclamee dans certains cas

Dilatation de l'estomac. — (V. *Regime de Bouchard et autres*).

Dyspepsies — (V. ce mot)

Embarras de l'estomac. — (V. *Embarras gastrique.*)

Gastrites chroniques — (V. *Dyspepsie*)

Inflammations de l'estomac. — Gastrites aigues. — Lavage e l'estomac ou vomitif. Rechercher la cause : contre les alcalis causiques, employer l'eau vinaigree, contre les acides, le lait, l'eau albumineuse, l'eau de savon, la magnesie, le carbonate de soude ou de otasse, la craie. Injections de chlorhydrate de morphine contre la ouleur.

Troubles de l'estomac. — Douleurs (V. *Gastralgie*), hemorraies (V *Gastrorragie*). vomissements (V ce mot), etc.

Ulcère de l'estomac — Lorsqu'existent des hématémeses ou du melœna, les malades doivent être mis au repos absolu au lit et ouiris exclusivement par le rectum au moyen de lavements de bouilon additionnes de peptones Par la bouche on ne laissera prendre qu'une minime quantite d'eau glacee et on administrera une solution de perchlorure de fer ou de chlorure de calcium.

A cause de l'etat de faiblesse habituel des malades, ce traitement ne sera maintenu que le laps de temps strictement necessaire Le regime lacte absolu sera alors institue et les malades passeront rapidement d'un demi-litre à trois litres de lait par jour. Le lait sera pris ecremé d'abord, in toto ensuite, par petites quantités souvent reiterees, et additionne d'une cuiller à cafe d'eau de chaux par tasse à the. Le perchlorure de fer sera suspendu et on administrera deux fois par jour 0 gr 50 de craie délayée dans le lait. A l alimentation buccale on continuera à joindre la rectale, au moyen de suppositoires ou de lavements.

Le regime lacté sera maintenu dans toute sa rigueur pendant au moins deux mois ; au bout de trois ou quatre semaines les malades pourront se lever, puis progressivement reprendre leurs occupations.

Au bout d'au moins deux mois, on diminuera progressivement la ration de lait pour le remplacer successivement par des œufs, des crèmes, des pâtes au lait et au bouillon, des légumes en purée, des viandes râpees, des poissons maigres, de la volaille tendre, des fruits uits, des biscottes, etc. Les malades seront ainsi amenés au regime antidyspeptique en continuant a prendre du lait comme boisson. Ils ne devront pour ainsi dire le quitter jamais.

Au cas où la rigueur du traitement n'empêcherait pas la production des hemorragies, se poserait la question d'une intervention chirurgicale

EXPECTORATION. — Rechercher la cause et la combattre.

De nombreuses substances modifient les secrétions bronchiques, tels les balsamiques, la terébenthine et la terpine, l'eucalyptus, le goudron, le goménol, la creosote et le gaiacol, les antimoniaux et notamment le kermès et l'oxyde de blanc, les sulfureux. La plupart exagèrent les secrétions bronchiques en les fluidifiant et rendent ainsi l'expectoration plus facile, certaines diminuent ces sécrétions. La terpine, a faible dose, se comporte comme les premières, à forte dose, comme les secondes.

FIÈVRE. — Médicaments — Le meilleur antipyrétique est l'antipyrine.

Viennent ensuite l'acétanilide, l'exalgine, la phenacétine, la cryogénine.

On peut encore employer la quinine, l'acide salicylique et les salicylates

Agents physiques — Bains froids, lotions froides, drap mouillé

FIÈVRE DE MALTE — Diète lactée. Antipyrétiques Bains tièdes Pas de traitement spécifique

FIÈVRE INTERMITTENTE. — Voyez *Paludisme*

FIÈVRE TYPHOIDE. — Chambre à 17-18°, fréquemment aérée. Désinfection des objets contaminés par le malade. Deux à trois litres de lait par jour, bouillon, boissons diverses, limonade vineuse, grogs, champagne, thé, café.

Au début purgatif, de préférence calomel, à la dose de 0,50 à 0,80

Ultérieurement, administration quotidienne de 0,50 à 1 gr de sulfate de quinine, en 2 cachets, l'un à 11 heures, l'autre à 5 heures, lotions vinaigrées toutes les 3 heures; antisepsie de la bouche et de la gorge au moyen de l'eau boriquée; surveillance de la miction, des évacuations intestinales, etc.

Vaccinothérapie.

En outre, thérapeutique symptomatique · si hyperthermie, bains froids, selon *méthode de Brand:* toutes les 3 heures, si la température rectale du malade dépasse 38°5, on lui administre un bain d'une durée de 10 minutes, à la température de 18°. Il est bon, à mon avis, pour l'accoutumance, de donner les premiers bains à une température plus élevée, à 34° par exemple; à chaque nouveau bain, la température est abaissée d'un à plusieurs degrés, et ainsi on arrive bientôt au nombre de degrés voulu, c'est-à-dire à 18°. A la sortie du bain, le malade est enveloppé dans une couverture de laine, une boule chaude aux pieds, et on lui fait prendre quelques gorgées de grog chaud Si ataxo-adynamie, bains froids également, dans l'adynamie, on prescrira de plus l'alcool à doses élevées et fractionnées selon la *méthode de Todd ;* si affaiblissement du cœur, alcool, éther et caféine en injections hypodermiques, etc

L'alimentation sera soigneusement surveillée pendant la convalescence,

FLATULENCE. — Régime antidyspeptique (p 559). Poudres absorbantes: charbon, craie, sous-nitrate de bismuth, magnésie, antiseptiques: naphtol β, benzonaphtol, bétol, salol. Massage abdominal, électricité, hydrothérapie.

FOIE. — Abcès du foie. — Au début de l'hépatite pouvant conduire à l'abcès: repos, régime lacté. calomel à doses purgatives ou fractionnées. Applications locales de sangsues ou de ventouses scarifiées

Si l'hépatite n'avorte pas et si l'abcès se forme, traitement chirurgical (voy. *Aide-mémoire de thérapeutique chirurgicale*).

Cancer du foie et des voies biliaires. — Même traitement que dans le cancer de l'estomac (voy. p. 562) Certains cancers des voies biliaires pourraient être justiciables d'une intervention chirurgicale

Cirrhoses du foie. — Voy. *Cirrhoses.*

Congestion du foie — C. active. — Repos Régime lacté. Purgations drastiques. Ventouses scarifiées ou sangsues sur la région hépatique

C. passive — Repos, régime lacté, purgatifs drastiques, émissions sanguines locales ou saignée générale, traitement de l'affection causale (cardiopathie le plus souvent).

Dégénérescences du foie (dégénérescences amyloïde, graisseuse, pigmentaire, etc.). — Rechercher la cause et la combattre (suppurations, tuberculose, alcoolisme, etc). Régime alimentaire choisi des dyspeptiques, opothérapie hépatique.

Inflammations du foie. — Voy *Hépatites.*

Kystes hydatiques du foie — Voy. *Aide-mémoire de thérapeutique chirurgicale.*

Mobilité du foie.— Ceinture spéciale Hépatopexie.

Syphilis du foie. — V. *Ictère, Ictère grave, Cirrhose syphilitique*

Tuberculose du foie. — Les lésions du foie sont variables, tantôt *dégénérescence* graisseuse, amyloïde, etc. (Voy ce mot.), tantôt *cirrhose* (voy ce mot), tantôt *hépatite* ou *cirrhose graisseuse* (voy. ces mots), quelquefois, lorsqu'elle affecte la forme d'abcès, la tuberculose hépatique est justiciable d une intervention chirurgicale

GANGLIONS LYMPHATIQUES. — **Inflammation des ganglions.**— Voy. *Adénites*, dans *Aid. Mém. de Thérapeut chirurgicale*

Lymphadénie ganglionnaire. — Voy. *Lymphadénie.*

Syphilis ganglionnaire. — Traitement de la syphilis hydrargyre Salvarsan et surtout iodures.

Tuberculose ganglionnaire. — *Régime alimentaire.* — Voy. *Lymphatisme.*

Médicaments. — Voy *Lymphatisme.*

Traitement local. — Badigeonnages de teinture d'iode ou onctions de pommade iodurée.

CURES HYDRO-MINÉRALES — Voy *Lymphatisme.*

GASTRALGIE. — Rechercher la cause et la combattre.

Traitement symptomatique : serviettes chaudes, cataplasmes laudanisés ou sinapisés sur l'épigastre. A l'intérieur, opium, belladone, cocaïne, éther, eau chloroformée, bromures. Injections hypodermiques de chlorhydrate de morphine.

GASTRITES. — **Gastrites aiguës.** (V. *Inflammations de l'estomac*, p. 562)

Gastrites chroniques. — Voy. *Dyspepsie.*

GASTRORRAGIE. — Repos absolu au lit. Diète absolue et alimentation rectale Applications glacées sur le creux épigastrique. A l'intérieur, solution glacée de perchlorure de fer ou de chlorure de calcium et opium. Injections hypodermiques d'ergotine. Dans certains cas se posera la question d'une intervention chirurgicale.

GLOSSITES. — Voy. *Langue.*

GLOTTE. — **Œdèmes de la glotte** — A l'extérieur : glace, sangsues.

A l'intérieur, sur la muqueuse laryngée : inhalations de vapeurs médicamenteuses ou pulvérisations phéniquées.

Quelquefois, l'intubation du larynx ou la trachéotomie deviennent nécessaires.

Spasmes de la glotte. — Applications très chaudes au-devant du cou au moment des crises. En cas de syncope, respiration artificielle.

Administration des antispasmodiques bromures, valériane, etc.

GOITRE EXOPHTALMIQUE. — Médication sédative . bromures, valériane, etc , ou mieux hydrothérapie chaude ou écossaise.

Hémato-éthyroïdine dont l'action est antagoniste de celle de l'extrait thyroïdien. Opothérapie hypophysaire, ovarienne.

Dans les cas graves, thyroïdectomie partielle.

GOUTTE. — Régime alimentaire *Aliments prohibés.* — Gibier Crustacés. Truffes, champignons. Legumes acides, tels qu'oseille Epices et sauces epicées. Vinaigre Citron, fruits acides.

Aliments permis — Viandes blanches veau, agneau poulet Poissons legers, tels que sole et merlan Cervelles Ris de veau. Laitage Legumes Pâtes. Fruits (notamment raisin et fraises.)

En petite quantite viandes de boucherie, jambon, œufs, fromages Pain ordinaire

Boissons interdites — Vin pur Bieres anglaises Apéritifs Cognac et liqueurs

Boissons permises — Vin blanc et rouge de Bordeaux, coupes d'eau aux trois quarts. Biere et cidre legers Cafe ou the

Hygiène — Exercice et gymnastique. Frictions, massage et hydrotherapie.

Médicaments. — *Goutte aigue.* — Au debut, salicylate de soude ou antipyrine; injections hypodermiques de morphine dans cas violents

Au bout de quelques jours, colchique ou colchicine. A la fin de l'acces, lithine, pipérazine.

Localement badigeonnages d'essence de Wintergreen, de salicylate de methyle ou de gaiacol.

Goutte chronique — Lithine, pipérazine, arsenic.

Cures hydro-minérales. — Vittel, Contrexéville, Martigny, Vichy, dans la goutte aigue Vittel, Contrexeville, Martigny, Royat, Luxeuil, Dax, dans la goutte chronique.

GRAVELLE URINAIRE. — V. *Lithiase renale.*

GRIPPE. — Chambre à 17-18°. Lait, bouillon, boissons alcooliques Sels de quinine a la dose de 0,50 a 1 gr., ou antipyrine à la dose de 2 a 3 gr L'antipyrine est preferable quand existent des phenomenes douloureux marques. Contre l'inflammation des voies respiratoires, preparations opiacees et, en outre, terpine, aconit.

HÉMATÉMÈSE. — V. *Gastrorragie.*

HÉMATURIE. — Rechercher la cause et la combattre En outre : repos absolu, régime lacté, injections d'ergotine, revulsion sur les reins (cataplasmes, sinapismes, ventouses seches).

HÉMIPLÉGIE — Rechercher la cause, hémorragie, ramollissement, tumeur, etc, et, si possible, la combattre

Des les premiers jours de sa production, l'hémiplégie sera traitée par une série de *mouvements passifs* doucement exécutés au lit, ainsi que par un massage léger et méthodique

Un peu plus tard, lorsque les mouvements volontaires s'esquisseront, le malade sera placé dans un fauteuil pendant quelques heures chaque jour ; on l'exercera a se servir de ses membres, notamment par la marche, en le soutenant C'est alors qu'avec grand avantage on pourra administrer de fréquents bains salés dans lesquels les malades feront des tentatives de mouvements, tentatives beaucoup plus aisement suivies de succes qu'au lit, en raison du poids considérable que perdent les membres plongés dans l'eau salée.

L'électricite devra être écartée tout d'abord, comme nuisible. On n'y aura recours qu'au bout de plusieurs semaines, en l'employant sous forme de courants continus ou induits.

Lorsqu'à l'hémiplégie s'est jointe la contracture, le massage, l'application des mouvements passifs, la mécanothérapie, peuvent encore donner quelques résultats

HÉMOGLOBINURIE. — Rechercher la cause et la combattre.

Dans l'hémoglobinurie paroxystique on combattra par les traitements spécifiques appropriés la prédisposition syphilitique ou malarique et on soustraira les malades à l'action du froid

HÉMOPHILIE. — Changement de climat et séjour dans les pays chauds, injections de sérum de cheval.

HÉMOPTYSIE. — Repos absolu au lit, interdiction de la parole Alimentation liquide, glacée, fractionnée.

L'ergot et l'ergotine sont inefficaces

Extrait de gui en pilules de 0,05 à la dose de 3 par jour Nitrite d'amyle en inhalations à la dose de V à VI gouttes

Extrait d'opium à la dose de 0,10 par jour, associé à extrait hépatique.

Quelquefois il est nécessaire de recourir à l'ipeca ou à l'émétique à dose nauséeuse ou vomitive

HÉMORRAGIE CÉRÉBRALE. — V. *Apoplexie.*

HÉMORROIDES. — V. *Aide-mém. de thérap. chirurgicale*

HÉPATITE. — **Hépatites graisseuses** — Voy. *Cirrhoses graisseuses*).

Hépatite interstitielle — Voy. *Cirrhoses.*

Hépatite suppurée — Voy *Abcès du foie.*

HOQUET. — Suspendre la respiration le plus longtemps possible, boire lentement de l'eau très froide ou une infusion bouillante. Dans le cas de hoquet persistant hydrothérapie, révulsion sur le creux épigastrique ; à l'intérieur, bromures, belladone, opium, valériane, éther. Faradisation du phrénique.

HYDROTHORAX. — Rechercher la cause (cardiopathie asystolique, mal de Bright, etc) et la combattre

Si l'épanchement devient considérable, pratiquer la thoracentèse (voy , pour la technique, pleurésie commune).

HYSTÉRIE. — Traitement de la maladie. — On aura surtout recours à la psychothérapie sous forme de suggestion ou persuasion. Celle-ci sera pratiquée à l'état de veille, on évitera, sauf exception, de l'associer à l'hypnotisme (v p 533). Quelquefois, pour permettre à son action de se faire sentir pleinement, il faudra lui combiner et prescrire l'isolement (v p 536)

On écartera les médicaments sédatifs et déprimants, bromures, opium, etc. ; tout au plus. à l'approche ou au moment des accidents névropathiques, conseillera-t-on les plus anodins d'entre eux, valériane, etc On emploiera par contre les toniques du système nerveux, glycérophosphates, lécithine, anhydrooxyméthylène-diphosphates, etc.

On prescrira l'hydrothérapie sous forme de douches écossaises ou de lotions pratiquées une et même deux fois par jour.

On évitera le bord de la mer et recherchera la montagne.

Cures hydrominérales — Néris, Divonne, Gérardmer, Saint-Gervais.

Traitement des accidents hystériques. — Contre l'*anorexie hystérique*, employer le gavage à la sonde œsophagienne. Contre les *vomissements*, les pointes de feu au creux stomacal, les inhalations d'oxygène, le lavage de l'estomac Contre la *tympanite*, les badigeonnages de collodion. Contre la *constipation*, les lavements électriques. Contre les *paralysies*, l'electricité faradique, l'application d'aimants Contre la *nevralgie*, la *cephalee*, les revulsifs, l'electricite statique. Contre les *grandes attaques*, enfin, la flagellation, la compression des ovaires

ICTÈRE. — Rechercher la cause et la combattre (syphilis, etc) Régime lacté, boissons abondantes et grands lavements qui seront gardes afin de déterminer une diurèse qui favorise l'élimination des pigments biliaires, diurétiques et sudorifiques.

Pour combattre les démangeaisons souvent liées à l'ictère : a l'intérieur, bromures, sur la peau, poudres de talc et de dermatol, badigeonnages de salicylate de methyle ; eviter les bains, les frictions, les excitations cutanées

Ictères acholuriques. — Voy *Cholemie familiale* et *Ictere chronique simple*.

Ictère catarrhal, I. infectieux bénin, I. à rechutes. — Régime lacte. Purgatif salin, de préférence sulfate de soude, ou bien calomel a dose purgative, une ou plusieurs fois administré. Les jours de non purgation, antisepsie intestinale par le benzonaphtol à doses fractionnees (6 à 8 cachets de 0,25 à 0,50 répartis dans la journee). Boissons abondantes ou grands lavements qui seront conserves. S'il existe des démangeaisons, voy. *Ictere*.

Ictère chronique simple — Régime lacto-végetarien, en tout cas faiblement carne

Fer, arsenic Opothérapies, hépatique, pancréatique

Dans certains cas, notamment quandanémie extreme, splenectomie

Ictère émotif. — Voy. *Ictere*.

Ictère grave. — Régime lacte (lait écrémé et képhir). Opothérapie hépatique et traitement mixte de la syphilis, qui parait être une cause frequente d'ictère grave (frictions mercurielles et iodure de potassium à hautes doses).

On peut encore recourir au calomel à dose purgative ou a doses fractionnées, à l'antisepsie intestinale, aux grands lavements et aux injections hypodermiques d'eau salée (chlorure de sodium en solution a 7 p. 1000) ; aux bains tièdes ou froids dans le cas de troubles nerveux et d'hyperthermie, au chlorure de calcium, au tanin, a l'extrait de foie dans le cas d'hemorragies

INAPPÉTENCE. — Rechercher la cause et la combattre. Selon les cas recourir aux vomitifs ou purgatifs, aux amers gentiane, quassia, colombo, aux preparations a base de strychnine ; aux alcalins pris a jeun , a l'hydrotherapie, etc.

INCONTINENCE NOCTURNE D'URINE. — Faire coucher l'enfant les epaules et la tête basses, le siège et les pieds éleves pour diminuer la pression de l'urine sur le col. Rendre le sommeil plus léger par coucher sur lit dur Eveiller l'enfant la nuit.

L'hydrotherapie représente le moyen le plus actif

Comme medicaments : bromure, belladone, valériane

Rechercher s'il existe une anomalie, si minime que ce soit, des organes génitaux et la traiter chirurgicalement.

INDIGESTION. — Infusions chaudes : thé, camomille, fleurs d'oranger. Applications chaudes sur la region de l'estomac. Ether ou acétate d'ammoniaque dans cas serieux. Diete liquide consecutive pendant une journee.

INSOLATION — Applications d'eau froide ou de glace, si possible, sur la tête Sinapisations du tronc et des membres ou flagellations et frictions Respiration artificielle. Injections hypodermiques d'éther, de caféine, de sérum artificiel.

INSUFFISANCE HÉPATIQUE. — Rechercher la cause et la combattre. Régime lacte. Certains médicaments tels que le bicarbonate de soude sont capables de relever le fonctionnement de la cellule hepatique, mais il en est ainsi surtout des extraits de foie (Gilbert et Carnot). Pour que le chimisme hépatique puisse être favorablement influence, il est necessaire d'ailleurs que les malades ne presentent que les signes de la *petite insuffisance hépatique :* glycosurie alimentaire, indicanurie, diminution de l'urée, etc., , quand on observe plus souvent les symptômes de la *grande insuffisance*, hypothermie, coma, etc., le vent la thérapeutique demeure inefficace. C'est que les medicaments, les extraits hepatiques notamment, exercent leur action sur la cellule hépatique et que, pour que cette action ne soit pas vaine, il est necessaire que la cellule ne soit pas complètement dégénerée ou detruite

INTESTIN. — **Hémorrhagies de l'intestin.** (V. *Enterrorrhagies*).

Inflammations de l'intestin. (V. *Entérite.*)

Occlusion de l'intestin. (V. *Aide-memoire de thérapeutique chirurgicale*).

Troubles de l'intestin. — Constipation, diarrhée, etc. (V. ces mots.)

Tuberculose de l'intestin. — Même régime que dans l'entérite chronique simple. Benzonaphtol. Sous-nitrate de bismuth a hautes doses Tannin Nitrate d'argent.

Vers intestinaux. (V. ces mots).

JAUNISSE — Voy *Ictere.*

LANGUE. — **Inflammations de la langue. Glossites.** — Bains de bouche a l'eau de guimauve boriquee Collutoire borate Application de sangsues au niveau de la région sus-hyoïdienne. S'il y a menace de suffocation, scarifications de la langue et, en dernier ressort, tracheotomie.

Langue noire. — Le matin, après chaque repas et au coucher, bain de bouche a l'eaude Vichy ou de Vals tiedie, puis collutoire boraté.

LARYNGITES AIGUES. — Repos a la chambre dont l'atmosphere sera chargee de vapeurs d'eau et maintenue a la temperature de 18°. S'abstenir de parler.

Inhalations de vapeurs de fleurs de sureau et de menthol. Sinapisation de la region du larynx.

A l'interieur, aconit et preparations opiacées (sirop de codeine, etc), balsamiques (sirop de tolu, etc).

Laryngite striduleuse. — Même traitement. De plus, antispasmodiques (bromures, etc ,) et applications chaudes sur le cou au moment des spasmes.

LARYNX — **Croup.** — Voy. *Diphtérie*

Laryngites aiguës, laryngite striduleuse. — Voy. ces mots et, de plus, *Aide-Mémoire de thérapeutique laryngologique*.

Laryngites chroniques. — Voy. *Aide-Mémoire de thérapeutique laryngologique*

Œdeme de la glotte. — **Spasmes de la glotte.** — Voy. *Glotte*

Paralysies du larynx. — Voy. *Aide-Mémoire de thérapeutique laryngologique*

Syphilis, tuberculose du larynx. — Voy *Aide-Mémoire de thérapeutique laryngologique*.

LÈPRE. — Huile de chaulmoogra à doses progressives (de 40 à 200 gouttes). Applications topiques d'huile de chaulmoogra, ou de baume de gurgum additionné de 2 ou 3 parties d'eau de chaux.

Vaccinothérapie.

LEUCÉMIE, LEUCOCYTÉMIE — V. *Lymphadénie*

LITHIASE BILIAIRE. — Régime alimentaire — Écarter de l'alimentation · poivre, vinaigre, moutarde, sauces épicées, charcuterie sauf jambon, gibier mariné et faisandé, civets ; volailles lourdes oie, canard ; cervelles, poissons gras ou fibreux : raie, morue, saumon, anguille, etc., coquillages et crustacés, choux, truffes, champignons, oseille, tomates, légumes crus, fromages faits, fruits crus, sauf raisin, pêches, fraises en petite quantité ; pâtisseries, sauf gâteaux secs, chocolat.

Faire un usage modéré d'œufs, de graisse, d'huile et de beurre.

Écarter la peau de la volaille et des poissons, les enveloppes des légumes et des fruits.

S'abstenir de la mie du pain.

Boire de l'eau, du thé, de la bière ou du vin blanc de Bordeaux coupé d'eau. On pourra prendre du café S'abstenir de vin rouge, d'apéritifs, de cognac, de liqueurs

Hygiène. — Exercice au grand air avant les repas, repos après, sports divers, hydrothérapie, massage, frictions.

Médicaments — Les principaux cholagogues sont l'huile d'olives à hautes doses, la glycérine, les eaux alcalines, notamment celles de Vichy, le bicarbonate de soude, l'eau et les sels de Carlsbad, l'extrait de bile de bœuf, le remède de Durande (mélange d'essence de térébenthine et d'éther) On y peut recourir au moment des crises de colique hépatique ordinaire, pour faciliter l'issue des calculs, dans la colique vésiculaire, il convient, au contraire, d'y renoncer. Dans l'intervalle des crises, les litholytiques seraient bien préférables aux cholagogues et le remède de Durande, entr'autres, a été vanté comme tel, mais son action est plus que douteuse.

Cures hydro-minérales. — Vichy, Vals, Vittel, Contrexéville, Évian, Capvern, Royat, Carlsbad.

Complications — *Arrêt des calculs* il peut avoir lieu, 1° *dans le canal cystique ; 2° dans le canal cholédoque ;* cette complication qui peut être le point de départ d'une *inflammation catarrhale, cirrhogène* ou *purulente* de la vésicule biliaire ou des voies biliaires intra-hépatiques, peut réclamer une intervention chirurgicale. Toutefois, il n'y faut pas apporter de hâte fréquemment l'arrêt n'est que momentané et se solutionne spontanément, en outre, lorsque l'arrêt a lieu dans le cholédoque, la médecine n'est pas désarmée, et fréquemment les cholagogues, notamment l'huile d'olives à hautes doses, donnent de bons résultats.

Cholécystite — Voy. ce mot.

Coliques hepatiques. — Voy. ces mots.

Migrations anormales des calculs. — Elles doivent être prévenues et surveillees chirurgicalement.

LITHIASE RÉNALE. — Le traitement est différent selon que les concrétions sont formées d'acide urique, d'acide oxalique ou de phosphate ammoniaco-magnesien

Lithiase urique. — Régime alimentaire. — Comme dans la goutte (voy. ce mot).

Hygiène. — (Voy. *Goutte*).

Médicaments. — Lithine, bicarbonate de soude, benzoate de soude, pipérazine.

Cures hydro-minérales. — Vittel, Contrexéville, Martigny, Évian, Aulus, Capvern, Vichy

Complications — *Colique nephrétique* (Voy. ce mot).

Hematurie (Voy. ce mot.)

Anurie. — Si elle seprolonge, traitement chirurgical · incision du rein.

Arrêt des calculs — Intervention chirurgicale s'il se prolonge.

Calculs du rein. — Voy. *Aide-mem de therapeut. chirurgicale*

Migration anormale des calculs. — Intervention chirurgicale.

Pyélite. — Voy. *Pyélonephrite.*

Lithiase oxalique. — Régime alimentaire. — Suppression des aliments contenant de l'acide oxalique · oseille, épinards, haricots verts, betteraves, groseilles, poivre, thé, café, cacao, chocolat.

Médicaments. — Pas d'alcalins. Diurétiques.

Cures hydro-minérales. — Evian.

Complications — Voir ci-dessus : *Lithiase urique.*

Lithiase phosphato-ammoniaco-magnésienne. — Elle est liée a la pyélonéphrite qu'il faut, par suite, traiter (voy. ce mot).

LOMBRICS. — V. *Vers intestinaux.*

LYMPHADÉNIE. — Leucémique ou aleucémique, la lymphadénie est surtout traitee medicalement par l'arsenic inorganique en injections hypodermiques a doses progressives et subtoxiques. On a associe à l'arsenic les inhalations d oxygene.

On a eu recours aussi au phosphore, a l iode, à la quinine, à l'huile de foie de morue.

Enfin, on a essayé les opothérapies splenique et médullaire.

Radiothérapie

LYMPHATISME, SCROFULE. — Bonne alimentation. Aeration. Séjour à la campagne ou mieux à la mer Héliothérapie

Iode et iodures Huile de foie de morue à doses progressives, puis à hautes doses (100 grammes par jour). Huile de foie de morue iodée. Arsenic inorganique et organique.

Cures hydro-minérales. — Cure marine Eaux chlorurées sodiques, arsenicales et sulfureuses : Salins, Salies-de-Bearn, Biarritz, Bourbonne, Bourbon-Lancy, La Bourboule, Luchon, Cauterets, Barèges, Amelie, Eaux-Bonnes, Allevard.

MALADIE D'ADDISON. — Arsenic à doses progressives. Opothérapie capsulaire.

MAL DE BRIGHT. — Voy. *Néphrites*.

MÉDIASTIN. — **Adénopathies du médiastin** — Rechercher la cause de l'adénopathie (syphilis, tuberculose, lymphadenie, etc) et la combattre Voy. ganglions lymphatiques

Certains symptomes, la *dyspnee*, la *toux*, etc , peuvent reclamer une therapeutique propre. Voy ces mots. Quand la dyspnee releve de spasmes ou de paralysies glottiques, il peut être utile de pratiquer la tracheotomie

Tumeurs du médiastin — L'extirpation chirurgicale, de même que dans les adenopathies du médiastin, est ici rarement possible

On pratiquera une therapeutique symptomatique et, si nécessaire, on aura recours a la tracheotomie.

MELŒNA. — Il peut avoir sa source dans une gastrorragie (V. ce mot) ou une enterorragie (V. ce mot).

MÉNINGES. — **Hémorragies méningées.** — Même traitement que dans *hemorragie cerebrale* (voy *Cerveau*)

Inflammation des meninges — Voy *Meningites* et *Pachymeningites*.

MÉNINGISME. — Même traitement que dans méningites séreuses

MÉNINGITES — **Méningite cérébro-spinale épidémique.** — Glace sur la tête Bains chauds a 40° de huit a dix minutes, répetés quatre ou cinq fois par jour Ponction lombaire. Médicaments analgésiques et antispasmodiques opium, morphine, analgesine, chloral, bromures Calomel a dose purgative

Les injections intra arachidiennes de serum antiméningococcique constituent, a l'heure actuelle, la therapeutique essentielle de la méningite cérébro-spinale.

Méningites séreuses et suppurées — Même traitement

Méningite tuberculeuse. — Glace sur la tête Ponction lombaire Calomel a doses purgative ou refractées Médicaments analgesiques et antispasmodiques . opium, morphine, analgesine, chloral, bromures

MIGRAINE — Traitement de la maladie. — Régime lacto-végetarien et hydrothérapie.

Il sera bon, dans les cas sérieux, de faire précéder le régime lacto-végetarien d'une cure lactée de 2 a 3 semaines Apres guérison ou amendement marqué, on pourra permettre quelques œufs, des viandes blanches et des poissons maigres en petite quantite

La *migraine ophtalmique* n'est pas, comme la migraine ordinaire influencee par le régime alimentaire et l'hydrotherapie On la traitera par le bromure de potassium, a la façon de l'épilepsie (voy ce mot)

Traitement des accès. — Dès le debut ou mieux des les prodromes des accès, on aura recours a la medication analgesique et on emploiera l'analgesine, l'antipyrine, la phénacétine, etc , a dose unique et, si nécessaire, massive . on prendra par ex., d'un coup de 0,50 a 4 gr. d'analgesine en dissolution dans un demi-verre d'eau fraîche , bien entendu, on commencera par la dose faible , on s'y tiendra les fois subsequentes, si elle réussit, on l'augmentera jusqu'à la dose la plus forte, si elle echoue. A la phenacétine ou à tel autre analgesique, on pourra associer la caféine.

MOELLE ÉPINIÈRE. — **Inflammations de la moelle épinière.** — Voy. *Myélites*.

Syphilis de la moelle épinière. — Traitement mixte intensif : d'une part hydrargyre sous formes soluble ou insoluble en injections intra-musculaires, associé ou non au néosalvarsan ou à l'arsénic benzol, d'autre part, iodure de potassium à hautes doses

Tumeurs de la moelle épinière. — Lorsqu'elles sont de nature syphilitique, elles relèvent du traitement spécifique

Non syphilitiques, elles ne comportent qu'un traitement symptomatique, hormis celles qui, étant extra-médullaires, sont accessibles à une intervention chirurgicale

MORVE. — Alimentation substantielle. Essayer à l'intérieur l'iode (2 à 20 gouttes de teinture), le mercure, le soufre Topiques antiseptiques et interventions chirurgicales.

MUGUET. — Lavages réitérés de la bouche avec l'eau de Vichy ou de Vals Collutoire au borate de soude.

MYÉLITES. — **Myélites aigues** — Au début . Applications sur la colonne vertébrale de glace, vésicatoires, ventouses scarifiées. Calomel à dose purgative Ergotine

Plus tard, après la phase aigue strychnine, s'il n'y a pas de contractures Electricité, massage, mouvements passifs, frictions.

Myélites chroniques. — Voy *Sclérose en plaques, syringomyélie, tabes*

MYOCARDITES. — **Myocardite aiguë** — Régime lacté. Traiter la cause, si possible, comme dans le cas de myocardite rhumatismale

Révulsion sur la région précordiale. Applications de glace.

Saignée, en vue principalement de soulager le travail du cœur.

Dans le cas de défaillance du cœur (*collapsus*), employer le café, le thé, le maté, la kola, l'alcool, l'éther, la spartéine, la caféine. La digitale et les autres médicaments du cœur doivent être rejetés ou employés à très petites doses, avec une prudence extrême.

Myocardites chroniques — Dans la myocardite chronique ordinaire, la *myocardite scléreuse* des artérioscléreux, repos autant que possible. Régime lactovégétarien, iodure de sodium à petites doses.

Si l'asystolie se montre, repos absolu Régime lacté exclusif. Saignée, si l'état général du malade le permet. Digitale avec prudence et autres médicaments du cœur. Puis iodure de potassium à la dose de 1 gramme 50 par jour

Dans les *myocardites dégénératives*, telles que la *myocardite graisseuse*, repos et régime lactovégétarien, si compensation. Si asystolie . lit et régime lacté exclusif , saignée si possible , pas de digitale ; essayer les iodures, la myocardine.

MYOPATHIES PRIMITIVES PROGRESSIVES. — Strychnine Electricité : faradisation localisée ou indirecte, en évitant de fatiguer les muscles Mécanothérapie

MYOSITES — Les myosites phlegmoneuses seront traitées au début par des résolutifs, plus tard, en cas de suppuration, par l'incision

Les myosites syphilitiques seront justiciables du traitement spécifique.

MYXŒDÈME. — Opothérapie thyroïdienne.

NÉPHRITES. — **Néphrite diffuse aiguë.** — Repos au lit, la température de la chambre étant maintenue à 18°. Régime lacté absolu. Révulsion quotidienne sur la région lombaire ventouses sèches et scarifiées, cataplasmes sinapisés. Purgatifs. Frictions sèches quotidiennes.

L'oligurie marquée, ou l'anurie et la menace d'urémie qui en découle, seront justiciables de certains diurétiques tels que la théobromine, d'une révulsion énergique, des purgatifs, de frictions réitérées et de larges saignées suivies d'injections hypodermiques ou même intraveineuses de solutés salins

Néphrite diffuse subaigue ou chronique (Mal de Bright). — Régime alimentaire (V. *Regime de Senator et autres,* p. 469). — D'abord régime lacté absolu.

Au bout d'un certain laps, soit qu'il y ait une amélioration très notable ou la guérison, soit que l'état soit stationnaire et qu'il y ait menace de dépérissement, on instituera le régime spécial suivant

Aliments permis. — Lait, crème fraîche, fromage frais, beurre, œufs, crèmes cuites, légumes verts cuits laitues, artichauts, épinards, carottes, navets, fruits cuits ; raisin, féculents pois, lentilles, pommes de terre, fécules alimentaires ; pâtes alimentaires et potages au lait, jambon, porc frais, viandes blanches · poulet, veau, lapin. Pain grillé ou biscottes en petite quantité. Comme boisson lait, eau ou une infusion.

Aliments defendus. — Aliments non indiqués ci-dessus et surtout bouillon et potages gras, extraits de viande, jus de viande, viandes crues, viandes marinées et faisandées, notamment le gibier, poissons, crustacés et coquillages ; légumes et fruits acides . oseille, tomate, asperges, radis, groseilles, fromages fermentés, poivre, vinaigre, moutarde. Thé, café, boissons alcooliques.

Hygiène et agents physiques. — Repos au lit ou à la chambre d'abord, celle-ci étant maintenue a une température de 17 à 19°

Plus tard, exercice très modéré, sans aller jamais jusqu'a la fatigue. Eviter tout refroidissement, couvrir chaudement les reins

Frictions générales quotidiennes. Révulsion sur la région lombaire · ventouses, sinapismes, pointes de feu.

Médicaments. — Tanin, sirop iodo-tanique. Fuchsine, bleu de méthylène. Teinture de cantharides a la dose de V à X gouttes. Lactate de strontiane a la dose de 4 a 8 grammes. Opothérapie rénale.

Cures hydro-minérales — St-Nectaire. Royat. La mer est interdite

Complications. — L'oligurie et les œdèmes seront combattus par certains diurétiques . théobromine, lactose, etc.

L'urémie reclamera l'emploi des purgatifs, des frictions, quelquefois de la saignee.

Néphrite interstitielle. — Régime alimentaire. — On prescrira le régime lacté absolu lorsque se produiront des accidents urémiques asthme, angine de poitrine, diarrhée, troubles cérébraux etc.

S'il n'y a pas d'accidents urémiques, le lait formera encore la base de l'alimentation, avec la crème fraîche, le beurre, le fromage frais, les œufs, les crèmes cuites ; mais on permettra un certain nombre d'autres aliments, comme dans l'arteriosclerose (voy. ce mot).

Hygiène et agents physiques. — Suppression du travail physique et intellectuel, repos avec extrêmement peu d'exercice, vie au grand air. Frictions sèches, générales, quotidiennes.

MÉDICAMENTS. — S'il existe des manifestations urémiques, tout médicament est formellement interdit, hormis les purgatifs drastiques.

En dehors de l'urémie, iodure de sodium à petites doses soutenues, peptoniode ; trinitrine, opothérapie rénale.

CURES HYDRO-MINÉRALES. — Elles sont défendues, ainsi que le séjour à la mer.

Néphrite goutteuse — RÉGIME ALIMENTAIRE — Voy. *Néphrite diffuse chronique*

HYGIÈNE ET AGENTS PHYSIQUES. — Exercice modéré ; éviter tout refroidissement ; couvrir chaudement la région lombaire ; révulsion sur cette région.

MÉDICAMENTS — Lithine, benzoate de soude, pipérazine.

CURES HYDRO-MINÉRALES. — Comme dans la goutte (voy. ce mot.)

Néphrite paludéenne. — Même régime que dans néphrites diffuses et quinine à hautes doses.

Néphrite suppurée. — Dans certains cas, intervention chirurgicale.

Néphrite syphilitique. — Dans la *néphrite diffuse syphilitique* de la phase secondaire, même régime que dans la néphrite diffuse soit aiguë, soit subaiguë ou chronique (voy. ci-dessus). En outre, traitement spécifique de la phase secondaire : hydrargyre en frictions ou en injections Arsénobenzol Néo Salvarsan.

Dans la *syphilis rénale tertiaire*, iodure de potassium à hautes doses.

Néphrite tuberculeuse. — Dans la *tuberculose rénale*, si les lésions sont unilatérales, on peut poser la question d'une intervention chirurgicale.

Dans la *néphrite diffuse tuberculeuse* (affection pathogéniquement spécifique, non spécifique histologiquement), même traitement que dans néphrite diffuse subaiguë ou chronique (voy. ci-dessus).

NEURASTHÉNIE. — Régime lacto-végétarien. Médication phosphorée . anhydrooxyméthylène-diphosphates, glycérophosphates, etc. Hydrothérapie écossaise.

Quelquefois l'isolement est nécessaire ainsi qu'une cure psychothérapique.

Le bord de la mer sera évité, la montagne recherchée.

CURES HYDROMINÉRALES. — Saint-Gervais, Gérardmer, Ragatz.

NÉVRALGIES. — **Névralgie faciale.** — En chercher la cause, carie dentaire, paludisme, syphilis, etc , et la combattre.

Quelquefois la cause échappant, on est réduit à la médication analgésique et à la révulsion : analgésine, pyramidon, phénacétine, exalgine, antipyrine, etc., révulsion au moyen du stypage. Air chaud.

L'aconitine a quelquefois donné des résultats inespérés ; on se souviendra de son extrême toxicité et on ne dépassera pas, au début, en la surveillant, la dose de un dixième de milligramme.

Quelquefois nécessité d'une intervention chirurgicale sur le ganglion de Gasser ou les branches du trijumeau.

Névralgie intercostale. — Rechercher sa cause, d'une part, et la traiter. D'autre part, révulsion et médication analgésique.

Névralgie sciatique. — V. *Sciatique*

NÉVRITES ET POLYNÉVRITES. — Trois indications : on enrayera les lésions des nerfs, en en recherchant la cause . alcool, plomb, syphilis, paludisme, diabète, et en la combattant.

2° On remédiera aux troubles produits par les lésions effectuées. contre les douleurs, on emploiera le repos, les analgésiques, analgésine, bleu de méthylène, la morphine etc., les bains chauds, contre l'insomnie, les hypnotiques, etc

3° On favorisera la régénération des nerfs et des muscles atteints par la strychnine et surtout par l'électricité, la rééducation, etc

NEZ. — Maladies du nez. Voy *Aide-Mémoire de thérapeutique laryngologique*.

NOMA. — Lavages de la bouche avec l'acide phénique en solution à 1/200. Cautérisations au nitrate d'argent, au thermocautère A l'intérieur, alcool et quinquina.

OBÉSITÉ. — Régime alimentaire (V. *Régime de Banting Oertel et autres*, p. 468) *Aliments interdits.* — Beurre, graisse, huile Farineux et féculents . légumes secs, pois, haricots, fèves, lentilles, pommes de terre, riz, châtaignes Pâtes · macaroni, nouilles, vermicelles. Potages Sauces Sucre. Confitures Pâtisseries

Aliments permis. — Viandes grillées ou rôties, dont la graisse sera écartée Jambon sans le lard. Cervelles a l'eau. Poissons cuits à l'eau ou frits, dont la peau sera enlevée Œufs Lait, en petite quantité Légumes verts, a l'eau, au jus ou au lait Fromages Fruits Gâteaux secs.

Pain en petite quantité et seulement la croûte

Boissons prohibées. — Vins sucrés Bière. Cidre Cognac. Liqueurs Sirops

Boissons permises. — Pendant les repas, une ou deux tasses de thé léger, ou bien un verre à un verre et demi de vin blanc, coupé d'eau aux deux tiers

Mieux encore, on s'abstiendra de boire aux repas et, deux heures après, on pourra boire du vin blanc coupé ou du thé léger à satiété

Le café ne sera permis qu'en très petite quantité

Hygiène — Exercice, gymnastique, marche, bicyclette, équitation, armes, surtout le matin à jeun.

Frictions, massage, douches

Réduction des heures de séjour au lit

Le malade sera pesé chaque semaine à la même heure, dans le même costume, à la même balance

Médicaments. — Iode et iodures. Bicarbonate de soude. Purgations Opothérapie thyroïdienne

Cures hydro-minérales. — Brides, Vichy, Châtel-Guyon, Marienbad, Kissingen, Carlsbad, Ems, Hombourg.

ŒSOPHAGE. — **Œsophagites.** — Rechercher la cause si l'inflammation de l'œsophage est due à l'injection d'une base caustique, on administrera de l'eau vinaigrée, de la limonade citrique, si elle est occasionnée par un acide, on donnera l'eau de chaux, la magnésie, l'eau de savon. Contre la douleur, chlorhydrate de cocaïne. à la dose de 0,02 à 0,04, en potion prise par cuiller à café. Injections de chlorhydrate de morphine.

On pratiquera à temps le cathétérisme pour empêcher les rétrécissements secondaires

Œsophagisme. — Traitement de la cause, c'est-à-dire de l'hystérie (V. ce mot). En outre, on peut recourir au cathétérisme.

Cancer, rétrécissements, etc. — V. *Aide-mémoire de thérapeutique chirurgicale*

OREILLONS. — Isolement dans chambre à 16-18°. Lait, bouillon, boissons diverses. Antisepsie buccale au moyen de l'eau boriquee Application de baume tranquille et d'ouate sur parotides. Antipyrine contre douleurs. Purgatif a la fin de la maladie.

OSTÉOMALACIE. — Phosphore en solution huileuse, à la dose quotidienne de 1 à 3 milligrammes, par cures de deux à trois semaines , ou encore phosphure de zinc, phosphates, glycerophosphates.

OXYURES. — V. *Vers intestinaux*.

OZÈNE —Voy *Aide-Memoire de therapeutique laryngologique*

PACHYMÉNINGITE — Révulsion locale. Purgations Iodure de potassium

PALPITATIONS. — Rechercher la cause et la combattre. Si elles sont occasionnées par une cardiopathie, on traitera celle-ci (voy. *Cœur*). Si elles decoulent de la chlorose et de l'anémie, on emploiera les préparations ferrugineuses. Si elles se rattachent à une intoxication par le tabac, on insistera pour detourner le malade de fumer. Si la fatigue en est la cause, on reclamera le repos. Si elles decoulent d'un etat nerveux, on prescrira l'hydrothérapie.

Certains médicaments, notamment les bromures, dans le cas de palpitations *sine materia*, peuvent agir utilement.

PALUDISME.— *Fievres intermittentes.* — Recourir aux sels de quinine, qui seront administres 8 à 10 heures avant les acces. M. Laveran conseille le chlorhydrate de quinine aux doses de 0,80 à 1 gr. du 1er au 3e jour, de 0,60 à 0,80 du 8e au 10e jour, ainsi que le 15e, le 16e, le 21e et le 22e jour Le medicament est ainsi suspendu du 4e au 7e jour, du 11e au 14e, et du 17e au 20e.

Fievres remittentes et continues — Sels de quinine, et de preférence chlorhydrate, à la dose de 1 gr. 50 à 2 gr en deux prises, l'une le matin, l'autre le soir, jusqu'à apyrexie, et ensuite pendant quelques jours, a la dose de 0,60 à 0,80

Fievres pernicieuses. — Agir vite et fort : chlorhydrate de quinine à la dose de 2 à 3 gr , par voie buccale, rectale, ou respiratoire, ou bien à la dose de 1 gr. 50 à 2 gr. par voie hypodermique, ou bien encore à la dose de 0,50 à 1 gr. par voie intra-veineuse

Fievres larvees — Sels de quinine à la dose de 1 a 2 gr.

Cachexie paludeenne. — Quinquina et arsenic.

PANCRÉAS. — Dans les pancréatites hémorragiques et suppurées, dans le cancer et les kystes du pancréas, on peut intervenir chirurgicalement

Les traitements médicaux, notamment l'opothérapie pancréatique, n'ont encore rendu que peu de services dans les maladies du pancreas.

PARALYSIES — V *Hemiplegie*, *Paraplegie*, etc

Paralysie faciale. — Rechercher la cause, syphilis, tumeurs de la parotide, carie du rocher, etc., et la combattre.

La paralysie faciale dite *a frigore* sera traitée par l'electricité.

Paralysie radiale — Traitement par l'électricité

PARALYSIE AGITANTE. — Injections de suc orchitique, electricite, hyosciamine contre le tremblement.

Cures hydro-minérales. Néris, Lamalou, Ragatz.

PARAPLÉGIE. — Rechercher la cause, mal de Pott, syphilis médullaire, hystérie, etc., et la combattre.

Recourir de plus à l'application de mouvements passifs, au massage, à l'électricité, à la mécanothérapie.

PAROTIDITES. — Antisepsie buccale par l'eau boriquée, compresses résolutives appliquées sur région parotidienne. Intervention chirurgicale quand formation d'abcès.

PELLAGRE. — Bonne alimentation. Quinquina, fer, arsenic. Bains salés et sulfureux.

PÉRICARDITES. — **Péricardite aiguë.** — Dans la péricardite aiguë, révulsion au moyen de vésicatoires, pointes de feu, sinapismes, paracentèse du péricarde si l'épanchement intra-péricardique devient surabondant.

De plus, traitement de la cause; et notamment salicylates dans le cas de *péricardite rhumatismale.*

Péricardite chronique — Dans la péricardite chronique et dans la *Symphyse du péricarde*, révulsion par les pointes de feu ou par les cautères.

Les péricardites aiguës et chroniques peuvent se compliquer de *Collapsus cardiaque* ou d'*Asystolie.* (Voy. ces mots.)

PÉRIHÉPATITES. — Applications révulsives sur la région du foie Ponction ou mieux incision large, dans le cas de pyopérihépatite ou de pyopneumopérihépatite.

PÉRINÉPHRITE. — Au début, applications de ventouses scarifiées, puis d'onguent hydrargyrique sur la région lombaire. Si ce traitement abortif échoue, intervention chirurgicale.

PÉRITONITE. — **Péritonite aiguë.** — Immobilité absolue. Applications glacées sur l'abdomen. Glace, lait glacé par petites prises ou même diète absolue. Opium à l'intérieur ou injections hypodermiques de chlorhydrate de morphine.

Intervention chirurgicale sans retard, dans certains cas.

Péritonite chronique, tuberculeuse. — Immobilité au lit. Régime lacté absolu ou mitigé Benzonaphtol à doses fractionnées Vésicatoires, applications d'onguent napolitain, de teinture d'iode et de collodion Injections intra péritoniales d'oxygène Héliothérapie

Dans certains cas, paracentèse et traitement chirurgical.

PHLÉBITES. — **Phlébite aiguë** (Voy *Phlegmatia alba dolens).*

Phlébites chroniques — Il est généralement admis que les varices en sont la conséquence (v. ce mot *in Aide-mémoire de thérap chirurg*)

PHLEGMATIA ALBA DOLENS — Immobilité absolue dans une gouttière garnie d'ouate. Non seulement les mouvements de flexion de la jambe sur la cuisse seront rendus impossibles, mais encore on interdira tout mouvement de flexion du corps sur la cuisse, notamment dans l'acte d'aller à la selle.

Contre les douleurs, on emploiera les analgésiques : analgésine, opium, etc

Le premier lever aura lieu, au plus tôt, deux mois après le début des accidents et un mois après la cessation de tout mouvement fébrile

En marchant, on évitera d'ailleurs tout mouvement de flexion marquée, dans les premiers temps.

Contre l'atrophie musculaire et l'œdème consécutifs, on emploiera le massage, les frictions, l'électricité, les douches, les bains.

Cure hydro-minérale — Bagnoles de l'Orne

Complications. — L'embolie pulmonaire représente la principale complication de la phlegmatia alba dolens et les efforts du médecin doivent surtout viser a en empêcher la production

Dans le cas où elle se réaliserait, on redoublerait de prudence pour éviter la récidive De plus, on pratiquerait la révulsion sur la poitrine au moyen de ventouses sèches ou scarifiées, de sinapismes, etc.

PHTISIE PULMONAIRE. — Phtisie chronique. — Régime alimentaire. — Régime substantiel, principalement composé de viandes de boucherie, de volailles, de viandes salées et fumées, de gibier, de poissons, d'œufs, de lait et fromages

Viande crue, c'est-à-dire tranche de bœuf crue râpée, prise à doses progressives, pour accoutumer le malade, on arrivera a en faire prendre 150 gr. par jour, 75 gr au début du déjeuner et du dîner. Par crainte du tœnia, certains médecins conseillent la viande crue de mouton, mais celle-ci ne semble pas pourvue des mêmes qualités que celle du bœuf.

Hygiène. — Le malade passera la journée à l'air, sur une chaise longue, dans un endroit convenable, chaud, ombreux et abrité

Pendant la nuit la fenêtre de sa chambre sera ouverte ou entr'ouverte, un rideau léger tamisant l'air extérieur. Il sera d'ailleurs couvert d'une façon appropriée, plus ou moins, suivant les saisons et les heures de la journée

Médicaments. — Huile de foie de morue blonde, prise à doses progressives, on amènera le malade à en prendre 100 cent. cubes par jour, aux repas, sauf pendant l'été Arsenic inorganique Arsenic organique. cacodylate de soude, en injections hypodermiques, pendant une semaine sur deux, par périodes. Phosphore organique, acide oxyméthylène diphosphorique, pendant une semaine sur deux, ou dix jours sur quinze.

Parmi les médicaments susceptibles d'agir sur les voies respiratoires, les plus recommandables sont la créosote (Bouchard, Gimbert) et surtout le gaïacol synthétique (Gilbert) ou le phosphate de gaïacol (Gilbert)

Il est incontestable d'ailleurs que ces remèdes sont capables de provoquer des hémoptysies chez les sujets y prédisposés

Sérums antituberculeux, tuberculines, immuns korper de Spengler.

Agents physiques. — Révulsion locale, au moyen de pointes de feu (ou de petits vésicatoires mis en série)

Frictions générales a l'eau de Cologne, au coucher.

Héliothérapie

Climatothérapie. — *Climats de plaine* . Pau, Amélie-les-Bains, Pise *Climats de montagne* Davos, Leysin, Saint-Moritz, etc. *Climats de côtes* Arcachon, Menton, Cannes, Le Cannet, Nice, Monte-Carlo, Bordighera, Palerme, Madère.

Cures hydrominérales. — *Dans les formes torpides :* Cauterets, Eaux-Bonnes, Luchon, Allevard *Dans les formes éréthiques avec tendance aux hémoptysies :* Mont-Dore, Bourboule, Royat.

Complications de la phtisie chronique. — Voy. *Expectoration, fièvre, hémoptysies, sueurs, toux,* etc.

Phtisie aigue. — Alimenter le malade, si possible.

Gaïacol par la voie stomacale ou en badigeonnages. Préparations opiacées.

Vésicatoires sur la poitrine. Ventouses sèches réitérées.

PLEURÉSIES. — **Pleurésie commune ou séro-fibrineuse.** — La chambre du malade sera fréquemment aérée. La température sera maintenue à 17°,18°.

L'alimentation sera lactée.

Le salicylate de soude et les diurétiques auxquels il est habituel de recourir ne donnent pas d'effet thérapeutique appréciable.

La révulsion, notamment au moyen de petits vésicatoires, est utile, surtout dans la seconde phase de l'affection.

Divers symptômes, à cause de l'intensité qu'ils sont capables d'acquérir, peuvent réclamer une thérapeutique particulière : ainsi en est-il du *point de côté*, de la *toux*, etc. Voy. ces mots.

La *thoracentèse* est indiquée dans deux ordres de cas : 1° lorsqu'il existe un grand épanchement reconnaissable aux signes physiques classiques, avec ou sans troubles fonctionnels, dyspnée, tachycardie, arythmie, cyanose ; 2° lorsque l'épanchement persiste, malgré que la phase aiguë et fébrile de la maladie soit passée.

Pour la pratiquer, le malade sera placé dans la position assise. L'instrument, les mains de l'opérateur, la peau du malade seront désinfectés. La ponction sera pratiquée de préférence dans le septième espace intercostal, en son tiers moyen, l'aiguille étant enfoncée brusquement, à une profondeur de trois centimètres, immédiatement au-dessus du bord supérieur de la huitième côte et perpendiculairement à la paroi.

Au préalable, on s'assurera du bon fonctionnement de l'instrument. La peau pourra être insensibilisée au moyen du chlorure d'éthyle.

Le liquide sera soustrait avec une grande lenteur et, si possible, dans sa presque totalité.

Divers accidents peuvent se produire au cours de la thoracentèse, notamment : 1° une douleur constrictive et angoissante ; 2° une toux quinteuse accompagnée d'expectoration albumineuse. On les prévient d'ordinaire par l'évacuation lente du liquide et on les supprime par l'arrêt momentané de celle-ci. Il ne faut pas oublier que l'œdème aigu du poumon qui donne lieu à l'expectoration albumineuse peut quelquefois amener la mort. L'injection d'air dans la plèvre après évacuation d'une certaine quantité de liquide permet souvent d'éviter ces accidents. Elle pourrait aussi, dans une certaine mesure, empêcher la reproduction de l'épanchement.

L'autosérothérapie (injection dans le tissu cellulaire de deux à cinq centimètres cubes de liquide pleural) favoriserait, dans certains cas, la résorption de l'épanchement.

Après la guérison de la pleurésie, la gymnastique de chambre interviendra efficacement pour restituer à la poitrine son fonctionnement physiologique.

On se souviendra que la pleurésie séro-fibrineuse primitive est le plus souvent de nature bacillaire, après sa guérison, on instituera donc le traitement prophylactique de la tuberculose : aération continue, alimentation substantielle, abstention de fatigues ; cures de climats et cures hydro-minérales, etc. (Voy. *Phtisie*).

Pleurésie hémorragique. — Voir, ci-dessus, pleurésie commune.

Par la thoracentese on ne soustraira ici que peu de liquide (400 à 600 gr), surtout si celui ci est constitue de sang presque pur et s'il se reproduit rapidement.

Pleurésies partielles. — Elles sont diaphragmatiques, interlobaires ou mediastines. Elles sont seches ou avec épanchement séro-fibrineux, hémorragique ou purulent

Purulentes, veritables abces de la plèvre, elles doivent être traitées par la thoracentèse ou l empyeme, comme la pleuresie purulente de la grande cavité (V *Pleuresie purulente*)

Pleurésie purulente — Quelquefois, la pleurésie purulente guérit à la suite de simples ponctions (pour thoracentèse, voir *Peuresie commune*) Il en est ainsi, notamment, de celle qu'occasionne le pneumocoque.

Le plus souvent elle réclame l'empyème ou l'opération d'Estlander (voy *Aide Mémoire de therapeutique chirurgicale*)

Pleurésies putrides et gangréneuses. — Pratiquer l'empyeme d une façon précoce et faire des lavages antiseptiques de la cavite pleurale permanganate de potasse a 1/1000, sublimé a 1/2000, chlorure de zinc, etc

Alimentation substantielle

Cures hydro minerales Allevard.

Pleurésie sèche — Revulsion réiterée, surtout au moyen de pointes de feu Massage Gymnastique.

Traitement de la tuberculose qui est souvent la cause de la pleurésie seche (Phtisie).

PLÈVRES

— Abcès de la plèvre. — V *Pleuresie purulente, pleuresies partielles*.

Cancer de la plèvre et du poumon — Calmer les douleurs, notamment par l'emploi de la morphine

Combattre la dyspnee par la thoracentese qui permet la soustraction d'une certaine proportion du liquide hemorragique epanche dans la cavité pleurale (voy pleurésie hémorragique)

Hydropisie de la plèvre — Voy *Hydrothorax*

Inflammation de la plèvre. — Voy *Pleuresies*

Perforation de la plèvre. — Voy. *Pneumothorax.*

PNEUMONIE.

— La temperature de la chambre du malade sera maintenue à 17°, 18°. L'alimentation sera essentiellement lactee.

Si la maladie frappe un adulte vigoureux, on se contentera, au debut, de poser des ventouses scarifiées sur la poitrine, au niveau du point douloureux, et, plus tard, d appliquer un vesicatoire au niveau du foyer pneumonique, a l interieur, on se bornera a l'administration d'une potion expectorante, au kermes, par exemple, et a la prescription d'une preparation opiacee pour la nuit On fera bien, en outre, de conseiller le cafe et l alcool a faibles doses

Si la maladie frappe un sujet debilité, un vieillard, on insistera sur l'alcool qui sera administre a hautes doses et par fractions, selon la methode de Todd, sur le café auquel on pourra joindre le the, le kola et de petites doses de strychnine

Si elle atteint un individu sanguin, on fera bien de pratiquer la saignée, on pourra en outre prescrire la digitale, ou mieux l'antimoine, soit sous la forme d'oxyde blanc, soit sous celle d'émetique, en appliquant la méthode de Rasori attenuée

Chez les alcooliques, on ne negligera pas l administration de l'alcool à hautes doses.

Contre l'hyperthermie, on emploiera surtout les lotions froides, le drap mouillé ou mieux les bains froids, comme dans la fièvre typhoïde (voy. ce mot).

Contre l'adynamie, outre ces mêmes pratiques hydrothérapiques, outre les remèdes ci-dessus énumérés, comme convenant à la pneumonie du débilité, l'acétate d'ammoniaque en potion, l'huile camphrée, l'éther et le sérum artificiel (NaCl à 7 p 1000) en injections hypodermiques

Contre la défaillance du cœur, la spartéine ou mieux la caféine en injections hypodermiques.

PNEUMOTHORAX. — Contre la douleur initiale, quelquefois très vive, ventouses sèches et injections de morphine.

Contre la dyspnée, soit thoracentèse, soit ponction capillaire sans aspiration, soit, si celle-ci récidive incessamment du fait de l'existence d'un pneumothorax à soupape, canule à demeure.

Plus tard, l'épanchement séreux ou purulent qui se produit pourra encore, en raison de son abondance, réclamer la thoracentèse.

POINTS DE COTÉ. — Rechercher la *cause* (pneumonie, pleurésie, pneumothorax, névralgie, myalgie, rupture musculaire, fracture de côte, etc.) et la combattre.

Révulsion teinture d'iode, vésicatoire, pointes de feu, sinapismes, cataplasmes sinapisés, ventouses sèches et scarifiées, frictions avec baumes divers, électricité, douches locales.

Médication analgésique . analgésine, phénacétine, etc., injections hypodermiques de morphine.

POLYURIE. — En rechercher la cause et la combattre · néphrite interstitielle, diabète insipide, hystérie, etc. (voy. ces mots).

POUMONS — Abcès des poumons. — Intervention chirurgicale précoce et rapide.

Apoplexie pulmonaire. — Rechercher la cause (cardiopathie, etc.) et la traiter. D'autre part, traiter les symptômes, dyspnée, hémoptysie, etc. (voy. ces mots).

Cancer pulmonaire. — Voy. *Cancer de la plèvre et du poumon*, article Plèvres (p. 581).

Congestion pulmonaire. — Rechercher la cause (cardiopathie, etc.) et la traiter La congestion idiopathique réclame principalement une saignée locale ou générale, l'enveloppement froid du thorax et la prescription d'une potion opiacée

Embolie pulmonaire. — Pratiquer surtout le traitement prophylactique . immobilité absolue dans la phlegmatia alba dolens, etc. (Voir, en outre, *Apoplexie pulmonaire*)

Emphysème pulmonaire.—Cures alternées d'iodures et d'arsenic Aérothérapie (inspiration dans l'air comprimé, expiration dans l air raréfié).

A la phase asystolique, recourir surtout à la saignée.

Gangrène pulmonaire. — Alimentation substantielle. A l'intérieur, eucalyptus ou eucalyptol, créosote ou gaïacol, térébenthine, hyposulfite de soude Inhalations antiseptiques solution phéniquée. Intervention chirurgicale précoce

Inflammations du poumon. — Voy. *Bronchopneumonie, pneumonie.*

Kystes hydatiques du poumon. — Traitement chirurgical.

Œdème du poumon. — Rechercher la cause et la combattre

Dans l'œdeme des brightiques urémiques, recourir à la saignée et au regime lacté Dans l'œdeme des cardiaques, recourir aux medicaments du cœur, digitale, strophantus, etc , et, dans certains cas, a une saignee préalable

Syphilis pulmonaire. — Traitement mixte, mercure et iodure . mercure en injections, iodure à hautes doses, 4 a 10 gr. par jour

Tuberculose pulmonaire. — Voy. *Phtisie pulmonaire.*

PYÉLONÉPHRITES. — Repos. Régime lacté. Révulsion. Benzoate de soude du benjoin à la dose de 3 ou 4 grammes; urotropine, térébenthine cuite; eau de goudron; infusion de bourgeons de sapin. Cures hydro-minérales d'Evian, Vittel, Contrexeville. Dans certains cas, intervention chirurgicale.

PYLÉPHLÉBITES. — Le traitement est purement symptomatique · on emploiera les moyens appropriés contre la douleur, l'ascite, etc.

RACHITISME. — Allaitement au sein jusqu'à un an, sevrage entre quinze et dix-huit mois.

Pendant la durée de l'allaitement régler soigneusement les heures des tetées ou des prises de lait, et leur importance.

Bonne aeration et repos.

Le medicament d'election est le phosphore en solution huileuse, à la dose moyenne de 1/2 milligramme par jour, par cures de trois ou quatre semaines On lui prefère souvent les phosphates et les glycerophosphates, moins actifs, mais egalement moins dangereux. On a encore recours à l'huile de foie de morue, au sirop d'iodure de fer

Bains sales. Cure de Salies-de-Bearn et cure marine.

RAGE. — La morsure d'un chien enragé sera traitée sur-le-champ par l'expression, par de larges lavages antiseptiques et par la cauterisation profonde au fer rouge. Le malade se soumettra a la vaccination antirabique de l'Institut Pasteur.

Dans le cas de rage declaree, le patient sera maintenu dans une chambre chaude, à l'abri de la lumiere, du bruit, des courants d'air, des odeurs. Chloral en injections intra-veineuses, ou mieux injections de morphine a hautes doses et chloroforme en inhalations.

Serothérapie prochaine

RATE. — Voy. *Splenomégalies.*

REINS. — **Cancer des reins** — Traitement médical purement symptomatique Dans certains cas, intervention chirurgicale.

Congestion des reins. — C. ACTIVE. — Repos au lit. Chambre a 18°. Regime lacte absolu Révulsion sur la région lombaire : ventouses sèches et scarifiées, cataplasmes sinapises. Purgatifs. Sudorifiques.

C. PASSIVE. — Traitement de l'affection causale (cardiopathie le plus souvent).

Dégénérescence des reins (amyloide, graisseuse). — Rechercher la cause et la combattre (syphilis, suppurations, etc.). En outre, régime mixte. lait, œufs, legumes, fruits, viandes blanches. Frictions seches; bains sales.

Inflammation des reins. — Voy. *Nephrites, perinéphrites, pyélonephrites.*

Maladie kystique des reins. — Même traitement que dans nephrite interstitielle. L'intervention chirurgicale est toujours contre-indiquee.

Mobilité des reins. — Voy. *Aide-memoire de therapeutique chirurgicale.*

Parasites des reins — Certaines affections parasitaires des reins, les *kystes hydatiques*, la *strongylose*, sont susceptibles d'intervention chirurgicale, d'autres non, a cause de la bilateralite et de la diffusion des lésions, comme la *bilharziose*.

RHUMATISME ARTICULAIRE AIGU.

— Chambre a 17-18°. Boissons et surtout lait.

Salicylate de soude a la dose initiale de 4 gr.; si cette dose est insuffisante, la porter a 6, 8 et 10 gr., ne pas depasser 12 gr. Des que les manifestations articulaires offriront un amendement manifeste, la dose sera diminuee d'un gramme chaque jour, jusqu'à 2 ou 3 gr. Cette petite dose sera maintenue pendant 8 ou 10 jours encore apres la cessation de l'attaque. A ce moment, le salicylate de soude pourra être remplace par d'autres salicylates, salol ou salophène, à la dose de 1 a 2 gr., ou par l'antipyrine, a la dose de 1 gr 50 à 2 gr.

Dans le cas ou existerait une nephrite, le salicylate de soude sera donne à petite doses, avec prudence, ou remplacé par l'antipyrine On agira de même s'il existe une degenerescence du myocarde.

Les jointures malades seront enduites de liniments calmants et recouvertes d'ouate ou bien badigeonnées de salicylate de méthyle ou d'amyle.

Le *rhumatisme cerebral* est justiciable des bains froids administres selon la methode de Brand.

RHUMATISMES CHRONIQUES.

— Médicaments — L'iodure de potassium represente le medicament de choix. On le donnera à la dose de 1 gr 50 à 3 grammes par jour pendant trois semaines par mois et d'une façon soutenue Opotherapie thyroidienne.

Au moment des poussees douloureuses, on aura recours, soit au salicylate de soude, soit a l'antipyrine. Le salol, le salophene, la phenacétine, l'antipyrine peuvent egalement être administres.

Le massage est rarement utile. Air chaud.

Cures hydro-minérales. — Bourbonne, Bourbon-Lancy, Bourbon L'Archambault, Aix, Bagnères de-Bigorre, Luchon, Cauterets, Bareges, Plombieres, Dax, Saint-Amand, Barbotan, Aix-la-Chapelle, Wiesbaden, Wilbad.

RHUME.

— Voy *Coryza*, *Tracheite*, *Bronchite*,

Rhume des foins. — Pendant les crises, emploi de poudres a priser contenant de la cocaine s'il existe du prurit oculaire, lavages avec décoction de sauge a 40° A l'intérieur, au début des crises quinine ou antipyrine, puis belladone ou opium, fumigations de datura stramonium

Comme traitement prophylactique, suppression des lesions du nez, ou des zones hyperesthésiques, modifications de la muqueuse par la cautérisation

Climatothérapie — Séjour aux bords de la mer au moment de la floraison des foins.

ROUGEOLE.

— Chambre à 17-18° Lait, bouillon, boissons

diverses, tisane de bourrache. Potion calmante pour la toux Bains à la fin de la maladie

Therapeutique symptomatique, bains froids si hyperthermie, etc.

RUBÉOLE. — Chambre a 17-18°. Lait, bouillon, tisane de bourrache Therapeutique symptomatique.

SCARLATINE. — Isolement du malade et sejour prolongé dans chambre a temperature constante (18°). Desinfection des objets contamines Lait bouillon, boissons diverses, tisane de bourrache, desinfection de la bouche et de la gorge au moyen de l'eau boriquee. S'il y a lieu, applications de vaseline et de poudre d'amidon sur la peau, pendant la periode d'éruption et de desquamation Bains a la fin de la maladie

De plus, therapeutique symptomatique et notamment bains froids, si hyperthermie.

SCIATIQUE — Rechercher la cause, goutte, diabete, syphilis, blennorragie, etc , et la combattre.

Lorsqu'elle échappe, ce qui est la regle, on emploiera, d'une part, la médication analgesique, d'autre part, la revulsion

Comme analgésiques, on prescrira l'analgesine, le pyramidon, la salipyrine, etc.

Comme revulsifs, les pulverisations de chlorure de methyle, les pointes de feu.

On pourra recourir encore aux bains dits de Plombières ou aux bains sulfureux, a l'électricite faradique et galvanique a la thermotherapie.

Si la sciatique résiste, on administre l'iodure de potassium a la dose de 1 gr. 50 a 3 grammes par jour

Enfin, dans les cas les plus rebelles, on peut être autorise à faire des injections medicamenteuses au contact immediat du sciatique, ou dans son épaisseur, et en faire l'élongation, a le traiter par le hersage, ou même à le sectionner ou resequer

Cures hydro-minérales — Dax, Aix-les-Bains, Barèges, Néris, La Malou.

Au préalable, dans la goutte, le diabète, on prescrira une première cure a Vichy.

SCLÉROSE EN PLAQUES — En dehors du traitement spécifique, qui doit être essayé dans certains cas, cette affection ne comporte qu'un traitement symptomatique.

SCORBUT. — Végetaux frais, fruits, notamment oranges et citrons

Sirop antiscorbutique ou de raifort compose, sirop de cresson.

Lime-juice ou conserve de jus de citron.

SCROFULE. — Voyez *Lymphatisme*.

SPLÉNOMÉGALIE — Rechercher la maladie causale et la traiter . paludisme, fièvre typhoide, typhus exanthematique, tuberculose aigue, pneumonie, syphilis, dégénerescence amyloide, lymphadénie avec ou sans leucemie, maladies du cœur, maladie du foie

Quelques affections de la rate, les abcès, les kystes, la splenoptose, sont susceptibles d'une intervention chirurgicale

Les *Splenalgies* seront combattues par les analgésiques, analgésine, antipyrine, etc., et la révulsion

STOMATITES. — **Stomatite aphteuse.** — Lavages de la bouche à l'eau boriquee. Collutoire au borax. Dans les cas intenses, cautérisation legere au nitrate d'argent

Stomatite catarrhale. — Nettoyages et lavages de la bouche a l'eau boriquee Collutoire au borax.

Stomatite crémeuse. V. *Muguet*.

Stomatite gangreneuse. V. *Noma*.

Stomatite mercurielle. — Suspendre l'administration du mercure. Lavages de la bouche avec l'eau de guimauve. A l'interieur, chlorate de potasse a la dose de 2 a 4 gr. Dans le cas d'ulcérations, lavages a l'eau de guimauve boriquee et cautérisations au nitrate d'argent.

Stomatite ulcéro-membraneuse. — Lavages de la bouche avec une solution de chlorate de potasse à 2/100. Collutoire au chlorate de potasse. A l'intérieur, chlorate de potasse a la dose de 4 gr. chez l'adulte, de 0,50 a 1 gr. chez l'enfant.

SUETTE MILIAIRE. — Isolement du malade et désinfection. Lait, bouillon, boissons diverses. Therapeutique symptomatique.

SUEURS MORBIDES.—Atropine, agaric, tellurate de soude

SYMPHYSE DU PÉRICARDE.— Voy. *Péricardites.*

SYNCOPE. — Placer en bas la tête du malade et les pieds en haut. Faire la respiration artificielle et la traction rythmée de la langue. Aerer largement Frictionner les tempes et le corps Faire inhaler de l'éther, des sels anglais Injecter sous la peau de l'ether, de la sparteine, de la cafeine.

La cause sera recherchee et combattue : l'anémie, le nervosisme, telle ou telle cause decouverte sera traitée par les moyens appropries

SYPHILIS. — Voy. *Aide-Mémoire de Thérapeut. des maladies cutanees et vénériennes.*

SYRINGOMYÉLIE. — Pointes de feu sur la colonne vertébrale Glycérophosphates, strychnine

Les panaris qu'occasionne frequemment la maladie seront soigneusement pansés et l'on sera sobre a leur égard d'interventions chirurgicales.

TABES. — Traitement spécifique . injections intra-musculaires de préparations solubles ou insolubles Dans certains cas, association de la médication iodurée Pointes de feu sur la colonne vertebrale

De plus, traitement symptomatique contre les douleurs, analgesine, phenacétine, salicylates etc ; autant que possible ne pas employer la morphine, injections hypodermiques de nitrite de soude Contre l'ataxie des mouvements · reeducation

Cures hydro-minérales — La Malou, Neris. Balaruc; à l'étranger, Ragatz.

TÆNIA. — V. *Vers intestinaux.*

TÉTANIE. — Médication sédative chloral, bromures, opium et morphine.

TÉTANOS. — Traitement préventif — Toute plaie souillee de terre sera minutieusement nettoyee et desinfectee De plus, injections de sérum antitétanique pendant 3 jours consécutifs 30 c c de serum au total dans plaies superficielles, 60 a 80 dans plaies profondes et anfractueuses

TRAITEMENT CURATIF. — Destruction du foyer ou s élabore le poison tetanique. Injections de sérum antitétanique (intra-veineuses, intra-rachidiennes a hautes doses). Elles sont impuissantes dans les cas aigus. Chloral à hautes doses (6 a 16 gr en 24 heures).

TOUX. — Rechercher la cause et la combattre.

Les préparations opiacees et belladonées, les bromures calment souvent la toux Il en est de même des inhalations emollientes

La toux qui a pour but l'expectoration doit être d'ordinaire respectee.

TRACHÉITE. — Même therapeutique que dans la *bronchite* (voy. ce mot).

TREMBLEMENT. — Rechercher la cause du tremblement et la combattre

En outre, médication sédative bromures, opium, hyosciamine, scopolamine, etc.

TUBERCULOSE PULMONAIRE. — V. *Phtisie.*

TYPHLITE. — Dans la typhlite stercorale, repos, diète, huile de ricin, puis benzonaphtol. Applications chaudes sur l'abdomen.

TYPHUS EXANTHÉMATIQUE. — Isolement du malade dans chambre a 16-18°. Desinfection Lait, bouillon, boissons alcooliques. Therapeutique symptomatique.

URÉMIE. — Rechercher la cause et la combattre. Si, par exemple, urémie liée a l'anurie calculeuse, intervention chirurgicale.

On doit *toujours* dans l'urémie *s'abstenir de tout medicament susceptible d absorption* et destine, dans l'esprit du médecin, a soulager tel ou tel symptôme : chloral, opium, cocaine, diurétiques, etc. *La règle absolue est de s'abstenir de toute therapeutique pharmaceutique.*

On aura recours à la diète lactée ou hydrique absolue, plus tard, lorsque les phenomènes uremiques auront disparu, on soumettra le malade au regime que reclame l'affection causale, néphrite interstitielle, nephrite aigue, mal de Bright, etc. (V. ces mots)

Une seule exception pourrait être faite pour l'extrait de rognons d'animaux, s'il etait prouvé quelque jour que l'action en fût efficace.

Comme adjuvants : purgatifs drastiques (eau-de-vie allemande et sirop de nerprun associes), frictions cutanées dans les cas graves, saignee pouvant être suivie d'injection hypodermique d'eau salée a 7 p. 1000.

Les moyens externes comme les ventouses, cataplasmes sinapisés, les inhalations d'oxygene, dans l'urémie respiratoire par exemple, sont inoffensifs. On pourra utiliser les injections sous cutanees d'oxygène.

VAGINITE.—Voy. *Aide-Memoire de Therapeut chirurgicale*

VARICELLE. — Isolement du malade et désinfection. Lait, bouillon, boissons diverses. Enduire de vaseline boriquee les elements eruptifs et saupoudrer avec l'amidon. Purgatif apres l'apparition complete de l'eruption Bain a la fin de la maladie.

VARIOLE. — Isolement du malade dans chambre à 17-18°, desinfection des objets contamines par lui. Vaccination ou revaccination de son entourage.

Lait, bouillon, boissons diverses. Désinfection de la peau au moyen de lotions ou bains au sublimé. Désinfection de la bouche, de la gorge et des conjonctives au moyen de l'eau boriquée. Quand paraît l'éruption de la face, désinfection de celle-ci au moyen de pulvérisations d'une solution de sublimé dans l'éther à 1/50, répétées 4 fois par jour pendant 1 minute, les yeux étant protégés. Application de vaseline sur la peau à la phase de desquamation. Bain à la fin de la maladie.

On peut recourir systématiquement à la médication éthéro-opiacée : injecter, 2 ou 3 fois par jour, 1 cent. cube d'éther, administrer quotidiennement 20 centigrammes d'extrait thébaïque, donner en même temps 40 à 80 gr. d'alcool et XX gouttes de perchlorure de fer.

En outre, thérapeutique symptomatique ; si hyperthermie, bains froids, antipyrétiques, si hémorragies, hémostatiques, etc.

VÉGÉTATIONS. — Voy. *Aide-Mémoire de thérapeut. des maladies cutanées et vénériennes.*

VERS INTESTINAUX. — **Lombrics.** — Santonine, mousse de Corse, calomel.

La santonine se donne à la dose de 0,01 par année, jusqu'à 0,20 (0,05 à cinq ans, 0,11 à onze ans, etc.).

Oxyures. — Lavements salés ou sucrés répétés deux fois par semaine, jusqu'à guérison.

Tænias. — Diète lactée pendant vingt-quatre heures. Le lendemain matin à jeun, tænifuge ; une demi-heure après, purgatif, de préférence huile de ricin. Aller à la selle sur un vase rempli d'eau tiède.

Les tænifuges sont la racine de fougère mâle, l'écorce de racine de grenadier, les fleurs de kousso, les semences de courge, le kamala.

La racine de fougère mâle est principalement employée contre le tænia inerme et le botriocéphale. On la donne sous forme d'extrait éthéré à la dose de 7 à 8 gr. Dans diverses formules, notamment dans celle de Créquy, l'extrait de fougère est associé au calomel ; chaque capsule de Créquy contient en effet 0,50 d'extrait de fougère et 0,05 de calomel. Les malades en prendront une toutes les 5 minutes, jusqu'à 14 ou 16. Les autres tænifuges sont pris en une fois.

L'écorce de racine de grenadier a pour principe actif la pelletiérine qui se donne à la dose de 0,30 à 0,50. Elle réussit surtout contre le tænia armé. Elle est contre-indiquée chez les enfants.

La fleur de kousso se donne à la dose de 20 gr. en infusion. Elle s'emploie surtout contre le tænia armé et le botriocéphale.

Les semences de courge se donnent à la dose de 30 gr. chez l'enfant, de 60 gr. chez l'adulte. Elles sont pilées, après décortication et administrées de préférence dans un looch. Elles réussissent surtout contre le botriocéphale et représentent le tænifuge d'élection chez l'enfant.

VERTIGE. — En rechercher la cause et la combattre : souvent le vertige procède d'une affection gastrique, quelquefois de l'artériosclérose cérébrale ou d'une tumeur de l'encéphale, dans d'autres cas d'une maladie de l'oreille (V. *Aid. mém. de thérap. otologique*), etc.

VOIES BILIAIRES. — Voy. *Angiocholites*, *Cholécystites*, *Colique hépatique*, *Ictères*, *Lithiase biliaire*, etc.

VOMISSEMENT. — Rechercher la cause et la combattre. Pour les vomissements incoercibles de la grossesse (V. *Aide-mémoire de thérapeutique obstétricale*).

Traitement symptomatique : à l'intérieur, glace, boissons glacées, boissons gazeuses eau de Seltz, eau d'Apollinaris, champagne, potion de Rivière ; opium, belladone, bromures, éther, eau chloroformée, cocaïne, menthol. Recourir à la voie rectale pour l'administration de l'opium, de la belladone, des bromures quand ces remèdes ne sont pas tolérés par l'estomac Applications, sur le creux stomacal, de serviettes chaudes, sinapismes, cataplasmes sinapisés, vésicatoires

ZONA — **Zona intercostal.** — Il est lié à une névrite (V ce mot), dont la cause échappe presque toujours. L'on en est ainsi réduit, d'une part, au traitement de la douleur, d'autre part, à celui de l'éruption. (V. *Aide Mém de Thérap. dermatologique.*)

Zona ophtalmique — (V *Aid.-Mém. d. Thérap ophtalmologique*)

II

AIDE-MÉMOIRE

DE

THÉRAPEUTIQUE MENTALE

Par le Dr Paul COLOLIAN

Ancien interne
des asiles de la Seine et de l'asile clinique Sainte-Anne.

Dans cet aide-mémoire, on a jugé utile de rappeler les principaux symptômes des affections mentales avant d'en indiquer le traitement.

ABSINTHISME AIGU. — SYMPTÔMES. — Ivresse intense, prolongée, agressive, avec hallucinations terrifiantes, convulsions épileptiformes, vomissements, stupeur profonde prolongée.

TRAITEMENT. — Voir *Ivresse*.

ABSINTHISME CHRONIQUE. — SYMPTÔMES — Attaques épileptiformes; vertiges; tremblement; délire hallucinatoire. Troubles profonds de la sensibilité générale

TRAITEMENT. — *Traitement moral :* conseils d'abstention absolue de toute boisson alcoolique *Hygiene* · bains simples, tièdes, prolongés, promenades et occupations en plein air Alimentation peu azotée

Medication en cas d adynamie Soutenir les forces par des toniques non alcooliques : quinquina, café, caféine. Purgations salines répétées. Bromure en cas d'attaques, trional en cas d'insomnie.

S'abstenir de *strychnine*, d'*opium* et de *morphine*, medicaments nuisibles dans les psychoses toxiques

CURES HYDRO-MINÉRALES. — Vichy, Vals, Vittel, Contrexéville, Evian, Capvern, Royat, Carlsbad.

ALCOOLISME AIGU. — V. *Delirium tremens.*

ALCOOLISME CHRONIQUE. — SYMPTÔMES. — Affaiblissement progressif de toutes les facultés physiques et psychiques; le tremblement, la somnolence, l'hébétude, la dyspepsie, les cauchemars nocturnes les crampes dans les membres sont constants La jalousie morbide, l'hypocondrie, la mélancolie, le délire de persécution sont les troubles psychiques de l'alcoolisme chronique.

TRAITEMENT — Le traitement a peu d'efficacité, étant donné le terrain démentiel. Isolement et repos. Internement dans un asile spécial au besoin; interdiction absolue de toutes les boissons alcooliques.

Hygiene morale de l'esprit

Hygiène physique; occupation au grand air. — *Hydrotherapie*. Lait et tisanes ameres.

Prophylaxie (V. *Delirium tremens*).

CURES HYDRO-MINÉRALES. — Vichy, Vals, Pougues, Royat.

AGITATION. — V. *Manie*

ANXIÉTÉ. — SYMPTÔMES. — Sentiment d'*attente* avec impatience et souffrance morale, sentiment d'horreur, de frissonnement général. Emotion d'angoisse. L'anxiété existe dans les mélancolies (M anxieuse), dans le délire hallucinatoire aigu, dans le délire alcoolique, dans la névrose neurasthénic.

TRAITEMENT. — Soigner la maladie causale Contre le symptôme *anxiété* prescrire des calmants · bains tièdes prolongés, bromures, valériane.

Le *traitement moral* consiste a persuader le malade qu'aucun danger ne le menace Applique avec adresse, il peut agir efficacement.

CURES HYDRO-MINÉRALES — Divonne, Néris

COCAINISME (Folie cocainique) — SYMPTÔMES — Le cocainisme est rarement pur, il se complique généralement de morphinisme. Impressions cutanées particulieres (sensations de vers, d insectes, de microbes ou de vermine) sur la peau et sous la peau, dans les plaies

Hallucinations très fréquentes de l'odorat, de l'ouie, de la sensibilité générale. Délires; idées hypocondriaques. Troubles oculaires (diplopie, amblyopie, dyschromatopsie). Convulsions, état tétaniforme, agitation violente, collapsus

TRAITEMENT. — *Suppression brusque* en cas de cocainisme pur, ou *lente* (voir *Morphinisme*), d'apres l état du sujet. Alitement, bains tièdes prolongés, dans les cas aigus. Bromures alcalins Toniques du cœur (spartéine, caféine).

CONFUSION MENTALE. — SYMPTÔMES — Ralentissement des facultes intellectuelles avec obnubilation et desagregation des conceptions, accompagné d'automatisme, avec ou sans delire. Etat plutôt que maladie, apparaît dans plusieurs sortes d affections (manie, mélancolie, paralysie générale, épilepsie, hystérie, etc).

TRAITEMENT — Relever les forces et regulariser la nutrition par des moyens hygiéniques et therapeutiques (Alitement et isolement, massage, frictions, hydrothérapie, alimentation abondante et simple, lait surtout).

Eliminer les poisons par des diurétiques ou de grands lavements.

Contre ladepression intense (voir *Stupeur*), le drap mouille sinapisé, les bains sinapises, l'électrothérapie.

Pour les autres syndromes (voir *Agitation*, *Anxiété*, *Mélancolie*, *Insomnie*, *Refus d'aliments*).

CONGESTION CÉRÉBRALE. — Voir *Apoplexie* in *Aide-Memoire de thérapeutique médicale*.

CONVULSIONS. — Liées à une *intoxication*, à une *psychose* (Manie, Delire aigu, Delire hallucinatoire aigu) ou *affections organiques du cerveau* — Etendre le malade sur un matelas, dans l'incapacite de se blesser, desserrer les vêtements, col, ceinture Lotion vinaigree, inhalations de chloroforme, de bromure d'ethyle, d'ether sulfurique, de nitrite d'amyle. Bains de pieds sinapises Purgatifs salins ou de calomel quand les convulsions se rattachent à la congestion cerebrale Intérieurement : du bromure, du chloral en potion ou en lavement.

L'attaque disparue, rechercher l'affection causale et la soigner.

DÉGÉNÉRESCENCE MENTALE. — Symptômes. — Déséquilibration et anomalies cerebrales au point de vue psychique et au point de vue moral. Syndrômes épisodiques : Folie du doute, du toucher, Onomatomie, Arithmomanie, Kleptomanie, Pyromanie, Zoophilie, Phobies multiples (agarophobie, topophobie, claustrophobie, etc)

Manie raisonnante (persécutés-persécuteurs). Delires multiples (delire de persecution; delires mystique, hypocondriaque, delire de grandeur, etc.).

Traitement. — Traitement symptomatique.

Hygiene individuelle dès l'enfance, éducation morale et physique appropriée aux aptitudes,

Nourriture vigoureuse sans excitants (café, vin, alcool); exercices du corps.

Plus tard, le dressage psycho-moral aura pour but de développer la volonté, de conserver et de raffermir l'équilibre mental, de faire disparaître les penchants mystiques, hypocondriaques et autres. Pendant la puberte, la grossesse, l'accouchement, surveiller la femme et la maintenir dans un état de calme psychique (hygiène psycho physique)

Si un delire eclate, si une phobie ou une autre manifestation dégénérative apparaissent, intervenir activement (isolement dans une maison de campagne, internement, traitement moral).

Hygiene sociale et prophylaxie. — Interdire le mariage entre dégénéres avérés et consanguins dégénérés, surtout s'il existe une lourde heredité. Combattre les causes sociales de la dégénérescence de la race (alcoolisme, syphilis, surmenage dans les villes, insalubrite de certaines professions, agglomérations urbaines, misère, falsification des produits alimentaires, maladies épidémiques et contagieuses, etc).

DÉLIRE AIGU. — Symptômes. — Affection toxique (auto-intoxication probable), se manifestant par une élévation de température (39° a 41°), une extrême agitation délirante sans localisation organique appreciable. Pronostic très grave.

Traitement — Pas de camisole de force *Alitement* sous une surveillance continuelle. Aucun médicament calmant toxique (opium, morphine). Bains froids par la méthode de Bread. Le lait doit être le seul medicament et le seul aliment, avec des tisanes diurétiques (chiendent, queues de cerises). Grands lavements d'eau bouillie, purgatifs salins. Bains tièdes en cas d'insomnie absolue.

DÉLIRE ALCOOLIQUE. — Voir *Delirium tremens*.

DÉLIRE CHRONIQUE. — SYMPTÔMES — Psychose systématique de délire de persécution avec troubles de la sensibilité générale et hallucinations, de l'ouïe principalement Affection chronique a longue évolution, qu'aucun traitement ne peut modifier

HYGIÈNE. — Les mesures hygiéniques doivent avoir pour but d éloigner les complications et de prévenir les congestions cérébrales, tres fréquentes

Le traitement psychique sera adroitement dirigé, les malades étant rebelles même aux mesures morales.

DÉLIRE HALLUCINATOIRE AIGU. — SYMPTÔMES. — Agitation angoissante extrême avec desordre dans les actes, incohérence absolue dans les idées, qui sont liees aux hallucinations multiples occupant le premier rang

TRAITEMENT. — Isoler le malade dans une chambre vaste et aérées peu éclairée ; clinothérapie avec surveillance (ne jamais faire usage de la camisole de force ni d'autres moyens de contention qui augmentent l'agitation) Eloigner toutes les causes qui provoquent les hallucinations (bruit, entourage nombreux)

S'abstenir de narcotiques et d'hypnotiques. Donner du bromure de sodium de 2 a 4 grammes les premiers jours Bains chauds ou tiedes de 2, 3 heures et même davantage, d apres l excitation.

Boissons diurétiques en abondance Laxatifs legers

Avec la convalescence, activer le *traitement psychique,* en rassurant adroitement le malade et en lui démontrant la fausseté des hallucinations.

DÉLIRE DE PERSÉCUTION. — SYMPTÔMES. — Psychose en vertu de laquelle les malades s imaginent que tel ou tel individu ou le monde entier s occupe d eux et cherche a leur nuire par des machinations quelconques Le delire de persecution est presque toujours accompagné de troubles hallucinatoires et de troubles des sens. Il est passager, comme chez les degenérés, les intoxiques, les névropathes, ou bien chronique et systematique, a marche progressive

TRAITEMENT. — Intervenir doublement, par l'*isolement* et par la *persuasion morale* L'isolement consiste a eloigner le sujet de son entourage, a le placer dans une maison de sante, si les conceptions sont mobiles et le delire peu tenace, ou dans un hospice d'alienes (Internement). L'*hygiene* et la regularité de la vie, jointes au traitement psychique, peuvent amener la guerison des formes passagères, ralentir la marche des formes chroniques et retarder la demence terminale.

CURES HYDRO-MINÉRALES. — Dans les formes legeres Nerls, Divonne.

DÉLIRE DES PERSÉCUTEURS (Folie raisonnante, persécutés persécuteurs). — SYMPTÔMES. — Psychose constitutionnelle, se manifestant dès les premières années par des anomalies de caractere Elle consiste en une *idee fixe*, idee de persécution, quelquefois de grandeur, autour de laquelle tout un systeme de délire évolue A prime abord, ce délire parait *logique*, parce qu il est souvent basé sur une réalité, que le sujet amplifie ou modifie dans un sens favorable pour lui.

Les hallucinations sont extrêmement rares et les facultés intellectuelles, quoique déviées, ne sont pas affaiblies

Traitement. — Affection chronique et incurable; il n'existe pas de traitement, mais des soins hygiéniques

L'internement s impose, quand les réactions sont violentes (Voir *Delire de persecution.*)

DELIRIUM TREMENS SIMPLE. — Symptômes — Folie qui se manifeste par une extrême agitation, due aux multiples hallucinations terrifiantes (zoopsie, panophobie), insomnies ou cauchemars très penibles. Tremblement généralise musculaire.

Traitement. — S'abstenir de trois choses en n'importe quelle circonstance : camisole de force, alcool et narcotiques (morphine, opium)

Alitement avec surveillance, boissons diurétiques en abondance, lait, tisanes, eau bicarbonatée (Vichy) Bromure a petites doses, de 1 a 3 grammes Chloral, si les reins fonctionnent normalement, ou bien trional, sulfonal, paraldéhyde

Bains de 33° a 34°, de trois quarts d'heure a une heure. Grands lavements d'eau bouillie, calomel, purge saline.

En cas de collapsus, injection de caféine. d'ether, d'huile camphrée ou de serum artificiel,

Pas de strychnine.

Traitement moral et prophylaxie. — Commencer le traitement moral des la disparition des hallucinations, et faire la propagande anti-alcoolique en démontrant les mefaits de l'alcool.

DELIRIUM TREMENS FEBRILE. — Symptômes. — Les mêmes symptômes que dans la forme simple, avec fièvre. Pronostic grave.

Traitement. — Mêmes recommandations pour la camisole de force, les narcotiques et les excitants (alcool, strychnine).

Les bains froids sont indiqués, combinés au régime lacté absolu (excepté laits fermentés, koumys, képhir) avec désinfectant intestinal purges benzo-naphtol, lavements au borax

Quinquina et quinine en petite quantité, comme toniques, pyramidon en petite dose

DELIRIUM TREMENS DANS LES AFFECTIONS PYREXIQUES — Il eclate surtout dans la pneumonie Soigner la pneumonie en observant les conditions sus-indiquées Prescrire l'acétate d'ammoniaque, la cafeine, l'ether sulfurique

Ne pas donner d'alcool (vin de Banyuls, potion de Todd) qu en cas de nécessité absolue (cachexie, agitation modérée). Les laits fermentés (képhir, koumys) peuvent être ordonnés.

DÉMENCES. — Symptômes — Affaiblissement progressif des facultés mentales et physiques du a la sénilité, aux lesions organiques du cerveau (Paralysie générale, Pachyméningite, Ramollissement, Hémorrhagie, Tumeurs cérébrales, etc.) et aux psychoses.

Traitement. — Il n'existe pas de traitement pour les démences, mais des soins hygiéniques du corps et une hygiène de l'intelligence. L'hygiène psychique consiste à occuper l'esprit du malade par une gymnastique morale, dans le but d'épargner les dernières lueurs de l'intelligence (lecture, musique, peinture, jeux de cartes, de billard, etc.).

Cures hydro-minérales. — Bussang, Forges-les-Eaux, Orezza, Saint-Moritz, Pyrmont.

DIPSOMANIE. — Symptômes. — Besoin irrésistible d'absorber des boissons alcooliques jusqu'à l'enivrement. C'est une obsession transformée en impulsion. En dehors de la crise, les sujets, des dégénérés, éprouvent même de la répugnance pour l'alcool.

Traitement. — Le traitement de la crise est le même qu'en cas d'ivresse (V. *Ivresse*). Mais il faut s'attacher à soigner l'état dégénératif, cause de l'impulsion, par le traitement moral et au besoin par l'isolement. La vie régulière, les douches froides, l'électricité combinées rétablissent l'équilibre mental.

ÉPILEPSIE. — (*Troubles psychiques dans l'*) — Les troubles psychiques dans l'épilepsie naissent généralement après la crise et en dérivent. Il faut intervenir quand les troubles sont intenses et que l'agitation est dangereuse pour le malade et pour son entourage.

Le traitement est symptomatique (voir *Manie*), mais le bromure devra être administré à doses élevées et prolongées, dès que le diagnostic sera confirmé (V. *Epilepsie* in *Aide-mémoire de thérapeutique médicale*).

Etat de mal épileptique. — Etat toxique, demi-comateux, dont le pronostic est grave. Laver l'estomac au moyen du tube Debove et administrer du lait et du bromure. Le sérum réussit souvent, injecter des doses élevées (un à deux litres le premier jour), lavements purgatifs, lavages des intestins. Bains chauds (34°-35°). Ballons d'oxygène. Injections hypodermiques d'éther sulfurique, d'huile camphrée.

FOLIE INTERMITTENTE. — Symptômes. — Psychose caractérisée par des périodes d'agitation et de mélancolie, entrecoupées d'intervalles lucides, durant lesquels rien ne révèle la tare vésanique. Ce n'est qu'après deux ou trois attaques qu'on peut fixer le diagnostic.

Traitement. — En dehors des crises (agitation ou mélancolie), qui seront traitées comme s'il s'agissait d'une manie ou d'une mélancolie, le médecin s'attachera à des recommandations d'hygiène, de vie calme avec sobriété, exercices en plein air, hydrothérapie.

Le sulfate de quinine a été conseillé, ainsi que la strychnine, l'arsenic, le haschich, les bromures, l'opium.

Cures hydro-minérales. — Pendant les périodes de calme. Forges-les-Eaux, Bussang, Spa, Orezza, Royat, Bourboule, Saint-Moritz.

HALLUCINATIONS. — Symptômes. — Troubles des sens et de la sensibilité générale qui font percevoir aux centres nerveux des excitations fictives. Il existe aussi des hallucinations centrales produites dans la cellule cérébrale. Les hallucinations peuvent atteindre tous les sens : vue, ouïe, odorat, goût, toucher, elles se traduisent par des images subjectives, des voix internes (*hallucinations psycho-motrices verbales*) ou par des troubles sensoriels : aliments empoisonnés, odeurs nauséabondes, sensations de bêtes sur la peau.

Traitement. — Les hallucinations existent dans presque toutes les folies, et n'ont pas de traitement spécial.

Dans les psychoses toxiques (alcoolisme, cocaïnisme), la suppression de la cause toxique suffit pour les faire disparaître.

Chez les dégénérés délirants (délire de persécution, mélancolie, etc.), les hallucinations sont fréquemment la cause des délires et elles ne peuvent disparaître qu'avec l'affection primitive.

HÉMORRHAGIE CÉRÉBRALE — Voir *Apoplexie* in *Aide-mémoire de thérapeutique médicale*).

HYPOCONDRIE — Traitement — Soigner la maladie causale par les moyens appropriés, traiter les affections et les symptômes coexistants, dyspepsie, affections des voies biliaires, excitabilité nerveuse, insomnie

Le traitement moral a une très grande influence

L'arsenic, comme modificateur et surtout le cacodylate de soude en injections sous cutanées, agissent favorablement dans les formes mélancoliques. En cas d'excitabilité nerveuse, des bains tièdes, combinés aux calmants (valériane, bromure) Hypnotiques (chloral, trional, sulfonal, hypnal) en cas d'insomnie Dans les formes dépressives douches froides, frictions sèches, massage, électricité et toniques (cacodylate de fer, glycéro-phosphates).

Cures hydro-minérales — Divonne, Néris.

HYSTÉRIE — (*Troubles psychiques liés aux paroxysmes*). Si l'agitation n'est pas intense et si l'on ne craint pas d'aggravation, l'*hypnotisme* agit bien.

En cas d'extrême agitation bains prolongés ; enveloppement de plusieurs heures dans le drap mouillé ; compression permanente de l'ovaire Ni éther, ni morphine

Pour les différentes complications (Manie, Mélancolie, Idées de suicide, Refus d'aliments Voir ces mots) et pour l'hystérie simple, *Aide-mémoire de thérapeutique médicale*.

IDÉES DE SUICIDE. — *Surveillance.* — Ne pas isoler les malades ; surveillance de jour et de nuit, afin de déjouer toutes les ruses

Traitement moral. — Il faut démontrer au sujet la fausseté de ses conceptions et faire renaître l'espoir. On ne doit entrer dans aucune discussion

Traitement causal. — Soigner la psychose en tenant compte de la nature héréditaire du suicide.

Cures hydro-minérales. — Forges-les-Eaux, Spa, Bussang.

IDIOTIE. — Il n'existe pas de traitement médical ou chirurgical de l'idiotie, les moyens hygiéniques simples, l'hydrothérapie, le massage, sont à recommander.

Le traitement médico-pédagogique est l'education physiologique de l'enfant

Prophylaxie. — La prophylaxie s'adresse surtout aux parents L'alcoolisme, les maladies nerveuses et mentales etant des causes frequentes, le médecin doit conseiller des precautions toutes speciales pour la procreation (V *Degenerescence mentale*) La femme doit surveiller sa grossesse, éviter les emotions, les troubles physiques, les traumatismes

IDIOTIE MYXŒDÉMATEUSE. — Opothérapie thyroidienne

IMPULSIONS. — Symptomes. — Syndrome dégéneratif insurmontable et conscient qui pousse le sujet à commettre un acte contre sa volonté

Traitement. — Internement dans une maison d'hydrotherapie ou dans un asile d'aliénes en cas d'impulsions dangereuses (suicide, homicide)

Hydrothérapie (douches froides), massage, frictions sèches ou avec de l'eau de Cologne

Hygiene alimentaire pas d'excitants, café, thé, alcool

Traitement medicamenteux — Bromure en cas d'eréthisme cérebral ou d hyperesthésie morale. Arsenic, cacodylate de soude, lecithine, quinquina, fer,

Prophylaxie (voir *Degénerescence mentale*)

INSOMNIE. — *Insomnie due a la douleur* — Opium, sirop de codéine, morphine, heroine, dionine, sulfonal en cas de contre-indication de l'opium, hypnal de 1 à 2 grammes

Insomnie par depression mentale (Mélancolie, Neurasthenie) Alitement, bains tiedes, bonne alimentation, massage, electrotherapie

Insomnie par agitation psycho motrice (Manie, Delire aigu, Paralysie generale) Bains de 34° à 35°, le soir. Au dîner, de 2 a 3 grammes de bromure de potassium, de sodium ou de strontium. Vers 9 ou 10 heures, chloral ou trional. Il ne faut pas continuer longtemps ce traitement

Insomnie nerveuse avec anxiete — Antispasmodiques. valeriane, valérianate d'ammoniaque, eau de laurier-cerise, camphre, chanvre indien et bromures Bains tiedes de courte durée ou douches ecossaises le soir avant dîner.

Insomnie psychique, causée par des preoccupations pénibles, des obsessions, des emotions Hygiène de l'esprit. Défendre les lectures le soir Opium à petites doses ou chloralose

Insomnie toxique (alcoolisme, cocainisme, etc.) Ne prescrire que des bromures Ni opium, ni chloral, ni aucun autre hypnotique

IVRESSE PATHOLOGIQUE. — Vomitifs Infusions diuretiques, lait. Ammoniaque de 5 a 10 gouttes. Surveiller le malade.

MANIE. — Symptômes — Excitation psycho-motrice avec grand desordre dans les actes, les mouvements, gesticulations sans but La parole n'a ni suite ni enchaînement, l'idee court sans que la parole arrive a la traduire Il y a parfois des hallucinations.

TRAITEMENT. — Clinothérapie dans une maison de santé ou dans un asile. Laisser le malade constamment au lit. Aérer souvent les pièces.

Bains tièdes prolongés de une a trois heures tous les jours ou tous les deux jours.

Bromure de 3 a 5 grammes durant quinze ou vingt jours.

Purges salines une ou deux fois par semaine, bains de pieds sinapisés pour prévenir la congestion cérébrale.

Alimentation composée de laitage, de farineux, de légumes. Peu de viande; de préférence de la viande blanche.

Traitement psychique pendant la convalescence.

MANIE FURIEUSE. — Bains tièdes de trois a quatre heures; drap mouillé dont on enveloppe le sujet pendant deux ou trois heures Donner des boissons rafraîchissantes non alcooliques (tisane de chiendent, limonade citrique)

Injection hypodermique de chlorhydrate d'hyoscine (chlorhydrate d'hyoscine, 5 centigrammes ; eau de laurier-cerise, 5 grammes, eau distillée bouillie, 20 grammes, une demi-seringue de Pravaz) N'employez ce médicament qu'en cas de force majeure et provisoirement.

Ni camisole de force, ni morphine.

MÉLANCOLIE — MÉLANCOLIE SIMPLE. — Tristesse sans motif avec sentiment conscient d'anxiété, d'abattement, d'impuissance Douleur morale très intense. Dysesthésie psychique. Ralentissement intellectuel qui s'étend a tous les processus psychiques (perception, mémoire, idéation, attention, jugement, imagination, volition, etc) Sensation de vide psychique,

Les troubles physiques sont constants · troubles vaso-moteurs, troubles circulatoires, respiratoires et digestifs.

TRAITEMENT. — *Traitement physique.* — Relever les forces du malade repos au lit, entrecoupé de promenades au grand air, toniques, alimentation variée.

Hydrothérapie. — Douches écossaises, drap mouillé, bains de 28 a 33°, d'une heure

Mécanothérapie. — Massage, frictions.

Électrothérapie.

Traitement médicamenteux — Opium, sous forme de pilules ou de laudanum de Sydenham, a doses régulièrement élevées jusqu'a la diminution de la douleur morale. Sulfonal, trional ou chloralose contre l'insomnie

Traitement moral — Le traitement moral agit fort bien, il consiste dans le travail, les distractions non fatigantes, les promenades et surtout dans les conseils adroits du médecin.

CURES HYDRO-MINÉRALES — Brides, Capvern, Divonne, Evian, Néris

MÉLANCOLIE ANXIEUSE — La mélancolie anxieuse est caractérisée par de l'agitation et de l'angoisse.

Le *traitement* est le même que pour la mélancolie simple. Cependant les opiacés agissent mieux ici et ramènent le calme, *morphine* en injections sous-cutanées, ou mieux encore le *laudanum*, en commençant par V gouttes, on peut arriver a C gouttes.

Mélancolie sénile — Traitement d'après les symptômes somatiques. Toniques (vin, café, quinquina, glycero-phosphates, etc), au besoin, du sérum artificiel Toniques du cœur spartéine, caféine.

Surveiller l'alimentation

L'hydrothérapie froide est contre-indiquée Bains tièdes de courte durée, avec compresses d'eau froide sur la tête.

Mélancolie délirante avec idées de *persécution* Internement ou isolement dans une maison spéciale

Contre la *Sitiophobie*, intervenir à temps (Voir *Refus d'aliments*). La constipation sera combattue par des purges salines

Les autres indications sont les mêmes que dans les formes précédentes

Le *traitement moral* est très efficace Écouter sans railler l'histoire des malades Ils sont coupables ou victimes (auto-accusateurs). Les réconforter sans les contredire soulager est le rôle du psychiatre

Mélancolie stupide — Clinothérapie, isolement, alimentation à la sonde Électricité statique ou galvanique, Massage Bains sinapisés de 28° a 30°, suivis de l'application du drap mouillé

Traitement moral pendant la convalescence

MORPHINISME (Folie morphinique) — Symptômes — Demi-folie, caractérisée au début par la lenteur et la paresse des facultés intellectuelles et la perturbation du sens moral, avec dépravation des instincts Plus tard, elle se traduit par des accès plus ou moins aigus de *manie* ou de *mélancolie*, avec idées de persécution et tendance au suicide La démence cachectique est le terme final

Traitement. — La séquestration dans une maison spéciale est nécessaire, car on ne peut se fier a la mauvaise foi du morphinique

La *suppression brusque* de la morphine constitue le traitement idéal, lorsque le malade est jeune et qu'il n'est atteint d'aucune affection organique.

La *suppression rapide* est le mode de choix, dans les cas d'intoxication grave, chez un affaibli. On supprime la morphine en l'espace de 5 a 12 jours, suivant l'état de l'individu et la dose absorbée

La *suppression lente*, en l'espace de 30 ou 40 jours, ne doit être appliquée que dans les cas tout a fait rares

Ordonner dans tous les modes de suppression le repos au lit, l'alimentation fortifiante et légère. Surveillance suivie du cœur et, en cas de défaillance spartéine, caféine, trinitrine Combattre la diarrhée par du bismuth ou des pilules d'opium Bicarbonate de soude, en cas d'hyperchlorhydrie et c'est assez fréquent

Surveiller le malade pendant 3 ou 4 mois, après la suppression absolue.

MYSTIQUE. — (*Folie mystique*. Voir *Dégénérescence mentale*.)

OBSESSION. — Même traitement que pour l'impulsion (voir *Impulsion*).

PARALYSIE GÉNÉRALE. — *Hygiène* très rigoureuse. Vie absolument tranquille à la campagne, s'il n'y a pas de délire, ou internement dans un asile Maintenir la température de la chambre constamment a 17°. Interdire la promenade en plein soleil.

TRAITEMENT. — Légères purgations (calomel aloès, sulfate de soude), amers (gentiane, quassia amara), lait en abondance ; antiseptiques intestinaux (bétol, benzonaphtol). Propreté du corps

Contre l'inflammation cérébrale . iodure de potassium (25 à 50 centigrammes).

S'il y a congestion passive : digitale, digitaline, ergot de seigle. Pour les attaques épileptiformes · ergotine, ergotinine.

Se méfier de l'hydrothérapie froide, donner un bain de propreté de courte durée

Se méfier surtout de l'opium et de la morphine, congestifs qui augmentent l'agitation quelques heures après.

Traiter les complications intercurrentes (rétention d'urine, embarras gastriques, entérites, troubles trophiques, escarres fessières).

PARANOIA AIGU ou **DÉLIRE SYSTÉMATIQUE AIGU**. — SYMPTÔMES. — Se développe chez les prédisposés, les héréditaires et se manifeste par des délires multiples, isolés ou polimorphes (delires de persécution, de grandeur, d'auto-accusation, delires hypocondriaques, mystiques, érotiques, etc.), avec ou sans hallucinations.

TRAITEMENT SYMPTOMATIQUE — Séquestration comme mesure de sécurité et dans l'intérêt du malade.

Contre l'*agitation* : bains tièdes prolongés, bromures, drap mouillé.

Contre la *sitiophobie* (voir *Refus d'aliments*).

Contre les *hallucinations* (voir *Délire hallucinatoire aigu*)

Le *traitement moral* agit quand les conceptions delirantes ont perdu leur imperieuse impression et que les hallucinations sont moins intenses.

REFUS D'ALIMENTS ou **SITIOPHOBIE.**

TRAITEMENT — Essayer d'abord de la persuasion ; présenter du lait plusieurs fois par jour et même par heure.

Laisser à la portée du malade des aliments liquides. Quelques-uns les absorbent en cachette

En cas de refus systématique, recourir à l'alimentation forcée avec le tube de Debove ou celui de Faucher. Introduire la sonde par la bouche, ou la voie nasale. Nettoyer d'abord l'estomac avec de l'eau de Vichy tiède, puis, alimenter avec un litre de lait, des œufs, de la poudre de viande, de la pulpe de viande crue, de la poudre de lentilles, des médicaments d'après les indications Répéter l'opération deux fois par jour Dans l'intervalle, essayer tout de même de faire prendre un peu de lait.

SATURNISME (Folie saturnine). — SYMPTÔMES. — Dans la *forme mélancolique* . insomnie, cauchemars, hallucinations terrifiantes, idées de suicide ; sitiophobie ; tremblement généralisé.

Dans la *forme maniaque* céphalées, vertiges, accélération du pouls ; agitation, insomnie absolue Hallucinations multiples, tremblement considérable.

Signes physiques du saturnisme artério-sclérose, liseré de Burton, albuminurie

TRAITEMENT — Les premiers jours ; bains simples en cas d'agitation et bains sulfureux en cas de depression Purgation energique (eau-de-vie allemande, huile de croton) limonade citrique ou tisane (gaiac). Régime lacté Mellite de soufre, 50 gr

Pendant la convalescence iodure de potassium a petites doses et durant longtemps Bains répétés, abstinence absolue de toute boisson alcoolique. Toniques fer, quinquina, arsenic.

STUPEUR. — Voir *Melancolie stupide.*

III

AIDE-MÉMOIRE

DE

THÉRAPEUTIQUE DES EMPOISONNEMENTS

ACÉTIQUE (acide). — Magnésie à volonté ou tout autre alcalin sous la main (V. *ac. sulfurique*). Injection hypodermique de morphine. Injection hypodermique d'éther.

Émollients : lait, tisanes de céréales (orge, arrow root, etc.), décocté de salep, eau avec blanc d'œufs, tisane de graines de lin, tisane de gomme, potion gommeuse. Bouillies. Huile.

ACÉTANILIDE (*antifébrine*). — Lavage d'estomac, au moindre signe d'intolérance, puis purgatif (sulfate de soude). Cardiotoniques, strychnine, digitale. En cas de cyanose et de dyspnée très marquées, saignée suivie d'injection de sérum artificiel.

ACÉTYLÈNE. — V. *Gaz d'éclairage*.

ACONIT. — Lavage de l'estomac, ou, si celui-ci ne peut se faire, vomitifs : ipéca, apomorphine ;

Tanin, solution iodo-iodurée, poudre de charbon, moyens peu efficaces ;

Injection hypodermique d'un demi milligramme de digitaline, ou bien de 2 gr. de teinture de digitale, répétée au bout de vingt minutes, si le pouls devient meilleur ;

Injection hypodermique d'un milligramme de sulfate d'atropine ou administration de XL gouttes de teinture de belladone par la bouche ou le rectum. Si le pouls devient meilleur, répéter la dose au bout d'un quart d'heure. Ce moyen présente des dangers.

Inhalations de nitrite d'amyle.

Stimulants : alcools, grogs chauds, vin, champagne, ammoniaque en inhalations, ou potion (2 gr. dans l'eau), ou lavement, ou bien sels ammoniacaux, notamment sel volatil anglais, liqueur d'ammoniaque anisée, camphre (V gouttes, par exemple, d'essence de camphre ou bien X gouttes d'esprit de camphre sur du sucre ou dans du lait toutes les dix minutes, jusqu'à concurrence de cinq à six doses), huile camphrée en piqûres, musc, caféine, café fort et chaud par la bouche ou en lavement (1/2 litre par exemple), thé, éther en inhalation, inges tion (2 gr. dans eau ou lavement) ou piqûre, éther chlorhydrique, strychnine, teinture de noix vomique (de 1 gr. à 2 gr 50, en une dose s'il paraît nécessaire), adrénaline (employee par les Allemands au cas où le pouls faiblit particulièrement), lavements vinaigrés. — Applications chaudes sur les membres, sinapisation, rubéfaction, frictions.

Faradisation cutanee. Flagellation des teguments et notamment du visage avec un coin de serviette mouillee, pincer la peau. Bains de chaleur radiante (Allemands) Douches froide et chaude, alternees ; bain tiède ou chaud, de une demi-heure, avec affusions froides sur la nuque. — Parler fort au patient.

Respiration artificielle, continuée pendant deux heures, si nécessaire.

ACONITINE. — V. *Aconit.*

ALCOOL ÉTHYLIQUE — Lavage de l'estomac ou vomitifs ipeca, apomorphine

Stimulants (v *aconit*).

Inhalations de nitrite d'amyle.

Sulfate d'atropine (1 à 2 mmgr) en piqûre, pour ameliorer la respiration.

Respiration artificielle. Saignée.

ALOES. — Moyens ordinairement employes contre la gastro-enterite, et notamment décoction de ceréales, bouillies de farines de ceréales, lait.

ALUMINE (sels d'). — Lavage de l'estomac. Eau albumineuse, alcalins pour le lavage ou en boissons.

Strychnine ; huile camphrée

AMANDES AMÈRES. — V. *Cyanure de potassium.*

AMMONIAQUE. — Le lavage d'estomac est contre indiqué, en raison de la perforation possible.

Boissons acides : vinaigre (vinaigre de toilette au besoin) dilué dans l'eau (100 gr. par litre d'eau) ; acide acetique, acide citrique, ou tout autre acide très dilué ; jus de citron ou d'orange.

Puis emollients (v. *ac acétique*).

Contre les douleurs, moyens appropriés, morphine, si nécessaire, potion cocainee, pilules de glace.

En cas de dyspnee, inhalations de vapeur d'eau ; la trachéotomie peut être indiquee, par l'œdème de la glotte.

ANILINE. — Suppression de la cause, air frais, enlever les habits du patient. Stimulants (v. *aconit*). Respiration artificielle. Saignée.

ANTIMOINE, TARTRE STIBIÉ, ÉMÉTIQUE. — Dans les cas rares où les vomissements font defaut, laver l'estomac avec une solution de tanin, à 1 pour 100, ou bien ipeca, apomorphine.

Faire absorber 2 gr. de tanin en solution aqueuse, et repeter en cas de rejet, thé et cafe forts, en grande quantite.

Stimulants (v. *aconit*), si nécessaire

Réchauffer le malade (couvertures chaudes, boules d'eau chaude, etc).

Boissons émollientes (v. *ac. acétique*).

Lavage d'intestin.

ANTIPYRINE. — Laver l'estomac.

ARGENT (sels d'), **ARGENT COLLOÏDAL.** — Laver l'estomac avec lait, eau albumineuse, tanin à 1 p. 100.

S'il s'agit d'un empoisonnement par un sel soluble, donner une solution de chlorure de sodium.

ARSENIC, ACIDE ARSENIEUX — EMPOISONNEMENT AIGU. — Lavage de l'estomac à l'aide d'une grande quantite d'eau chaude ou d'eau salee, ou bien vomitifs ipeca, apomorphine, et administration de grandes quantites de liquide (il est important que le poison soit rejete en totalite).

Peroxyde de fer hydrate, recemment préparé (20 parties pour 1 de poison), ou magnésie calcinée en abondance. A defaut de ces substances, eau de chaux, ou parties égales d'huile commune et d'eau de chaux, ou huile de noix, ou huile commune, à doses considerables et souvent repétees.

Stimulants, si nécessaire (v. *aconit*).

Boissons emollientes (v. *ac. acétique*).

Rechauffer le malade (couvertures chaudes, boules d'eau, frictions)

Contre les douleurs abdominales, si les symptômes aigus diminuent, cataplasmes de farine de lin sur l'abdomen, injection hypodermique de chlorhydrate de morphine. Ultérieurement diurétiques

— EMPOISONNEMENT CHRONIQUE — Suppression de la cause. Toniques

ARUM MACULATUM. — Ipéca ou apomorphine. Cafe fort. Cataplasmes de farine de lin, s'il y a douleur.

ATROPINE. — Laver l'estomac avec thé ou tanin à 1 p. 100, ou bien vomitifs : ipeca, apomorphine.

Ingestion de tanin, de café fort.

Piqûre de nitrate de pilocarpine, ou bien teinture de jaborandi par la bouche ou en lavement (on peut donner jusqu'à 7 gr. dans les cas graves), moyens discutés. A défaut de pilocarpine, l'injection hypodermique d'eserine ou physostigmine (un demi à un milligramme) est justifiée

Au cas d'agitation excessive, chloral, chloroforme, ou, prudemment, morphine, vessie de glace sur la tête.

Au cas de prostration, stimulants (v. *aconit*).

Respiration artificielle, continuee pendant deux heures, si nécessaire

Cathéterisme, en cas de rétention d'urine.

Saignée suivie d'injection de sérum artificiel.

BARYUM ou **BARYTE.** — Laver l'estomac avec une grande quantité d'eau chaude, ou bien vomitifs : ipeca, apomorphine

Sulfate de soude à la dose de 30 gr. dans de l'eau ou du lait, sulfate de magnesie à la dose de 30 gr., alun à la dose de 3 gr. 50 centigr. L'acide sulfurique dilué, à la dose de 2 gr., peut être ajoute à ces medicaments, on peut encore le donner seul, dilue dans l'eau; mais songer néanmoins toujours a purger le malade. Le sulfate de soude est probablement le veritable antidote physiologique.

Rechauffer le malade (couvertures chaudes, boules d'eau, etc.) Stimulants (v. *aconit*). Piqûres de morphine si les douleurs persistent après attenuation des symptômes aigus.

BELLADONE. — V *Atropine*.

BENZINE. — Lavage de l'estomac ou vomitifs ipéca, apomorphine

Stimulants (v. *aconit*).

Injection hypodermique d'un milligramme de sulfate d'atropine, ou LX gouttes de teinture de belladone dans de l'eau, par la bouche.

Respiration artificielle jusqu'à ce que le patient soit revenu à lui ou que le cœur ait cesse de battre

Electricite courants interrompus sur la poitrine ou dans la région du cœur.

BICHROMATE DE POTASSIUM. — Se hâter de laver l'estomac avec une grande quantité d'eau (que certains auteurs recommandent d'additionner de 1 p. 100 de nitrate d'argent); ou bien vomitifs . ipéca, apomorphine

Carbonate de magnesie ou de chaux dans du lait, peroxyde de fer hydrate, ou, de preference, acétate de fer, ou bien blancs d'œufs dans du lait ou de l'eau.

Emollients (v. *ac. acétique*).

Tenir chaudement le malade Stimulants (v. *aconit*).

Injections de morphine contre les douleurs

BISMUTH. — Vider l'estomac. L'empoisonnement, d'après les récentes recherches, est attribuable à la formation des nitrites (v. *Nitrite de sodium*) L'emploi de l'oxyde hydrate de bismuth eviterait les accidents

La presence d'arsenic ayant été incriminée, v *arsenic*.

BOTULISME. — Si les vomissements ou la diarrhee sont absents ou peu marques, purgatifs; lavages d'intestin.

Si les vomissements se prolongent par trop on peut avoir à les modérer.

Stimulants, si nécessaire (v. *aconit*).

Antisepsie gastro-intestinale . lait, farines de cereales, decoction de céreales, antiseptiques intestinaux, notamment benzonaphtol, calomel à doses refractees.

Boissons abondantes, tisanes diurétiques, bains tièdes prolongés.

On prepare en Allemagne une « botulismusantitoxine » (Wassermann).

BROME — Empoisonnement par inhalation. — V. *Chlore*.

Empoisonnement par ingestion — Laver l'estomac avec de l'eau-albumineuse, ou de l'eau additionnee de magnesie calcinee ou d une petite proportion de phenol.

Contre les douleurs, potion cocainée.

BRUCINE. — V. *Strychnine*.

BRYONE. — Vomitifs ipeca, apomorphine

Stimulants (v. *aconit*).

CAFÉINE. — Laver l'estomac, ou bien ipéca, ou de préference, apomorphine

Stimulants (v. *aconit*).

Inhalations de nitrite d'amyle.

Injection hypodermique d'un centigr. de chlorhydrate de morphine et d'un milligr. de sulfate d'atropine.

CALABAR (fève de). — Lavage de l'estomac ou vomitifs : ipéca, apomorphine.

Contre les phenomènes d'excitation, injection hypodermique d'un milligramme de sulfate d'atropine, ou XXX gouttes de teinture de belladone par la bouche ou le rectum, à répeter tous les quarts d'heure jusqu'à ce que la pupille soit dilatee, ou que le pouls soit releve — Si le médicament précedent fait défaut, donner 0 gr. 60 centigr. de chloral par la bouche ou le rectum tous les quarts d'heure ou toutes les heures.

Dans les cas désespérés, injection hypodermique de strychnine, ou jusqu'à 2 gr 40 de teinture de noix vomique par la bouche ou le rectum

Stimulants (v *aconit*). Respiration artificielle.

Plus tard traiter la gastro-entérite par les moyens ordinaires (v *aloes*).

CAMPHRE. — Lavage de l'estomac ou vomitifs. Purgatifs salins, pas de purgatifs huileux.

Stimulants (v. *aconit*), ne pas donner toutefois par la bouche de liqueurs spiritueuses, si le camphre a ete pris sous la forme solide.

CANTHARIDES. — Lavage de l'estomac ou vomitifs : ipeca, ou, de preference, apomorphine. Purgatifs, non huileux, si le poison a eté absorbe sous forme de poudre.

Boissons émollientes (v. *ac. acétique*).

Contre la douleur, prudemment, laudanum par la bouche, ou piqûres de morphine, ou bien suppositoires opiaces, s'il y a diarrhee avec ténesme, plus tard, bains chauds ou cataplasmes sur le ventre.

Diuretiques, bains tiedes notamment. Alimentation non toxique, surtout lactée. Ventouses lombaires

Contre les accidents oculaires, médication antiphlogistique.

CARBONE (oxyde de). — V *Ac. carbonique.*

CARBONATE DE POTASSE. — V. *Nitrate de potasse.*

CARBONIQUE (acide). — Grand air ; ouvrir toutes les portes et fenêtres

Respiration artificielle Inhalations d'oxygène.

Medication stimulante (v. *aconit*).

La saignee peut être utile, la faire suivre d'injections de sérum artificiel.

CÉVADILLE (poudre de). — V. *Vératrine*

CHAMPIGNONS — Sauf au cas où des vomissements très abondants avec diarrhee copieuse se sont produits, lavage de l'estomac, même si l'ingestion remonte à plusieurs heures, ou vomitifs : ipéca, apomorphine (les vomitifs restent souvent sans effet, surtout en cas d'empoisonnement par la fausse oronge), purgatif, par exemple huile de ricin additionnee d'une ou deux gouttes d'huile de croton.

Tanin; ou bien, surtout en cas d'empoisonnement par *Hebeloma*, injection d'un milligramme de sulfate d'atropine, à répéter au bout d'un quart d'heure, s'il est nécessaire, ou bien XL de teinture de belladone dans de l'eau. C'est là le véritable antidote.

Ne pas employer l'atropine si le coma est établi, si l'empoisonnement est dû à *Amanita muscaria* ou *pantherina*, ou à d'autres champignons produisant des effets analogues à ceux de l'atropine.

Contre les phénomènes d'excitation, les douleurs, la diarrhée excessive, opiacés : morphine, modérément. Cataplasmes sur le ventre.

Contre les phénomènes de collapsus, stimulants (v. *aconit*).

Dans les cas désespérés, saignée suivie d'injection de sérum artificiel.

CHAUX. — V. *Ammoniaque*. Faire ingérer du sirop de sucre.

CHLORAL. — HYDRATE DE CHLORAL. — Lavage de l'estomac ou vomitifs : ipéca, apomorphine.

Réchauffer activement le malade à l'aide de couvertures chaudes, boules d'eau, briques chaudes, etc., frictions.

Le stimuler de toutes les manières (v. *aconit*).

Inhalations de nitrite d'amyle, de temps en temps.

Respiration artificielle continuée pendant quelques heures, s'il est nécessaire.

CHLORATE DE POTASSE. — Lavage d'estomac ou vomitifs : ipéca, apomorphine.

Administrer de fortes doses de carbonate de soude, au besoin en lavements ou par injections sous-cutanées.

Lait, boissons aqueuses non acides.

Stimulants (v. *aconit*).

Ultérieurement, purgatifs, diurétiques, bains chauds prolongés, sérum artificiel.

CHLORE. — Empoisonnement par inhalation. — Air frais.

Inhalations d'ammoniaque ou d'hydrogène sulfuré.

Inhalations de vapeur d'eau.

Pour rendre la toux moins pénible, inhalations de chloroforme et d'éther.

Empoisonnement par ingestion. — Solution d'hyposulfite de soude. Puis boissons albumineuses.

CHLORHYDRIQUE (acide). — V. *Acide sulfurique*.

CHLOROFORME. — Accidents de chloroformisation. — Débarrasser complètement la poitrine. Ouvrir portes et fenêtres.

Débarrasser le pharynx des mucosités qui l'encombrent.

Respiration artificielle à commencer tout de suite (16 respirations à la minute). Maintenir très bas la tête du malade, sauf quand la face est congestionnée, et soulever à cet effet très haut les membres inférieurs.

Tractions rythmées de la langue.

Inhalations de nitrite d'amyle.

Massage rythmique de la région précordiale.

Stimulation des téguments : frapper le visage et la poitrine avec l'extrémité d'une serviette mouillée. Douches froide et chaude alternées sur la tête et la poitrine.

Électrisation faradique du nerf phrénique, un pôle au creux de l'estomac et l'autre sur le larynx; lancer le courant une dizaine de fois par minute, eviter les courants intenses; ne pas prolonger la séance plus d'un temps très court.

Trachéotomie au cas d'encombrement persistant des voies respiratoires supérieures.

Empoisonnement par ingestion. — Lavage de l'estomac ou vomitif : ipeca, apomorphine.

Administration copieuse d'eau contenant du carbonate de soude en solution

Stimulation (v. *aconit*).

Inhalations répetées de nitrite d'amyle.

CHROMIQUE (acide). — V. *Bichromate de potassium.*

CIGUË. — CICUTINE. — Lavage de l'estomac ou vomitifs : ipéca, apomorphine.

Tanin, décoction d'écorce de chêne, ou thé fort en quantité illimitée.

Contre les convulsions, bromures, chloral, chloroforme même — Injection hypodermique de sulfate d'atropine (1 milligr).

Stimulants (v. *aconit*).

Respiration artificielle longtemps continuée.

COCAÏNE. — Laver l'estomac même si les accidents ne sont pas consecutifs à l'ingestion. Lavage de la région où la cocaine a ete appliquee.

Contre les convulsions, inhalations de chloroforme, d'éther, bromure de potassium si l'etat se prolonge.

Contre le collapsus, stimulants (v. *aconit*).

Contre les douleurs d'estomac, injections de morphine.

COLCHIQUE. — COLCHICINE — Lavage de l'estomac et de l'intestin (lavement aqueux ou huileux).

Tanin par doses de 2 gr. souvent repétées ou bien thé fort (ne pas donner en même temps de liqueurs spiritueuses); ou solution iodo-iodurée.

Boissons émollientes en abondance (v. *ac acetique*).

Attouchements cocaïnes de la muqueuse buccale.

Stimulants en cas de collapsus (v. *aconit*).

COLOQUINTE — Lavage de l'estomac ou vomitifs ipeca et de preference apomorphine.

L gouttes de laudanum dans un peu d'eau-de-vie et d'eau, ou si le patient ne peut avaler, les meler avec 60 gr. d'amidon et d'eau, et les donner en lavement

Cataplasmes chauds de farine de lin sur le ventre.

Stimulants à volonté (v. *aconit*)

Réchauffer le malade (couvertures chaudes, boules d'eau chaude, briques chaudes, frictions).

Boissons emollientes (v. *ac acetique*).

COQUE DU LEVANT. — V. *Picrotoxine.*

CRAYONS DE COULEUR. — Vomitifs. Puis deux ou trois cuillerées à soupe de peroxyde de fer hydrate, dans de l'eau.

CRÉOSOTE. — V. *Phénol.*

CROTON (huile de). — Lavage de l'estomac ou vomitifs : ipéca, apomorphine.

Boissons émollientes à volonté (v. *ac acetique*).

Contre les douleurs . injections hypodermiques de chlorhydrate de morphine, ou L gouttes de laudanum de Sydenham, cataplasmes de farine de lin sur le ventre.

Contre le collapsus stimulants à volonte (v *aconit*)

CUIVRE. — Lavage energique de l'estomac à l'aide de 10 ou 20 litres d'une solution à 1 p 100 de ferrocyanure de potassium jusqu'à ce qu'il n'y ait plus trace de ferrocyanure de cuivre, de coloration rouge, ou bien vomitifs . ipeca, apomorphine.

Magnésie calcinee, sucre à haute dose, sucre de lait, lait

Boissons émollientes (v *ac. acétique*), gruau, œufs a volonté

Injection hypodermique de chlorhydrate de morphine, ou XXX gouttes de laudanum de Sydenham par la bouche.

Cataplasmes de farine de lin sur le ventre.

Soigner ensuite la gastro-enterite par les moyens appropriés (v. *aloes*).

CURARE. — Respiration artificielle à continuer jusqu'à ce que le poison soit éliminé.

Stimulants a volonte (v. *aconit*).

Si le poison a été introduit par une blessure, appliquer sur le membre, au-dessus, une ligature, laver soigneusement la blessure. On pourra desserrer la ligature par la suite, si les symptômes s'amendent, mais avec précaution. Renouveler frequemment les lavages de la plaie.

L'action antidotique du salicylate d'eserine, de la veratrine, des phenols, de la creosote est encore a etudier.

CYANHYDRIQUE (acide).— V. *Cyanure de potassium.*

CYANURE DE POTASSIUM. — Agir en hâte Lavage de l'estomac ou vomitifs, specialement apomorphine; introduire au besoin simplement les doigts dans l'arriere bouche, ou administrer de l'eau de savon

Large administration de sulfate de fer (vitriol vert) et d'eau, à prendre par doses de 30 gr , peroxyde de fer hydrate recemment prepare, s'il s'agit d'un empoisonnement par l'acide cyanhydrique en nature , permanganate de potasse, eau oxygenee, magnesie S'il s'agit d'un empoisonnement par les amandes ameres, acide lactique ou acide chlorhydrique (à 1 ou 2 p 100)

Injection hypodermique d'un milligramme de sulfate d'atropine, ou LX gouttes de teinture de belladone.

Stimulants (v. *aconit*)

Respiration artificielle (16 respirations à la minute), à continuer plusieurs heures, si necessaire

Electricite à courants interrompus sur la poitrine et dans la region du cœur

DATURA. — DATURINE. — V. *Stramonium.*

DIGITALE. — DIGITALINE. — Lavage de l'estomac ou vomitifs : ipeca, apomorphine.

Tanin (2 gr.) dans de l'eau chaude, ou bien thé ou cafe fort et chaud.

Injection hypodermique d'aconitine, ou 0 gr. 60 centigr. de teinture d'aconit par la bouche ou le rectum, à répeter au bout d'une demi-heure, s'il y a amélioration sensible dans l'action du cœur.

Cafeine, theobromine, strychnine, atropine, *serpentaria virginica*

Stimulants (v. *aconit*).

Inhalations de nitrite d'amyle. Trinitrine (2 à 10 gouttes de la solution alcoolique au 100°).

La position couchee doit etre strictement conservee pendant quelque temps après que tous les symptômes ont disparu.

Les vomissements, tres tenaces, devront être calmes par la suite (glace, petites doses repetees d'opium, preparations cocainees, ether).

DUBOISINE. — V *Atropine.*

ELLÉBORE BLANC. — V *Vératrine.*

ÉMÉTIQUE. — V. *Antimoine.*

ERGOT. — Lavage de l'estomac ou vomitifs.

Tanin, par doses de 2 gr. dans de l'eau, souvent répetees, ou thé fort, les introduire par la sonde stomacale, s'il est nécessaire. Acide chlorhydrique

Inhalation de nitrite d'amyle, et 0,001 milligr. de nitro glycerine par la bouche (0,10 centigr. de la solution alcoolique à 1 p. 100), repetee tous les quarts d'heure

Position couchée.

Contre les phénomènes d'excitation, chloral, scopolamine.

Au cas de collapsus, stimulants (v *aconit*)

S'il y a menace de gangrène des membres, bains chauds, frictions, enveloppements ouates.

S'il y a menace d'avortement, le repos et l'opium sont les meilleurs remèdes

ÉSÉRINE ou **HYSOSTIGMINE** — V *Calabar.*

ETHER — Mêmes soins que pour les accidents de chloroforme sauf la position declive de la tête (v. *chloroforme*).

EXALGINE — V *Acétanilide.*

FOWLER (liqueur de). — V. *Arsenic.*

GAZ D'ÉCLAIRAGE — V. *Ac. carbonique*

GELSEMIUM SEMPERVIRENS (jasmin de la Caroline).

Si l'on est appelé aussitôt que le poison a été pris, on doit employer le lavage de l'estomac ou les vomitifs. Apres un long intervalle, on doit laisser de côte les vomitifs qui augmenteraient probablement la prostration.

Injection hypodermique de sulfate d'atropine à répeter au bout d'un quart d'heure, s'il y a manque de respiration, a defaut d'atropine, XXX gouttes de teinture de belladone par la bouche,

Stimulants (v *aconit*)

Respiration artificielle

HÉROINE. — V. *Morphine.*

HUITRES. — V. *Botulisme.*

HYDROGÈNE ARSÉNIÉ. — Inhalation d'oxygène. Diurétiques, bains chauds prolongés, bains de vapeur.

HYDROGÈNE SULFURÉ. — Grand air Laver le patient des matières qui le souillent, lui retirer ses vêtements.

Respiration artificielle

Inhalation d'eau chlorée, de chlorure de chaux

La saignée peut être utile, suivie d'injection de serum

Purge huileuse, si une grande quantité a été absorbée

Recommander, afin d'éviter le retour des mêmes accidents, de désinfecter les fosses d'aisances, un peu avant la vidange, à l'aide de sulfate neutre de fer ou de zinc (5 kilogs par mc.), mais Brouardel estime le moyen illusoire.

Maintenir l'ouvrier attaché avec des cordes.

HYOSCYAMINE. — V. *Atropine.*

IGASURINE. — V. *Strychnine.*

IODE. — Accidents produits par l'inhalation de vapeurs. transporter le patient à l'air pur, ingestion d'hyposulfite

Accidents produits par ingestion lavage de l'estomac ou vomitifs: ipeca, apomorphine

Emollients (v. *ac acétique*).

Inhalations de nitrite d'amyle

Injection de chlorhydrate de morphine pour calmer les douleurs

IODOFORME. — Suppression de la cause Faire absorber des alcalins, des acides de fruits

JABORANDI. — L'injection hypodermique d'un milligramme de sulfate d'atropine peut arrêter immédiatement les symptômes

L'ingestion par la bouche de 3 gr. de teinture de belladone peut réussir tout aussi bien

JUSQUIAME. — HYOSCYAMINE. — V. *Atropine.*

KAIRINE. — V. *Resorcine.*

LAURIER-CERISE (eau de). — V. *Cyanure de potassium.*

LOBÉLIE — Les vomitifs sont ordinairement inutiles, en raison des vomissements spontanés Chez les personnes âgées ou les jeunes enfants, il peut être nécessaire d'employer le lavage de l'estomac ou les vomitifs : ipeca, apomorphine. Pour le reste (v *tabac*)

LYSOL. — V *Nitro-benzine.* Faire prendre après le lavage d'estomac 50 gr d'huile ou de beurre ou de blanc d'œuf

MERCURE (Sels de). — V. *Sublimé corrosif.*

MORPHINE. — Empoisonnement aigu Lavage de l'estomac, avec une grande quantité d'eau, même si le coma est déjà établi, et, pour certains auteurs, dans le cas où le poison n'aurait pas été introduit par la bouche. Les vomitifs n'ont pas d'effet, s'ils n'ont pas été administrés très tôt après l'ingestion.

Les antidotes chimiques sont le tanin, additionné d'un peu d'acétate ou de carbonate de soude, la solution iodo-iodurée, le permanganate de potasse (3 ou 4 prises, ou plus, de 0 gr. 50 à 1 gr., dans un verre d'eau, ou 2 on 3 injections sous-cutanées simultanées, en des endroits différents, de 10 à 15 centimètres cubes chaque, d'une solution à 0,50 p. 100). On peut ajouter ces corps à l'eau du lavage d'estomac.

Lutter activement contre les signes precurseurs du coma par une active stimulation (v. *aconit*), tenir notamment le malade debout et le forcer à marcher.

Lorsque le coma est établi, stimulants encore (v. *aconit*).

S'il y a des symptômes d'affaiblissement de la respiration, donner une injection d'un milligramme de sulfate d'atropine repetee au bout d'un quart d'heure, si c'est necessaire. S'il est impossible de se procurer de l'atropine, injection hypodermique ou ingestion de 3 gr. 50 de teinture de belladone. On admet que 2 milligr. d'atropine neutralisent les effets de 0 gr. 04 centigr. de morphine. Ce moyen a ses revers.

Inhalations de nitrite d'amyle. Respiration artificielle continuée très longtemps au besoin.

Certains auteurs ont recours à la saignée, dans les cas désespérés.

Empoisonnement chronique. — I. Quand le médecin fait les injections Ne pas cesser subitement les injections ; diminuer graduellement la dose. Ne pas donner la morphine pure, mais combinee a l'atropine, diminuer la dose de morphine et augmenter celle de l'atropine, jusqu'à ce que les effets de cette dernière predominent, tous les auteurs ne recommandent pas cette dernière pratique.

Divers autres succedanes pourront être employes . préparations opiacées, codéine, cocaine, pilocarpine, bromures, chanvre indien, chloral, antipyrine. Eviter avec grand soin l'accoutumance a ces divers succédanes.

Avoir recours. au besoin, de temps à autre, à des injections d'eau pure.

Donner des toniques, et notamment des toniques du cœur, sparteine, cafeine, des stimulants, s'il y a dépression, (v. *aconit*) à doses moderees, de peur de l'accoutumance ; le champagne sec frappé et le vin de kola sont avantageux.

Tenir l'intestin libre.

Si des troubles cardiaques très sérieux se produisent, résistant aux médicaments réguliers, redonner de la morphine, au moins 2 à 3 centigrammes.

Le traitement alcalin (Hitzig) à domicile ou dans une station thermale est un adjuvant precieux.

II. Dans les cas où l'administration de la morphine est entre les mains du malade.

Le malade devra donner à un gardien expérimente la seringue et la solution de morphine.

III. Il sera souvent nécessaire d'isoler les malades, qui sous une surveillance médicale immédiate et de tous les instants auront de preference recours à la suppression du poison brusque ou rapide (en huit ou dix jours).

MOULES. — V. *Botulisme.*

MUSCARINE. — V. *Champignons.*

NICOTINE. — V. *Tabac.*

NITRATE D'ARGENT. V. *Argent.* Emollients (v. *ac. acétique*).

NITRATE DE POTASSE — Laver l'estomac, de préférence avec de l'eau albumineuse ou additionnee d'acides organiques, ou bien vomitifs ipeca, apomorphine

Acide acetique dilue, jus de citron, vin acide.

Boissons emollientes (v. *ac. acetique*).

Stimulants (v. *aconit*).

Rechauffer le malade (couvertures chaudes, boules d'eau, etc.).

Position couchee a maintenir strictement.

Inhalations de nitrite d'amyle

Injection hypodermique d'un milligramme de sulfate d'atropine, s'il y a des signes d'affaiblissement du cœur. Tonicardiaques.

NITRIQUE (acide). — **ACIDE AZOTIQUE. — EAU-FORTE.** — V. *Ac sulfurique.*

NITRITE D'AMYLE. — Lavage de l'estomac ou ipéca, apomorphine.

Air frais. Ouvrir portes et fenêtres

Position couchée à maintenir.

On a conseille l'injection sous-cutanee de 0,05 centigr. de chlorhydrate de cocaine.

Respiration artificielle, s'il est necessaire.

NITRITE DE SODIUM. — Lavage de l'estomac ou vomitifs : ipéca, apomorphine.

Air frais.

Position couchée à maintenir.

3 gr 50 centigr. d'extrait d'ergot par la bouche, ou injection hypodermique d'ergotine.

Injection hypodermique de 0 gr. 001 milligr. de sulfate d'atropine.

Respiration artificielle s'il est necessaire.

NITRO-BENZINE. — ESSENCE DE MIRBANE. — Lavage de l'estomac même si l'ingestion remonte à plusieurs heures ou vomitifs . ipéca, apomorphine.

Inhalations d'oxygene.

Stimulants (v. *aconit*)

Injection hypodermique de 0 gr 001 milligr. de sulfate d'atropine ou LX gouttes de teinture de belladone

Respiration artificielle, a continuer jusqu'a ce que le malade revienne à lui, ou qu'on ne puisse decouvrir aucun battement du cœur.

Electricité : courants interrompus faibles sur la poitrine, et dans la région du cœur.

Saignée suivie d'injection de serum artificiel, ventouses scarifiées dans les cas legers.

NITRO-GLYCÉRINE. — Laver l'estomac ou vomitifs : ipéca, apomorphine.

Position couchee a maintenir strictement.

Eau froide ou glace sur la tête.

3 gr 50 centigr. d'extrait d'ergot par la bouche ou ergotine en injection sous-cutanee.

Injection hypodermique de 0 gr. 001 milligr. de sulfate d'atropine, ou XL gouttes de teinture de belladone par la bouche

Injections d'ether

Dans les cas graves, on a preconise la saignee

NOIX VOMIQUE. — V. *Strychnine.*

OPIUM. — V. *Morphine* (empoisonnement aigu).

OXALIQUE (acide) — V *Ac sulfurique* On peut toutefois laver l'estomac, le danger de perforation etant moindre qu'avec l'acide sulfurique, a l'aide d'eau chaude a 30°-37°, ou d'eau de chaux, ou d'eau alcalinisee Les vomitifs echouent parfois et risquent d'augmenter le collapsus.

Purgatif ensuite (huile de ricin, 30 gr.).

L'administration de soude, d'ammoniaque, ou de carbonate de potasse, de soude, ou d'ammoniaque doit être evitee.

PARALDÉHYDE. — V *Chloral.*

PÉTROLE. — Lavage de l'estomac ou vomitifs. Stimulants a volonte (v. *aconit*).

PHÉNIQUE (acide). — **CARBOLIQUE** (acide) — **PHENOL** — Lavage de l'estomac avec du sulfate de soude ou de magnesie, ou du sucrate de chaux dissous dans une grande quantite d'eau tiede jusqu'a ce que l'odeur de l'acide ne soit plus perçue. Laisser l'estomac plein de la solution afin qu'il puisse l'absorber.

Vomitifs ipeca, apomorphine

Sulfate de magnesie, et sulfate de soude a la dose de 30 a 50 gr. dans 3/4 de litre ou plus d'eau chaude.

Les sulfates solubles forment dans le sang des sulfo-phenates qui ne sont pas nuisibles

Eau albumineuse en grande quantite

Huile de ricin (30 gr) ou 1/2 verre d'huile d'olive.

Se servir d'huile pour nettoyer les plaies ou l'acide phenique a ete appliqué

Stimulants a volonte (v *aconit*)

Injection hypodermique d'un milligramme de sulfate d'atropine

Inhalations de nitrite d'amyle. Inhalations d'oxygene. Respiration artificielle.

Saignee suivie d'injection de serum dans les cas désesperes.

PHOSPHORE. — Lavage de l'estomac, jusqu'à ce qu'il ne revienne plus trace de phosphore, avec du permanganate de potasse en solution a 2 ou 3 p. 100, ou de la magnesie calcinee en suspension dans l'eau, ou du sulfate de cuivre a 1 p. 100, ou de l'eau oxygenée

Vomitifs . ipeca, sulfate de cuivre, apomorphine.

Ne pas donner de corps gras

Essence de terebenthine, non rectifiee, de preference, et ozonisee. Ajouter de celle-ci d'abord au vomitif ou a l eau du lavage d'estomac, puis en faire ingerer 4 gr. dans une potion gommeuse contenant de l'eau oxygenee, ou en capsules, en redonner 2 gr. chacun des 4 ou 5 jours suivants.

Sulfate de cuivre (solution à 1 p. 100) dans les jours qui suivent l'empoisonnement ; carbonate de cuivre. Hypochlorite de magnésie

avec magnésie libre. Carbonate de soude, 20 gr. par jour. Permanganate de potasse.
Purge : 25 gr. de sulfate de magnésie.
Lavages d'intestin.

PHYSOSTIGMINE, ÉSÉRINE. — V. *Calabar*.

PICRIQUE (acide). — Lavage énergique de l'estomac dans tous les cas, plusieurs heures même après l'ingestion
Sucre en poudre en quantité, moyen encore à l'étude.
Lait, eau albumineuse
Contre les douleurs, potion cocaïnée.
Contre les phénomènes de collapsus, stimulants (v. *aconit*)
Saignée suivie d'injection de sérum artificiel
Contre la gastro-entérite, moyens ordinaires (v *aloes*).

PICROTOXINE. — Lavage de l'estomac ou vomitifs : ipéca, apomorphine. Lavages d intestin
Contre les convulsions, 1 gr 20 de chloral dans de l'eau, avec 0 gr. 60 en plus, au bout d un quart d'heure, s'il est nécessaire. On peut faire appel a la morphine, et, notamment en cas de crampes tétaniformes, au bromure de potassium a la dose de 6 gr
Contre les phenomènes de collapsus, stimulants (v *aconit*).

PILOCARPINE. — V *Jaborandi*.

PITURI. — Comme *Atropine*

PLOMB. — Empoisonnement aigu.
Lavage de l'estomac ou vomitifs ipeca, tartre stibié, apomorphine.
2 gr. d'acide sulfurique dilue, ou 15 gr. de sulfate de magnesie ou de soude, on peut meme les donner tous les trois ensemble delayés dans de l'eau
Vider l'intestin s'il n'y a pas eu diarrhée abondante, de préférence avec huile de ricin
Boissons émollientes (v. *acide acetique*)
Contre les douleurs, bains chauds, cataplasmes sur le ventre, morphine
Ultérieurement, 3-4 gr. d'iodure de potassium par jour.

Empoisonnement chronique — Les coliques saturnines seront traitées avant tout par le tartre stibie en lavage, les lavements d'huile peuvent rendre des services Injection hypodermique de morphine. Bains tièdes
Contre les paralysies on emploiera l électrisation faradique.
La limonade sulfurique ou le miel soufre, les iodures (1 a 2 gr par jour), les bains sulfureux seront prescrits a la fin des coliques et au début du traitement des paralysies

POISSONS (poison des)
I S'il s'agit d'un poisson doué de proprietés vénéneuses, constantes ou n'existant qu'au moment de la reproduction, vider l'estomac et l'intestin par des lavages, des vomitifs, des purgatifs.
Contre les phénomènes de collapsus, stimulants (v. *aconit*). Toni-cardiaques
S'il y a température, bains.
Diurétiques.

Saignée suivie d'injection sous-cutanée ou intra-rectale de sérum artificiel.

II Contre les piqûres venimeuses de certains poissons, ligature du membre au-dessus de la blessure, lavage, succions de celle-ci, stimulants (v *aconit*).

III En cas d'accidents dus à l'ingestion de poissons malades ou parasites par un germe pathogene, v. *botulisme*.

POTASSE. — V *Ammoniaque*. Pour le rétrécissement consécutif de l'œsophage, v. *ac sulfurique*

PRÉCIPITÉ BLANC. — V. *Sublime corrosif.*

PRÉCIPITÉ ROUGE (oxyde rouge de mercure). — V. *Sublime corrosif.*

PROTOXYDE D'AZOTE. — Comme *Ether.*

PRUSSIQUE (acide). — V. *Cyanure de potassium.*

PYROGALLIQUE (acide). — V. *Nitro-benzine* Purge a l'huile de ricin. Contre les douleurs abdominales, bains chauds.

RÉSORCINE. — V. *Acide phenique*

SABINE. — Lavage d'estomac ou vomitifs. ipéca, apomorphine.
Lavages d'intestin.
Huile de ricin (30 gr)
Cataplasmes de farine de lin sur le ventre.
Injection hypodermique de chlorhydrate de morphine, s'il est nécessaire
Traiter la gastro-entérite par les moyens habituels (V. *aloes*).

SALICYLIQUE (acide) — Même traitement que pour les empoisonnements par les acides (v *ac. sulfurique*).
Les accidents sont ordinairement bénins.

SALOL — V *Ac. phenique.*

SCOPOLAMINE. — V. *Atropine.*

SEL D'OSEILLE. — V. *Acide oxalique.*

SERPENTS (poison des). — Agir en toute hâte. Ligature du membre au dessus de la plaie Exprimer, sucer celle-ci, y appliquer une ventouse apres scarification. Cauteriser ensuite au fer rouge, a l'aide de poudre de chasse qu'on enflammera, a l'aide de lessive de soude, d'ammoniaque, de teinture d iode, d'eau bromée, d'acide phénique, d'acide acétique. Injections sous-cutanees de 3 centigr. de permanganate de potasse a 1 p 100 dans la région de la blessure, ou bien de chlorure de chaux a 2 p. 100, ou bien réséquer ou amputer la région blessée
Contre les phénomènes de collapsus, stimulants (v *aconit*).
Sérums de Calmette, de Fraser. Bile cristallisée.

SOUDE. — V· *Ammoniaque.*

STRAMONIUM. — Même traitement que dans l'intoxication par l'atropine, moins la physostigmine.

STRYCHNINE. — Agir vite. En raison des convulsions le lavage de l'estomac n'est pas recommandé. Vomitifs : ipeca ou, de préférence, apomorphine. Purgatif si l'empoisonnement est produit par la noix vomique ou par tout autre corps qui ne libère que peu a peu la strychnine.

Contre les convulsions, avant tout, chloral, a raison de 4 gr. comme premiere dose, par la bouche, en lavement, ou bien en injection hypodermique ou intraveineuse. Dans les cas graves, chloroforme ou éther; dans les cas legers, morphine, atropine A défaut d'autre médicament, alcool a dose ebrieuse ; tabac (2 a 4 gr en infusion, par la bouche ou en lavement) Le bromure de potassium prolonge le temps d'elimination du poison

Charbon animal a volonté Café ; tanin (additionné d'un peu de carbonate ou d'acétate de soude) Solution iodo-ioduree.

Infusion d'eucalyptus. Injection de 0 gr 20 centigr. de la solution de curare a 1 p. 12

Respiration artificielle On a conseillé la saignée suivie d'injection de sérum.

SUBLIMÉ CORROSIF (Bichlorure de mercure). — Laver en hâte l'estomac avec du lait ou de l'eau albumineuse. Si les soins médicaux sont tardifs et que déja des vomissements tres sanglants se soient produits, ne pas laver l'estomac. Vomitifs . ipéca, apomorphine.

Eau albumineuse en grande abondance.

Emollients (v *ac acétique*).

S'il y a dépression, stimulants (v *aconit*).

Songer plus tard à soigner la stomatite, l'anurie, la gastro-entérite.

SULFATE DE CUIVRE. — V. *Cuivre.*

SULFATE DE ZINC. — V. *Zinc.*

SULFURIQUE (acide). — S'abstenir de lavage de l'estomac, qui pourrait amener la perforation Administrer en hâte largement de l'eau pure, si l'on n'a pas autre chose sous la main, mais savoir que ce moyen peut étendre les lesions. De preférence, a volonte, eau de savon, eau de chaux, lait de chaux, eau tenant en suspension de la magnésie, lessive de soude bien diluée dans l eau, lessive de cendres de bois.

La craie, les bicarbonate de potasse, de soude, d'ammoniaque, le sel volatil, le carbonate de magnesie, par l'acide carbonique qu'ils laissent degager, pourraient amener la rupture de l'estomac.

Emollients (v *ac acétique*), notamment lait.

Injections sous-cutanées de morphine

Contre les douleurs de la bouche, badigeonnages cocaïnés.

Contre la soif, pilules de glace, lavements d'eau, a garder.

Contre la gastro-entérite, moyens habituels (v. *aloes*)

Si du sang ou du pus apparait dans les vomissements, pansement quotidien de l'estomac avec de 5 a 10 gr. de sous-nitrate de bismuth.

Maintenir une sonde œsophagienne a demeure contre le rétrécissement de l'œsophage On a conseille l'emploi simultané de la thiosinamine (2 ou 3 fois par semaine 1/2 à 1 centimètre cube d'une solution a 15 p. 100, en injection sous-cutanée). L'intervention chirurgicale ne doit pas être différée, si le rétrécissement s'etablit.

SULFHYDRIQUE (acide). — V. *Hydrogene sulfuré.*

SULFONAL. — V. *Chloral.*

TABAC. — Lavage de l'estomac ou vomitif ipéca, apomorphine Tanin, en solution aqueuse à la dose de 2 gr ou plus, ou bien thé fort. Solution iodo-iodurée, pour le lavage et en ingestion.

Stimulants (v. *aconit*)

Réchauffer le patient (couvertures chaudes, boules chaudes, etc.)

Position couchée a maintenir strictement. Inhalations de nitrite d'amyle

TARTRE STIBIÉ. — V. *Antimoine.*

TARTRIQUE (acide) — Lait de chaux, eau de chaux, craie, blanc d'Espagne ; de préférence sucrate de chaux en solution, par doses de 3 gr , souvent repétees.

Huile de ricin (30 gr)

L'administration de potasse, de soude, d'ammoniaque ou de carbonates doit être laissée de côte

TÉRÉBENTHINE. — Lavages de l'estomac ou vomitifs ipéca, apomorphine.

Sulfate de magnésie (30 gr. dans de l'eau).

Boissons émollientes (v. *ac. acetique*)

S'il y a douleur, injection hypodermique de chlorhydrate de morphine.

Contre les phénomenes de collapsus, stimulants (v. *aconit*).

TRINITRINE — V. *Nitro-glycerine*

VÉRATRINE. — Lavage de l'estomac ou vomitifs . ipéca, apomorphine.

Tanin, atropine, bicarbonate de soude. On a propose le chlorure de calcium.

Stimulants (v. *aconit*)

Rechauffer le malade (couvertures chaudes, boules chaudes, frictions).

Contre les convulsions . chloroforme, bromures.

S'il y a douleur, opiacés. morphine.

Position couchée a maintenir strictement.

Plus tard, diurétiques.

VERT-DE-GRIS. — V. *Cuivre.*

VITRIOL BLANC. — V. *Zinc.*

ZINC (sels de). — Lavage de l'estomac avec lait ou eau albumineuse, sauf si l'intoxication est consécutive a l'ingestion de chlorure de zinc, tres corrosif

Carbonate, bicarbonate, phosphate de soude, carbonate de potasse, en grande quantité, dissous dans de l'eau chaude Lessive de soude commune bien delayée. Magnésie calcinée

Tanin (en solution a 2 ou 3 p 100), décoction d'écorce de chêne, thé fort, café.

Purgatif

Lait et œufs a volonté

Cataplasmes sur l'abdomen.

Injection de morphine

La trachéotomie peut être indiquée dans les cas graves.

IV

AIDE-MÉMOIRE

DE

THÉRAPEUTIQUE CHIRURGICALE

Par Henri HARTMANN

Professeur à la Faculté de médecine,
Chirurgien de l'hôpital Bichat,
Membre de la Société de chirurgie.

ANTISEPSIE ET ASEPSIE

Le premier devoir actuel de tout chirurgien est d'être propre, strictement propre et de rester propre pendant toute la durée de l'opération. D'une manière générale le chirurgien doit éviter de se contaminer les mains, s'abstenir de tout contact infectant, et, s'il est obligé de manipuler des parties infectées, se protéger les mains avec des gants de caoutchouc.

A. DÉSINFECTION DU CHIRURGIEN

Bras nus. Brossage savonneux prolongé des mains dans un courant d'eau tiède, brossage dans l'alcool, puis immersion dans une solution de sublimé à 1 pour 2000. L'emploi de gants de caoutchouc pour toutes les opérations est une bonne précaution. (Éviter, d'une manière générale, de promener les mains dans tout ce qui est infecté, le meilleur moyen d'assurer la possibilité de la désinfection des mains étant d'éviter autant que possible de les souiller.)

Une fois les mains désinfectées, elles ne doivent plus toucher que des objets aseptiques.

B. DÉSINFECTION DU CHAMP OPÉRATOIRE

Grand bain savonneux. Brossage à l'eau tiède et au savon. Deuxième brossage à l'éther puis à l'alcool. Enfin, lavage avec la solution de sublimé à 1 pour 1000. On peut aussi se contenter d'aseptiser la peau par un badigeonnage à la teinture d'iode, l'important alors de ne pas laver à l'eau savonneuse, l'imbibition de la peau empêchant la pénétration de la teinture d'iode. Celle-ci doit être appliquée directement ou après simple dégraissage à l'éther. Au cours de l'opération, on limitera le champ opératoire avec des compresses stérilisées.

C. DÉSINFECTION DU MATÉRIEL

1° *Des instruments métalliques* — Après nettoyage à la brosse et au savon : *a*. Séjour dans l'étuve sèche de Poupinel à 180 degrés, pendant une heure. — *b*. Ébullition (5 à 10 minutes) dans une solution de sel de soude à 1 p. 100, le vase étant bien fermé par un couvercle pour empêcher les déperditions de chaleur. — *c*. Immersion dans une solution d'acide phénique à 5 p. 100.

2° *Des instruments en gomme* (sondes, bougies, etc.). — Après nettoyage soigné : *a*. Ébullition dans la solution de soude. — *b*. Stérilisation discontinue, en portant trois jours de suite à 100 degrés les sondes contenues dans des tubes fermés avec de l'ouate. — *c*. Exposition à des vapeurs de formol. Insister pour les instruments creux sur le nettoyage et la désinfection de leur cavité souvent un peu trop négligés.

3° *Des objets de pansement* (compresses, tampons gazes), séjour à l'autoclave à 144 degrés pendant une heure, pour les fils de soie une demi-heure à 125 degrés.

4° *Du catgut*. — Immersion pendant 8 jours dans l'essence de térébenthine, puis 2 jours dans l'éther, puis conservation dans une solution de sublimé à 1 p. 1000, dans l'alcool absolu. Ou mieux stérilisation à l'autoclave dans l'alcool absolu.

ANESTHÉSIE — Peut être générale, locale ou régionale.

A. Générale. — S'obtient avec le chloroforme ou l'éther pour les opérations longues, le chlorure d'éthyle pour celles ne dépassant pas 5 minutes.

B. Locale. — 1° Pulvérisation de chloréthyle, etc. — 2° Application d'un mélange réfrigérant (sel et glace pilée). — 3° Injection de chlorhydrate de novocaïne à 1 p. 100, additionnée d'adrénaline, ou infiltration large de novocaïne 0,10, morphine 0,025, chlorure de sodium 0,20, eau 100, acide phénique à 5 p. 100, deux gouttes.

C. Régionale. — Injection de novocaïne-adrénaline au voisinage de troncs nerveux (nerfs collatéraux des doigts, nerf sciatique, par exemple), ou même de la moelle, dans l'espace sous-arachnoïdien (rachianesthésie), dans l'espace épidural, au niveau du canal sacré, dans une veine après limitation du segment de membre à opérer par deux bandes de caoutchouc, une au-dessus, une au-dessous (phlébo-anesthésie).

HÉMOSTASE. — Peut être préventive ou curative :

A. Préventive. — *Compression* digitale des troncs artériels contre un plan osseux résistant. Élastique avec une bande appliquée circulairement, maintenue avec des broches sur les segments coniques (racine des membres), avec un fort tube sur l'abdomen.

Ligatures préliminaires d'artères. Angiotripsie avec une forte pince écrasante. Forcipressure préventive. Badigeonnage de muqueuses avec la solution commerciale d'adrénaline étendue de 99 parties d'eau.

Hémostatiques généraux (Chlorure de calcium 2 gr. en lavements), adrénaline du commerce V à XXX gouttes dans 100 cent. c. d'eau, sérum gélatiné en injections sous-cutanées, injection de sérum frais, intra-veineuse (10 à 20 cent. c.), sous-cutanée (20 à 30 cent. c.)

B. Curative. — *Provisoire* (élévation des membres, flexion forcée, compression de la plaie, forcipressure.)

Définitive (ligature aseptique, suture latérale, bout à bout).

THÉRAPEUTIQUE

ABCÈS. — 1° *Chauds.* — Inciser dès que l'on sent de la fluctuation. L'incision doit être en forme de rayon pour les abcès voisins du mamelon ou de l'anus ; longitudinale pour ceux de la main, des membres, de la verge ou du périnée, parallèle aux plis de la région pour ceux du cou ou de la face. Si l'abcès est étendu ou profond y placer un drain

Pour éviter de léser des vaisseaux importants à la paume de la main, ne faire d'incision que sur le tiers inférieur de la partie moyenne ou sur les bords, dans les régions où se trouvent de gros troncs vasculaires, au cou en particulier, ne couper au bistouri que la peau et le tissu cellulaire sous cutané et effondrer les plans profonds avec la sonde cannelée Dans tous les cas, déterminer une hyperémie locale en recourant aux bains antiseptiques chauds, aux pansements humides chauds, à l'application d'appareils aspirateurs (ventouses de Bier), ou même à celle d'une bande élastique appliquée à la racine du membre (bande de Bier).

2° *Froids.* — Ponction, puis injection d'éther iodoformé (à 5 p. 100), de glycérine iodoformée ou de naphtol camphré. En cas d'insuccès, incision large et curettage. Traitement général de la tuberculose.

ABDOMEN. — 1° *Plaies.* — Pas d'exploration au stylet, mais débridement pour voir si pénétrante, pour pincer convenablement les vaisseaux qui saignent et traiter, s'il y a lieu, les lésions internes abdominales.

2° *Contusions.* — Toutes les fois que la violence du choc peut faire craindre la lésion d'un organe intra-abdominal, ne pas hésiter, si il existe de la contracture non limitée au point contus, à faire la laparotomie immédiate. Si l'on attend les premières manifestations de la péritonite, il est trop tard.

ADÉNITE. — 1° *Simple* — Désinfecter la porte d'entrée, faire sur l'adénite des applications humides tièdes, ouvrir la collection suppurée, s'il s'en forme une.

2° *Tuberculeuse* — Traitement général, ouverture et curettage des masses ramollies, avec ablation des ganglions qui les entourent.

Cures hydro-minérales — Dans l'adénite tuberculeuse, climat marin et stations salines Salies, Salins, Salins-Moutiers.

AMÉNORRHÉE. — Quand suppression brusque, rue, sabine, safran, apiol, bains très chauds. En général traiter la cause, chez les anémiques . toniques, fer, manganèse, chez les nerveuses bains statiques, exercices physiques, chez les obèses régime sec.

Cures hydro-minérales. — Luxeuil, Bussang, chez les anémiques , Néris, chez les nerveuses ; Brides, Salin, chez les obèses.

ANÉVRYSMES. — Extirpation ou ligature de l'artère audessus du sac , pour les anévrysmes de la base du cou, ligature des troncs partant de la poche.

ANGIOMES. — Enlever les angiomes limités formant tumeur et ceux qui sont en voie de transformation cirsoïde. Traiter par l'application de pointes de thermocautère les angiomes cutanés. Recourir aux séances répétées d'électro-puncture, à la radiumthérapie pour les tumeurs érectiles diffuses

ANKYLOSE. — 1° *Fibreuse :* Avec persistance de quelques mouvements, si petits qu'ils soient, massage et mobilisation methodique, manuelle ou instrumentale

2° *Osseuse :* Si l attitude est bonne, rien, si l'attitude est vicieuse, redressement force, osteotomie (hanche) ou resection (coude, genou), ces diverses operations etant combinees, s'il y a lieu a des sections tendineuses sous-cutanees, et quand on recherche la mobilité a des interpositions musculaires.

Cures hydro-minérales — Dans l'ankylose fibreuse Aix, Bourbonne

ANTHRAX. — Pendant la periode de debut, alors que l anthrax est dur comme de la pierre, appliquer sur lui des compresses chaudes trempees dans acide borique, 40, alcool, 60, eau, 900, et faire deux fois par jour des pulverisations pheniquees. Quand l'anthrax commence à se ramollir, continuer le même traitement, y ajoutant quelques debridements au bistouri ou aux ciseaux, si c'est necessaire, pour faciliter l'elimination des eschares. Si l'anthrax, alors qu'il se ramollit au centre, reste envahissant à sa peripherie, on recourra à l'anesthesie et l'on fera un grand debridement en croix avec le thermocautere Ce debridement doit depasser les limites du mal à sa circonference et profondement traverser toute l'épaisseur des parties mortifiees, pour atteindre la nappe purulente sous-jacente Dans l'intervalle des deux incisions cruciales, on enfoncera a la limite de l'anthrax 4 pointes de thermo pénetrant jusqu'a la nappe purulente sus-aponevrotique

On abrège la durée du traitement en excisant après debridement en croix, la plus grande partie de l'anthrax, enlevant toute la partie escharifiée intermédiaire a la peau et a l'aponévrose

Rechercher et traiter le diabète, s il y a lieu.

ANURIE. — 1° *Calculeuse*, regime lacté, diurétiques, au bout de 3 jours néphrotomie même en l'absence d'accidents, 2° *par nephrite*, décapsulation du rein (?).

ANUS. — 1° *Abcès :* Inciser de bonne heure, d'une extrémité a l'autre et suivant la direction des plis rayonnes, les abces sous-cutaneo-muqueux Faire une incision antero-posterieure pour les abces de la fosse ischio-rectale et les abcès pelvi-rectaux superieurs.

2° *Fissure :* Pansements iodoformes, bonne hygiene rectale quand les douleurs sont moderées Pour la fissure avec douleurs persistant 2 et 3 heures apres la defecation, dilatation forcee de l'anus apres anesthesie generale

3° *Fistule :* Mettre largement à nu tous les pertuis fistuleux, gratter à la curette, cauteriser au thermo, puis panser à l'iodoforme, quand la plaie operatoire reste atone, bains sulfureux, pansements excitants avec l'onguent styrax

4° *Imperforation :* Inciser le périnée, chercher l'ampoule rectale, l'ouvrir et la suturer muqueuse a peau. Si elle est inaccessible, laparotomie iliaque suivie de l'abaissement de l'ampoule, ou, si c'est impossible, établissement d'un anus artificiel

5° *Vegetations :* Curettage, pansement iodoformé.

APPENDICITE. — 1° Opérer des le début toutes les appendicites aigues chaudes — 2° Ouvrir et drainer les abces enkystes. — 3° Dans les petites appendicites a rechutes et dans l'appendicite chronique, appendicectomie à froid. Dans les appendicites avec péritonite généralisée (Voir *peritonite*).

ARTÈRES (plaie des). — Lier les deux bouts dans la plaie, n'hésitant pas, si c'est nécessaire, à débrider celle-ci. Pour les très grosses artères, faire avec de la soie extrêmement fine une suture en surjet de la plaie artérielle.

ARTHRITES. — 1° *Tuberculeuses* (tumeurs blanches) 1° au début, immobilisation, révulsion, compression injections modificatrices, 2° quand les lésions s'aggravent, résection 3° en cas d'échec de la résection, ou si le malade est atteint de lésions pulmonaires en voie d'évolution, amputation Dans tous les cas, traitement général de la tuberculose, — 2° *Blennorrhagiques :* Immobilisation et compression, ou arthrotomie, — 3° *Syphilitiques :* Traitement général de la syphilis; — 4° *Suppurées :* Arthrotomie, drainage, — 5° *Chroniques avec épanchement* (V. hydarthrose.) — 6° *Sèches :* laisser le malade faire usage de son membre, prescrivant un appareil de soutien s'il y a laxité trop gênante.

Dans tous les cas, une fois l'arthrite guérie, traiter les raideurs articulaires et l'atrophie musculaire par des moyens appropriés (massage, mobilisation, électrisation).

Cures hydro-minérales. — Dans les arthrites tuberculeuses, climat marin, stations salines; dans les syphilitiques, eaux sulfureuses, Luchon, dans les arthrites sèches, boues de Dax, de Saint-Amand.

BEC-DE-LIÈVRE. — *Simple :* opérer vers le troisième mois, passé six mois, attendre la fin de la dentition — *Complexe :* opérer de 1 à 2 ans, refoulant le tubercule osseux dans la fente ou le réséquant si trop volumineux, conservant toujours le tubercule charnu. —*Gueule-de-loup :* faire, à trois mois, l'avivement et la suture des parties molles, opérer vers 6 à 7 ans la fente palatine Prothèse dans les divisions trop larges pour être comblées, ou quand l'opération aura totalement échoué avec gangrène des lambeaux.

BILIAIRES. — 1° *Calculs :* quand coliques hépatiques à répétition sans ictère, cholécystectomie — Quand ictère (V. *Ictères chroniques*)

2° *Cholécystite :* laparotomie, incision, évacuation et drainage de la vésicule dans les infections avec phénomènes aigus, cholécystectomie dans les cas apyrétiques.

BLENNORRHAGIE. (V. *Uréthrite, vaginite, métrite, cystite*, etc.)

BRULURES. — Bien désinfecter les parties, puis panser à l'iodoforme et à l'ouate, n'hésitant pas, si c'est nécessaire à anesthésier le malade pour faire ce nettoyage. Les pansements doivent être très rares, de manière à éviter les inoculations, les grandes cicatrices rétractiles résultent, tout au moins en partie, de la suppuration consécutive. — On peut encore recourir aux compresses trempées dans une solution saturée d'acide picrique et renouvelées tous les trois à quatre jours. Dans les brûlures très étendues, injections de caféine, de sérum, inhalations d'oxygène, régime lacté.

CALS (maladies des). — Dans les cals *douloureux* par enclavement d'un nerf (le radial en particulier), désenclaver le nerf, dans les cals *enflammés*, faire le traitement de l'ostéomyélite chronique, dans les cals *vicieux*, rien, ou si impotence, ostéotomie suivie de l'immobilisation en bonne position.

CANCERS (ulcerés et douloureux, inopérables). — Preparations de quinine a haute dose, applications de rayons X, de radium.

CATHÉTÉRISME. — A moins de rétention d'urine ne jamais faire le catheterisme chez un malade atteint d'inflammation aigue, soit de l'urethre, soit des testicules, ne jamais user de force Toujours commencer par faire un diagnostic, puis prendre une sonde évacuatrice appropriee · sonde rouge molle dans la rétention des prostatites, sonde a bout olivaire chez les rétrecis, béquille chez les prostatiques.

CÉPHALÉMATOME. — Se contenter de protéger par une couche d'ouate la bosse sanguine contre les chocs.

CERVEAU. — 1° *Commotion, contusion :* repos physique et cerebral absolu, derivatifs intestinaux. S'il y a perte de connaissance excitants, stimulants. Si céphalie intense, ponction lombaire — 2° *Compression,* α par un fragment osseux enfoncé, relevement, ablation du fragment osseux generalement enchâsse comme un verre de montre, β par un epanchement sanguin, extra-dure-merien, trepanation, pincement des vaisseaux ou simplement tampon de gaze iodoformee apres ablation du caillot. — 3° *Abces :* trepanation, incision et drainage au lieu indiqué par les signes de localisation s'ils existent, a travers la paroi superieure de la caisse, apres ouverture large de celle ci et de la mastoide, s'il s'agit d'une suppuration cerébrale d'origine auriculaire — 4° *Hernie :* pansements antiseptiques, l'excision et la ligature sont presque immediatement suivies de la reproduction d'une hernie nouvelle et par consequent doivent être rejetees.

CHARBON. — Après anesthésie, circonscrire avec le thermocautere, l'eschare en dehors de la zone des vesicules, l'extirper, cauteriser la surface d'excision, larder l'aureole de pointes de feu, depassant en profondeur le derme, faire avec une seringue de Pravaz, une serie d'injections de solution iodee au 1/200 dans la zone œdemateuse. On continue ces injections pendant deux à trois jours, completant le traitement par des pulverisations pheniquees et par une medication generale (alcool, extrait de quinquina, potion à l'acetate d'ammoniaque).

COLIQUES HÉPATIQUES. — Voir Biliaires.

CONTUSIONS. — Ecraser les bosses sanguines, comprimer legerement les gros épanchements sanguins, puis les masser, evitant les applications de ventouses scarifiees. pansant avec soin les ecorchures, de maniere a eviter toute introduction de germe septique, susceptible d'infecter le foyer sanguin Si, malgre tout, l'hematome suppure, le traiter comme un abces et l'inciser

CORPS ÉTRANGERS ARTICULAIRES. — Ablation suivie d'un lavage, s'il y a hydarthrose chronique.

COXALGIE. — Traitement genéral de la tuberculose Si contraction, extension continue (appareil d'Hennequin, de Lannelongue). Si bonne attitude, immobilisation dans un appareil plâtré Si abces, ponction, injection d'iodoforme en solution dans l'ether ou dans la glycerine; en cas d'echec incision, curettage, drainage La resection est une derniere ressource quand ces moyens sont insuffisants et que la persistance de la suppuration menace d'epuiser le malade

CYSTITES. — A la période *aigue*, repos, boissons abondantes, balsamiques, fomentations chaudes à l'epigastre et au perinee, opiaces — Chez les *blennorrhagiques* et chez les *prostatiques*, dont la vessie intolerante se contracte souvent, instillation à vessie vide, de XV à XX gouttes d'une solution de nitrate d'argent, dont le titre varie de 1 à 4 p. 100 dans la vessie et dans l'urethre posterieur toujours enflammé en même temps. Pour les suppurations abondantes avec vessie tolerante, grands lavages avec une solution chaude d'acide borique ou de nitrate d'argent à 1 p. 200, à 1 p 500. Antiseptiques internes (urotropine, 1 gr. 50, acide camphorique, 1 gr. 50, bleu de méthylène, 0,15 centigr) Toujours sonder les malades lorsque la vessie enflammee se vide incompletement Chez les *tuberculeux*, traitement general, injection de 4 a 5 cc d'huile gomenolée a 10 ou a 20 p. 100, d'une émulsion d'iodoforme, instillation de sublime (1 p 5000 à 1 p. 1000), de solution de guaiacol, etc — Dans tous les cas de *cystites douloureuses* rebelles, quelle que soit la cause, taille hypogastrique suivie du traitement direct de la lesion s'il y a lieu, et du drainage de la vessie.

DENT (de sagesse). — Lors de constriction des mâchoires, d'accidents douloureux ou inflammatoires, dus a ce que la dent n'a pas assez de place pour se developper, enlever la dent de sagesse, le plus souvent par la bouche avec la langue de carpe, quelquefois apres extraction temporaire de la deuxieme molaire, rarement par une incision externe en entaillant l'os avec la gouge et le maillet.

DENTAIRE. — 1° *Abces*, les ouvrir par une incision de la gencive et traiter la dent cause du mal. — 2° *Fistules*, arracher la dent dont la racine est malade. — 3° *Kystes*, incision par la bouche au thermocautère, curettage pour detruire la paroi interne et tamponnement iodoformé de la cavite curettée. — 4° *Ulcere* (voir Langue).

DRAINAGE, se fait avec des drains de caoutchouc qu'on desinfecte a l'autoclave dans des tubes bouches avec de l'ouate ou par l'ébullition et qu'on conserve dans de l'acide phenique a 5 p 100 et non dans le sublimé qui se decompose au contact du caoutchouc vulcanise.

DURILLONS FORCÉS. — Inciser les durillons douloureux depuis trois jours, apres une nuit d'insomnie, inciser la ou la douleur a la pression est maxima. Passe le quatrieme jour il y a un gonflement et une douleur plus diffuse, mais en même temps est apparue, sur le dos de la main, une rougeur qui indique qu'on doit inciser sur le durillon correspondant à la paume.

ENTORSE. — Massage combiné a la compression ouatee et a l'immobilisation. Lors d'epanchement sanguin intra-articulaire abondant (au genou en particulier), evacuation du sang par une petite incision et compression ouatee Dans les entorses compliquees de poussée inflammatoire, immobilisation et compression.

ÉPISTAXIS. — Conduire le malade dans une piece fraiche, détachant les vêtements qui serrent le cou. — Presser les ailes du nez contre la cloison, la tête etant penchee en avant pour empecher le sang de tomber dans le pharynx. — Introduire à l'entree de la fosse nasale et l'y maintenir, un tampon d'ouate impregne d'une solution d'antipyrine au 1/10 ou d'un peu d'adrénaline étendue (surtout pas de perchlorure de fer qui irrite et peut produire des eschares). — Dans les epistaxis graves tamponnement anterieur ou mieux anterieur et posterieur avec de la gaze iodoformee qu'on laissera en place vingt-quatre ou quarante-huit heures au maximum

EPULIS. — Excision suivie de rugination avec la gouge et de cauterisation quand la tumeur empiete sur les deux faces de la gencive ou qu'elle a erodé la substance osseuse, resection en coin du bord alveolaire.

ESTOMAC — *Ulceres* rebelles au traitement médical, gastro enterostomie, perforés, laparotomie, suture et drainage, avec grande hémorragie, trait. medic, avec petites hémorragies repétées, gastro-enterostomie — *Stenose pylorique*, gastro-enterostomie sauf quand liees a cancer extirpable, alors pylorectomie.

EXOSTOSES. — 1° *Syphilitiques*, traitement général de la syphilis, 2° *osteogéniques*, ablation lors d'accidents ou d'augmentation progressive de volume, 3° *sous-ungueales*, ablation

FOIE. — 1° *Abces :* Incision et drainage.

2° *Kystes hydatiques :* laparotomie ou voie transpleurale pour aborder le kyste, l'enlever en tout ou en partie, refermant ce qui reste de poche après un lavage au serum formolé si le kyste n'est pas infecte l'excisant partiellement et suturant le reste de la poche a la plaie pour drainer et obtenir la retraction progressive si le kyste est infecté

FRACTURES. — Le premier soin consiste à reduire la fracture, s'il existe un deplacement, la fracture reduite, il faut la contenir à l'aide d'un appareil approprie, le plus souvent, un plâtre qu'on laissera en moyenne 40 jours. Si la fracture est compliquee de plaie, on la desinfectera avec le plus grand soin, puis on reduira les fragments, n'hesitant pas, s'il est necessaire, a donner le chloroforme, ou meme, le cas echéant, à debrider la plaie cutanee, enfin, on maintiendra les parties en place soit avec un simple appareil, soit en recourant a la suture osseuse Même dans les grands ecrasements on tentera la conservation (momification dans l'iodoforme apres desinfection soignee), ne recourant à l'amputation immediate que si toute irrigation vasculaire et si toute innervation sont supprimees.

1° *Avant-bras :* Application d'un appareil plâtré laissant libres les mouvements des doigts.

2° *Bassin :* Gouttiere de Bonnet ; penser à la lésion possible de l'appareil urinaire et la traiter s'il y a lieu,

3° *Clavicule :* Echarpe de Mayor.

4° *Côtes :* Ceinture de diachylon faisant une fois et demie le tour du thorax et appliquee bien serree.

5° *Femur :* Extension continue, de préference avec l'appareil d'Hennequin. Penser a la retention d'urine possible Chez les vieillards atteints de fracture du col du femur, se rappeler que la mort peut survenir par complications renales ou pulmonaires et que le meilleur moyen d'eviter ces complications est de faire asseoir et meme lever les malades le plus tôt possible, des que l'etat douloureux local est suffisamment calmé.

6° *Humérus :* Grande attelle plâtree prenant le coude et l'épaule.

7° *Jambe :* Traitement type des fractures. (V. plus haut.) L'appareil plâtre doit fixer le pied bien à angle droit, de manière à éviter les raideurs en équinisme

8° *Mâchoire inférieure :* A antisepsie buccale (hydrate de chloral à 1/200 en lavages) ; B. Fronde, si pas de déplacement, si déplacement, réduction puis ligature des dents, application d'un appareil prothétique ou suture osseuse.

9° *Olécrane :* Immobilisation dans une gouttière plâtrée pendant une dizaine de jours, puis massage et mobilisation pour éviter les raideurs articulaires.

10° *Peroné* (extrémité inférieure) Dans les fractures intra-malléolaires sans déplacement massage et bande roulée, dans les fractures sus-malléolaires avec déplacement en coup de hache, réduction et application d'un appareil plâtré, qu'on surveillera avec grand soin, vu la facilité avec laquelle se reproduit le déplacement

11° *Radius* (extrémité inférieure). Si pas de déplacement, massage et bande roulée, si déplacement, réduction et pose d'un plâtre laissant libres les mouvements des doigts et restant en place 20 jours Massage ensuite

12° *Rotule :* Si pas trop d'écartement, massage et position élevée du membre, ce qui relâche le quadriceps. Si écartement considérable, application de la griffe de Duplay, cerclage ou suture osseuse. Ensuite, massage de l'articulation et des muscles, électrisation des muscles, en particulier du quadriceps fémoral toujours atrophié

13° *Vertèbres :* Réduire et immobiliser. Suspension et corset plâtré. Trépanation dans les enfoncements des apophyses épineuses et des lames.

FURONCLE. — Emplâtre de Vigo ou pansement humide avec une solution alcoolisée d'acide borique (acide borique 40, eau 900, alcool 60). Lors de furoncles répétés, chercher la glycosurie, la traiter si elle existe.

N'inciser que s'il s'est formé un petit abcès sous-furonculeux.

CURES HYDRO-MINÉRALES — Dans les furoncles à répétition Uriage, La Bourboule

GANGRÈNE. — 1° *Gazeuse :* La prévenir en désinfectant avec grand soin les plaies contuses, irrégulières, souillées de terre, et en les tamponnant avec de la gaze iodoformée Lorsqu'elle est déclarée, faire des incisions multiples, étendues, panser à l'eau oxygénée, et même, si la gangrène occupe un membre, amputer au-dessus. — 2° *Sénile :* repos, iodoforme et ouate, attendre l'élimination des parties, s'il y a infection surajoutée, amputation — 3° *Diabétique :* Antisepsie rigoureuse, pulvérisations phéniquées, médication générale antidiabétique.

GOITRE. — Dans le goitre parenchymateux, traitement médical par l'alimentation thyroïdienne. Dans les kystes, les noyaux goitreux limités, énucléation limitée au néoplasme. Dans les tumeurs diffuses, ablation partielle de la thyroïde Dans le goitre suffocant exothyropexie

GRENOUILLETTE. — 1° *Sublinguale :* Excision partielle et cautérisation du fond avec le nitrate d'argent, puis tamponnement iodoformé —2° *Sus-hyoïdienne :* Excision aussi étendue que possible, curettage, cautérisation à l'eau phéniquée au 1/20, ou au chlorure de zinc au 1/10, puis tamponnement iodoformé du fond de la cavité kystique.

HALLUX VALGUS. — Ablation de l'oignon combiné à la résection cunéiforme de la tête du metatarsien.

HÉMARTHROSE. — Compression ouatée, immobilisation et elevation du membre, ou arthrotomie suivie de compression L'épanchement resorbe, massage de l'articulation et des muscles.

HÉMATOCÈLE. — 1° *Vaginale* · Incision et grattage si néo-membranes recentes. Decortication si néo-membranes epaisses et resistantes. Castration si testicule atrophie perdu dans les neo-membranes.

2° *Retro-utérine.* — Si évolution rapide, symptômes d'hémorragie interne, laparotomie immédiate et ablation de la trompe gravide rompue. — Si de dimension moyenne, laparotomie, évacuation des caillots, ablation des annexes malades. — Si suppuree, bombant dans le cul-de-sac vaginal posterieur, incision vaginale.

HÉMORROIDES. — Bonne hygiène rectale, garde robes régulieres, proprete minutieuse de l'anus Lors d'accidents, traitement direct Bains et compresses boriquees chaudes quand accidents inflammatoires, dilatation de l'anus quand fissure douloureuse, extirpation des hemorroides quand hemorragies repetees et abondantes, quand prolapsus gênant, quand retour frequent des crises douloureuses, quand irréductibilite du bourrelet.

HERNIES. — 1° *Réductibles :* Cure opératoire si l'individu est jeune exempt de tare organique. Bandage, s'il est vieux, s'il tousse, ou s'il a quelque autre maladie.

2° *Étranglee :* Kélotomie immediate suivie de cure radicale accompagnée de resection quand gangrène de l'anse, et malade resistant, anus contre nature quand gangrène et malade affaibli

3° *Adherente :* Cure operatoire, réduction de l'intestin, résection de l'epiploon et du sac.

HYDARTHROSE. — Immobilisation, revulsion et compression. En cas d'echec, ou si les ligaments sont dejà relâches (jambe de polichinelle), arthrotomie sous-cutanée et lavage avec une solution modificatrice (acide phenique a 1/20). L'epanchement gueri, massage et electrisation des muscles atrophies.

CURES HYDRO-MINERALES. — Dans les hydartroses simples . Bareges, Bourbonne, Dax, dans les hydartroses symptomatiques d'une tuberculose au debut, voir *Arthrite tuberculeuse*

HYDROCÈLE. — Eversion ou excision du feuillet parietal de la vaginale Si malade pusillanime, ponction, evacuation, injection de cocaine, puis injection de solution de teinture d'iode iodurée au tiers ou a parties egales

CURES HYDRO-MINERALES. — Barège, Bourbonne

HYDRONÉPHROSE. — 1° *Intermittente :* Nephropexie, quelquefois combinée a la section d'un vaisseau ou d'un tractus bridant le col du bassinet

2° *Fermee :* Operation autoplastique rétablissant la permeabilite de l'uretère.

HYGROMA. — 1° *Aigu :* Repos, enveloppement dans des compresses humides tiedes, incision s'il y a suppuration.

2° *Chronique :* Compression, extirpation ; incision suivie de curettage.

ICTÈRE CHRONIQUE. — Quand dû à l'arrêt d'un calcul et apres insuccès du traitement par l'huile, choledochotomie et ablation du calcul, puis drainage du canal hépatique Quand cause par une tumeur du pancreas ou une pancréatite chronique, cholecystenterostomie.

INCONTINENCE D'URINE. — Toujours penser à la rétention et a la vessie distendue, cause la plus habituelle de l'incontinence vraie chez l'adulte. Chez l'enfant, strychnine, belladone, chloral, électrisation faradique avec un pôle dans la région membraneuse, l'autre à l'hypogastre, traitement tonique, douches froides.

INFILTRATION D'URINE. — Voir *Urineux.*

INTESTINS. — 1° *Contusions, plaies.* (V. *Abdomen*) — 2° *Occlusion intestinale :* purgatif le premier jour, si insuccès, des les premieres 24 heures, laparotomie et traitement direct de la lesion dans la forme aigüe, entero-anastomose dans la forme chronique, anus artificiel dans les accidents aigus compliquant une occlusion chronique. — 3° *Tumeurs, rétrecissements tuberculeux,* ablation — 4° *Fistules pyostercorales,* exclusion de l'anse fistuleuse quand gâteau inflammatoire ; excision totale des parties malades quand lesions limitées.

LANGUE. — 1° *Cancer :* T. curatif. Ablation large par les voies naturelles après fente commissurale de la joue, si necessaire, et trachéotomie temporaire, puis, dix jours plus tard. ablation des ganglions. T. palliatif. Arracher les dents cariées, faire des lavages buccaux antiseptiques, appliquer sur les ulcerations de l'iodoforme, du chlorate de potasse, du borax et de la morphine. Contre les douleurs, section du lingual ; contre les hémorragies, styptiques, glace, compression, ligature des linguales, contre l'asphyxie, tracheotomie, contre la dysphagie, sonde nasale.

2° *Leucoplasie :* Suppression des irritants (tabac, alcool, aliments épicés ou acides) ; pulverisations alcalines, ablation au bistouri de toute plaque qui tend a s'indurer,

3° *Tuberculose :* Traitement géneral ; hygiene buccale, pansements à la glycerine iodoformée, ablation quand lesions pulmonaires peu accentuees.

4° *Ulcere simple :* Limer, plomber ou extraire la dent alteree et deviee, hygiene buccale, lavages au borax ou au chlorate de potasse Dans les cas rebelles, cauterisation a l'acide chromique.

LARYNX. — 1° *Corps étrangers :* Extraction par les voies naturelles quand possible, sinon pharyngotomie sus-hyoidienne pour les corps etrangers sus-glottiques, thyrotomie precedée de la trachéotomie pour ceux enclaves plus profondement.

2° *Rétrecissements :* Trachéotomie preliminaire, puis dilatation avec des bougies.

3° *Tumeurs :* Laryngotomie dans les tumeurs bénignes où le traitement endolarynge s'est montré inefficace. Laryngectomie partielle ou totale, dans les cancers cavitaires ou dans les cancers extrinseques de l'orifice superieur ayant une marche lente et ne s'accompagnant que de peu d'engorgement ganglionnaire Trachéotomie palliative dans les autres cas.

LUXATION. — Réduire dès que le diagnostic est fait, s'aidant au besoin de l'anesthesie generale, puis immobiliser pendant dix a quinze jours l'articulation, de maniere que l'extremité articulaire appuie contre une partie non déchirée de la capsule

1° *Coude.* — Dans la luxation en arriere, il faut refouler l'olécrâne en avant, en même temps qu'on écarte la coronoide de la trochlee Pendant que le chirurgien, placé en arriere du malade, attire fortement en arriere et en bas contre le pli du coude un rouleau de toile avec les doigts des deux mains, et refoule l'olecrâne en avant avec les pouces, un aide force la flexion de l'avant-bras sur le bras, l'interposition du rouleau formé par la bande fait que le cubitus s'écarte de la trochlée humerale, ce qui permet la propulsion en avant de l'olecrâne.

2° *Doigts* — (Voir *Pouce.*)

3° *Epaule.* — Pour les luxations antéro-internes, procédé de Kocher : 1er temps, un aide maintient l omoplate, flechir l'avant-bras a angle droit sur le bras et appliquer fortement le coude contre le tronc; — 2e temps, le coude étant maintenu au contact du tronc, porter la main graduellement en dehors, ce qui fait executer a l'humerus une rotation dans le même sens s'arrêter lorsqu'on eprouve une resistance considerable mais maintenir la rotation obtenue pour fatiguer les muscles, — 3e temps, maintenant toujours la rotation externe, porter le coude en avant, en haut et en peu en dedans Si la reduction n'est pas obtenue pendant ce temps, — 4e temps, effectuer la rotation du bras en dedans et porter la main du malade sur l'epaule saine

Dans les luxations tres internes, procede de Mothes tractions sur le bras en abduction combinees avec de petits mouvements de rotation, puis l'aide cessant brusquement la traction, abaisser le membre avec une main, pendant qu avec l'autre avant-bras engage dans l'aisselle on fait basculer la tete en dehors et en haut.

Lors de luxation en arriere, propulsion directe de la tête en avant

4° *Hanche* — Malade anesthésie, couche sur un matelas par terre, un aide fixe solidement les epines iliaques, le chirurgien, fléchissant la cuisse un peu au delà de l'angle droit, tire en haut le jarret flechi, combinant a cette traction, si c'est necessaire, quelques mouvements de rotation.

5° *Machoire.* —Exagérer legerement l'ouverture de la bouche, puis, avec les pouces appliques sur les dernieres molaires, abaisser le maxillaire inferieur et le refouler en arrière.

6° *Pouce* — Dans la luxation du pouce en arrière, le danger est l'interposition du bourrelet sesamoidien, entre le metacarpien et la phalange Pour l'eviter, il ne faut pas tirer sur le doigt mais redresser fortement le pouce a angle droit en arriere, et se servir de la phalange pour, grattant le dos du métacarpien, refouler les sesamoides vers son extremite Ceci fait et les sesamoides jetes bas au delà de l extremite metacarpienne, la phalanges suivra en se fléchissant et la luxation sera reduite

LUXATION CONGÉNITALE DE LA HANCHE — Se contenter de renforcer, par des bains sales et l'electrisation, l'appareil musculaire dans les luxations à peu pres fixees, recourir a une intervention operatoire (reduction non sanglante ou sanglante) dans les luxations oscillantes, se compliquant de poussees d'arthrite subaigue, de contractures et de retractions des muscles flechisseurs et adducteurs.

LYMPHANGITE. — Desinfecter et panser la plaie, porte d'entrée de l'agent infectieux, appliquer sur les parties enflammées des compresses humides chaudes, ouvrir les abcès s'il s en forme.

MAL DE POTT. — Traitement general de la tuberculose Suspension par l'appareil de Sayre et corset plâtre Quand abces, ponction, injections modificatrices (ether iodoformé a 5 p. 100)

MAL PERFORANT. — Repos, abrasion du durillon, pansements antiseptiques, ne recourir a l'amputation que s'il y a inflammation suppurative de l articulation sous-jacente.

MAMELON (Gerçures du). — Apres chaque tetee, laver à l acide borique, puis toucher avec une solution de nitrate d'argent à 1 p. 10 Recouvrir avec gaze sterilisee.

MAXILLAIRES. — 1° *Constriction des machoires.* — Dans la constriction temporaire, traiter la cause (ablation d'une dent malade, d'une dent de sagesse en eruption vicieuse, traitement d'une osteoperiostite du maxillaire, de l'hysterie et de la syphilis, etc.). Dans la constriction permanente, dilatation mecanique lente et graduelle (vis conique), ou brusque et forcee sous le chloroforme, section des parties molles, autoplastie après ablation des cicatrices, etablissement d'une pseudarthrose en avant de la cicatrice ou au niveau du condyle (dans les ankyloses osseuses temporo-maxillaires).

2° *Necrose* — T prophylactique inciser les osteo-périostites suppurees, bonne hygiene des ateliers de fabrication d allumettes, suppression du phosphore blanc T. curatif ablation des séquestres

3° *Osteoperiostite.* — Supprimer la cause si possible (carie dentaire, dent incluse). Incision des abces, autant que possible par la bouche. Dans certaines suppurations chroniques résection d'une partie du maxillaire.

4° *Tumeurs solides* — Ablation large

MÉTRITES. — 1° *Aigues*, repos, injections antiseptiques chaudes, bains Dans les métrites septiques (infection puerpérale), irrigations intra-utérines, curage des debris placentaires

2° *Chroniques*, α) du corps, hemorragiques, curettage, β) suppurantes, du col, pansements iodoformes, naphtol camphre, chlorure de zinc à 1 pour 10 , tampons vaginaux Dans les lesions plus serieuses du col, cautérisations avec le neo-Filhos Dans le cas de gros col kystique, de lesions sclereuses anciennes du col, amputation autoplastique de celui-ci

CURES HYDRO-MINÉRALES — Dans les métrites chroniques accompagnées d'anémie, Luxeuil, de phénomenes nerveux, Néris

NÉPHRECTOMIE — Ne jamais la pratiquer avant de s'être assure de l'état fonctionnel du rein oppose (séparation intra-vésicale des urines).

NERFS (plaie des). — Suturer les deux bouts, apres les avoir avivés si la section est ancienne.

NÉVRALGIE FACIALE — Rechercher la cause et la supprimer ; établir un traitement médical et même en l'absence d'antecédents un traitement specifique. En cas d'insucces, injections profondes d'alcool, résection des branches et même du ganglion de Gasser.

ŒSOPHAGE. — 1° *Cancer* — Ablation des cancers limités de la partie supérieure. Gastrostomie dans les cancers inopérables dès que l'alimentation par la bouche devient difficile.

2° *Corps etrangers.* — Au moment de l'accident ou quand accidents menaçant directement la vie, porter le doigt, une pince au fond de la gorge et extraire le corps étranger ou faire la trachéotomie. — Refouler dans l'estomac les bols alimentaires arrêtés un peu bas. — Extraire avec une pince, le panier de de Graefe, le crochet de Kirmisson, les corps etrangers assez réguliers (pieces de monnaie par exemple) avec une pince et sous le contrôle de la vue avec l'œsophagoscope. — Œsophagotomie externe lors de corps étrangers tres irréguliers et durs ; gastrotomie, lors de corps fixes pres du cardia

3° *Rétrécissements.* — Dilatation progressive temporaire, avec les bougies de Bouchard, si le retrecissement est franchissable et dilatable ; œsophagotomie interne sous le contrôle de la vue avec l'œsophagoscope suivie de dilatation, s'il est franchissable et indilatable, gastrotomie suivie de cathetérisme retrograde ou gastrostomie si le rétrecissement est infranchissable, de même gastrostomie s'il est compliqué de suppuration périœsophagienne.

ONGLE INCARNÉ. — Au début soins de proprete, port de chaussures larges, ongle coupé carré, repos, isolement de l'ongle et des parties molles, avec un peu d'ouate legerement imbibée de perchlorure de fer. Plus tard, lors d'ulcerations fongueuses, résection des fongosités et d'un centimètre de la matrice de l'ongle préalablement arraché, de maniere a ce que l'ongle repousse plus etroit.

ORCHITES. — Repos au lit, bourses relevées, onguent napolitain, cataplasme, purgation. Mieux, compression par le suspensoir Langlebert, modifie par Horand, Jullien. Contre les douleurs vives, sangsues le long du cordon, salicylate de soude (2 à 6 grammes) ponction de l'épanchement vaginal.

OSTÉOMYÉLITE. — 1° *Aigue*, inciser dès que le diagnostic est fait et trépaner l'os au point dénudé — 2° *Chronique prolongee*, enlever les séquestres, évider les cavités osseuses.

OSTÉOSARCOME. — Ablation de la totalité de l'os siège du neoplasme.

OVAIRES (tumeurs, solides ou liquides). — Un seul traitement, l'ablation par la voie abdominale dès que le diagnostic est fait.

PANARIS. — En présence d'un panaris sous-cutané, ne pas attendre pour inciser qu'on constate la fluctuation. Le troisieme jour après le debut de la douleur ou de la fievre, en géneral apres une nuit d'insomnie, ouvrir au point ou la douleur s'est montree tout d'abord, où la pression moderee provoque le maximum de douleur L'incision doit être d'un centimetre et demi au moins Quand le panaris est spontanément ouvert, débrider soit avec des ciseaux, soit avec le bistouri et la sonde cannelee. Le panaris ouvert, compresses humides chaudes, bains antiseptiques chauds

PARAPHIMOSIS. — Réduction avec ou sans section de l'anneau de constriction.

PÉRITONITE. — 1° *Suppurée; a) circonscrite*, ouverture et drainage, 6) *libre*, en voie de généralisation, opérer rapidement, supprimer la cause, drainer le Douglas, position assise, proctolyse.
2° *Tuberculeuse*, laparotomie, lavage du péritoine à l'acide borique.

PHIMOSIS — Circoncision, simple fente dorsale au thermo quand chancres sous préputiaux.

PHLEGMON DIFFUS. — Incisions profondes, longues et nombreuses, allant jusqu'à l'aponévrose, médication générale tonique.

PIED-BOT. — 1° *Varus équin*, dans le jeune âge, massage, manipulations, section du tendon d'Achille, appareils, après 5 ans astragalectomie combinée à une tarsectomie cunéiforme externe
2° *paralytique*, transplantations tendineuses, arthrodèse, 3° *Valgus* (voir Tarsalgie).

PLAIES. a) *simples*. Réunir par la suture; b) *anfractueuses* et *contuses*. Bien absterger avec de la gaze stérilisée et panser à l'iodoforme.

En cas d'hémorragie, s'abstenir de l'emploi des styptiques ou des coagulants, pincer les extrémités vasculaires qui saignent et les lier dans la plaie (très important surtout à la main où il faut lier les deux bouts)

En cas de section tendineuse ou nerveuse, suturer les deux bouts du tronc coupé, une suture même imparfaite est utile

PLEURÉSIE PURULENTE. — Inciser au point où la ponction aura montré du pus, mettre des drains gros et courts, mais néanmoins suffisamment longs pour pénétrer dans la cavité et avoir soin de les fixer avec une épingle de nourrice pour qu'ils ne tombent pas dans le thorax. — En cas de *fistule pleurale* persistante, s'il n'y a pas rétraction totale du poumon, faire une résection étendue de plusieurs côtes, pour permettre l'affaissement de la cavité (opération d'Estlander).

PONCTION LOMBAIRE. — Se fait sur une ligne unissant crêtes iliaques, au-dessous de partie terminale de moelle, au-dessus de limite inférieure du sac sous-arachnoïdien.

PROSTATIQUES. — Bonne hygiène. Eviter les refroidissements, les écarts de régime, les alcools, les excès vénériens, la rétenue prolongée d'urine, la constipation. Au début calmants (belladone, jusquiame, valériane) et décongestionnants (ergotine, noix vomique, préparations à base de strychnine).

Quand il y a rétention incomplète, cathétérismes répétés et aseptiques, à fortiori cathétérisme quand rétention complète Se rappeler que la moindre infection peut être cause d'accidents formidables

Quand cathétérisme des plus difficiles, accès de fièvre, sonde à demeure puis prostatectomie, ou si le malade est très cachectique, méat hypogastrique.

Quand le malade est assez résistant et que la vessie ne se vide pas spontanément, prostatectomie périnéale ou transvésicale

PROSTATITE. — Repos absolu, boissons délayantes, grands bains, laxatifs Cathétérisme avec une sonde molle, quand rétention d'urine. Quand abcès, incision périnéale.

PUSTULE MALIGNE. — Voir CHARBON.

RECTUM. — 1° *Cancer.* — Ablation des cancers mobiles, quelle que soit leur hauteur. Anus iliaque pour les cancers adhérents s'accompagnant de douleurs et de difficultes dans la defécation.

2° *Polypes* — Lavement, ablation par torsion

3° *Prolapsus* — α) Chez l'enfant, traitement du rachitisme, garderobes regulieres dans le decubitus lateral, presque toujours guerison sans operation; β) chez l'adulte, dans les prolapsus hemorroidaires, resection du prolapsus, abaissement de la muqueuse rectale qu'on suture a la peau, dans les gros prolapsus rectopexie perineo-sacree, reconstitution du plancher pelvien, en particulier de la sangle des releveurs, ablation si gangrene partielle ou ulcerations étendues

4° *Rétrecissements.* — Resection des rétrecissements limités abaissement et suture du rectum a la peau. Dilatation avec les bougies dans les retrecissements étendus. Anus iliaque, dans ces derniers si compliqués de fistules multiples et haut placees.

REINS. — 1° *Calculs.* — Pyélotomie ou nephrotomie avec ablation du ou des calculs et suture si le rein est aseptique, drainage, s'il est suppure.

2° *Pyélites.* — Si retention renale, pyonéphrose, nephrotomie.

3° *Tuberculose.* — Quand unilateralité des lésions établie, néphrectomie.

4° *Rein mobile* — Rien si pas d'accidents Si douleur, ceinture Si accidents de retention rénale intermittente ou si echec de la ceinture, nephropexie.

5° *Tumeurs.* — Néphrectomie précoce, dès que le diagnostic est pose L'avenir de la nephrectomie dans le traitement des neoplasmes reside dans la precocité du diagnostic.

6° *Ruptures.* — Benignes, repos ; graves, mise à nu du rein, suture de l'organe quand gros vaisseaux et uretère intacts ; néphrectomie quand lésions vasculaires graves, perte de connexions avec uretère, déchirures multiples et profondes.

CURES HYDRO-MINÉRALES. — Dans les pyelites. Contrexéville, Vittel, Evian.

SALIVAIRES. — 1° *Calculs.* Ablation en le faisant progresser vers l'orifice du canal et l'enlevant avec une pince, ou en incisant sur lui la muqueuse apres cocaïnisation.

2° *Fistules* — Creer une voie vers la bouche par la ponction simple ou par la double ponction, puis aviver et suturer la fistule exterieure une fois la fistule muqueuse creée.

3° *Tumeurs solides* — Enucleation dans les tumeurs mixtes encapsulées; traitement palliatif dans les cancers.

SALPINGITES. — Repos, injections antiseptiques, révulsifs sur l'abdomen. Quand abces, incision vaginale. Quand persistance de noyaux douloureux rendant la vie active impossible, enlever une ou les deux annexes, extirpant dans ce dernier cas l'uterus en même temps, par la voie abdominale de préférence a la voie vaginale plus aléatoire et plus grave.

SCOLIOSE. — Fortifier l'enfant, surveiller les attitudes vicieuses, corriger les anomalies de la refraction (myopie en particulier). Corsets. Gymnastique. Exercices orthopédiques.

SEIN. — *Gerçures du mamelon* (Voir MAMELON); — *abcès du sein*, incision et drainage; — *mammite chronique*, compression et élevation; — *fibro-adenome*, ablation de la tumeur par enucléattion; — *cancer*, ablation large de la totalité de la glande, de la portion sous-jacente du grand pectoral et des ganglions de l'aisselle, le tout en bloc a moins de generalisation ou d'extension du neoplasme aux ganglions sus-claviculaires, s'abstenir de même de toute operation dans les petits squirrhes atrophiques des vieilles femmes, dans le squirrhe en cuirasse, dans le cancer massif

SPINA BIFIDA. — Si enfant malingre, temporiser, si bien constitue, injection iodo-glycérinee (iode, 2, iodure de potassium, 6; eau, 100), ou mieux extirpation, a moins d hydrocéphalie concomitante, car alors operation inutile.

STÉRILITÉ. — Traiter la cause (endometrite cervicale, col conique, amputation autoplastique, dilatation). — Dans tous les cas commencer par s'assurer que la stérilité n'a pas sa cause du côté du mari.

CURES HYDRO-MINÉRALES. — Vichy, s il y a acidité du mucus vaginal : Forges, Luxeuil, Néris, Bigorre, s'il y a metrite légère.

TARSALGIE. — Au debut, chaussures a semelle rigide et bien cambrée, eviter les fatigues et renforcer les muscles par le massage et l'electrisation. Plus tard, quand la contracture, de passagere est devenue permanente même traitement, mais apres un sejour au lit suffisant pour faire cesser la contracture. Enfin, dans les cas avances, anesthesie, suivie du redressement du pied, de la pose d'un appareil plâtré en bonne position, ou même d'une intervention sanglante (enchevillement scapho-astragalien ou scapho-cuneen, tarsectomie externe).

TENDONS (plaies des). — Suturer les deux bouts. Si impossible : *a*) parce que trop d'ecartement, suture a distance, suture apres dedoublement tendineux ou apres incision en accordeon, *b*) parce que bout superieur impossible à trouver, suturer bout inferieur dans une boutonniere ou avec un segment dédouble d'un tendon voisin.

TESTICULES. — 1° *Ectopie inguinale :* Rien avant la fin de la premiere annee. Vers 15, 18 mois, manipulations consistant en pressions lentes, régulieres de haut en bas. Puis, traverser le scrotum et la partie anterieure du testicule avec un ou deux fils de soie qu'on enleve quand les adherences sont formees, ou perforer la cloison des bourses et passer a travers le trou le testicule a côte du testicule oppose. Si hernie concomitante, operation de cure de hernie et orchidopexie.

2° *Syphilis :* Traitement general

3° *Tuberculose :* Traitement general. Ouvrir et gratter les abcès. Epididymectomie quand lésions limitées a l'épididyme

Ne faire la castration que quand trajets fistuleux multiples, clapiers, destruction à peu pres complète de la glande.

4° *Tumeurs :* Castration quand on peut depasser les limites du mal.

TORTICOLIS. — 1° *Aigu :* Enveloppement chaud, revulsifs, au bout de quelques jours, massage — 2° *Chronique :* a) *par contracture*, chloroformisation, redressement, électrisation, b) *par retraction*, tenotomie suivie du redressement et de l'application d'un appareil orthopedique.

ULCÈRES DE JAMBE. — Pansements divers associés a la compression, a l'immobilité et a l'élévation du membre

URÈTRE. — 1° *Rétrecissements :* Dilatation progressive avec des bougies. Lors de complications (cystite, fievre urineuse, rétention incomplete d'urine), la dilatation est dangereuse, il faut lui substituer l'urethrotomie interne qui retablit immediatement la permeabilite du canal. L'urethrotomie externe seule ou combinee a l'interne, convient aux cas qui s'accompagnent d'abces urineux, de fistules la resection de l'uretre aux lesions limitees et rebelles qu'on observe surtout à la suite des ruptures traumatiques.

2° *Ruptures :* Dans les ruptures simples, surveiller la température et le périnee, si retention ponction hypogastrique, quand tumeur perineale, inciser le perinee, chercher le bout posterieur, placer une sonde a demeure, suturer les parties par dessus la sonde.

URÉTHRITE. — 1° *Aigue.* Repos Cessation des rapports sexuels. Abstention de vin pur, bière, the, cafe, liqueurs, tomates, oseille, asperges, mets épices Boissons abondantes (lait et eau de Vichy). Grands bains tièdes Contre les erections douloureuses, compresses froides, bromure de camphre

Quand la periode douloureuse est passée, que l'ecoulement est devenu blanc et filant, supprimer les bains et les boissons abondantes, faire de grands lavages méthro-vesicaux avec une solution de permanganate de potasse, ou prendre par jour 12 capsules de santal simple ou salole Si l'ecoulement ne cesse pas en quelques jours, y adjoindre des injections au sulfate de zinc (1 p 200), au sous-nitrate de bismuth (4 p 100). Les injections doivent etre faites immediatement apres avoir urine et trois fois par jour. Une fois l'ecoulement disparu, diminuer progressivement le traitement, ne le suspendant jamais brusquement

2° *Chronique* — Examiner le canal pour voir s'il n'y a pas de rétrécissement S'il y en a un, commencer par la dilatation du canal Contre l'urethrite on utilisera les instillations de nitrate d'argent (1 p 100 à 1 p 50) ou les grands lavages au permanganate de potasse (1 p 4000 a 1 p. 2000), en particulier si l'ecoulement contient des gonocoques Souvent il est utile d'adjoindre aux lavages et aux instillations le passage de bougies beniques, en particulier quand le canal a perdu de sa souplesse.

URINEUX. — 1° *Abces.* — Inciser l'abces, attendre pour sectionner le rétrécissement, que la plaie soit en plein bourgeonnement

2° *Infiltration d'urine* — Faire sur le périnee une incision mediane et couper tous les tissus qui separent de la cavite de l'abces, quelle que soit leur epaisseur A cette incision curatrice, on adjoindra, dans toutes les parties infiltrees, des incisions liberatrices, destinees a permettre le degorgement des tissus Placer dans l'incision perineale un drain qui remonte sur la partie laterale de l'urètre. Une fois les accidents inflammatoires tombes urethrotomie interne.

UTÉRUS. — 1° *Anteflexion*, quand s'accompagne de douleurs violentes au moment des regles, dilatation intra-uterine, hysteropexie abdominale anterieure

2° *Cancer.* — Ablation par l'abdomen de l'organe, aussi précoce que possible. Quand on ne peut enlever tout le mal, traitement palliatif des hémorragies et de l'infection par le curettage, les injections antiseptiques, les pansements iodoformés, de la douleur, par les injections de morphine.

3° *Fibrome.* — Electricité Injections antiseptiques chaudes. Si la tumeur se développe vers la cavité utérine, dilatation, discision du col, ablation par morcellement, si elle se développe vers l'abdomen, ablation, hystérectomie abdominale totale

4° *Prolapsus.* — Opérations autoplastiques (amputation du col, colporraphie antérieure, colpopérinéorraphie) Si l'utérus est malade, ulcéré, depuis longtemps dehors, on fera, chez les vieilles femmes, précéder les opérations plastiques de l'ablation de l'organe

5° *Rétroflexion douloureuse* — Laparotomie, libération de l'utérus et, si nécessaire, ablation d'une ou des deux annexes (dans ce dernier cas, enlever, en même temps que les annexes, l'utérus inutile) Si une ou deux annexes sont conservées, raccourcissement intra-abdominal des ligaments ronds, hystéropexie abdominale antérieure

Cures hydro-minérales. — Dans les fibrômes utérins Eaux chlorurées sodiques, Salies de Béarn, Biarritz

VAGINITE. — 1° De la cause si possible (pessaire, métrite cervicale, etc.). — 2° A la période aiguë, bains généraux, grands lavages vaginaux avec plusieurs litres d'eau bouillie tiède additionnée de permanganate de potasse (1 p. 3 à 4000) ou de liqueur de Van Swieten (un verre à Bordeaux pour un litre d'eau) Plus tard à la période chronique, nettoyage minutieux des culs-de-sac vaginaux avec des tampons trempés dans les mêmes solutions, puis tamponnement iodoformé du vagin. — Dans la vaginite chronique granuleuse et dans les vaginites séniles, tampons trempés dans du glycérolé de tannin, injection avec de l'eau additionnée de liqueur de Labarraque.

VARICES. — Bas élastique. — L'ablation ne convient guère qu'aux paquets variqueux, qu'on observe surtout à la partie interne du genou. Elle est spécialement indiquée lorsque ces paquets sont le siège de poussées inflammatoires subaiguës.

VARICOCÈLE. — Suspensoir, résection du scrotum, des paquets veineux, résection combinée des veines et de la peau.

VESSIE. — 1° *Calculs* La lithotritie est l'opération de choix; la taille reste indiquée pour les pierres uriques de plus de 5 centimètres, les phosphatiques de plus de 6, les calculs durs résistant aux lithotriteurs, les vessies douloureuses ne supportant pas la distension, les vessies chroniquement enflammées reformant constamment des concrétions.

2° *Inflammation.* Voir Cystites.

3° *Tumeurs.* — Taille hypogastrique et ablation du néoplasme. Dans les néoplasmes infiltrés inextirpables, si hémorragies abondantes ou douleurs vives, cystostomie combinée au curettage et à la cautérisation du néoplasme.

4° — *Exstrophie* — Procédés autoplastiques, réunion des bords de la vessie combinée avec la disjonction des symphyses sacro-iliaques, extirpation de la muqueuse extrophiée combinée à l'implantation des uretères à la base de l'urèthre, dans le colon pelvien, dans le rectum.

V

AIDE-MÉMOIRE

DE

THÉRAPEUTIQUE DENTAIRE

par le Dr E. SAUVEZ

Professeur à l'École dentaire de Paris,
Dentiste des hôpitaux.

MOYENS DE TRAITEMENT

ANESTHÉSIE. — L'anesthesie générale doit être employee d'une façon tout à fait exceptionnelle en art dentaire.

ANESTHÉSIE GÉNÉRALE. — L'ether est le meilleur anesthesique pour une opération longue, le protoxyde d'azote le meilleur pour une opcration courte. La methode mixte (protoxyde d'azote et ether), est la methode de choix quand la durée de l'operation est incertaine.

ANESTHÉSIE LOCALE. — L'anesthésie locale par les mélanges de chlorure d'ethyle et de chlorure de methyle donne des résultats suffisants dans les operations superficielles.

L'anesthésie locale par l'injection intra-muqueuse d'un centimètre cube d'une solution aqueuse de chlorhydrate de cocaine à 1 p 100 est suffisante pour rendre totalement indolore une extraction normale

On aura soin de faire l'injection le moins directement possible dans la circulation, de la faire lentement, à doses fractionnees, de cerner la region par des piqûres multiples, et de laisser saigner.

La methode mixte (refrigération et injection de cocaine) constitue la meilleure methode pour rendre indolore l'extraction des dents

ANTISEPSIE DES INSTRUMENTS. — Il y a lieu de distinguer l'antisepsie des instruments qui touchent la gencive ou les tissus mous de la dent, de celle des instruments qui ne touchent que la dentine et l'émail.

Les daviers, élévateurs, bistouris, ciseaux, instruments à nettoyer, clamps, précelles, sondes, devront être désinfectés par brossage savonneux et ébullition, sous les yeux du praticien.

Pour les miroirs, fouloirs, ciseaux à email, excavateurs, fraises, instruments à aurifier, le flambage est suffisant

BAINS DE BOUCHE. — Excellent procédé pour antiseptiser la bouche, calmer l'inflammation de la muqueuse, on emploie surtout une solution phéniquée ou chloralée à 1 p 100 et l'eau boriquée à 3 p 100, l'eau de guimauve et de pavot boriquée

CATAPHORESE. — Nouveau procédé permettant d'assurer sans douleur le curettage de la dentine, le nettoyage rapide des caries dentaires, l'extraction de la pulpe et des filets nerveux On dispose dans le fond de la cavité cariée un tampon de peau de chamois trempée dans une solution de cocaïne forte, 30 à 50 p 100, et on place l'anode en contact avec ce tampon. Le malade tient en main la cathode. On fait passer un courant de 2 ou 3 dixièmes de milliampère (au maximum 1/2 milliampère), et deux ou trois minutes après on a obtenu une insensibilisation complète.

EXTRACTION. — Opération qui consiste à enlever une dent à ses connexions normales

Règles générales — Il faut · 1° Enlever l'organe en totalité, 2° Blesser le moins possible les tissus dans lesquels il est implanté, 3° Éviter au patient toute douleur inutile

On doit toujours avoir sous la main : 1° un davier droit pour les incisives et les canines supérieures ; 2° un davier légèrement courbe pour les prémolaires supérieures, 3° un davier pour les grosses molaires supérieures droites, 4° un davier pour les grosses molaires supérieures gauches, soit quatre daviers pour les dents du haut, 5° un davier pour les canines et les prémolaires inférieures, 6° un davier pour les grosses molaires inférieures, soit deux daviers pour les dents du bas, 7° un davier, dit davier-baïonnette, pour les racines du haut, 8° un davier à racines du bas, qui sert aussi pour les incisives, soit deux daviers pour les racines, 9° un élévateur dit « langue de carpe », 10° un élévateur dit « pied de biche »

Ces dix instruments répondent à tous les besoins ; ce sont les instruments nécessaires, un spécialiste devra en avoir quelques autres, qui seront des instruments utiles. Nous omettons à dessein la clef, qui toutefois rend des services, dans des mains expérimentées. Avant de commencer l'opération, on examinera la dent à enlever, son siège exact, sa solidité, la consistance des bords s'il s'agit d'une racine ou d'une dent découronnée, la solidité des dents avoisinantes si l'on veut faire une pesée avec les élévateurs.

Toute extraction comprend quatre temps 1° mise en position de l'instrument, 2° enfoncement des mors du davier, 3° luxation, 4° extraction proprement dite. On doit faire ces différents mouvements *avec le poignet*. La luxation est le temps le plus important, elle doit être faite en se rappelant la forme et la direction des racines, et les efforts seront dirigés dans l'axe de celles-ci.

L'extraction proprement dite n'exige que très rarement de la force.

Pour les dents du haut, le malade doit être placé la tête renversée bien éclairée, et de façon que la mâchoire soit à la hauteur du mamelon de l'opérateur.

Pour les dents du bas, le malade doit avoir la tête droite, sa mâchoire doit être à la hauteur de la ceinture de l'opérateur

Le praticien placé à droite, entoure la tête du malade avec le bras gauche, la main gauche écarte les lèvres, les joues et au besoin guide l'instrument.

RÈGLES PARTICULIÈRES. — *Dents de la mâchoire supérieure.* Pour toutes ces dents, veiller à ce que le manche ou les branches de l'instrument ne meurtrissent pas la lèvre inférieure contre les dents du bas.

Incisive centrale : Une racine longue, arrondie. Luxer par mouvement de rotation. — Incisive latérale : Une racine un peu plus petite et moins ronde. — Canine : racine très longue, à coupe ellipsoïde; dent solide, enfoncer vigoureusement; luxer de dehors en dedans; légers mouvements de rotation, et en même temps tirer assez vigoureusement et dans l'axe — Première prémolaire : souvent deux racines, l'une externe ou labiale et l'autre interne ou palatine, parfois une seule bifide; dent très fragile, fracture fréquente des extrémités radiculaires : enfoncement énergique, aucun mouvement de rotation, luxation lente de dehors en dedans et réciproquement; ne pas serrer. — Deuxième prémolaire : Le plus souvent une seule racine, rarement deux; moins fragile que la précédente. — 1° grosse molaire, très solide, trois racines divergente disposées en triangle, une interne ou palatine, la plus volumineuse, dirigée en haut et en dedans, deux racines externes, dont une antérieure assez forte, une postérieure plus petite. Surveiller la mise en position et l'enfoncement. S'assurer qu'on a la sensation nette que la petite saillie qui divise en deux parties le mors externe du davier est bien enclavée entre les deux racines externes, enfoncer vigoureusement par petits mouvements. Luxer doucement de dedans en dehors et réciproquement en insistant sur le premier mouvement, Quand la dent est luxée, finir l'extraction par mouvements dirigés surtout en dehors. — Deuxième grosse molaire racines de mêmes forme, mais moins divergentes; dent moins volumineuse, moins solide; mêmes recommandations. — Troisième grosse molaire, ou dent de sagesse, trois racines souvent peu distinctes. Ces racines sont toujours très recourbées en arrière et en haut. Enfoncement et luxation comme pour la précédente en poussant la dent en arrière et en dehors.

Dents de la mâchoire inférieure. — Pour toutes ces dents veiller à ce que l'extraction proprement dite ne soit pas brusque, afin que l'instrument ne vienne pas choquer les dents du haut.

Incisive centrale . la plus petite de toutes les dents, une seule racine très aplatie, donc pas de mouvements de rotation, luxation d'avant en arrière, et réciproquement. — Incisive latérale : mêmes recommandations. — Canine : une racine très longue . plus ronde que la supérieure, enfoncement profond, luxation lente, extraction proprement dite vigoureuse. — Première et deuxième petites molaires : une seule racine, assez arrondie, l'axe de la couronne est légèrement incliné en dedans par rapport à l'axe de la racine; y penser pour luxer suivant le dernier, dents assez friables. enfoncement et luxation, ensemble, lentement. — Première grosse molaire : la plus grosse de toutes les dents, très solidement implantée. Deux racines aplaties d'avant en arrière, plus ou moins cannelées en leur milieu ; l'antérieure est la plus forte. Surveiller la mise en position de l'instrument et s'assurer que la petite saillie qui divise en deux parties chaque mors du davier est bien enclavée entre les deux racines. Enfoncement énergique, luxation lente, prolongée, de dedans en dehors et réciproquement, pratiquer l'extraction proprement dite surtout en dehors. — Deuxième grosse molaire, même anatomie, mêmes recommandations.

Troisieme grosse molaire ou dent de sagesse. — Nous attirons l'attention sur l'extraction de cette dent, souvent indiquee par les accidents qu'elle cause, et que le medecin doit savoir faire, s'il n'a pas de praticien habile à sa disposition.

Deux racines egalement, souvent reunies, toujours recourbees suivant la branche montante du maxillaire. S'il y a difficulte pour l'emploi du davier (constriction des mâchoires ou couronne fragile ou absente), on a recours a la langue de carpe. L'operateur se place en face du malade, s'il s'agit du côte gauche, l'index et le medius de la main gauche sont introduits si possible dans la bouche, la pulpe de l'index est appuyée sur la dent, celle du medius sur la langue. Les deux autres doigts sont replies, le pouce est sous la mâchoire La main gauche ainsi placee maintient solidement la mâchoire inferieure, immobilise la langue et empêche les echappees de l'instrument en dedans. On tient la langue de carpe à pleine main de la main droite et on enfonce comme un coin la lame de l'instrument dans l'interstice de la deuxième et de la troisième grosse molaire, en poussant cette lame en dedans et en bas. l'index servant de guide. Lorsque la lame est fixee, serrée entre les deux dents, on place la pulpe de l'index droit sur le bord anterieur de la branche montante, pour maintenir, et on pousse en arrière la lame de l'instrument, en abaissant le manche de celui-ci, la dent est ainsi luxee d'avant en arriere et de bas en haut, quand la luxation est faite, on pratique l'extraction proprement dite avec un davier quelconque. si la dent n'est pas sortie par la seule luxation on se trouvera bien du davier à premolaires superieures.

Pour le côté droit, la main droite agit d'une maniere analogue, la main gauche fixe le maxillaire et empêche toute echappee. On doit toujours engager la lame du côté du vestibule de la bouche, et ne jamais la placer en dedans, pour ne pas risquer une échappee du côte interne, ou se trouvent les piliers du voile, l'amygdale et les gros vaisseaux voisins, il y a eu des accidents mortels.

Extraction des racines — S'assurer avant tout de la situation, de la direction (voir plus haut). On enlevera la gencive gênante avec le thermo ou le galvano-cautère, ce que l'injection de cocaine rend totalement indolore, si la plaie saigne, on lavera et on tamponnera jusqu'à ce qu'on voie nettement. L'enfoncement doit être tres energique et être continue avec la luxation Le cadre de cet ouvrage nous defend d'entrer dans de plus amples details.

Après l'extraction, on fera la toilette de la plaie, on enlevera les debris de dent ou de racine adherents à la gencive, ainsi que les petits éclats des bords alveolaires, on pratiquera des lavages dans l'alveole et on prescrira des bains de bouche antiseptiques.

INCISION D'ABCÈS. — La lame du bistouri sera enveloppee d'ouate pour ne laisser depasser que la partie utile et eviter les echappées. Le thermo ou le galvano-cautère seront munis d'une gaine protectrice, pour ne pas brûler les lèvres ou la joue

MASSAGE. — Excellent procedé thérapeutique. Amène résolution de l'œdème dans les fluxions, evacuation du pus dans les abcès, la consolidation d'une dent réimplantée, exprime le pus des gencives, dans le cas de periodontite expulsive.

RÉVULSION. — Se fait au moyen de badigeonnages de teinture d'iode sur la gencive, ou mieux d'un mélange par parties égales de teinture iode, teinture aconit et chloroforme. Si la revulsion doit être plus intense, on emploiera les scarifications faites avec un petit bistouri a lame tres courte, ou les pointes de feu, on peut encore faire mettre une sangsue enveloppee dans un tube de verre.

THÉRAPEUTIQUE

ABCÈS D'ORIGINE DENTAIRE. — Avant tout, jamais de cataplasmes sur la joue.

1er temps *L'abcès est alveolaire*

On ouvrira la cavite de la pulpe et des canaux radiculaires, lavages intra-dentaires, quelquefois le pus pourra s'ecouler ainsi par l'interieur de la dent

2e temps · *L'abcès est en voie de migration, mais n'est pas encore superficiel*

1er cas. Si l'abcès a une tendance a marcher vers la peau. 5 indications · 1° enlever immediatement la dent causale, 2° faire mettre une couche de teinture d'iode sur toute la région ou l'abcès menace de s ouvrir, 3° ordonner des bains de bouche avec solution chloralee au 1/100e chaude, en alternant avec decoction d'eau de guimauve et de pavot boriquee chaude; 4° faire preparer des tampons d'ouate hydrophile du volume d'une noix, trempes dans la dernière des solutions precedentes; le malade appliquera ces tampons très chauds dans le vestibule de la bouche, au niveau de la dent causale, en les renouvelant de demi-heure en demi-heure, 5° compression et massages legers de la région cutanée menacee

2e cas. Si l'abcès a une tendance à s'ouvrir dans le vestibule de la bouche (cas le plus frequent), ordonner seulemont les indications 3 et 4 L'extraction est discutable dans ce cas, et on sera guide par les symptômes generaux et locaux.

3e temps. *L'abces a fini son évolution ; le pus est superficiel*

Faire l'ouverture, au dehors avec le bistouri, et en prenant les précautions habituelles, au dedans de preference avec le thermo. Les lavages sont le plus souvent inutiles et parfois dangereux. Le massage et la compression sont indiques

ABCÈS DU SINUS MAXILLAIRE, D'ORIGINE DENTAIRE. — Enlever la dent ou les dents causales, ouvrir ou agrandir le fond de l'alveole, soit avec un gros trocart, mieux avec le tour dentaire. Placer dans le trajet un tube à drainage en platine faire des lavages frequents, abondants avec solutions antiseptiques faibles tièdes. Instituer ensuite un traitement curatif, variable suivant les cas

ABRASION MÉCANIQUE OU CHIMIQUE. — combattre la sensibilité de la dentine par pointes de feu, trepanation de la dent, si la pulpe est enflammee ou detruite et soins habituels de carie du 3e ou 4e.

ACCIDENTS DE DENTITION. — 1° *Dents temporaires.* — Avant tout. reduire ces accidents à la réalité, ne mettre sur leur compte les troubles que présente l'enfant qu'après avoir examiné très sérieusement l'état général et local. S'il y a des accidents locaux, badigeonnage des gencives avec tampons d'ouate hydrophile trempée dans l'eau boriquée, pour enlever l'enduit pultacé qu'on rencontre fréquemment, on a conseillé avec succès le badigeonnage, tamponnement très léger avec teinture d'iode (Loup). Quand les dents sont évoluées, les brosser, les soigner, les obturer comme des dents permanentes, ne les extraire qu'en cas de nécessité absolue, et pratiquer cette opération avec précaution.

2° *Dents permanentes, moins les dents de sagesse.* — Veiller à ce que les dents se placent normalement dans l'arcade, enlever les dents temporaires qui gênent leur évolution. Brossage soigné et hygiène buccale sévère.

3° *Dents de sagesse (Accidents de).* — Seront souvent évités par une hygiène rigoureuse et surtout par des lavages pratiqués fréquemment et légèrement, avec une poire en caoutchouc munie d'une canule fine, sous le capuchon de gencive qui recouvre la dent, on emploiera des solutions antiseptiques faibles, tièdes.

S'il y a inflammation plus intense, débridement du capuchon gingival par le thermo. Injections, lavages, bains de bouche. Si ces moyens échouent, si la constriction des mâchoires devient plus intense, pratiquez l'extraction (Voir ce mot).

ARTHRITE ALVÉOLO-DENTAIRE (ou ostéo-périostite alvéolo-dentaire ou pyorrhée alvéolaire). — *Traitement chirurgical, curatif :* Excision des portions de gencive décollée jusqu'au fond du sillon de décollement. Nettoyage méticuleux de la bouche et des dents. Cautérisations énergiques avec le thermo-cautère, des surfaces de dents dénudées, et des bords de la plaie. Lavages et bains de bouche antiseptiques (Cruet).

Traitement palliatif : Lavage des poches décollées avec chlorure de zinc au 1/100e, emploi d'une poudre astringente, par exemple : poudre de tan, poudre de quinquina ãã, à 15 gr., tanin 0,50 centigr., essence de menthe X gouttes. Massage des gencives, pointes de feu, badigeonnage de teinture d'iode.

CARIE DENTAIRE.

A. *La pulpe n'est pas à découvert (caries du 1er et 2e degré).*

1° Enlever toute la dentine altérée qui se détache sous forme de copeaux de consistance cornée, jusqu'à ce que le fond de la cavité soit blanc, dur, crie sous l'instrument.

2° Préparer une cavité capable de retenir la substance obturatrice choisie : or, amalgame, ciment.

B. *La pulpe est à découvert (carie du 3e degré).*

1° Calmer la pulpite s'il y a lieu (Voir ce mot).

2° Appliquer sur la pulpe une infime boulette d'ouate hydrophile imbibée d'une pâte que l'on fera avec acide phénique, acide arsénieux et chlorydrate de cocaïne, cette boulette sera maintenue en place par un tampon contentif imbibé de teinture de benjoin, et du volume de la cavité. Laisser ce pansement en place 24 heures, le répéter s'il y a nécessité, 2 à 3 fois, veiller à ce qu'il ne soit pas serré. A chaque séance enlever la dentine altérée.

3° Au fur et à mesure que la douleur le permet, ouvrir la chambre pulpaire, enlever la pulpe et ses prolongements radiculaires, nettoyer les canaux, y mettre un pansement antiseptique.

4° Un jour après, sécher l'intérieur de la dent avec la poire à air chaud, obturer la cavite pulpaire et les canaux avec une pâte antiseptique, et faire l'obturation provisoire de la dent avec de la gutta-percha S'il n'y a pas de douleur, pratiquer huit jours après l'obturation définitive avec la matière obturatrice choisie, sans toucher au fond de la dent déjà fermé.

C. *La pulpe est détruite et la chambre pulpaire infectée (carie du 4e degré).*

1° Combattre les désordres du voisinage s'il y a lieu (Périostite fluxion, abcès, adénite, etc).

2° Ouvrir largement la cavité pulpaire et les canaux, les nettoyer, et les antiseptiser, les premiers pansements seront faits d'abord au coton, puis a la gutta-percha. Quand il n'y a plus ni odeur, ni secrétions pathologiques, obturer les canaux, la cavite pulpaire avec une pâte antiseptique, faire une obturation provisoire a la gutta-percha et 8 a 10 jours après pratiquer l'obturation définitive sans toucher au fond de la dent.

CONSTRICTION DES MAXILLAIRES. — Reconnaître et traiter la cause, écartement progressif des mâchoires à l'aide de coins et des divers ouvre-bouche, massage et électrisation des muscles masticateurs, si besoin. Voir d'ailleurs le mot *Maxillaires* dans *Aide-mémoire de thérapeutique chirurgicale*.

DENT DE SAGESSE (Accidents de la). — Voy. *Accidents de dentition*.

ÉPULIS. — Voir *Aide-mémoire de thérapeutique chirurgicale*.

EXTRACTION (Indications et contre-indications).

Indications. — Quand tous les moyens thérapeutiques ont échoué, ou quand il y a complication grave ou que la dent est très altérée, soit par sa couronne, soit par sa racine (calcification de la pulpe, tumeurs du périoste, période ultime de l'ostéo-périostite, abcès du sinus, accidents de dents de sagesse, fistule cutanée, constriction des mâchoires, phlegmon, nécrose des maxillaires, cancer, etc...).

Contre-indications. — Hémophilie, diabète sucré, albuminurie, érysipèle, épilepsie, troubles cardiaques Éviter si possible l'extraction pendant grossesse, lactation, menstruation.

EXTRACTION (Accidents de l').

Fracture du bord alvéolaire. Enlever les esquilles et faire des lavages antiseptiques

Fracture ou luxation des maxillaires. — Voir *Aide-mémoire de thérapeutique chirurgicale.*

Fracture de la dent. — Enlever les portions restantes, surtout s'il y avait altération de la racine laissée

Fracture des dents voisines. — Si la fracture est peu étendue, on régularisera à l'aide de la meule, si la dentine est sensible on la cautérisera au galvano-cautère ; si la pulpe est à découvert ou mortifiée, on traitera comme une carie.

Ouverture du sinus. — Abstention de toute intervention du côté du sinus, s'il est sain. Faire des lavages antiseptiques *peu profonds* de l'alvéole. Bains de bouche solution chloralee a 1 p. 100. La plaie se ferme le plus souvent seule.

Infection alvéolaire. — Calmer le symptôme douleur, par une médication antinevralgique Faire des lavages fréquents, légèrement, avec des solutions antiseptiques, chaudes, faibles. Cesse d'elle-même le plus souvent au bout de 8 a 10 jours

Dechirure et decollement de la gencive. — Si un lambeau est déchiré en grande partie, l'enlever completement. Sinon maintenir les lèvres de la plaie accolees. Faire toujours des lavages antiseptiques de la bouche.

Hémorragies — Voir plus loin

Fistules. — Quand la fistule est cutanée, enlever la dent après s'être assuré soigneusement que la fistule est d'origine dentaire, et que la dent incriminee est réellement la vraie cause.

Se souvenir qu il n est pas nécessaire que la dent soit cariée, il suffit que la pulpe soit mortifiee

Quand la fistule est muqueuse et que la dent mérite d'être gardée, on pratique tout d'abord les soins que nous avions indiques plus haut dans la carie du 4° degre.

Lorsque les canaux sont antiseptisés, on sèche énergiquement la dent et on introduit par l'intérieur de la cavite un liquide caustique (creosote), que l'on s efforce de pousser pour le faire passer par l orifice muqueux. La guerison est presque assuree Si la fistule ne se ferme pas, on pratique la trépanation directe, c est-a dire qu on substitue au trajet sinueux et irregulier de la fistule, un trajet direct, largement ouvert, permettant d'enlever la partie de la racine atteinte, ou de l'antiseptiser sur place, grâce surtout au thermo-cautere

On peut encore pratiquer la greffe apres avoir résequé la partie de racine alteree, et avoir obturé la dent, la cavite pulpaire et celle des canaux radiculaires.

FLUXION. — *1re phase : Fluxion œdemateuse simple.* Si la dent est condamnee, l enlever immédiatement, absolument inutile d'attendre, la douleur de l'extraction sera plus intense, mais les complications ne seront pas a craindre par prudence, eviter l'air froid par une simple couche d'ouate, seulement pour aller au dehors. Si on veut la garder, on tentera d'amener la resolution Localement on fera des scarifications sur la gencive, on provoquera une emission sanguine, on desobturera la dent si elle est bouchee, on s efforcera de laisser communiquer le plus librement possible l interieur des canaux avec l'extérieur. Comme traitement general, s'abstenir de sortir, surtout si l air est vif. Bains de pieds sinapises purgation legere.

2e phase · Fluxion phlegmoneuse Le plus souvent l'extraction sera indiquee, et on la fera de suite Laisser saigner, faire des lavages peu profonds, frequents dans l alveole, bains de bouche antiseptiques. Si les symptômes generaux et locaux ne commandent pas l'extraction, on guidera l'evolution de l'âbces en formation (Voir plus haut : *Abces dentaire*) le massage avance la guerison.

GINGIVITES. — Quelle que soit la nature, nettoyage minutieux des dents, lavages et bains de bouche antiseptiques. On gradue l'intensité des solutions et des révulsifs suivant l'intensité de l'infection.

On a préconisé avec succès les attouchements avec des tampons d'ouate hydrophile trempés dans une solution d'acide chlorhydrique ou 1/10e.

HÉMORRAGIES. — La compression simple les arrête dans l'immense majorité des cas Enlever d'abord tous les caillots, voir bien nettement d'où vient le sang, qui sourd parfois d'une languette de gencive insignifiante On prépare des tampons de coton imbibés d'une solution alcoolique ou au besoin d'une solution assez étendue de perchlorure de fer, si l'hémorragie est intense, on les enfonce graduellement dans l'alvéole, en les tassant fortement, les compter pour pouvoir les retirer sûrement en totalité. On mettra par dessus un tampon plus gros dépassant les limites de la région qui saigne et on maintiendra le tout avec le doigt. Si l'hémorragie ne cesse pas, on remet sans toucher au reste, un autre tampon que l'on comprime au-dessus des précédents Quand le malade est docile, il maintient le pansement en comprimant avec le doigt ou avec la mâchoire antagoniste.

Quand il s'agit d'un enfant, on fera soi-même la compression digitale et on fera maintenir ensuite les tampons par les parents ou des aides Il ne faut pas toucher à ce tamponnement avant 24 heures S'il y a récidive on recommence. Si ce moyen ne réussit pas, on fait une compression plus énergique de l'alvéole avec de la gutta-percha ramollie mélangée avec du coton, ou dissoute dans le chloroforme. On recouvre le tout de gutta-percha.

Comme traitement interne, hamameline, ergotine, soutenir les forces du malade, lui recommander d'éviter les mouvements de succion, lui faire garder de l'eau glacée en permanence dans la bouche, il doit rester tranquille, la tête élevée dans une pièce fraîche, on doit surveiller son sommeil pour être a même d intervenir si l'écoulement continuait

Se méfier plus particulierement des hémorragies qui surviennent longtemps après l'opération, quelques heures ou quelques jours apres. Veiller avec soin aux accidents d'infection qui sont la suite fréquente.

KYSTES RADICULAIRES. — Le plus souvent l'extraction sera indiquee comme opération préliminaire. Ouverture ensuite le plus largement possible de la poche pathologique, et cautérisation energique de la paroi du kyste pour détruire le revêtement épithelial. Tamponnement pendant quelques jours avec gaze iodoformée, et drainage ensuite par un tube metallique relié à un appareil de prothèse.

LEUCOPLASIE BUCCALE. — Eloigner toutes causes d'irritation de la muqueuse (aspérités, tabac, boissons alcooliques, mets épicés). Hygiène sévère de la bouche. Chlorate de potasse en médication générale et locale. Bains de bouche tièdes avec solution alcaline. Dans les formes graves, acide chromique, etc.; a employer seulement quand l affection a une tendance à prendre les caractères de l'epithelioma.

LUXATION DES DENTS. — Accident assez fréquent avec la clef, rare avec les daviers ; remettre les dents en place, les y maintenir, faire des lavages antiseptiques et, si besoin, médication revulsive sur la gencive.

ODONTALGIE. — Si l'odontalgie est d'origine dentaire, on traitera la cause, pulpite, périostite ou arthrite alvéolo-dentaire (voir ces mots). Si l'odontalgie n'est pas d'origine dentaire, voir Névralgie (*Aide-mémoire de thérapeutique médicale*).

ODONTOME. — Enlever la tumeur en réséquant si besoin une partie de l'arcade alvéolaire.

PÉRIOSTITE. — Si c'est une dent condamnée, en pratiquer l'extraction Si on veut la conserver, faire en sorte que l'intérieur du canal communique directement avec l'extérieur. Lavages antiseptiques. Pansement intra-dentaire avec coton imbibé de laudanum et non serré. Révulsion plus ou moins intense sur la gencive (voir ce mot). Bain de pied sinapisé. Purgation légère. Si l'inflammation cesse, soigner la dent (Voir carie du 4°). Si elle augmente, voir traitement de la fluxion et de l'abces.

PULPITE. — Enlever avec précaution les débris contenus dans la cavité de la carie, éviter les pressions au niveau de la pulpe. Lavages antiseptiques tièdes. S'assurer que la pulpe est à découvert et la faire saigner legèrement Faire dissoudre un peu de chlorhydrate de morphine dans une goutte d'acide phénique, et imbiber de cette mixture un petit tampon d'ouate hydrophile gros comme un grain de mil. On place ce tampon avec soin sur la pulpe au moyen de précelles, après avoir épongé la cavite avec des petits tampons d'ouate, on maintient ce pansement avec un tampon du volume de la cavité, imbibe de teinture de benjoin, et en evitant de presser. Qnand la pulpite est calmée, soigner la dent (Voir carie du 3°).

STOMATITES. — Voir *Aide-mémoire de thérapeutique médicale.*

VI

AIDE-MÉMOIRE

DE

THÉRAPEUTIQUE OTOLOGIQUE

Par le Dr E. MÉNIÈRE

Chirurgien en chef de la clinique otologique
de l'Institut des Sourds-Muets,
Chef du service otologique des Maisons d'éducation
de la Légion d'honneur,
du dispensaire Furtado-Heine,
et des Cies P.-L.-M. et Ouest.

ASEPSIE ET ANTISEPSIE

A l'époque actuelle, il devrait être superflu d'insister sur l'utilite absolue de l'asepsie et de l'antisepsie. Instruments, otoscope, coton, tout doit être aseptisé. Le flambage, apres immersion dans l'alcool, est un procede rapide et sûr pour garantir l'innocuite des diverses explorations de l'oreille et du nez.

MOYENS DE TRAITEMENT

Nous croyons utile de donner ici quelques indications au sujet des moyens therapeutiques qui sont communs a plusieurs maladies de l'oreille. Nous eviterons ainsi des repetitions frequentes.

Anesthésie. — Par le chloroforme, necessaire seulement pour les operations graves Localement, cocaine en solution depuis 5 jusqu'à 15 p. 100, liquide de Bonain

[Pour les anesthesies génerales, de courte durée, avantages du chlorure d'ethyle (paracentese extraction de corps etrangers chez l'enfant) Pour les anesthesies locales, injections de novocaine adrenalinee][1]

Auscultation (Tube d'). Permet de se rendre compte des modifications que les lesions de la trompe et de la caisse font subir à l'air envoye dans l'oreille moyenne, par les divers procedes d'insufflation

[1] Cet *Aide-Memoire* a ete revise et mis à jour par M le docteur GRIVOT, oto-rhino-laryngologiste des Hopitaux de Paris.
Ses additions personnelles sont comprises entre crochets.

Bains d'oreille. — Un des meilleurs moyens de combattre les douleurs si violentes des diverses otites aiguës, externe ou moyenne. Solution eau distillee, 60 gr., laudanum, de 4 à 6 gr. ; acide borique pulvérisé ou boricine, 2 gr. Faire chauffer une cuilleree a café, et verser dans l'oreille malade, la tête penchée du côte opposé. Duree du bain, 10 a 20 minutes. A renouveler a volonté.

[La glycerine phenique a 1/10 est a la fois analgesique et antiseptique (1/20 pour les jeunes enfants, toutes les 4 heures).]

Bougies — [Aux bougies en gomme qui s'abiment dans les solutions antiseptiques on doit preférer les bougies en celluloid ; le diamètre varie de 1/3 a six tiers de millimètre] Les tremper dans une solution iodo-ioduree iode metallique et iodure de potassium āā 1 gr, eau distillée 13 gr Les conduire dans le canal tubaire, a travers la sonde Elles servent de moyen d exploration et de traitement. On peut les laisser en place de une minute a dix, vingt, quarante minutes et plus

Cathétérisme — On ne peut indiquer ici les details de la technique du cathetérisme. Le seul procedé simple et précis est celui de Triquet.

Cornets acoustiques. — Les employer avec une extrême prudence Ils fatiguent vite le nerf auditif, et après un usage un peu prolonge l'audition sans cornet est diminuee dans des proportions notables.

Diapason. — Les diverses méthodes d'exploration ont pour but l'emploi des diapasons de hauteurs differentes . Epreuves de *Weber*, de *Rinne*.

Douche d'air. — Se fait par le procedé de Politzer, ou le cathétérisme.

Electricité. — [La galvanisation peut donner des résultats dans les vertiges, les bourdonnements et la surdité, on peut y adjoindre la haute fréquence, la faradisation peut agir dans la surdité hysterique]

Emissions sanguines. — Scarifications du conduit avec un petit bistouri boutonne, ou, placer deux sangsues en bas du sillon mastoidien sous le lobule Prolonger l'ecoulement de sang, en recouvrant la région avec des compresses mouillees dans de l'eau boriquee chaude.

Incision du tympan. — *Paracentese* Incision du tympan dans le quadrant postéro-inferieur, ou en volet, dans la circonference inferieure, avec une aiguille lanceolée ou un petit bistouri, fin et étroit. Une incision large est toujours préferable.

[Utiliser l'anesthésie locale avec le Bonain, en évitant de nettoyer le conduit avec de l'alcool, anesthesie génerale chez l'enfant.]

Injections. — Les lavages ou injections, qui n'ont jamais d'inconvénients, doivent etre faits avec de l'eau bouillie, chaude, additionnee d'un antiseptique non caustique, coaltar saponine, formol, etc

[Employer un appareil injecteur facile a tenir propre seringue en verre de 100 centimetres cubes avec embout mobile de caoutchouc effilé pour le médecin, bock pour les malades La force du jet doit être modérée]

Lavages de la caisse par la trompe. — Une fois la sonde en place, et bien entree dans le pavillon de la trompe, placer à son extrenite extérieure l'embout d'un injecteur, ou mieux d'un enéma. Le liquide (eau bouillie chaude) monte par la trompe, remplit la caisse et s'ecoule goutte a goutte par le conduit, soit sur l'epaule du malade garnie d'une serviette, soit dans une cuvette. Une grande cuvette est mise sous le menton, pour l'ecoulement du trop plein qui se fait par la bouche et le nez. Le tympan doit être largement ouvert.

Ténotomie. — Section des muscles du marteau, de l'etrier. Opérations bien délaissées.

Tympan artificiel. — Celui de Toynbee est abandonné. Dans la majorite des cas, on en construit un avec du coton roule un peu serre, et trempé dans la glycerine coaltarisée. On l'applique sur le manche du marteau.

[Le malade peut arriver souvent à introduire lui-même la boulette de coton Bonain conseille simplement l'instillation d'huile de vaseline.]

THÉRAPEUTIQUE

ADÉNOIDES. — *Tumeurs, végétations*, hypertrophie adénoide du pharynx nasal. Les traitements medicaux sont nuls comme effets Methode de choix : L'intervention opératoire est seule efficace. Après antisepsie du pharynx nasal par les lavages à l'eau chaude coaltarisee et les pulvérisations de vaseline mentholee à 1/30, faire une prise avec la pince coupante, lorsqu'il y a une masse centrale. Puis, cinq ou six jours apres, pratiquer le curettage lateral de tout ce qui reste, au moyen de la curette *en boucle*, de Lange. S'il n'existe qu'un *semis adénoïdien* plus ou moins marqué, sans masses centrales, on peut faire le curettage complet, en une seule séance, sans employer la pince Puis ensuite, tous les deux jours, badigeonnages iodés de l'arrière-nez, avec un tampon de coton roule à l'extremité d'une tige recourbée. Trois à quatre badigeonnages sont utiles

[Chez l'enfant de 2 a 15 ans, l'operation sera pratiquée en un seul temps, avec anesthésie genérale au chlorure d'ethyle, si les parents la demandent]

AMYGDALES (Hypertrophie des). — On peut exciser les amygdales hypertrophiées avec l'amygdalotôme ou l'anse chaude. On arrive à une réduction parfaite en employant le Paquelin ou le galvano. Quelques séances à 15 à 20 jours d'intervalle. Dans certains cas la pince coupante de Ruault rend des services.

TRAITEMENT THERMAL. — Sujets déprimés : eaux sulfurées, Cauterets, Saint-Honore, Eaux-Bonnes, Aix, Le Vernet, Amélie-les-Bains, Luchon, Moligt ; sulfurées calcaires Enghien, Pierrefonds. — Si les sujets sont excités . Mont-Dore ou la Bourboule — Sujet rhumatisant ou goutteux . Royat

ANKYLOSE de la chaîne des osselets. (V. *Otite catarrhale chronique, scléreuse*)

AUTOPHONIE. — Résonance de la voix · Emploi prolongé des bougies. Badigeonnages de l'entree du pavillon avec teinture d'iode.

BOURDONNEMENTS. — Bruits subjectifs, sensations subjectives. L'étiologie, encore mal connue, ne permet pas une therapeutique précise. S'ils sont dus à un bouchon de cerumen, à un corps étranger, à une affection de la trompe, s'adresser à la cause.

En dehors de ces cas bien caractérisés, on envoie dans la caisse, par la trompe, des vapeurs d'ether acetique, d'iode, d'iodure d'ethyle, balsamiques. S'il y a affection de l'oreille interne . bromure de potassium à haute dose · 4 à 6 gr. par jour en 2 ou 3 fois, pendant six jours, et s'arrêter On administre aussi : l'iodure de potassium (2 gr par jour), l'acide bromhydrique anglais (de 40 à 60 gouttes par jour) pendant trois semaines , la liqueur de Fowler, 2 à 10 gouttes par jour. Les cachets de serum de Trunček donnent de bons résultats.

CARIE DU ROCHER. — V. *Complications de l'otite moyenne purulente, aigue ou chronique.*

CÉRUMEN (Bouchons, amas de). — L'indication formelle est de ne jamais se servir d'un instrument (pinces, crochet, cure-oreille, etc.) Ramollir la masse, en versant dans l'oreille, matin et soir (pendant deux jours au moins) quelques gouttes de vaseline liquide, de glycérine, d'huile ou d'eau chaude. Faire ensuite une forte injection d'eau chaude bicarbonatee avec une seringue, sans user de violence · multiplier plutôt le nombre des injections. Puis, essuyer le conduit et badigeonner avec melange de glycerine, 30 gr , coaltar saponine, 4 gr Tenir l'oreille fermée avec du coton, pendant deux ou trois jours

CHOLESTÉATOMES. — Ces amas d'epiderme et de cholestérine peuvent envahir tout ou partie de l'oreille moyenne Si on ne peut les enlever par le conduit, il faut faire la trepanation, ou l'évidement petro-mastoidien.

CORPS ÉTRANGERS. A. *Du conduit* — [Le corps étranger n'est ordinairement pas enclavé, une injection d eau tiede avec la seringue doit le faire sortir. S'il est enclavé spontanement ou par suite de tentatives maladroites, le seringage echouant, il faut pratiquer l'extraction instrumentale (crochet mousse) sous le contrôle de la vue et avec l'anesthesie générale chez le jeune enfant]

[B. *De la caisse*, le plus souvent refoulés par des manœuvres intempestives, on pratiquera le décollement du conduit, l'extraction des osselets et la resection du mur de la logette exceptionnellement il faudra recourir a l'antrotomie]

COUPOLE, attique (Inflammation de la) avec perforation de la membrane de Shrapnell Lavages de la cavité avec la canule de Hartmann ; cauterisation avec solution de chlorure de zinc a saturation Enlevement des bourgeons charnus, des osselets caries, soit directement, soit en faisant sauter le mur de la logette, soit enfin en pratiquant l'operation de Stacke, qui permet de curetter toute la region

DIPLACOUSIE. — Affection très rare. Traiter la cause presumee

ECZÉMA. — V. *Otite externe eczémateuse.*

ÉQUILIBRE (Troubles de l'). — V. *Vertiges.*

EXOSTOSES. — Le traitement médical est sans effets. Si l'exostose bouche en partie le conduit et empêche l'écoulement au dehors des secretions, il est formellement indiqué d'en faire l'ablation, sous le chloroforme, en se servant de la gouge et du maillet. Enlever chaque fois une mince couche de tissu osseux Dans quelques cas, on peut employer une fraise mue par un tour portatif à main Cet instrument est délicat à manier, à cause des echappees possibles.

FURONCLES. — V. *Otite moyenne circonscrite.*

HALLUCINATIONS de l'ouie . La therapeutique locale est generalement impuissante.

HÉMORRHAGIE. A. Du pavillon (V *Othématome*). B. Du conduit (V. *Traitement de l'otite externe et moyenne*). C. de la caisse. (V. *Traitement des otites moyennes et de leurs complications*). D. de l'oreille interne. Révulsifs energiques, glace sur la tête, a demeure, etc.

HYPERESTHÉSIE. — Combattre les causes présumées de ces sensations sonores, exagerees et douloureuses, qui se rencontrent dans l'hysterie, l'otalgie, l'hyperhemie labyrinthique, les affections du tympan, de la caisse, la meningite

INFLAMMATION. A du pavillon. *Erytheme*. Compresses aseptiques trempees dans eau boriquee chaude, vaseline boriquee, a l'oxyde de zinc. *Eczema* Faire tomber les croûtes, Pommade. vaseline 30 gr., thigenol 4 gr.— B. du conduit auditif (V *Otite externe*).— C du tympan (V *Myringite*) — D. de la caisse (V. *Otite moyenne*). — E de la trompe. *Catarrhe aigu*, consecutif au coryza aspirations de vapeurs d'eau chaude, de camphre, aromatiques. *Catarrhe chronique* (V. *Otite catarrhale moyenne*). — F. de l'apophyse mastoide (V. *Mastoidite*). — G. de l'oreille interne (V. *Otite interne*).

MALFORMATIONS. — Vices de conformation. Les indications thérapeutiques ne peuvent trouver place dans ce formulaire.

MASTOIDITE. — (V. *Complications des otites moyennes.*

MÉNIÈRE (Maladie de). — [*Phase aigue* — Pendant l'accès, garder le lit dans une chambre silencieuse : après l'acces, dérivatif intestinal et régime lacte

Phase subaigue — Au bout d'un mois, pour hâter la résorption de l'exsudat intralabyrinthique, injections sous cutanees de pilocarpine (de 12 a 30 suivant le resultat en commençant par un demi-centigramme pour aboutir a un et demi)

Phase chronique. — Le medicament par excellence est la quinine, administrée *a dose forte, methode de Charcot*]

Bromhydrate de quinine, en cachets de 25 cent. (auxquels on peut ajouter ergot de seigle, 0,08 cent), prendre premiere semaine, 1 cachet le matin, 1 cachet le soir , deuxieme semaine, 1 cachet le matin, 2 le soir , troisième semaine, 2 cachets le matin, 2 le soir , quatrieme semaine, repos. Recommencer le mois suivant, et ainsi de suite, avec arrêts, reprises et repos pendant un mois, ou plus, jusqu'à cessation du vertige. Apres quelques series, suivant les cas, on peut debuter par 1 gr. par jour, sans dépasser 1 gr. 50 à la troisieme semaine. L'effet est d'autant meilleur que les bruits sont plus forts sous l'influence du médicament

[*Méthode des doses minimes* — 2 cachets ou pilules de deux centigrammes chaque jour et pendant trois mois, sans interruption

La ponction lombaire a été pratiquée mais les résultats obtenus ont été incertains.]

On a préconisé aussi le salicylate de soude, de 2 à 4 gr. par jour ; l'acide bromhydrique anglais, de 40 à 60 gouttes par jour en trois fois. S'il existe des phénomènes congestifs, employer les sangsues, les révulsifs, etc Depuis deux ans, de bons résultats ont été obtenus avec la ponction lombaire, surtout dans les cas anciens

MYRINGITE. — A *Aiguë.* Au début, même traitement que pour l'otite externe circonscrite On a conseillé les instillations chaudes de quelques gouttes de eau distillée 20 gr , sulfate d'atropine 1 gr. S'il y a sécrétion purulente, lavages antiseptiques S il existe de l'otite moyenne, inciser largement le tympan. — B. *Chronique* (V. *Traitement de l'otorrhée chronique*).

OTALGIE. — A. *Essentielle*. Névralgie faciale. Quinine à haute dose, 40 à 50 cent en une fois, trois jour de suite , bromure de potassium, 4 à 6 gr par jour pendant 6 jours valérianate de quinine, d'ammoniaque, de camphre, aconitine cristallisée, granules de un quart de milligr.(4 au plus par jour).

B. CONSÉCUTIVE A AFFECTION DE L'OREILLE MOYENNE. (V. *Traitement des otites moyennes purulentes aiguës ou chroniques et de leurs complications*)

OTHÉMATOME. — Si la tumeur est de petit volume et indolore, l expectation peut réussir S'il y a des douleurs vives, compresses d'eau boriquée froide. Lorsque les phénomènes inflammatoires sont très marqués, ponctionner la poche, évacuer le liquide et appliquer un bandage très compressif Parfois, on doit bourrer la poche de gaze iodoformée. On voit souvent la tumeur se reproduire, malgré la médication énergique employée.

OTITE EXTERNE. — A *Aiguë* 1° Circonscrite. Furoncles hydroadénite . Badigeonnages de teinture d'iode au début. En cas de fortes douleurs, bains d'oreilles (V. ce mot) Instillations de quelques gouttes de solution de cocaïne, 5 à 10 p 100 Émissions sanguines. Ouvrir, s'il y a lieu, le furoncle, continuer les bains, puis injection de 500 gr. d'eau bouillie additionnée de coaltar saponiné 15 gr , boricine 10 à 20 gr., acide phénique et glycérine 10 gr de chaque. Enfin, badigeonnages avec glycérine 10 gr additionnée de phénosalyl 4 gr., résorcine 2 à 4 gr. etc.

2° *Aiguë, diffuse* Au début, mêmes moyens que pour l'otite circonscrite Puis, scarification du conduit S'il y a un foyer purulent, inciser. En cas d'écoulement, suivre les indications données plus haut On a vanté aussi les badigeonnages avec nitrate d'argent 40 cent. à 1 gr. dans eau distillée 10 gr.

B. *Chronique* Traitement local, lavages et badigeonnages. S'il survient de la périostite du conduit, inciser et gratter à la curette le point malade, puis pansement à la gaze iodoformée Dans la forme parasitaire, employer la solution : alcool 25 gr., acide salicylique 50 cent.

Comme traitement général de la forme chronique, les toniques, les amers, l'arsenic sont indiqués.

OTITE ECZÉMATEUSE. — Essuyer doucement avec coton hydrophile trempe dans mélange : glycerine 30 gr., coaltar saponiné 4 gr. Badigeonnages avec glycérine et phenosalyl indiqués plus haut. Emploi de pommades : excipient, vaseline 25 gr. additionnée de. acide borique pulvérisé 5 gr., thigénol 4 gr., solution acide picrique, saturee L'hygiène et le traitement géneral ont une grande importance. Les cachets de 25 cent. d'ichtyol, à l'interieur, donnent de bons résultats.

Traitement thermal. — Enghien, Luchon, Cauterets, Uriage, Aix la-Chapelle, Niederbronn.

OTITE MOYENNE CATHARRALE. — A. *Aigue*. Epanchement muqueux ou sero-muqueux dans la caisse. Paracentèse large, puis au besoin occlusion avec pansement antiseptique. Emploi des bougies, sans insufflations d'air.

B *Chronique*. Epanchement se renouvelant, souvent plusieurs fois. Cette forme chronique, très commune, alors que l'épanchement a disparu, a une marche lente et progressive conduisant à la sclerose de la caisse, avec ankylose plus ou moins complète et surdité variable. *Traitement local*. Emploi systématique des bougies (V. ce mot). Injections de vapeurs d'éther, de vapeurs balsamiques chaudes, de quelques gouttes de vaseline liquide aseptique. Dans la periode avancée. continuité du traitement par les bougies. *Traitement chirurgical* ; a éte préconisé depuis un certain temps par quelques otologistes, pour combattre la surdité très forte, due à l'otite sclérémateuse, il est abandonné complètement.

Traitement thermal — Luchon, Ax, Cauterets (La Raillière), Aix, Insufflations de vapeurs sulfureuses dans la trompe et la caisse

OTITE MOYENNE PURULENTE AIGUE

[Les applications chaudes résolutives doivent être faites au début, instillations dans le conduit de glycérine phéniquée chaude au 20e (antisepsie du conduit ; compresses humides et chaudes maintenues en permanence sur tout le pourtour de l'oreille.

Si les symptômes inflammatoires ne se modifient pas, il faut inciser largement le tympan (quadrant postero-inférieur) en utilisant, soit l'anesthesie locale (mélange de Bonain), soit l'anesthésie générale (chlorure d'éthyle). L'exsudat évacué, il faut éviter la rétention et pratiquer un drainage de l'abcès ; dans certains cas pansements secs journaliers, dans d'autres cas injections à la seringue d'eau bouillie tiède et antiseptisée (une ou plusieurs par jour pour debarrasser le conduit du pus qui s'y déverse).

Pour éviter l'infection secondaire appliquer les principes de chirurgie générale (asepsie conduit et pavillon, asepsie de la seringue et des solutions, propreté des mains), après lavage, instillation d'huile phéniquée et occlusion du conduit.

Complication — *Mastoïdite* — Persistance des phénomènes douloureux avec insomnie, gonflement mastoïdien, écoulement purulent abondant, phenomènes généraux avec cachexie sont des indications a la trépanation.]

OTITE MOYENNE PURULENTE CHRONIQUE. — Généralement indolore. Grandes variétés dans les symptômes objectifs et subjectifs et dans la qualité et la quantité de l'écoulement purulent. Les associations microbiennes sont constantes

Lavages fréquents avec 500 gr. d'eau chaude additionnée d'un antiseptique, coaltar saponine, formol, etc. Badigeonnages journaliers repétés avec mélanges antiseptiques variés à base de glycérine 10 gr., avec phénosalyl, airol, etc 4 gr Eau oxygénée à 12 volumes, solution de chlorure de zinc saturee alcool rectifié pur, ou borique, en bains de 10 a 20 minutes Continuer longtemps le traitement La guerison dépend de l'etendue et de l'importance des lesions de la caisse, et de létat général du malade.

[Le traitement chirurgical, qui s'impose dans certains cas, guérit a peu près certainement les suppurations chroniques, les pansements consécutifs pénibles et prolonges sont la partie la plus importante et la plus difficile de l'évidement. Les récidives observées sont osseuses, cutanees ou tubaires]

Complications. Cholesteatôme (V ce mot). Mastoidite, par inflammation subaiguë, trépanation, curettage

Paralysie faciale [Conséquence de la propagation de l'ostéite de la caisse au canal de Falloppe ou mise a decouvert du nerf par usure des parois du canal dans les cas de cholestéatome l'évidement devient nécessaire]

Carie. Caisse et apophyse. Trepanation, opération de Stacke, ablation des osselets, curettage de la caisse

Necrose S'il n'existe pas de phénomènes généraux graves, il y a intérêt à laisser la nature circonscrire la nécrose, et établir ses défenses On peut ainsi, un peu plus tard, enlever des séquestres considérables, sans aucun inconvenient.

Le cadre de cet ouvrage ne permet pas de s'etendre sur le traitement des complications qui peuvent se faire du côté du sinus, du cerveau, etc.

OTITE INTERNE. — Inflammation géneralement secondaire Les moyens therapeutiques tels que · antiphlogistiques, glace, sont le plus souvent inefficaces. (V. *Maladie de Meniere.*)

OTORRHÉE CHRONIQUE. (V. *Otite moyenne purulente chronique.*)

PARACOUSIE DE WILLIS — Traiter la cause présumée.

PAVILLON. (V. *Inflammation, traumatismes, othematome.*

POLYPE — A *Muqueux*, les plus fréquents. Qu'ils viennent du conduit ou de la caisse, la technique opératoire est la meme. Employer le serre-nœud de Wilde modifié, et passer l'anse métallique jusqu'au pédicule. Le polype enlevé chercher le point d'implantation, et le cautériser energiquement soit avec le galvano, soit avec les solutions, acide chromique, chlorure de zinc à saturation — B *Polypes fibreux*, ou fibro-muqueux : Même technique. La destruction du pédicule est plus longue et plus difficile. — C. *Granulations polypoides du tympan et de la caisse* Seront combattues par les caustiques et par les attouchements au perchlorure de fer.

SALPINGITE. (V. *Inflammation de la trompe.*)

SCLÉROSE. (V. *Otite moyenne catarrhale chronique.*)

TRAUMATISMES. — A. *Du pavillon* Oreille déchirée, coupee. Réunion par sutures B *Du conduit auditif externe.* Blessures portant le plus souvent sur la peau Pansement antiseptique, occlusion du conduit. Les fractures sortent du cadre de cet ouvrage. C *Du tympan* Nettoyer le conduit avec solution de sublime à 1 pour 2 000, essuyer, puis badigeonner avec glycérine coaltarisée, et occlusion

Quant aux traumatismes portant sur la partie osseuse de la trompe, sur l'apophyse mastoide ou l'oreille interne, l'etat général des malades est tel, que ce qui regarde l'oreille passe au second plan

TROMPE D'EUSTACHE (V. *Inflammation.*)

TUMEURS. (V. *Polypes-adenoides*)

VÉGÉTATIONS. (V. *Adénoides*)

VERTIGES. — Rechercher la cause (V , en outre, *Maladies de Meniere*.)

VII

AIDE-MÉMOIRE

DE

THÉRAPEUTIQUE LARYNGOLOGIQUE

PHARYNGOLOGIQUE, NASOLOGIQUE

Par Pierre SEBILEAU

Professeur agrégé à la Faculté. — Chirurgien de l'hôpital Lariboisière
Membre de l'Académie de Médecine et de la Société de Chirurgie.

AMYGDALE LINGUALE. — Amygdalite catarrhale. — Justiciable de la même thérapeutique que le catarrhe aigu des amygdales palatines et les angines catarrhales diffuses (voy. *Aide-Mém. de ther. med*), du reste, coexistent ordinairement Résorcine $\frac{1}{100}$, acide borique $\frac{2}{100}$; phénosalyl $\frac{1}{1000}$, hydrate de chloral $\frac{5}{1000}$, acide phénique $\frac{1}{1000}$, en gargarismes, ou mieux en pulvérisations et irrigations tres chaudes Si douleurs vives et dysphagie, pratiquer, a l'aide du miroir, attouchements avec collutoire, résorciné $\frac{1}{50}$, ajouter chlorhydrate cocaine $\frac{1}{50}$.

Amygdalite suppurée — S'ouvre et se vide ordinairement seule, car très souvent méconnue Incision, en s'aidant du miroir ou, si impossible, du toucher digital, avec bistouri a courbure laryngée : petite opération quelquefois rendue délicate par gonflement, immobilisation de la langue et douleur trismus.

Amygdalite chronique (Hypertrophie de l amyg ling.) — Si souvent latente qu'elle échappe a la thérapeutique Traitement ordinaire, très bon, consiste en quelques séances de galvanocautérisation sous contrôle miroir, après cocainisation en surface a $\frac{1}{10}$. Si hypertrophie volumineuse, décapitation par amydalotome de Mackenzie Lennox-Browne. Morcellement avec pince Furet, Escat, difficile, long, moins recommandable.

Tumeurs — *Tumeurs benignes* — Doivent être enlevées par la voie buccale, sous le contrôle du miroir, par un des procédés suivants : excision, curetage, arrachement, morcellement, ablation à l'anse froide ou chaude, électrolyse.

Tumeurs malignes — Leur extirpation, à moins que cela ne soit tout à fait au début, ne peut être assurée que par la création d'une brèche artificielle (pharyngotomie). Pour cette question, voy *Pharyngotomie*

AMYGDALE PALATINE — **Amygdalite catarrhale** — (Voir *Aide-Mem. de therap. med art angine*)

Amygdalite et périamygdalite suppurées. — Incision de l'amygdale ou de la fosse sus-amygdalienne à travers le voile. Opération facile. La collection est ordinairement profonde

Amygdalite chronique — Presque toujours entretenue par existence de lacunes amygdaliennes. Discission de l'amygdale ou amygdalectomie partielle ou totale

Hypertrophie des amygdales. — Il y a presque toujours intérêt à opérer. Pas de galvanocaustique (traitement long, douloureux et souvent inefficace). Pas d'ablation à l'anse chaude. Amygdalectomie sanglante partielle ou totale, suivant le cas Dans l'une ou dans l'autre, ne jamais dépasser la loge par derrière et ménager le pilier postérieur, sauvegarde de la carotide.

Tumeurs. — *Tumeurs benignes.* — Tous les procédés applicables à l'hypertrophie simple des amygdales peuvent être employés, mais le morcellement n'est pas ici recommandable Enlever, avec la tumeur, la portion d'amygdale où elle s'attache, largement. Si tumeur et amygdale non enchatonnées, employer instrument de Fanestock (veiller à hémorrhagie) ou anse galvanique (douleur, reaction inflammatoire, maniement délicat). Pour tous les cas, le mieux est ceci saisir tumeur et amygdale avec pince à traction, tirer, pédiculiser, puis couper soit avec bistouri (c'est le meilleur), soit avec ciseaux. Ouvre-bouche ordinairement nécessaire Surveiller hémorrhagie. Si énucléation difficile et champ opératoire obscur, rendre exploration et manœuvre faciles par section du pli triangulaire (écraseur plicotome de Lermoyez-Mahu).

Tumeurs malignes. — Doivent être enlevées d'aussi bonne heure que possible. Voies naturelles, simples ou agrandies (incision de Jœger) suffisent habituellement.

AMYGDALE PHARYNGÉE — **Amygdalite aigue** (adénoïdite). — Spéciale à l'enfant Traitement médical de toutes angines aiguës. Enfant tout jeune : deux fois par jour, injecter dans chacune des fosses nasales le contenu d'une seringue de Marfan d'huile mentholée à $\frac{1}{100}$, enfant et adolescent : introduire matin et soir par aspiration (en décubitus horizontal) dans chacune des fosses nasales gros comme une petite noisette de pommade (vaseline stérilisée 30, acide borique 4, menthol 0,15). Irrigations pharyngées antiseptiques, chaudes Attouchement rétropharyngien avec collutoire, désagréable, ordinairement inutile.

Adénoïdite chronique. — (Hypertrophie de l'amygdale palatine, végétations adénoïdes). (Voy. *Art. Aden : Aide-Mem. de therap. otol*).

CELLULES ETHMOIDALES. — **Suppuration.** — Presque toujours combinée à suppuration fronto-maxillaire, aussi l'ouverture du labyrinthe ethmoïdal par fosses nasales (Grunwald,

Hajek) est-elle presque toujours insuffisante et ne guérit-elle que les ethmoïdites limitées

Dans grand nombre de cas, la destruction des cellules ethmoïdales antérieures après trépanation sinuso-frontale antérieure et effondrement de la gouttière infudibulaire est suffisante. les curettes coudées de Sebileau rendent cette pratique inoffensive

Sinon, il faut ouvrir, cureter et détruire la totalité des cellules ethmoïdales par . *a* voie orbitaire (Mackenzie, Goris, Guisez, Jacques, etc), *b*, voie combinée fronto-nasale (Killian) qui permet de pratiquer en même temps l'ouverture du sinus frontal et l'excision large de l'ethmoïde.

CLOISON. — **Abcès** — Souvent consécutifs à hématome, quelquefois à erysipèle face Après irrigation nasale et anesthésie par cocaïnisation en surface à $\frac{1}{10}$, inciser verticalement (deux centimetres) avec bistouri ou mieux galvanocautère, d'un ou deux côtés Irriguer poche avec solution aseptique chaude alcaline. Si fongosités dans la poche, anesthésier sa cavité et pratiquer curage avec petite curette. Tamponnement fosse nasale postopératoire.

Déviations — Les déviations légères sont justiciables d'abstention thérapeutique, d'ailleurs les indications opératoires sont posées moins d'après les déformations anatomiques que d'après les troubles fonctionnels (insuffisance nasale, rhino-pharyngite chronique, retentissement vers l'oreille moyenne) En tout cas, éviter d'opérer avant la puberté

Les méthodes anciennes doivent être abandonnées, aussi bien les méthodes non sanglantes (redressement manuel, appareils orthopédiques) que les méthodes chirurgicales (septoclasies, septotomies, cartilagineuses ou osseuses, simples ou combinées, perforations à l'emporte-pièce, à l'électrolyse, etc)

L'opération de Killian, la résection sous-muqueuse partielle ou presque totale du septum, que l'on pratique à la cocaïne et que facilite l'emploi du couteau de Ballenger, est une petite intervention longue et délicate mais bénigne et efficace, appelée à entrer dans la pratique rhinologique courante (bons résultats fonctionnels, parfois même esthétiques).

Épaississements. — Ils forment, avec ou sans déviations épines, éperons, crêtes Opérer seulement si indications (obstruction nasale, catarrhe chronique de nasopharynx et trompe, accidents réflexes). Destruction par fraises et scies électriques rapide, mais ébranlante, douloureuse, souvent perforante. Pinces coupantes mauvaises. Il faut préférer : 1° pour épaississements osseux soit résection avec gouge et maillet, après hydrotomie sous-muqueuse du côté opposé pour éloigner fibro-muqueuse et interperforation (Escat), soit section avec un ou deux traits par scie de Bosworth (méthode douce, sûre) 2° pour épaississements cartilagineux chez enfants et adolescents, section au bistouri ; chez adulte, abrasion avec ostéotome (Grunwald-Moure), procédé rapide, excellent L'exérèse sous-muqueuse, avec conservation des lambeaux, permet une cicatrisation plus rapide, la technique opératoire est plus longue et plus délicate.

Opérer en tous cas avec speculum de Palmer après cocaïnisation, adrénalisation (rétraction de muqueuse, élargissement de champ opératoire). Surveiller synéchies ultérieure.

Ulcère perforant. — *Période d'ulcération.* — Cautérisations avec perle d'acide chromique ou pointe du galvano

Période d'escharification — Détruire croûtes avec irrigation antérieure et vaseline boriquo-mentholée Eviter le grattage

Période de perforation — Pas de traitement

EPISTAXIS. — Il faut, avant tout 1° éviter le perchlorure de fer en application locale (escarres) 2° déconseiller les humages froids et astringents (trompe d'Eustache), 3° redouter le tamponnement postérieur (infection de la trompe et de la caisse)

Pour une *epistaxis légère*, faire de la compression digitale, sur les ailes du nez (moyen simple et efficace) ou, si celle-ci ne réussit pas seule, introduire dans la profondeur du vestibule nasal un fragment de gaze aseptique formant tampon imbibé d'une solution d'antipyrine $\frac{1}{10}$ ou d'une solution de cocaine à $\frac{1}{20}$ et d'adrénaline a $\frac{1}{1000}$ en exerçant par dessus l'aile du nez une compression légère qui applique le topique contre le segment inférieur de la cloison, siege ordinaire de l'hémorrhagie Avec cocaine et adrénaline, craindre le retour de l'hemorrhagie par vaso-dilatation

Pour une *epistaxis abondante* et qui ne cede pas a ces moyens simples . 1° introduire un spéculum, eclairer la region, éponger, chercher, on verra toujours (ou presque toujours) le sang venir « de la partie antéro-inférieure de la muqueuse de la cloison un peu au-dessus et en arriere de l'epine nasale » Sur ce point, faire hemostase provisoire avec petit tampon monte sur stylet et rapidement, sur ce champ étanche, pratiquer cautérisation rapide avec pointe du galvanocautère ou bien perle d acide chromique (moyen tres fidele), 2° si abondance de sang empeche d assurer étanchement et masque siege hemorrhagie, faire un tamponnement anterieur (sous le contrôle d'éclairage et a l aide du speculum), en se servant de bandelettes de gaze aseptique introduite dans la région antérieure des fosses nasales, contre la cloison. « Tasser de bas en haut et ne pas pousser vers la choane » (Lermoyez) Quelques epistaxis semblent venir de points différents et multiples (hépatiques, artério scléreux). En plus des moyens precedents, injecter serum gelatineux sterilisé, sérum de cheval, sérum antidiphtéritique Tamponnement antéro-postérieur doit être *absolument* exceptionnel. En tout cas le laisser tres peu de temps.

L'épistaxis provient souvent du grattage, qui n'a pas de croûtes ne se gratte pas. Eviter la formation de croûtes par usage intermittent de vaseline boriquée.

HYDRORRHÉE. — **Hydrorrhée cranienne.** — Ecoulement de liquide céphalo-rachidien par le nez Cette cranorrhée est traumatique ou bien spontanée — *Traumatique*, elle dépend d une fracture de l étage anterieur de la base du crâne, et, comme telle, releve de la chirurgie génerale — *Spontanee*, elle est du ressort de la pathologie nerveuse

Hydrorrhée nasale — Ecoulement « critique, paroxystique, apériodique » (Lermoyez) par un nez temporairement enchifrené et obstrué, d'une sécrétion muqueuse « profuse ». Ecoulement lié, ou non, a phénomenes de rhinite spasmodique. Il faut : 1° soustraire — chose tres difficile — le malade aux causes qui produisent la crise, 2° guérir — ce qui est ordinairement sans effet — les lésions constatées du côté des fosses nasales déviations et éperons de la cloison, rhinite hypertrophique, queues de cornets, petits polypes, 3° soigner l'état général (voy *Aide-mem. de ther. med.*, art Asthme), 4° Essayer l'atropine, soit administrée en pulvérisations nasales (5 centigr. pour 30 cent. cubes d eau), soit administrée a l'intérieur associée a la strychnine (méth. de Lermoyez) sous la forme suivante 2 cuill. à soupe par jour de sirop avec sulf n atr 5 milligr, sulf n strychnine, 2 centigr, sirop, 400 cent cubes, 5° en cas d insuccès, essayer, même s il n existe aucune lésion apparente, les cautérisations ignées, sur les « zones œsthesiogenes » de la pituitaire dont l attouchement provoque des reflexes de toux et d eternuement, ou même, en l'absence de celles-ci, sur le cornet inférieur (méth. de Hack) Faire peu de fonds sur ce traitement, ne pas persister.

L'emploi de l air chaud constitue une méthode infidele . quelques guérisons a côte d'exacerbations ou d'etats stationnaires

Tout cela vise l'hydrorrhée dite essentielle, la symptomatique guérit par la suppression de la cause (polype, corps étranger).

Hydrorrhée sinusale — Releve, comme l'hydrorrhée nasale symptomatique, d une altération de la muqueuse du sinus maxillaire. C'est une sinusite non suppurée (voy. *Sinusite*).

LARYNGITES AIGUES. — **Laryngite catarrhale.** — Elle est bénigne et sa thérapeutique ressortit à la thérapeutique médicale (*Aid mem ther med*) Repos absolu de la voix

Laryngite grave. — Au cours des grands processus morbides. Traitement général et hygiénique de l affection causale

Localement, entretenir de la glace en permanence sur la région du cou, ou bien y appliquer des compresses imbibées d eau tres chaude et souvent renouvelées Bains locaux assurés par les fumigations humides, les inhalations de vapeurs, les pulvérisations par projection d'air ou mieux les pulvérisations par projection de vapeurs ; benzoate de soude à $\frac{2}{100}$, acide phénique a $\frac{1}{1000}$, eucalyptol à $\frac{1}{1000}$. Pas d'attouchement intralaryngé. Scarifications de la muqueuse, dirigées contre l'œdeme qui détermine phénomenes dyspnéiques, sont ordinairement rendues impossibles par spasmes glottiques que provoque introduction du miroir. Mieux vaut, d'habitude, expectation armée. si obstruction laryngée augmente, faire tracheotomie

Les abcès terminaux sont endolaryngés, exolaryngés *Endolaryngés :* incision par voies naturelles sous le contrôle du miroir (s il n y a pas de spasme). En cas d'impossibilité, attendre évolution spontanée ou apparition extérieure, en faisant bouche aérienne, si necessaire. *Exolaryngés :* incision cervicale *loco dolenti*

LARYNGITES CHRONIQUES. — Pour toutes les variétés, nécessite de . 1° repos de la voix, 2° traitement du nasopharynx, 3° hygiene générale (cris et malmenage vocal chez l'enfant), (suppression alcool, tabac, poussieres).

Laryngite chronique simple — Guérit bien (forme subaiguë) par quelques attouchements intralaryngés avec solution chlorure de zinc $\frac{1}{20}$.

Laryngite chronique hypertrophique. — Attouchements avec chlorure de zinc $\frac{1}{20}$, au nitrate d'argent à $\frac{1}{50}$, à l'acide lac-

tique (parties égales) Inhalations avec eucalyptol, menthol, et benjoin.
Le fraisage électrique (Garel) est susceptible de donner des résultats immédiats

TRAITEMENT THERMAL — Eaux sulfurées, surtout celles qui laissent échapper de l'hydrogène sulfuré. Cauterets, Eaux-Bonnes, Luchon, Ax, Amélie, Cambo (source sulfureuse et ferrugineuse)

Laryngite chronique atrophique. — Inhalations, fumigations, pulvérisations émollientes (eau alcalinisée) ou très légèrement astringentes Mont-Dore, Bourboule, Challes

LARYNGOTOMIE. — Plusieurs variétés qui sont, de haut en bas

1° Thyrotomie, 2° Laryngotomie inter-crico-thyroïdienne, 3° Thyro-cricotomie (taille laryngée totale), 4° Crico-trachéotomie Ce qu'on appelle la laryngotomie sous-hyoïdienne est une pharyngotomie (opér de Malgaigne).

LARYNX — **Corps étrangers** — A-t-on main forcée par phénomènes dyspnéiques (obstruction laryngée, spasme glott), faire trachéotomie de nécessité et aviser ensuite si celle-ci n'a pas permis extraction Si aucun accident pressant, explorer avec miroir, après cocaïnisation. Alors deux cas

1 *Corps etranger sus-glottique* — Ordinairement extirpation par voies naturelles, soit avec pinces laryngées, a l'aide du miroir, soit grâce a la laryngoscopie directe (spatules de Kirstein au tube-spatule de Killian) Si impossible, pharyngotomie inter-thyro-hyoïdienne (voy *Pharyngotomie*).

2. *Corps etranger sous-glottique.* — Mettre patient en position Trendelenburg; placer ouvre-bouche; pratiquer percussion légère laryngée et trachéale, déplacement corps étranger provoque souvent accès de toux violent et expulsion Se tenir prêt *a*) a aller extraire corps étranger dans arrière-bouche, *b*) a pratiquer bouche aérienne si surviennent spasmes glottiques asphyxiants En cas d'insuccès reste *a*) laryngo-trachéoscopie directe, sous chloroforme chez l'enfant, avec cocaïne chez l adulte, *b*) thyrotomie verticale, médiane, après trachéotomie préalable, *c*) simple trachéotomie supérieure, sans introduction de canule, avec suspension et traction en dehors de la trachée assurées par le moyen de deux fils traversant chacun une des lèvres de la plaie trachéale (Sebileau) La trachéotomie sert alors a la fois de bouche aérienne et d'incision pour l extraction du corps étranger. On peut la faire longue, elle permet bien l'exploration de région sous-glottique Suture et réunion de plaie trachéale après opération

Intubation (Opération de Bouchut). — *Indications* — Toutes les dyspnées laryngées, particulièrement croup On l'utilise encore pour l'asphyxie des nouveau-nés, les rétrécissements du larynx, ou elle permet introduction de tiges dilatatrices, et quelquefois les opérations sur l arrière-bouche (Doyen) pour empêcher pénétration sang voies aériennes et assurer bonne respiration

Contre-indications. — Asphyxie menaçante, dans ce cas trachéotomie

Instrumentation. — Modèle Sevestre (Collin) ou modèle Froin (Mathieu) Il se compose d'un introducteur, d'un extracteur, de tubes de grandeur variable suivant l'age du malade, d'une seringue à injections trachéales, d'un ouvre-bouche

Manuel operatoire — L'enfant est assis sur les genoux d'un aide, maintenu par lui en face de l'opérateur, la tête en flexion légère.

L'ouvre-bouche est placé entre les arcades dentaires à gauche. L'opérateur introduit dans le pharynx l'index gauche qui va à la recherche de l'épiglotte, la rabat en avant contre la base de la langue qui se trouve ainsi fortement ramenée en avant L'index gauche parcourt l orifice supérieur du larynx, mais avec douceur afin d'éviter le spasme laryngé.

On glisse, le long de la face dorsale, puis de la face palmaire de l'index gauche, l'introducteur muni du tube. Celui-ci porte un fil que l'opérateur maintient le long du manche

Quand le tube est a l'entrée du larynx, on retire le mandrin, tandis que l'index fixe le premier et, par une pression douce et constante, le fait pénétrer dans le larynx. Ne pas se presser si un spasme de la glotte s oppose à l introduction et savoir profiter d'une grande inspiration

Eviter les fausses routes en plaçant le doigt derriere le larynx. On doit sentir, au toucher, le tube dans le larynx

Enlever le fil. Pratiquer une injection d'huile mentholée On peut laisser le tube en place quelques jours. Dans d'autres cas le tubage peut être temporaire

Surveillance constante Désinfection de la bouche.

Pour pratiquer l'extraction du tube on peut se servir de l'extracteur. Un moyen plus simple consiste a relever la tête de l'enfant, et repousser a l'aide du pouce droit l'extrémité inferieure du tube Ramener alors la tête en avant, et le tube refoulé est expulse si on fait cracher (enucléation digitale).

Complications. — Troubles de la déglutition. Infection possible

Paralysies. — Traiter la cause centrale (cerveau, bulbe), soustraire le malade a la cause périphérique (aorte, sous-claviere, œsophage, corps thyroide, ganglions bronchiques, etc). Le traitement des paralysies hysteriques appartient au neuro-pathologiste (traitement de l'hystérie) ou à l'électricien (faradisation du larynx)

Rétrécissements. — *Retrécissement circonscrit, partiel, mince*, sous forme de bride ou de palmure section au bistouri ou bien au galvano, par voie endolaryngee, sous le contrôle du miroir.

Retrecissement diffus, total, épais : dilatation progressive, avec ou sans trachéotomie préalable, suivant les cas. Nombreux dilatateurs existent, les plus connus sont ceux de Schrotter. On peut en improviser · tels les Beniqué, qui ne sont pas mauvais et se courbent aisement. La dilatation est extemporanée ou a demeure celle-ci nécessite trachéotomie préalable. D ailleurs, au cours du traitement, cette dernière peut devenir une necessité.

La laryngostomie est une opération récemment vulgarisée en France (Sargnon et Barlatier) et qui s'applique aux retrécissements rebelles aux méthodes ordinaires après thyro-crico-trachéotomie et excision des tissus sclérosés, on fixe les lames thyroidiennes aux levres de la plaie cutanée, un drain dont on augmente progressivement le calibre fait office de glotte respiratoire tandis que s opère la cutinisation endo-laryngee Pansement pendant six a quinze mois, puis autoplastie qui permet fermeture définitive du larynx.

Syphilis. — *Accident primaire.* — N'existe pas dans le larynx proprement dit.

Accidents secondaires (plaques muqueuses). — Cautérisations, traitement de laryngite aigue, traitement général de syphilis.

Accidents tertiaires. — Le plus souvent séveres, en tout cas fournissant indications pressantes. D'ou necessité ordinaire · 1° de faire traitement intensif (injections intra-musculaires de calomel et prises copieuses d'iodure). 2° de se tenir prêt à trachéotomie souvent nécessaire

Tuberculose — Repos de la voix Traitement de l'état général et de la tuberculose pulmonaire (voy. *Aide-mem. de ther med*) Bains de vapeur larynges par inhalations, pulvérisations (eucalyptol, acide benzoique, menthol) Injections intra-cavitaires d huile creosotee Beaucoup de praticiens s en tiennent la, il n est pas demontré qu ils aient tort D autres pratiquent, sur la surface des lesions, des attouchements avec du chlorure de zinc, de l'acide lactique, du naphtol camphré (c est, pour le moins, peu dangereux), ou bien des injections sous-muqueuses d'huile iodoformee ou creosotée (c'est déja moins anodin) Il en est qui grattent, curent, coupent, arrachent, galvanocautérisent les ulcérations, les vegétations polypoides ou papillomateuses Ce n'est pas toujours sans danger; est-ce quelquefois avec bénéfice ? Enfin, il ne semble pas que les méthodes plus chirurgicales (action directe sur les lésions par laryngotomie) aient encore donne des succès serieux Très désarmés, nous devons, la plupart du temps, nous contenter 1° de soulager le malade par attouchements, insufflations ou pulvérisations de cocaine, de chlorétone, de morphine, 2° de prolonger la vie de quelques jours, par la trachéotomie, s'il y a menace d'asphyxie

Traumatismes — *Plaies pénetrantes* — Suture plan par plan Drainage de sûreté (suppuration, emphyseme) Faire trachéotomie si necessitée par phénomenes asphyxiques immédiats (infiltration sanguine, chute de l épiglotte), ou secondaires (œdeme inflammatoire, suppuration)

Fractures — Surveillance attentive du malade, si menace asphyxique, trachéotomie, sinon, abstention

Le premier danger passé, étudier, intus et extra, caractères du traumatisme, déplacement fragments, etc., et, si nécessaire pour éviter sténose ultérieure, trachéotomie préalable, puis redressement fragmentaire, restauration, suture, etc.

Tumeurs — Tumeurs bénignes —*Rares et cantonnees.* — Ablation par les voies naturelles sous le contrôle du miroir, après anesthésie a la cocaine (en surface), assurée soit par insufflation poudre, soit par pulvérisation solution, soit par attouchement. Si la tumeur est sessile, pince coupante ou galvano, si pédiculée, polypotome. Opération délicate, quelquefois incomplete, necessitant plusieurs reprises, corde vocale quelquefois entamée Cautériser surface insertion La laryngoscopie directe peut être utilisee

Multiples et diffuses — C'est le cas ordinaire des papillomes Ablation par voies naturelles beaucoup plus difficile et presque toujours incomplete Section totale est, en effet, impossible; on procede plutôt par morcellement (pince), curage (curette), destruction ignée (galvano). D ailleurs, récidive excessivement fréquente. Aussi, ne pas persister dans ces manœuvres et faire, soit sans autre tentative préalable, soit apres tentative prudente endolaryngée, cure par fissure Cette fissure sera . *a*) laryngée pour tumeurs sus-glottiques (thyrotomie), *b*) trachéale pour tumeurs sous-glottiques (Sebileau)

Tumeurs malignes — Diffèrent totalement suivant qu elles sont 1° intralaryngées proprement dites ; 2° vestibulaires

Tumeurs intralaryngees — Extirpation par méthode endolaryngée est à proscrire, même dans la première période, comme étant presque forcément incomplète et ne se justifie guère que par erreur de diagnostic. Quand tumeur petite et circonscrite, on fait exérèse après taille laryngée (thyrotomie verticale ou transversale (?) pour région glottique et sus-glottique, trachéo-cricotomie ou trachéotomie simple pour région sous-glottique), mais récidive p a d constante. Aussi semblerait-il chirurgicalement raisonnable d'appliquer à tout cancer, aussitôt que diagnostic certain, les deux opérations qu'on ne pratique ordinairement que pour cancers déjà très avancés, ce qui en fait la gravité tout à fait spéciale et l'ordinaire inutilité, c'est-à-dire *laryngectomie partielle* (cancer unilatéral), *laryngectomie totale* (cancer médian ou bilatéral par envahissement secondaire) que rend efficace absence ordinaire d'adénopathie, et qui doit être pratiquée en deux temps, la trachéotomie devant précéder de trois semaines à un mois la laryngectomie

Quand cancer endolaryngé inopérable, pratiquer bouche aérienne dès que nécessaire

Tumeurs vestibulaires (épiglotte, région aryténoïdienne) — Très envahissantes, sont ou deviennent très rapidement pharyngées, ne sont donc en rien justiciables de laryngectomie et s'enlèvent par tailles pharyngées inférieures, pharyngotomie sus-hyoïdienne, pharyngotomie sous-hyoïdienne, pharyngotomie transhyoïdienne Adénopathie rapide · enlever ganglions Opération par voies naturelles, même à première période, presque fatalement inutile.

NEZ. — Corps étrangers — Essayer d'abord la douche d'air (par la narine libre). En cas d'insuccès, essayer successivement, à l'aide du spéculum et d'un bon éclairage, après anesthésie cocaïnique et réduction des cornets avec adrénaline · 1° l'extraction avec la cuillère mousse 2° l'extraction avec la pince, le forceps, le crochet, 3° l'extraction après morcellement, 4° la propulsion dans le rhino-pharynx, deux doigts étant placés en éclaireurs dans le naso-pharynx, 5° l'extraction par rhinotomie (voir ce mot) sous le chloroforme.

Ensellure. — Cette déformation, d'origine syphilitique, se traite . *a*) par procédé de douceur (injection de paraffine fusible à 45°) : *b*) procédé sanglant (opération de Kœnig, délicate).

La méthode des injections de paraffine ne semble pas donner ce que les premiers résultats avaient fait espérer.

Synéchies — Les respecter si elles ne déterminent aucun trouble. En cas contraire, section (bistouri, ciseaux, mieux galvano-cautère. Scie de Bosworth si elles sont osseuses). Pansement consécutif de séparation très important pour éviter retour.

Syphilis. — Traitement général de la syphilis (voir ce mot), contre les accidents locaux tertiaires, irrigations pour débarrasser fosses nasales de pus, mucosités et croûtes, vaseline boriquo mentholée. Toucher les ulcérations avec solution nitrate argent faible, glycérine résorcinée, iodée. Pour les séquestres, aucune indication spéciale à la région.

Contre les accidents secondaires vaseline boriquo-mentholée; poudre acide borique et menthol. Cautérisations légères nitrate d'argent solide.

Traumatismes. — *Plaies superficielles.* — Désinfection, suture.

Fractures. — *a*) Des os propres. Guérissent ordinairement seules. Désinfecter les fosses nasales (vaseline boriquo-mentholée) et la plaie superficielle s'il y en a. Surveiller emphysème. Anesthésier patient ; réduire fracture ; appliquer appareil de Chandelux, ou mieux appareil de prothèse caoutchouc gutta-percha fait par spécialiste de la chose, et approprié au cas particulier sur indications du chirurgien Déformation se reproduit souvent en raison de difficultés a maintenir réduction, action permanente intra-nasale telle que celle exercee par tampons, et compresseurs étant presque impossible (suppuration, escarres, douleurs, etc.).

b) De la cloison (vomer, cartilage quadrangulaire). Arrêter hémorrhagie par tamponnement provisoire Traiter hématome (voir ce mot), puis redresser fragments sous chloroforme (si nécessaire), maintenir réduction avec tampon double ou cornet nasal d'ébonite (mieux supporté).

Tuberculose. — Apparaît sous forme de tuberculose végétante ou de lupus.

Certaines formes secondaires sont seulement justiciables du traitement palliatif (irrigations douces, vaseline boriquo-mentholée, pulvérisations cocainées, insufflation de poudres a la cocaine, au menthol et a l'acide borique) Les formes primaires et curables sont justiciables *a*) de l'ablation avec l'anse galvanique (forme vegétante), *b*) du curetage suivi de cautérisation, en particulier de cautérisation à l'acide lactique a 1/5 (forme diffuse); *c*) des scarifications (lupus), *d*) des cautérisations galvano-caustiques a séances répétées (lupus) Le curetage est la méthode la plus rapide et la plus douloureuse (2 ou 3 séances). La galvanocaustique est plus lente, moins pénible, plus facilement acceptée.

Tumeurs. — *Myxomes.* — Spéculum de Vacher. Bon éclairage de rhinoscopie antérieure. Badigeonnage de cocaine et d'adrénaline Serre-nœud et fil d'acier n° 6 Ablation des polypes par section ou par arrachement (par section de preférence). Commencer par les polypes anterieurs, pour finir par les polypes posterieurs Cautérisation ou curetage du pédicule Une meche compressive pendant quelques heures. Ensuite vaseline boriquo-mentholée, ou bien insufflation de poudres (iodol, aristol).

Autres tumeurs benignes (adénome, angiome, papillome).— Toutes les petites tumeurs bénignes sont justiciables de l'ablation par les voies naturelles (anse froide ou chaude pour papillome et adenome, électrolyse pour angiome). Dès qu'elles atteignent un certain volume, elles ressortissent a l'ablation par un procédé de rhinotomie (voir ce mot), ce qui est le cas ordinaire de l'enchondrome et de l'ostéome

Tumeurs malignes (sarcome, epithélioma). — Ablation large par création de voie artificielle (rhinotomie).

OZÈNE. — *Traitement curatif.* — Jusqu'a ce jour, ozene considéré comme incurable, tous moyens proposés contre lui ayant été démontrés inefficaces

Les injections de paraffine a froid en retrécissant la filiaire nasale, font disparaître partiellement croûtes et odeur nauseabonde. Ces resultats ne sont pas constants

Traitement palliatif. — Enlever croûtes d'où provient fétidité et empêcher leur reproduction

Pour les enlever le médecin se servira de stylet et de porte-coton portant petit tampon d'ouate imbibé d'huile, de vaseline ou de glycérine boratée, plusieurs séances quelquefois nécessaires.

Pour empêcher la reproduction. le malade fera des irrigations nasales (eau de Vichy) vigoureuses et abondantes a narine ouverte (jamais de Weber), pulvérisations intranasales d'huile mentholée à $\frac{2}{100}$, aspiration nasale de vaseline boriquo-mentholée.

Nécessité de continuer soins : dès que le malade cesse, croûtes réapparaissent et, avec elles, fétidité.

Traitement hydro-minéral (Voir pour indications générales *Rhinites chroniques*) — Recommander plus spécialement sulfurées sodiques bromo-iodurées . Challes, Marlioz

PHARYNGITES. — Pharyngites aigues — Leur traitement se confond avec celui des angines aigués

Pharyngites catarrhales subaiguès. — Supprimer alcool, vin, tabac, se garder des poussières, du refroidissement. Fumigations humides, inhalations ou pulvérisations chaudes avec benzoate de soude $\frac{2}{100}$, acide phénique $\frac{1}{1000}$, eucalyptol $\frac{1}{1000}$ chloral $\frac{4}{1000}$ gargarismes id. Attouchements et badigeonnages avec glycérine résorcinée $\frac{1}{20}$ ou glycérine mentholée $\frac{1}{50}$. Si tout cela insuffisant, badigeonnages doux avec solution nitrate argent $\frac{1}{100}$.

Pharyngites chroniques. — *Forme catarrhale simple* — Suivant cas, attouchements nitrate argent $\frac{1}{100}$ ou $\frac{1}{50}$ (éviter pénétration dans larynx) ou badigeonnages iodés (solution iodo-iodurée à $\frac{1}{20}$ ou glycérine iodée a $\frac{1}{20}$) Gargarismes et pulvérisations chaudes après Surveiller poussées quelquefois réveillées par traitement.

Traitement thermal si formes congestives, Bourboule, Mont-Dore ; si formes atones, Eaux Bonnes, Cauterets, Luchon, Enghien.

Forme hypertrophique — Même therapeutique, tres atténuée, a cause de poussées congestives fréquentes. Cautériser granulations avec pointe galvanocautère, mais avec ménagement, pour ne pas transformer muqueuse pharyngée en tissu de cicatrice

Forme atrophique. — Traitement de la forme catarrhale avec accentuation des doses. Traiter l'ozène qui, souvent, est la cause.

PHARYNGOTOMIES — Il y a trois sortes de pharyngotomies · 1° *Pharyngotomies supérieures* (pour aborder le nasopharynx), 2° *Pharyngotomies moyennes* (pour aborder l'oro-pharynx), 3° *Pharyngotomies inférieures* (pour aborder le laryngo-pharynx).

Les premieres (*naso-pharyngotomies*) ne sont pas, proprement, des pharyngotomies ; ce sont des rhinotomies (voy ce mot) Restent donc les secondes (*oro-pharyngotomies*) et les troisiemes (*laryngo-pharingotomies*).

Oro-pharyngotomies. — Deux sortes de procédés · 1° les uns ménagent la mandibule ; 2° les autres attaquent la mandibule. A moins d'obligation formelle, se contenter des premiers très souvent suffisants.

Les principaux procédés extra-mandibulaires sont ceux de · Verneuil, Regnoli, Cheever, Monod, Veliaminow.

Les procédés mandibulaires forment deux catégories les uns font la résection unilatérale et temporaire de la mâchoire inférieure

(Kronlein, Obalinski, Trendelenburg, Sédillot, Bergmann, Orlow), les autres font la résection partielle et définitive de la mandibule (Verneuil, Polaillon, Mikulicz, Kuster, J.-L. Faure)

Laryngo-pharyngotomies — Deux catégories *Pharyngotomies verticales*. Pour les cas simples nécessitant seulement ouverture pharyngée procédé de Wheeler et mieux procédé de Quénu-Sebileau, d'exécution facile Pour les cas compliqués, nécessitant voie large et résection de paroi pharyngée grande incision (Billroth, Langenbeck), qui ne doit avoir rien de typique et qu'on agrandit suivant les besoins particuliers — *Pharyngotomies transversales*. Elles comprennent 1° La *pharyngotomie sus-hyodienne* (Jeremich) dont les applications sont rares, 2° la *pharyngotomie sous-hyodienne* (Malgaigne), 3° la *pharyngotomie trans-hyodienne* (Vallas); 4° la *pharyngotomie sous et trans hyodienne combinees* (Sebileau), 5° la *pharyngotomie sous hyoidienne* combinee à la *retro-thyroïdienne* (Sebileau) qui donne beaucoup de jour

PHARYNX — **Abcès peripharyngiens.** — A. Retro-pharyngiens — Ouverture des que collection certaine, deux voies

a) *voie pharyngee* (médiane) simple, pratique, facile, inoffensive, sans anesthésie.

b) *voie cutanee* (prémastoïdienne) en réclinant en dehors muscle et paquet vasculaire et en allant, par décollement, chercher collection derrière appareil splanchnique (avoir soin de ne jamais couper les plans successifs sur la sonde cannelée, méthode dangereuse). Procédé plus brillant, sans aucun danger dans mains d un chirurgien, mais inutile et inférieur au précédent, parce que nécessite anesthésie et laisse marque cutanée.

B. Latéro-pharyngiens. — Incision Difficilement abordables par voie bucco-pharyngée et non sans danger. Voie cervicale est préférable. Inciser sur bord antérieur sterno-mastoidien Récliner en dehors muscle et gros vaisseaux. Faire écarter en dedans conduit laryngo-tracheal. Rompre zones cellulo-conjonctives jusque sur paroi de l'abces au contact du pharynx.

Corps étrangers. — Ablation par les voies naturelles a l'aide d'un bon éclairage, et apres anesthésie locale a la cocaine (attouchement, pulverisation, insufflation) En cas d'insuccès, pharyngotomie latérale rétro-thyroidienne, par procédé Quénu-Sebileau (voyez *Pharyngotomies*)

Mycoses. — *Leptothrixomycose.* — Cureter ou arracher la végétation mycosique, ensuite badigeonnages iodo-iodurés ou glycerine iodée $\left(\frac{1}{20}\right)$, chlorure de zinc $\frac{1}{20}$. Si nécessaire, galvano cautère sur le champ d'implantation des touffes.

Actinomycose.— Curetage large Galvanocautère A l'intérieur, iode.

Tumeurs — *Tumeurs benignes.* — Rares. Appartiennent plutôt au naso-pharynx (voir ce mot). *Tumeurs malignes* Extirpation par la pharyngotomie (voir ce mot)

RHINITES. — **Rhinite aigue** — Repos à la chambre et, mieux encore, au lit. Sudation Traitement général des bronchites Priser, de temps a autre, la poudre suivante .

Chlorhydrate de cocaine	0,40	centigr.
Menthol	0,40	
Acide borique	20	
Chlorhydrate d'ammoniaque	1	

Ne pas continuer longtemps l'usage de la cocaïne. Pulvérisation d'huile mentholée à $\frac{1}{50}$. Pour éviter irritation cutanée sous-nasale onctions sur la peau avec :

Amidon	10	grammes.
Oxyde de zinc	10	
Acide salicylique	0,50	
Vaseline	20	
Lanoline	20	

(Pâte de Lassar modifiée).

Recommander au malade de se moucher doucement (d'un seul côté) pour éviter projection de mucosités dans la trompe.

Chez l'enfant « débarrasser le nez des mucosités qui l'obstruent, à l'aide de la douche sèche donnée avec la poire de Politzer » (Lermoyez), ou par aspiration (aspirateur d'Escat) Pulvérisations mentholées.

Si coryza devient purulent, faire par jour deux irrigations (à narine ouverte) avec eau bicarbonatée, après le lavage, priser la poudre suivante :

Iodol	5 gr.
Acide borique	5
Sucre de lait	5

En cas d'insuccès, badigeonnages au nitrate d'argent $\left(\frac{1}{100}\ \frac{1}{50}\ \frac{1}{20}\right)$

Rhinite chronique. — Deux irrigations nasales quotidiennes pour chasser mucosités. Entre temps, débarrasser le nez de ses croûtes par usage de vaseline boriquo-mentholée. Tous les deux jours faire un badigeonnage de toute l'étendue de la muqueuse nasale avec solution de nitrate argent $\frac{1}{100}\ \frac{1}{50}\ \frac{1}{20}$

Traitement hydro-minéral. — Si le sujet est sanguin : Vichy (Hôpital), rhumatisant non goutteux : Enghien, Pierrefonds, Cauterets (La Raillière). — S'il y a lymphatisme et herpétisme, chez les sujets excités : la Bourboule, le Mont-Dore — Chez les déprimés : Enghien, Pierrefonds, Cauterets, Luchon — Chez les arthritiques Vichy (Hôpital). — Chez les arthritiques anémiés et excités Royat (Eugénie) — Chez les syphilitiques Luchon, Cauterets, Aulus (syphilitiques sanguins et congestionnés)

Rhinite chronique hypertrophique. — Employer le traitement de la rhinite chronique simple Pour l'hypertrophie, si elle est « diffuse », cautérisations linéaires profondes avec la lame cutellaire du galvano (deux ou trois séances à 20 jours d'intervalle). Si l'hypertrophie est limitée, ablation à l'anse froide ou chaude. Cette petite opération est facile pour la « tête de cornet », difficile pour la « queue de cornet » parce qu'on y voit ordinairement mal, qu'il est difficile de saisir la région malade et qu'il y a, la plupart du temps, une hémorrhagie assez abondante Aussi, à moins d'indication spéciale et assez rare à pratiquer l'ablation de la queue de cornet, est-il préférable de faire la cautérisation profonde de cette queue de cornet avec le galvano-cautère rétro-nasal

En tout cas, badigeonnage préalable de la muqueuse avec solution cocaïne et adrénaline

Rhinite chronique atrophique. — (Voir *Ozène*).

RHINOLITHES. — Peuvent rarement être extraits sans

broiement préalable (pince à polype, pince de Heymann, petit lithotriteur) Si morcellement est impossible, il reste à tenter . 1° extraction par voie postérieure, avec instrument courbe, procédé qui peut reussir si le calcul est très en arrière 2° refoulement vers les choanes, 3° extraction par voie artificielle (voir Rhinotomie).

RHINO-PHARYNGITE. — *Forme aigue.* — Inhalations et fumigations chaudes legèrement antiseptiques . acide borique $\frac{3}{100}$, résorcine $\frac{1}{100}$, chloral $\frac{2}{1000}$. Irrigations nasales (eau bicarbonatée, eau boratée) chaudes, pratiquées à narine ouverte avec l'énéma muni d'un en-bout mince, en caoutchouc souple. Diriger le jet en arrière horizontalement, respirer librement sans parler, sans avaler, sans tousser pendant l'irrigation, le liquide doit ressortir par la même fosse nasale. Irrigation du naso-pharynx par la bouche avec canule rétro-palatine de Vacher Dans le nez, vaseline boriquo-mentholée, ou mieux injection d'huile mentholée $\frac{1}{50}$ par le nez dans le naso-pharynx avec seringue de Marfan.

Forme chronique Traiter le nez (voir Rhinites) Attouchements et badigeonnages du naso-pharynx avec solution nitrate d argent $\left(\frac{1}{100}, \frac{1}{50}, \frac{1}{20}\right)$, iodo-iodurée, glycérine iodée $\left(\frac{1}{20}\right)$, chlorure de zinc $\frac{1}{50}$. Adapter thérapeutique à forme hypertrophique ou atrophique (voir Pharyngites) Chez enfant, raser végétations adénoides ; chez adulte, dans forme fortement hypertrophique, donner, si nécessaire, sur les productions végétantes, un coup de curette et faire discission bourse pharyngée après anesthesie locale du pharynx et relevement mécanique du voile

Traitement thermal — Voir *Rhinites* et *Pharyngites*.

RHINO-PHARYNX — **Tumeurs**. — *Myxomes* ou *Fibro-myxomes*. — Ablation par voies naturelles (bouche ou nez) L'ablation par fosses nasales se pratique soit avec anse froide (quelquefois difficile a passer), soit avec crochet de Lange L'ablation par la bouche (avec l'aide du releveur du voile) se fait soit a l'anse froide, soit a la pince par arrachement (cocaine et rhinoscopie postérieure) Si difficultés trop grandes, pratiquer l'anesthesie génerale et faire ablation en se guidant sur toucher naso-pharyngien.

Fibromes et fibro-sarcomes — Très variables de volume, de situation, de vascularisation, de pédicule

a) Fibromes, tres petits, au début. — Peuvent s extirper comme les tumeurs précédentes avec anesthesie cocainique

b) Moyens et gros (cantonnés dans le naso-pharynx) —Ablation par voies naturelles, sans section du voile qui est inutile Extirpation doit être rapidement faite par arrachement fort sous le chloroforme, avec pince de Doyen ou pince d'Escat (plus commode que rugines du même). Position de Rose ou de Trendelenburg. Toujours saignement important. Tamponnement extemporané du naso-pharynx Avec masse principale viennent quelquefois prolongements et, particulièrement, prolongement des fosses nasales. Dans certains cas, nécessaire de pratiquer opérations complementaires pour ablation de prolongements demeurés en place.

c) Volumineux et diffus. — Ne peuvent être enlevés que par méthode composée : voie faciale (résection partielle ou totale de mâchoire supérieure) ou voie nasale (voy. Rhinotomies) Certains fibro-sarcomes nés en dehors du pharynx, dans la fente pterygo-maxillaire, et le remplissant par refoulement de la paroi, sont souvent inopérables.

Sarcomes. Epitheliomas — Souvent inopérables, ces derniers surtout. En tous cas commandent, pour ainsi dire toujours, l'accès large par méthode faciale.

RHINOPLASTIES. — Les unes s'adressent a restaurations partielles du nez (lobule, sous-cloison, aile) Les autres tentent réfection totale. Si squelette non détruit, on prend lambeau au front (m indienne), au bras (m italienne), aux joues (m française) Quand charpente est détruite, il faut, sous les teguments, glisser un lambeau périostique (Ollier) osseux (Nélaton, V Hacker), ou un soutien métallique (Letievant, Chaput, Sebileau). Aucune methode n'a encore donne de très beaux résultats. Jusqu'a ce jour, tous les appareils métalliques ont été éliminés. Question a l'étude.

RHINOTOMIES — Trois especes de rhinotomies . *a*) rhinotomie n'intéressant que les parties molles , *b*) rhinotomie interessant les parties molles et les cartilages nasaux (chondrotomie), *c*) rhinotomie intéressant parties molles et os (ostéotomie)

Les deux premiers groupes comprennent principales variétés suivantes 1° rhinotomie latérale, incision dans sillon naso-genien ; 2° rhinotomie médiane (Verneuil), 3° rhinotomie sous-labiale (Rouge, Goris), 4° rhinotomie transversale inférieure (Castex)

Le dernier groupe comprend 1° les rhinotomies proprement dites qui ne donnent jamais un grand jour dans les fosses nasales 2° les rhinotomies par résection partielle ou totale de la mâchoire superieure. Dans les premières, on déplace le nez . *a*) de haut en bas (Ollier), *b*) de bas en haut (Lawrence), latéralement (Bœckel) Ce sont des résections temporaires du nez Dans les secondes, on enlève soit le segment superieur, soit le segment inférieur, soit la totalité de la mâchoire supérieure A recommander dans les résections partielles le tres bon procédé orbito-naso-facial de Farabeuf

SINUSITE FRONTALE SUPPURÉE — Commencer par traitement médical (inhalations eucalyptol et menthol) et cathetérisme , celui-ci est assez souvent difficile, ordinairement insuffisant.

En cas d'insuccès (presque certain si la suppuration n est pas récente) de ce traitement, faire la cure chirurgicale

On peut trépaner . 1° *par la paroi frontale* (Riberi) , 2° *par la paroi orbitaire* (Richter) , 3° par la *voie frontale et la voie orbitaire* en même temps (Killian)

Trépanation frontale. — Elle peut être 1° *etroite* (Ogston), 2° *large* (Luc), 3° *totale* (Kuhnt) Toujours, elle doit être suivie : *a*) de curetage minutieux et complet de la muqueuse , *b*) d'élargissement et de curetage de l'infundibulum naso-frontal, avec ouverture et destruction des cellules ethmoidales antérieures. On peut drainer : *a*) par l'extérieur , *b*) par la gouttiere infundibulaire , *c*) par l'extérieur et la gouttiere infundibulaire, *d*) ne pas drainer (Sebileau), ce qui réussit presque toujours

Trépanation orbitaire — Peu employée Permet destruction plus étendue du labyrinte ethmoidal, mais constitue methode moins radicale, moins sûre, parce qu'elle laisse subsister cavité et ne permet pas curetage complet quand sinus est grand.

TRÉPANATION FRONTO-ORBITAIRE. — Elle réalise contre récidive le maximum de chances ayant les avantages des deux méthodes; mais souvent est superflue.

Il y a sinus et sinus, sinusite et sinusite : ainsi s'explique qu'on puisse observer guérison avec tous les procédés même les plus incomplets.

SINUSITE MAXILLAIRE SUPPURÉE — Les cas aigus sont justiciables : d'abord du traitement médical (inhalations d'eucalyptol et de menthol, badigeonnages de cocaïne $\left(\text{au } \frac{1}{10}\right)$ au niveau de l'ostium, etc.) ; ensuite de ponction, d'évacuation, lavage. Ce lavage peut être fait : *a*) par orifice naturel du sinus (Weill); *b*) par fond de l'alvéole (Meibomius) après extraction de molaire cariée ou de chicot; *c*) par le méat inférieur, soit au niveau de la partie inférieure de celui-ci (Mickuliez), soit à la partie postérieure et supérieure (Zuckerkandl, Hajek), *d*) par le méat moyen (Hartmann). Il y a des sinusites qui guérissent par ces moyens simples (empyemes simples).

Entre ceux-ci et la méthode chirurgicale applicable aux cas anciens (curettage attentif de la muqueuse fongueuse après large ouverture) se placent procédés intermédiaires qui ouvrent le sinus plus largement que ne le fait la simple ponction et créent ainsi un orifice durable par où l'on peut faire lavages répétés. Cette ouverture peut être faite : *a*) en effondrant le dôme alvéolaire, après extraction dentaire; *b*) en trépanant le méat moyen (Wagner, Réthy, Siebenmann, Onodi); *c*) en trépanant le méat inférieur (Claoué). Procédés non recommandables.

Les sinusites anciennes, fongueuses, sont justiciables de la cure dite radicale des sinusites maxillaires. Celle-ci se pratique suivant deux methodes :

1° Trépanation fosse canine, curettage de la muqueuse, drainage nasale par ouverture large du méat inferieur et suture buccale (Cadwell-Luc). Le drainage peut aussi se faire par le méat moyen (Gerber).

2° Trepanation large fosse canine, curettage soigneux des fongosités et de la muqueuse, drainage buccal. C'est l'ancienne opération de Lamorier-Desault adaptée aux progres de la chirurgie (méthode endobuccale de Sebileau).

A citer encore la technique de l'école de Fribourg-en-Brisgau qui pratique sous cocaïne la trepanation de la fosse canine, respecte la muqueuse saine, excise les seules fongosites, ouvre tres petitement le meat inferieur et draine a la fois par le vestibule buccal et le petit orifice de communication naso-sinusienne.

SINUSITE SPHÉNOIDALE SUPPURÉE. — Trépanation du sinus sphenoïdal. Celle-ci peut être pratiquée par : *a*) voie nasale, *b*) voie orbitaire ; *c*) voie bucco-pharyngée, *d*) voie du sinus, frontal ; *e*) voie du sinus maxillaire.

Cette suppuration sphenoidale etant presque toujours associée à suppuration frontale, maxillaire, ethmoïdale (pansinusite), le mieux est d'adopter la voie combinee, fronto-naso-jugale, avec agrandissement de l'orifice piriforme des fosses nasales (Picqué et Toubert) qui permet d'aborder toutes les cavités annexes de la face.

VIII

AIDE-MÉMOIRE

DE

THÉRAPEUTIQUE OPHTALMOLOGIQUE

Par le Dr Félix LAGRANGE

Professeur de clinique ophtalmologique à la Faculté de Médecine,
Chirurgien des Hôpitaux
(de Bordeaux).
Membre correspondant de l'Académie de Médecine.

EXAMEN DE L'ŒIL

Le traitement judicieux des affections oculaires dépend essentiellement de l'exactitude du diagnostic posé, qui découle lui-même d'une bonne méthode d'examen

Il convient d'abord d'avoir des renseignements sur l'âge, la profession, les antécédents héréditaires et personnels du malade (Tares nerveuses Arthritisme. Lymphatisme. Syphilis).

Après cet interrogatoire, l'examen doit se dérouler de la façon suivante :

I. — MALADES ATTEINTS D'UNE AFFECTION EXTERNE VISIBLE SANS INSTRUMENTS SPECIAUX

1° Inspection de la région orbitaire et oculaire. Sourcils. Cils. Cornée. (Vascularisation du limbe. Eclat de la cornée. Ulcérations. Phlyctènes, etc.)

2° Examen des paupières qui devront être retournées de façon à explorer les culs-de-sac aussi complètement que possible. Pour retourner la paupière supérieure, inviter le malade à regarder sa main placée au niveau de la poitrine, et après avoir rejeté sa tête en arrière, prendre les cils entre le pouce et l'index pendant que le pouce de l'autre main déprime la peau au-dessous du bord orbitaire. On tire alors la paupière en bas et en avant en la faisant basculer sur le point d'appui fourni par le pouce (Essentiel pour la recherche des granulations et l'extraction des corps étrangers de la conjonctive.)

3° Examen de la région du sac lacrymal Situation des points lacrymaux Pression au niveau de la région du sac dont le contenu trop abondant, muqueux ou purulent, pourra refluer vers la conjonctive. Injections dans les voies lacrymales (Voir *Dacryocystite*.)

4° Etude de la pupille, réflexes lumineux et accommodatifs (signe d'Argyll-Robertson)

5° Recherche de la tension oculaire avec les deux index (essentiel dans le diagnostic du glaucome)

6° Recherche de la diplopie. de la vision binoculaire (traitement du strabisme), de la déviation par le strabometre, de la puissance des muscles (prismes)

II — MALADES QUI N'ONT AUCUNE LÉSION APPARENTE DE L'ŒIL

1° Étude de l'acuité visuelle (échelles de Snellen, de Parinaud, etc)
2° Etude du sens chromatique.
3° Examen a l'ophtalmometre de Javal (astigmatisme).

Dans la chambre noire :

1° Eclairage oblique, étude de la cornée, humeur aqueuse, iris, cristallin

2° Etude de la réfraction Skiascopie (miroir plan) Examen à l'image droite (miroir concave)

3° Examen du fond de l'œil. Ophtalmoscopie Image renversée

ANESTHÉSIE

L'anesthésie oculaire est générale ou locale.

1° *Generale* — S'obtient exclusivement avec le chloroforme L'anesthésie a l'éther et au bromure d'éthyle, l'une a cause de l'hyperhémie conjonctivale, l'autre a cause de la congestion de la face qu'elles provoquent ne sont pas employees

L'anesthésie générale est nécessaire pour pratiquer les opérations chez les jeunes enfants et pour les operations très douloureuses chez les adultes, telles que énucléation, blépharoplastie, brossage (ophtalmie granuleuse, etc)

2° *Locale* — Suffisante dans la plupart des cas.

a Collyres avec ·

Chlorhydrate d holocaïne	0 gr 05 centigr
Chlorhydrate de cocaine	0 — 10 —
Eau distillee	15 —

ou

Chlorhydrate de cocaine	0 gr 10 centigr
Eau distillee	10 —

b. Injection sous-cutanée et sous-conjonctivale

Novocaine	0 gr 20
Eau distillee	10

c Pommade à l'orthoforme ·

Orthoforme	0 gr 50 centigr.
Vaseline	10 —

ANTISEPSIE ET ASEPSIE

I. DÉSINFECTION DU CHIRURGIEN ET DE SES AIDES

1o Dans la pratique journalière, le médecin oculiste doit se désinfecter soigneusement les mains a l'aide d'une solution antiseptique (sublimé ou cyanure de Hg a 1/000) apres l'examen de chacun de ses malades afin d'éviter l'infection possible du malade suivant

2o Les mêmes regles énoncées pour l'asepsie et l'antisepsie chirurgicales doivent être scrupuleusement suivies pour les opérations d'oculistique (Voir *Aide-memoire de thérapeutique chirurgicale.*)

II DESINFECTION DU MATÉRIEL

1° Dans la pratique journalière, les pommades, collyres, etc., doivent être indemnes de tout germe. Pour conserver aux collyres leur asepsie, on peut se servir de tubes a essai, hermétiquement clos, avec compte-gouttes adherents aux bouchons, ces tubes pourront chaque jour et autant de fois qu'on le jugera convenable, être chauffés a la lampe a alcool, et les collyres qu'ils contiennent devront être portés a l'ébullition

Les sondes de Bowmann et autres instruments métalliques de pratique journalière sont continuellement plongés dans des vapeurs d'aldéhyde formique suffisantes pour les maintenir en état parfait d'asepsie

2° Pour les opérations. — Les instruments peuvent être aseptisés a l'étuve Mais, le moyen le plus commode et le plus pratique consiste à soumettre les instruments à l'action de l'eau bouillante additionnee d'un sel de soude pendant 15 minutes

Les objets de pansement sont aseptisés à l'autoclave Le mieux est d'avoir recours aux pansements individuels, hermétiquement clos et préparés dans des boîtes métalliques *ad hoc.*

III. DÉSINFECTION DU MALADE

1o Dans la pratique journalière, le globe oculaire doit être, dans un grand nombre d'affections, l'objet de soins minutieux d asepsie et d'antisepsie, tant pour arrêter les accidents inflammatoires de l'œil atteint, que pour empêcher la propagation de la maladie a l'autre œil. Les solutions les plus communement employées sont les solutions boriquées à 3 p. 100 et au permanganate de potasse a 1 gr et a 0 gr 50 centigr p. 1000 (Voir *Ophtalmie purulente*)

2o Pour les opérations, le champ opératoire est soigneusement lavé à l'eau sterilisée tiède et savonné Pour les interventions devant porter sur le globe oculaire, on savonne au préalable les paupieres, les sourcils et le front, en recommandant au malade l'occlusion hermétique des paupières afin d'éviter l'introduction douloureuse du savon sur la conjonctive. Les cils sont ensuite délicatement nettoyés un a un à l'aide de tampons antiseptiques

Les voies lacrymales seront l objet d'un examen attentif, et nulle intervention ne sera tentée sur le globe oculaire si les voies lacrymales ne sont pas absolument indemnes Après une opération ayant porté sur le globe oculaire (cataracte, iridectomie, etc), il est recommandé de placer sur l'angle interne de l'œil, au niveau des points lacrymaux, de la poudre d'iodoforme, ou autre poudre antiseptique

Enfin toute intervention portant sur le globe oculaire doit être précédée du lavage des culs-de-sac conjonctivaux a l'aide du laveur *ad hoc* (laveur Lagrange ou laveur analogue) et d'une solution antiseptique de cyanure de Hg faible

Si le chirurgien a la moindre crainte au sujet de la suppuration possible de l œil de son malade, l'intervention doit être précédée pendant 48 heures du bandeau occlusif (bandeau d'épreuve)

THÉRAPEUTIQUE

ACCOMMODATION — **Paralysie de l'accommodation.** — *Traitement général* variable suivant la cause (Anémie. Affection du cerveau ou du système nerveux. Syphilis. Diabète Intoxication Diphtérie Injections de strychnine Rhumatisme. Traitement antirhumatismal salicylate de soude. Salophène.

Traitement local. — Myotiques Collyre avec

Nitrate de pilocarpine	0 gr 05 centigr.
Eau	10 —

Limiter l'emploi (II gouttes) avant le travail

Traitement optique. — Verres convexes adaptant l'œil à la distance demandée.

Spasme de l'accommodation. — Mydriatiques Repos, verres fumés, séjour dans l'obscurité.

ACHROMATOPSIE PARTIELLE (*Daltonisme*) — Le daltonique devra s abstenir d'embrasser aucune des professions nécessitant la distinction parfaite des couleurs (employé de chemin de fer, garde-côte, marin, etc)

L'achromatopsie partielle est souvent entrainée par l'usage du tabac et de l'alcool et la suppression de la cause peut assez rapidement entrainer la guérison

ALBUGO. — (Voir *Taies de la cornee.*)

AMBLYOPIES — Traitement variable suivant la cause ·

I **Amblyopies cérébrales.** — Traitement de la maladie generale Urémie, dothiénenterie, scarlatine, épilepsie, pertes de sang Repos absolu Obscurite. Douches oculaires

II **Amblyopies toxiques.** — Supprimer la cause . tabac, alcool. Régime lacté, hydrotherapie, etc

III **Amblyopie congénitale et par anopsie** — Correction des vices de refraction (hypermetropie, myopie, astigmie) Redressement de l'œil devié (strabisme), usage de la louchette non perforée sur l'œil sain.

IV. **Amblyopie hystérique.** — Suggestion sous toutes ses formes.

ANISOMÉTROPIE. — Il n'est pas nécessaire de corriger le vice de réfraction d'un œil, lorsque son congénere est emmétrope. Il faut donner la préference aux verres qui soulagent le plus l'effort d'accommodation Quelques malades supportent l'egalisation complète de la réfraction des deux yeux Les verres ne seront prescrits qu'apres un examen tres attentif.

ASTIGMATISME. — Doit être soigneusement recherché et mesuré (ophtalmomètre de Javal).

Régulier ou irregulier, conforme ou contraire a la règle, il doit être corrige par le verre cylindrique correspondant en ajoutant, au besoin, un verre spherique Bien des conjonctivites, blépharites, kératites n'ont pour cause qu'un astigmatisme non corrigé, et sont attribuées a tort à des diatheses diverses scrofule, arthritisme. Il convient sur ce point d'attirer d'une façon particulière l'attention des praticiens L'usage du verre correcteur est souvent a la fois suffisant et nécessaire pour guérir ces accidents inflammatoires.

BLÉPHARITE CILIAIRE — *Traitement local.* — Première période Lotions chaudes avec eau boriquée à 3 p. 100. Application sur le bord libre de la pommade suivante .

Oxyde de zinc	0 gr 20 centigr
Icthyol	0 — 10 —
Vaseline	10 —

ou .

Protargol	1 gr
Vaseline	10 —

Deuxième période — Faire tomber les croûtes qui agglutinent les cils, épiler ceux qui sont malades, lavages boriqués, application d'une des pommades suivantes

Calomel	0 gr. 25 centigr.
Vaseline	10 —

ou

Bioxyde jaune de Hg	0 gr. 05 a 0 gr. 10 centigr
Vaseline	10 —

ou ·

Precipite rouge (obtenu par voie humide)	0 gr 10 centigr.
Vaseline	10 —

(*Un peu irritante*)

ou

Protargol	1 gr 50 centigr.
Vaseline	10 —

Troisième période — Cautérisation au nitrate d'argent des ulcérations qui entourent la base des cils , applications de compresses imbibées de solutions de sulfate de zinc, d'extrait de saturne a 1 p 100. Eviter les corps gras Il sera toujours tres utile de corriger les vices de réfraction entrainant l'hypermétropie et l'astigmie qui sont très souvent la cause premiere du mal. Quelques cas rebelles guérissent à l'aide de l'acide picrique a 1 p. 100.

Traitement général suivant l'étiologie.

a. Contre la strume : huile de foie de morue, reconstituants, bains salés etc.

b. Contre l'arthritisme alcalins, suppression des spiritueux et traitement thermal.

CURES HYDRO-MINÉRALES — Salies-de-Béarn si le malade est lymphatique ou scrofuleux, la Bourboule, Royat ou Vichy, s'il est arthritique

BLÉPHAROPHIMOSIS. — *Canthoplastie*. — Cette petite opération consiste dans la canthototomie ou incision de l'angle externe et le bordage de la plaie à l'aide de la conjonctive qu'on suture à la peau. Elle est très facile et peut être faite par tout praticien. Utile surtout quand il existe dans l'angle externe une fissure douloureuse.

BLÉPHAROSPASME — Traitement variable suivant la cause. Dû à une cause locale de voisinage, la guérison est assurée par de nombreux moyens appropriés collyres à la cocaine, à l atropine, choix de verres correcteurs, lunettes fumées, dilatation forcée du sphincter palpébral, canthoplastie, compression, section ou arrachement des branches sous ou sus-orbitaires du trijumeau, etc.

Si le blépharospasme constitue une des manifestations de l'hystérie, la suggestion sous toutes ses formes, en particulier la cautérisation de la conjonctive bulbaire pourra conduire à sa guérison

CATARACTE. — Le traitement chirurgical est le seul efficace

I. CONDITIONS RELATIVES A LA CATARACTE ELLE-MÊME — Rechercher d'abord le degré de maturité En intervenant trop tôt, on s'expose à laisser des masses corticales qui provoqueront une cataracte secondaire, trop tard (cataracte supra-mûre), on peut rencontrer de graves difficultés opératoires · le cristallin peut se luxer et la zonule se rompre au cours de l'opération Aussi, lorsqu'une cataracte est mûre, ne faut-il pas attendre, comme on le conseille trop souvent, que l'autre œil soit atteint, pour opérer.

Rechercher le volume du noyau afin de proportionner l'incision à ses dimensions, dans le doute incision large.

Rechercher la valeur du fond de l'œil Etat du réflexe pupillaire quand le réflexe est prompt, on a les meilleures chances d'obtenir un résultat fonctionnel heureux

Mesurer l'acuité visuelle Le malade doit apercevoir la lumière d'une bougie a 5 mètres

II. CONDITIONS RELATIVES A L'ÉTAT GÉNÉRAL. — Examen des urines Traiter l'albuminurie, le diabète s'il y a lieu

Examen du poumon, du cœur La toux est un danger post-opératoire (Enclavement de l'iris) Traiter la bronchite, l'emphyseme, etc

III. PROCÉDÉS D'OPÉRATIONS DE LA CATARACTE — L'abaissement et le broiement sont abandonnés. La discision et l'aspiration ne sont applicables qu'à certaines formes de cataracte (cataracte congenitale (voir ce mot), cataracte traumatique)

L'opération de la cataracte par extraction est la méthode par excellence, la seule qui convienne aux cataractes spontanées.

L'extraction simple sans iridectomie est indiquée quand la cataracte est très mûre, que tout fait espérer un nettoyage facile, lorsque la tension de l'œil est normale. L'iridectomie est au contraire indiquée dans tous les autres cas et ce sont les plus nombreux. La sécurité de l'opération est beaucoup plus grande apres l'iridectomie, elle est la méthode de choix Elle peut être faite dans une premiere séance préparatoire L'extraction se ferait alors dans une deuxieme seance, huit à dix semaines apres Mais peu de malades comprennent la necessité d'intervenir deux fois, et pour éviter les ennuis de deux interventions, iridectomie et extraction se font le plus souvent dans la meme séance.

IV Soins a donner aux opérés de cataracte. — Les deux premiers jours, repos absolu, alimentation liquide pour eviter les efforts de la mastication Régime ordinaire ensuite

N'examiner l'œil que le troisieme jour, on lave l'œil superficiellement, on abaisse la paupiere inférieure en touchant le moins possible à la paupiere supérieure afin d'éviter les efforts de clignement faits par le malade Instillation d'atropine Pansement aseptique Pour bien faire ce pansement il est tres important de garnir le grand angle de l'œil avec un petit tampon d'ouate, afin que sous le bandeau l'œil soit partout également soutenu L enclavement de l'iris peut tenir uniquement à un bandage mal fait

Les jours suivants pansements semblables Atropine. Le huitième jour, bandeau flottant Le quinzieme jour, le malade est rendu à la vie ordinaire Il est genéralement utile de continuer pendant un mois les instillations d'atropine, deux gouttes matin et soir du collyre a 1/200

Choix des verres pour opérés de cataractes. — La suppression du cristallin enlève à l'œil une quantité de réfringence de 13 dioptries en moyenne, d'où hypermétropie de 13 dioptries si l'œil était auparavant emmetrope, s'il était myope, il faudra retrancher de ces 13 dioptries le nombre de dioptries de myopie

Cependant, dans la pratique, tenant compte de la distance du verre à l'œil, on prescrit au-dessous de 13 dioptries

Pour un sujet au préalable emmétrope, on trouvera de bons verres pour voir de loin, entre 10 et 12 dioptries La vision de pres, a 25 centimetres, necessitera un verre superieur aux précedents de 4 dioptries

Cataracte congénitale. — On trouve chez le fœtus et le nouveau-ne toutes les formes de cataracte, mais les plus fréquentes sont les cataractes partielles, zonulaires ou nucleaires

Traitement chirurgical — Opérer de bonne heure, dans les premières annees Discision Asepsie absolue et atropine Le cristallin gonfle, se liquefie et tombe en masses molles dans la chambre antérieure ou ses débris se resorbent lentement L'extraction est preférable chez les enfants au-dessus de quatre ans, à cause de la présence possible d'un noyau dur.

Les cataractes zonulaires peu étendues peuvent être traitées avec succes par l'iridectomie optique ou mieux par l iritomie qui consiste a fendre l'iris sans l'exciser La pupille est ainsi tres etroite et joue le rôle, tres utile pour la bonne vision, de fente sténopéique

CHALAZION — *Traitement chirurgical* — 1° Incision et curettage inciser par la conjonctive apres avoir retourne la paupiere. Gratter les parois du chalazion a l aide de la curette. Pansement antiseptique.

2° Extirpation : immobiliser le kyste à l'aide de la pince de Desmarres. On incise la peau, l'orbiculaire, arrivé sur le tarse, on limite le chalazion par une fine dissection a l'aide de ciseaux fins. On excise la tumeur en l'attirant avec une pince ou une érigne quelconque. Pansement antiseptique. Réunion par première intention.

CHÉMOSIS (*œdeme sous-conjonctival*). — *Traitement etiologique.* — Compresses froides. Scarification, avec des ciseaux, de la muqueuse œdématiée sectionner la muqueuse sans l'exciser.

CHOROIDE (TUMEURS DE LA). — Enucléation a la première période ; plus tard il est souvent nécessaire de pratiquer l'exentération de l'orbite à cause de l'extrême malignité des néoplasmes choroidiens

Ne pas intervenir dans les cancers choroidiens métastatiques qui précèdent habituellement de peu de semaines la fin du malade.

CHOROIDITE. — **Choroïdite non suppurative.** — *Traitement etiologique.* — Antisyphilitique (chorio-rétinite syphilitique). Antirhumatismal (scléro-choroidite antérieure d'origine arthritique. Corriger la myopie (choroidite postérieure), etc

Contre la douleur. — Injection de morphine Collyre à la cocaine. Atropine quand il n'y a pas hypertension. Bandeau compressif.

Les injections sous-conjonctivales de cyanure d'Hg a 1/2 p. 100 peuvent arrêter la marche des choroidites ; elles doivent être faites dans la région équatoriale a la dose de III à VI gouttes. Dans les chorio-rétinites disséminées menaçant la macula et à tendance progressive on prescrira une cure d'obscurité, séjour dans une chambre noire pendant 15 jours

Choroïdite suppurative. — Elle peut être spontanée ou consécutive a un traumatisme (panophtalmie).

Dans le cas de choroidite suppurative spontanée, combattre la cause (pneumonie, typhus, variole, meningite cérébro-spinale, etc.) et injections sous conjonctivales avec .

Cyanure de mercure	0 gr 05 centigr.
Eau	10 —

Si ce moyen ne réussit pas exentération, énucléation.

Dans le cas de choroïdite suppurative traumatique, injections sous-conjonctivales de cyanure de mercure. Enucléation — Traitement général tonique

CORNÉE. — **Abcès de la cornée.** — *Traitement medical* (Voir *Ulcere.*)

Traitement chirurgical. — Cautérisations. Paracentèse Opération de Sœmisch (transfixion de l'abcès). Cette operation de Sœmisch sera suivie d'un pansement occlusif a l'iodoforme, renouvelé quotidiennement.

Contusions de la cornée. — Médication antiphlogistique dans les cas graves (sangsues, injections de morphine, cocaine et compresses froides.)

Corps étrangers de la cornée. — Après anesthésie à la cocaine, extraction à l'aide d'une aiguille aseptisée pointue ou cannelée. Antisepsie rigoureuse.

Dans le cas de perforation de la cornée, introduire une pique dans la chambre antérieure et l'appliquer à plat contre le corps étranger de manière à le pousser d'arrière en avant et à l'empêcher de tomber dans l'humeur aqueuse

Extraction des parcelles de fer ou d'acier par l'électro-aimant de Hirschberg

Herpès de la cornée. — Désinfection aussi complète que possible de la partie malade Occlusion de l'œil Instillation d'atropine si le tonus est diminué, d'ésérine s'il est augmenté Cocaïne contre la douleur. Vésicatoire a la tempe. Poudres iodoformées.

Plaies de la cornée — *Antisepsie* — Si la plaie est septique, cautérisation au galvano-cautère ou curettage et saupoudrage à l'iodoforme

Dans les cas de plaies centrales, atropine, afin d'éviter le contact de l'iris, dans les cas de plaies périphériques, pilocarpine, pour resserrer la pupille

Staphylome de la cornée. — *Traitement préventif* — Combattre l'hypertonie quand la cornée est affaiblie par une ulcération. (Bandage compressif Myotiques.)

Traitement curatif — Dans le cas de staphylome partiel, exciser le prolapsus a sa base et iridectomie, on doit aussi souvent retrancher un lambeau semi-lunaire de cornée proportionné au degré de l'ectasie, un point de suture ferme ensuite l'orifice obtenu Bandeau compressif Quand il y a des phénomènes glaucomateux, on excise un lambeau cornéen.

Dans le cas de staphylome total, on peut pratiquer . 1° incision linéaire transversale, 2° incision courbe taillant un lambeau dans l'épaisseur du staphylome, 3° excision simple du staphylome avec ablation du cristallin, 4° résection totale du staphylome avec suture consécutive du moignon scléral.

Taies de la cornée. — Elles sont de trois sortes suivant l'étendue de la lésion

Leucome (tissu cicatriciel remplaçant les éléments détruits de la cornée). Albugo (infiltrat interstitiel). Néphélion (infiltrat sous épithélial)

Les taies légères (néphélion, albugo) disparaissent en grande partie avec l'âge. Les leucomes, tissu cicatriciel, ne peuvent disparaître.

Traitement général. — Huile de foie de morue Bains salés

Traitement local. — Étiologique. Traiter la kératite phlycténulaire, les plaies de la cornée, etc

Contre le néphélion et l'albugo, une fois établis . pommade avec :

Oxyde jaune d'hydrargyre	0 gr 10 centigr.
Vaseline	10 —

Gros comme un grain de blé, le soir entre les paupières et léger massage.

On poudre avec .

Calomel a la vapeur	āā 5 gr
Sucre porphyrisé	

A projeter en fin nuage à la surface du globe et léger massage

Douches oculaires (appareil de Laurenzo).

Les taies anciennes, les leucomes siégeant au niveau du centre de la cornée, et masquant l'orifice pupillaire sont un obstacle au passage des rayons lumineux. Dans ce cas, traitement optique et chirurgical iridectomie

Le tatouage de la cornée, très recommandable, joue a la fois un rôle esthétique et optique, en empêchant les rayons lumineux de diffuser à travers la taie.

CURES HYDRO-MINÉRALES. — Salies-de-Béarn, quand les accidents inflammatoires sont récents, bord de la mer quand ils ont disparu depuis longtemps.

Tumeurs de la cornée. — Très rares. Extirpation.

Ulcères de la cornée — *Traitement etiologique.* — Extraction des corps étrangers Trichiasis, conjonctivite, dacryocystite, rétrécissements lacrymaux, trachome, etc

Traitement local. — Il faut

1° Soustraire l'œil a l'air extérieur, aux poussières. Bandeau protecteur avec gaze iodoformée ou salolée recouverte de ouate hydrophile et maintenu par une bande souple

2° Raviver la nutrition de la cornée Compresses boriquées chaudes une demi-heure deux a trois fois par jour. Le malade tient l œil fermé et doit sentir a travers les paupières la chaleur intense du pansement.

3° Instiller de l'atropine, si la tension de l'œil le permet, pour exercer une action antiphlogistique sur la cornée et sur l'iris.

Collyre avec

Sulfate neutre d'atropine	0 gr 05 centigr.
Eau distillee	15 —

ou

Sulfate neutre d'atropine Sulfate acide de quinine	àa 0 gr 05 centigr
Eau distillee	10 —

II gouttes trois fois par jour.

ou

Fluoresceine	0 gr 40 centigr
Carbonate de soude	0 — 70 —
Eau distillee	20 —

Une goutte dans l'œil. Teint en vert les parties de la cornée dépourvues d'épithélium La coloration ne se produit pas si l'épithélium est simplement altéré C'est là un moyen tres recommandable pour suivre les progres de l'evolution de l'ulcère

4° Détruire les germes infectieux. Lavages antiseptiques (avant l'instillation d'atropine). Acide borique ou permanganate de potasse a 1 p 1000 Eviter le sublimé qui infiltre la cornée et les antiseptiques irritants, acide phenique, etc. Apres l'instillation d'atropine, introduire sous les paupieres

Pommade avec .

Precipite jaune	0 gr 10 centigr
Vaseline	10 —

ou .

Iodoforme pulvérisé	0 gr 30 centigr
Vaseline	10 —

ou :

Aristol	0 gr. 50 centigr.
Vaseline	10 —

A ces pommades très recommandables nous préférons la poudre de vioforme porphyrisée, projetée à l'aide d'un petit soufflet spécial. La poudre d'iodoforme a sans doute l'inconvénient d'avoir une odeur désagréable mais la pratique montre son efficacité supérieure. Le vioforme est tout aussi recommandable et ne degage pas d'odeur.

Contre-indication . nitrate d'argent.

Traitement chirurgical. — Quand les moyens précédents ne suffisent pas, on pratique

1° Cautérisation ignée au galvano-cautère.

2° Raclage de l'ulcère, saupoudrer d'iodoforme, bandage compressif.

3° Paracentèse ou mieux opération de Sœmisch consistant dans la transfixion de l'ulcere Elle calme le malade et favorise la réparation. Elle est indiquée lorsqu'il y a menace de perforation ou hypopyon abondant.

4° Iridectomie. Dans le cas de perforation, de hernie de l'iris.

CONJONCTIVE. — **Brûlures de la conjonctive.** — Nettoyage minutieux de la conjonctive et extraction des substances ayant occasionné l'accident.

Contre les brûlures par acide, eau bicarbonatée (Vichy, Vals) ou

Carbonate de soude *ou* de potasse	20 gr.
Eau	20 —

Contre les alcalis corrosifs, vinaigre

Contre les brûlures produites par la chaux : huile, sucre de canne, eau sucrée.

Pommades avec .

Vioforme	0 gr. 50 centigr,
Vaseline	10 —

ou

Orthoforme	0 gr. 50 centigr.
Vaseline	10 —

Gros comme un pois trois fois par jour entre les paupières afin d'éviter le symblépharon.

Chancres de la conjonctive. — Traitement local antiseptique. Cautérisation. Excision

Traitement antisyphilitique (Voir *Syphilis*)

Corps étrangers de la conjonctive. — Anesthésie de la muqueuse avec collyre a la cocaine. Extraction. Pour éviter l'infection, pommades antiseptiques.

Iodoforme	0 gr 25 centigr
Vaseline	10 —

ou

Oxyde jaune de mercure	0 gr. 10 centigr.
Vaseline	10 —

Gomme syphilitique de la conjonctive — Traitement local antiseptique. Traitement antisyphilitique. (Voir *Syphilis.*)

Hyperhémie de la conjonctive. — 1° Combattre la cause, ablation des corps étrangers, correction exacte de la réfraction, repos de l'œil, usage de verres fumés au soleil.

2° Traitement local : lavages à l'eau chaude bouillie.

Collyre avec :

Chlorhydrate de cocaïne	0 gr 05 centigr.
Eau	10 —

ou :

Chlorhydrate de cocaïne	0 gr 10 centigr.
Sulfate de zinc	0 — 03
Eau	20 —

Dans l'hyperhémie chronique :

Sous acétate de plomb	0,10 à 0 gr. 30 centigr.
Eau	10 —

ou :

Solution d'adrénaline à $\frac{1}{1000}$	X gouttes
Borade de soude	0 gr. 10
Eau distillée	10 gr

Plaies de la conjonctive. — Désinfection complète du cul-de-sac par lavage antiseptique et application de pommade iodoformée Suture de la plaie, si possible ; pour que les lèvres de la plaie conjonctivale puisse facilement s'affronter ne pas craindre de la décoller, afin de faciliter son glissement.

Tuberculose de la conjonctive — (Voir *Conjonctivite tuberculeuse*.)

CONJONCTIVITE. — Conjonctivite catarrhale aigue — 1° *Traitement local.* — Lavage à l'eau boriquée tiède, puis instillations de collyre au nitrate d'argent de 0,50 à 2 p 100 dans le cul-de-sac conjonctival, ou bien application de ce collyre sous les paupières retournées. Neutralisation du nitrate d'argent par lavages à l'eau salée. Applications d'eau glacée sur les paupières pour calmer les douleurs, applications d'eau chaude dans les cas d'infiltration cornéenne.

Dans la conjonctivite catarrhale aiguë peu intense et à la fin de la maladie, collyre avec :

Sulfate de zinc	0 gr 05 centigr
Eau	10 —

Et pommade avec :

Aristol	0 gr 25 centigr.
Vaseline	10 —

Désinfecter les voies lacrymales, la muqueuse du nez, s'il y a lieu.

2° *Traitement général* suivant les cas. —Arthritisme, lymphatisme, diabète, albuminurie

Conjonctivite chronique. — *Traitement local* — Collyres avec

Sulfate de zinc	0 gr 05 centigr
Laudanum de Sydenham	VIII gouttes.
Eau	10 gr

ou .

Sous-acétate de plomb	0 gr 10 à 0 gr. 30 centigr.
Eau	10 —

Pommade avec :

Bioxyde jaune de mercure	0 gr 05 centigr.
Vaseline	5 —

ou :

Oxyde de zinc	0 gr. 30 centigr.
Vaseline	10 —

Tenir grand compte de l'état général du sujet, donner des médicaments locaux peu actifs, peu irritants aux arthritiques.

Conjonctivite croupale, pseudo-membraneuse. — Vaporisations. Lotions chaudes antiseptiques Pommade à l'aristol à 3 p. 100, collyre au nitrate d'argent (de 1 à 2 p 100) On devra autant que possible faire l'examen bactériologique afin d'agir en conséquence. Les conjonctivites à streptocoques ou a staphylocoques avec ou sans fausses membranes devront être traitées comme l'ophtalmie purulente. Dans le cas où l'examen bactériologique décelera le bacille de Lœfler on agira comme on l'indique dans l'article suivant.

Conjonctivite diphtéritique. — I. *Traitement général.* — Est le plus important, consiste surtout dans la sérothérapie.

Diète sévère chez les malades robustes. Toniques, boissons alcooliques chez les affaiblis.

II. *Traitement local.* — 1° Période d'infiltration. Lavages au jus de citron et à l'eau boriquée. Instillations de sérum antidiphtérique (Mongour). Applications chaudes de compresses antiseptiques pour éviter le sphacele. Ne pas faire de cautérisations au nitrate d'argent qui augmenteraient les eschares

2° Période de suppuration Même traitement que dans l'ophtalmie purulente

Conjonctivite électrique. — *Prophylaxie* — Verres rouges ou jaunes.

Traitement local. — Compresses froides. Pommade à la cocaine ou à l'orthoforme.

Conjonctivite folliculaire. — Diagnostic avec conjonctivite granuleuse La conjonctivite folliculaire a son siège de prédilection sur la conjonctive palpébrale inférieure, qui n'est que rarement touchée par la conjonctivite granuleuse

Traitement général. — Changement de climat Régime analogue à celui de la conjonctivite catarrhale

Traitement local. — Collyre au :

Sulfate de zinc	0 gr 05 centigr
Eau	10 —

ou

Nitrate d'argent	0 gr 05 centigr
Eau	10 —

II gouttes matin et soir

Massage de la conjonctive avec poudre d'acide borique et d'aristol par parties égales.

Conjonctivite granuleuse. — *Prophylaxie* — Affection contagieuse. Isoler autant que possible.

I. *Traitement local.* — Il faut

A. Combattre les accidents inflammatoires, même traitement que pour la conjonctivite purulente (Nitrate d'argent. Protargol).

B Faire disparaître l'hypertrophie de la conjonctive, et transformer les granulations en tissu cicatriciel.

Traitement de douceur. — 1° Cautérisations avec cristaux de sulfate de cuivre . renverser la paupière supérieure et porter le cristal aussi haut que possible jusqu'au cul-de-sac supérieur. Ces cautérisations doivent être faites tous les jours ou tous les deux jours. Elles sont douloureuses.

Collyre avec :

Sulfate de cuivre	0 gr 05 centigr.
Eau distillée	10 —

I goutte matin et soir.

ou badigeonnage avec

Sulfate de cuivre	0 gr. 10 à 0 gr. 20 centigr.
Glycerine pure	20 —

ou :

Sous-acétate de plomb	1 à 3 gr.
Eau distillée	10 gr

Se garder de prescrire ce médicament dans les cas de lésions cornéennes à cause des incrustations plombiques.

3° Massage de la conjonctive avec .

Acide borique / Iodoforme	àa parties egales.

(*Tres recommandable*)

Ou avec pommade au précipité jaune ou iodoformée.

Traitement chirurgical. — Excision des granulations. Excision des culs-de-sac. Le meilleur traitement est le brossage. Tres douloureux et doit être fait sous chloroforme. Les paupières supérieure et inférieure successivement retournées, on saisit tour à tour les culs-de-sac au moyen de la pince de Galezowski. Raclage apres lavage préparatoire, à l'aide de la herse-curette, et aussitôt apres, en évitant de toucher à la cornée, brossage avec brosse à dents imbibée de sublimé à 2/1000. Compresses au sublimé chaudes sur les paupières, et pommade à l'iodoforme ou à l'orthoforme sous les paupieres, pour éviter le symblépharon il est nécessaire de panser l'œil brossé tous les jours en retournant les paupieres et en libérant toutes les adhérences anormales Le traitement chirurgical de l'ophtalmie granuleuse est très recommandable. Dans les cas graves ou simplement serieux il doit etre mis en œuvre, mais il faut attendre la disparition de la periode aigue, ou la suppuration est abondante Il faut brosser les cas chroniques ou subaigus.

II *Traitement genéral.* — Toniques : huile de foie de morue. Bains salés.

CURES HYDRO-MINÉRALES. — Salies-de-Bearn.

Conjonctivite phlycténulaire. — 1° *Traitement local.* — Lavages boriqués. Pommade avec .

Oxyde jaune d'hydrargyre	0 gr 10 centigr.
Vaseline	10 —

Aristol	0 gr 20 centigr.
Vaseline	10

Preférable chez certains sujets qui ne supportent pas le mercure

Contre la photophobie, collyre au chlorhydrate de cocaïne à 0,10 pour 10 gr. Cautérisations au galvano-cautère quand les pustules sont volumineuses.

2° *Traitement général* — Très important Huile de foie de morue, bains salés, alimentation tonique, pas d'alcool

Traiter les affections de voisinage (nez, face, oreille), les affections du nez méritent une attention spéciale.

Conjonctivites purulentes. — Relever les forces du malade

I. *Chez l'adulte.* — 1° Période d'infiltration. Combattre l'inflammation (glace et sangsues). Débridement de l'angle externe de l'œil pour diminuer la compression de la cornée Scarifications.

Ne pas tenter de traitement abortif avec solution concentrée de nitrate d'argent.

2° Période de suppuration.

a. Cautérisations au crayon mitigé. (1 partie de nitrate d'argent pour 2 parties de nitrate de potasse) Ces cautérisations doivent être faites sur la conjonctive après avoir retourné la paupière et en évitant de toucher la cornee Aussitôt apres, lavage a flots avec solution concentrée de sel marin et enlever precipité blanc formé a l'aide d'un tampon. Elles sont dangereuses entre des mains insuffisamment exercées

b Grands lavages antiseptiques avec permanganate de potasse 1/4000 Ces lavages doivent être répétés toutes les deux heures et faits à l'aide d'un laveur oculaire

c. Douche d'air chaud à 50° (Goldzieher), 3 fois par jour en évitant d'atteindre la cornee. Le gonoccoque ne résiste pas, en effet, aux températures supérieures de 45°

3° Etat chronique : continuer les grands lavages et instiller ce collyre .

Nitrate d'argent	0 gr 10 a 15 centigr.
Eau	10 —

Nota. — La moindre lésion cornéenne (ulcération, infiltration) constitue une contre-indication au nitrate d'argent, qui doit être remplacé par les collyres suivants

Protargol	0 gr 40 a 0 gr. 80 centigr.
Eau	10 —

ou .

Argyrol	0 gr 20 a 0 gr 80
Eau	10 —

ou :

Huile de vaseline	20 gr
Iodoforme	0 gr 50 centigr

II *Chez l'enfant.* — Prophylaxie — Désinfection du vagin avant l'accouchement (sublimé 0, 50 sur 1000) Aussitôt apres la naissance, lavage des paupières a l'eau boriquee et instillation de collyre au nitrate d'argent a 1 ou a 1/2 p. 100 (methode de Crédé), la solution de Crédé à 2 p. 100 est trop forte.

Traitement curatif le meme que chez l'adulte

Chez l'enfant comme chez l'adulte surveiller l'état général et nourrir le sujet aussi abondamment que possible. Le bon état général du sujet est très favorable a la guérison rapide de l'ophtalmie purulente.

Conjonctivite tuberculeuse. — Extirpation de la partie malade de la conjonctive. Curettage de l'ulcere Cautérisations au galvanocautère. Pansement iodoformé Traitement général.

CONVERGENCE (INSUFFISANCE DE). — Doit être corrigée, car elle est la cause, qui trop souvent passe inaperçue, de migraines, douleurs périorbitaires à la suite de lectures et de travaux nécessitant la vision prolongée de près.

Traitement optique — Verres prismatiques à sommet temporal. Exercices stéréoscopiques.

Traitement chirurgical. — Avancement capsulaire et dans les cas très prononcés avancement du droit interne.

CRISTALLIN (LUXATION DU). — *Extraction* — Dans les cas de luxation complète, traumatique ou spontanée dans le corps vitré, se contenter de corriger la réfraction par des verres appropriés. Quelques sujets atteints de cataracte supra-mûre peuvent ainsi recouvrer la vue.

CYCLITE, IRIDOCYCLITE. — Collyre avec :

Sulfate d'atropine	0 gr 05 centigr.
Eau	10 —

III gouttes plusieurs fois par jour, suivies de compresses chaudes

En cas de menace de glaucome, paracentèse, sclérotomie, iridectomie . déplétions sanguines, quinine, morphine, salicylate de soude, traitement spécifique.

Dans la cyclite purulente, injections sous-conjonctivales avec :

Cyanure de mercure	0 gr. 05 centigr.
Eau	10 —

Injecter VI a VIII gouttes et répéter au besoin l'injection plusieurs fois Les injections sous-conjonctivales de CyHg ne sont pas douloureuses quand on mélange l'acoine a la solution de CyHg. Frictions sur les tempes et le front avec de l'onguent napolitain double belladonné 10 minutes le soir en se couchant et le matin au réveil) ; surveiller l'apparition de la gingivite

DACRYOCYSTITE. — **Dacryocystite aiguë** — Au début, pansements boriqués humides Ouverture, lavage et désinfection du sac lacrymal Débridement du canalicule lacrymal. Ouverture du sac. — Ou bien · incision cutanée et large ouverture par la paroi antérieure. Irrigations antiseptiques. Cathétérisme. Injections au nitrate d'argent à 1/400.

On évite ainsi les fistules.

Si le malade vient réclamer des soins trop tard, lorsque le sac est fongueux, fistuleux (quatrieme période de la tumeur lacrymale), extirpation du sac ou destruction au thermo-cautère en prenant le soin de respecter la peau et la commissure palpébrale interne.

Dacryocystite chronique. — *Traitement étiologique.* — Correction des vices de réfraction. (Tres important.) Traiter les affections du nez.

Ces moyens suffisent souvent à guérir la dacryocystite S'ils ne suffisent pas, injecter dans les voies lacrymales à l'aide d'une seringue d'Anel une solution boriquée chaude ou l'une des solutions modificatrices suivantes

Nitrate d'argent	0 gr. 05 centigr.
Eau	30 —

ou :

Fluorol à 5/1000.

ou

Protargol	0 gr 40 centigr.
Eau	10 —

En cas de reflux du liquide par le point lacrymal supérieur, on en conclut qu'il existe un rétrécissement et il faut le supprimer par les procédés suivants

1° Cathétérisme des voies lacrymales à l'aide des sondes de Bowmann, des numéros 1 à 8. Ce cathétérisme peut se faire par le point lacrymal supérieur ou de préférence par l'inférieur, après dilatation à l'aide du dilatateur du canalicule lacrymal. Attirer légèrement la paupière en bas et en dehors, introduire l'extrémité de la sonde dans le point lacrymal, horizontalement d'abord jusqu'à ce qu'il vienne butter sur une partie osseuse (os unguis). A ce moment, redresser la sonde en dirigeant l'extrémité inférieure en bas, en arrière et en dehors, dans le sens du sillon naso-labial, parallèlement à l'aile du nez La sonde s'engage alors dans le canal nasal où elle doit pénétrer sans effort jusqu'à l'orifice inférieur du conduit

Laisser la sonde en place 15 à 20 minutes et la retirer sans secousses.

Ce cathétérisme doit être répété tous les deux jours, en augmentant graduellement le volume de la sonde (de 1 à 8), et être toujours précédé et suivi d'une injection boriquée dans le canal.

2° Stricturotomie (incision du canalicule lacrymal), se pratique à l'aide du couteau de Weber.

3° Electrolyse du canal nasal à l'aide de sondes électrolytiques 0 à 5 milli-ampères au maximum. Ramollit la muqueuse au niveau du rétrécissement.

Si ces moyens ne réussissent pas : ablation de la glande lacrymale, palpébrale ou orbitaire.

DIPLOPIE. — Traiter la paralysie des muscles de l'œil.

Verre opaque devant l'œil qui fournit l'image fausse. On se trouvera bien de prescrire des lunettes à monture en X qui permettront au malade de mettre le verre opaque tantôt d'un côté, tantôt de l'autre.

Traitement général suivant la cause de la diplopie, syphilis, diabète, arthritisme

ECCHYMOSES SOUS-CONJONCTIVALES. — Compression Affections fréquentes, en général sans gravité. Résultent des efforts de toux (coqueluche), de vomissements. Une forme grave tient aux fractures de la base du crâne.

ECTROPION. — Renversement de paupières en dehors.

Traitement variable suivant la cause, mais toujours chirurgical.

I. **Ectropion spasmodique** — 1° Sutures de Snellen.

2° Tarsorraphie Consiste à diminuer la fente palbébrale dans le but de relever la paupière inférieure ectropionnée.

II. **Ectropion paralytique.** — 1° Cautérisations linéaires de la conjonctive palpébrale.

2° Opération de Kuhnt, excision d'un lambeau triangulaire de paupière, à base palpébrale

3° Opération de Dieffenbach. Excision vers la commissure externe d'un triangle musculo-cutané.

4° Opération de Szymanowski, efficacité merveilleuse contre l'ectropion sénile. Excision d'un triangle isocèle musculo-cutané dont la base est constituée par le bord externe de la paupière inférieure et l'angle le plus aigu sur le prolongement de la fente palpébrale

Correction en 4 à 6 jours.

II **Ectropion cicatriciel.** — L'opération la plus courante est la blépharoplastie. Elle se fait par 1° autoplastie à pédicule (Burow-Denonvilliers) ou à lambeau pris à distance (Berger).

2° Par hétéroplastie (Lefort-Reverdin-Ollier-Thiersh). Résultats définitifs peu brillants, le lambeau transplanté s'atrophie.

Règles générales pour la blépharoplastie : Les parties d'emprunt doivent être saines, les parties saines de la paupière doivent être soigneusement ménagées ; il ne doit exister aucun tiraillement dans les sutures.

ENTROPION. — Renversement du sol ciliaire en dedans

Afin d'éviter l'irritation de la conjonctive et de la cornée par les cils (kérato-conjonctivite, blépharospasme et photophobie) on doit procéder au traitement chirurgical de l'entropion, le seul possible.

Les sutures de Gaillard. l'ablation du sol ciliaire, la transplantation du sol ciliaire (Jasche-Arlt), le relevement du sol ciliaire (Holtz), le redressement du tarse (Snellen) sont de bons moyens.

GLAUCOME. — Il faut avant tout chercher à abaisser la tension de l'œil

Collyre avec ·

Sulfate d'ésérine	0 gr 05 centigr
Eau	10 —

Deux gouttes deux fois par jour

Ou mieux

Nitrate de pilocarpine	0 gr 10 centigr.
Eau	10 —

I goutte 4 à 6 fois dans la journée.

On prescrira en même temps le sulfate de quinine à l'intérieur, des sangsues à la tempe et un bain de pieds sinapisé, des purgatifs

Traitement chirurgical. — Iridectomie (de Graefe) excellente dans le glaucome aigu ou subaigu, à peine recommandable dans le glaucome chronique simple. Doit être évitée dans le glaucome hémorrhagique. Resection d'un lambeau de sclérotique après l'iridectomie de façon à obtenir une cicatrice filtrante (Lagrange) Sclérectomie simple dans le glaucome chronique simple (Lagrange) Sclérectomie avec boutonnière irienne périphérique lorsque le champ visuel est très rétréci ou lorsque l'iris fait hernie au moment de la section de la sclerotique

Sclérotomie et scléro-iritomie, dans les cas où la tension très forte rend l'iridectomie difficile

Arrachement du nerf nasal externe (opération de Badal) souvent supprime la douleur et diminue la tension, n'a jamais d'inconvenient

Lorsque ces moyens échouent ou sont contre-indiqués (glaucome hémorrhagique), énucléation.

GLIOMES — Tumeurs rares. pronostic grave, mais non fatal si on intervient à temps

N'apparaissent que chez les jeunes sujets, reflet caractéristique de la pupille, œil de chat amaurotique, déclin progressif de la vision et mydriase, exagération du tonus de l'œil.

Dès que le diagnostic est certain, énucléation, extirpation du nerf optique, exentération de l'orbite

Le traitement ne donne de bons résultats que si on intervient a la première période avant l'apparition des accidents glaucomateux

Traitement general. — Relever les forces du malade.

HÉMÉRALOPIE. — *Essentielle* — Repos des yeux, verres fumés, régime tonique. L'huile de foie de morue iodée est particulièrement indiquée.

Symptomatique — Traitement variable suivant la cause, dont la plus frequente est la rétinite pigmentaire Soustraire le malade aux influences nuisibles (excès de travail, lumiere intense).

Traitement général tonique

HYPERMÉTROPIE. — Doit être soigneusement mesurée et exactement corrigée par le verre convexe correspondant ; car, lorsque le muscle ciliaire ne peut suffisamment compenser le vice de réfraction et permettre l'accommodation, l'hypermetropie devient la cause de nombreuses affections (conjonctivite, blépharite ; douleurs périorbitaires, migraines, asthénopie).

La correction de l'hypermétropie peut suffire a guérir le strabisme convergent (Voir *Strabisme*).

Il n'est en général pas nécessaire de corriger l'hypermétropie totale; il suffit de corriger l'hypermétropie manifeste.

IRIS. — **Corps étrangers de l'iris.** — Antisepsie. Ablation. — Corps étrangers fer ou acier, électro-aimant de Hirschberg

Atropine, compresses chaudes, émissions sanguines, paracentèses de la cornée, ablation du cristallin lorsqu'il est intéressé par le traumatisme. Iridectomie

Tumeurs de l'iris. — Variable suivant bénignité ou malignité (kystes, granulomes, angiomes, cysticerque). Excision.

Sarcomes (énucléation), tubercule, gomme (traitement spécifique et iridectomie).

IRITIS. — Affection des plus fréquentes Elle est primitive ou secondaire, et son traitement général est variable suivant la cause.

Iritis secondaire, propagation de l'inflammation d'un organe voisin (kératites, choroidite décollement de la rétine, luxation du cristallin, tumeur intraoculaire, cysticerque, etc.). Traiter l'affection causale

Iritis primitive — Etiologie par ordre de fréquence, syphilis (accident secondaire du troisième au douzieme mois), rhumatisme, scrofule, diabète (très rare), albuminurie (tres rare), métrite, blennorrhagie, maladies infectieuses (variole, typhus, pneumonie, fièvres intermittentes, influenza).

L'iritis peut être encore idiopathique (à frigore) ou consécutive à un traumatisme accidentel ou opératoire (infection locale).

Traitement géneral variable suivant la cause — Antirhumatismal · salicylate de soude 5 a 6 gr. Aspirine. Iodure de potassium dans la forme chronique, etc.

Alimentation émolliente, pas d'alcool Purgatifs.

Traitement local. — Il faut dilater la pupille.

Collyre avec :

Sulfate d'atropine	0 gr. 05 centigr.
Dionine	0 — 10 —
Chlorhydrate de cocaïne	0 — 05 —
Eau	10 —

Instiller IV gouttes 4 à 5 fois par jour

La congestion conjonctivale empêche parfois l'action de l'atropine Remplacer alors le collyre par :

Pommade avec :

Sulfate d'atropine	0 gr. 15 centigr.
Lanoline	10 —

A mettre dans l'œil 4 fois par jour.

Si la pommade n'agit pas. Injections sous-conjonctivales. IV à VI gouttes du collyre d'atropine à 1 p. 1000.

2° Calmer la douleur. Compresses chaudes boriquées à 2 p. 100. Vésicatoire à la tempe, sangsues, ventouse Heurteloup. Frictions d'onguent napolitain belladone sur le front. Repos absolu dans chambre obscure. Bandeau flottant, mais non compressif.

Traitement chirurgical — Lorsque ces moyens échouent, paracentese de la cornée Iridectomie dans le cas de propagation aux membranes profondes (irido choroïdite).

KÉRATITE. — **Kératite à hypopyon.** — *Traitement etiologique.* — Combattre la cause Larmoiement (incision des conduits lacrymaux) Dacryocystite suppurée (lavages antiseptiques du sac), cathétérisme. Antisepsie conjonctivale et corneenne. Lavages avec cyanure de mercure à 0,50/1000. Nettoyage de l'ulcère. Grattage, cautérisation au galvano-cautère Pulvérisations avec iodoforme porphyrisé ou pommade avec .

Iodoforme ou vioforme	0 gr 50 centigr.
Vaseline	10 —

Injections conjonctivales avec .

Cyanure de mercure	0 gr. 05 centigr
Chlorhydrate de cocaïne	0 — 05 —
Eau	10 —

IV à VI gouttes

Traitement chirurgical. — Paracentèse suivie d'injection sous-conjonctivale de cyanure d'Hg. Iridectomie (rarement indiquée)

Kératite interstitielle. — *Traitement local.* — Compresses chaudes, 38 à 40 degres.

Collyre avec :

Sulfate d'atropine	0 gr. 05 centigr.
Eau	10 —

ou

Sulfate d'atropine	0 gr 05 centigr.
Dionine	0 — 10 —
Eau distillée	10 —

II gouttes trois fois par jour jusqu'à ce que la cornée s'éclaircisse, ou bien pommade avec :

Sulfate d'atropine	0 gr. 05 centigr.
Vaseline	10 —

Il est très important d'éviter l'iritis et l'occlusion de la pupille, pour que le traitement soit efficace il faut que la pupille soit dilatée.

Lorsque la cornée a récupéré sa transparence, mais que quelques taies persistent, pommade avec :

Précipité jaune	0 gr 10 centigr.
Vaseline	5 —

Ou poudre avec

Calomel à la vapeur.	ââ P E.
Sucre pulvérisé	

En projeter en fin nuage. A éviter si le malade prend de l'iodure de potassium.

Injections sous-conjonctivales avec

Cyanure de mercure	0 gr 05 centigr.
Eau	10 —

IV à VIII gouttes.

Traitement général. — (Voir *Syphilis.*)

Le meilleur consiste à injecter :

Biiodure d'hydrargyre	0 gr 05 centigr.
Gaiacol de synthèse	1 —
Huile d'olive stérilisée	30 —

1 ou 2 centimètres cubes par jour

Ces injections intra-musculaires sont très actives, ne sont pas douloureuses, ne provoquent pas d'hydrargyrisme.

Quand elles ne sont pas applicables faire un autre traitement spécifique intensif.

La kératite interstitielle est la plupart du temps d'origine syphilitique mais il en existe qui ont pour cause unique la scrofule, dans ce cas supprimer le mercure et insister sur le régime tonique, le traitement local est le même, de même dans les rares cas où le rhumatisme est en jeu, faire un traitement diathésique approprié.

Cures hydro-minérales. — Stations chlorurées sodiques, notamment Salies-de-Béarn.

Kératite neuro-paralytique. — Bandeau occlusif Suture des paupières Traitement des ulcères cornéens (voir ce mot). Electrisation à courant continu.

Kératite phlycténulaire. — *Traitement local.* — Lavages boriqués. Collyre avec :

Fluorescéine	0 gr. 40 centigr
Carbonate de soude	0 — 70 —
Eau distillée	20 —

Une goutte dans l'œil. Teint en vert les parties de la cornée dépourvues d'épithélium. La coloration ne se produit pas si l'épithélium est simplement altéré.

Ou bien collyre avec :

Sulfate d'atropine	0 gr. 05 centigr.
Eau	10 —
Eau de laurier cerise	V gouttes.

Mettre II gouttes dans l'œil matin et soir.

Pommade avec :

Iodoforme ou aristol	0 gr. 25 centigr.
Vaseline	10 —

Ou bien :

Oxyde jaune	0 gr. 05 centigr.
Vaseline	10 —

A la période de réparation, douches oculaires et massage de la cornée avec la pommade jaune.

Traitement général. — Huile de foie de morue. Bains salés. Régime tonique.

Kératite vasculaire superficielle — (Voir *Pannus*.)

KÉRATOCONE — Abraser le sommet du cône avec un petit couteau a cataracte et cautériser le fond de la perte de substance avec crayon au nitrate mitigé. Quand l'eschare tombe, il en résulte une fistule qu'on maintient béante quelques jours à l'aide d'un petit stylet ; la cornée se cicatrise a plat, plus tard on y fait une étroite pupille artificielle, pupille par iridotomie à ciel ouvert.

Traitement optique. — Verres sphéro-cylindriques.

MYOPIE. — *Traitement prophylactique.* — Hygiène scolaire. Modérer le travail des yeux de l'enfant. Ecriture droite, papier droit, corps droit. Eclairage abondant des locaux scolaires. Caracteres d'imprimerie épais (1 mm. 5 de hauteur, 0 mm. 25 d'épaisseur minimum).

Correction optique. — L'état de la réfraction doit être soigneusement recherché, et la myopie corrigée par des verres concaves appropriés.

Pour voir de loin on prescrira des verres un peu au dessous de la myopie ; pour voir de près des verres plus faibles laissant encore au sujet une myopie de trois dioptries, et lui permettant de lire facilement à 30 centimetres. Bien recommander au malade de ne jamais rapprocher davantage le livre de ses yeux afin d'éviter les efforts de convergence qui sont le facteur le plus important de la myopie.

Traitement chirurgical. — La myopie élevée, qui ne peut être corrigée par aucun verre concave, est une véritable infirmité : le malade ayant son punctum proximum tres rapproché de l'œil est incapable des actes de la vie courante. Dans ce cas pour les myopes de 18 a 20 dioptries, le traitement chirurgical est indiqué. Ce traitement consiste à provoquer le développement de masses molles cristalliniennes a l'aide d'une discision, et à extraire ensuite le cristallin (extraction du cristallin transparent).

Très bonne opération. L'œil opéré passe ainsi de la myopie à l'emmétropie ou a l'hypermetropie faible.

MYDRIASE. — Dilatation excessive de la pupille.

Traiter la cause. Lorsque la mydriase entraîne des éblouissements troublant la netteté des images rétiniennes, collyre avec :

Nitrate de pilocarpine	0 gr 05 centigr.
Eau	10 —

I goutte matin et soir.

MYOSIS. — Contraction exagérée de la pupille.

Traiter la cause (empoisonnement par la morphine, le tabac, l'aconit, paralysie générale, méningite, hystérie, action de l'eserine ou de la pilocarpine), instillation d'un collyre à la cocaine a 1 p. 100.

NEPHELION. — (Voir *Taies de la cornée*.)

NÉVRALGIES SUS ET SOUS-ORBITAIRE — Traitement général est le même que dans les autres névralgies, sulfate et valérianate de quinine, granules d'aconitine, traitement étiologique

Pour calmer les douleurs le liniment suivant est souvent très utile.

Huile de jusquiame	40 gr
Chloroforme	10 —
Laudanum de Sydenham	5 —
Extrait fluide de belladone	0 — 50 centigr

En frictions une ou deux fois par jour sur les tempes et le front.

Traitement chirurgical. — Résection des nerfs sus et sous-orbitaires, extirpation du ganglion de Meckel et du ganglion de Gasser.

NERF OPTIQUE (ATROPHIE DU). — Traitement toujours étiologique. Se manifeste dans un grand nombre d'affections d'origine syphilitique (tabes, sclérose en plaques, paralysie générale progressive) ou l'alcoolisme et l'arthritisme en sont souvent la cause.

Quand la syphilis est en jeu, traitement spécifique pendant quelques semaines et s'il n'y a pas d'amélioration cesser afin d'éviter de nuire à l'état général

Régime lacté, iodure de potassium, suppression absolue de l'alcool et du tabac

On conseille encore les frictions sur les tempes et le front avec le baume de Fioravanti et la teinture de noix vomique

Ces frictions pourront quelquefois servir au malade à titre de traitement « *moral ou subjectif* » elle n'ont en réalité aucune valeur et méritent de rejoindre dans l'oubli l'huile phosphorée autrefois souvent prescrite. Les injections sous-cutanées de sel de strychnine et l'électrisation à courants continus ne méritent pas non plus grand crédit

NÉVRITE OPTIQUE. — Intraoculaire ou rétrobulbaire, traitement étiologique. Les cas dans lesquels la syphilis est en jeu sont presque les seuls favorables.

Agir rapidement avant l'atrophie du nerf optique dont la névrite est la première étape.

NYSTAGMUS. — Dans le nystagmus congénital, corriger l'amétropie et le strabisme.

Nystagmus des mineurs abatteurs (fosses à charbon) Repos. Douches oculaires. Courants continus.

Nystagmus, lié à une affection des centres nerveux, traitement de cette dernière

OPHTALMIE. — (Voir *Conjonctivite.*)

OPHTALMIE SYMPATHIQUE. — Après un traumatisme infectieux, un œil malade, réduit ou non à l'état de moignon, est un danger pour son congénère qui « sympathise » avec lui

L'énucléation est le grand remède. Elle sera préventive quand la vision de l'œil traumatisé est abolie sans retour Si l'œil traumatisé conserve une certaine acuité visuelle, il faut rester dans une constante expectative. L'énucléation est difficilement curative après le début des accidents ; pratiquée trop tard, elle n'arrête pas les désordres du côté de l'œil sympathisé. C'est là ce qui rend l'énucléation préventive très recommandable.

Le traitement général consiste dans le mercure en frictions ou en injections hypodermiques Atropine en surveillant le tonus

A noter que l'ophtalmie sympathique qui est le plus souvent consécutive à un traumatisme de la région ciliaire peut aussi survenir dans le cas d'affection spontanée de l'œil sympathisant.

ORGELET. — Pansements boriqués humides. Incision.

Traitement général. — Naphtol, benzonaphtol, etc. Levure de bières (?) Pommade à l'oxyde de zinc.

PANNUS. — *Traitement étiologique.* — Kératite phlycténulaire, trichiasis, entropion, trachome).

Traitement local — Péritomie. (On coupe la conjonctive autour de la cornée. Syndectomie). Ne pas faire d'excision de la conjonctive dans l'ophtalmie granuleuse.

PARALYSIE DES MUSCLES DE L'ŒIL. — *Traitement médical.* — Sudorifiques. Iodure de potassium. Révulsifs Traitement antisyphilitique ou antirhumatismal. Electricité.

Traitement optique. — Verres prismatiques.

Traitement chirurgical. — Avancement ou reculement musculaire Doit être pratiqué en dernier ressort lorsque le traitement médical et la temporisation ont donné tout ce qu'ils peuvent donner, ou plutôt un an après l'apparition de la paralysie.

PINGUÉCULA. — Excision lorsque la tumeur a de la tendance à empiéter sur la cornée

PRESBYTIE. — Prescrire le verre convexe nécessaire dès les premiers phénomènes de la presbytie (asthénopie, fatigue musculaire après le travail). Avertir le malade que la force du verre devra régulièrement s'accroître avec l'âge, qu'à la moindre fatigue il devra augmenter son verre d'une demi-dioptrie Mettre en garde les malades contre les dangers de prendre le verre trop tard.

PROTHÈSE OCULAIRE. — Les yeux artificiels doivent être appliqués apres l'énucléation aussitôt que le moignon aura pris sa forme définitive, environ 15 jours ou 3 semaines après l'opération ; en attendant plus tard il y a lieu de craindre le rétrécissement de la cavité Dans le choix d'un œil artificiel, on doit tenir compte de la couleur de l'iris et de la conjonctive, du diametre de l'orifice pupillaire, de la forme plus ou moins saillante du globe. en prenant comme comparaison l'œil sain.

Pour le mettre en place, introduire d'abord l'œil artificiel sous la paupière supérieure soulevee, puis abaisser la paupiere inférieure qui dépassant le bord inférieur de l'œil artificiel le recouvre en remontant a sa place.

Pour l'enlever, on abaisse la paupière inferieure, on engage la tête d'une épingle dans la coque qui constitue l'œil artificiel et on le fait basculer.

Cet œil doit être sorti tous les soirs et remis le matin en prenant des soins de propreté particulière (lavages de la cavité orbitaire et de la pièce à l'eau boriquée tiède).

PTÉRYGION. — Excision complète et raclage du point d'implantation cornéen pour éviter la récidive. Sutures conjonctivales en décollant la conjonctive de façon à rendre l'affrontement facile sans tiraillement.

PTOSIS. — *Traitement étiologique.* — Antisyphilitique si la cause est locale, pince à ptosis, ou mieux.

Traitement chirurgical. — Procédé de Gillet de Grandmont (résection tarso-musculaire).

Procédé de de Wecker, excellent, conserve à la paupière sa forme normale

Procedé de Motais

RÉTINE (DÉCOLLEMENT DE LA). — *Le traitement médical* comprend un grand nombre de moyens qui n'ont pas donné de grands résultats. Il consiste dans la médication antiphlogistique ou dérivative. Quand le décollement s'accompagne de phénomènes inflammatoires, on utilisera les frictions mercurielles, les ventouses de Heurteloup, les purgatifs. Repos et compression prolongée de l'œil (Samelsohn). Les injections de pilocarpine employées comme sudorifiques fatiguent beaucoup et inutilement le malade. Les injections salées sous-conjonctivales sont très recommandables.

L'opothérapie (injections sous-conjonctivales d'oculine, extrait de corps ciliaire et de corps vitré) a été préconisée dans ces derniers temps.

Traitement chirurgical. — Ponction scléroticale. Ophtalmotomie méridienne. Iridectomie n'a pas donné de résultats heureux. A signaler, sans les préconiser, les injections iodées sous la rétine (Scholer et Abadie), l'électrolyse (Scholer et Abadie, Terson).

Tous ces traitements sont généralement inefficaces dans les cas de décollement d'origine myopique, le décollement par choroïdite infectieuse et ceux qui résultent d'un traumatisme peuvent au contraire bénéficier beaucoup du traitement et guérir.

RÉTINITES. — *Traitement général.* — Variable suivant la cause (très important).

Albuminurie (régime lacté, etc.) ; — Diabète, syphilis. Leucémie, etc.

Traitement local. — Repos absolu des yeux. Obscurité. Purgations. Vésicatoire à la tempe. Collyre avec :

Chlorhydrate de cocaïne	0 gr. 20 centigr.
Eau	10 —

Trois gouttes matin et soir.

STRABISME. — Affection *essentiellement curable*, et qui sera traitée presque toujours avec succès.

Le traitement est étiologique, et comme tel, doit chercher à combattre trois éléments

1° Vice de réfraction ;

2° Altérations musculaires (rétraction ou affaiblissement)

3° Tare nerveuse, inaptitude innée ou acquise à la vision binoculaire.

Dans chacune de ces parties, le traitement varie suivant qu'il s'agit d'un strabisme interne ou convergent, ou d'un strabisme externe ou divergent.

I. **Strabisme convergent** — Commencer par la cure d'atropine, qui paralyse l'accommodation, supprime la convergence. Ce traitement purement médical peut suffire à redresser l'œil. Il doit être complété par la correction exacte du vice de réfraction, le port de la louchette sur le bon œil afin d'améliorer l'acuité visuelle de l'œil dévié, les exercices stéréoscopiques (Javal) qui réveilleront chez le sujet la vision binoculaire.

Traitement chirurgical. — Si ces moyens ne réussissent pas Ténotomie ou mieux avancement musculaire — Opération sans aucun danger, qui n'est pas susceptible de compromettre la vision, ainsi que beaucoup de gens semblent le croire

II. **Strabisme divergent** — 1e Le *traitement chirurgical* sera toujours necessaire — Avancement musculaire combiné ou non à la ténotomie

2o Le *traitement optique* completera ce traitement chirurgical correction exacte de l'amétropie, exercices stéréoscopiques à l'aide de cartons appropriés. Les exercices stereoscopiques sont à la fois precieux et pratiques, on arrive tres vite a de bons résultats fonctionnels

SYPHILIS. — Les différentes manifestations oculaires de la syphilis tant héréditaire (kératite interstitielle, etc) qu'acquise (iritis, choroidite, névrite, etc) nécessitent en outre du traitement local approprié, le traitement général antisyphilitique On peut recourir à tous les médicaments spécifiques préconisés (voir *Therapeutique médicale*). Mais le mieux est d'employer les injections intra-musculaires d'un sel soluble de mercure Le benzoate est très recommandable.

TRACHOME. — (Voir *conjonctivite granuleuse*).

TRICHIASIS, — Contre le trichiasis, conséquence de l'entropion, voir le traitement chirurgical de cette derniere affection

Contre le trichiasis simple arrachement des cils, électrolyse procédé de Desmarres (redressement des cils déviés par rétraction cicatricielle). Voir *Entropion*)

XEROSIS — Traiter la cause (trachome, brûlure, ectropion, dystrophie constitutionnelle)

ZONA OPHTALMIQUE. — Lavages antiseptiques Pommade avec .

Acide borique	ãã	2 gr
Oxyde de zinc		
Vaseline		20 —

ou

Aristol	1 gr	
Extrait de cocaine	0 —	20 centigr
Vaseline	20 —	

Contre les douleurs Injections de morphine Arrachement du nasal (Badal) ou du sous-orbitaire

Traitement general. — Se rappeler que le zona ophtalmique dépend souvent d'une affection des centres nerveux

Cures hydro-minérales. — Néris, La Bourboule La mer doit être évitée

IX

AIDE-MÉMOIRE

DE

THÉRAPEUTIQUE DES MALADIES CUTANÉES ET VÉNÉRIENNES

Par M. E. JEANSELME

Professeur agrégé à la Faculté de Médecine
Médecin de l'Hôpital Broca.

I. — THÉRAPEUTIQUE GÉNÉRALE

L'emploi des *antiseptiques*, en dermatologie, doit être limité aux lésions microbiennes circonscrites, telles que l'impétigo et l'ecthyma. Le sublimé, l'acide phénique, l'iodoforme, le salol, provoquent des éruptions médicamenteuses bien connues des chirurgiens. — Les antiseptiques les moins irritants sont :

a. L'eau d'Alibour :

Eau	200 gr
Camphre	à saturation
Sulfate de zinc	7 gr
Sulfate de cuivre	2 —

Filtrer. — Cette solution doit être diluée au tiers ou au quart ;

b. L'eau oxygénée qu'on étend de 5 à 10 fois son volume d'eau ;

c. Le nitrate d'argent en solution au 50e, au 20e, au 10e ;

d. L'acide picrique au 300e, au 200e.

En général, l'*asepsie* est préférable à l'*antisepsie* ; les deux méthodes peuvent d'ailleurs être combinées : détersion des plaies avec des antiseptiques, suivie de pansements à l'eau bouillie. — L'asepsie consiste à ouvrir les vésicules, bulles et pustules, avec des ciseaux stérilisés ; à faire tomber les croûtes à l'aide de pulvérisations, de pansements humides, de cataplasmes de fécule, d'ouataplasme ou de bains locaux ; à panser la lésion avec de la gaze humide, des pâtes ou des poudres inertes, telles que le talc.

Les *antiphlogistiques* rendent de grands services au début de certaines dermatoses, de l'eczéma par exemple : se garder, à cette période, d'appliquer des corps gras ou de faire prendre des bains, ce qui exacerberait la poussée. Se contenter de poudrer *larga manu* avec du talc, de l'amidon ou du lycopode et faire quelques pulvérisations d'eau bouillie. — Pour calmer l'état inflammatoire chronique qui accompagne les grandes dermatoses, oindre la peau avec des corps gras peu irritants : cérat sans eau, axonge fraîche, axonge benzoïnée, linimentoléo-calcaire stérilisé La vaseline est souvent irritante.

Le prurit joue un rôle capital en dermatologie Dans certaines dermatoses, telles que l'urticaire, l'eczema, le lichen, le mycosis fongoïde, sa violence est telle que le patient ne peut dormir. Les excoriations consécutives au grattage entretiennent souvent la lésion et la disséminent si elle est auto-inoculable La médication *antiprurigineuse* a donc une grande importance. (Voir le mot Prurit, dans le chapitre Thérapeutique spéciale des maladies cutanées, p. 714)

La couche cornée hypertrophiee peut opposer un obstacle a la pénétration des agents médicamenteux. La méthode kératolytique a pour but de lamodifier. Elle emploie, a cet effet, les bains alcalins, la décoction de bois de Panama, les frictions au savon noir et au savon vert (potasse), les emplâtres ou les pommades salicylées (1 a 3 p 100).

Les lésions cutanées persistent indéfiniment si l'on ne modifie pas les tissus malades a l'aide de *reducteurs* on appelle ainsi certaines substances qui sont avides d'oxygene · telles sont le goudron, l huile de cade, l'ichthyol, la résorcine, l'acide pyrogallique, l'acide chrysophanique, le soufre et les sels mercuriaux Tous ces corps peuvent être employés, comme *exfoliants*, dans le traitement de l'acné, un lichen simplex, des pigmentations cutanees, etc

Certaines productions cutanees congénitales, telles que les nævi, ou acquises, telles que l'épithélioma doivent être *detruites* par la methode sanglante, ou par les caustiques Avant toute intervention, — curettage ou ablation totale. — il faut aseptiser le champ opératoire, puis on procède a l'*anesthésie locale*, s il y a lieu, soit avec le chlorure d éthyle (inflammable), soit au moyen d'injections traçantes intra-dermiques de chlorhydrate de cocaine a 1 ou 2 p 100, soit de novocaine a 1 p. 200, Les *caustiques chimiques* les plus usités sont : l'acide lactique pur, l'acide acetique a 50 p. 100, le nitrate acide de mercure (douloureux et toxique, mais actif), le chlorate de potasse, l'acide arsénieux (pâte du frère Come), l'acide chromique, le chlorure de zinc (pâte de Canquoin), la chaux vive (pâte de Vienne), le permanganate de potasse et le nitrate d'argent. — La destruction des tissus morbides peut encore être assurée par le *thermo-cautere*, le *galvano-cautere* ou l'électrolyse (Nævi, Hypertrichose).

Au lieu de détruire les tissus, ce qui produit une cicatrice toujours apparente, et parfois vicieuse, on peut se proposer de les *scleroser* Pour atteindre ce but, on emploie les *scarifications*, le *galvano-cautère*, les *courants de haute frequence*, la *photothérapie*, la *radiothérapie* et la *radiumtherapie*.

Beaucoup de dermatoses reconnaissent pour cause un trouble nutritif chronique et constitutionnel (scrofule, arthritisme), une intoxication alimentaire ou médicamenteuse, une auto-intoxication d origine digestive, hépatique, renale, sanguine, etc , enfin des troubles du systeme nerveux. Le médecin doit s'attacher a definir le facteur étiologique initial, afin d'instituer une *médication interne* rationnelle. Les alcalins, les iodures, l'arsenic, le fer, les glycero phosphates, l'acide phosphorique, les lécithines, les medicaments antinervins, les cures hydro minérales, répondent aux diverses indications.

Le *régime alimentaire* le meilleur est celui qui introduit dans l'organisme le moins de substances toxiques et favorise l'élimination des produits désassimilés.

L'eczéma généralisé, le psoriasis érythrodermique, la dermatite exfoliatrice, la maladie de Duhring, exigent le *régime lacté* exclusif, au moins pendant les poussées aiguës. La suralimentation, surtout chez les enfants, entretient nombre de dermatoses chroniques ou récidivantes. — Aux dyspeptiques, on recommandera des repas peu abondants et répétés. Le régime qui leur convient le mieux est le suivant : potages maigres, viandes bouillies ou rôties sans sauce, œufs peu cuits, poissons de rivière, légumes verts, salades cuites, fruits cuits, les infusions chaudes, les eaux faiblement minéralisées : Vittel, Evian, Contrexéville, Alet, etc. Il faut interdire les pâtisseries, les farineux, les sauces, les sucreries, le chocolat, les choux, les crudités, les salades crues, les tomates, les condiments, la charcuterie, les salaisons, le gibier, les coquillages, les crustacés, le poisson de mer, les poissons marinés, les fritures, les fromages en fermentation.

II. — PRINCIPAUX AGENTS THÉRAPEUTIQUES

EMPLOYÉS EN DERMATOLOGIE

A — Topiques — L'*eau bouillie*, sous forme de pulvérisation, d'enveloppements humides, de cataplasme de fécule ou d'ouataplasme est utile pour calmer l'inflammation ou pour déterger une surface couverte de croûtes.

Les *poudres* inertes décongestionnent la peau hyperémiée et calment le prurit. On emploie surtout : l'amidon, le lycopode, l'oxyde de zinc, le talc, le sous nitrate de bismuth, la craie préparée, le kaolin, la terre d'infusoire, appelée encore randanite ou ceyssatite (silice) soit à l'état pur, soit à l'état de mélange. Ex. :

Amidon Oxyde de zinc	ãã 50 gr
Sous-nitrate de bismuth	20 —

Les *corps gras*, qui servent d'excipients, exercent sur la peau une action plus ou moins marquée : le cérat sans eau, l'axonge fraîche, l'axonge benzoïnée, sont moins irritants que la vaseline. — On emploie les matières grasses sous forme de *crêmes*, de *pommades*, de *pâtes*. Ex :

Crême	Sapolan décoloré Eau distillée.	ãã 15 gr
Pommade.	Oxyde de zinc	2 —
	Vaseline pure	20 —
Pate	Oxyde de zinc Amidon Lanoline. Vaseline	ãã

Les pâtes contenant une quantité considérable de poudre sont poreuses. Elles ne s'opposent pas à la perspiration cutanée qui s'effectue normalement sous l'enduit protecteur. En outre elles absorbent les sécrétions cutanées. Elles sont donc à conseiller chaque fois qu'on cherche à décongestionner une surface irritée et suintante (eczéma aigu par exemple). Mais les pâtes imbibent moins parfaitement la couche cornée que les pommades. Donc, quand on veut traiter une lésion chronique, peu irritable, quand il faut agir en profondeur, il y a intérêt à incorporer le principe actif dans une pommade et non dans une pâte. Les emplâtres sont encore plus imperméables que les pâtes, aussi sont-ils souvent irritants.

Les *batons de pommade* sont commodes pour graisser de petites surfaces Ex :

Oxyde de zinc	20 gr
Cire	25 —
Adeps lanæ	55 —

Les *glycéroles* ont l'avantage de se dissoudre dans l'eau tiède La glycérine qui entre dans leur composition doit être neutre, car si elle est acide elle est irritante. Ex. ;

Glycerine	14 gr
Amidon.	1 —

Les *vernis* en se desséchant maintiennent sur la peau le principe actif qu'ils contiennent, tels sont le *collodion*, la *traumaticine* (chloroforme contenant un dixième de gutta percha), le *vernis a la caseine* Ex :

Acide pyrogallique	10 gr
Vernis a la caseine	100 —

Les *colles de zinc* sont un mélange de gélatine, d'oxyde de zinc, d'eau et de glycérine.

Grenétine (gelatine pure) Gelatine	āā 125 gr
Glycerine Eau	āā 300 —
Oxyde de zinc	100 —

La colle de zinc est conservée en plaques, pour l'appliquer, il faut la faire fondre au bain-marie. Quand elle est suffisamment liquide, mais à une temperature assez basse pour qu'elle ne produise pas de brûlure, on badigeonne la région à recouvrir avec un pinceau, et avant que la colle ne soit prise on la fouette avec des flocons d'ouate qui font corps avec l'enduit et le renforce. La colle est facile a détacher par lambeaux Elle est perméable, décongestionne la peau et apaise les démangeaisons, mais elle ne doit pas être appliquée sur une surface suintante

Les *savons mous*, a la potasse, verts ou noirs, sont tres irritants, ils attaquent la couche cornée, on les emploie pour ouvrir les sillons de la gale, pour decaper les dermatoses squameuses tolérantes Les savons durs, a la soude, sont moins irritants, on peut leur incorporer la plupart des agents medicamenteux goudron, panama, ichthyol, naphtol, acide salicylique, soufre, bichlorure de mercure, pierre ponce en poudre, etc — Le *savon surgras* prépare avec un extrait de graisse neutre et très pur est bien supporté par les peaux délicates Sa formule est la suivante .

Graisse de bœuf tres pure	16 gr
Huile d'olive.	2 —
Lessive de soude a 38° Beaumé.	6 —
Lessive de potasse	3 —

Il peut servir d'excipient à des principes actifs.

B. — **Agents physiques.** — Les *bains*, même *simples*, *ne doivent jamais être conseillés sans indications précises*. Au début d'un eczéma, par exemple, ils peuvent exacerber ou généraliser une poussée. Administrés mal à propos au cours de la furonculose, de l'impétigo, de l'ecthyma, des staphylococcies, ils disséminent les lésions qui sont auto-inoculables.

Le bain doit être assez court (un quart d'heure à vingt minutes) et à une température comprise entre 32 à 38°. — Les *bains émollients* se préparent avec de l'amidon, du son, de la gélatine Ce dernier est bien supporté par les peaux irritables et calme les démangeaisons.

Le *bain permanent* dans lequel le patient passe jours et nuits est surtout appliqué à Vienne. Il est indiqué dans les dermatites exfoliatrices, le pemphigus foliacé, les grandes brûlures. Il remplace avec avantage les pansements repétés et fatigants pour le malade

Les *bains médicamenteux* ne doivent pas être prescrits sans nécessité, car ils peuvent engendrer ou entretenir les affections cutanées. — Le bain *sulfureux* se prescrit ainsi

Trisulfure de sodium	100 gr
Eau distillée.	200 —

pour un grand bain. Ajouter 200 gr. de gélatine, si la peau du malade à traiter est irritable. Le bain sulfureux est utile pour combattre la séborrhée généralisée, les pityriasis secs et gras, l'eczéma séborrhéique. — Le bain *alcalin* (100 à 150 gr. de carbonate de soude) décape bien la peau et la prépare au traitement actif de la gale et du psoriasis. Les autres bains usités en dermatologie sont : le *bain salé* (antiprurigineux), le bain de *goudron* (lichénification de la peau), le bain *térébenthiné* (pelade généralisée), le bain d'*huile de Cade* (psoriasis, eczéma séborrhéique) :

Huile de Cade.	50 gr
Jaune d'œuf.	n° 1
Extrait de Quillaya fluide	10 gr
Eau	Q s p 200

Mélanger cette émulsion dans un peu d'eau très chaude avant de la verser dans le bain qu'il faut brasser vigoureusement (Balzer).

L'*hydrothérapie* est l'un des meilleurs moyens à opposer au prurit. La *douche tiède, en pluie fine, de 2 à 5 minutes* de durée est celle qui donne, en général, les meilleurs résultats

Le *massage*, les *frictions* au gant de crin sec ou imbibé d'une solution alcoolique sont à conseiller aux prurigineux.

Les bains *hydro-électrique*, l'*électricité statique* modifient heureusement les prurits dits essentiels, les névrodermites, l'urticaire chronique, le prurigos, le lichen, la sclérodermie, etc.

La *neige carbonique* donne des résultats appréciables dans le lupus erythémateux fixe, les nævi de toute nature, les chéloïdes, les épithéliomas superficiels, les verrues, les callosités, les cors. Elle peut aussi rendre des services dans le traitement de la tuberculose verruqueuse, des tuberculides et de certains nodules lupiques superficiels. Les cicatrices sont souples, non chéloïdiennes et ne présentent pas de télangiectasies. Elles sont d'un blanc d'ivoire, ce qui les rend parfois très visibles sur les sujets de carnation brune, parfois aussi, elles s'entourent d'une zone pigmentée.

L'air chaud, élevé à la température de 6 à 800°, a été employé avec succès pour cautériser et carboniser les tissus atteints de gangrène ou de phagédénisme, pour détruire les naevi vasculaires ou verruqueux, pour traiter les lupus, pour faire disparaître les tatouages

Les *bains de lumière* ont guéri quelques eczémas rebelles

La *photothérapie* (Finsen), quand elle est appliquée dans de bonnes conditions : appareil puissant, compression exacte des tissus, longue durée des séances, traitement suivi avec continuité est le meilleur traitement du lupus vulgaire circonscrit, s'il n'a pas été rendu imperméable aux rayons chimiques par l'emploi d'une méthode sclérogène La cicatrice est souple et régulière. — La *lumière rouge* arrête la suppuration des pustules de variole

L'*électrolyse* détruit les hypertrichoses localisées, les nævi pigmentaires ou vasculaires, les télangiectasies. il améliore les chéloïdes, la sclérodermie en bandes ou en plaques (morphée), l'acné hypertrophique

Les *courants de haute fréquence* rendent des services dans le traitement du lupus érythémateux du type centrifuge. Ils procurent presque toujours une sédation rapide et souvent même la guérison des affections prurigineuses rebelles à tous autres traitements, en particulier du lichen simplex chronique, du lichen plan et des eczémas lichénifiés

La *radiothérapie* est un modificateur puissant des tissus Elle guérit l'épithélioma cutané qui n'a pas encore gagné une muqueuse. Seule, ou combinée avec la photothérapie, elle amène la cicatrisation de vastes nappes de lupus vulgaire Tout appareil générateur de rayons X doit être pourvu de dispositifs qui permettent de doser la quantité de rayons absorbés par les tissus. Les radiodermites sont extrêmement douloureuses, elles guérissent fort lentement, elles peuvent entraîner des mutilations et même la mort. La dose de 4 à 5 unités H ne provoque pas de réaction cutanée. La dose 6 à 8 unités H est suivie d'une radiodermite legère, utile dans le traitement de certaines dermatoses

Le *radium* donne d'excellents résultats dans le traitement de beaucoup de petites lésions ou malformations cutanées, en particulier des tumeurs érectiles.

La *neige carbonique* est utilisée en dermatologie depuis quelques années. Il faut lui réserver une grande place dans le traitement des lupus, des nœvi, de la couperose, etc.

C. — **Procédés chirurgicaux**. — Le *raclage* à la curette, suivi d'une cautérisation au thermo-cautère ou au galvano cautère, est employé contre les verrues, les papillomes, l'épithélioma superficiel, le molluscum contagiosum.

Les *scarifications* linéaires et parallèles, disposées comme les hachures d'un dessin, jusqu'à ce que la surface malade soit réduite à l'état de bouillie sanglante, sont indiquées dans le lupus tuberculeux, les nævi vasculaires, la couperose, les névrodermites, les eczémas lichénisés et prurigineux, le sycosis, etc.

Les ponctuations faites avec le *galvano-cautère*, enfoncé lentement au centre des nodules lupiques, en provoque la sclérose La cautérisation ignée est employée dans le traitement de l'acné, du sycosis, des verrues, des papillomes, des épithéliomas, des nævi, etc.

Les caustique chimiques (acide arsenieux, potasse caustique) ont été utilisés dans certaines formes de lupus et d'épithélioma

D — **Vaccinothérapie** — Cette méthode basée sur les

travaux de Wright et de Douglas, est surtout employée dans les staphylococcies : acné, furoncle, anthrax, sycosis.

Les médecins qui ont étudié la vaccinothérapie arrivent à des conclusions très différentes. Maute considère comme absolument inefficace l'emploi du *stock vaccine*, émulsion de microbes provenant d'une culture de laboratoire. D'après lui, le vaccin doit être préparé avec une culture provenant du malade lui-même.

III. — THÉRAPEUTIQUE SPÉCIALE DES MALADIES CUTANÉES

ACNÉ. — *a.* Acné ponctuée ou Comédon.

1° Dégraisser la peau avec de l'éther officinal;

2° Badigeonner le visage, pour faciliter l'extraction des comédons avec la solution suivante :

Acide tartrique	}	
Acide salicylique	}	ãã 1 à 5 gr.
Résorcine	}	
Alcool à 60°.		50 —

3° Extraire les comédons avec l'extracteur ou par expression, au besoin, vider les glandes sébacées par quelques séances de massage plastique avant toute application de topiques

4° Appliquer :

Soufre précipité		15 gr.
Alcool camphré		30 —
Eau de roses	} ãã	100 —
Eau distillée	}	

5° Calmer l'irritation causée par la lotion soufrée en appliquant, de temps à autre, une pommade ou pâte à l'oxyde de zinc.

b **Acné papulo-pustuleuse, polymorphe.**

1° Inciser chaque pustule et l'exprimer ;

2° Laver le visage à l'alcool camphré ;

3° Étaler le soir une couche de la crème suivante :

Soufre	50 gr
Glycérine.	30 —
Alcool camphré	80 —

L'acné polymorphe peut tirer bénéfice de la radiothérapie : 3 à 4 séances de 2 H. 1/2, espacées de huit en huit jours, et suivies d'ionisation soufrée avec une solution d'hyposulfite de soude à 5 p. 100

Le massage plastique associé aux topiques et au régime diététique donne de beaux résultats. — La vaccinothérapie a été employée avec succès dans les formes pustuleuses

c. **Acné rosacée** : voir *Couperose.*

d. **Acné hypertrophique** : voir *Rhinophyma*

Dans certaines formes graves d'acné, la radiothérapie a donné d'excellents résultats.

Traitement interne de l'acné : combattre la dyspepsie, la constipation, l'anémie. Traiter les affections des organes génitaux et les troubles menstruels.

Cures hydro-minérales. — Uriage, Allevard, Saint-Honoré, Barèges, Cauterets, Luchon. — Recommander aux arthritiques : Vichy, Vals, Royat; aux dyspeptiques : Pougues; aux constipés : Montmirail, Chatelguyon, aux anémiques : Forges, Orezza, Renlaigue, La Bourboule, aux lymphatiques; Salins, Kreuznach.

ALOPÉCIES. — *a.* **Consécutive aux pyrexies, à la syphilis ou à la grossesse.** Accélérer la repousse des cheveux par des frictions excitantes

Teinture de cantharides au dixième	25 gr
Liniment savonneux	100 —

Recommander le massage du cuir chevelu

b. **Alopécie prématurée.** — Si le cuir chevelu est couvert de pityriasis

1° Le soir, massage à contre-poil avec une pommade contenant de l'huile de cade .

Huile de cade pure ou juniperine (Huile de cade désodorisée) Beurre de cacao	āā 10 gr.
Axonge benzoïnée	20 —

On peut incorporer dans cette pommade : soit 0 gr. 50 cent d'ichtyol, soit 1 gr. de sulfure de mercure, soit 0 gr. 10 cent. d'acide chrysophanique

2° Le matin, savonnage à l'eau chaude, rinçage de la tête et séchage avec une lotion alcoolique.

Si l'alopécie est accompagnée de séborrhée fluente non pelliculaire, employer le soufre soit seul, soit accompagné d acide salicylique, de résorcine, d'acide chrysophanique ou pyrogallique.

Acide salicylique — chrysophanique	āā 3 gr
Soufre précipité	15 —
Alcoolat de romarin.	10 —
Alcool a 90° Q S. p	100 —

Quand on fait usage d'acide pyrogallique, remplacer le savonnage qui donnerait a la peau une teinte noirâtre, par de la décoction de bois de Panama (100 gr. pour une cuvette).

ANGIOME. — Voir *Nævi.*

BALANITE. — Favorisée par l'étroitesse du prépuce ou le phimosis Laver le gland, mis a découvert, avec une solution étendue d'eau oxygénée; assécher et poudrer avec du talc, de l'oxyde de zinc ou du dermatol; entourer le gland d'une mince couche d'ouate hydrophile, puis rabattre le prépuce.

En cas de phimosis, lavage avec une seringue dont l extrémité est munie d'un drain en caoutchouc flexible.

En cas de diabète : régime approprié.

BROMIDROSE. — Voir *Hyperidrose*

CALVITIE. — Voir *Alopécies.*

CHÉLOÏDE. — Eviter toutes causes d'irritation, maintenir la cicatrice en permanence sous un emplâtre couvrant. — L'excision est suivie presqu'à coup sûr de récidive.—Les scarifications calment rapidement les douleurs — L'électrolyse, la radiothérapie et le radium sont les traitements de choix. — Les applications de neige carbonique, suffisamment prolongées, amènent la regression de certaines chéloïdes Les injections de fibrolysine atténuent les douleurs et diminuent le volume et la consistance des chéloïdes.

CHLOASMA — Même traitement que celui des Ephélides. — Celui qui accompagne la grossesse disparaît spontanément après l'accouchement.

COMÉDONS. — Voir *Acné*

COUPEROSE — *a* Traitement local .

1° Laver la figure avec de l'eau très chaude ,

2° Employer les préparations au soufre, à l'acide salicylique, à la résorcine, etc , contre l'acné concomitante;

3° Traiter les dilatations vasculaires par les scarifications. la galvanocautérisation, l'électrolyse, la photothérapie, la radiothérapie, etc

4° Veiller au bon fonctionnement du tube digestif et instituer un régime sévère.

Cures hydro-minérales — Vichy, Royat, Contrexéville.

DERMATITE HERPÉTIFORME — Traitement purement palliatif — Tenir la peau en état de propreté parfaite. — Ouvrir les vésicules et les bulles. — Pansements secs avec des poudres inertes, des pâtes, ou pansements à l'eau bouillie. — Bains prolongés d'amidon, de son ou de gélatine pour calmer le prurit. — Régime sévère ou même régime lacté. — Injections de sérum artificiel.

DYSIDROSE. — Ouvrir les vésicules. — Panser avec de la poudre de talc, d'oxyde de zinc ou de dermatol, ou avec des pâtes. — Dans les cas rebelles, badigeonner les surfaces eczématisées avec une solution d'acide picrique ou de nitrate d'argent. — Dans les cas très aigus, panser avec du liniment oléo-calcaire — Calmer le système nerveux et surveiller le régime.

ECTHYMA. — Ouvrir les phlyctènes et faire tomber les croûtes. — Cesser les pulvérisations et les pansements humides aussitôt que possible. de manière à prévenir les auto-inoculations. — Nettoyer les ulcérations avec de l'eau oxygénée, de l'eau d'Alibour, de l'eau chloralée, de l'alcool camphré ou de la liqueur de Labarraque. — Badigeonner les ulcérations rebelles avec une solution de nitrate d'argent. — Panser avec des poudres inertes et recouvrir de gaze aseptique. — Recommander la position horizontale, l'ecthyma prédominant aux membres inférieurs. — Suralimenter les sujets débilités. — Traiter l'affection causale · gale, diabète, etc

ECZÉMA.

a. **Eczéma aigu suintant.** — Eviter les bains généraux, même simples, quand ils sont indispensables, ils seront administrés frais et de courte durée.

Cataplasmes froids d'amidon ou de fécule. — Tarlatane imbibée d'eau bouillie.

Quand les pansements humides sont mal tolérés, panser à sec avec des poudres inertes : talc, oxyde de zinc, sous-nitrate de bismuth, dermatol, etc.

Taffetas caoutchouté changé et rincé deux ou trois fois par jour.

S'abstenir de l'orthoforme, qui supprime d'abord les démangeaisons, mais qui les exacerbe ensuite et prolonge la durée de l'affection.

b. **Eczéma non suintant en voie de rétrocession.** — Essayer avec prudence les pâtes et les pommades. — Le cold cream, le cérat, l'axonge, le sapolan, la glycérine sont des excipients mieux supportés que la vaseline. — Les pâtes protegent les régions malades et leur donnent de la souplesse, elles ont, sur les pommades, l'avantage de permettre l'écoulement des liquides, elles décongestionnent donc l'eczema.

On peut employer l'une des formules suivantes

Oxyde de zinc Amidon	parties	Oxyde de zinc	10 gr
Vaseline Lanoline	égales	Terre fossile	2 —
		Axonge benzoinée	28 —

La consistance de pâte peut encore être obtenue à l'aide de kaolin, de craie preparee, de carbonate de magnesie, etc.

Les applications de goudron de houille brut et de laccoderme au goudron au vingtieme sont ordinairement bien supportees et calment le prurit

Quand tout suintement a disparu, la pommade suivante donne de bons resultats

Cold cream frais	20 gr
Glycerine neutre	9 —
Oxyde de zinc	1 —
Teinture de benjoin	XV gouttes

c. **Eczéma impétigineux** — Employer l'huile de cade ou l'oxyde jaune de mercure

Huile de cade	2 a 5 gr	Précipite jaune	0 gr 50 a 1 gr
Savon noir Q S pour émulsion		(Oxyde jaune de Hg)	
Glycérolé d'amidon	30 —	Vaseline ou cerat	20 —

d **Eczéma chronique.** — Topiques énergiques et réducteurs, acide salicylique, du 40ᵉ au 20ᵉ, — huile de cade, — nitrate d'argent, — acide picrique, — acide pyrogallique (surveiller les urines), — acide chrysophanique, — résorcine, ichtyol, etc. — Les pommades sont de meilleurs excipients que les pâtes ; elles imprègnent mieux les tissus — Certains eczémas chroniques se trouvent bien des emplâtres emplâtres de Vidal au minium et au cinabre — Bains sulfureux

e. **Eczéma séborrhéique.** — Habituellement très tolérant Pommade au calomel, a l'acide salicylique, a la resorcine, préparations soufrees

Soufre précipite Oxyde de zinc	āā 2 gr.
Lanoline Huile d'amandes douces	āā 100 —

f **Eczema des enfants en bas-âge.** — Rouler le petit malade dans une poudre inerte. — Regler les tetées

g. **Eczémas localisés.** — L'eczema *narinaire* des enfants strumeux atteints de coryza chronique, avec epaississement éléphantiasique de la levre supérieure, cède aux irrigations des fosses nasales avec de l'eau salée ou de l'eau d'Alibour et a l'emploi de l'huile de foie de morue à l'intérieur — L'eczema narinaire de l'adulte, propage a la moustache, nécessite les mêmes lavages Si la lésion est rebelle, on épilera les vibrisses et les poils de la moustache, puis on fera des scarifications suivies de badigeonnage au nitrate d'argent au vingtième ou au dixième.

Eczéma de la *barbe :* lotion a l'eau d'Alibour, application d'huile de cade faible; ouverture des folliculites avec le scarificateur ou la pointe du galvano-cautère. Dans les eczémas pilaires, la radiothérapie abrège notablement la durée du traitement

Eczéma du *bord libre des lèvres* : très rebelle au traitement. Badigeonnages au nitrate d'argent, scarifications, bandelette de toile caoutchoutée

Eczéma du *sein*, lié à la grossesse ou à l'allaitement, à la gale : faire tomber les croûtes impétigineuses, — toile caoutchoutée, — huile de cade, — résorcine, — nitrate d'argent

Eczéma *corné* des *mains* et des *pieds* ramollir l'épiderme par des émollients, le savon mou de potasse, ou par le port de gants de caoutchouc, puis appliquer des topiques réducteurs acide salicylique, huile de cade, etc

Eczéma des *parties génitales*, de l'*anus* et du *périnée* pansements humides maintenus par un suspensoir ou un caleçon de bain. — Quand l'eczéma intéresse le vagin : tampon ou mèche enduit de pâte séparant les parties malades. — En cas de prurit intolérable, lotions *très chaudes* d'acide cyanhydrique à 1 °/₀₀, de chloral ou d'acide phénique étendu, puis poudrer, — suppositoires à l'extrait thébaïque et à la cocaïne quand le prurit anal est violent. Badigeonnages avec une solution de nitrate d'argent au 1/30ᵉ ou au 1/10ᵉ, associés ou non aux scarifications — Calmer l'éréthisme nerveux bromure de camphre, valérianate d'ammoniaque, douches tièdes. — Traitement de l'affection causale diabète, etc

Eczéma *variqueux* — A la période aiguë, pansements humides, au stade pachydermique, compression, — maintenir la jambe dans la position horizontale. Ablation des veines variqueuses

D'une manière générale, les eczémas localisés, surtout ceux de la face palmaire et du sein, sont améliorés et souvent guéris, par deux séances de rayons X 4 H à 15 jours d'intervalle

h. **Traitement interne des eczémas** — *Arthritiques* : médication alcaline, bicarbonate de soude, benzoate de soude, lithine, arsenic dans les formes sèches, lichénisées — *Lymphatiques* huile de foie de morue, sirop d'iodure de fer, sirop iodo-tannique, eaux sulfureuses à l'intérieur.

Sédation du système nerveux bonne hygiène cérébrale, soustraire le malade à ses occupations habituelles ; comme adjuvant, valériane, hydrothérapie

i. **Régime alimentaire.** — Voir Thérapeutique générale des dermatoses, p 664

j. **Cures hydro-minérales.** — Aix-les-Bains, Ax, Bagnères, Barèges, Cauterets, Luchon Saint-Gervais, Saint-Honoré, Uriage. — La Bourboule — Néris, Vichy, Royat.

ENGELURES. — Quand elles ne sont pas ulcérées lotions avec la décoction chaude de feuilles de noyer, frictions à l'alcool camphré, puis poudrage — Quand le prurit est intense : frictionner les mains avec le mélange suivant

Eau de roses }	à 80 gr
Glycérine }	
Tannin	0,10 centigr

Quand il y a des crevasses et des ulcérations appliquer de la glycérine iodée à parties égales, des pâtes simples alternant avec des lotions astringentes alun, tannin, etc

Combattre la stase sanguine par des courants de haute fréquence. A l'intérieur, huile de foie de morue, préparations iodées, arsenic.

ÉPHÉLIDES. — Prophylaxie : protéger la peau contre le soleil. — Traitement curatif : exfoliation de l'épiderme au moyen de lotions quotidiennes de sublimé au 1/200e ou au 1/100e, de compresses imbibées de sublimé au 1/500e pendant deux à quatre heures par jour, ou encore au moyen de l'emplâtre de Vigo appliqué la nuit.

ÉPITHÉLIOMA CUTANÉ. — Curettage. — *Ablation chirurgicale.* — Caustiques chimiques : acide chromique au 1/10e, au 1/5e, pâte de Vienne, acide arsénieux. — *Galvano cautère après curettage.* — Photothérapie. — *Radiothérapie* : épithélioma n'intéressant pas les muqueuses. — Radium. — Neige carbonique.

ÉRUPTIONS ARTIFICIELLES. — *a.* **De cause externe** (dermites professionnelles, application de pansements irritants) : 1° éloigner la cause ; 2° enlever la substance irritante à l'aide de pulvérisations d'eau bouillie, de pansements humides ou de cataplasmes d'amidon froids ; 3° Cesser aussitôt que possible l'emploi de l'eau qui entretient la dermite et favorise les auto-inoculations de pus ; 4° Liniment oléo-calcaire et mieux poudrage avec talc stérilisé ; 5° Ouvrir chaque pustule et cautériser le fond avec de l'eau oxygénée, du nitrate d'argent ou de l'acide picrique en solution concentrée ; 6° l'application trop hâtive d'une pommade peut réveiller la dermite ; 7° pour assouplir la peau, après guérison, massage avec du talc.

b. **Dermite artificielle d'origine interne :** (antipyrine, iodures, bromures, mercure, etc.) : 1° Suspendre l'usage du médicament nocif ; 2° accélérer son élimination par des purgatifs et diurétiques ; 3° régime sévère ; 4° combattre le prurit par des lotions et poudrages ; 5° Ouvrir et panser les phlyctènes, etc.

ÉRYTHÈME NOUEUX. — É. POLYMORPHE. — É. SCARLATINIFORME. — 1° Traiter la lésion causale : angine, troubles gastro-intestinaux. Administrer des purgatifs salins, etc. ; 2° ne pas introduire dans l'organisme de corps toxiques alimentaires ou médicamenteux, régime lacté ; 3° traitement local : lotions chaudes au sublimé, à l'acide phénique, puis poudrer ; dans les formes vésiculo-bulleuses, liniment oléo-calcaire.

ÉRYTHRASMA. — 1° Traitement parasiticide : applications de teinture d'iode, d'acide chrysophanique, d'acide pyrogallique après savonnage vigoureux ; 2° calmer l'irritation provoquée par ces agents réducteurs à l'aide de poudres ou de pommades ; 3° désinfecter les linges et vêtements.

FAVUS. — Voir *Teignes*.

FURONCLE. — 1° Traitement abortif : épiler le poil qui centre la lésion ; — attouchement à la teinture d'iode, à l'iodacétone ou cataplasme d'amidon froid arrosé d'alcool camphré ; — si la lésion progresse, ponctuation profonde avec le galvano cautère ; — 2° période d'état : pansement humide jusqu'à élimination du bourbillon ; — 3° rechercher et traiter la cause générale qui commande la furonculose : troubles gastro-intestinaux : purgatifs, levure de bière fraîche ; — azoturie, glycosurie ; — gale, etc.

La vaccination, selon la méthode de Wright, a donné de beaux succès dans la furonculose récidivante.

Cures hydro-minérales. — Châtelguyon, — Plombières — Vichy ; — Uriage, — Luchon.

GALE. — *a.* **Traitement exclusivement externe.** — Traiter simultanément tous les malades qui vivent en commun.

Les divers temps de la « *frotte* » à l'hôpital Saint-Louis sont les suivants :

1° Friction au savon noir (1/2 h.) pour déchirer les sillons ; — 2° bain tiède savonneux, — 3° Friction (20 min.) avec la pommade d'Helmerich, modifiée par Hardy

Axonge	120 gr.
Fleur de soufre	20 —
Carbonate de potasse	10 —

4° Laisser la pommade appliquée pendant vingt-quatre heures,

5° Bain d'amidon.

La pommade d'Helmerich détermine souvent une violente réaction inflammatoire. Les pommades suivantes sont moins irritantes

Axonge benzoinée	120 gr.
Soufre précipité.	20 —
Baume du Pérou	10 —

ou :

Axonge	100 gr.
Savon vert	50 —
Naphtol B	15 —
Craie pulvérisée	10 —

b. Désinfection de tous les linges et vêtements qui ont été en contact avec le galeux linges de corps et de lit soumis à la lessive, — vêtements et couvertures de laine stérilisés à l'étuve humide sous pression ou par le séjour dans une atmosphère saturée de vapeur de formol ; — brûler les objets de peu de valeur tels que les gants

c. Ne pas confondre le prurit consécutif à la frotte avec le réveil de la gale — L'acarophobie est fréquente chez les névropathes, chez les intoxiqués, notamment chez les cocaïnomanes.

GRANULOSIS RUBRA NASI — J'ai obtenu des améliorations, qui équivalent presque à la guérison, en traitant cette affection, réputée incurable, par la radiothérapie.

HERPÈS — a *Herpes febrile*. pâtes ou poudres inertes — b. *Herpes genital* badigeonnages avec solution de résorcine au 1/50e, d'acide phénique en 1/25e, puis poudrer.

Cures hydro-minérales. — Dans le cas d'herpes génital récidivant. Uriage, — Luchon ; — Saint-Gervais.

HERPÈS CIRCINÉ. — Voir *Trichophytie*

HERPÈS TONSURANS — *Id.*

HYPERIDROSE — Souvent localisée aux mains et aux pieds, et accompagnée de fétidité (*Bromidrose*) — *a. Mains humides, en état d'asphyxie locale* hydrothérapie, frictions générales au gant de crin, — sédatifs nervins ; — sulfate d'atropine à la dose d'un demi à deux milligrammes Localement badigeonnages avec la solution suivante.

Ichtyol	20 gr
Acide salicylique	3 —
Résorcine	5 —
Alc à 60° Q S. pour faire	100 —

Pour rendre la desquamation moins pénible, graisser la peau, puis poudrer et faire porter des gants de fil.

Le traitement de choix me paraît être la radiothérapie. Avec M. Noiré, j'ai obtenu une guérison durable, dans un cas de sueurs extrêmement profuses des mains, par des séances réitérées de radiothérapie. Plusieurs résultats analogues ont été signalés.

b. *Sueurs fétides des pieds.* — 1° Porter des chaussures découvertes, en toile, permettant l'évaporation, les garnir de fausses semelles épaisses en étoffe, pouvant se laver. — 2° Dans les cas légers : poudrer au tannoforme la nuit, laver avec une solution alcoolique résorcinée à 2 p. 100 le matin, et poudrer le jour avec du talc — 3° Dans les cas rebelles et invétérés · badigeonnages avec une solution aqueuse de permanganate de potasse au 1/500e et même au 1/100e, ou bains de pieds de permanganate au 1/1000e ou au 1/500e, — saupoudrer l'intérieur des chaussures avec des poudres inertes contenant 10 p 100 de permanganate de potasse ou d'acide salicylique — 4° La radiothérapie est le traitement de choix des sueurs fétides des pieds.

HYPERTRICHOSE. — 1° S'abstenir de raser et d'épiler la région pileuse, ce qui transforme le duvet en poils volumineux, — 2° les pâtes épilatoires ont le même inconvénient, la meilleure paraît être le sulfure de calcium incorporé dans une pommade au 10e ou au 20e laissée en place cinq à dix minutes, — 3° le traitement de choix est l'*électrolyse* négative. C'est un procédé long, fastidieux dispendieux, aussi a-t-on essayé récemment de lui substituer la radiothérapie.

Mais, trop souvent, la disparition des poils ne s'obtient qu'au prix d'altérations fort disgracieuses de la peau hyperpigmentation et télangiectasies indélébiles

ICHTYOSE — 1° Friction au savon noir, suivie d'un bain alcalin et d'un rinçage dans un bain simple, — 2° application permanente de glycérine neutre, axonge, cérat sans eau, lanoline, huile de foie de morue pour assouplir la peau, — 3° à l'intérieur huile de foie de morue, arsenic.

Cures hydro-minérales. - La Bourboule.

IMPÉTIGO. — 1° Ouvrir les phlyctènes, faire tomber les croûtes à l'aide de cataplasmes de fécule, de pansements à l'eau bouillie et mieux par des pulvérisations, — 2° assécher les ulcérations avec du coton hydrophile et les toucher avec de l'eau d'Alibour :

Sulfate de zinc	7 gr
Sulfate de cuivre	2 —
Camphre.	à saturation.
Eau	200 gr

Filtrer

2° La cautérisation avec une solution de nitrate d'argent au trentième, au dixième, m'a donné de bons résultats; elle prévient les auto-inoculation, — 3° Toucher les surfaces végétantes avec de l'huile de cade pure, — 4° La pommade de Vidal est à recommander.

Vaseline	20 gr
Huile de cade	5 —
Bioxyde de mercure	0,30 centigr

4° Si l'impétigo est *parasitaire*, attaquer la cause gale, phtiriase, — 5° Pour empêcher les récidives, traiter les reliquats chroniques de l'impétigo la keratite phlycténulaire par l eau d'Alibour au tiers, la blépharite a orgeolet par le bioxyde de mercure, la rhinite chronique par les irrigations d eau salee ou d'eau de Saint-Christau, — 6° traitement général : bains de mer, — bains sales ; — iode, huile de foie de morue, sirop d'iodure de fer, sirop de raifort iodé.

INTERTRIGO. – Lotions à l'eau bouillie et poudrer. — Badigeonnages au nitrate d'argent au centième, à la teinture d'iode étendue de 10 volumes d'alcool a 90°.

KÉLOIDE. — Voir *Chéloide*.

KÉRION de Celse. — Voir *Trichophytie*.

LÈPRE — 1° **Hygiène** — Conseiller le séjour dans une région exempte de lepre. — Alimentation peu animalisee — Ablutions quotidiennes, bains chauds, bains de mer.

2° **Traitement médical.** — Huile de Chaulmoogra en capsules kératinisées à doses progressives en commençant par 5 gouttes, matin et soir, pour augmenter de 6 à 10 gouttes par jour jusqu'a 200 gouttes, et même davantage. Autant que possible, le malade doit ingérer quotidiennement cette dose massive pendant des mois En cas d'intolérance, injections inra-musculaires de 5 cent cubes d'huile de chaulmoogra stérilisee trois a quatre fois par semaine. — Succédanés de l huile de chaulmoogra acide gynocardique, baume de Gurjum, ichtyol. — Pilules de Hoang-nan, l'effet de cette écorce qui contient de la brucine et de la strychnine doit être surveillée.

La valeur de la leproline de Rost, de la nastine de Deycke n'est pas encore établie.

3° **Traitement local** — *a*. Dans la *lepre tégumentaire* . onction avec de l huile de Chaulmoogra, soit pure, soit sous forme d'emplâtre, soit incorporée dans une pommade .

Huile de chaulmoogra	2 a 4 parties
Vaseline	5 —
Paraffine	1 —

Frictions avec l'huile de Kanti, le baume de Gurjum, l'huile de noix d'acajou qui provoquent facilement de la dermite.

Cures d'exfoliation, par l'application de topiques réducteurs énergiques, au niveau des taches et tubercules, jusqu'a desquamation.

I	Acide pyrogallique	10 gr
	Vernis a la caseine	100 —
II	Acide chrysophanique	10 —
	Traumaticine	90 —
III.	Acide pyrogallique Ichtyol	ãã 5 gr.
	Acide salicylique	3 gr
	Vaseline.	100 gr.
IV	Resorcine pure Pate de zinc	ãã 10 gr

Destruction des nodules disgracieux par le thermocautère ou la neige carbonique — Plusieurs fois, la radiothérapie a amené la régression et même la disparition des tubercules.

Surveiller les muqueuses : douche nasale, gargarismes antiseptiques, lavage des yeux Detruire, au besoin, les tubercules de la pituitaire et de la conjonctive avec le galvano cautere

b. Dans la *lèpre tropho-neurotique* : massage et faradisation contre l'atrophie musculaire.

Cures hydro-minérales. — Saint Christau, Guber (Bosnie), Pelantoengan (Java).

LICHEN. — *a* **Lichen plan de Wilson** 1° Contre le prurit, lotions avec de l'eau très chaude additionnée d'un peu de chloral ou d'acide phénique, puis poudrer, badigeonnages avec des solutions éthéro-alcooliques d'acide pyrogallique, d'acide chrysophanique, d'ichtyol, de sublimé — 2° Calmer l'éréthisme nerveux par la douche tiède, en pluie de 2 à 5 minutes de durée. — 3° Arsenic a dose croissante jusqu a l intolerance, cacodylate de soude — 4° Régime alimentaire.

Les *courants de haute fréquence* calment presque toujours le prurit et procurent souvent une guerison rapide.

b. **Lichen simplex chronique** — 1° Emplâtre à l'acide salicylique, a l'huile de cade, emplâtre de Vidal au minium et au cinabre, badigeonnages au citrate d'argent, a l'acide picrique en solutions concentrées, Scarifications, courants de hautes fréquences. — 2° Bonne hygiène alimentaire, traiter les troubles digestifs s'il y a lieu Repos cérébral, éloigner toute cause de surmenage, hydrothérapie. — Les *courants de haute fréquence* donnent d'excellents résultats

Cures hydro-minérales — Néris, Luxeuil, La Bourboule, Ragatz (Suisse).

LUPUS. — *a.* **Lupus nodulaire ou tuberculeux** . 1° Scarifications ; 2° Galvano-cauterisation, 3° Cure radicale par ablation au bistouri et réunion par premiere intention (petits lupus circonscrits), 4° Raclage, curettage ; 5° Caustiques chimiques, 6° Badigeonnages au permanganate de potasse (solution au centième, au cinquantieme), action superficielle ; 7° Photothérapie · lupus petit, jeune et non encore traitée par une méthode sclérogène, 8° Radiothérapie vastes lupus, quand la cicatrice est obtenue, attaquer les nodules qui subsistent par la phototherapie, les scarifications ou l'ignipuncture 9° Radium lupus de très petite taille ; 10° Neige carbonique comprimée . application de 20 a 40 secondes

b. **Lupus érythémateux** dans la forme fixe, collodion à l'acide pyrogallique, a l'acide salicylique au trentième et même au dixième, neige carbonique, radiothérapie. Dans la forme centrifuge . courants de haute fréquence.

Traitement general. — Celui de la tuberculose.

MILIAIRE SUDORALE. — Bains d'amidon, puis poudrage avec du talc, dermatol, oxyde de zinc ou amidon

MOLLUSCUM CONTAGIOSUM. — Ablation a la curette, cautérisation de la plaie avec de la teinture d'iode ou le crayon de nitrate d'argent — Radiotherapie.

MORPHÉE. — Voir *Sclerodermie.*

MORPIONS. — Voir *Phthiriase.*

MYCOSIS FONGOÏDE. — 1° Apaiser le prurit par les douches tièdes, les lotions chaudes additionnées d'ichtyol, de thiol, de coaltar saponiné à 10 p. 100, par le sapolan, le naftalan, le tuménol, par la *radiothérapie* ; par l'électricité statique, par les courants de *haute frequence*. — 2° Diminuer l'état inflammatoire en graissant la peau avec du colcream, du cérat frais sans eau, du liniment oléo-calcaire, de la pâte de zinc, etc. — 3° Arsenic à hautes doses, injections de cacodylate de soude.

NÆVI. — *a* **Nævi pigmentés** · Même traitement que celui des Éphélides. — **Nævi pilaires** Electrolyse. — **Nævi molluscoïdes** . sectionner le pédicule et cautériser l'insertion. — **Nævi vasculaires** : Electrolyse pour les taches ponctiformes — Le radium donne des résultats surprenants dans le traitement des tumeurs érectiles — **Nævi verruqueux** : Curetage. Air chaud — La neige carbonique peut s'employer dans toutes les variétés de nævi.

ONGLES (Maladies des). — Traiter la cause . syphilis ; lèpre, eczema psoriasis; maladies nerveuses; — Onychomycoses du favus et de la trichophytie 1° Procédé lent, porter pendant plusieurs mois un petit pansement d'ouate imbibé de la solution suivante .

Iode metallique.	5 gr.
Iodure de potassium.	1 —
Eau distillee	100 —

Recouvrir d'un doigtier de caoutchouc.

2° *Traitement chirurgical* . Avulsion sous chloroforme.

PÉDICULOSE. — Voir *Phthiriase*.

PELADE. — *a. Traitement local* · 1° Tenir les cheveux courts ; — 2° *Topiques irritants* Vésicatoire liquide Bidet, attouchements avec de l'acide phénique a saturation dans de l'alcool a 90°, (ils doivent être faits et surveillés par le médecin lui-même), — 3° Lotion de E. Besnier .

Acide acétique cristallisant	1 a 4 gr
Hydrate de chloral	1 a 4 —
Ether officinal	20 gr.

4° *Moyens mecaniques et physiques* : Massage suivi d'une friction avec une brosse rude et le liniment suivant

Eau de vie camphree	100 gr
Huile de ricin	ãã 5 gr
Teinture de cantharides	

5° Dissimuler la plaque alopécique en la noircissant avec un bouchon brûlé, du noir de fumée, de l'encre de Chine ou du nitrate d'argent, ou bien en appliquant une rondelle d'emplâtre de Vigo dont la surface externe est garnie de cheveux.

b. Traitement général. — Calme intellectuel et moral, absence d'excès de tous genres, hydrothérapie, frictions excitantes, douches sulfureuses, acide phosphorique et phosphates. injections de sérum de Hayem ou de Chéron, arsenic et cacodylates, inspecter la bouche et supprimer toute cause de pelade reflexe (Jacquet) carie dentaire, enchatonnement d'une dent de sagesse, mauvais ratelier.

PEMPHIGUS. — *a.* **Pemphigus aigu** . ouvrir les bulles, appliquer des pansements humides ou de la pâte de zinc, traitement général en rapport avec la cause toxique ou infectieuse. Essayer l'auto-hémothérapie. — *b.* **Pemphigus foliacé** : oindre la peau avec de l'axonge, du liniment oléo-calcaire, de la pâte de zinc, etc., bains prolongés ou permanents; régime lacté, ingestion de moelle osseuse fraîche de veau, 40 gr. par jour (altérations osseuses fréquentes)

Voir : Dermite herpétiforme.

PHTHIRIASE — 1° *Poux de tête* · chez l'homme et chez l'enfant, faire couper les cheveux courts, ce qui facilite beaucoup le traitement, faire tomber les croûtes impetigineuses, s'il y a lieu, en appliquant un pansement humide ou un bonnet de caoutchouc, lotions tièdes et pulvérisations répétées, quand l'inflammation est apaisée, traitement parasiticide frictions légères et courtes avec de l'onguent gris, savonnage une heure après, pour détruire les lentes et les détacher, frictions avec la solution suivante .

Vinaigre	300 à 500 gr.
Sublime	1 gr

Une fois par jour, passer le peigne fin imbibé de la même solution chaude, pour detacher les lentes

Le xylol donne d'excellents résultats dans les phtiriases des régions pilaires.

Noiré conseille la formule suivante .

Xylol absolument pur	50 gouttes
Vaseline .	50 grammes

Cette pommade, maintenue en place quelques heures, détruit les parasites et leurs lentes.

2° *Poux de corps* Bains sulfureux, fumigations de cinabre, etc Le parasite se réfugiant dans les vêtements, il est indispensable de les désinfecter.

3° *Poux du pubis* · frictions a l'onguent gris, puis savonnage pour éviter la stomatite mercurielle; les lotions de vinaigre au sublime (Voir la formule ci-dessus) sont préférables.

PITYRIASIS ROSÉ — Bains d'amidon et poudres inertes. Contre le prurit lotions vinaigrées, mentholées, etc , suivies d'application de poudre

PITYRIASIS VERSICOLOR. — Frictions au savon noir. Applications de teinture d'iode, de solutions de résorcine, d'acide chrysophanique d'acide pyrogallique Bains de sublimé. Desinfection fréquente des vêtements et surtout du gilet de flanelle.

PITYRIASIS DU CUIR CHEVELU. — Voir *Séborrhée.*

POUX. — Voir *Phthiriase.*

PRURIGO DE HÉBRA — Onctions à l'huile de foie de morue, au sapolan, a l'axonge Pommades à l'huile de cade, au goudron, au soufre, au naphtol; contre le prurit, lotions chaudes chloralées ou phéniquées douches tiedes, enveloppements ouatés, courants de haute fréquence, radiothérapie ; électricité statique, surveiller l'hygiène alimentaire du nourrisson et du jeune enfant, traiter l'entérite muco-membraneuse concomitante, donner des laxatifs fréquents, conseiller le régime lacté dans les cas graves.

CURES HYDRO-MINÉRALES. — La Bourboule, Néris Luxeuil

PRURIGO INFANTILE. — Voir *Strophulus*

PRURIT. — 1° *Prophylaxie* Eviter toutes les formes du sur ménage, sobriété rigoureuse, vie active au grand air, hydrothérapie, tub suivi de frictions alcooliques, toile fine au contact de la peau.

2° *Traitement proprement dit* Traiter la cause générale (albuminurie, glycosurie, cholémie, etc), ou les causes locales (hémorrhoïdes, oxyures, poux, etc) — Valérianate d'ammoniaque, atropine, acide arsénieux, eau de laurier-cerise (acide cyanhydrique), pilules de guaco (prurit ano-vulvaire, prurigo de Hébra

Extrait aqueux de guaco	0 10
Bicarbonate de soude	0 05

pour une pilule 2 ou 3 avant chaque repas.

3° *Traitement externe* Lotions d'acide cyanhydrique au 1/1000e de sublimé au 1/1000e, d'acide phénique au 1/100e, de chloral au quart de résorcine (1 a 3 p 100), de guaco a 3 p. 100, badigeonnages avec de l'ichtyol, du thiol, etc. onctions avec de la glycérine neutre, du sapolan, de la pommade à la cocaïne, a la belladone, au tuménol, au menthol, poudres inertes

Occlusion a l'aide de gélatines et colles. Bains d'amidon ou de gélatine tièdes et courts, Enveloppement dans un drap mouillé froid, douche tiède au jet brisé de 1 a 2 minutes de durées, faradisation cutanée, électricité statique, courants de haute fréquence, radiothérapie

Dans les prurits localisés invétérés scarifications linéaires et surtout courants de haute fréquence.

PSORIASIS. 1° *Traitement préventif* des poussées . Hygiène alimentaire, soins de la peau ; — arsenic , — iode et iodures (en cas d'arthropathies)

3° *Traitement externe* . décaper la peau à l'aide d'un corps gras (vaseline, lanoline coldcream) ou mieux par des bains alcalins, enduire les placards d'huile de cade pure ou incorporée au tiers dans du glycérolé d'amidon, ou encore dans un emplâtre

Emplâtre simple	100 gr
Cire jaune	50 —
Huile de cade	30 —

Badigeonnage avec de l'acide chrysophanique (très irritant pour les yeux) ou de l'acide pyrogallique (toxique), a la dose de 5 à 10 p. 100 dans une traumaticine ou un vernis a la caséine

Dans les formes érythrodermiques qui ne supportent pas les corps réducteurs onctions avec des pâtes inertes

Cures hydro-minérales les arthropathies liées au psoriasis sont améliorées par l'iode a l intérieur, les bains chauds prolongés, les bains arsenicaux, les bains sulfureux (Loueches), les bains de Dax et le massage

PURPURA. — 1° Pas de traitement local — 2° Repos au lit ou, tout au moins, dans la position horizontale. — 3° Traitement de la cause . intoxications, infections gastro-intestinale, lésions hépatiques, rénales, cardiaques, etc. — 4° Nettoyage de la bouche, des dents, des gencives, du pharynx, avec de l'eau oxygénée. — 5° A l'intérieur, hémostatiques et reconstituants , chlorure de calcium, fer, quinquina. — 6° Sérothérapie préconisée par P.-E. Weil.

RHINOPHYMA. — *a Traitement préventif* celui de l'acné. — *b Traitement curatif* . scarifications, galvano cautérisations, décortication chirurgicale du nez (résultats inespérés).

SCLÉRODERMIE. — *a localisée*, en bande, en plaque ou

morphée. Emplâtre de Vigo, de Vidal au minium et au cinabre — Electrolyse, courants de haute fréquence. Massage des plaques. — *b. generalisee* : elle est progressive et incurable, courants continus, bains électriques, iodures, arsenic, fer. — Opothérapie thyroïdienne

CURES HYDRO-MINÉRALES. — Uriage, Luchon.

SÉBORRHÉE. — *a* **Séborrhée grasse du visage** 1° Dégraisser la peau lavage a l'eau chaude, lotion avec de l'éther officinal, la liqueur d'Hofmann ou l acétone. — 2° Application de preparations soufrees, sous forme de pâte

Soufre precité	6 gr
Terre fossile	2 —
Oxyde de zinc	4 —
Axonge benzoinee	28 —

ou sous forme de lotion

Soufre precipite	5 a 15 gr.
Alcool camphre	25 a 100 —
Eau	50 a 150 —

Ces applications seront faites le soir. Le lendemain matin, apres lavage a l'eau tiede légerement alcaline, étaler sur le visage une mince couche de cold-cream frais, pour calmer l'irritation causée par le soufre.

3° On peut encore employer l'ichthyol, le bichlorure de mercure, le sulfure de mercure, la résorcine, l'acide salicylique.

b. **Pityriasis simplex du cuir chevelu** (Pellicules). Deux fois par semaine, le soir, massage avec la pommade suivante .

Huile de Cade	10 gr
Lanoline	20 —
Ichtyol	āā 1 gr.
Resorcine	āā 1 gr.
Huile de bouleau	āā 1 gr.

Savonnage le lendemain matin.

Pour le traitement de l'alopécie prématurée, liée au pityriasis, voir Alopécies.

STROPHULUS. — Surveiller l'alimentation de la nourrice, régler l'heure et le nombre des tétées, en cas d'alimentation artificielle, couper le lait de vache, durant les premiers mois, avec de l'eau bouillie sucrée. Plus tard, alimentation lacto-végétarienne jusque vers la dixième année : purées de légumes, marmelades et compotes de fruits, laitages Laxatifs légers et fréquents, la coincidence des poussées cutanées et de l'entérite muco-membraneuse est commune.

Vêtements amples et souples, éviter tout contact direct de la peau avec de la laine.

Bonne hygiene cérébrale éloigner les causes d'excitation, sejour a la campagne

Le traitement local se reduit aux lotions chaudes additionnees d une faible quantité de chloral ou d'acide phenique. Apres quoi, les enfants seront roulés dans de la poudre de talc.

SYCOSIS. — Ouvrir les pustules. Laver à l'eau d'Alibour au tiers. Pulvérisations d'eau bouillie Epilation, scarifications et badigeonnage avec une solution de nitrate d'argent au dixième. Quatre a cinq séances de radiothérapies (a la dose de 2 à 3 unites H), espacees de quinze en quinze jours. Traiter la rhinite concomitante, origine du sycosis de la moustache. La vaccinothérapie a donné quelques succes

TATOUAGE. — Galvano-cautère (cicatrice). — Procédé Variot · Verser sur les parties tatouées une solution concentrée de tannin, faire des piqûres serrees sur toute la surface à décolorer; passer le crayon de nitrate d'argent jusqu'a ce que les orifices des piqûres se détachent en noir foncé, essuyer la région, l eschare noirâtre tombe vers le 14e ou le 18e jour. Neige carbonique. Air chaud.

TEIGNES. — *a. Favus* : Epilation a la pince, et mieux, si possible, dépilation radiothérapique. - *b Teignes tondantes* . Le traitement classique est le suivant : 1° Epilation, tous les 15 jours, des plaques malades et de leur pourtour ; — 2° Application quotidienne de teinture d iode diluée au cinquième sur le cuir chevelu entier, pour éviter les auto-inoculations ; — 3° Tous les 10 jours, provoquer une folliculite artificielle en frictionnant la plaque parasitaire avec un crayon d'huile de croton mitigé, au tiers .

Huile de croton.	5 gr.
Beurre de cacao. Cire vierge.	Q s pour faire 10 gr.

4° Calmer la dermite avec des pansements humides ou des cataplasmes de fécule, afin d'éviter les cicatrices.

Ce traitement, quand l'enfant était confié à un bon épileur, exigeait en moyenne une dizaine de mois. Chaque fois que cela est possible, il faut substituer au traitement ancien, la radiothérapie en suivant les règles énoncées par MM. Sabouraud et Noiré . Pour guérir une plaque de teigne par les rayons X, il faut la maintenir à 15 centimètres du centre de l'ampoule et placer en même temps à 8 centimères du centre de cette ampoule une pastille de papier au platino-cyanure de baryum. Quand cette pastille a pris la teinte B du radiomètre X Sabouraud-Noiré, l'opération est terminee. Quinze à vingt jours après l'exposition aux rayons X, tous les cheveux sains ou malades tombent Au vingt-cinquième jour, les racines mêmes des cheveux teigneux sont expulsées spontanément. Comme elles contiennent le parasite encore vivant, elles pourraient, en l'absence de soins antiseptiques, réensemencer le cuir chevelu. Au trentieme jour, la plaque irradiée est totalement chauve et l'enfant n'est plus contagieux. La repousse des cheveux commence deux mois et demi après la séance radiothérapique, elle est complète cinq mois après. — Une tête pour être dépilée entièrement demande environ deux heures. Les applications ne provoquent qu'une réaction locale insignifiante. Ce traitement *n'est pas douloureux*, il guerit le teigneux *rapidement*, *sûrement* et *à peu de frais*. Mais il peut, en des mains inexpérimentées, causer des *radiodermites* graves.

Le *Kerion de Celse*, trichophytie d'origine animale, guérit rapidement · 1° déterger la région, 2° badigeonner à la teinture d'iode diluée, 3° Panser à l'eau bouillie.

TRICHOPHYTIE. — Voir *Teignes*.

TUBERCULOSE CUTANÉE. — Grattage à la curette et cautérisation. — Ablation totale et réunion par première intention. — Traitement général approprié. — Voir *Lupus*.

ULCÈRE VARIQUEUX. — Position horizontale. — Désinfection de l'ulcere, s'il y a lieu, avec de l'eau oxygénée ou du permanganate de potasse Pansements à l'eau bouillie pour calmer l'inflammation. Pansements sec à la poudre de sous-carbonate de fer ou de dermatol. Quand l'état reste stationnaire : scarifications et greffe de Thiersch. Toute solution de continuité, toute lésion locale (echtyma, eczema, etc,) intéressant un membre variqueux doit être soignée immédiatement. — Ablation des veines variqueuses. — Traitement ioduré.

ULCÈRE PHAGÉDÉNIQUE DES PAYS CHAUDS. — On conseillait autrefois les moyens suivants 1° Enlever la fausse-membrane à la curette ; 2° Cautériser la plaie détergée avec de l'acide phénique concentré ou du chlorure de zinc, 3° Cautérisation au thermo-cauthère ; 4° Traitement général fer, arsenic, quinine en cas de paludisme

La méthode de Bier aurait donné des succès.

Actuellement le procédé le plus rationnel consiste a saupoudrer l'ulcère avec du neo salvarsan en poudre pour détruire l'association fuso spirillaire.

URTICAIRE. — 1° Calmer le prurit (voir ce mot), 2° Traiter la cause : embarras gastrique, intoxication d'origine alimentaire, etc, régime lacté, laxatifs. — Chlorure de calcium

Cures hydro-minérales Quand l'urticaire est liée à des troubles gastro-intestinaux ou hépatiques, conseiller · Vichy, Châtel-Guyon, Vals, Royat, Plombières.

VERRUES. — Raclage à la curette et cautérisation à l'acide nitrique fumant. Quand les verrues couvrent de larges surfaces, collodion salicylé au cinquième, traumaticine a l'acide chrysophanique, emplâtre de Vigo, etc. — Radiothérapie.

VITIGO — Hydrothérapie sédative Electrothérapie. Opothérapie, s'il y a lieu. — Tenter la décoloration des parties hyperpigmentées par du jus de citron, de l'acide acetique, de l'acide chlorhydrique, du sublimé a 1 p. 500 ou 1 p. 250

ZONA. — 1° Badigeonner avec une solution d'acide picrique, puis pansement sec , poudre d'amidon maintenue en place par de l'ouate et un bandage. Pâte ou colle de zinc. 2° Calmer la douleur bromidia, chloral, etc. La morphine conduit trop souvent a la morphinomanie. Courants de haute fréquence et courants continus

IV. — THÉRAPEUTIQUE DES MALADIES VÉNÉRIENNES

BLENNORRHAGIE. — Voir ce mot dans l'*Aide-Mémoire de Thérap. chirurgicale*. Récemment on a préconisé plusieurs procédés de vaccination antigonococciques.

Le sérum de Ch. Nicolle a donné des résultats fort encourageants dans les complications de la blennorrhagie.

CHANCRE MOU. — 1° Détruire la virulence et prévenir les auto-inoculations, en faisant des attouchements avec la solution suivante :

Alcool a 90°.	10 parties
Acide phénique cristallisé.	1 partie

On peut aussi appliquer la pâte suivante qu'on enlèvera apres vingt-quatre heures :

Chlorure de zinc.	1 partie
Oxyde de zinc	9 parties
Eau distillée Q S pour donner la consistance de pâte (Socin Balzer)	

2° Dans le cas de chancres mous sous-preputiaux · injections d'eau oxygénée ou d'une solution etendue de permanganate de potasse entre le prepuce et le gland.

3° Ne pas pratiquer l'excision du chancre mou, éviter toute intervention telle que la circoncision, sur la région malade, la plaie opératoire inoculée se transformant en plaie chancreuse

4° Le phagédenisme qui complique le chancre mou se traite comme le phagédenisme syphilitique.

5° Pour éviter la suppuration du bubon repos au lit, onguent napolitain. — Quand le pus est collecte, l'extraire avec un trocard fin et injecter dans le foyer une solution de nitrate d argent — Si l'évacuation se fait mal, ouvrir l abces. — Si le bubon est chancrelleux, le steriliser en le cauterisant avec du chlorure de zinc au dixieme. — Quand la suppuration ganglionnaire s'éternise et s'etend, traitement chirurgical.

J'emploie l'acide phenique, en solution concentrée dans de l'alcool qui éteint tres rapidement la virulence des chancres mous et du bubon chancrelleux Pour éviter la repullulation, les cautérisations doivent avoir lieu tous les jours ou au moins tous les deux jours. Elles doivent porter sur toutes les érosions, même les plus minimes. En quelques jours, tous les ulcères sont transformés en plaies de bonne nature. Il n'y a pas lieu de redouter la formation d eschares.

SYPHILIS. — Trois remèdes. le *mercure*, l'*arsenic* et l'*iodure de potassium*

A titre préventif, M. Metchnikoff conseille de faire, immédiatement apres un coit suspect, des frictions avec de la pommade au calomel au tiers

A titre curatif, le mercure s'administre par la bouche, soit sous forme de pilules de protoiodure, (0,05 centigr. associes à 0.01 centigr. d'extrait thébaïque), de pilule de Dupuytren (0,01 centigr de sublimé), soit, ce qui est préférable, sous forme de solution, telle que la liqueur de Van Swieten (2 a 3 cuillerees a soupe par jour).

On peut incorporer le mercure dans un corps gras pour faire des frictions 4 à 8 gr par jour d'onguent mercuriel double par jour.

Le tube digestif tolère difficilement l'ingestion du mercure : la gastralgie, la dyspepsie, la diarrhée obligent souvent de suspendre l'administration du médicament par la voie buccale D'autre part, les frictions mercurielles provoquent des éruptions. La méthode des injections intra-musculaires n'a pas ces inconvénients. Exclusion de toute supercherie de la part des malades. absorption certaine d'une quantité de mercure mathématiquement dosée, superiorité et rapidité d'action thérapeutique et comme corollaire — ce qui n'est pas négligeable — réduction de la période d'hospitalisation ou d'incapacité de travail, tels sont les multiples avantages de cette méthode de choix.

Les préparations mercurielles employées en injections sont les unes *solubles*, les autres *insolubles*

Les sels solubles ne causent qu'une douleur faible et peu durable ; ils ne provoquent ni empâtement, ni nodosités. L'absorption du mercure et son élimination sont rapides. S'il survient le moindre indice d'intoxication, il suffit de suspendre les piqûres pour enrayer les accidents. Ce mode d'administration du mercure est donc idéal. Il n'a qu'un inconvénient, c'est d'exiger une grande perte de temps, car les injections doivent être renouvelées tous les jours ou tous les deux jours

Les injections de préparations *insolubles* consistent à introduire des doses massives à intervalles plus ou moins éloignés Cette réserve est résorbée graduellement à petites doses et sans interruption par suite de sa transformation en composés solubles

A côte de ces avantages, ce procédé offre quelques inconvénients et parfois même des dangers Les douleurs peuvent être assez vives pour nécessiter la cessation des occupations journalières ; souvent de l'empâtement et des noyaux indurés persistent longtemps au niveau des piqûres. Enfin, en cas d'hydrargyrisme, il est impossible de supprimer les effets du mercure. Toutefois, avec une bonne technique, on arrive à pallier ces inconvénients et l'on possède aujourd'hui des préparations d'huile grise et même de calomel qui, injectées dans les masses musculaires, ne produisent qu'une douleur insignifiante et ne laissent pas de nodosités.

Pour faire une injection mercurielle, il faut avoir une seringue facilement démontable et stérilisable, à piston d'amiante ou de verre La seringue de Lüer est particulièrement recommandable. La seringue ordinaire de Pravaz ne peut pas être aseptisée, car l'ébullition racornit le piston de cuir. Quant au piston en caoutchouc, il est attaqué par les solutions huileuses

Les ampoules-seringues sont très pratiques pour injecter les produits insolubles qui sont difficilement aspirés et qui laissent déposer, quand on les chauffe pour les fluidifier, la partie active (mercure métallique ou calomel). Avec les ampoules-seringues, on est toujours sûr d'injecter toute la dose nécessaire et rien que la dose

La seringue doit être armée d'une aiguille en acier ou en platine iridié d'au moins 5 cm de longueur, car, pour les composés insolubles, tout au moins, l'injection *intra-musculaire* est de rigueur D'ailleurs, plus l'injection est profonde, moins elle est douloureuse et moins elle laisse de nodosités.

Le lieu d'élection pour la piqûre est la fesse : disposer les injections alternativement du côté droit et du côté gauche de manière à ne déposer le mercure que dans des tissus souples. Eviter, autant que possible, de piquer trop bas, car le malade ne pourrait s'asseoir sans souffrir. Avoir toujours présent à l'esprit le trajet du nerf sciatique La zone dangereuse suit une ligne commençant à deux travers de doigt en dehors de l'épine illiaque postérieure et supérieure, et aboutit au point d'intersection du pli fessier et de l'axe de la cuisse à sa face postérieure Donc, pour éviter tout risque de léser le sciatique, s'abstenir de faire des injections dans une étendue de 3 cm de part et d'autre de cette ligne

Après asepsie de la région par le sublimé et par l'éther, ou par la teinture d'iode, pratiquer la piqûre *en un seul temps* s'il s'agit d'un sel soluble

Dans le cas contraire, enfoncer d'abord l'aiguille dans les tissus, et s'il n'apparaît pas de sang à l'extrémité de la monture (ce qui indiquerait que l'aiguille a pénétré dans un vaisseau) ajuster la seringue chargée, et pousser lentement le liquide dans les tissus. Par ce procédé *en deux temps* tout danger d'embolie est conjuré.

Les préparations mercurielles qui ont été employées en injections dans le traitement de la syphilis sont innombrables. Voici les formules qui me paraissent les meilleures :

Biiodure de mercure	0 gr. 20
Iodure de sodium pur.	0 — 20
Eau distillée	10 c c

Injecter tous les jours 1 c. c. de ce sel *soluble,* c'est-a-dire 2 cgr. de biiodure et le double en cas d'accidents graves. Chaque série comprend 20 à 25 piqûres. C'est une préparation tres stable, et qui est fort bien tolérée par les tissus.

Comme préparation mercurielle *insoluble*, la meilleure, dans la pratique courante, est l'huile grise. Le mercure métallique y est a l'état de division parfaite et tenu en suspension dans un corps gras liquide.

Cette huile sera conservée en petits flacons d'environ 2 c. c. Avant de s'en servir, chauffer *legerement* le flacon, et l'agiter pendant quelques minutes, jusqu'a ce que le mélange soit homogene.

La proportion de 0,40 Hg est la meilleure La quantite d'huile grise à injecter en une seule fois est très minime et doit être exactement dosee, c'est pour cette raison que Barthelemy a fait construire une seringue spéciale. Toutefois, la seringue ordinaire peut être utilisée. Si le corps de pompe est gradué en 20 divisions, injecter 4 divisions, soit 8 cgr. de Hg. Si elle est graduée en 10 divisions, injecter 2 divisions ce qui fait même dose. Les piqûres seront espacées de 8 en 8 jours. Chaque série comprenant 6 à 7 injections sera séparée de la suivante par un intervalle de deux mois.

L'huile grise est la préparation insoluble la mieux tolérée, elle ne provoque ni douleurs vives, ni indurations persistantes, ni stomatite, ni diarrhée. Son action thérapeutique est assez prompte dans les cas d'intensité moyenne.

Les accidents d'hydrargyrisme attribués à l'huile grise sont, pour la plupart, imputables au mauvais état des dents, a l'absence de soins buccaux, à des erreurs de technique et de dose

Lorsqu'une lésion syphilitique est rebelle au traitement spécifique, et chaque fois qu'il faut agir vite, il faut recourir au calomel. La formule suivante est bien supportée.

Huile de vaseline purifiee et sterilisee	1 cent.c.
Calomel	0,05 centigr.
Gaiacol, Camphre } āā	0,10 —

On peut aussi employer avec avantage le calomel, dit indolore, de Duret.

Les injections *intra-veineuses* de cyanure de mercure sont aussi une méthode très active à laquelle les ophtamologistes ont tres souvent recours. La formule d'Abadie est la suivante

Cyanure de mercure	0 gr 50 centigr.
Eau distillee.	50 —

Injecter, tous les jours ou tous les deux jours 1 cc., soit 1 centigr. de cyanure.

Certaines syphilides qui résistent aux methodes générales de traitement de la syphilis, cedent aux injections locales Darier a employé avec succès la formule suivante :

Cyanure de mercure.	0,033 milligr
Chlorure de sodium	0,70 centigr.
Stovaïne	0 50 —
Eau distillée Q S pour.	100 c c

Le mercure, en applications locales (emplâtre de Vigo, compresses de sublimé au deux millième), est un adjuvant utile du traitement hydrargyrique général

L'enfant hérédo-syphilitique supporte très bien le mercure, il n'a jamais de stomatite, et rarement des éruptions à la suite des frictions mercurielles. — On peut donc faire des onctions avec l'onguent napolitain ou donner, dans du lait, de la liqueur de Van Swieten de X à L gouttes suivant l'âge; à partir d'un an, l'enfant peut ingérer une demi-cuillerée, ou même une cuillerée à café de cette solution. — Récemment on a proposé de traiter l'hérédo-syphilitique par les injections intra-musculaires :

Biiodure de mercure Iodure de sodium	ãã	0,05 cgr
Eau distillée		10 c. c.

Cette solution contient 0,005 milligr par cent cube — Injecter 4 divisions de la seringue de Pravaz à 20 divisions, soit 1 milligr. — Faire 2 séries de 10 injections quotidiennes séparées par un repos de 15 jours

Avant d'entreprendre le traitement mercuriel, on fera panser ou arracher les dents cariées; pendant tout le temps de la cure hydrargyrique, le malade devra se brosser les dents avec soin, faire des lavages buccaux matin et soir et après chaque repas, laisser fondre dans sa bouche, un comprimé au chlorate de potasse.

L'iodure de potassium est donné, par voie buccale, à la dose de 4 à 6 gr. et plus Ce médicament, quelque peu délaissé aujourd'hui, arrête parfois, en quelques jours, des lésions ulcéreuses et mutilantes sur lesquelles le mercure n'a pas de prise

Direction générale du traitement. — L'excision (éradication) du chancre induré ne fait pas avorter l'infection. Le pansement de l'accident initial sera aussi simple que possible.

Le traitement général sera institué dès que le diagnostic sera établi, soit par l'examen clinique, soit par la recherche du tréponème à l'ultra-microscope La méthode qui a prévalu est celle des *cures successives* séparées par des intervalles de repos C'est le *traitement interrompu* dont les règles ont été posées par M Fournier; sa durée est de 5 ans

1re année	6 cures de mercure d'1mois,
2e —	4 cures de mercure d'1mois,
3e —	2 ou 3 cures de mercure d'1mois et 3 ou 4 cures d'iodure d'un mois
4e —	3 cures d'iodures, et 2 cures de mercure
5e —	2 cures d'iodure

M. Fournier, en vue de prévenir l'apparition des accidents parasyphilitiques (tabès et paralysie générale), a préconisé, plus récemment, les *cures mercurielles à terme tardif.* Au début, un traitement rigoureux sera poursuivi pendant deux années, une suspension de 2 ou 3 ans lui fera suite, à la cinquième année, nouveau traitement d'un an et enfin dernière cure d'un an vers la sixième ou la septième année de la syphilis M. Fournier a conseillé des cures de renforcement jusqu'à la dixième année

L'absorption d'eau sulfureuse naturelle ou artificielle combat les effets de la saturation en mobilisant et en activant l'élimination du mercure Le soufre est donc un adjuvant de la médication hydrargyrique

L'iodure qui trouve surtout son emploi à la période tertiaire est indiqué, dès la période secondaire, contre la céphalée persistante, les douleurs ostéocopes ou articulaires — Son usage est contre-indiqué dans les lésions oculaires et laryngées, en raison de la congestion et de l'œdème qu'il provoque. — Les accidents précoces intéressant le système nerveux ressortissent surtout au traitement mercuriel intensif par injections intra-musculaires

La femme enceinte, atteinte de syphilis récente, sera soumise à un traitement énergique.

L'hérédo-syphilis précoce est justiciable du mercure. L'hérédo-syphilis tardive doit être soumise aux mêmes regles thérapeutiques que la syphilis acquise.

Phagédénisme. — Pour le combattre efficacement, associer au traitement spécifique à dose intensive, un traitement local énergique. User largement des bains généraux prolongés Quand l'ulcère est atonique, le saupoudrer d'iodoforme qui est le plus puissant modificateur du phagédénisme; s'il est eréthique et peu tolerant, incorporer l'iodoforme dans une pommade au 1/10.

Certains ulcères sont exacerbés par tous les topiques, même les plus anodins; dans ce cas, se contenter de faire des pulvérisations d'eau bouillie. Quand la tendance extensive ne peut être enrayée par aucun topique, recourir à la méthode destructive; mais c'est là une ressource pour ainsi dire *in extremis* qui a des indications limitées. Préférer les caustiques chimiques au fer rouge, car leur action est plus etendue, plus continue, plus profonde, et ils exposent moins aux hémorragies et a la resorption de matières septiques La pâte carbo-sulfurique qu'on emploie dans la pratique courante est un mélange d'acide sulfurique et de poudre de charbon ayant la consistance du mastic. On l'étale avec une spatule sur toute la surface a détruire et on la recouvre d'une feuille d'ouate. La chute de l'escarre laisse une plaie de bonne nature qui se cicatrise rapidement. — L'air chaud pourrait être employé pour combattre le phagédénisme.

Depuis quelques années, de multiples tentatives ont été faites pour substituer l'arsenic au mercure dans le traitement de la syphilis. Certains sont aujourd'hui délaissés en raison de leur toxicité.

L'*Enesol*, ou salicylarsinate de mercure, est un excellent médicament. injecter dix jours consecutifs, 1 à 2 centimètres cubes d'une solution contenant 3 centigr. par centimètre cube.

L'*hectine*, a la dose de 20 a 30 centigrammes par injection, renouvelée tous les deux ou trois jours, a donné à M. Balzer et a M. Hallopeau des résultats encourageants. L'arsenic, sous cette forme, peut être conseillé comme succédané du mercure, quand, pour une cause quelconque, il ne peut être fait usage de ce médicament.

L'hectine s'élimine, en majeure partie, dans les vingt-quatre heures qui suivent l'injection.

J'ai établi avec J.-Ch. Bongrand et P. Chevallier qu'en multipliant les injections a courts intervalles ou, en associant le mercure à l'hectine, on ralentissait l'elimination de l'arsenic, l'observation clinique nous a demontré que, par l'un ou l'autre de ces procédés, on renforce l'action de l'hectine

Par l'emploi du dioxy-diamido-arséno-benzol ou « 606 », ou Salvarsan Ehrlich se proposait, a l'aide d'une seule injection, non pas de blanchir, mais de guérir définitivement la syphilis en tuant les tréponemes dispersés dans l'organisme

Cette esperance ne s'est pas réalisée. Après une première injection, les récidives sont fréquentes et souvent précoces Pour obtenir un résultat durable, les injections doivent etre groupées en séries.

Tous les expérimentateurs qui ont employé le remède d'Ehrlich à dose suffisante, ont constaté sa puissance et sa promptitude d'action a tous les stades de la syphilis.

Comme tous les médicaments doués d'une grande puissance, le 606 peut être une arme à deux tranchants. Il est donc nécessaire d'en bien connaître les contre-indications absolues, indiscutables. Réduites à leur plus simple expression, elles ne comprennent plus aujourd'hui que l'insuffisance rénale, l'insuffisance hépatique, l'insuffisance cardio-vasculaire, l'artério-sclérose avancée, les lésions anciennes et étendues des centres nerveux, les états cachectiques. En pratique, le problème ne se pose pas d'une manière aussi simple et il est parfois malaisé de le résoudre parce que des arguments de valeur peuvent être fournis pour ou contre l'emploi de la médication d'Ehrlich. Chaque cas doit donc être envisagé en particulier.

Aux deux âges extrêmes de la vie, le 606 est mal toléré, peut-être même est-il encore moins bien supporté par le nouveau-né que par le vieillard. On a essayé d'agir sur le nourrisson par voie indirecte, en injectant du salvarsan à la mère ou en lui donnant le lait d'une chèvre salvarsanisée. Ces deux méthodes ne m'ont donné aucun résultat et je considère qu'à l'heure actuelle le mercure est encore le meilleur remède de l'hérédo-syphilis précoce.

Si l'on excepte les contre-indications que je viens d'énumérer, la médication d'Ehrlich *peut* d'une manière générale être employée de préférence au mercure. Dans certaines circonstances, elle *doit* l'être sans aucun doute.

L'indication majeure, je dirais presque *impérative*, c'est la syphilis qui n'a pas dépassé le stade primaire C'est ce qui ressort de ma statistique personnelle . *Tous les sujets porteurs de chancre qui ont eu, pour tout traitement, une série d'injections de 606, sont encore en période de silence, tant au point de vue clinique que sérologique, après une période d'observation qui atteint ou dépasse un an, deux ans et même deux ans et demi.*

A mesure que la syphilis vieillit, le 606 a moins de prise sur elle Cependant, au stade secondaire *incipiens*, il est encore possible de maîtriser l'infection.

En dehors de ces cas où il peut être employé *à titre curatif*, le 606 a des indications multiples.

Le 606 doit être préféré au mercure :

1° *Quand il s'agit de rattraper le temps perdu*, par exemple en cas de syphilis ignorée et par conséquent non traitée.

2° *Quand il faut frapper vite et fort pour arrêter une évolution insidieuse*, une forte lymphocytose rachidienne, par exemple, que la ponction lombaire pratiquée systématiquement dénote au cours d'une syphilis d'allure normale. Dans un travail sur les méningopathies syphilitiques fait en collaboration avec M P. Chevallier, je crois avoir établi que le 606 peut avoir raison de ces réactions méningées Ce résultat est difficilement acquis, il est vrai ; pour l'obtenir, il faut beaucoup de persévérance de la part du malade et du médecin Mais on ne saurait lutter avec trop d'énergie contre ces manifestations, en apparence, bénignes, de la période secondaire, car de ces réactions précoces découlent, suivant toute vraisemblance, les accidents lointains de la parasyphilis. Dans les méningites rebelles, dans le tabes et la paralysie générale, il peut être utile d'associer, aux injections intra-veineuses de salvarsan, des injections intra arachnoïdiennes de néo-salvarsan. Une solution à 1 pour 1000 dans de l'eau distillée est bien tolérée par les méninges à la dose de un quart à cinq milligrammes de néo-salvarsan (Jeanselme, Vernes et Marcel Bloch).

3° *Quand il faut arrêter un processus menaçant la vie a brève échéance:* une méningite aiguë, je suppose.

4° *Quand la syphilis se traduit par des lesions affichantes ou des lesions destructives susceptibles de laisser des cicatrices difformes:* syphilis mutilante du centre de la face

5° *Quand la syphilis affecte la forme maligne precoce,* si souvent rebelle au mercure.

6° *Quand le syphilitique est atteint de tuberculose .* la forme hémoptoïque seule serait une contre-indication

7° *Quand le mercure s'est montré inefficace.*

8° *Quand le mercure n'est pas toléré.* stomatite, diarrhée, érythème.

9° *Quand, en raison de sa situation sociale, le syphilitique risque de contaminer, soit sa famille, soit la société* Quelques jours apres une seule injection de salvarsan, les plaques muqueuses se dessèchent et s'épidermisent. Ce médicament est donc appelé a jouer un rôle capital en ce qui concerne la prophylaxie sociale *Il serait a souhaiter que, dans les grands centres, tout dispensaire de salubrité fût doté de l'outillage et du personnel indispensables pour appliquer périodiquement aux prostituees la cure de prophylaxie.* La syphilis n'est pas seulement contagieuse, elle est héréditaire. *Or, je ne connais aucun autre agent therapeutique qui lutte avec autant d'efficacite contre l'action fœticide de la syphilis* Toutes les femmes enceintes, en période secondaire, que j'ai traitées par le salvarsan, abstraction faite de toute medication adjuvante, ont accouche, à terme ou presque a terme, d'enfants vivants Des femmes syphilitiques auxquelles j'avais appliqué le traitement d'Ehrlich parce qu'elles avaient avorté a plusieurs reprises ou mis au monde des enfants mort-nés ont accouché d'enfants vivants

Les injections intra-musculaires de salvarsan provoquent des douleurs vives et de l'empâtement, elles sont aujourd'hui delaissées Cependant Balzer conseille les injections intra-musculaires de néosalvarsan en suspension huileuse

La solution de salvarsan destinée a être introduite dans les veines doit être fraîchement préparée, car au contact de l'air elle s'altère rapidement Le contenu de l'ampoule de salvarsan est versé dans une petite quantité de sérum artificiel, soit 30 à 40 grammes a 6 p 1000. On agite avec une baguette de verre jusqu'à dissolution complète Pour neutraliser on se sert d'une solution de soude, titrée à 8 p 1000 Il faut avoir soin de ne faire usage que de soude exempte de carbonate. Pour alcaliniser la liqueur acide, on ajoutera la solution titrée de soude dans la proportion d'un demi-centimetre cube par centigramme de 606. Il se formera d'abord un précipité de la base par suite de la neutralisation de l'acide (HCl) , puis, ce précipité se redissoudra à la faveur d'un excès de soude avec formation de sel disodique. Pour terminer la préparation, dont le seul temps délicat est l alcalinisation, il n'y a plus qu'a ajouter à la solution Q. S. de serum à 6 p. 1000 pour établir la proportion de 1 centigramme de 606 pour 3 centimètres cubes de l'excipient, puis a filtrer.

Chez un sujet exempt de toute tare organique, j'injecte la première fois 30 centigrammes de 606. A la seconde injection, j'introduis dans la veine 10 centigrammes de plus, soit 40 centigrammes, a la troisième et aux subséquentes 40 a 50 centigrammes et tres exceptionnellement 60 centigrammes.

Les injections sont faites de 8 en 8 jours. La série se compose de 5 à 6 injections et la dose totale injectée en une série est de 1 gr. 80 à 2 gr. 60.

Lorsque l'état du foie et du rein laisse à désirer, et dans certains états physiologiques, tels que la grossesse, où ces organes peuvent être insuffisants, j'abaisse les doses, en particulier la première pour tâter la susceptibilité de l'organisme.

Récemment M. P. Ravaut a montré que le *néosalvarsan* en solution concentrée (8 à 10 centimètres cubes d'eau distillée pour 60 à 90 centigrammes de néosalvarsan) pouvait être injecté dans les veines sans provoquer d'incidents. Il est incontestable que cette technique a le mérite de rendre infiniment plus simple la pratique de l'injection intra-veineuse. J'ai pu constater moi-même qu'elle s'accompagne assez rarement de fièvre élevée et de phénomènes d'intolérance. Les résultats *immédiats* sont aussi satisfaisants qu'après les injections de 606. Aussi, ce dernier, sera-t-il délaissé, si le néosalvarsan a au moins autant de tenue que le 606.

En général, l'injection intra-veineuse est bien supportée. Le malade a parfois des nausées, des vomissements, de la diarrhée et une lourdeur de tête qui se dissipe dans la nuit. Mais, parfois, surviennent des accidents graves qui peuvent se terminer par la mort. Dans certains cas, il est hors de doute qu'elle est imputable à des doses massives ou à des doses normales répétées coup sur coup, ou bien à une préparation défectueuse de la solution. Dans quelques cas, très rares à la vérité, des accidents mystérieux peuvent déjouer les prévisions les plus légitimes. Il reste donc encore des inconnues, aussi ne saurait-on manier cet admirable agent thérapeutique avec trop de prudence.

Jusqu'ici je n'ai envisagé que le traitement exclusif de la syphilis par le 606, abstraction faite de toute médication adjuvante. Mais je ne vois que profit à lui associer le mercure pendant les périodes de trêves à la condition toutefois de lui préférer le 606 chaque fois que la syphilis reprend l'offensive. Le 606 est et doit rester le médicament d'assaut, la coopération du mercure est utile pour maintenir les résultats acquis. Le monopole exclusif de guérir la syphilis n'appartient à aucun médicament. Suivant les cas, c'est aux préparations mercurielles, aux composés organo-arsénicaux ou à l'énésol qu'il faut s'adresser.

Deux méthodes de contrôle doivent servir de guide dans la direction générale du traitement antisyphilitique : 1° la *réaction de Wassermann* qui permet en quelque sorte de doser la virulence de la syphilis, de suivre ses fluctuations en dehors de toutes manifestations objectives, de surprendre ses velléités de retour ; 2° la *ponction lombaire* qui nous renseigne sur la composition du liquide céphalo-rachidien dans lequel baignent les méninges. Ces deux méthodes combinées permettent une adaptation plus parfaite et plus adéquate de la médication à chaque cas particulier.

VÉGÉTATIONS VÉNÉRIENNES. — 1° Lavages fréquents, poudrage avec un mélange de poudre de sabine et d'acide salicylique en parties égales. — Ablations aux ciseaux ou à la curette tranchante, et cautérisation du point d'implantation au galvanocautère, après rachi-stovaïnisation.

X

AIDE-MÉMOIRE

DE

THÉRAPEUTIQUE OBSTÉTRICALE

Par le Dr DEMELIN

Professeur agrégé à la Faculté de medecine,
Accoucheur de l'hôpital Saint-Louis.

ACCOUCHEMENT. — (V. *Sommet, Face, Siege, Epaule, Rupture des membranes, Travail,* etc.)

ACCOUCHEMENT PRÉMATURÉ. — (V. *Nouveau-né.*)

ACCOUCHEMENT PRÉMATURÉ PROVOQUÉ. — (V. *Retrecissements du bassin, Albuminurie,* etc.)

La technique de cette opération est simple. Au préalable, on fera, trois jours de suite, un pansement vulvo-vaginal antiseptique (savonnage, injections à l'eau oxygénée, gaze sterilisée) à titre de préparation. Au moment voulu, on introduira dans le col un ballon Tarnier, ou l'appareil de Treub modifié par Demelin et qu'on peut improviser partout (voir sa description au Manuel d'accouchement de Budin et Demelin.)

On peut employer une forte bougie urétrale en gomme n° 18 ou 20 stérilisée, qu'on passe entre les membranes et la paroi utérine jusqu'à ce que l'extrémité cirée pénètre dans la vulve, on plie alors la sonde dans le vagin, afin qu'elle reste fixée en s'arcboutant sur la paroi de ce conduit.

Pendant ces manœuvres, éviter de rompre les membranes.

Quand l'ouverture du col est suffisante, appliquer l'écarteur de Tarnier, qu'on peut mettre souvent d'emblée chez les multipares.

L'accouchement provoque dure souvent assez longtemps, chez les primipares il peut aller jusqu'a deux ou trois jours, et même plus.

ADHÉRENCES DU PLACENTA.—(V. *Avortement, Delivrance.*)

ALBUMINURIE GRAVIDIQUE. — Chez toute femme enceinte, surtout chez les primipares, il faut examiner les urines fréquemment pendant la seconde moitié de la grossesse. L'albuminurie reconnue, le régime lacté *absolu* est indispensable pour éviter l'éclampsie. (V. ce mot.)

Le régime *hydrique* (un à deux litres d'eau pure ou faiblement minéralisée) pendant 24 ou 36 heures et suivi du régime lacté hydrate (ou avec du lait écrémé) convient aux albuminuries persistantes et graves On essaiera plusieurs fois ce regime, si possible, avant de recourir à l'accouchement provoqué

On peut combiner le régime lacté avec le regime déchloruré (legumes), ou les alterner.

Si, malgré le traitement diététique, l'albuminurie augmentait chez une femme enceinte de huit mois révolus, on pourrait provoquer l'accouchement. (V. *Antisepsie.*)

ANÉMIE POSTHÉMORRAGIQUE. — Position constamment et rigoureusement horizontale. Quand une syncope grave est imminente, position inclinée de Trendelenburg, obtenue pratiquement au moyen d'une chaise mise les pieds en l'air, le bord superieur du dossier et le bord antérieur du siège reposant sur le plan du lit Immobilité. Linges chauds. Boissons alcooliques. Ligature des quatre membres, ou bandage roulé depuis leur extremité jusqu'à leur racine Inhalations d'oxygene. Injections sous-cutanees d'éther, de serum artificiel (V. Chlorure de sodium ; a défaut d'une préparation pharmaceutique, employer une solution faite séance tenante avec une cuillerée à café de sel marin pour 1 litre d'eau pure recemment bouillie); injecter 150 a 500 gr. Une aiguille de Potain-Dieulafoy, ou faute de mieux, une aiguille de Pravaz, fixee au tube de dégagement d'un injecteur, ou à une sonde urétrale en caoutchouc rouge, adaptée elle-même a l'embout d'une seringue à hydrocele, *le tout parfaitement lavé à l'eau bouillante et savonne*, ou mieux stérilisé, tel est l'appareil nécessaire.

Dans les cas très graves, injecter *un litre* de sérum artificiel dans une veine du coude découverte au bistouri : prendre comme appareil l'injecteur obstétrical ordinaire (modèle dit *bock* ou *douche*) muni d'une canule-trocart, de manière a pouvoir pénétrer dans la veine, élever l'injecteur a 30 a 50 cent. au-dessus du plan du lit. Recommencer, en cas de besoin, une ou deux heures apres avec un nouveau litre Stérilisation rigoureuse des objets employes. Eviter l'introduction de l'air dans les veines.

Si le chlorure de sodium est contre-indiqué, on emploie le serum actosé (48 grammes de lactose pour un litre d'eau)

Quand on est privé de tout arsenal chirurgical, introduire un 1/2 litre ou 1 litre d'eau salée (5 p. 1000) dans le rectum, destinée à être absorbée. Au moyen d'un dispositif tres simple (Murphy), on amène le serum dans la cavité rectale où il se depose goutte à goutte pour être absorbé avec la plus grande facilité. (V. *Anesthesie, Antisepsie.*)

Chez les intoxiquées, préférer au sérum salé le sérum lactosé (a 48 gr. pour 1000).

ANESTHÉSIE. — Pour atténuer les douleurs à la fin de l'accouchement, injections sous-cutanées d'antipyrine; ou bien, chloroforme *a la reine*, à petites doses, sans que la femme perde connaissance

Pour les opérations obstétricales, surtout chez les primipares, donner du chloroforme a dose chirurgicale. Employer les appareils de Ricard ou de Reynier Parmi les contre-indications, citons entre autres l'anémie post-hémorragique qui se complique si facilement de syncope grave

Chez les femmes épuisées par des pertes de sang, lorsqu'une opération longue et douloureuse (prédisposant a la syncope) est nécessaire, nesthésie à l'éther, (appareil d'Ombredanne) ou bien, improviser un cornet avec plusieurs mouchoirs pliés, recouverts de taffetas gommé pour diminuer l'évaporation; 250 gr. sont souvent nécessaires. Les vapeurs d'éther sont très inflammables.

Le nouveau-né supporte bien le chloroforme.

On a proposé comme anesthésique pendant l'accouchement, la cocaïne en injections intra-rachidiennes.

ANTISEPSIE. — Stérilisation rigoureuse de tous les objets employés; lavage chirurgical des mains, toucher vaginal rare et avec des doigtiers ou des gants de caoutchouc stérilisés. Chez les albuminuriques, ou chez les femmes épuisées par des hémorragies, éviter les mercuriaux et l'acide phénique ; de même pour les injections intra-utérines (ici le sulfate de cuivre et le perchlorure de fer, sont également dangereux). Dans ces cas, préférer l'eau bouillie, l'eau boriquée, le permanganate de potasse, la liqueur de Labarraque (20 a 40 grammes par litre d'eau), le sérum artificiel a 7 gr. 50 de NaCl pour un litre d'eau stérilisée, et comme solutions énergiques, l'eau oxygénée, l'eau iodée (iode 2 gr., iodure de potassium 4 gr. pour 1 litre d'eau, solution faible, ou : iode 3 gr., iodure de potassium 6 gr. pour 1 litre d'eau, solution forte). Si l'on doit répéter les injections iodées, vaseliner soigneusement la vulve et le périnée avant d'introduire la solution ; en cas de douleurs vulvaires, placer entre les lèvres, cinq minutes avant l'injection, un bourdonnet de coton hydrophile imbibé de solution de chlorhydrate de cocaïne, a 1 p. 10.

Jamais de préparations phéniquées chez le nouveau-né.

AVORTEMENT. — *Traitement de la menace d'A.* (hémorragies, douleurs utérines). Repos au lit, lavements laudanisés (XXV gouttes de laudanum de Sydenham pour 40 gr. d'eau) répétés au besoin 2 a 4 fois (maximum) par vingt-quatre heures. Piqûres de morphine dans les cas urgents. Pas d'injections vaginales ni de toucher prolongé ou répété.

T. de l'avortement inevitable. (Enfant mort ou membranes rompues.) Repos, antisepsie. Pendant l'avortement même, éviter de tirer sur le fœtus qui est parfois retenu par le col rétracté sur son cou, et qui se déchire très facilement. Expectation.

T. de la rétention placentaire. (Elle ne s'observe guère qu'au troisième et quatrième mois de la grossesse.) S'il y a des accidents, ce sont :

1° des *hémorragies graves* avec un col fermé, injections chaudes et tamponnement vaginal aseptique, si le col est entr'ouvert et laisse passer un bout de placenta, tout en restant assez étroit pour ne pas admettre deux doigts, résister à l'envie de tirer sur le placenta (manœuvre qui augmenterait l'hémorragie) et procéder comme ci-dessus. Si le col est perméable, introduire la main dans le vagin, un ou deux doigts jusqu'au fond de l'utérus, et extraire la totalité du placenta.

2° L'*infection.* Ici le col est perméable, sauf exceptions très rares. Extraction digitale du délivre, suivie d'un lavage utérin et d'un pansement utérin a la gaze aseptique.

Si la rétention placentaire ne s accompagne pas actuellement d'accidents, n'intervenir par l'extraction digitale que si la fausse couche est due a une endométrite, à une rétroversion de l'utérus, a des hémorragies répétées, a des manœuvres abortives (toutes causes immédiates d'infections), ou après l'expulsion de deux jumeaux. Dans les autres cas, expectation aseptique et repos au lit pendant cinq jours, puis extraction digitale.

Au cinquième et au sixième mois de la grossesse, l'avortement ne doit pas être suivi de rétention placentaire : si l'expulsion du délivre ne se fait pas seule, dans les délais voulus, il faut pratiquer la délivrance artificielle. (V. *Délivrance.*)

BASSIN CYPHOTIQUE. — Le rétrécissement porte sur les détroits inférieur et moyen. Le danger consiste à méconnaître l'angustie, et à se laisser tromper par l'*engagement* de la présentation.

Pour la conduite à tenir, V. *Bassin rachitique.*

BASSIN RACHITIQUE. — On suppose que le bassin est rétréci par le rachitisme quand la femme est de taille petite, quand elle a le squelette des membres inférieurs plus ou moins incurvé, les hanches peu développées, le sternum irrégulier, les articulations chondro-sternales et chondro-costales noueuses, la tête grosse, les bosses frontales saillantes, le regard asymétrique.

Le diagnostic est confirmé par l'examen du bassin : le bout de l'index arrive à toucher la face antérieure du sacrum dans sa partie supérieure, et l'*angle sacro-vertébral* ou *promontoire*. La cavité pelvienne doit être explorée dans toute son étendue ; le diamètre promonto-sous-pubien est mesuré avec l'index dont la pulpe s'appuie sur le point le plus saillant de l'articulation sacro-vertébrale, et dont la racine prend contact par son bord radial avec le sous-pubis ; la main restée libre marque du bout de l'ongle le point de contact du sous-pubis avec l'index. Pour savoir l'étendue du diamètre promonto-pubien *minimum* on retranche en moyenne 15 millim. de la distance promonto sous-pubienne ainsi obtenue. L'examen externe du bassin donne des renseignements approximatifs qui ne sont pas négligeables.

La conduite à tenir est simplifiée par les progrès de l'opération césarienne.

1er *cas.* On est consulté à temps, soit par exemple au début de la grossesse : laisser la grossesse aller à terme. Ne pratiquer l'expulsion prématurée provoquée de l'œuf que si la femme refuse formellement l'opération césarienne, dans les cas où celle-ci deviendrait indiquée.

2e *cas.* On est appelé pour la première fois au moment du travail et à terme.

a. Si le P. p. est supérieur ou égal à 8 centimètres, compter sur la terminaison spontanée de l'accouchement. Si elle n'a pas lieu, recourir au forceps ou à la version : au forceps, si la tête est fixée au détroit supérieur et si l'utérus est rétracté ; à la version, si la face ou l'épaule se présentent, ou si la tête est élevée et mobile au-dessus du détroit supérieur, ou encore si le bassin tout en étant aplati d'avant en arrière, est resté large transversalement.

b. Si le P. p. est inférieur à 8 cent., l'enfant bien portant, et la mère dans de bonnes conditions, faire d'emblée l'opération césarienne.

Quand l'enfant est mort : si l'accouchement spontané n'a pas lieu, faire la basiotripsie, quand le P. p. est supérieur ou égal à 6 cent., et au-dessous de 6 cent., l'opération césarienne.

CIRCULAIRES DU CORDON. — L'enroulement du cordon autour du fœtus, est surtout fréquent au cou, une fois la tête sortie, on voit et on sent la cravate formée par la tige funiculaire. Il faut le chercher dans tout accouchement, surtout si la tête paraît attirée, accolée à la vulve, comme si elle voulait y rentrer. Desserrer le circulaire, pour le faire passer par-dessus la tete, ou pour permettre aux épaules de le traverser, s'il est tres serré, le couper entre deux pinces ou ligatures, puis extraire le tronc.

D'autres fois, les circulaires raccourcissent le cordon au point d'empêcher la présentation d'avancer : celle-ci est alors dans l excavation ou plus haut et ne progresse pas. Le diagnostic n'est que soupçonné. Que le cordon soit trop court par suite de circulaires ou congenitalement, les difficultés sont les mêmes. Appliquer le forceps.

Les accidents a craindre sont l hémorragie par décollement prématuré du placenta, la rupture du cordon et l'inversion utérine.

DÉCHIRURES DU COL. — (V. *Délivrance.*)

DÉCHIRURES DU PÉRINÉE. — *Traitement préventif.* — Empêcher la partie fœtale de sortir trop vite, bien diriger le dégagement, ne pas contrarier le mécanisme normal, dans une application de forceps extraire lentement

Traitement curatif. — Si la fourchette seule est déchirée, le simple rapprochement des membres inférieurs est suffisant, si la déchirure est incomplète mais étendue (anus intact), la suturer

Si la déchirure est complete, faire la suture immédiate, à moins que les tissus ne soient œdématiés ou infectes, auquel cas, on remettra la périnéorrhaphie à plus tard.

La déchirure centrale est rare, elle a souvent pour conséquence la rupture de l'anus ; pour éviter cet accident, il faut, dès que la déchirure centrale est faite, couper d'un coup de ciseaux le pont de tissus qui sépare la plaie de la commissure postérieure de la vulve, puis, après l'accouchement, suturer.

DÉCHIRURES DU VAGIN. — (V. *Délivrance.*)

DÉLIVRANCE. — (Pour la délivrance post-abortive, V. *avortement.*) Attendre, pour extraire le délivre, qu il soit descendu dans le vagin Il est de bonne pratique de ne pas hâter la delivrance, quand l'utérus se repose, quand il n'y a pas d'hémorrhagie, attendre une heure au moins, voire deux ou trois avant de faire l'extraction artificielle. Eviter les tractions sur le cordon, tant que le placenta est encore au-dessus du col, car alors elles déterminent des hémorragies. Au contraire, si le placenta est dans le vagin, faire quelques légères tractions sur le cordon, en même temps qu'on comprime doucement le fond de l'utérus avec l'autre main. Le delivre extrait, on doit l'examiner soigneusement dans tous les cas, et s'assurer qu'il est complet.

Lorsque les membranes sont déchirées et incomplètes, chercher par le toucher si on n en rencontre pas pres de la vulve quelque lambeau, sur lequel on puisse prendre point d'appui pour extraire le tout a l'aide de tractions prudentes. Les jours suivants, antisepsie rigoureuse. Souvent les membranes sortent spontanement. Si quelque accident survenait, faire d'abord une injection intra-utérine, si malgré tout, l'infection se développe, essayer de retrouver les membranes dans la cavité utérine qui en tout cas sera nettoyée par un écouvillonnage antiseptique. L'écouvillonnage préventif est la conduite la plus prudente en cas de rétention des membranes, l'utérus etant encore aseptique Le mieux, alors. est d'exécuter cet écouvillonnage préventif dans les 24 premières heures qui suivent l'accouchement.

Au moment ou le placenta vient d'être extrait, si l'on s'aperçoit qu'il est incomplet, immédiatement, et sans hésiter, il faut mettre la main dans l'utérus pour rechercher et extraire le cotylédon manquant. La main droite, aseptique, est introduite pendant que la main gauche soutient le fond de l'utérus.

Quelquefois, la délivrance tarde à se faire : au bout de deux heures après la naissance de l'enfant, il faut savoir pourquoi. Dans certains cas, la vessie pleine est le seul obstacle a la descente du placenta, ou bien le délivre est trop gros (grossesse gémellaire, caillots dans les membranes). Le cathétérisme de la vessie d une part, l'introduction de la main dans le vagin d'autre part termineront les choses.

On ne doit pas attendre trop longtemps après la naissance de l'enfant, car on risquerait de voir le col se refermer et emprisonner le délivre.

On fera la délivrance artificielle, en pénétrant de préférence entre les membranes et les parois uterines, pour décoller le placenta, décoller doucement et *completement* avant d'extraire pour eviter toute hemorrhagie, attendre, avant d'amener le délivre au dehors, que l'utérus se rétracte. La main restée libre soutient le fond de l'organe, injection utérine après l'extraction. Les adherences anormales du placenta rendent son décollement difficile ; partielles, elles sont assez fréquentes, totales, elles sont rares. Vérifier qu'on a tout enlevé. En cas de doute (surtout si les adhérences etaient anormales), faire une nouvelle tentative, prudemment conduite, et après un grand lavage utérin et un écouvillonnage, faire un pansement a la gaze stérilisee dans la cavité de l'organe. Les adhérences étendues sont très rares, souvent on croit les rencontrer, alors que, par crainte de laisser du tissu placentaire, on fait avec les doigts un clivage fâcheux dans l'épaisseur même de la paroi utérine de la des délivrances artificielles tres pénibles et tres dangereuses, surtout par le fait des hémorrhagies qu'elles déterminent. Trouver le bon clivage, entre le placenta et l'utérus, voila le probleme, se persuader que les adhérences fortes sont très rares.

Si le col est fermé, emprisonnant le placenta, qu'il y ait ou non des accidents, il faut essayer d'entrer dans l'uterus, soit en glissant un, puis deux, trois doigts, puis toute la main, soit en introduisant un ballon de Champetier qu'on gonflera ensuite et qui ouvrira l'orifice La route libre, on fera la délivrance artificielle . l'anesthésie est nécessaire.

Si le col reste infranchissable (rétraction due au seigle ergoté ou a une expectation trop prolongée), il faut faire une injection utérine, puis pousser de la gaze aseptique au-dessus du col et attendre. Quelques heures après, on pourra probablement passer la main.

Le curettage n'est qu'un pis-aller qui laisse souvent dans l'utérus de grands débris placentaires, si on ne peut pas contrôler par le toucher manuel.

En cas d'*hemorragie*, on ne doit pas attendre. Quand la perte est due à l'inertie (utérus gros et mou), il faut, avant tout, vider l organe du délivre et des caillots qu'il contient (introduction de la main, plusieurs fois répétée au besoin, délivrance artificielle, ablation des caillots); faire ensuite une grande injection utérine a 48° (eau iodée); et un écouvillonnage immédiat, comprimer l'aorte abdominale (opération facile chez la nouvelle accouchée), faire une piqûre d'ergotine ou d'ergotinine ou donner de la poudre d'ergot, *quand l'uterus est vide;* comme ressource héroique, faire le tamponnement intra-utérin a la gaze stérilisée, traiter l'anemie post-hémorragique. (V. ce mot.)

Si une hémorragie se produit, alors que l'utérus est bien rétracté (petit et dur), le sang vient alors du col, du vagin ou de la vulve. A la vulve, la compression est facile à faire. Dans le vagin ou au niveau du col, le mieux, apres avoir fait une injection chaude, est de porter sur la plaie hémorragipare une lanière de gaze sterilisee, ou quelques bourdonnets de coton aseptique qui feront la compression voulue (tamponnement *local*). Eviter l'emploi local du perchlorure de fer.

Eviter les déchirures graves du col le vrai moyen consiste à avoir la patience d'attendre la dilatation complète (obtenue naturellement) avant d'entreprendre une opération quelconque d'extraction. Les procédés de dilatation rapide sont tres dangereux et doivent rester exceptionnels.

ÉCLAMPSIE. — *Traitement préventif.* — Régime lacté absolu; regime déchloruré, régime hydrique dans les cas immédiatement menaçants. (V. *Albuminurie.*)

T. de la periode prodromique. — (Troubles de la vue, douleurs épigastriques, céphalalgie, œdèmes, insomnie.) Régime hydrique, purgatifs légers, 4 gr. de chloral par jour, inhalations d'oxygene, bains chauds; une saignée de 500 a 1000 gr.

T. preventif de l'acces. — Inhalations de chloroforme au moment de l'agitation prémonitoire de la crise. (Le chloroforme est inutile pendant l'accès.) Eviter les fortes doses de chloroforme (qui est toxique).

T. de l'acces. — Prévenir les morsures de la langue, en plaçant une compresse entre les mâchoires.

T. des periodes qui separent les acces. — Une saignée de 800 a 1000 gr., si la veine n'a pas encore été ouverte. Lavements purgatifs; 15 gr. d'huile de ricin additionnes d'une goutte d'huile de croton par jour, chloral en lavements ou en potion (8 a 10 gr. au plus par 24 heures). Gavages lactes si la deglutition ne se fait pas spontanément. Oxygene, bains chauds.

T. obstetrical. — Col fermé ou incomplètement dilaté et résistant : expectation, surveillance attentive; car la dilatation se fait quelquefois tres vite, et l'expulsion soudaine détermine parfois des déchirures complètes du périnee. Pas de dilatation artificielle du col ni d'extraction hâtive.

Col dilaté ou dilatable, extraction du fœtus si l'expulsion se fait attendre, ce qui est rare.

Si l'enfant reste vivant après a mort de sa mère, accouchement forcé par les voies naturelles quand le col est perméable; dans le cas contraire, opération césarienne *post mortem.* (V. *Antisepsie.*)

ÉPAULE (présentation de l'). — 1° *Pendant la grossesse :* version cephalique par manœuvres externes.

2° *Pendant le travail.* — Par dessus tout, éviter les préparations d'ergot de seigle qui produiraient la rupture utérine, éviter aussi la rupture prématurée des membranes.

a. Les *membranes sont intactes*, mais la dilatation du col est incomplète version céphalique ou pelvienne par manœuvres externes, puis immobilisation du fœtus verticalisé, au moyen d'un bandage abdominal ou d'une ceinture. En cas d'échec, attendre en évitant de rompre la poche des eaux. A la dilatation complète, au contraire, rompre les membranes pour faire immédiatement la version podalique par manœuvres internes.

Quand la présentation est inconnue au-dessus de la poche des eaux intacte, se garder de rompre celle-ci, dans l'intention de faire le diagnostic, et preferer rester dans le doute jusqu'à la dilatation complète, plutôt que d'ouvrir prématurement les membranes et risquer de se trouver alors en présence d'une epaule, avec un orifice trop étroit.

b. Les membranes sont rompues, mais la dilatation est incomplète essayer la version par manœuvres externes pour fixer ensuite le fœtus dans sa nouvelle position; en cas d'échec, essayer la version mixte (V. *Version*); en cas d'échec, attendre la dilatation complète. Decubitus horizontal ou mieux position inclinée la tête basse. A la dilatation complete, faire la version podalique par manœuvres internes, ou, si elle est contre-indiquée, l'embryotomie rachidienne.

La version podalique par manœuvres internes est contre-indiquee. lorsque la poche des eaux est rompue depuis longtemps, que l'utérus est fortement rétracté sur le fœtus, ou que l'épaule est profondément engagée dans l'excavation.

Ne jamais amputer le bras qui est descendu dans le vagin.

Quand, la dilatation tout en étant incomplète, l'orifice laisse passer la main sans violence, sans effraction, aller chercher les pieds, transformer la présentation de l'epaule en une présentation du siège, mais *ne pas* terminer l'extraction; attendre que la dilatation soit bien complète : et souvent le siège descend spontanément, et on n'a pas a opérer de tractions intempestives et dangereuses.

ERGOT DE SEIGLE. — Ne jamais employer les préparations d'ergot, tant qu'il reste *quoi que ce soit* dans l'uterus

EXCÈS DE VOLUME DU TRONC. — Si la tête arrive la première dans l'excavation, si elle ne descend pas, bien qu'elle paraisse petite et que le bassin soit normal, il faut penser à un exces de volume du tronc ou aux procidences du bras, a la brieveté du cordon, etc. (V. *Circulaires*.) Le diagnostic est toujours douteux : il faut essayer d'introduire la main profondément pour reconnaître l'obstacle. Quand le ventre fœtal parait volumineux, fluctuant, ascitique, il faut le ponctionner, puis extraire.

Quelquefois, l'excès de volume dépend de la putréfaction fœtale (emphysème et crepitation sous-cutanée). Les mutilations du fœtus mort et putréfié sont parfois nécessaires, elles seront prudemment faites pour ne pas produire de lésions maternelles

La tête est-elle hors de la vulve? L'exces de volume des épaules ou du ventre peut arrêter la fin du dégagement. Si l'enfant est bien conformé et vivant, faire des tractions soutenues, mais prudentes, en degageant un ou deux bras avant le tronc; s'il est ascitique, ponctionner.

FACE. — La présentation de la face est d'un bon pronostic en général. Attendre la terminaison spontanée. Si l'on doit intervenir pour une cause quelconque, faire un forceps si la face est dans l'excavation, mais toujours ramener le menton sous la symphyse pubienne, si la face est au détroit supérieur, préférer la version.

FŒTUS MORT. — La rétention du fœtus mort pendant la seconde moitié de la grossesse, amène la *macération.* La mère ne court aucun risque, tant que les membranes de l'œuf restent intactes. Il n'y a donc qu'à attendre, car l'accouchement se fera bien. La délivrance est souvent incomplète et le caduque reste souvent dans l'utérus. Antisepsie. (V. *Délivrance.*)

Si les membranes sont rompues, le fœtus macéré ou mort depuis peu se putréfie. La mère est alors en danger. Il faut extraire le produit et faire une désinfection soignée des voies génitales. (V. *Excès de volume du tronc, septicémie.*)

FORCEPS. — Le forceps s'applique sur les présentations du sommet (cas le plus habituel), sur celles de la face, sur celles du siège décomplété mode des fesses engagé, quand le dos est en arrière. (V. *Siege*). Il est formellement contre-indiqué quand le fœtus se présente par l'épaule.

Les indications les plus classiques sont

A la vulve, la résistance du périnée (primipares).

Dans l'excavation : le défaut de rotation des positions postérieures du sommet, l'inertie utérine et l'état de souffrance du fœtus. (V. *Souffrance du fœtus.*)

Au détroit supérieur : le rétrécissement rachitique du bassin quand la tête y est fixée (V. ce mot.)

Les conditions indispensables pour que l'opération soit possible sont : 1° que le col soit entièrement dilaté ou dilatable ; 2° que les membranes soient rompues, 3° et, bien entendu, que le bassin soit assez large pour laisser passer la tête sans violences nuisibles.

Avant d'opérer, il faut faire l'antisepsie de l'accoucheur, de la femme, de l'instrument. La femme sera placée dans la position obstétricale, ses réservoirs vidés. Anesthésie, lorsque l'opération doit être longue ou difficile (primipares, élévation de la tête fœtale).

La présentation et la position sont reconnues avec précision. Protéger le col utérin et guider la cuiller, soit avec deux doigts, soit avec quatre doigts glissés dans le vagin éviter pourtant de déplacer la tête pendant cette exploration.

1er *Temps. — Introduction et placement des branches.* — Patience et douceur : le premier temps exige la même délicatesse que le cathétérisme de l'urètre chez l'homme. Les cuillers seront placées sur les oreilles (prise correcte), autant que possible.

La branche gauche est introduite la première dans les positions : occipito-pubienne, occipito sacrée, OIGA, OIGT, OIDP, mento-iliaque GA, MIGT, MIDP, sacro IDP, et sacro sacrée (mode des fesses engagé).

La branche droite est introduite la première dans les positions OIDA, OIDT, OIGP, MIDA, MIDT, MIGP, SIGP (mode des fesses engagé).

2° *Temps. — Articulation.* — Elle n'est difficile que si le premier temps n'a pas été bien exécuté. Quand la branche droite a été introduite la première, décroiser pour articuler si l'on s'est servi du forceps de Levret ou de Tarnier, avec le forceps de Demelin, il n'y a pas de décroisement à faire et on peut introduire première l'une ou l'autre branche *ad libitum*

3e *Temps. — Extraction.* — Patience et douceur. Ne tirer *que* pendant les contractions utérines. Eviter une force nuisible. Au moment des tractions, se faire aider avec des manœuvres d'expression utérine. Faire exécuter à la tête tous les mouvements qu'elle exécuterait si l'accouchement était spontané (imiter le *mécanisme* normal de l'accouchement). Dans les présentations du sommet, ramener l'occiput sous la symphyse, chaque fois que c'est possible.

Dans les positions postérieures du sommet, une fois l'occiput ramené sous la symphyse, le forceps est placé sens dessus dessous, c est-a-dire le bord concave des cuillers est dirigé vers l'anus; pour extraire, dans cette position, se garder de relever le manche vers le ventre de la femme, afin d'éviter la déchirure du vagin et du périnée.

Dans les positions transverses ramener aussi l'occiput sous la symphyse : l'attitude oblique du forceps par rapport à la vulve, n'a pas de conséquence fâcheuse, si le degagement est lent et conforme au mécanisme naturel.

Le forceps à branches non croisées est préférable aux forceps a branches croisees. Le plus simple est le forceps convergent, à tracteur souple, inseré au centre de figure (F. de Demelin).

GROSSESSE GÉMELLAIRE. — L'albuminurie, l'hydramnios, l'accouchement prématuré, l'hémorragie de la délivrance s'observent assez souvent dans la grossesse gémellaire. Après la naissance du premier jumeau, ne pas se hâter de rompre les membranes du second œuf. Couper le cordon du premier fœtus entre *deux* ligatures, et si l'utérus se repose, attendre une heure, avant d'ouvrir la seconde poche des eaux c'est le meilleur moyen d'éviter les pertes de sang pendant la délivrance. Pour l'extraction des placentas, éviter de tirer sur les deux cordons en même temps. (V. *Délivrance*.)

HÉMORRAGIES. — (V. *Délivrance, Insertion vicieuse du placenta, Avortement, Circulaires du cordon*, etc.)

HYDROCÉPHALIE. — Quand la tête venant première est trop volumineuse, l'hydrocéphalie doit être diagnostiquée lorsqu'on trouve au toucher des fontanelles et des sutures très larges, avec de la fluctuation. Il ne faut pas confondre une tête hydrocéphale avec une poche des eaux.

La gravité du pronostic maternel vient de la fréquence des ruptures utérines, quand on n'a pas reconnu la cause de dystocie.

Ponctionner le crâne, puis attendre la terminaison spontanée de l'accouchement; si elle n'a pas lieu, extraction avec le basiotribe.

Quand la tête hydrocéphale vient dernière, il ne faut pas exercer de tractions violentes. Le mieux est de faire une incision sur la ligne médiane du dos de l'enfant, pour ouvrir le canal rachidien, y pousser une sonde urétrale jusque dans le crâne, et évacuer ainsi le liquide. (Van Huevel, Tarnier.)

INERTIE UTÉRINE. — Elle a pour conséquences pendant l'accouchement : 1° la lenteur de la dilatation (patience, antisepsie, injections chaudes répétées, bains chauds, éviter à tout prix la rupture des membranes et les préparations de seigle ergoté); 2° l'absence d'efforts expulsifs a la dilatation complete (forceps, pas d'ergot); 3° apres la naissance de l'enfant, les hemorragies de la delivrance. (V. ce mot)

INFECTION PUERPÉRALE. — Chez toute accouchée fébricitante, il faut examiner : 1° le ventre et l'uterus (infection utérine); 2° la vulve et le vagin (escarres, infection vulvo-vaginale), 3° les seins (lymphangite et abcès) ; 4° le rectum (constipation, stercorémie), 5° les autres appareils (angine, etc., maladies diverses). (Voy. *Phlegmatia.*)

Quand il y a infection il faut explorer l'utérus avec la main et extraire, s'il y a lieu, tout débris de placenta ou de membranes reste dans la cavité de l'organe

Lorsqu'on s'est assuré que l'utérus est vide, il y a avantage à éviter tout traitement utérin et à s'en tenir au traitement général. (l'hystérectomie est à l'étude), alcool à l'intérieur, alimentation, sulfate de quinine (?), antipyrine, lotions froides, enveloppement dans un drap mouillé, bains froids (sauf dans les cas de péritonite, de myocardite et de phlegmatia). Injections de sérum artificiel. Sérums antistreptococciques (?). Lavages du sang par les injections intra-veineuses d'eau salée (?). Provocations d'abcès artificiels

Inhalations d'éther, deux ou trois fois par jour sans aller jusqu'à la perte de connaissance, ni même jusqu'à la période d'excitation, et à la condition expresse qu'il n'y ait ni albuminurie ni complications pulmonaires.

La *péritonite* appelle son traitement chirurgical ordinaire.

Quand des plaies vulvo-vagino-cervicales sont infectées, il faut les nettoyer, en les touchant une ou deux fois par jour à l'eau oxygénée, au sublimé, à l'eau iodée, à la glycérine créosotée, puis les saupoudrer avec de l'iodoforme ou du salol, au besoin, on ferait le curettage de ces plaies. Injections vaginales fréquentes, et dans leur intervalle, pansements vaginaux à la gaze aseptique.

Le traitement préventif est tout-puissant, c'est l'*antisepsie* et une bonne méthode de délivrance.

INSERTION VICIEUSE DU PLACENTA. — L'insertion vicieuse du placenta donne lieu à des *hémorragies*, surtout pendant les trois derniers mois de la grossesse et l'accouchement. Ces pertes surviennent sans cause apparente, sans douleur tant que le travail ne se déclare pas, elles se répètent, et mettent la femme et l'enfant en danger grave. Plus fréquente chez les multipares, l'insertion vicieuse du placenta donne au toucher des sensations différentes suivant ses variétés. elle est dite *totale* ou *partielle*, quand le doigt introduit dans le col trouve des cotylédons immédiatement au-dessus de l'orifice interne, qui en est entièrement recouvert dans le premier cas, partiellement dans le second, l'insertion est *marginale*, quand on sent, à travers la paroi du segment inférieur un épaississement (formé par le placenta) qui s'arrête au bord de l'orifice interne du col.

Lorsqu'on soupçonne l'insertion vicieuse, il faut toucher avec beaucoup de prudence pour ne pas renouveler ou aggraver la perte.

1er *Cas. — La femme n'est pas en travail. — Si l'hémorragie est légère*, repos horizontal et injections vaginales à 45°. Mais la perte se renouvellera, très probablement et avec plus de gravité que la première fois. Aussi, le mieux est de surveiller constamment la femme soit à l'hôpital, soit en plaçant près d'elle une personne capable de faire un tamponnement d'urgence. Comme pis aller, munir la malade d'un ballon Gariel et lui apprendre à le gonfler dans le vagin dès le début d'une hémorragie, en attendant l'arrivée du médecin.

Si l'hémorragie est abondante, tampon vaginal, comme moyen d'urgence et d'attente. Avec un col fermé ou une insertion totale, tampon ;

avec un col perméable, des membranes accessibles et une présentation verticale (tête ou siège) rupture large de ces membranes ; si l'hémorragie continue malgré la rupture, tampon ou ballon de Champetier ; si c'est une présentation du siège complet, abaisser un pied, si l'épaule se présente, ramener d'abord la tête ou le siège en bas par manœuvres externes, puis procéder comme ci-dessus.

2ᵉ *Cas.* — *La femme est en travail, mais le col est incomplètement dilaté.* — Si l'état général de la malade est mauvais, si l'accoucheur n'est pas sûr de lui-même, tampon cervico-vaginal, après déchirure des membranes, injections sous cutanées de serum artificiel, relèvement de l'état général, afin de pouvoir agir quelques heures plus tard.

Dans les conditions inverses, ouvrir l'œuf en perforant les membranes ou le placenta (agir vite pendant cette ouverture). A travers l'ouverture, glisser un gros ballon de Champetier, le gonfler, puis exercer sur son pédicule, des tractions *tres modérees.* Si un pied fœtal est accessible, preférer la manœuvre de Braxton-Hicks (abaissement du pied), puis attendre la dilatation complète

3ᵉ *Cas.* — *La dilatation est complete.* — Terminer l'accouchement par la version si la partie fœtale est élevée, par le forceps si la tête est engagée.

Il est des cas heureux où la femme tamponnée accouche spontanément du tampon puis de son fœtus.

Après la naissance de l'enfant, faire immédiatement la délivrance artificielle.

Dans les cas exceptionnels où la perte continuerait apres la délivrance, tamponner l'utérus Les pertes post-partum ne se rencontrent genéralement que si des tractions trop énergiques à travers un col incomplètement dilaté, ont produit des dechirures de l'orifice, elles reconnaissent quelquefois pour cause l'inertie du corps uterin.

Dans tous les cas, traiter l'anémie aiguë. (V. *Anemie aigue, Anesthésie, Tampon.*) L'anesthésie chirurgicale peut, de préférence, être faite a l'éther chez ces femmes anémiées.

MORT APPARENTE DU NOUVEAU-NÉ. — Traitement préventif ne pas perdre de temps des qu'on a reconnu les signes de la souffrance fœtale (V. ce mot) et hâter la terminaison de l'accouchement. Mais pendant l'opération, agir lentement, sans violence, car le nouveau-né supporte bien l'asphyxie, tandis qu'il est très sensible au traumatisme.

L'enfant né, dans les cas légers, frictions, bains, douches d'alcool sur la poitrine ; dans les cas graves (formes bleue ou blanche) insufflation après avoir pris la précaution d'évacuer autant que possible les mucosités trachéales, tractions de la langue.

NOUVEAU-NÉ. — L'accouchement vient de se terminer : le cordon réunit encore l'enfant au placenta. Attendre quelques minutes avant de lier le cordon et pendant ce temps, nettoyer les yeux du bébé, a l'eau bouillie ou boriquée, si l'on soupçonne la gonorrhée chez la mere, instiller dans les yeux du nouveau-né deux ou trois gouttes d'une solution de nitrate d'argent à 1/100.

Lier et couper le cordon. Baigner et laver l'enfant ; le peser (à terme, un enfant pèse en moyenne 3,250 grammes) ; le mesurer (50 centimètres en moyenne) ; rechercher les vices de conformation (imperforation de l'anus, fente palatine, doigts surnuméraires, etc.), s'assurer que le cordon est bien lié, le panser aseptiquement. Enfin, procéder à l'habillement.

Le pouls du nouveau-né oscille entre 120 et 140, les mouvements respiratoires sont irréguliers, au nombre de 50 en moyenne par minute, la température baisse d'abord à 36, 35°, puis se relève a 37. (Le nouveau-né est très sensible au froid.)

L'enfant doit être mis au sein, quelques heures après sa naissance, puis régulièrement toutes les deux heures dans la journée, la nuit, le moins possible (8 a 9 repas par 24 heures).

A partir du 4e mois, jusqu'au 6e inclus, les tétées auront lieu toutes les trois heures dans la journee. Pendant les six premiers mois, l'enfant ne prendra que du lait; plus tard, on peut remplacer une tétée par une soupe, alternativement.

Dans les premiers jours, le poids baisse de 150 à 200 grammes en tout, pour remonter et regagner le chiffre initial vers le 10e ou 12e jour. L'augmentation régulière est en moyenne.

De 25 a 30	grammes par jour	pendant	les 2 premiers mois.
De 20 a 25	—	—	les 3e et 4e mois.
De 15 a 20	—	—	les 5e et 6e mois.
De 10 a 15	—	—	les 7e et 8e mois.
De 5 à 10	—	—	les derniers mois de la 1re année.

« Au bout de six mois complets, l'enfant a un peu plus que doublé au bout de la 1re année, il a un peu plus que triplé. » (Auvard.)

La taille augmente en moyenne :

De 4	centimètres	pendant	le 1er mois.
De 3	—	—	le 2e mois.
De 2	—	—	le 3e mois.

De 1 cent. 1/2 à 1 centimètre pendant les derniers mois de la 1re année.

Comme alimentation, l'enfant ne prend presque rien le 1er jour.

Le 2e jour il prend un peu plus de	150	grammes.
Le 3e —	400	—
Le 4e et 5e jour	550	—
Puis	600	—
A la fin du 1er mois	650	—
Pendant le 2e mois	700	—
— 3e mois	750	—
A partir du 4e mois	800 à 900	grammes.
A un an	1000 à 1200	— (Budin).

Quand les enfants naissent avant terme, ils pèsent en moyenne :

A 6 mois,	1300 grammes	(longueur	30 centimètres).
A 7 —	1800 —	—	35 —
A 8 —	2400 —	—	40 —

Les prématurés nés dans le 9e mois s'élèvent presque aussi facilement qu'a terme; ceux de 7 mois et surtout ceux de 6 sont difficiles à élever. La surveillance attentive de l'alimentation (gavage au besoin), et de la température ambiante (couveuse maintenue a 20 ou 25° centigrades), est de toute nécessité.

PHLEGMATIA ALBA DOLENS. — Éviter par dessus tout les frictions sur la jambe malade pendant un mois (embolie à craindre), immobilité, élévation du membre, enveloppement ouate.

PROCIDENCES. — La présence d'un bras à côté de l'extrémité céphalique, au détroit supérieur, est moins grave que la procidence des deux bras où surtout que celle des deux pieds, à côté de la tête. Dans tous les cas, il faut essayer de réduire, de repousser le membre au-dessus de la présentation, et il est avantageux de garder intactes les membranes. Pour réduire, il faut introduire la main entière dans le vagin, et refouler le bras le plus haut possible, à sa place normale ; on ne se contentera pas de le remonter seulement au-dessus de l'équateur céphalique : la réduction opérée, on attendra l'expulsion spontanée qui a lieu presque toujours, si l'on a la patience voulue L'utérus est souvent rétracté en cas de procidence des membres, et la version difficile de ce chef.

La procidence du cordon menace la vie du fœtus. Lorsque le col est incomplètement dilaté, et les membranes intactes, il faut placer la femme dans la position inclinée de Trendelenburg (V. *Anémie posthémorragique*), et si cette position ne soustrait pas le cordon aux compressions venant de la tête fœtale, essayer la version par manœuvres externes pour ramener le siège, au détroit supérieur ; la réduction du cordon par taxis à travers les membranes est difficile et risque de rompre la poche des eaux. Un ballon de Champetier gonflé entre les membranes et l'utérus rend, en pareil cas, grand service L'écarteur Tarnier accélère la dilatation.

Si les membranes sont rompues, la dilatation étant incomplète, agir de même, en remplaçant ici la version externe par la version mixte. Essayer de rétropulser le cordon au fond de l'utérus avec une sonde en gomme et un mandrin auxquels on aura fixé la tige funiculaire et mieux, si possible, avec la main

Les gros ballons risquent de comprimer le cordon, quand la poche d'eaux est rompue.

A défaut d'autre moyen, on a pu empêcher la compression du cordon, en laissant à demeure dans l'orifice cervical et pendant une demi-heure, une heure même, deux doigts formant attelles à côté de la tige funiculaire et soulevant la tête, en attendant que la dilatation se complétât.

A la dilatation complète, extraction immédiate par la version. Le forceps n'est applicable que si la tête est engagée dans l'excavation, encore risque-t-il de pincer le cordon entre une de ses cuillers et la présentation. (V. *Souffrance du fœtus.*)

RÉSISTANCE DU PÉRINÉE. — C'est, chez les primipares, une des indications du forceps les plus fréquentes. Quand le fœtus ne souffre pas, attendre deux heures après le moment où l'orifice est arrivé à la dilatation complète, et si l'accouchement n'est pas terminé alors, faire une application de forceps. Dégager lentement, en tirant pendant les contractions seulement. Anesthésie. (V. *Déchirure du périnée.*)

RÉTENTION D'URINE. — Pendant la première moitié de la grossesse, la rétention d'urine est un des symptômes essentiels de la rétroversion de l'utérus gravide. Après l'accouchement, ne pas se presser de faire le cathétérisme.

RÉTENTION PLACENTAIRE. — V. *Délivrance.*

RÉTROVERSION DE L'UTÉRUS GRAVIDE. — Quand elle est accompagnée de rétention d'urine, faire le cathétérisme deux fois par 24 heures, en prenant toutes les precautions antiseptiques et en évitant de traumatiser l'uretre ou la vessie. Ce traitement n'est pas seulement symptomatique, il est tres souvent aussi curatif de la retroversion. En cas d'échec, réduire la deviation en repoussant avec la main le fond de l'utérus au-dessus du détroit superieur. Au besoin, donner du chloroforme et abaisser le col avec une pince a griffes pendant que l'autre main retropulse le fond de l'organe. Maintenir la réduction a l'aide d'un pessaire de Tarnier.

RIGIDITÉ DU COL. — Ménager les membranes, antisepsie, injections chaudes, fréquemment renouvelées, bains chauds repétés. Ecarteur Tarnier surtout quand les membranes sont rompues.

Garder les incisions comme ressource extrême, les faire alors multiples, mais petites (1 centimètre) et sur les parties latérales du col.

Dans les cas où l'orifice est rendu rigide par une dégénérescence cancéreuse *totale*, prendre de bonne heure le parti de faire l'opération césarienne.

RUPTURE PRÉMATURÉE DES MEMBRANES. — On ne rompt la poche des eaux avant la dilatation complete que dans certains cas l'insertion vicieuse du placenta (voir ce mot), l'hydramnios empêchant par l'excès de liquide amniotique l'utérus de se contracter, etc. Le plus souvent il convient de respecter l'intégrité des membranes jusqu'a la dilatation complète.

Quand les membranes se rompent prématurément soit au début du travail, soit même avant, prescrire le repos au lit, des toilettes vulvaires, quelques rares injections vaginales et un pansement (coton aseptique) appliqué sur les organes genitaux externes.

RUPTURE UTÉRINE. — *Traitement preventif.* — Reconnaitre le rétrecissement du bassin, l'hydrocéphalie, la présentation de l'épaule, éviter l'ergot de seigle, terminer l'accouchement en temps opportun; opérer avec prudence et douceur.

La rupture faite, le meilleur traitement est la laparotomie, surtout pour les cas où le fœtus a passe dans la cavite péritoneale (ruptures complètes), ou dans les cas douteux, ou lorsqu'il y a hémorrhagie interne. Antisepsie, toniques et reconstituants.

L'extraction du fœtus par les voies genitales est dangereuse en ce qu'elle agrandit souvent une déchirure d'abord petite, l'accouchement par les voies génitales, suivi du tamponnement utéro vaginal, perd de plus en plus de terrain Le tampon est réservé aux seuls cas où, après l'accouchement par les voies naturelles, on constate une déchirure certainement incompléte et sans hémorrhagie interne.

SIÈGE (présentation du). — Compter sur la terminaison spontanée de l'accouchement. Au moment du dégagement, mettre la femme dans la position obstétricale et se tenir prêt a faire la manœuvre de Mauriceau. *Ne pas tirer* sur le fœtus, tant que le tronc n'est pas sorti, pour eviter le relèvement des bras. Le siege décompleté mode des fesses se degage spontanement dans la plupart des cas Quand, par exception, il s'arrête ou s enclave dans l'excavation, on doit glisser un lacs (meche de lampe engainee dans un tube de caoutchouc rouge) dans l'aine anterieure, quand le dos du fœtus est en avant, et extraire eviter les crochets métalliques.) Quand le dos est en arrière, si l'accouchement ne se termine pas seul, appliquer le forceps en même temps que le lacs. (V. *Forceps.*)

SOMMET (présentation du). — Expectation. Les positions postérieures appellent quelquefois le forceps, quand l utérus n est pas assez énergique pour faire tourner l occiput sous la symphyse pubienne.

SOUFFRANCE DU FŒTUS. — Elle est caractérisée 1° par les modifications (affaiblissement, ralentissement, irrégularité) des bruits du cœur fœtal, constatées *dans l'intervalle* de deux contractions utérines (la contraction uterine ralentissant le rythme du cœur sans faire souffrir l'enfant), 2° par les modifications du liquide amniotique (teinte verte due a la présence du méconium), sous la reserve que l'écoulement du méconium a une signification bien moins fâcheuse dans la présentation du siège.

Terminer l'accouchement par le forceps ou la version si la dilatation est complète, si elle est incomplète, l'accélérer au moyen de l'écarteur prudemment employé, rechercher la procidence du cordon et agir en conséquence.

SUITES DE COUCHES. — (V. *Infection puerpérale.*)

TAMPONNEMENT. — Le tamponnement vaginal est indiqué contre certaines hémorragies (V. *Avortement, Insertion vicieuse du placenta, Rupture utérine*). L'introduction dans le vagin de quelques bourdonnets sur une plaie cervicale ou vaginale qui saigne après la délivrance, porte encore le nom de tampon local (V. *Délivrance*), mais c'est là une intervention toute différente du véritable tamponnement vaginal destiné a arrêter une hémorragie de source uterine. Celui ci cependant est *contre-indiqué dans le cas d'hémorragie de la délivrance par inertie utérine apres l'accouchement;* car ici, la cavité de l'organe peut, en se dilatant sous l'influence de l'écoulement sanguin, contenir une tres grande quantité de sang qui s'accumulerait derrière le tampon. Ce danger de transformer une hémorrhagie externe ou mixte, en hémorragie interne, n'existe pas quand le fœtus est encore en place (insertion vicieuse) ; il est réduit a peu de chose, si l'utérus est petit (avortement).

50 à 60 bourdonnets de coton ou d'étoupe, gros comme des noix, soigneusement bouillis dans une solution antiseptique ou dans de l'eau ordinaire, et introduits aussi profondément que possible dans les culs-de-sac du vagin, et même dans le col, puis dans toute la cavité du vagin, constituent le tampon classique. Pour réussir, le secret est de pousser les premiers bourdonnets aussi loin que possible, de ne pas se contenter d'en mettre huit ou dix et surtout d'user une *grande quantité* de vaseline qui facilite singulièrement la besogne. On a presque toujours le temps de préparer son tampon avec soin.

Aujourd'hui, tout medecin doit avoir dans sa trousse, une longue bande de gaze stérilisée d'avance, contenue dans un étui de fer blanc, sorte de boîte de conserve, qu'on trouve aisément et qu on peut garder, hermétiquement clos pour ainsi dire indéfiniment ; on ouvre la boite au moment d'appliquer le tampon.

Avec cette même bande stérilisée, on peut faire les pansements et le tamponnement intra-utérins. (V. *Délivrance.*)

TÊTE DERNIÈRE. — L'extraction de la tête venant dernière, termine la version podalique ou l'accouchement par le siège. Elle s'effectue à l'aide de la *manœuvre de Mauriceau*. Pour l'opérer, deux doigts sont introduits *jusqu'au fond* de la bouche du fœtus pour tirer sur la mâchoire inférieure. Le tronc de l'enfant est mis à cheval sur l'avant-bras correspondant ; index et médius de l'autre main sont placés en fourche de chaque côté de la nuque, pour tirer sur le haut de la face postérieure de la poitrine. On fait ainsi descendre la tête suivant un diamètre oblique de l'excavation, quand le menton est à la vulve, et *seulement alors*, faire tourner la tête de manière à ramener l'occiput sous la symphyse pubienne. Dégager en soulevant le fœtus, *dos sur ventre*. Faire soutenir le périnée et même empêcher la tête de sortir trop vite pour éviter une déchirure grave.

Si les tractions manuelles sont insuffisantes, il faut appliquer le forceps (la tête peut être retenue par un périnée trop résistant). Cette application du forceps sur la tête dernière est assez rare, mais on doit penser à la ressource qu'elle donne pour avoir un enfant vivant, au lieu de tirer violemment avec la manœuvre de Mauriceau. Pour opérer, faire soulever le tronc, introduire les cuillers par-dessous, suivant les règles ordinaires.

Quand le bassin rétréci retient la tête dernière au détroit supérieur, on emploie la manœuvre suivante : « 1° Placer la tête transversalement au détroit supérieur, 2° fléchir l'extrémité céphalique en mettant un ou deux doigts dans la bouche de l'enfant et refouler la nuque du côté du bassin de façon à l'appliquer sur la ligne innominée ; 3° exercer des tractions sur les épaules et sur le maxillaire inférieur, 4° si la tête ne descend pas, il faut en outre s'efforcer que la tête double le promontoire. Pour cela . *a*) on incline d'abord l'extrémité céphalique sur son pariétal postérieur, en relevant le tronc et en refoulant avec la main, qui est à cheval sur les épaules, le cou de l'enfant en avant, vers le pubis, *b*) puis on appuie sur le cou avec l'index de la même main, mais en pressant d'avant en arrière. Le diamètre transverse de la tête franchit alors le détroit supérieur ; 5° on a recours à l'expression à travers la paroi abdominale ; un aide appuie sur la région frontale du fœtus et suivant l'axe du détroit supérieur ; il fléchit ainsi la tête, appuie la nuque sur la ligne innominée, et contribue à l'engagement. » (Budin.) C'est la manœuvre de Champetier de Ribes

Quand cette manœuvre ne réussit pas, point n'est besoin de recourir au forceps, car l enfant a succombé pendant les tentatives ; il ne reste plus à faire que la craniotomie.

Quand la tête est retenue dernière et séparée du tronc, il faut la saisir avec la main par le maxillaire inférieur et tirer doucement pour ne pas fracturer ce point d'appui , un aide pousse la tête par la paroi abdominale. Si on échoue, la saisie de la tête avec le forceps ou mieux avec le basiotribe est souvent fort difficile

THROMBUS DE LA VULVE ET DU VAGIN. — Cette tumeur sanguine apparaît rarement avant la naissance de l'enfant, plus souvent après. Si le thrombus vagino-vulvaire fait obstacle à l'accouchement, si les parois de la poche menacent de se rompre, il faut inciser largement, évacuer les caillots, faire dans le foyer une grande injection à 45° et (l accouchement terminé) tamponner la cavité du thrombus à la gaze stérilisée.

Dans les conditions inverses, ne pas inciser ; compter sur la résorption spontanée; antisepsie; cependant, si ultérieurement des phénomènes septiques apparaissent, inciser, laver, tamponner la poche.

TRAVAIL. — La femme est en travail quand des contractions utérines douloureuses vont en se rapprochant, *en même temps* que le col subit d'importantes modifications (effacement et dilatation).

VERSION. — La version est une manœuvre qui a pour but de changer la présentation. Elle s'effectue par *manœuvres externes*, à la fin de la grossesse, pour changer une présentation de l'épaule en présentation verticale, ou bien par *manœuvres mixtes* (V. de Braxton-Hicks), au commencement du travail, alors que le col est incomplètement dilaté et que les membranes sont déjà rompues (une main agit par manœuvres externes, tandis qu'un ou deux doigts poussés dans le col, soulèvent la partie fœtale pour la déplacer plus facilement).

La *version par manœuvres internes*, ou version proprement dite, s'effectue quand le col est entièrement dilaté ou dilatable et que la partie fœtale n'est ni fixée ni trop engagée dans l excavation. Il est avantageux que la poche des eaux soit restée intacte jusqu'au moment de l'opération. Avant de commencer, vider le rectum et la vessie, faire l'antisepsie de la femme et de l'opérateur.

L'indication principale est la présentation de l'épaule.

Quand la tête vient la première, l'enfant étant vivant, si l'extraction est indiquee pour une raison quelconque, on peut parfois hesiter entre le forceps et la version. La vraie manière de se déterminer, c'est de calculer le degré de difficulté qu'on doit rencontrer soit pour le forceps, soit pour la version. Celle-ci est facile et par suite préférable quand la partie fœtale est élevée et mobile au détroit supérieur ; elle est impossible lorsque la présentation est engagée dans l'excavation ou fixée par la rétraction utérine.

Le premier temps de la version est l'introduction de la main qui doit aller chercher un ou les pieds. Dans les présentations de la tête, il faut choisir la main dont la paume se dirige facilement vers le plan ventral du fœtus; dans les cas de présentation de l'épaule, on peut employer l'une ou l'autre main. Pendant l'introduction, soutenir fortement le fond de l'utérus avec l'avant-bras resté libre. Pousser la main qui opère jusqu'au fond de l'utérus, pour éviter d'abaisser un bras au lieu d'un pied Bien tenir le pied saisi.

2e temps : évolution fœtale, par tractions modérées sur le membre saisi. Ce second temps (comme le premier d ailleurs) sera exécuté dans l'intervalle de deux contractions.

3e temps : extraction lente, modérée, abaissement des bras, manœuvre de Mauriceau. (V. *Tête dernière.*)

Il y a souvent avantage, surtout pour l'enfant, à interrompre l'intervention après l'évolution · la version proprement dite (changement de présentation) est alors réalisée; et on attend ensuite l'expulsion spontanée. L'extraction forcée, au 3e temps classique de la version, est réservée aux nécessités d'urgence, elle est souvent dangereuse pour le fœtus, qu'elle tue par traumatisme, élongation de la moelle cervicale, etc.

VOMISSEMENTS INCOERCIBLES. — Les vomissements incoercibles de la grossesse s'observent ordinairement pendant les premiers mois.

Tous les médicaments ont réussi et échoué à la première période.

Dès la seconde période, caractérisée par l'accélération du pouls, il faut considérer la situation comme grave et agir. Un bon moyen auquel on peut recourir même dès le début, est la galvanisation du pneumogastrique. Evacuer l'intestin.

Adrénaline par la bouche ou en piqûres sous-cutanées.

En cas d'échec, il faut (a la seconde période) redresser les déviations utérines qui sont fréquemment cause des vomissements incoercibles ; puis faire la dilatation digitale du col, en dernier lieu, provoquer l'avortement. Avant d'executer cette operation, il faudra prendre l'avis d'un ou de deux confreres, rediger une consultation signee de tous et prévenir le maire ou le commissaire de police.

A la troisième période (phénomènes nerveux) la mort est presque certaine, quoi qu'on fasse.

ANNEXES

CHIMIE BIOLOGIQUE

PAR

MM. LÉPINOIS, MICHEL et YVON

1° Etude du chimisme stomacal.
2° Étude du chimisme intestinal.
3° Etude du sang.
4° Sero et cyto-diagnostic.
5° Étude des urines.
6° Étude du lait.

1° ÉTUDE DU CHIMISME STOMACAL

Examen du contenu gastrique après le repas d'épreuve.

Le repas d'épreuve le plus ordinairement employé est celui d'Ewald 60 grammes de pain rassis et 250 grammes de thé léger, non sucré : l'extraction est pratiquée au bout d'*une* heure avec un tube Faucher ou tout autre appareil approprié

a) *Dosage de l'acidité totale* — On opère sur 10 centimètres cubes de liquide filtré que l'on sature avec une solution décinormale de soude, en employant la phtaleine comme indicateur · chaque centimetre cube de solution sodique correspond a 0 gr. 00365 d'acide chlorhydrique. Dans les cas normaux, l'acidité *A* exprimée en HCl varie de 0 gr. 182 a 0 gr. 236 p. 100.

b) *Recherche et dosage de l'acide chlorhydrique actif.* — L'acidité du liquide extrait de l'estomac après le repas d'épreuve peut être due à d'autres acides que l'acide chlorhydrique qui peut, ou être accompagné d'acides de fermentation (acétique, lactique, butyrique), ou parfois même faire complètement défaut, il est donc important de déterminer, au moins approximativement, les véritables constituants de l'acidité totale.

Une importante question se pose tout d'abord . *le liquide gastrique normal renferme-t-il de l'acide chlorhydrique libre ?* MM Hayem et Winter admettent tout à la fois la présence de HCl libre et celle de composés *chloro-organiques*, résultant de l'union de l'acide chlorhydrique avec les albumines plus ou moins dédoublées et presentant une reaction acide. Pour d autres auteurs, la présence de l'acide chlorhydrique libre est douteuse et ils pensent que cet acide existe dans le contenu gastrique à l'état de combinaisons organiques qui, prises isolément (en admettant qu'il soit possible de les séparer), présenteraient des acidités différentes vis a-vis des indicateurs, selon la nature du résidu albuminoide plus ou moins hydrolysé, auquel l'acide chlorhydrique se trouve uni. Pratiquement on dose l'acidité en bloc sous le nom d'*acide chlorhydrique actif*, sans se préoccuper si une partie de cet acide existe a l'etat libre

Trois réactifs sont nécessaires pour déceler et doser l'acide chlorhydrique actif

1° *Reactif de Gunsburg :* Phloroglucine 2, vanilline 1, alcool a 90° 30 V gouttes de ce réactif évaporées au bain-marie a 60°, avec V gouttes de liquide gastrique, se colorent, apres dessication, en rouge cinabre, s'il existe de l'acide chlorhydrique Les phosphates acides et les acides de fermentation ne produisent pas cette coloration

2° *Réactif de Boas* : Solution de résorcine et de sucre moins sensible que le précédent, on l'emploi de la même manière et l'on obtient également une coloration rouge.

3° *Reactif de Topfer* (diméthylamidoazobenzol en soluté alcoolique à 0 gr 50 p. 100). Le liquide, de couleur jaune vire au rouge en presence de HCl. L'emploi de ce réactif est tres commode, puisqu il suffit d'en faire tomber quelques gouttes dans un suc gastrique pour obtenir la coloration rouge ; malheureusement cette coloration se produit avec des sucs gastriques exempts d'HCl, mais renfermant beaucoup d'acide lactique. dans ce cas, cependant, la coloration présente une teinte plutôt *orangée* que rouge

Dosage de l'acide chlorhydrique actif. (Méthodes de Mintz, Topfer et L. Meunier combinées.) A 10 centimètres cubes de liquide gastrique filtré on ajoute quelques gouttes de réactif de Topfer, le liquide devient *rouge ;* on y verse alors goutte a goutte de la soude décinormale jusqu'a virage *orangé* ; en opérant ainsi, on évalue approximativement l'acide chlorhydrique actif, généralement on dépasse le point de saturation · pour évaluer l'excès on fait une deuxieme prise d'essai de 10 centimètres cubes de liquide gastrique que l'on saturera (sans employer le réactif de Topfer comme indicateur) par la soude décinormale, employée en quantité indiquée par le premier titrage Par exemple, le premier titrage avec le réactif de Töpfer avait exigé l'emploi de 2 cc. 8 de soude décinormale pour obtenir le virage orangé, dans le deuxième titrage (sans indicateur) on emploiera successivement 2 cc.2, 2 cc.3, 2 cc.4, 2 cc.5, 2 cc.6, 2 cc.7 de soude décinormale et après chacune de ces additions, on fera dans 6 petites capsules l'essai de Günsburg, la réaction sera par exemple positive pour 2 cc. 6 et pour 2 cc. 7, mais elle cessera pour 2 cc. 8, le chiffre correspondant à la saturation exacte de HCl actif sera de 2 cc. 7 de soude décinormale, soit $2,7 \times 0,00365 =$ 0 gr 00985 d'HCl pour 10 centimètres cubes ou 0,0985 p. 100.

c) *Dosage des différentes combinaisons chlorées. Methode de Hayem et Winter.* — Ces auteurs admettent que l'ensemble des composés chlorés, c'est-à-dire le chlore total = T se compose . d'*HCl libre* = H, d'*HCl faiblement combine aux matieres organiques*, et notamment aux albumines = C, et enfin de *chlore fixe* (chlore des chlorures) = F.

Ils dosent

1° L'*acidité totale* = A comme il est dit précédemment,

2° Le chlore total T en évaporant (capsule *a*) 5 centimetres cubes de liquide gastrique additionnés de 1 centimètre cube de carbonate de soude à 10 p. 100, le résidu sec est calciné avec précaution, les cendres sont épuisées par l'eau et les chlorures sont dosés par les méthodes de Mohr ou de Volhardt,

3° Toutes les combinaisons chlorées, moins l'HCl libre, soit T—H en évaporant (capsule *b*) 5 centimètres cubes de liquide, puis en maintenant pendant une heure encore a 100° le résidu sec obtenu ; ensuite on ajoute 1 centimetre cube de carbonate de soude a 1/10°, on évapore de nouveau, on calcine et le dosage des chlorures est effectué comme précédemment ;

4° Le chlore fixe F en évaporant (capsule *c*) 5 centimètres cubes de liquide sans aucune addition de carbonate de soude, puis dosant les chlorures après calcination.

La différence T—(T—H) entre les résultats des 1er et 2e dosages (capsules *a* et *b*) donne H, c'est-à-dire l'HCl libre (ou supposé tel).

Le 2e dosage a fourni T—H, c'est-à dire la somme C+F des composés chloro-organiques et des chlorures fixes ; en en retranchant F, fourni par le 3e dosage, on obtient C, c'est-a-dire l'HCl combiné aux matières organiques.

Ce que l'on a critiqué surtout dans cette méthode, c'est le dosage d'HCl libre dont les résultats varient suivant la durée de l'évaporation (capsule *b*) et les dimensions de la capsule employée

Quoi qu'il en soit, voici les moyennes trouvées par Hayem et Winter chez des sujets normaux, résultats exprimés en HCl.

A=Acidité totale	= 0 190	p. 100
T=Chlore total	= 0 321	»
H=HCl libre	= 0 044	»
C=HCl combiné organiquement	= 0 170	»
F=HCl fixe à l'état de chlorures	= 0.107	»

$$\alpha = \frac{A-H}{C} = 0.86$$

d) *Interprétation de ces résultats.* — La somme H+C, appelée *chlorhydrie* (Hayem) mesurerait l'activité du travail digestif. Son exagération constitue l'*hyperppesie* qui est . *générale* si H et C sont l'un et l'autre exagérés, *chloroorganique* quand C est seul augmenté, *chlorhydrique* (hyperchlorhydrie proprement dite) quand C est diminué et H exagéré. L'*hypopepsie* ou diminution de la chlorhydrie peut atteindre 3 degrés 1° H+C est supérieur à 100 ; 2° = H+C inférieur à 100, 3° = H+C est nul (apepsie)

A l'hypopepsie correspond une atrophie glandulaire plus ou moins marquée qui est totale en cas d'apepsie.

La valeur de α permet de juger des *altérations qualitatives* de la sécrétion gastrique. Si cette dernière ne contenait pas d'autre acide que HCl, l'acidité totale A exprimée en HCl devrait être sinon égale à du moins très voisine de H+C et le rapport $\alpha = \frac{A-H}{C}$ (tiré de l'égalité que nous venons d'exprimer A=H+C) serait égal à 1 ou très voisin de 1. La moyenne trouvée par Hayem et Winter est de 0,86 Lorsqu'il y a production anormale d'acides de fermentation (lactique et butyrique), A augmente, H et C diminuent relativement à A, de sorte que le rapport α dépasse 0 86 et même l'unité

e) *Diagnostic chimique de l'hyperchlorhydrie.* — Comme les valeurs de H et C sont, suivant le procédé de Hayem et Winter, déterminées d'une façon incertaine, le diagnostic chimique de l'hyperchlorhydrie basé sur les valeurs relatives de ces 2 facteurs est lui même incertain.

Chez les hyperchlorhydriques, la quantité d'HCl actif est, en général, supérieure à la moyenne ; toutefois il est des sujets chez qui on le trouve en quantité normale et qui présentent néanmoins les signes cliniques de l'hyperchlorhydrie. L'analyse ayant montré que chez ces malades la transformation de l'amidon en sucre était entravée on pouvait songer à une méthode de diagnostic basée non plus sur le dosage de l'HCl, mais sur les dosages de cet acide, du sucre et la détermination de la densité que l'on trouve d'autant moins élevée que le liquide gastrique est moins riche en sucre (L. Meunier). Les sujets normaux, une heure après repas d'Ewald, donnent un liquide de densité 10.20 environ contenant 1.50 à 3 p. 100 (exprimé en glucose) de matières sucrées (maltose). Chez les hyperchlorhydriques on trouve des densités voisines de 1010 et des quantités de sucre inférieures à 1 gramme.

f) *Recherches des acides de fermentation.* — Le réactif d'Uffelmann (Perchlorure de fer officinal 2 gouttes, eau phéniquée à 4 p. 100 100 centimètres cubes) qui est de couleur violet-améthyste devient jaune en présence de traces d'*acide lactique*. L'HCl et l'acide acétique le décolorent sans le jaunir. L'acide butyrique est extrait à l'éther ; après évaporation de ce dissolvant, on perçoit nettement l'odeur de beurre rance caractéristique de l'acide butyrique.

2° ÉTUDE DU CHIMISME INTESTINAL

Exploration de l'intestin. — Calcul de l'utilisation des principes alimentaires.

I. — CAS DE L'ADULTE

Manière de recueillir les fèces correspondant à un repas d'épreuve (R. Gaultier) — Le malade est d'abord mis au régime lacté pendant deux jours. Le matin du troisième jour il absorbe le repas d'épreuve suivant :

		Albumine	Graisses	Hydrates de C.
Pain .	100 gr	7.06	0 46	52 56
Viande de bœuf.	60 »	12 57	3 24	
Beurre	30 »	5	24 93	
Lait . . .	500 »	17 30	18	22.40
Pommes de terre. . .	100 »	0 65	0 08	10

Au commencement, au milieu et à la fin de ce repas, le malade prend un cachet de 0.30 de poudre de carmin qui par coloration rose délimitera les fèces provenant du repas. Six à huit heures après le repas d'épreuve le régime lacté est réinstitué. On prie le malade de recueillir toutes les selles rouges et roses en notant exactement les moments d'apparition et de la première et de disparition de la dernière selle colorée. On a ainsi la *durée de la traversée digestive*.

La totalité des matières rouges est recueillie et exactement pesée pour être soumise à l'analyse comme suit :

On en dessèche une portion à 100° pour connaître la proportion d'eau y contenue. On dose l'azote total par la méthode de Kjehldahl sur 0.50 de matière sèche.

Avec l'éther, dans l'appareil de Soxlhet, on extrait à la fois, les graisses neutres, les acides gras libres et les savons alcalins (les savons terreux ne sont pas enlevés). Cet extrait éthéré est pesé après évaporation de l'éther ; on le redissout dans l'éther et on divise la solution en deux portions *a* et *b*. Dans *a* on dose les acides gras par une solution alcoolique de potasse, 1/10, dont 1 centimètre cube sature 0,0284 d'acide stéarique (indicateur phtaléine), on évalue les acides gras en acide stéarique.

De *b*, on extrait les savons alcalins par l'eau et on précipite les acides par le chlorure de baryum, les savons barytiques sont recueillis sur un filtre, lavés, séchés et pesés.

Par différence entre le poids de l'extrait éthéré total et la somme des acides gras on obtient les graisses neutres.

Pour avoir la masse totale, graisses neutres+acides gras libres+acides gras combinées aux alcalis+acides gras combinés aux terres, il faut refaire un extrait éthéré après avoir traité les feces sèches par l'HCl (1 gramme de fèces+5 grammes d'alcool contenant 10 p. 100 d'HCl fumant). Par différence entre ce deuxième extrait et le premier, on aura les acides gras combinés aux terres (chaux et magnésie).

Les Hydrates de carbone sont recherchés par saccharification ou par fermentation a la levure.

a) Voici les résultats moyens que l'on trouve chez des sujets normaux :

Durée de la traversée digestive = 24 a 36 heures.

Analyse des fèces

Reaction neutre	
Eau	78 p. 100
Residu sec	22 »
Graisses totales	4 à 5 p. 100

Rapport des graisses neutres aux graisses dédoublées = 1/4 G N pour 3/4 G. ded.

Les matieres grasses totales sont en effet composées comme suit

Graisses dédoublées	Graisses neutres	24 2 p. 100
	Acides gras libres	38 2 »
	Acides gras des savons	37 8 »

La quantité de graisse utilisée égale environ 75 p. 100 de la quantité ingérée.

b) En cas de *troubles de l'absorption intestinale*, ce chiffre est abaissé, mais la quantité de graisses dédoublées est encore assez élevée (pres des 2/3).

En cas d'absence de bile, l'utilisation est également diminuée, mais la quantité de graisses dédoublées n'est qu'à peine de 1/3.

En cas d'absence de suc pancréatique, l'utilisation est faible, mais, surtout, la quantité de graisses dédoublées est très inférieure. Si bien que l'absence simultanée de bile et de suc pancréatique entraîne une utilisation presque nulle, le dédoublement des graisses tombant au 1/5. (R. Gaultier).

Les *résultats relatifs aux hydrates de carbone et aux albumines* n'offrent qu'un intérêt secondaire.

Normalement les hydrates de carbone sont totalement utilisés. Lorsqu'on en trouve de notables quantités dans les fèces, c'est qu'il y a altération — d'origine fonctionnelle ou organique — de la faculté d'absorption de l'intestin.

L'utilisation des albuminoïdes, qui est de 92 à 94 p. 100 de la quantité ingérée chez le sujet normal, peut s'abaisser notablement chez le malade dont la fonction pancréatique est altérée.

II. — CAS DU NOURRISSON

L'étude de l'utilisation des ingesta est beaucoup plus facile chez le nourrisson exclusivement nourri de lait que chez l'adulte ou l'enfant dont l'alimentation est mixte.

On pourra facilement calculer l'utilisation de l'aliment total (extrait sec du lait), des graisses, de l'azote et des sels en recueillant pendant trois jours consécutifs les selles du nourrisson dont on aura mesuré exactement les rations lactées, les quantités de chacun des principes alimentaires contenus dans ces dernières sont fournies par l'analyse du lait.

Chez des nourrissons normaux, on trouve les chiffres suivants (Michel et Perret).

a) *Enfants au sein.* — 100 grammes de fèces sèches contiennent :

Azote	4 48
Graisses totales (Acides gras des savons et graisses neutres)	24 97
Cendres	9 46

L'utilisation	de l'aliment sec total	= 95.35	p. 100
»	du beurre	= 95 38	»
»	des matériaux azotés	= 93 60	»
»	des sels	= 78.84	»
»	de la chaux	= 59 42	»
»	de l'acide phosphorique	= 91.63	»

b) *Enfants nourris exclusivement de lait de vache* — 100 grammes de fèces seches contiennent .

Azote	= 3 9
Graisses totales	= 31 7
Cendres	= 30 3

L'utilisation	de l'aliment sec total	= 93.13	p. 100
»	du beurre	= 92,50	»
»	des matériaux azotés	= 93.40	»
»	des sels minéraux	= 60.60	»
»	de la chaux	= 30.65	»
»	de l'acide phosphorique	= 67.60	»

3° ÉTUDE DU SANG

Le sang est constitué par un liquide, le *plasma sanguin* tenant en suspension trois sortes de globules : *hématies*, *hematoblastes* et *leucocytes*.

Chez l'homme, de six a dix minutes après la saignée, le sang se coagule en donnant un caillot qui se rétracte et laisse échapper un liquide jaunâtre transparent. c'est le *serum* qui diffère du plasma par l'absence de fibrine (restée dans le caillot ou elle englobe les éléments figurés). La *densite* moyenne du sang humain = 1055. Son *alcalinite* due aux phosphate et bicarbonate sodiques correspond a celle d'une solution de soude contenant 2 a 4 grammes de soude par litre (A Gautier)

La *quantité totale du sang* chez l'homme égale environ 7 4 p 100 du poid du corps.

Sa composition moyenne est la suivante (Becquerel) :

Eau	78 1 p 100
Globules secs	13 5 —
Albumine du sérum	7 0 —
Fibrine	0 2 —
Sels et extractif	0 9 —

Le globule rouge, par son *hémoglobine*, fixe et transporte l oxygene dans l'organisme. Le globule blanc a un rôle variable suivant qu'il appartient aux différentes variétés qui sont étudiées plus loin.

Examen clinique du sang. — Les recherches qui suffisent ordinairement aux besoins de la clinique, portent sur : le *dosage de l hémoglobine*, la *numération des hematies et des leucocytes*, l'étude des *différentes variétes de globules rouges et blancs* (cytologie), *le dosage de l'urée* (pour la détermination de la constante ureo-sécrétoire, Voyez *Urines*, p. 768), *la recherche et le dosage des pigments biliaires contenus dans le sérum* (cholémimétrie)

La prise de la *densité*, les dosages de l'*extrait sec*, des *albumines* et de la *glycose* n'offrent qu'un interêt secondaire. La mesure de l'*alcalinité* fournirait d'utiles indications dans nombre de cas, malheureusement on ne connait aucun procédé suffisamment exact pour sa détermination.

Dosage de l'hémoglobine. — Il existe de nombreux procédés pour lesquels nous renvoyons aux traités spéciaux. Nous n'indiquerons ici que celui de Gowers a cause de sa simplicité, de la modicité du prix de l'appareil qu'il nécessite et de sa précision largement suffisante.

Cet appareil comprend une petite éprouvette graduée, une pipette jaugée, et une liqueur type contenue dans un tube fermé de même calibre que l'éprouvette graduée. On aspire 20 millimètres cubes de sang (une grosse goutte) avec la pipette jaugee a cet effet ; on les verse dans l'éprouvette graduee contenant quelques gouttes d'eau distillée ; on mélange, et on ajoute goutte a goutte de l'eau distillee jusqu'a obtention d une teinte identique a celle de la liqueur type Celle-ci correspond a une dilution 1 p 100 de sang normal D après la dilution que l'on aura dû preparer on connaîtra, en plus ou moins par rapport au sang normal, le pourcentage en hémoglobine du sang examiné

Le *sang normal en renferme en moyenne* 14 *p.* 100. Dans l'*anemie* on en trouve de proportions variant de 11 à 3 p. 100 seulement (Hénocque).

Le *taux de l'hémoglobine est abaissé:* dans les maladies infectieuses; dans les maladies cachectisantes (cancer, tuberculose, myxœdeme).

Sérum laqué. — Lorsque l'hémoglobine passe, des globules, en solution dans le serum, ce dernier est dit « laqué ». Ce fait s observe dans l'*hémoglobinurie paroxystique* et dans *certaines intoxications* (nitrite d'amyle, chlorate de potasse).

Numération des globules. — Après asepsie on pique, soit la pulpe du doigt, soit le bord de l'ongle, soit le lobule de l'oreille ; on laisse tomber la première goutte et on aspire la seconde dans le mélangeur Potain jusqu'à la division I. On aspire ensuite jusqu'au trait marqué 101 de manière à remplir l'ampoule, la solution suivante (Marcano) :

Solution de sulfate de soude Densité = 1020 = 100 cent. cubes.
Formol du commerce a 40 p. 100 = 1 cent. cube

On a ainsi une dilution de sang à 1/100 dont on porte une goutte sous la lamelle couvre-objet de l'hématimètre de Malassez Le nombre de globules rouges contenus dans un millimètre cube de sang est égal, pour la dilution sus-indiquée, à 10.000 fois celui que l'on aura compté dans un rectangle.

Le sang normal contient de 4.500.000 *à* 5.000.000 *de globules rouges par millimètre cube.*

Pour numérer les globules blancs on comptera ceux de 10 rectangles et l'on multipliera (pour la dilution précédente = 1/100) le total par 1.000.

Le sang normal de l'adulte contient de 6.000 *a* 8.000 *globules blancs par millimetre cube soit environ* 1 *globule blanc pour* 700 *rouges.*

Valeur globulaire. — C'est la quantité d'hémoglobine (non en valeur absolue, mais relativement à la normale prise comme unité) contenue dans une hématie ; elle est pratiquement exprimée par le quotient des deux rapports suivants : Rapport de la teneur en hémoglobine du sang examiné à celle du sang normal et rapport du nombre de globules du sang examiné a celui du sang normal.

Pour un sang normal :

Le premier de ces rapports . . . . $= \frac{14}{14} = 1$

Le rapport globulaire. . . . . $= \frac{5\ 000.000}{5.000\ 000} = 1$

Et le quotient de ces deux rapports ou valeur globulaire . . . . $= \frac{1}{1} = 1.$

Cette valeur est abaissée, dans les *anémies légères*; elle est augmentée dans les *anémies graves.*

Recherche et numération de différentes variétés d'hématies et de leucocytes. — Examen du sang sec. — On dépose une goutte de sang à l'une des extrémités d'une lame nettoyée et flambée; à l'aide d'une lamelle, on étale rapidement cette goutte sur toute l'étendue de la lame. On sèche rapidement en soufflant. On fixe en portant la lame dans une étuve à 110° ou mieux en la plongeant pendant cinq minutes dans l'alcool absolu. On colore à l'aide de différentes solutions, notamment avec l'hématéine-éosine et avec le bleu de méthylène-éosine.

a) *Hématéine-éosine.* — La lame est plongée pendant trois minutes dans une solution aqueuse, 1 p. 100 d'éosine. On lave à l'eau, on sèche, et on verse sur la lame une solution d'hématéine alunée de Meyer, préparée comme suit

Hematéine	1 gramme
Alcool à 95°	50 centimètres cubes.

que l'on ajoute à une solution chaude de 50 grammes d'alun dans un litre d'eau.

Au bout de dix minutes, la préparation est devenue violet-brun, on la lave et on la laisse sécher.

Les noyaux des leucocytes sont colorés en violet, les hématies en rose et les granulations éosinophiles en rouge.

b) *Bleu de méthylene-éosine.* — On colore d'abord la préparation avec une solution d'éosine à 1 p. 100 (dans l'alcool à 70°), on lave à l'eau, on sèche et on colore de nouveau avec une solution aqueuse à 2 p. 100 de bleu de méthylene médicinal. Les noyaux sont colorés en bleu, les hématies en rose et les granulations éosinophiles en rouge vif.

Après ces colorations, l'examen microscopique permettra de reconnaître les différentes variétés globulaires suivantes :

A) *Globules rouges.* — La *dimension normale des hématies* est de 7 à 8 μ en diametre. Dans la leucémie et les différentes *formes graves d'anémie* on trouve des *globules géants* (*macrocytes*) mesurant de 9 à 16 μ. Dans les *anémies legeres* et à la fin *des maladies aigues* on rencontre des *gobules nains* (*microcytes*) dont le diamètre varie de 3 à 6 μ.

La *forme* même des hématies peut varier (*pœkilocytose*), on en trouvera d'*ovalaires*, de *piriformes* ou de *fusiformes* dans l'*anémie pernicieuse* et dans les cas graves de *chlorose.*

B) *Leucocytes.* — Le sang normal de l'adulte contient 5 variétés principales de leucocytes .

a) Les *lymphocytes*, petits leucocytes mononucléaires représentant de 20 à 25 p. 100 de la totalité des globules blancs. Leur dimension est environ celle du globule rouge , ils sont formes d une mince couche de protoplasma entourant un volumineux noyau sphérique.

Ils sont plus nombreux chez l'enfant que chez l'adulte.

b) Les *leucocytes mononucléaires* sont de grands lymphocytes constituant de 2 à 4 p. 100 de la totalité des globules blancs.

c) Les *leucocytes polynucleaires ou neutrophiles* formant 65 p. 100 de la totalité des globules blancs, sont constitués par un noyau polymorphe irrégulier et souvent fragmente, plongeant dans un protoplasma à granulations neutrophiles (granulations neutres vis-a-vis des colorants acides ou basiques et décelables seulement par le triacide d'Ehrlich)

d) Les *leucocytes éosinophiles* ou polynucléaires à granulations acidophiles représentant 1 à 2 p. 100 de la totalité des globules blancs sont des polynucléaires dont le protoplasma contient des granulations qui se colorent en rouge par l'éosine.

e) Les *labrocytes* ou *mastzellen* des auteurs allemands (0,5 p. 100 du total des leucocytes) sont des polynucléaires quelquefois munis de prolongements ramifiés mais contenant dans leur protoplasma des granulations basophiles caractéristiques.

Ces granulations se colorent en rouge par la thionine.

VARIATIONS PATHOLOGIQUES DANS LE NOMBRE DES DIFFÉRENTES VARIÉTÉS DE LEUCOCYTES. — a) *Hypoleucocytose.* — Cette diminution du nombre total des leucocytes s'observe rarement, elle constituerait cependant un des symptômes importants de la *fièvre typhoïde*. Dans les *anémies graves* le nombre des leucocytes pourrait tomber à 400 par millimètre cube (au lieu de 7.500 qui est la normale) ce qui indiquerait un arrêt des fonctions hématopoïétiques, d'où pronostic fâcheux.

b) L'*hyperleucocytose* s'observe plus fréquemment que l'hypoleucocytose. Il faut remarquer qu'il existe chez l'enfant — relativement à l'adulte — une hyperleucocytose physiologique : ainsi, à la naissance, on trouve 18.000 leucocytes par millimètre cube, au lieu de 7 500 (adulte) Dans les cinq derniers mois de la grossesse, l'hyperleucocytose (13.000 par millimètre cube) est également physiologique.

L'*hyperleucocytose digestive*, et celles que l'on observe *après le bain froid*, après les *exercices musculaires violents*, sont passagères et sans signification pathologique. Parmi les leucocytoses pathologiques, voici celles que l'on observe le plus fréquemment

La *leucocytose posthémorragique* dont l'intensité est proportionnelle à la quantité de sang perdue (traumatismes, hémoptysie, ulcère de l'estomac, cancer utérin, etc.).

La *leucocytose néoplasique* coexistant le plus souvent avec un *cancer ulcéré* et pouvant porter le nombre des leucocytes à 15 000 ou 20.000 par millimètre cube.

La *leucocytose inflammatoire* qui n'est qu'une réaction de défense (production de phagocytes) . Dans la scarlatine, la diphtérie, la variole, le rhumatisme aigu, la pneumonie, l'érysipèle, les suppurations, l'appendicite, on trouvera des chiffres variant de 15.000 à 30.000 globules blancs par millimètre cube. En ce qui concerne l'*appendicite*, la leucocytose a une grande valeur diagnostique : elle suffit à exclure l'idée de toute lésion non inflammatoire (kyste de l'ovaire, rein flottant, entéralgie, etc...), elle permet même de formuler le pronostic : « Une leucocytose élevée et progressive indique un cas qui s'aggrave, une leucocytose basse et décroissante indique un cas qui s'améliore » (Cabot).

Dans la *leucocytose hématopoïétique* (leucémie ou leucocythémie) le nombre des globules blancs peut atteindre 500.000 par millimètre cube

La *lymphocytose* est rare, on l'observe dans le *lympho-sarcome* et la *leucémie lymphatique* : le nombre total des leucocytes est augmenté : 40.000 et même 200 000 dont 90 p. 100 de lymphocytes. On l'a signalée encore dans la coqueluche, la deuxième période de la typhoïde, la syphilis congénitale et les accès de paludisme.

La *mononucléose* est à peu près constante dans les *oreillons*, la *variole* et la *varicelle* (50 mononucléaires pour 100 leucocytes).

L'*éosinophilie* s'observe presque constamment dans l'*helminthiase* le nombre des éosinophiles peut atteindre 16 p. 100 (du total des leucocytes) avec l'*oxyure*, 8.5 avec l'*ascaride*, 13,5 avec le *strongle intestinal* (Bucker), 34 p. 100 avec le *tænia saginata* et 72 p. 100 avec l'*uncinaria duodenalis* (Leichstenstern).

On la rencontre aussi dans l'asthme bronchique, et certaines maladies de la peau.

Dans la plupart des *maladies infectieuses*, on ne trouve presque pas d'éosinophiles pendant la période fébrile, après cette dernière, ils deviennent au contraire plus nombreux qu'à l'état normal (*éosinophilie postfebrile ou réactionnelle*).

Quant à la *labrocytose*, on l'a signalée dans la *maladie de Basdow*, l'*asthme*, le *rhumatisme* et certaines *dermatoses*.

Recherche et dosage des pigments biliaires contenus dans le sérum sanguin. — Cholémimétrie (Gilbert, Herscher, Posternak).

Il existe dans le sérum sanguin normal une petite quantité de pigments biliaires (*cholémie physiologique*), qui lui donnent sa teinte Sous des influences pathologiques. ces pigments peuvent ou diminuer (*hypocholémie*), dans la tuberculose notamment, ou au contraire augmenter (*hypercholémie*, *cholemie pathologique*).

Pour reconnaître leur présence. on dépose, dans un tube cylindrique d'un centimètre de diamètre, de l'acide nitrique nitreux, puis le serum a examiner Celui-ci se coagule de bas en haut et prend une teinte blanche , tout pres de l'acide le coagulum devient jaune (réaction xanthoprotéique). A l'union des zones blanche et jaune apparaît, quand existent des pigments biliaires en quantité suffisante, un anneau bleu (réaction de Hayem). Si la teneur en bilirubine du sérum est très considérable, la série des anneaux de la réaction de Gmelin est nettement apparente Dans la plupart des cas, seul l'anneau bleu est visible, mais cet anneau suffit a caracteriser les pigments dans le sérum sanguin (Gilbert, Herscher, Posternak).

Il apparaît dans des tubes d'un centimètre de diamètre dès que la concentration en bilirubine atteint 1 gramme pour 40.000 centimètres cubes de sérum ; au-dessous, il ne se produit pas. En diluant donc à un certain degré un sérum contenant une quantité de bilirubine supérieure à 1/40 000, on peut arriver à le rendre tel que l'acide nitrique y produise *la réaction limite* Sachant alors le degre de la dilution, on calculera facilement la teneur en bilirubine du sérum initial.

C'est là le principe de la cholémimétrie, dont la technique est la suivante :

Dans des tubes cylindriques d'un centimètre de diamètre, répartis a côté les uns des autres sur un support, on dépose un demi-centimètre cube d'un sérum artificiel ainsi composé :

Blancs d'œufs	ãã
Eau distillee salee a 15/1000	

Le mélange est battu en neige , on laisse reposer vingt-quatre heures et au liquide decanté on ajoute 0 gr. 05 de soude pour 100 centimetres cubes

Dans un premier tube on dépose ensuite 1/20 de centimètre cube de sérum à doser, dans un deuxieme 2/20, etc.

On agite les mélanges et, au-dessous d'eux, on fait arriver dans le fond des tubes un demi-centimètre cube environ d'un acide nitrique de la formule suivante .

Acide nitrique pur a 36°	200 cent. cubes.
Eau distillée	100 —
Nitrite de soude	0 gr 06

Après une demi-heure, les tubes sont examinés. Dans les uns, la réaction est trop forte ; dans d autres, elle manque Dans un tube intermédiaire, elle est à la limite On calcule alors la teneur en bilirubine x du serum initial a l'aide de la formule ci-dessous, dans laquelle a désigne le nombre de vingtièmes de centimètre cube du sérum à doser deposés dans le tube où la réaction est à la limite :

$$x = \frac{10 + a}{a} \cdot \frac{1}{40\,000}.$$

A l'état physiologique, le degré moyen de cholémie = 1/36 500 (Gilbert et Herscher). Le degré maximum de cholémie observé par ces auteurs est 1/900

4° SÉRO ET CYTO-DIAGNOSTIC

SÉRO-DIAGNOSTIC. — Lorsqu'on met une culture jeune d'une bactérie en présence du sérum d'un individu infecté par cette même bactérie, les bactéries de la culture se réunissent en amas : elles s'*agglutinent*. Cette *réaction agglutinante* a servi au diagnostic du choléra, de la peste, du tétanos, de la diphtérie, de la pneumococcie, etc., et même de la tuberculose. Mais elle n'a de valeur réellement pratique qu'en ce qui concerne le *diagnostic de la fièvre typhoïde.*

La méthode de séro-diagnostic de Widal se pratique comme suit :

On prélève, après piqûre au doigt, quelques gouttes de sang que l'on laisse se coaguler dans un petit tube On met dans un verre de montre dix gouttes d'une culture pure, âgée de vingt-quatre heures, de bacilles d'Eberth et une goutte du sérum provenant de la coagulation. On mélange avec un fil de platine. On porte une goutte de ce mélange entre la lame et le couvre-objet. On examine avec l'objectif le plus fort (sans immersion). Les globules rouges aident à mettre au point.

Dans le cas où le malade est typhique, les bacilles au lieu d'être mobiles et isolés, s'accolent les uns aux autres, et la préparation montre de nombreux amas de bacilles ainsi agglutinés.

On peut mesurer approximativement le pouvoir agglutinatif du sérum examiné en essayant des dilutions — sérum et culture — variant de 1 p. 10 à 1 p. 200. On dira que le sérum agglutine à 1 p 50 si cette dilution est celle qui, parmi toutes les autres, donne le minimum d'agglutination observable. En pratique, l'agglutination ne survient, dans la fièvre typhoïde que plusieurs jours après le début de l'affection. Elle n'a de valeur indiscutable que lorsqu'elle se fait a 1 p. 100.

RÉACTION DE WASSERMANN. — La méthode de Bordet-Gengou, dite « de déviation du complément », a été surtout appliquée au diagnostic de la syphilis (Wassermann, Neisser et Bruck). Pour faire un séro diagnostic de la syphilis on doit préparer .

1° Une sensibilisatrice hémolytique, c'est à-dire du sérum de lapin ayant reçu des injections répétées de sang de mouton, sérum chauffé 30 à 35 minutes a 56° avant d'être employe.

2° Une alexine, ou sérum de cobaye dilué à 5 p. 100 dans l'eau salée isotonique.

3° Une emulsion de sang de mouton défibriné à 5 p. 100 dans l'eau salée isotonique.

4° Un antigène, c'est-a-dire un extrait de foie syphilitique dilué à 1/30 dans l'eau salée isotonique.

5° Le sérum a examiner chauffé pendant une demi-heure à 56°.

Dans une série de petits tubes à essai, on verse successivement dans des proportions fixées, de l'eau salée isotonique, de l'extrait hépatique, du sérum a examiner, de l'alexine de cobaye. On laisse sejourner les tubes pendant une heure et demie a 37°, puis on ajoute le serum hémolytique de cobaye et l'émulsion de sang

Après 15 a 20 minutes de séjour à l'étuve à 37°, on lit les résultats Si l'hemolyse est nulle, c'est que le complément du système hémolytique anti-mouton a été fixé par le système syphilitique, c est donc que le sérum appartient a un spécifique. Si l hémolyse est complete, c'est que le sérum n'est pas syphilitique.

La methode de Bordet-Gengou a été appliquée encore au diagnostic de la fièvre typhoide (Widal et Le Sourd), de la tuberculose (Widal et Le Sourd, Bezançon), et de l'ecchinococcose (Weinberg, Parvu, en France).

CYTO-DIAGNOSTIC DES DIVERS LIQUIDES DE L'ORGANISME. — Widal et Ravaut ont montré que l'on pouvait diagnostiquer la nature de certains épanchements d'après la nature et la proportion des différents éléments figurés — hematies, leucocytes et cellules épithéliales — qu'il renferment · c'est le *cyto-diagnostic.*

Technique générale. — Il faut d'abord défibriner le liquide pour empêcher que la coagulation spontanée n'englobe dans son réseau, les éléments que l'on veut rechercher. Pour cela, on agite le liquide avec des perles de verres pendant une demi-heure. On décante ensuite pour séparer la fibrine et on centrifuge. Les éléments cellulaires à examiner restent au fond du tube. On recueille le culot en renversant ce tube, le vidant de son liquide et en grattant le fond avec une pipette capillaire.

On dépose quelques gouttes de ce dépôt centrifugé sur des lames où on peut faire l'examen sans fixation, apres coloration au bleu de méthylene a 1 p. 100 (les noyaux sont colorés en bleu), ou bien apres fixation pratiquée comme suit . Les gouttes déposées sur les lames sont étalées avec un fil de platine, si elles sont trop opaques, puis séchées et fixées a l'alcool absolu ou a l'alcool-éther comme il a été dit pour le sang. On colore ensuite a l'hématéine et, apres lavage a l'eau, avec une solution hydro-alcoolique d'éosine a 0.50 p. 100 pendant deux minutes. On peut encore colorer au bleu de Unna, au triacide ou au Marino.

Résultats. — L'examen de ces preparations, le cyto-diagnostic, sert principalement a la diagnose des tuberculoses locales :

a) LIQUIDES PLEURÉTIQUES. — La *pleurésie séro-fibrineuse* « a frigore » d'origine *tuberculeuse* est caracterisée par la présence de nombreux *lymphocytes* accompagnés d un nombre plus ou moins grand de globules rouges (au début les polynucléaires sont nombreux, leur nombre décroit dans la suite).

Dans la *pleuro-tuberculose secondaire*, pleurésie qui se développe chez un tuberculeux avéré, on trouve quelques globules rouges, quelques lymphocytes altérés, et d assez nombreux polynucléaires à noyau fragmente (pycnose). S'il y a tendance a la guérison la formule leucocytaire est analogue à la précédente c'est-à-dire à celle de la pleurésie tuberculeuse primitive (lymphocytose).

Les *pleurésies inflammatoires* (pneumococcique, typhoïdique, rhumatismale, streptococcique), sont caractérisées par la présence de polynucléaires à granulations neutrophiles (polynucléose)

Les *pleurésies mécaniques* des *cardiaques* et des *brightiques* en apparence aseptiques, se reconnaissent à la présence de plaques endothéliales très nombreuses formées de 8 à 10 cellules dont on distingue bien le noyau, mais mal les contours. Dans les épanchements récents ces plaques sont extrêmement nombreuses et souvent confluentes. D'après Widal et Ravaut leur présence, même en petit nombre, suffit à éliminer l'idée de tuberculose.

b) Liquide d'ascite.. — Les formules leucocytaires, considérées tout d'abord comme n'offrant, suivant les cas pathologiques, rien de bien caractéristique, ont été étudiées par Gilbert et Maurice Villaret puis par Cade qui confirme le travail de ces auteurs. D'après ces recherches, *l'ascite des cirrhotiques* dépend du syndrome d'hypertension portale, elle est caractérisée par une formule nettement mécanique, c'est-à-dire par une prédominance notable de placards de cellules endothéliales, mais pour trouver cette réaction constante, il faut s'adresser à des épanchements non encore ponctionnés et pris au début les infections surajoutées survenant presque toujours plus tard, soit spontanément, soit par suite des paracentèses successives, ont pour propriété de modifier bactériologiquement et cytologiquement la formule primitive.

La péritonite tuberculeuse s'accompagne au contraire de lymphocytose. Enfin des modifications et proliférations cellulaires multiples feront penser à un *néoplasme péritonéal*, surtout si les globules rouges se retrouvent en grand nombre dans l'épanchement.

c) Liquide céphalo-rachidien. — La prise de ce liquide est faite par ponction lombaire, après antisepsie rigoureuse, avec une aiguille de 8 à 10 centimètres enfoncée, un peu obliquement dirigée en haut et en dedans, à 1 centimètre en dehors de la crête vertébrale, au niveau de la ligne biiliaque (ligne horizontale tangente aux 2 crêtes iliaques, passant par l'apophyse épineuse de la 4e vertèbre lombaire).

On enfonce l'aiguille de 5 centimètres chez l'adulte et de 3 seulement chez l'enfant.

Pour les préparations il n'y a pas à défibriner, ce liquide n'étant qu'exceptionnellement fibrineux, mais il est utile de faire les examens immédiatement après la ponction.

La présence ou non *d'albumine* peut renseigner déjà sur le degré d'altération des méninges ; il semble même que la quantité d'albumine ne soit pas en rapport direct avec la réaction cytologique et présente une signification spéciale.

A l'état normal on ne trouve presque pas d'éléments cellulaires. Mais la moindre lésion chronique des méninges peut amener une lymphocytose (Widal).

Dans la *méningite tuberculeuse*, il y a en général lymphocytose (Widal, Sicard et Ravaut), mais quelquefois la formule leucocytaire est variable ou indécise (absence de leucocytose) ; dans ce dernier cas les résultats de l'examen sont sans valeur pour le diagnostic.

Il semble même, d'après les travaux récents que la polynucléose soit relativement fréquente dans la méningite tuberculeuse (Bernard, Marcou, Guinon et Simon, Percheron, Villaret et Tixier, Cade, Jaubert, etc., etc.) et qu'une seule méthode soit rigoureusement sûre pour le diagnostic de la bacillose méningée : l'inoculation au cobaye.

Dans les *méningites aiguës non tuberculeuses*, la *polynucléose* est manifeste au début ; les lymphocytes deviennent nombreux dans la suite, si la maladie tend vers la guérison.

Dans le *tabes*, la *paralysie générale* et *la syphilis du névraxe*, il y a hyperleucocytose due surtout à la lymphocytose L'association de la lymphocytose rachidienne, de l'abolition des réflexes patellaires et du signe d'Argyll-Robertson constitue un signe certain de tabes (Babinski) : il peut exister cependant dans des cas pareils absence de leucocytose (Camus), et même des crises de polynucléose (Widal, M Villaret et Tixier, Barjon).

Les *psychoses*, les *névroses* et les *tumeurs cérébrales* n'impriment, en règle générale, aucun caractère particulier au liquide céphalo-rachidien

Enfin dans certains cas on peut constater dans le liquide céphalo-rachidien la présence de cellules claires (Villaret et Tixier) dont la valeur diagnostique n'est pas encore fixée.

La couleur du liquide ponctionné peut à elle seule avoir une importance diagnostique, la coloration sanglante, même peu prononcée, est un signe d'hémorrhagie méningée, surtout si elle est égale dans trois tubes recueillant successivement le liquide et si elle ne disparaît pas par la centrifugation.

5° ÉTUDE DES URINES [1]

I. Caractères généraux

VOLUME. — A l'état *normal*, *l'homme adulte* élimine en moyenne de 1200 à 1400 c.c d'urine par 24 heures, la *diurèse* de la femme est un peu plus faible, soit de 1000 à 1200 c c. Ces éliminations correspondent à environ 20 c.c. d'urine par 24 heures et par *kilog. corporel d'adulte* Chez l'*enfant* la diurèse rapportée à l'unité de poids est plus élevée ; elle l'est d'autant plus que l'enfant est plus jeune et reçoit, par suite, une alimentation plus aqueuse (lactée). Certaines *maladies* s'accompagnent d'une *forte augmentation de la diurèse ;* ce sont : la *polyurie essentielle* ou *diabète hydrurique*, le *diabète sucré*, le *diabète azoturique,* la *néphrite chronique scléreuse*, l'*hystérie* (accès de polyurie nerveuse), la *période de défervescence* des *maladies fébriles* (pneumonie, fièvre typhoïde, scarlatine) est souvent annoncée par une *polyurie passagère.*

La *diminution de la diurèse* ou *oligurie* s'observe au cours de toutes les *maladies aiguës* (pneumonie, scarlatine, rougeole, etc) et des *intoxications* (mercure, colique de plomb, etc.), dans les *néphrites aiguës*, l'*éclampsie*, les *accès de goutte*, la *colique hépatique*, les *affections cardiaques* à la période d'*asystolie*, etc

COULEUR. — A l'état normal, l'urine est de teinte *ambrée* plus ou moins foncée. Dans les cas pathologiques, la coloration est assez variable et peut fournir des indications de quelque valeur diagnostique ; dans tous les cas de *polyurie* (insipide ou autre) l'urine est a

(1) Pour plus amples détails consulter le *Manuel d'analyse des Urines*, par YVON et MICHEL 7e édition

peine colorée, une *exagération* de la pigmentation normale s'observe dans les urines rares, concentrées et de densité elevée, qui sont émises au cours des maladies febriles, les urines de la *néphrite aigue*, rares et plus ou moins sanguinolentes, présentent une couleur *bouillon de bœuf* assez caractéristique Une coloration foncée indique souvent, d'ailleurs, la presence d'un *pigment anormal* d'origine *sanguine* ou *biliaire*. L'*urobiline* détermine fréquemment des colorations *jaune* ou *rouge acajou* plus ou moins accentuées. Les *graisses* (*urines chyleuses*) produisent une teinte blanchâtre et l'aspect du lait Enfin certains medicaments (*sené*, *rhubarbe*, *safran*) colorent l'urine à la façon du sang ou des pigments biliaires.

ASPECT. — L'urine peut être transparente ou trouble au moment de l'emission Une urine transparente reste telle lorsqu'elle est pauvre en matériaux dissous; elle se trouble, dans le cas contraire, pendant son refroidissement après la miction, par suite de la précipitation de l'urate de soude Si l'urine est trouble au moment de l'emission, cela peut être dû a la présence de pus, de sang, de phosphates ou carbonates terreux, (urine alcaline).

DEPOT. — Le dépôt que l'on observe dans une urine peut être de nature tres variable S'il se dissout par la chaleur ou par addition d'eau, il était dû à la precipitation des urates, la quantite d'eau contenue dans l'urine étant insufisante pour les dissoudre. S'il est insoluble a chaud mais soluble dans les acides, il est vraisemblablement formé de phosphates. S'il est insoluble il peut être formé de globules du pus ou du sang, etc. (V. *Examen microscopique*)

ODEUR. — Les renseignements que l'on peut tirer de l'odeur sont peu importants Une odeur fetide ou ammoniacale est seule caracteristique, elle indique la fermentation putride de l'urine avec transformation de l'uree en carbonate d'ammoniaque L'odeur de l'urine est souvent modifiée par l'ingestion de certains médicaments ou aliments (*terebenthine* produisant une odeur de violette, *asperges* donnant du *methyl-mercaptan* a odeur fetide, etc.). Chez les diabétiques a la période du *coma*, chez les enfants atteints de *vomissements cycliques*, l'urine tres riche en *acetone* présente vaguement l'odeur de cette derniere substance.

RÉACTION. — ACIDITE. — L'urine normale présente une réaction acide au tournesol Cette acidité est due surtout a des *phosphates monobasiques* (diacides) et, accessoirement a l'acide urique, à l'acide carbonique, à des pigments (urobiline, urochrome), a l'acide hippurique et a d'autres acides aromatiques

Abandonnée à elle-meme, l'urine ne tarde pas a devenir alcaline par suite de la transformation de l'uree en carbonate d'ammoniaque sous l'influence de divers microbes urophages et notamment du *Micrococcus ureæ* — L'urine peut egalement présenter une réaction alcaline sans avoir subi la fermentation ammoniacale, c'est-a-dire au sortir de la vessie c'est ce que l'on observe après ingestion de *médicaments alcalins* (eau de Vichy) ou de *citrates*, *malates*, *tartrates*, etc, sels organiques qui sont transformés dans l'économie en *carbonates alcalins*.

Valeurs moyennes de l'acidite apparente en présence de la phtaléine 2 g. 76 par vingt-quatre heures en acide oxalique, soit 2,14 en SO^4H^2 et 1,60 en HCL

DENSITÉ ET TOTAL DES MATÉRIAUX DISSOUS (EXTRAIT SEC) ET SELS MINÉRAUX — La densité de l'urine normale varie de 1018 à 1022 ; elle est proportionnelle aux taux des matériaux dissous Le poids de ces derniers est approximativement égal au produit des deux derniers chiffres de la densité (exprimée par quatre chiffres) par le coefficient empirique 2,33 ; *exemple:* une urine de densité 1018 contient 18 × 2,33 = 41 gr 60 environ d'extrait sec par litre.

La *densité* est très *faible* chez les enfants (1003 à 1005 chez le nourrisson) et dans les cas de *polyurie insipide ;* elle est au contraire *elevée* dans les cas d'*oliqurie fébrile* et de *polyurie diabétique.*

Les *sels minéraux* (cendres) représentent, normalement, environ le 1/3 du poids de l'extrait sec

CRYOSCOPIE — M. Raoult a démontré que l'abaissement du point de congélation d'une dissolution est proportionnel au nombre des molecules qu'elle renferme, quelles que soient la nature et la grandeur de ces molecules.

D'où la possibilite de determiner le poids moléculaire d'une substance d'apres l'abaissement du point de congelation de sa solution, ce poids moléculaire M est donné par la formule :

$M = K\frac{P}{C}$, dans laquelle P est le poids de subtance contenu dans 100 gr. de solution, C l'abaissement du point de congélation observé et K une constante propre à chaque solvant et qui, pour l'eau, est egale à 18,5.

Ainsi d'après la loi de Raoult une molécule d'urée pesant 60 doit produire le même abaissement que 58,5 de chlorure de sodium ou que 6,000 d'albumine, 58,5 et 6,000 étant les poids moléculaires du chlorure de sodium et de l'urée.

La cryoscopie urinaire a permis à M. Bouchard d'évaluer approximativement la grandeur du travail de desassimilation de la molécule d'albumine dans l'organisme. Cette molecule très grande, puisque son poids moléculaire est de 6 000 environ, se dedouble en plusieurs autres dont la plus simple, c'est-à-dire la plus petite, est l'uree, or plus ce travail de desintegration sera parfait, plus les molécules libérées seront — dans l'hypothese de M. Bouchard — petites et voisines de l'urée.

L'abaissement Δ du point de congélation de l'urine sera d'autant plus grand que l'urine contiendra plus de molecules dans une quantité determinée de résidu fixe (extrait sec urinaire).

Comme il existe dans l'urine des molécules qui ne proviennent pas de la desassimilation de l'albumine, notamment des sels minéraux représentés surtout par les chlorures, et occasionnellement du sucre ou de l'albumine, il faut doser ces substances et retrancher leur somme du poids total de l'extrait sec pour obtenir le poids des *matieres elaborées.*

L'exemple suivant fera mieux que des abstractions théoriques, comprendre comment on parvient à la connaissance du poids moléculaire moyen de ces matières elaborées :

Soit une urine de densité = 1022 contenant 0,92 de chlorures pour 100 et donnant au cryoscope un abaissement Δ = — 1°49.

La quantité de materiaux fixes contenus dans cette urine pourrait être obtenue par dessication à 100° ; on l'obtient plus rapidement — et assez exactement — en multipliant les deux derniers chiffres de la densité par 0,226 soit : 22×0,226 = 4 gr 97 de résidu fixe dans 100 d'urine.

En déduisant de ce chiffre le poids des chlorures on a le poids des matières élaborées :

4,97 — 0,92 = 4,05 p. 100 de matières élaborées.

Le point de congélation de cette urine étant — 1°49 l'abaissement C qui serait dû *seulement aux matières élaborées* est égal à

$$1^\circ 49 - 0,92 \times 0,61 = - 0^\circ 93$$

(0,61 représente l'abaissement du point de congélation d'une solution contenant 1 p. 100 de NaCl; soit pour celle qui en contient 0,92 un abaissement égal à : 0,92×0,61). Nous avons maintenant tous les termes de la formule $M = \frac{KP}{C}$ et nous trouvons $M = \frac{18,5 \times 4,05}{0,93} = 80,5$.

M. Bouchard a trouvé comme valeur moyenne le chiffre 76 chez des sujets normaux. Dans certains états pathologiques il dépasse 110.

Il importe de remarquer qu'on ne doit pas trouver de chiffres inférieurs à 60 cette valeur étant le poids moléculaire de l'urée.

La circulation rénale et la dépuration urinaire interprétées d'après les résultats de la cryoscopie — Rapports de Claude et Balthazard — Puisque l'abaissement Δ est proportionnel au nombre des molécules contenues dans l'urine on peut admettre, à une constante près, que la valeur trouvée pour Δ représente précisément ce nombre de molécules et dire avec Claude et Balthazard qu'une urine dont le point de congélation = — 1°35 contient 135 molécules par centimètre cube. Cette convention étant admise les auteurs établissent les deux rapports suivants :

$$\frac{\Delta V}{P} = \textit{diurèse moléculaire totale}$$

$$\frac{\delta V}{P} = \textit{diurèse des molécules élaborées}$$

rapports dans lesquels V représente le volume de l'urine émise en vingt-quatre heures ; P le poids du sujet, Δ le nombre, par centimètre cube, de molécules totales et δ celui des *molécules élaborées* (obtenu comme il est indiqué précédemment en retranchant de Δ le poids P des chlorures × 0,61).

Exemple emprunté à Claude et Balthazard :

Sujet de 48 kilogs, avec 2.700 centimètres cubes d'urine par vingt-quatre heures, 0,592 p. 100 de Na Cl et Δ = — 0°78

$$\frac{\Delta V}{P} = \frac{78 \times 2\,700}{48} = 4.380$$

ce qui revient à dire que le sujet excrète par vingt-quatre heures et par kilog. corporel 4,380 molécules totales,

$$\frac{\delta V}{P} = \frac{78 - (592 \times 61)\ 2.700}{48} = 2.360$$

soit 2360 molécules élaborées par vingt-quatre heures et par kilog. de poids vif.

a Signification de $\frac{\Delta V}{P}$. La diurèse moléculaire totale diminue en cas de stase sanguine rénale; elle s'accroit au contraire s'il y a hypertension arterielle favorisant la filtration glomérulaire. Sa valeur oscille entre 3.200 et 4.200 chez les sujets normaux; elle tombe à 2.500 et 2 000 en cas de stase et peut monter à 6 000 s'il y a hypertension.

b. Signification de $\frac{\delta V}{P}$. Ce rapport indique le nombre des molecules élaborées qui passent par le rein en vingt-quatre heures pour 1 kilog de poids corporel; il mesure donc l'intensité de la dépuration urinaire Ainsi, « le chiffre normal qui est de 2.200 à 2.600 tombe dans les néphrites à 1 500, 1 000, ou même 300 dans la néphrite avec uremie. La chute $\frac{\delta V}{P}$ au-dessous de 500 est d'un pronostic très fâcheux » (Claude et Balthazard).

c. Signification de $\frac{\Delta}{\delta}$. Le rapport des deux diurèses moléculaire totale et moléculaire élaborée étudiées précédemment est égal à $\frac{\Delta}{\delta}$, il représente pour Claude et Balthazard le taux des échanges moléculaires. Lorsque le rein est sain $\frac{\Delta}{\delta}$ varie dans le même sens que $\frac{\Delta V}{P}$; par suite (voir plus haut) une diminution de $\frac{\Delta}{\delta}$ correspond à une stase sanguine rénale et une augmentation à une hypertension.

En un mot tandis que le rapport $\frac{\Delta V}{P}$ oscille chez l'homme sain entre 2.500 et 4.000, le rapport $\frac{\Delta}{\delta}$ varie parallèlement entre 1.40 et 1,70. Mais dans le cas de *nephrites avec lesions épitheliales ce parallélisme n'existe plus;* ceci, parce que les échanges entre le NaCl et les molécules elaborees sont entravés au niveau des canalicules, d'où une diminution de δ par rapport à Δ ce qui tend à augmenter $\frac{\delta}{\Delta}$ et cela independamment de la vitesse de la circulation rénale.

En général, quelle que soit la forme de la néphrite, l'accroissement de $\frac{\delta}{\Delta}$ par rapport à $\frac{\Delta V}{P}$ indique une insuffisance de la fonction rénale.

II. Éléments normaux de l'Urine

ÉLÉMENTS ORGANIQUES

URÉE. — Physiologie. — L'urée est le produit ultime de la désassimilation des matières albuminoides.

Elle a vraisemblablement plusieurs sources dans l'organisme

1° Une partie se forme sur place dans les tissus par désintégration de l'albumine avec production d'acides aminés et de corps ammoniacaux qui doivent eux-mêmes être transformés en urée par le foie.

2° La majeure partie de l'urée serait formée dans le foie par transformation des acides aminés (leucine, glycocolle) et des sels ammoniacaux (carbamate) qui se produisent principalement dans les organes digestifs (capillaires origines de la veine porte) aux dépens des albumines absorbées par l'intestin.

3° Enfin l'acide urique provenant de la désintégration des nucléo-albumines serait également transformé en urée par le foie.

Variations physiologiques de l'urée. — *a*) Régime. La quantité d'urée éliminée par un adulte varie surtout avec la quantité d'albumine qu'il ingère. L'organisme normal tend toujours, pour un régime donné, à se mettre en équilibre d'azote. Ainsi l'individu qui ingère 1 gramme d'albumine par kilog. corporel (minimum pratique nécessaire à l'adulte ; le minimum physiologique est inconnu) élimine la quantité d'azote soit 0,16 contenu dans ce gramme d'albumine ; l'élimination a lieu pour 90 p. 100 en moyenne sous forme d'urée soit 0.144 d'azote représentant $0.144 \times 2.14 = 0,30$ d'urée par kilog corporel. Or habituellement la consommation d'albumine dépasse 1 gramme par kilog, elle est en France de 1 gr. 30 en moyenne ce qui correspond lorsque l'équilibre azoté est atteint à une élimination de 0,40 d'urée par kilog. corporel.

Ce chiffre de 0.40 d'urée par kilogramme corporel correspondrait à 26 grammes par vingt-quatre heures pour un adulte de 65 kilogs. M Yvon indique comme moyenne d'un grand nombre d'analyses des chiffres voisins de celui que nous venons de calculer par la seule considération de l'équilibre azoté . soit 20 à 26 grammes chez l'homme et 19 à 21 gr. 50 chez la femme pour un régime mixte.

Lorsque la consommation de l'albumine augmente au-dessus de 1 gramme et 1 gr. 30 l'élimination de l'urée s'accroît dans la même mesure conformément à la loi de l'équilibre azoté.

(*b*) Age. — Chez le *nourrisson* la quantité d'urée est également fonction de la quantité d'albumine ingérée. On s'en rend aisément compte en comparant les éliminations azotées de l'enfant au sein (régime pauvre en Az) et celles de l'enfant allaité artificiellement : celui-ci élimine beaucoup plus d'urée que celui-là. — Michel et Perret estiment à 0 gr. 15 la quantité moyenne d'azote qu'un enfant au sein élimine par vingt-quatre heures et par kilog. corporel, ce chiffre d'azote correspond à 0 gr. 30 d'urée environ. Chez le nourrisson alimenté de lait de vache ce chiffre est notablement dépassé : il s'élève à 0,40, 0,60 et même 1 gramme d'urée, les quantités d'azote ingérées étant 2 et 3 fois plus grandes que dans l'allaitement naturel. Ceci montre qu'il n'est pas possible d'établir de moyenne précise concernant l'élimination azotée urinaire du nourrisson. Il faut, comme chez l'adulte, tabler sur la grandeur des ingesta azotés.

Plus tard, dans la période de l'enfance comprise entre le sevrage et la puberté, l'élimination de l'urée est encore, sous la dépendance du régime, soumise à de grandes variations. Ainsi A. Schabanovna a trouvé entre la deuxième et la treizième années des chiffres d'urée variant de 1 gr. 20 à 0,70 par kilogr. corporel et par vingt-quatre heures. Lorsque l'adolescent tend vers l'âge adulte ces variations s'effacent et le chiffre de 0,40 par vingt-quatre heures et par kilog.

corporel apparaît pour demeurer à peu près constant de la dix-huit à la cinquantième année.

Plus tard, dans la vieillesse, il s'abaisse et peut tomber aux environs de 0,25 a 0,20.

Puisque l'élimination de l'urée est fonction du régime, l'alimentation carnée doit tendre à l'augmenter et le régime végétal la faire diminuer. — L'exercice musculaire qui correspond à une dépense d'énergie fournie par la combustion des aliments et des tissus non azotes surtout, doit être sans grande influence sur elle; c'est ce que l'observation demontre en effet.

Variations pathologiques de l'urée. — Puisque l'élimination de l'urée est surtout fonction de la grandeur de la ration azotée il faut toujours avoir cette dernière en considération avant d'admettre qu'il existe une hyper ou une hypoazoturie coexistant avec un état pathologique.

Ainsi dans le *diabète* où l'on constate habituellement une élimination d'urée exagérée il faut considérer que le malade a pu, de par sa polyphagie, ingérer des quantités d'albumine notablement superieures à celles qu'absorbe un sujet normal.

Dans toutes les *maladies febriles* il y a d'abord augmentation dans l'excretion de l'uree jusqu'à ce que la maladie soit arrivée à son maximum d'intensité. On l'a parfois vu s'élever à 80 grammes par vingt-quatre heures, plus tard, à mesure que la fièvre tombe, l'uree diminue pour devenir inferieure à la normale si le malade s'alimente peu en azote. Dans les *fièvres intermittentes* l'urée augmente pendant l'accès.

Comme c'est au foie surtout qu'est dévolue la fonction de former l'urée les maladies de cet organe doivent s'accompagner de variations dans le taux de l'urée éliminée. C'est ainsi que l'on observera une *hyperazoturie* dans certains etats congestifs du foie, dans la *cirrhose hypertrophique alcoolique, l'ictère catarrhal.*

Dans les maladies qui s'accompagnent d'une déchéance ou destruction de la cellule hépatique on constatera, au contraire, une diminution de l'urée : il en est ainsi dans l'*atrophie jaune aigue* du foie et dans certains empoisonnements (phosphore, arsenic) qui entraînent l'altération de la cellule hépatique.

L'urée diminue aussi lorsque les oxydations sont ralenties par suite de troubles des appareils respiratoires ou circulatoires : *emphyseme pulmonaire*, *affections cardiaques*, *anémie.*

Enfin dans certains cas, la diminution de l'urée n'est qu'apparente en ce sens que, produite en quantite normale, elle se trouverait retenue dans l'organisme (mal de Bright).

La diminution de l'urée dans les affections néoplasiques, signalee par certains auteurs n'est pas un fait constant, il est sans valeur diagnostique.

Dosage de l'urée — Il existe de nombreux appareils pour ce dosage tous sont basés sur ce fait que l'hypobromite de soude decompose l'urée en azote et en acide carbonique (fixé par l'excès de soude contenu dans l'hypobromite), la quantité d'urée est proportionnelle au volume d'azote recueilli dans l'ureomètre. Le plus simple et le plus exact de ces appareils est l'uréomètre à mercure de M. Yvon que l'on peut simplifier en remplaçant la cuve à mercure par un verre contenant environ 100 centimètres cube de mercure dont on remplit l'appareil par aspiration (voir le détail dans les traités d'analyses d'urines).

CONSTANTE D'EXCRÉTION URÉIQUE D'AMBARD

A la suite de recherches ayant pour but de déterminer la mesure suivant laquelle le *débit uréique rénal* se trouve réglé par la *teneur du sang en urée*, Ambard a pu formuler les lois suivantes :

I. En maintenant *constante* la *concentration urinaire* C, le débit uréique D varie proportionnellement au carré de la concentration uréique U du sang;

C'est-à-dire que pour deux débits uréiques D et D' correspondant a des teneurs uréiques sanguines U et U' on a la relation :

$$\frac{D}{D'} = \frac{U^2}{U'^2} \text{ ou } \frac{U^2}{D} = \text{constante}$$

$$\text{d'où } \frac{U}{\sqrt{D}} = K \text{ (constante) } (1)$$

II. En maintenant *constante* la *concentration uréique du sang* U, le débit uréique D est inversement proportionnel a la racine carree de la concentration urinaire :

$$\frac{D}{D'} = \frac{\sqrt{C'}}{\sqrt{C}},$$

égalité qui permet d'assigner à un débit observé quelconque D, la valeur D_{25} qu'il prendrait pour une concentration uréique de 25 gr. par litre, concentration moyenne que l'on peut prendre comme type et comme *constante;* on a alors.

$$\frac{D}{D_{25}} = \frac{\sqrt{25}}{\sqrt{C}}$$

$$\text{d'ou } D_{25} = \frac{D\sqrt{C}}{5}.$$

Cette valeur du debit uréique etant relative à une *concentration uréique constante*, c'est-à-dire répondant aux conditions de la première loi, peut être portée dans l'égalité (1) qui devient alors :

$$\frac{U}{\sqrt{\frac{D\sqrt{C}}{5}}} = K.$$

Telle est la formule (la plus récente et la plus simple) qui permet de calculer la constante K dite « *constante d'excrétion uréique d'Ambard* » ou « *constante uréo-sécrétoire* ».

Dans cette formule. D représente la quantité d'urée débitée par le rein en 24 heures, C la concentration, c'est-à-dire la teneur de l'urine en urée par litre, U la teneur du sang en urée par litre.

Pour obtenir D, C et U nécessaires au calcul de K on opère de la façon suivante :

1° On fait uriner le sujet *à fond* et on note soigneusement l'heure de la fin de la miction ;

2° Un quart d'heure après, on prelève, soit par ventouse scarifiée, soit par saignée, 40 c.c. de sang ; le dosage de l'urée dans le *serum* de ce sang donnera U ,

3° *Trente-six* minutes après le debut de l'expérience (ce chiffre de 36' est choisi parce qu'il représente exactement le 1/40° des 24 heures), on fait de nouveau uriner le malade *à fond* et *on note le volume V* de l'urine recueillie. Le dosage de l'urée (en grammes par litre) de cette urine donnera C ; en multipliant *V*, *exprime en litres*, par 40, puis par C, on aura le débit D, c'est-à-dire la quantité d'urée *théoriquement* excrétée par le rein en 24 heures (« théoriquement » parce que l'on suppose — ce qui n'est pas absolument vrai — que le rythme de l'excrétion au cours des 24 heures reste le même que pendant les 36' de l'expérience).

Signification. — Chez les sujets normaux la constante d'Ambard déterminee suivant la formule précédente, oscille entre 0,063 et 0,080, mais on peut admettre avec Ambard et Weill qu'il n'y a pas rétention azotée ou hyperazotemie tant qu'elle ne dépasse pas 0 100 a 0,120.

Chez les sujets normaux, elle n'est modifiée ni par les diurétiques (théobromine) ni par les oliguriques (anesthesie chloroformique) (Weill).

Chez les vieillards indemnes de toute lésion rénale, elle est un peu plus élevée · soit 0,100 et plus, au-dessus de 65 ans (Weill)

Dans tous les cas d'*insuffisance rénale*, en particulier, dans les néphrites chroniques, elle est notablement *augmentée* ; jusqu'à 0,50 et plus, et cela d'autant plus que la fonction rénale est plus entravée

D'où l'importance qui s'attache a la connaissance de cette constante, dans le pronostic des néphrites et de certaines interventions chirurgicales, notamment de celles qui visent le rein.

ACIDE URIQUE. — Physiologie et pathologie. — On pensait autrefois que l'acide urique provenait de l'oxydation incomplete de l'albumine et qu'il était un produit intermédiaire à cette dernière et à l'urée. Il se peut qu'il reconnaisse en partie cette origine, mais on s'accorde aujourd'hui à reconnaître qu'il provient surtout de la désintégration d'albuminoïdes spéciaux appelés nucléo-albuminoides. L'ingestion d'aliments riches en nucléo-albumines tels que le thymus (riz de veau) augmente en effet l'excrétion urique d'une façon notable De plus, certaines maladies caractérisées par une abondante destruction de tissus ou de cellules riches en nucléo-protéides (leucocythemie = destruction exagerée de leucocytes) s'accompagnent d'une exagération de l'élimination de l'acide urique.

Le régime alimentaire influe comme suit sur l'excrétion de cet acide

Chez l'homme adulte on en trouve en moyenne par vingt-quatre heures :

Avec une alimentation		vegétale	0 478
—	—	mixte	0 630
—	—	purement carnee	0 981
—	—	carnée excessive	1 930

(d'après Arthus)

Normalement l'acide urique représente 1/40° de l'urée. Son excrétion exagérée doit être considerée comme normale non seulement dans les cas où l'alimentation est fortement carnee ou surtout riche en nucléo-albumines (thymus, laitance de poisson, caséine) mais aussi chez la femme en état de grossesse où le rapport à l'urée s'élève fréquemment à 1/30° et même 1/20°.

Pathologiquement l'excrétion urique est exagérée : *a*) dans certaines maladies du foie, la fonction de cet organe étant de transformer l'acide urique en urée : Bouchard a vu 8 grammes d'acide urique par vingt-quatre heures dans un cas de cirrhose atrophique.

b) Dans les états fébriles accompagnés de troubles respiratoires *pleurésie, péricardite, pneumonie*.

c) Dans la *leucocythémie* où pour les raisons sus-indiquées, on a pu trouver jusqu'à 5 grammes d'acide urique par vingt-quatre heures.

d) Dans la *diathèse urique* (voir plus loin gravelle urique).

L'excrétion urique a été trouvée inférieure à la normale : dans le *diabète sucré*, la *scarlatine grave*, l'*atrophie musculaire progressive*, dans le stade d'amélioration du *rhumatisme articulaire aigu*, dans l'*intoxication saturnine chronique*, etc.

Gravelle urique. — Goutte. — Diathèse urique. — Au point de vue chimique la diathèse urique consiste essentiellement en une production exagérée de l'acide urique dans l'économie.

Les urates cristallins de sodium et de calcium en se déposant dans les petites articulations produisent les lésions caractéristiques de la *goutte*.

La présence de l'acide urique en quantité anormale dans le sang peut d'ailleurs être constatée par l'expérience bien connue des fils tendus dans le sérum acidulé (Garrod).

D'après Garrod la goutte serait due à la rétention sanguine de cet acide et par suite à la diminution de son excrétion urinaire.

Ebstein n'admet pas cette diminution de l'excrétion urique et voit dans la goutte une intoxication produite par une surproduction d'acide urique. Pour Pfeiffer l'excrétion urique faible en dehors des accès, serait considérablement augmentée dès leur début ; l'accès serait curatif par ce fait qu'il entraînerait la résorption et l'élimination de l'acide déposé dans les tissus.

La formation spontanée de cristaux d'acide urique dans l'urine constitue la *gravelle urique*. Pour qu'elle se produise il faut que l'acidité urinaire atteigne un certain degré qui a été défini par Zerner : il faut que le rapport de la quantité d'urique à celle du phosphate disodique (dont l'alcalinité maintient l'acide urique en dissolution) augmente au-dessus de la normale comprise entre 0 20 et 0,35.

Dosage de l'acide urique. — A l'urine filtrée on ajoute environ 1 p. 100 d'HCl fumant. Après vingt-quatre heures de repos dans un lieu frais, on recueille les cristaux, on les lave et on les pèse après dessiccation. On a proposé de nombreux procédés plus exacts pour la description desquels nous renvoyons aux traités spéciaux.

Les bases xanthiques ou purines. — La *purine* est un composé théorique dont les corps xanthiques seraient des dérivés :

Adénine = aminopurine
Hypoxanthine = oxypurine
Xanthine = Dioxypurine
Guanine = Aminooxypurine
Caféine = Triméthyldioxypurine
Théobromine = Diméthyldioxypurine
Acide urique = Trioxypurine.

Dans l'urine de l'homme on trouve de 0.08 à 0.13 soit environ 1/10°

de l'acide urique, de bases xanthiques accompagnant cet acide. Les purines alimentaires (caféine et theobromine) augmentent les purines urinaires

ÉLÉMENTS MINÉRAUX

CHLORE URINAIRE — « Grâce à leur diffusion facile à travers les membranes, les chlorures concourrent à maintenir dans les humeurs le degre de concentration nécessaire pour que les échanges s'accomplissent d'une façon reguliere. » (Achard).

A l'état normal la quantité de chlorures éliminée par vingt-quatre heures est proportionnelle à la quantité ingérée, elle est en moyenne de 12 à 14 grammes chez l'adulte pour un régime ordinaire. Le régime lacté qui est pauvre en chlorures, donne chez l'individu sain des chiffres de 3 à 6 grammes par jour.

La signification pathologique de l'élimination des chlorures, autrefois mal connue, n'a éte mise en valeur que dans ces derniers temps par les travaux de Achard, de Widal, Javal et Lemierre.

Le principe qui regle leur élimination est le suivant : le sérum sanguin tend toujours à maintenir sa concentration moléculaire à un degré qui est défini par le point cryoscopique : $\Delta = -0^{\circ}55$ (voir cryoscopie des urines). Par conséquent lorsqu'il y a rétention de chlorures dans le sang, ce dernier doit fixer de l'eau pour maintenir sa concentration moléculaire à la normale Ceci indique le mécanisme des œdemes brightiques . le rein étant devenu peu perméable aux chlorures ces derniers sont retenus dans le sang et les tissus dont ils provoquent l'hydratation en attirant l'eau necessaire a la dilution du sérum trop concentré. L'importance de l'œdème est alors fonction de la quantité de chlorures retenue par l organisme.

En soumettant le malade au régime déchloruré on doit donc ainsi que l'a montré Widal voir disparaître les œdèmes. Le régime lacté remplissait autrefois ce but chez les brightiques ; on remplace aujourd'hui le lait par un régime moins riche encore en chlorures et composé de viande, pommes de terre, beurre, sucre et pain exempts de chlorures.

Les *chlorures* urinaires sont encore notablement *abaissés* au début et dans le cours des principales maladies aigues et en particulier dans la *pneumonie* ; il y a chez ces malades comme chez les brightiques, rétention de chlorures car l'ingestion de chlorure de sodium n'entraîne pas chez eux d'augmentation correspondante du chlore urinaire Au moment de la convalescence la retention cesse par suite d'une véritable décharge chloruree urinaire qui est d'un pronostic favorable. *La persistance de l'achlorurie presque totale est au contraire d'un pronostic facheux.*

Dosage. — On precipite les chlorures urinaires par le nitrate d'argeent au moyen d'une liqueur titrée en se servant du chromate neutre de potasse comme indicateur.

ACIDE PHOSPHORIQUE ET PHOSPHATES. — La quantite d'acide phosphorique totale éliminé dans les vingt-quatre heures est en moyenne de 3 gr. dont les deux tiers sont à l'etat de phosphate alcalin (potasse et soude). Cette quantité est très sensiblement le 1/10e de celle de l'urée. La proportion de l'acide phosphorique augmente dans l'urine après l'ingestion des phosphates et des substances qui en renferment, elle devient moins abondante dans l'abstinence, mais ne disparait jamais completement.

On observe parfois et pendant longtemps une élimination exagérée de phosphates, accompagnée d'un ensemble de symptômes qui ont été étudiés avec soin par le Dr Tessier, et qu'on désigne sous le nom de « Diabète phosphatique ou phosphaturie ». Cet état morbide est accompagné de troubles fonctionnels du système nerveux et d'accidents pulmonaires.

Les symptômes principaux du diabète phosphatique sont :

1° L'élimination exagérée de phosphates (phosphaturie), la polimie, la polydipsie, l'amaigrissement, les troubles de la vue, les douleurs rhumatoïdes.

Les symptômes secondaires sont la sécheresse de la peau, la boulimie, les éruptions.

Le diabète phosphatique peut être considéré comme symptomatique de la tuberculose, ou l'indice d'un diabète sucré latent ; dans tous les cas il indique toujours un trouble profond de la nutrition. La phosphaturie a des rapports très importants avec les affections chirurgicales. M. le professeur Verneuil a recueilli des observations très intéressantes sur ce sujet, elle retarderait la consolidation du cal dans les fractures et joue un rôle dans la production de la cataracte.

L'élimination des phosphates est plus active dans la phtisie pulmonaire, la pseudo-chlorose, les affections du système nerveux et le rhumatisme chronique ; elle diminue dans la chlorose vraie et habituellement dans le cours des maladies aiguës.

Le dosage de l'acide phosphorique s'effectue directement dans l'urine au moyen d'une solution titrée d'azotate d'urane qui précipite cet acide à l'état de phosphate d'urane insoluble ; on est averti du moment où tout l'acide phosphorique est précipité par la coloration rouge que prend la liqueur au contact du ferrocyanure de potassium

Composition moyenne de l'urine normale.

CARACTÈRES GÉNÉRAUX

Volume des 24 heures	Homme	1 200 à 1 400 c. c.
	Femme	1 000 à 1 160 —
Couleur		Jaune citrin ou ambré.
Aspect		Transparent.
Dépôt		Nul ou flocon, peu abondant
Odeur		*Sui generis*
Consistance		Fluide (souvent mousse avec facilité
Densité		1,022
Réaction		Franchement acide
Acidité exprimée en acide chlorhydrique	Homme	1,40 par litre, 1,82 par 24 h.
	Femme	1,35 — 1,52 —
Point de congélation		— 1°,30 à — 2°,20 —

TOTALITÉ DES ÉLÉMENTS DISSOUS

	Par litre	par 24 heures
Eléments organiques	25 à 28 gr	30 à 35 gr
— minéraux	12 à 15 —	16 à 21 —
Total des substances fixes	37 à 43 gr	46 à 56 gr.

Eléments organiques

Urée	Homme	20 gr.	26 gr
	Femme	19 —	21,50
Acide urique		0,40 à 0,50	0,50 à 0,60.

Rapport de l'acide urique à l'urée = 1/40°.

Acide hippurique	0,40 à 0,60 gr.	0,60 à 0,90 gr
Créatine et créatinine	0,60 gr	1,00 gr.

Xanthine		0,04 —	0,06 —
Matières extractives et colorantes			
Urobiline		3 00 —	4,00 —

Éléments minéraux

Acide phosphorique	Homme	2,15 gr.	2 80 gr
	Femme	2,00 —	2 25 —
Phosphates alcalins, potasse et soude (bibasiques)	Homme	3,889 —	5,00 —
	Femme	3,577 —	4,044 —
Phosphates terreux chaux et magnésie (tribasiques)	Homme	1,667 —	2,133 —
	Femme	1 533 —	1,733 —

Rapport de l'acide phosphorique à l'urée = 1/9 à 1/10

Chlorures (potassium et sodium)	6,60 à 8,00 gr.	10,00 à 12 gr.
Acide sulfurique	2,00 gr.	3,00 —
Chaux	0,30 —	0,45 —
Magnésie	0,40 —	0,60 —
Sels ammoniacaux	0,70 —	0,90 —
Fer	0,003 —	0,004 —

Éléments gazeux

Acide carbonique	15 c. c.	21 c c
Azote	2 —	10 —
Oxygène	1 —	1,5 —

Dans l'urine normale l'examen microscopique montre presque toujours de très rares leucocytes et quelques cellules épithéliales provenant de la vessie ou du vagin.

Si pour les principaux éléments on rapporte les quantités éliminées par 24 heures, à l'unité corporelle, on obtient les résultats suivants

SEXE	HOMME poids moyen 75 k	FEMME poids moyen 64 k
Volume	17cc,3	17cc,6
Acidité en acide chlorhydrique	0,025	0,023
Extrait total	0,75	0,70
Urée	0,346	0,335
Acide urique	0,0086	0,009
— phosphorique	0,037	0,035
Chlorures	0,16	0,17

Pour les enfants le taux de l'élimination est relativement plus élevé que chez l'adulte et diffère notablement suivant l'âge, ainsi qu'on peut le voir par les chiffres des tableaux suivants, comprenant les moyennes éliminées par 24 heures et par unité de poids corporel.

Au moyen de ces données il est facile d'obtenir les normales pour le volume, l'urée, l'acide urique, etc., lorsqu'on connaît le poids de l'enfant et l'âge, il suffit en effet de multiplier ce poids par chacune des unités normales correspondant à l'âge. Un exemple fera mieux saisir notre pensée.

Soit un enfant ayant 6 ans d'âge et pesant 16 kilogrammes. Il devra éliminer par 24 heures.

Volume	34 × 16 = 544 c c
Urée .	0,72 × 16 = 11 gr 52
Acide urique .	0,014 × 16 = 0 224
— phosphorique. .	0,075 × 16 = 1 20
Chlorures .	0,25 × 16 = 4 00

Enfants (normales par vingt-quatre heures et par unité corporelle)

AGE	VOLUME	URÉE	Acide urique Rapport à l'urée	Acide phosphorique Rapport à l'urée	Chlorures en NaCl
2 ans.	46 c c	0,78	0,013 1 : 60	0,100 1 : 8	0,22
4 —	38 —	0,71	0,014 1 : 52	0,075 1 : 10	0,22
6 —	34 —	0 72	0,014 1 : 51	0,073 1 : 10	0,25
8 —	33 —	0,70	0,013 1 : 53	0,072 1 : 9,5	0,25
10 —	32 —	0,66	0,013 1 : 50	0,066 1 : 10	0,30
12 —	29 —	0,58	0,013 1 : 44	0,058 1 : 10	0,25
14 —	24 —	0,47	0,010 1 : 47	0,048 1 : 9 5	0,22
16 —	20 —	0,38	0,010 1 : 38	0,038 1 : 10	0,20
18 —	19 —	0,38	0,010 1 : 38	0,037 1 : 10	0,20

Accroissement du poids corporel pendant l'enfance, l'adolescence et la puberté.

GARÇONS	AGE	FILLES
kg.		kg.
3,200	Naissance.	2,910
10	1	9,300
12	2	11,400
13,210	3	12,450
15,070	4	14,180
16,700	5	15,500
18,040	6	16,740
20,160	7	18,450
22,260	8	19,820
24,090	9	22,440
26,120	10	24,240
27,850	11	26,250
31	12	30,540
35,520	13	34,650
40,500	14	38,100
46,410	15	41,300
53,390	16	44,440
57,400	17	49,080
61,260	18	53,100
63,320	19	53,100
65	20	54,460

Si maintenant l'âge de l'enfant est connu, on admettra que son poids corporel est voisin du poids moyen correspondant à l'âge et nous l'obtiendrons dans le tableau précédent qui donne la valeur des poids pour garçons et filles depuis la naissance jusqu'à l'âge de 20 ans. Si on a affaire à un âge et à un poids intermédiaires, il suffira de prendre la moyenne des âges et des poids qui précèdent et suivant ceux que l'on étudie

RAPPORTS UROLOGIQUES

Rapport de l'urée à l'extrait total	50 p. 100
— azoturique	86 à 90 p. 100
— acide urique à l'urée	$\frac{1}{37}$ à $\frac{1}{40}$
— acide phosphorique à l'urée	$\frac{1}{9}$ à $\frac{1}{10}$
— — à l'azote total	18 p. 100
Coefficient de déminéralisation	30 p. 100

Chez les enfants, ces chiffres sont un peu différents, on trouvera la valeur des principaux dans le tableau résumant les moyennes par kilogramme corporel et suivant l'âge.

III. Éléments anormaux

Les éléments anormaux que l'on rencontre dans l'urine sont de trois sortes

1° Eléments de nature organique;
2° Eléments de nature minérale,
3° Elements organisés.

Ces derniers constituent surtout les sédiments que nous étudierons plus tard.

ÉLÉMENTS DE NATURE ORGANIQUE

ALBUMINES URINAIRES. On a décrit un assez grand nombre de variétés d'albumines urinaires; pratiquement on peut ramener ces variétés à quatre.

I. Matières albuminoïdes de l'urine normale

Appelées aussi *subtances mucoïdes* ou *pseudo-mucines* Elles proviennent du mucus secrété par les glandes des voies urinaires, et sont plus abondantes dans l'urine de la femme que dans celle de l'homme Dans l'urine normale elles n'existent qu'à l'état de traces; la chaleur ne les précipitent pas, l'acide acétique produit un louche très léger dans les urines qui en renferment, surtout si on les étend de leur volume d'eau.

II. Albumine proprement dite.

Albumine vraie, dont la présence est presque toujours l'indice d'un état pathologique, c'est un mélange de *serine* et de *globuline*

On la recherche et on la dose au moyen des procedés suivants

a : Par la chaleur On verse dans un tube à essais l'urine préalablement filtrée et bien limpide, on chauffe seulement la partie superieure du liquide, et l'on porte quelques instants à l'ébullition, puis on examine par transparence sur un fond noir, s'il ne se produit ni louche, ni trouble, ni coagulum l'urine ne renferme pas d'albumine. Si au contraire le liquide se trouble plus ou moins, on y fait tomber quelques gouttes d'acide acétique dilué Si le trouble disparait complètement, l'urine ne renferme pas d'albumine (sauf s'il existe de l'albumine acéto-soluble), le trouble ou précipité est constitué par des phosphates terreux ou alcalino-terreux Ce précipité se produit dans toutes les urines, non albumineuses dont la réaction est légèrement alcaline ou seulement à peine acide. Avec une urine *albumineuse*; mais ayant subi la fermentation ammoniacale, qui par conséquent renferme du phosphate triple et dont l'albumine est passée à l'état d'*alcali-albumine* la précipitation de l'albumine par la chaleur n'aura lieu qu'après addition d'acide acétique et par ébullition prolongée.

La réaction de l'urine dans laquelle on recherche l'albumine par la chaleur doit être nettement acide. Lorsque l'urine est pauvre en chlorures (régime lacté) le précipité albumineux se forme difficilement et de plus se dissout en partie dans l'acide acétique . on doit alors saturer l'urine de chlorure de sodium ou de sulfate de soude avant de la chauffer Dans ces conditions on précipite la totalité des albumines, même les albumines acéto-solubles

Albumines acéto-solubles. — Certaines urines renferment une variété d'albumine, qui coagulée à l'ébullition, se dissout avec facilité dans une très petite quantité d'acide acétique Cette variété constitue l'albumine *acéto-soluble* (Patein), elle est vraisemblablement intermédiaire entre l'*albumine* vraie et les *albumoses*. On met sa présence en évidence en portant à l'ébullition l'urine saturée ou non de sulfate de soude et en ajoutant de l'acide acétique · si le précipité disparaît, on ajoute du réactif de Tanret lequel précipitera l'albumine qui avait été dissoute par l'acide acétique. On peut au lieu de réactif de Tanret se servir d'acide nitrique comme pour l'albumine ordinaire (voir *b*).

b) *Par l'acide nitrique*. On verse de l'acide nitrique dilué dans l'urine filtrée; il se forme un précipité qui ne devient persistant qu'au moment où la proportion d'acide ajoutée est devenue suffisante

On peut aussi opérer de la manière suivante (Réaction de Heller). On place dans un verre à pied de l'urine filtrée, puis au moyen d'un tube effilé on fait parvenir lentement au fond de ce verre de l'acide nitrique de manière à éviter le mélange des deux liquides, à la surface de séparation il se produit un anneau d'albumine coagulée. Parfois un deuxième anneau dû à la précipitation de l'acide urique se produit au-dessus du premier, mais seulement si l'urine n'est pas étendue d'eau. L'urine des individus soumis à un traitement balsamique (copahu, térébenthine, etc) peut également donner lieu à la production d'un anneau; mais ce dernier, contrairement à l'anneau albumineux, est soluble dans l'alcool.

Dosage de l'albumine. — Le plus souvent on dose en bloc l'albumine urinaire en la coagulant par la chaleur Selon la richesse présumée on prélève de 25 à 100 centimètres cubes d'urine que l'on porte à l'ébullition après l'avoir additionnée de 4 à 5 p 100 de chlorure de sodium pur et de 1 à 2 centimètres cubes d'acide acétique dilué au dixième. Le coagulum est recueilli sur un filtre taré et pesé après lavage et dessiccation.

Séparation de la sérine et de la globuline. — L'urine filtrée est neutralisée avec la sonde (indicateur phtaléine) puis additionnée de son poids de sulfate de magnésie cristallisé, la *globuline* seule est précipitée : on la sépare par filtration et le liquide filtré ne renferme plus que la *sérine* que l'on dose en la coagulant par la chaleur. En retranchant le poids de cette urine de celui de l'albumine totale on obtient celui de la globuline

Sémiologie résumée de l'albumine vraie — On a cru pendant longtemps que la présence de l'albumine vraie (sérine et globuline) dans l'urine constituait un indice certain d'une lésion rénale. On admet aujourd'hui que l'albuminurie peut apparaître chez des sujets dont le rein est sain, du moins en apparence.

Mais, s'il n'existe pas de lésion rénale, l'albuminurie est cependant l'indice d'un état pathologique ; elle est dite *fonctionnelle* et peut reconnaître pour cause des troubles nerveux, respiratoires, circulatoires ou digestifs

a) **Albuminuries rénales.** — Dans les *néphrites aigues* ou *chroniques*, l'albuminurie est un signe de grande importance Lorsqu'on l'aura constaté on devra toujours rechercher la présence d'éléments histologiques, qui démontrent pour ainsi dire l'existence de la lésion rénale : ce sont les débris épithéliaux des tubes urinifères, les cylindres épithéliaux, granuleux et granulo-graisseux. Les cylindres hyalins que l'on rencontre même dans les urines normales sont sans grande signification pathologique. Dans les cas de néphrites et surtout de néphrites aigues, les débris epithéliaux et les cylindres sont accompagnés d'hématies en nombre plus ou moins grand (sang).

En dehors des néphrites aiguès et chroniques l'albuminurie se rencontre dans les *maladies infectieuses* qui peuvent secondairement léser le rein (pneumonie, typhoïde et surtout scarlatine) et dans les *empoisonnements* par le *plomb*, le *mercure*, la *cantharide*, etc , et toutes substances capables d'entraîner des altérations du filtre rénal

L'*albuminurie de la grossesse* liée a l'*éclampsie puerpérale*, autrefois considérée comme fonctionnelle (compression rénale) est aujourd'hui regardée comme résultant d'une auto-intoxication relevant de lésions hépatiques; dès lors son mécanisme est analogue à celui des néphrites aigues et chroniques.

b) **Albuminuries fonctionnelles.** — *Dans les maladies du cœur* l'albuminurie peut apparaître mécaniquement par modification de la circulation : « La stase veineuse est surtout marquée dans les maladies du cœur et paraît suffire à elle seule à produire l'albuminurie intermittente qu'on observe au cours des crises d'asystolie. » (Brault) La transsudation albumineuse est ici le résultat d'un ralentissement de la circulation dans le glomérule

Les albuminuries d'origine névropathique que l'on observe après des *crises d'épilepsie*, de *delirium tremens*, dans le *tétanos* et dans la *maladie de Basedow*, celles qui apparaissent après irritation violente du système nerveux (*commotion cerébrale; fractures du crâne*) s'expliqueraient également par des troubles d'origine nerveuse de la circulation rénale.

c) **Albuminurie dont le mécanisme est indéterminé.** — L'*albuminurie intermittente cyclique des adolescents* (Pavy, J. Teissier) s'observerait surtout chez des sujets de souche arthritique, elle apparaît régulièrement tous les jours à la même heure. La quantité d'albumine (globuline surtout) n'atteindrait jamais 1 gramme par litre (J. Teissier).

L'*albuminurie orthostatique* n'apparaît chez des adolescents que pendant la station debout et disparaît dès que le sujet est couché ; elle serait d'après Merklen « purement *fonctionnelle*, sous la dépendance de l'hérédité nerveuse entraînant à sa suite l'atonie vasculaire et par conséquent la stase rénale par la station debout »

Le Noir incline à penser qu'elle est d'*origine digestive;* les sujets chez qui il l'a observée étant presque tous des dyspeptiques à gros foie.

Les *albuminuries digestives* et *hépatogènes*, dont le mécanisme est très mal connu, s'observent chez certains *dyspeptiques* après le repas surtout (0 60 à 0.80 par litre).

Chez des *diabétiques*, des *goutteux*, des *obèses* et chez des malades atteints d'affections chroniques de l'estomac, du foie et du pancréas Quelquefois ces *albuminuries* s'accompagnent d'*albumosurie* (voir plus loin).

III. Albumoses et substances analogues ou voisines.

(*substances de Bence-Jones*)

Sous l'influence des acides, des alcalis, de la vapeur d'eau surchauffée et surtout des ferments digestifs, (pepsine, trypsine), l'albumine est transformée en une série de composés que l'on désigne sous le nom de *protéoses*; ces substances diffèrent de l'albumine dont elles dérivent, par ce fait qu'elles *ne sont pas coagulables par la chaleur* Les protéoses comprennent deux groupes : les *albumoses* ou *proppetones* et les *peptones vraies*. Ces dernières, contrairement à ce qui a lieu pour les propeptones, ne sont pas précipitées par le sulfate d'ammoniaque à saturation. (peptones vraies de Kuhne) Ces peptones vraies n'ont jamais été rencontrées dans l'urine et dans tous les cas où la *peptonurie* a été mentionnée il s'agissait d'*albumosurie*. Les albumoses, produits de digestion intermédiaires à l'albumine et à la peptone vraie, ont été reconnues, sous leurs différentes variétés (hétéro-proto et deutéro-albumoses) dans l'urine de malades atteints d'affections diverses .

L'*albumosurie pyogène* a été observée chez des sujets atteints de grandes suppurations (pleurésie purulente, abcès profonds, septicémie etc) alors que le pus riche en albumoses et abondant stagne ou s'épanche dans une cavité à grande surface permettant sa résorption.

L'*albumosurie* accompagne souvent les *maladies infectieuses diphtérie, scarlatine* et surtout *pneumonie*

L'*albumosurie* s'observe encore chez des sujets porteurs de *lésions du tube digestif* (ulcère de l'estomac, *cancers* de l'estomac ou de l'intestin), lésions qui occasionnent vraisemblablement la résorption des matières albuminoïdes en voie de digestion

Enfin il existerait une *albumosurie post-partum* liée à la *régression* utérine.

Corps de Bence-Jones. Au cours de certaines affections du squelette, dans l'*ostéomalacie* et notamment dans la *sarcomatose primi-*

tive multiple des os, l'urine peut contenir des matières albuminoïdes (signalées pour la première fois par Bence Jones) qui, par certaines de leurs réactions, semblent se rapprocher des albumoses, mais qui s'en différencient nettement par ce fait qu'elles sont coagulables par la chaleur Leur coagulabilité présente ce caractère particulier . *elle est maxima vers 60° ; mais lorsqu'on elève la temperature au voisinage de 100° le coagulum se redissout presque en totalité* Ce caractère suffit pour la recherche de ces substances dans l'urine.

Pour la recherche des albumoses on pourra user des deux réactions suivantes :

1° Dans l'urine débarrassée d'albumine vraie, par ébullition en présence de Na Cl, on produit la réaction du biuret (addition de soude et de sulfate de cuivre en solutions étendues ou, simplement, de quelques gouttes de liqueur de Fehling il y a production d'une coloration violette en présence de matières albuminoïdes).

2° Le précipité que détermine l'acide nitrique à froid dans une solution d'albumoses, se dissout a l'ébullition.

IV. Matières albuminoïdes des urines sanguinolentes et des urines purulentes.

Lorsque le sang se mélange à l'urine cette dernière contient les différentes matières albuminoïdes du plasma et des globules : *fibrine*, *serine*, *globuline* et *hémoglobine*.

Il y a *hematurie* lorsque l'urine contient a la fois de l'hémoglobine et des globules et hemoglobinurie lorsque l'urine, presque ou complètement exempte de globules rouges, contient de l'hémoglobine (*hemoglobinurie paroxystique*, *intoxications* par les *chlorates*, les *phenols*, le *sulfonal*, etc.)

On croyait autrefois à l'existence de deux matières albuminoïdes spéciales dans les *urines purulentes :* la *pyine* et la *mucine*, précipitables à froid par l'acide acétique. On sait aujourd'hui que cette précipitation n'a lieu que lorsque les matériaux du pus ont été altérés par fermentation ammoniacale (Leidié) Dans une urine purulente *non fermentee* on trouvera de la sérine et de la globuline Mais si la fermentation est venue altérer leucocytes, la serine et la globuline, on y trouvera 1° de la *serine* et de la *globuline*, 2° des *alcali-albumines* et des *nucleo-albumines* (provenant des leucocytes) toutes deux précipitables par l'acide acétique ; 3° des *albumoses* et des *peptones* si la digestion produite par les ferments solubles des bactéries est assez avancée.

GLYCOSE ou **SUCRE DE DIABÈTE**. — Le sucre de diabete que l'on rencontre dans l'urine des diabétiques est tout à fait identique avec le sucre de raisin et presente les mêmes caracteres et proprietes Une de ses principales propriétés et qui permet de le rechercher consiste dans le pouvoir réducteur qu'il possede, ainsi que dans son action sur la lumiere polarisée.

Les urines sucrées sont en général peu colorees, mais cela n'a lieu qu'à la condition qu'il y ait en même temps polyurie. Leur densite est presque toujours supérieure à la normale, ainsi que le poids des matériaux dissous. Par évaporation elles laissent un residu blanchâtre et poisseux qui se change ensuite en une couche farineuse Ces taches se produisent sur les vêtements du malade, partout où jaillit son urine, et assez souvent c'est ce caractère qui attire son attention et fait découvrir sa maladie. Les urines sucrées ont une densité exagérée qui peut aller jusqu'à 1040 et au delà.

Le sucre existe à l'état normal dans le sang, ce fait est désigné sous le nom de glycémie, lorsqu'il passe dans l'urine il y a glycosurie. Ce passage peut être léger et disparaître ou bien au contraire être de longue durée et constituer alors l'affection que l'on désigne sous le nom de diabète. Il ne suffit donc pas de rencontrer une fois du sucre dans l'urine pour conclure à l'existence du diabète. Il faut d'abord connaître la provenance de l'urine au point de vue du moment de l'émission ; il arrive en effet que, chez un certain nombre de sujets, l'urine émise après le repas contient du sucre, surtout après un repas copieux et abondant, et chez des individus habitués à la bonne chère. Lorsqu'on rencontre du sucre dans une urine il est toujours nécessaire de faire conserver au sujet l'urine de vingt-quatre heures et de l'examiner pendant plusieurs jours consécutifs, ce seul mode d'essai sera concluant.

Dans le but de dépister les glycosuries passagères, d'ordinaire digestives et de déterminer le rhythme journalier des glycosuries, le professeur Gilbert conseille de recueillir l'urine de la manière suivante :

Recueillir l'urine de midi jusqu'à midi. — A midi uriner puis jeter le liquide.

Déjeuner le lendemain à midi, dîner à 8 heures du soir ; ne pas prendre de petit déjeuner le matin attendre midi pour déjeuner — Ne rien prendre entre les repas, ni liquide, ni solide, de midi jusqu'à midi.

Recueillir l'urine	à 4 heures	dans une 1re fiole
—	à 8 heures	dans une 2e fiole
—	à minuit	dans une 3e fiole
—	à 8 heures du matin	dans une 4e fiole
—	à midi	dans une 5e fiole.

Étiqueter les bouteilles d'avance.

Dans le cas où l'on urinerait dans l'intervalle des heures indiquées, recueillir les urines pour les joindre à celles émises ensuite à l'heure prescrite.

Le pharmacien recherchera et dosera le sucre dans chaque échantillon. Il dosera ou recherchera dans le mélange l'urée, l'acide urique, l'urobiline, les pigments biliaires, l'indican, l'albumine.

Recherche du sucre dans l'urine. — 1° *Par la potasse caustique.* — On verse dans un verre un peu d'urine et on y jette cinq à six pastilles de potasse caustique, on agite avec un tube pour favoriser la dissolution ; on transvase alors dans un tube à essai et on chauffe seulement la partie supérieure. S'il y a du sucre, le liquide se colore en jaune brun, en brun, brun noir, si on porte jusqu'à l'ébullition et suivant la proportion du sucre. Une urine qui n'en contient pas, peut dans certaines conditions se colorer par l'action de la potasse caustique, surtout si on fait bouillir. Pour éviter cette cause d'erreur, M. Bouchardat remplace la potasse caustique par de la chaux et conseille de faire bouillir 50 gr. d'urine avec 5 gr. de chaux.

2° *Par la liqueur de Fehling ou cupro-potassique.* — Lorsqu'on chauffe de la glycose avec une solution alcaline d'oxyde de cuivre, il y a réduction et précipitation de l'oxyde. Cette réaction est d'une grande sensibilité. Pour la régulariser et la faire servir à la recherche et au dosage de la glycose, on a donné un certain nombre de formules pour la preparation d'une liqueur cuprique, voici celle de la liqueur de Fehling

Sulfate de cuivre pur et cristallise	34,65
Sel de Seignette	173
Lessive de soude	300
Eau distillee	Q s pour 1 litre

F s a

Chaque centimètre cube de cette liqueur doit être réduit par 0 gr 005 milligr. de glycose.

Pour rechercher le sucre on prend un tube à essai bien propre et on y verse 3 à 4 cent. cubes de liqueur de Fehling puis on porte à l'ebullition, elle doit rester bleue et parfaitement limpide Cet essai est indispensable, car une liqueur mal preparee ou seulement ancienne peut se reduire d'elle-même à l'ebullition, et si on la mélangeait à de l'urine on pourrait attribuer à cette derniere une reduction provenant de la liqueur seule.

Lors donc qu'on a porte la liqueur à l'ebullition, on ajoute l'urine en la faisant glisser le long des parois du tube, de maniere à ce qu'elle ne se melange pas avec la liqueur et la surnage. Il se forme à la surface de separation une couche d'abord bleuâtre, qui passe tres rapidement au jaune, à l'orange, au rouge, en même temps la decomposition gagne les couches inferieures de la liqueur et la zone de reduction s'etend Si l'urine est peu riche en sucre, il est necessaire de chauffer plus longtemps et même de porter à l'ebullition

Cette manière d'opérer offre l'avantage d'eliminer quelques causes d'erreur (dues à l'acide urique), car il n'y a que la glucose qui puisse réduire la liqueur de Fehling aussi facilement. Dans les cas douteux on peut melanger l'urine avec la liqueur de Fehling et laisser en contact pendant vingt-quatre heures sans chauffer, la glucose seule peut réduire à froid la liqueur de Fehling.

Il ne faut faire agir sur la liqueur de Fehling qu'une urine non albumineuse, l'albumine en effet empêche la réduction de s'operer. On enlève l'albumine soit en la coagulant par la chaleur, soit en la précipitant par le sous acetate de plomb.

L'acide urique et les urates reduisent, bien que faiblement, la liqueur de Fehling; il faut d'autant plus veiller à cette cause d'erreur que par suite du traitement impose au malade contre le diabete, il est soumis à une alimentation très azotee et par suite son urine est tres chargee d'acide urique Il peut donc arriver un moment ou le sucre n'existant plus qu'en faible proportion dans l'urine, on observe une réduction un peu hésitante qui peut provenir de traces de sucre ou d'un exces d'urates.

Il faut donc être en garde contre cette cause d'erreur · d'abord une urine riche en urates et acide urique presente presque toujours un dépôt forme par ces substances, ce fait doit éveiller l'attention, ce depôt sera separe par le filtre Ensuite la reduction de la liqueur par l'acide urique n'a lieu qu'à la suite d'une ebullition assez soutenue et se produit surtout pendant le refroidissement. Si donc on opere comme nous l'avons indique, en faisant arriver l'urine à la surface de la liqueur, on diminuera de beaucoup les chances d'erreur. Pour plus de sûreté, on élimine les urates, en defequant l'urine par le sous-acetate de plomb, et on enleve l'excès de ce dernier par le carbonate de soude.

En résumé, si l'urine renferme plus de 3 à 4 p. 1000 de sucre, elle réduit nettement la liqueur cupro-potassique, si elle en renferme une quantité moindre, il est nécessaire de la déféquer par le sous-acétate de plomb, on élimine du même coup toutes les substances qui peuvent induire en erreur (albumine, matériaux azotes, urates). Si alors cette urine ne reduit pas la liqueur cupro-potassique, c'est qu'elle ne renferme pas de sucre.

Signalons pour terminer une cause d'erreur bien facile à éviter. L'urine des personnes qui ont absorbe du chloroforme ou de l'hydrate de chloral réduit la liqueur cupro-potassique, mais il est toujours facile d'être renseigne sur ce sujet.

Dosage du sucre. — Le dosage du sucre dans l'urine peut être effectué par la liqueur de Fehling ou par l'examen optique.

1° On commence par s'assurer que la liqueur de Fehling est bien titrée, c'est-à-dire que 10 cc. de cette liqueur sont exactement reduits par 0 gr. 05 centigr. de glycose ; on place alors dans un ballon 10 cc. de cette liqueur et après avoir porté à l'ebullition on y verse goutte à goutte l'urine jusqu'au moment ou la coloration bleue disparait, la quantité d'urine employée contient évidemment 0 gr. 05 centigr. de glycose, par calcul on passe à la proportion contenue dans un litre

2° L'examen polarimetrique donne directement et par simple lecture, la quantite de glycose contenue dans un litre d'urine si on fait usage du diabetomètre à penombres.

On peut évaluer d'une manière approximative mais souvent suffisante la quantite de glycose que renferme une urine, au moyen de la formule suivante indiquee par Bouchardat. On determine la densite de l'urine, puis, on multiplie par deux, les deux derniers chiffres qui expriment cette densite ; ce produit est encore multiplie par le nombre de litres ou fractions de litres émis dans les vingt-quatre heures ; de ce dernier produit on retranche 50 ou 60 gr. s'il y a polyurie et la difference représente le sucre.

Exemple : Un sujet rend quatre litres d'urine de densité 1034 la quantité de sucre est égale à $34 \times 2 \times 4 = 272 - 60 = 212$ gr. de sucre.

ÉLÉMENTS DE LA BILE. — PIGMENTS ET ACIDES BILIAIRES. — La bile est un liquide complexe dont les principaux élements sont :

Les **acides** et **pigments biliaires**, la **mucine** et la **cholestérine** Lorsque ces elements passent dans l'urine ils lui communiquent une couleur speciale et l'urine est dite icterique

Parmi les matières colorantes citons . la bilirubine et la biliverdine. Lorsque la bilirubine prédomine dans l'urine, la coloration est jaune ; si au contraire la coloration est verte, c'est la biliverdine qui est en excès. Dans le premier cas, on acidifie l'urine avec de l'acide chlorhydrique et en agitant avec du chloroforme, ce dissolvant se colore en jaune, dans le second cas, on agite avec l'éther qui se colore en vert : si ce traitement ne donne pas de resultat suffisamment net, on soumet l'urine à la réaction dite de Gmelin.

Dans un verre à pied on place quelques centimètres cubes d'*acide azotique nitreux*, puis, au moyen d'un tube effilé, on fait arriver de l'urine préalablement filtrée. A la surface de séparation il se produit une succession de couleurs dans l'ordre suivant, *vert*, *bleu*, *violet*, *rouge* et *jaune*, puis au bout d'un certain temps toutes ces nuances se fondent et le mélange reste uniformément teinté en orangé. Pour que cette reaction soit caractéristique, il faut constater très nettement l'existence des couches verte et violette. L'acide azotique donne en effet une coloration rouge avec des urines qui ne renferment pas de pigments biliaires Si l'urine renferme de l'albumine il faut préalablement s'en débarrasser.

Si on le veut, on peut constater la présence des *acides* biliaires au moyen de la reaction de *Petenkofer,* qui est assez délicate. Voici comment on la pratique : dans un verre à pied on place l'urine filtrée avec *quelques gouttes* d'une solution de sucre, puis on fait tomber en petit filet d'acide sulfurique concentre, en même temps qu'on agite avec une baguette de verre ; la chaleur degagée est toujours suffisante pour porter le melange à une température convenable à laquelle s'effectue la reaction Cette réaction consiste en une coloration d'abord violette qui passe ensuite au pourpre

Très souvent la quantité de pigments ou d'acides biliaires contenue dans une urine n'est pas suffisante pour qu'on puisse constater les réactions caractéristiques En opérant directement il faut alors isoler les pigments soit avec l'ether, soit avec le chloroforme. Si on emploie ce dernier réactif on peut faire agir directement sur lui l'acide azotique nitreux.

Causes d'erreurs. — La rhubarbe, le séné et toutes les substances qui renferment l'acide chrysophanique colorent l'urine en jaune brun Il est facile de ne pas confondre cette coloration avec celle d'une urine ictérique (?) En effet, elle vire au rouge par l'addition d'un alcali caustique. Tres souvent ces urines contiennent de l'oxalate de chaux en abondance (il provient de la rhubarbe) et de plus elles ne donnent pas la réaction de Gmelin.

URINES DITES HÉMAPHÉIQUES UROBILINE. — On donne très improprement ce nom à des urines de coloration rougeâtre ou acajou, avec sédiments d'un rouge plus ou moins vif. Au premier abord, on pourrait les prendre pour des urines sanguinolentes, mais l'examen microscopique suffit pour empêcher cette erreur, d'autant plus facile à commettre que ces urines renferment parfois de l'albumine. Il peut également arriver que ces urines soient sanguinolentes ; elles renferment alors des hématies

Les caracteres de ces urines sont assez tranchés.

Elles sont fortement teintees, couleur biere forte, laissent sur le linge des taches saumonées et prennent, par action de l'acide nitrique, une teinte acajou (*Réaction de Gubler*).

On leur avait donné le nom d'urines hemaphéiques, car on supposait que leur principe colorant était l'hémaphéine produite dans le sang par destruction des hématies et transformation de l'hémoglobine mise en liberté.

En réalité (Gilbert et Herscher), l'aspect hémaphéique de l'urine résulte de deux facteurs . sa concentration et sa richesse en urobiline

L'urine hémaphéique diluée d'eau perd, en effet, ses caracteres. Inversement, une urine normale suffisamment concentrée devient hémaphéique. Mais, alors, la concentration a besoin d'être poussée très loin Quand il existe de l'urobiline en quantité notable une moindre raréfaction de l'urine lui donne les apparences hémaphéiques C'est ce qui se passe en clinique et l'*urine de l'ictere dit hémapheique est une urine rare et riche en urobiline*

L'urobiline est un produit de reduction de la bilirubine Celle qu'on rencontre dans l urine provient de la reduction par le rein de la bilirubine contenue dans le sérum sanguin (Gilbert et Herscher) Lorsque la reduction est poussée plus loin, il existe dans l'urine du chromogene de l'urobiline.

Partant de cette donnée de l'*origine renale de l'urobiline urinaire*, MM Gilbert et Herscher ont classe les ictères de la maniere suivante

A l'état normal, la petite quantité de pigments biliaires contenue dans le sérum est transformée en chromogene de l'urobiline (*Ictere acholurique physiologique*).

Si la cholemie augmente, une plus grande quantité de chromogene ou de l'urobiline apparaît dans l urine (*Ictere acholurique pathologique*). Celui-ci peut s'accompagner d'*oligurie* (*ancien ictere hemaphеique*), *de diurese normale* ou de *polyurie*

Quand la cholémie est très accusee, la réduction par le rein des pigments biliaires contenus dans le sang est seulement partielle ou même nulle La bilirubine apparaît dans l urine, associee ou non a l'urobiline (*Ictere cholurique*, *ancien ictere biliphеique*)

L'urobiline peut être decelée dans l urine par l'examen spectroscopique Elle présente, en effet, une bande a l'union du bleu et du vert, entre les raies *b* et F de Frauenhoffer Si l'urine est tres teintée, riche par exemple en pigments biliaires, la partie droite du spectre est eteinte et on ne peut voir la raie de l urobiline Il suffit, de deposer a la surface un peu d'eau , l'urobiline tres diffusible y passe rapidement et la raie en est facilement reconnaissable.

L'urobiline, en solution alcaline, offrant une belle fluorescence sous l'influence du chlorure de zinc, peut encore être décelée par la reaction suivante on agite l'urine avec de l alcool amylique, on décante celui-ci, on y ajoute quelques gouttes d'une solution de chlorure de zinc ammoniacal La fluorescence apparait et, au spectroscope, on voit une raie, situee un peu plus a gauche que la precedente

Le chromogene de l urobiline peut être caracterisé, lui aussi, par l'examen spectroscopique Dans l'urine à examiner on verse quelques gouttes d'un agent oxydant · acide nitrique nitreux, eau iodo-iodurее; le chromogène est transformé en urobiline, qui presente sa bande d absorption

Ou bien, on pratique la réaction par le chlorure de zinc et, quand les opérations sont terminées, on ajoute un peu d'eau iodo-iodurée, qui oxyde le chromogene , la fluorescence apparaît alors

Ou bien, enfin, on traite l'urine par du chloroforme , on decante celui-ci et on y ajoute de l'acide nitrique nitreux Une teinte rose ou rouge apparaît Il faut vérifier au spectroscope pour être certain que cette teinte est bien due a la formation d'urobiline.

URINES BLEUES INDICAN. — Parfois l'urine renferme une matiere colorante *bleue violacee* qui se rassemble à la surface ou elle forme une pellicule irisée, ou tombe au fond du vase. Cette matiere colorante est un melange de deux substances l'une *bleue* l'autre *rouge :* la première a reçu le nom *d'uroglaucine* ou *d'indigotine* (voir *Indigo*) et la seconde celui d'*indirubine* ou *urrhodine*. Ces deux matieres colorantes proviennent du dédoublement de l'*indican* qui existe en tres faible proportion dans l'urine normale. Cet indican se dedouble sous l'influence des acides et des ferments, en donnant naissance à de l'*indi*-

gotine et à un sucre particulier l'*indiglucine*. On recherche *l'indican* en faisant bouillir l'urine avec un dixième de son volume d'acide chlorhydrique ; il se produit une coloration violette, et si, après refroidissement, on agite avec du chloroforme, ce dissolvant se colore en violet

URINES GRASSES LAITEUSES ou **CHYLEUSES.** — La présence de la graisse dans l'urine est un fait assez rare, car les urines qu'à première vue on caractérise de laiteuses ou de chyleuses doivent le plus souvent leur opacité à du pus. Une urine véritablement grasse tache le papier qui reste transparent après dessiccation, de plus cette urine s'éclaircit lorsqu'on l'agite avec du chloroforme, de l'éther ou de la benzine

L'examen microscopique est toujours probant, les gouttelettes grasses se présentent sous forme de disques aplatis avec contours obscurs, et partie centrale brillante. A part ces gouttes, on peut voir des cellules graisseuses plus petites réunies ensemble et devenant polyédriques par suite de la pression qu'elles exercent les unes sur les autres On connaît encore peu de choses sur la signification d'une urine grasse, on sait seulement que c'est un signe de la dégénérescence graisseuse des reins ou d'une autre partie du système urinaire. L'émission d'une urine grasse indique peut-être aussi un excès de graisse dans le sang, car Claude Bernard a démontré que la graisse administrée en grande quantité avec les aliments passe dans l'urine.

ÉLÉMENTS ANORMAUX D'ORIGINE MINÉRALE

COMPOSÉS AMMONIACAUX. — La présence des composés ammoniacaux dans l'urine est très fréquente, nous en avons parlé en traitant de la réaction de l'urine et nous avons vu que le carbonate d'ammoniaque, qui, dans un très grand nombre de cas, communiquait à l'urine la réaction alcaline, provenait de la décomposition de l'urée soit avant, soit après l'émission. A part cela on admet généralement qu'il n'y a que des traces de sels ammoniacaux dans l'urine, ils sont presque toujours de provenance anormale. Le carbonate d'ammoniaque provient de la décomposition de l'urée sous l'influence d'un ferment spécial. Cette décomposition se fait très rapidement dans les urines renfermant du mucus et du pus, surtout lorsque la température est élevée. Elle peut également avoir lieu dans la vessie, notamment chez un sujet atteint de catarrhe vésical.

La formation du phosphate ammoniaco-magnésien dont les cristaux sont si caractéristiques, est toujours consécutive de celle du carbonate d'ammoniaque Il peut prendre naissance dans la vessie où il constitue de la gravelle, des plaques et des calculs phosphatiques. L'urate d'ammoniaque se forme dans les mêmes conditions

IV Examen microscopique

SÉDIMENTS. — CONCRÉTIONS. — CALCULS — Les sédiments et les concrétions peuvent être formés par des éléments normaux ou anormaux, de nature organique ou minérale Ils sont entraînés mécaniquement par l'urine ou bien ils ont été primitivement en dissolution et se sont déposés par suite du refroidissement de ce liquide Les calculs sont d'abord des sédiments qui se déposent en un point quelconque des voies urinaires ou de la vessie, mais qui n'étant pas expulsés avec l'urine se fixent et s'accroissent par suite d'un dépôt continuel de substance de même nature qu'eux ou d'une nature différente. Lorsqu'ils se détachent avant d'avoir atteint une grosseur telle qu'ils ne puissent sortir par les voies naturelles, ils sont expulsés avec plus ou moins de difficulté et constituent la gravelle. Si leur volume s'oppose à l'expulsion, ils deviennent, selon la forme ou la grosseur, des concrétions ou des calculs. Les sédiments se forment le plus souvent après l'émission de l'urine, les concrétions et les calculs prennent naissance dans l'intérieur des voies urinaires.

SEDIMENTS ET CALCULS ORGANIQUES

SÉDIMENTS ET CALCULS FORMÉS DE SUBSTANCES ORGANIQUES	*Existant normalement dans l'urine*	Acide urique et ses sels.
	D'origine anormale	Cystine Xanthine Tyrosine. Indigo. Cholestérine.

ACIDE URIQUE et URATES. — De tous ces éléments, celui qu'on rencontre le plus fréquemment à l'état de sédiment, gravelle, concrétion ou de calcul, est sans contredit l'*acide urique.*

Sous forme de sédiment, l'acide urique se reconnaît toujours facilement, même par le malade, on doit donc l'interroger pour savoir *s'il a été expulsé en même temps que l'urine.* Mais ce renseignement ne suffit pas, il faut encore connaître le volume de l'urine des vingt-quatre heures, pour voir s'il n'est pas inférieur à la moyenne, auquel cas l'acide urique aurait pu se déposer faute de quantité suffisante de liquide pour le dissoudre, en un mot il faut constater qu'il y a réellement production exagérée d'acide urique.

Les sédiments d'acide urique sont toujours colorés en jaune, jaune orangé, rouge vif, ils sont cristallins, atteignent une grosseur parfois assez considérable et présentent de nombreuses variétés de forme Ils possèdent au plus haut degré la propriété de fixer les matières colorantes de l'urine; cette propriéte est caractéristique. L'acide urique est souvent accompagné d'urates; le plus fréquent est l'urate de soude, parfois l'urate d'ammoniaque et dans ce cas l'urine est ammoniacale. Une simple élévation de température fait rentrer les urates en solution et fournit le moyen de les séparer de l'acide urique

Les calculs d'acide urique se rencontrent assez fréquemment, ils sont formés par cet acide presque pur ou mélangé d'urates alcalins (soude, chaux, ammoniaque, magnésie). La couleur des calculs d'acide urique varie du jaune au rouge vif, leur grosseur peut atteindre celle d'une noix et leur cassure est souvent rayonnée.

On peut caractériser chimiquement l'acide urique au moyen de la réaction dite de la murexide. On chauffe une petite quantité de matière, après l'avoir imprégnée d'acide azotique, puis on touche le résidu avec de l'ammoniaque, il se développe immédiatement une coloration pourpre, qui passe au bleu pourpre par l'addition de potasse caustique.

Les sédiments d'urate d'ammoniaque se rencontrent assez fréquemment; on le trouve presque toujours dans les urines qui ont éprouvé la fermentation ammoniacale, il est alors le plus souvent accompagné de phosphate ammoniaco-magnésien, de phosphates terreux amorphes et souvent de pus.

CYSTINE. — On a parfois rencontré la cystine en dissolution dans l'urine, mais rarement. C'est presque toujours à l'état de sédiment (mélangée à l'urate de soude) et surtout à l'état de calcul qu'on peut la rencontrer, encore ces calculs sont-ils très rares. Ils sont jaunâtres, un peu translucides, de consistance cireuse et se laissent facilement rayer par l'ongle · Leur structure est rayonnee comme celle de l'acide urique.

INDIGO. — On rencontre assez souvent, même dans les urines qui ne renferment aucun element anormal, des cristaux ou plutôt des fragments de cristaux, des plaques transparentes d'indigo bleu. Ces fragments sont toujours peu abondants, ils n'ont pas grande signification

SEDIMENTS ET CALCULS DE NATURE MINERALE

Les bases qu'on rencontre dans les sédiments et calculs sont les memes que celles qui existent dans l'urine (potasse, soude, chaux, magnesie, ammoniaque), mais dans les sediments ces bases sont combinees avec des acides qui forment avec elles des sels insolubles, c'est exactement l'inverse de ce qui a lieu quand elles sont en dissolution dans l'urine normale La potasse, la soude, la chaux, la magnésie et l'ammoniaque se rencontrent unies à l'acide urique, les urates acides étant peu solubles. L'ammoniaque se rencontre combinée à l'acide phosphorique sous forme de phosphate ammoniaco-magnesien. La chaux peut être combinee à l'acide oxalique, carbonique ou phosphorique, la magnésie est unie à l'acide phosphorique ou carbonique.

SÉDIMENTS ET CALCULS PHOSPHATIQUES.— Ils ne peuvent se former que dans une urine dont la réaction est alcaline ou tout au moins neutre ; il n'y a d'exception que pour le phosphate bibasique de chaux, que l'on peut rencontrer dans des urines offrant une legere réaction acide, mais il suffit de chauffer légerement ces urines pour degager l'acide carbonique qui retient en dissolution ces phosphates et on obtient immédiatement un depôt. Celui qui s'est depose spontanément dans une urine est cristallin et se presente sous forme d'aiguilles ou de cristaux aciculaires groupés en étoiles.

PHOSPHATES DE CHAUX ET DE MAGNÉSIE TRIBASIQUES. — Le mélange de ces deux sels se precipite sous forme de sédiment amorphe toutes les fois que l'urine devient alcaline, lorsque l'urine est neutre, ils peuvent rester en dissolution à la faveur de l'acide carbonique, mais se precipitent par l'action de la chaleur. Le trouble qu'ils produisent ainsi disparait par l'addition d'acide acetique, il n'est donc pas possible de les confondre avec l'albumine. Pour que ces phosphates terreux se rencontrent dans l'urine, à l'etat de sediments, il faut que la reaction alcaline de ce liquide soit due à des carbonates alcalins, car si elle est due à du carbonate d'ammoniaque ce sel réagit sur les phosphates terreux et il se forme du phosphate ammoniaco-magnesien.

PHOSPHATE AMMONIACO-MAGNÉSIEN ou PHOSPHATE TRIPLE. — Ce sel est celui qu'on rencontre le plus frequemment, et toutes les urines, normales ou non, finiront par en renfermer, si on les conserve un temps suffisant. Après leur emission, cette formation n'a aucune importance clinique, il n'en est pas de même quand elle s'accomplit dans la vessie, l'urine, en effet, peut devenir ammoniacale dans ce réservoir ; le phosphate triple y prendre naissance pour constituer des plaques ou des calculs. Une fois formes, ils s'accroissent avec rapidite, ils sont une cause continuelle d'irritation, enflamment les parois de sa vessie et entretiennent constamment la formation de l'urine ammoniacale. L'impulsion donnee, l'accroissement ne s'arrête pas.

Le phosphate ammoniaco-magnesien se présente sous orme de cristaux souvent assez voluminoux, ce sont de gros prismes à base rhomboidale, poses à plat, ils ressemblent à un catafalque, d'où le nom de sel en tombeau qu'on leur donne parfois.

OXALATE DE CHAUX. — L'acide oxalique que l'on rencontre dans l'urine à l'état d'oxalate de chaux et surtout sous forme de sediments est assez repandu dans le regne vegetal. Il existe dans un assez grand nombre de plantes sous forme de sels de soude ou de potasse et dans quelques medicaments (rhubarbe), il est bon de le savoir, car on peut le rencontrer dans l'urine, à la suite de l'ingestion prolongée de l'oseille comme aliment, ou de celle de la rhubarbe comme purgatif.

L'oxalate de chaux qu'on rencontre dans l'urine est toujours cristallise en octaedres tres brillants, très réguliers et refractant fortement la lumière. Les angles sont très accuses et ces cristaux vus perpendiculairement ressemblent à une enveloppe a lettre, ils affectent parfois la forme de losanges, ils sont comme ceux de phosphate ammoniacomagnesien tout a fait caractéristiques et ne peuvent être confondus avec aucun autre

L'oxalate de chaux qu'on rencontre dans l'urine peut provenir de deux sources tout a fait différentes et sur lesquelles il est bon d'être renseigné.

Ainsi que nous l'avons dit, il peut être la conséquence de l'alimentation ou de l'ingestion de certains medicaments, dans ce cas son apparition n'a aucune signification pathologique.

On le rencontre dans l'urine dans tous les cas où l'hématose, la respiration ne s'effectuent pas librement, dans la dyspepsie et dans la convalescence de certaines maladies aigues Lorsqu'on le rencontre dans l'urine, apres s'être enquis de l'alimentation et si rien ne justifie sa présence de ce côte, il faut s'assurer si la production est accidentelle, ou si elle persiste un certain temps, elle constitue alors ce qu'on appelle *oxalurie*, elle indique des troubles dans la respiration et dans la circulation, une grande depression nerveuse ou un etat pathologique de l'intestin. Si cet etat se prolonge on remarque, à part l'amaigrissement general, une sorte d'empoisonnement par l'oxalate de chaux, de plus on doit craindre qu'il ne s'agglomère dans quelque endroit des voies urinaires et n'y forme des calculs.

Calculs d'oxalate de chaux ou mûraux. — Ces calculs sont les plus resistants aux moyens de dissolution habituellement employes. A cause de cette durete, ils ne s'arrondissent point dans la vessie, restent couverts d'aspérités, sont mamelonnés a la surface, d'où le nom de calculs mûraux, à cause de leur ressemblance avec une mûre. Ils sont toujours assez fortement colores en brun, car leurs aspérités blessent la vessie et déterminent des hémorrhagies, ils fixent alors la matiere colorante du sang.

SÉDIMENTS ORGANISÉS

Une urine parfaitement normale, claire et transparente au moment de l'émission, se remplit toujours en se refroidissant d'un nuage floconneux plus ou moins dense, qui reste en suspension ou se rassemble au fond du vase. On donne généralement à ce nuage le nom de *Mucus de la vessie*. Cette dénomination est tout à fait impropre, car ce nuage se forme sans qu'il soit nécessaire que l'urine renferme de la mucine

Ce faux mucus est constitué le plus souvent par des cellules épithéliales qui fixent soit de l'urate de soude, soit de l'oxalate de chaux, soit divers autres éléments.

L'urine peut renfermer du mucus proprement dit provenant de la vessie, ce mucus est analogue à celui qui est sécrété par les autres membranes La *mucine* qui le constitue est précipitée par l'acide acétique et le précipité ne se redissout pas dans un excès d'acide. Cette propriété la différencie nettement de l'albumine

La présence d'une petite quantité de mucus dans l'urine n'a pas de signification, mais il devient parfois abondant dans le catarrhe vésical, et la cystite, il est en rapport avec l'inflammation des glandes muqueuses On constate une augmentation de mucus dans les maladies générales qui déterminent une congestion rénale intense, puisqu'il semble démontré aujourd'hui que l'élément sécréteur du rein (cellules des tubuli contorti) peut sécréter de la mucine sous forme de gouttelettes, qui entrent dans la composition des tubes muqueux

PUS — Dans un grand nombre de cas la mucine est accompagnée de pus dans l'urine, les muqueuses enflammées sécrètent d'abord une proportion plus considérable de mucus, puis les vaisseaux dilatés laissent passer les globules blancs et bientôt le pus est constitué

De même que le sang, le pus est formé de deux parties, une liquide ou plasma et l'autre solide, constituée par des globules opaques ou blanchâtres, qui lui donnent un aspect caractéristique Ces globules sont circulaires, aplatis, d'un diamètre un peu plus considérable que ceux du sang 8 à 10 millièmes de millimètre Ils renferment de 1 à 4 noyaux dans leur intérieur et sont très finement granulés, ce qui leur donne un aspect caractéristique.

Il faut constater ces caractères dans l'urine récente, car à la suite d'un séjour prolongé les granulations s'effacent et les noyaux deviennent plus nets Au contact des alcalis caustiques, le pus se gonfle et prend une consistance de gelée visqueuse adhérant fortement aux parois du vase L'ammoniaque produit très bien cette réaction et permet de reconnaître le pus dans l'urine et de le différencier du mucus qui se liquéfie dans les mêmes conditions.

ÉPITHELIUM — Dans le dépôt nuageux qui se forme dans l'urine normale, on rencontre des cellules épithéliales provenant de la vessie et du vagin La desquamation peut avoir lieu depuis les reins jusqu'à l'urèthre et les cellules qui en proviennent ont parfois une forme spéciale qui permet de reconnaître leur origine

Les cellules épithéliales de la vessie se présentent sous forme de plaques transparentes, rectangulaires, à angles arrondis ou elliptiques, à bords plus ou moins contournés, mais ayant toujours à leur centre un noyau dont le contour est plus accentué que celui des cellules Elles sont isolées ou réunies en plaques plus ou moins larges

Les cellules du vagin présentent la même forme, mais elles sont plus grandes, à bords plus minces et le noyau central est plus petit Les cellules qui proviennent des uretères sont plus petites que les précédentes en forme de massue ou fuseau et ayant le noyau dans la partie renflée, celles des bassinets sont cylindriques avec un noyau assez volumineux.

SANG — On rencontre assez souvent des urines sanguinolentes, et suivant la proportion de sang extravasé, la couleur de l'urine varie du rose au rouge et même au noir. Le sang étant composé de deux parties, une liquide (sérum) et l'autre solide (fibrine, globules), on rencontre dans l'urine ces divers éléments. Le sérum renfermant de l'albumine, toute urine sanguinolente est en même temps albumineuse. Mais ce qui caractérise plus nettement l'extravasion du sang dans l'urine c'est la présence des hématies ou globules sanguins.

Cependant il peut arriver que les globules ne passent pas dans l'urine (*Hémoglobinurie*). Les hématies se présentent sous forme de disques légèrement biconcaves d'un diamètre de 6 à 7 centièmes de millimètre avec une épaisseur de millièmes.

Vus en masse, les globules du sang paraissent rouges, ils sont jaunâtres par transparence, la dépression centrale paraît plus foncée et simule un noyau. Le centre des globules rouges normaux ou peu altérés paraît sombre ou clair, suivant qu'on rapproche plus ou moins l'objectif de la préparation. Pour bien constater la forme des globules sanguins, il faut les examiner dans une urine récente, car ils se déforment, se gonflent à la suite d'un séjour prolongé dans ce liquide, surtout lorsqu'il devient ammoniacal. La dépression centrale s'atténue, souvent même disparaît entièrement, le globule peut se trouver réduit à une enveloppe dégonflée de son contenu, elle peut même disparaître complètement.

CYLINDRES URINAIRES — A l'état normal, il se fait à la surface des tubes du rein des sécrétions très faibles, généralement muqueuses, mais en si petite quantité qu'elles passent inaperçues. Dans certains cas pathologiques ces sécrétions deviennent plus abondantes, elles se condensent, se moulent dans les tubes dont elles prennent la forme et sont ensuite entraînées par les urines. On les retrouve dans le sédiment, mélangées à d'autres sécrétions pathologiques et on les désigne sous le nom de *cylindres* ou *tubes urinaires*. L'abondance de ces cylindres et leur production pendant un temps considérable indiquent toujours une altération rénale, ils peuvent être partagés en divers groupes que nous allons rapidement étudier.

1° *Cylindres muqueux* (hyalins). — On les rencontre assez souvent dans les urines et ils sont parfois assez abondants. Ils offrent une transparence parfaite et sont très légèrement granuleux, leurs bords sont effacés. Ils se colorent à peine par le carmin, ils peuvent présenter, adhérents à leur surface, divers éléments, déchets cellulaires, globules de pus, etc.

2° *Cylindres cireux* ou *colloïdes*. — Ces cylindres se distinguent facilement des précédents. Examinés dans l'urine, sans addition d'aucun réactif, ils offrent une réfringence spéciale et sont très visibles. Ils ont des bords nets et comme taillés à l'emporte-pièce. Souvent ils présentent des cassures sur leurs bords, ou bien sont enroulés sur eux-mêmes en forme de vrille. La substance qui les compose est dense et se colore fortement par les réactifs surtout par l'acide osmique.

3° *Cylindres graisseux*. — On rencontre très rarement ces cylindres et toujours en petit nombre. Les granulations graisseuses sont généralement très fines. Comme les cylindres muqueux, ils peuvent renfermer des cellules et des leucocytes, on trouve des cylindres à la fois muqueux, et graisseux avec déchets cellulaires.

SPERME — La présence du sperme dans l'urine est assez fréquente Comme le sang et le pus, le sperme est composé de deux parties . des éléments solides en suspension dans un liquide. La partie solide renferme des *spermatozoïdes*, des *leucocytes* et des *sympexions*. On rencontre ces divers éléments dans l'urine Le spermatozoïde se compose de deux parties, la tête et la queue , la forme générale rappelle celle du têtard de grenouille, la tête est triangulaire, allongée, à angles émoussés. La queue est très effilée, sa longueur est 10 à 12 fois plus considérable que celle de la tête; on rencontre assez souvent des spermatozoïdes incomplètement développés ou dont la queue est brisée.

CHAMPIGNONS ET FERMENTS — L'apparition de ces corps dans l urine même normale est un fait constant On rencontre assez souvent dans l'urine un très grand nombre de substances dont la présence est souvent fort embarrassante, il est impossible de les énumérer toutes, nous renvoyons pour cela aux traités spéciaux.

Bacilles de la tuberculose — Dans le cas de tuberculose des voies urinaires, on rencontre dans l'urine des bacilles de la tuberculose, découverts et étudiés par Koch Ces bacilles se distinguent de tous les autres par l'énergie avec laquelle ils retiennent certaines matières colorantes d'aniline, une fois qu'ils les ont fixées. Leur mode de recherche est basé sur cette propriété

On laisse déposer l'urine dans un verre conique, puis au moyen d'un tube affilé on prélève une petite quantité de ce dépôt que l'on étale sur une lamelle mince et que l'on fait dessécher, soit en l'abandonnant à l'évaporation spontanée, soit en l'exposant à une source modérée de chaleur De toutes manières, une fois le dépôt desséché et bien adhérent, il faut chauffer la lamelle et la porter à une température suffisante pour coaguler l'albumine si l'urine en contient.

La lamelle est alors plongée dans une solution concentrée et aqueuse d'une couleur basique d'aniline (fuchsine, bleu de méthylène, violet de gentiane), solution alcalinisée avec de l'huile d'aniline Le contact est prolongé 12 heures

On retire alors la lamelle et on la plonge dans l'eau de manière à enlever l'excès de matière colorante, puis on la porte dans un liquide ainsi composé .

Acide azotique ordinaire	1 partie
Eau distillée.	2 —

Par l'action de l'acide azotique, toute la préparation est décolorée, à l'exception des bacilles de la tuberculose , on lave alors jusqu'à ce que toute réaction acide ait disparu, et il ne reste plus qu'à conserver la préparation Pour cela après l'avoir déshydratée par dessiccation, on l'éclaircit par l'huile d'œillets et on la conserve dans le baume de Canada.

On suit exactement la même marche pour la recherche des bacilles dans les crachats

Comme on le voit, le caractère différentiel des bacilles de la tuberculose est très net. Ils retiennent certaines matières colorantes d'aniline avec une énergie telle que la coloration résiste à l'acide azotique, mais cette fixation ne se fait que lentement · c'est pour cela qu'il faut prolonger le contact pendant vingt-quatre heures en opérant à chaud, on peut réduire à 10 minutes la durée du séjour dans le bain colorant. Tous les autres bâtonnets se colorent au contraire presque instantanément, mais leur coloration ne resiste pas à l'acide azotique.

Lorsqu'on etudie les bacilles de la tuberculose, on peut se dispenser de decolorer la preparation en la lavant à l'acide azotique, mais alors tous les elements figures sont colores, et il est bien difficile de differencier les bacilles de Koch des autres bacteries qui peuvent se trouver dans la preparation

6° ÉTUDE DU LAIT

Lait de femme. — *Les variations de sa composition moyenne au differentes epoques de l'allaitement.*

a) Colostrum — Pendant les heures qui suivent la délivrance le lait de femme presente une couleur jaunâtre, une composition chimique, et une constitution histologique qui le distinguent nettement du lait parvenu a maturité C'est le colostrum montrant au microscope des globules gras agglomerés, inégaux et des corpuscules mûriformes (Donne) caractéristiques, sa composition par litre, varie comme suit avec l'âge (Camerer et Soldner) :

	Ext. sec	Azote total	Beurre	Lactose anhydre	Cendres
26 a 50 heur *post-partum*	166 01	9 60	42 20	42 30	4 96
56 a 61 — —	146 14	5 25	40 50	56 70	4 24
26 a 48 — —	106 81	3 47	17 20	58 30	3 72
48 a 69 — —	104 74	2 75	20 90	52 50	4 14
5 ou 6 jours	120 64	3 37	29 82	56 34	3 50

Composition moyenne, par litre, du colostrum depuis la délivrance jusqu'au 6e jour (moyenne de 7 observations de Camerer et Soldner),

Extrait sec	128 30
Azote total (1)	4 28
Beurre	31 60
Lactose anhydre	55 12
Cendres	3 76

Il ressort de la comparaison de ces chiffres que la richesse du colostrum en materiaux azotés est d'autant plus grande qu'il est moins âgé

b) Lait de femme parvenu a maturité — C'est sept à huit jours apres l'accouchement que l'on voit disparaître de la sécrétion mammaire les corpuscules mûriformes de Donné à partir de ce moment la sécrétion constitue le lait proprement dit, dont voici la composition aux différents âges

(1) Pour avoir approximativement le chiffre des matieres albuminoïdes multiplier celui de l'azote par 6 25 ou 6 41.

AGE DU LAIT	Extrait sec	Azote total	Beurre	Lactose anhyde	Cendres
8 a 11 jours (10 cas)	124 96	2 79	32 06	63 50	2 88
20 a 40 » (15 cas)	128 66	2 10	40 31	67 22	2 26
60 a [illegible]0 » (14 cas)	121 55	1 77	3[illegible] 12	70 21	1 95
170 jours (10 cas)	117 94	1 52	32 99	69 90	1 85

D'après ces chiffres on voit que la richesse azotée et minérale décroit avec l'âge. La lactose atteint vers la fin du 1er mois le taux de 70 gr par litre auquel elle se maintient ensuite Les variations du beurre ne semblent pas subir l'influence de l'âge Par contre, elles sont sous la dépendance des phases de la tétée ou de la traite et ce fait a une grande importance pour le prélèvement de l'échantillon destiné a l'analyse le lait, au début de la tétée, est très pauvre en beurre il va sans cesse en s'enrichissant vers la fin de la traite

Prélèvement de l'échantillon destiné a l'analyse — 1° Deux heures après une tétée, vider — par expression ou a l'aide d'un tire lait — les deux seins et porter le mélange a l analyse,

2° Ou mieux . prélever 20 centimetres cubes au commencement d'une tétée du matin 20 centimètres cubes au milieu d'une tétée de midi, et 20 centimètres cubes a la fin d une tétée de la soirée, mélanger les trois prises pour l'analyse (Michel)

Lait de vache. — Composition moyenne par litre

PROVENANCE	Vaches normandes Laboratoire municipal de Paris	Lait des hopitaux de Paris	Vaches hollandaises Lajoux, Reims	Droop et Richemond 29 707 vaches
Densité	1031 6	1031 5	1030 8	1031
Extrait sec	137 80	128 80	123 32	129 00
Cendres	6 59	7 18	7 39	7 57
Beurre	43 40	37 10	36 08	37 83
Lactose anhydre	48 68	45 30	45 98	48 45
Matières albuminoides et extractives	38 93	37 22	33 97	35 15
Eau	89[illegible] 0[illegible]	904 70	907 48	902 00

Le Conseil d'hygiène de la Seine exige 130 grammes d'extrait et 40 grammes de beurre par litre de lait.

MARCHE A SUIVRE POUR L'ANALYSE DU LAIT — Nous avons indiqué comment on devait prélever l'échantillon de lait de femme Pour le lait de vache il faut avoir soin d'agiter le vase dans lequel il est contenu afin de répartir uniformément le beurre dans la masse totale avant la prise de l'échantillon

Le procédé analytique est identique pour les deux laits, de même que pour ceux d'ânesse et de chevre, *sauf en ce qui concerne la lactose* Cette substance doit etre dosée *a la liqueur de Fehling et non au saccharimetre* dans les laits de *femme* et d'*anesse* parce que ces laits renferment une substance indéterminée dont l'activité optique est inverse de celle de la lactose (Deniges) Ceci dit, voici comment on opérera pour le lait de vache

1° Prise de la densité a 15°,

2° Evaporer au bain-marie dans une capsule a fond plat pendant douze heures, 10 centimetres cubes de lait pour avoir l'extrait sec,

3° Incinerer avec précautions au rouge sombre pour obtenir les cendres,

4° Doser le beurre avec l'appareil d'Adam modifié par Meillere La liqueur employée pour extraire le beurre d'apres ce procédé a pour formule

Ammoniaque .	6 c c
Alcool a 90° .	166 —
Eau Q S p 200 centimetres cubes	
Ether absolu	200 centimetres cubes

On obtient les matieres albuminoides et extractives (ces dernieres assez importantes dans le lait de femme, mais peu abondantes dans le lait de vache) en retranchant de l'extrait sec la somme beurre + lactose anhydre + cendres

On peut tirer d'utiles indications de la cryoscopie Le point de congélation d'un lait non additionné d'eau = — 0°55, en cas de mouillage, ce point est trouvé plus près de 0°

TABLES DES MATIÈRES

Ce formulaire renferme deux tables des matières.

1° **Table générale des matières** par ordre alphabétique, la propriété médicale d'une préparation primant sa dénomination pharmaceutique, par exemple *injection astringente* : chercher à *astringente injection;*

2° **Table pour la classification thérapeutique des médicaments**

TABLE DES MÉDICAMENTS

N. B. — **Chercher dans le Formulaire magistral et à leur ordre alphabétique tous les renseignements qui ne se trouveraient pas dans cette table.**

A

C

D

E

H

I

J

M

N

Q

R

S

T

W

X

Y

Z

PROPRIÉTÉS THÉRAPEUTIQUES
DES MÉDICAMENTS

A

ABSORBANTS

Charbon
Chaux Carbonate de
—. Phosphate basique
Kapok
Magnesie carbonate
Yeux d'écrevisses

ACIDES (ANTI-).

Alcalins en général
Ammoniaque
Calcium Carbonate de
— Oxyde de
Ecrevisses Yeux d'
Lait
Magnésie Carbonate de
— Citrate de
Magnesium Oxyde de
Potasse Bicarb de
Soude Bicarb de

ACIDULES

Acide citrique
— tartrique
Berberis
Fruits acides
Limonades acides
Oseille
Oxalate de potasse
Tamarin
Tartrate acide de potasse

ADHÉSIFS

Collodion
Gommes diverses.
Dextrine.
Diachylon.
Plâtre
Taffetas divers.

ADOUCISSANTS
(Voir *Tempérants*)

Carragaheen
Colle de poisson
Concombre
Coquelicot
Corne de cerf
Dattes
Fucus Crispus
Gomme adragante
Gomme arabique
Guimauve Racines, feuilles de.
Jujubes.
Lin
Mauve
Melilot
Molene
Orge
Potiron (semences)
Raisin sec
Reglisse
Tussilage
Violette

AGGLUTINATIFS

Bleu de méthylene
Colle de poisson
Collodion
Sparadrap de diachylon
Traumaticine
Silicate de potasse
Stéresol

ALBUMINURIQUES (ANTI-)

Bleu de méthylène.
Calcium oxyde de.
Fuchsine
Lait
Strontiane.
Tannin

ALTÉRANTS.

Calomel.

Irisine
Sels d'argent
— d'arsenic
— de bismuth
— de cuivre
— de mercure
— de zinc
Tartrate de potasse neutre

AMAUROTIQUES (ANTI-)

Anemone pulsatille.

AMERS

Absinthe
Absinthine
Acore
Angusture vraie
Asperges
Centauree
Chardon bénit
Chicoree
Colombo
Fiel de bœuf
Gentiane
Germandree
Houblon
Menyanthe
Orange amere
Quassia amara
Scordium
Scrofulaire
Simarouba
Veronique.

ANALEPTIQUES

Amidon
Bouillie maltee
Cacao
Anesthesine
Fucus Crispus
Lichen d'Islande
— pulmonaire
Sagou
Salep
Validol

ANALGESIQUES

Acide picrique
Analgésine
Anesthesine
Antipyrine
Antinervine
Antipyrine
Asaprol
Bromamide
Cocaine
Chlorure d'ethyle
— de méthyle
Erythrol
Euphorine
Exalgine
Formanilide
Hyoscine
Hypnopyrine
Iodopyrine
Lactophenine
Méco-Narcéine
Methylacétanilide
Neurodine
Orthoforme
Phenocolle.
Pyramidon
Pyrantine
Rheumatine
Saloquinine
Scopolamine.
Solanine
Somnoforme
Thermodine
Tigemine
Tussol

ANESTHÉSIQUES GÉNÉRAUX ET LOCAUX.

Acetone
Acoine
Alypine
Anesine
Anesthésine
Anesone
Benezol
Benzol
Benzoilcocaïne
Bromhydrate de méthylatropine
Bromoforme
Bromure d'ethyle
Carbonique Acide.
Chanvre indien
Chloral alcoolate
— crotonique (anesthesique du cerveau)
— Chloral hydrate de.
Chlorétone
Chloroforme
Chlorure d'ethyle
— de méthyle.
Cocaïne
Diiodoforme
Ether acetique
— azoteux
— bromhydrique
— sulfurique
Eucaine
Formanilide
Gaïacyl
Holocaine
Hypnone
Iodoforme
Iodoformine
Iodol
Méthylal
Nirvanine
Novocaine
Orthoforme
Protoxyde d'azote
Somnoforme
Stovaine
Subcutine
Subcutol
Tropacocaine.

ANOREXIQUES (ANTI-)

Absinthine
Pepsine

ANTHELMINTHIQUES

(Voir *Vermifuges*.)

ANTIPSORIQUES

Calcium Sulfure de.
Ellébore
Epicaine
Eudermol
Daphne Mezereum
Mercuriaux
Fuligokali
Pétrole
Phenique (acide)
Salicylate de nicotine
Scabieuse
Soufre
Suie
Sulfures alcalins
— de potasse
Staphysaigre
Tabac.

ANTIPYRÉTIQUES

(Voir *Fébrifuges*.)

ANTISEPTIQUES (Voir *Septiques (anti-)* et *Desinfectants*.)

ANTISPASMODIQUES Voir *Spasmodiques (anti-)*

ANTITHERMIQUES Voir *Thermiques (anti-)*

APÉRITIFS

(Voir *Amers*.)

Asperge
Fenouil
Persil
Pissenlit
Polypode
Potasse acetate
Potasse sulfate.

APHRODISIAQUES

Ambre gris
Cachunde Pastilles de
Cantharides
Ginseng
Haschisch
Musc
Noix vomique
Phosphore
Phosphure de zinc
Poivre noir
Truffes
Vanille
Yohimbine

APHRODISIAQUES (ANTI-).

Bromures divers
Camphre
Digitaline
Nymphœa alba
Polybromures

AROMATIQUES

Absinthe
Curcuma
Especes aromatiques
Fraisier
Galanga
Hysope
Lavande
Menthes diverses
Origan
Pied-de chat
Romarin.
Sauge
Serpolet
Thym.

ASTHMATIQUES (ANTI-)

Acétone
Anemonine
Arrhénal
Ether iodhydrique
Iodure de cafeine
— de potassium
— de sodium
— de zinc
Lobelie enflée
Nitrite de sodium
Oxygène
Pyridine
Spirone
Sulfure d'allyle
Tribromure d'allyle.

ASTRINGENTS

Aceto tartrate d'alumine
Acetyltannin
Acides divers
Alumine et ses sels.
Alumnol
Alun
Benzoate de gaiacol
Bismal
Boral
Boro tartrate d'alumine
Boro-tannate d'alumine
Boro-tanno-tartrate d alumine
Carbonate de gaïacol
Chêne
Citron
Coing
Consoude
Créosol

Creosote
Créosotal.
Crésol
Cuivre. Sulfate de
Cuivre Sulfate ammoniacal.
Cutol
Cutol soluble
Eau de Rabel
Fer Sulfate de
Fraisier
Gaïacol
— Phosphate de
Gallique Acide.
Grenadier
Guaycuru
Henné-Alhenna
Hetre
Inga
Kino
Mastic
Matico
Melilot.
Monesiam Buranhem
Murier noir
Noix de Galles
Noyer
Ortie blanche
Oxalate de potasse.
Pervenche
Phosphotal.
Plantain moyen
Plomb Acétate
— Sous-acétate
Quinquina gris
— jaune
— rouge.
Ratanhia
Renouee
Ronce sauvage
Rose a cent feuilles
Rose rouge
Rosier sauvage
Salicaire.
Sang-Dragon
Saule blanc
Sceau de Salomon
Scolopendre
Sels de thallium
Styptol
Sulfate d'alumine
Sulfurique Acide.
Tan
Tannalbine
Tannigene
Tannin
Tannoforme
Tannone
Traumatol
Tormentille
Viburnum prunifolium
Vinaigre
Zinc Acétate
— Chlorure.
— Oxyde
— Sulfate

B

BALSAMIQUES.

Baume de copahu
— de gurgum
— du Perou
— de tolu
Benjoin
Benzoïque Acide
Bourgeons de sapin.
Camphosal
Camphosane.
Gonosan
Gonosane
Goudron
Peuplier.
Térebenthine
Terpinol
Terpine

BÉCHIQUES

(Voir *Pectoraux.*)

Blanc de baleine.
Carragaheen
Coquelicot.
Dattier
Erysimum
Fucus crispus
Guimauve Racine
Hysope
Jujubes
Lierre terrestre
Mauve
Melilot
Pied-de-chat
Pin sauvage
Polygala de Virginie
Pulmonaire
Raisin sec
Reglisse
Sapin vrai
Tussilage
Violettes Fleurs.

BLENNORRHAGIQUES (ANTI)

Albargine
Antinosine
Antipyrine.
Arhovine
Azotate d'argent.
Argentamine
Astringents divers
Baume de copahu
— de Gurgum
Benzoate de soude
Cubèbes
Diaphtol.
Hétraline
Gonosan
Gonosane
Kava-Kava
Largine

Matico
Phyllanthus Niruri
Quinaseptol
Salicylate de methyle
Salol
Santal citrin
Sulfate de cuivre
— de thallium
— de zinc
Styrax
Terebenthine

C

CALMANTS

Anémonine
Antipasmine
Bromhydrate de methylatropine
Bromipine
Belladone
Bornyval
Bromures.
Camphre
Codéine et ses sels
Dionine
Chloral
Duboisia myoporoides
Iodéine
Jusquiame
Lactucarium
Laurier cerise.
Morphine et ses sels
Narcéine
Narcyl.
Nymphæa alba
Opium Préparations et dérivés
Quinaphénine
Tilleul

CANCÉREUX (ANTI-).

Arrhenal
Arsenicaux.
Chélidoine
Chelidonine
Chlorate de soude
Cyanures alcalins.
Laurier-cerise.
Préparations de cigué

CARMINATIFS

Anis vert.
Camomille.
Carvi
Coriandre
Carmin
Ether azoteux
Fenouil
Heracleum Lanatum.
Hysope
Matricaire
Sassafras.
Validol

CATARRHAUX (ANTI-).

Camphosal
Camphosane.
Copahu
Eucalyptus
Gomme ammoniaque
Kermes
Marjolaine
Oxyde blanc d'antimoine.
Pin sauvage
Polypode
Pulmonaire
Sapin vrai
Ulmaire

CATHARTIQUES

Calomel
Citrate de magnésie
Eaux purgatives
Huile de ricins
Irisine
Kaladana
Magnesie
Mercuriale
Nerprun
Phosphate de soude
Podophylle.
Rhubarbe
Sené
Soufre
Sulfate de magnésie
Potasse
Soude
Sulfovinate de soude
Tartrates de soude
— de potasse et de soude
— borico-potassique

CATHÉRÉTIQUES

Argent Azotate d'
Argonine
Argyrol
Cupriol
Picratol
Sels de cuivre

CAUSTIQUES

Acetique acide
Alun calciné
Ammoniaque
Antimoine Beurre d'
Argent Azotate d'
Arsenieux Acide d'
Argonine
Azotique Acide
Brome
Calcium Oxyde de
Carbure de calcium
Chloral
Chlorhydrique Acide
Chromique Acide
Creosote.
Cuivre Sulfate de.

Iode.
Mercurique Azotate
Nargol
Or Chlorure d'
Oxalate de potasse
Phénique Acide
Potasse Bichromate de
— Oxyde de
Sabine
Sodium Oxyde de
Sulfurique Acide
Trichloracetique Acide
Zinc Chlorure de

CHLOROTIQUES (ANTI-)

Fer
— Arseniate de
— et quinine Iodure de
Manganese Peroxyde de
— Sulfate de
Oxygene
Rumex crispus

CHOLAGOGUES

(Voir *Drastiques*.)

CHORÉIQUES (ANTI-)

Aniline
Argent Azotate d'.
Bromures alcalins
Cephalopine.
Picrotoxine
Zinc Bromure de

COAGULANTS.

Acides mineraux
Astringents et caustiques
Ergotine
Perchlorure de fer
Cœur Affections du
Adonis vernalis
Digitale
Digitaline
Feve de Calabar
Mancone
Muguet
Nitrite d'amyle
Sparteine

CONDIMENTS

Cannelle
Gingembre
Girofles
Macis
Muscades
Poivre noir

CORDIAUX

Cannelle
Girofles
Macis
Mélisse

COSMÉTIQUES

Alcoolats et Teintures.
Amidon et Fécule
Bains et lotions aromatiques
Carbonates alcalins.
Carthame et carmin
Emulsions et laits divers
Glycérine
Oxyde et sous-sels de bismuth.
— de zinc.
Pates
Poudres.
Savons
Vinaigres aromatiques divers
Talc

CUTANÉES (AFFECTIONS)

Antrakokali
Ellébore blanc
— vert
Gynocardia odorata
Hoang-nan
Hydrocotyle asiatique
Iodure d'ammonium
Monesia buranhem
Orme
Potasse Arseniate de
Pyrogallique Acide
Salycilate de soude
Scabieuse
Soude Arséniate de
Soude Hyposulfite de
Zinc Oélate de

D

DARTREUX (ANTI-)

(Voir *Antiherpétiques*.)

Anémone
Arrhénal
Arsenic Iodure d'
Escargot
Lierre
Lobélie syphilitique
Mercureux Azotate
— Chloro-iodure
— Iodure
Mercurique Sous-sulfate
Ortie Grande
Potasse Carbonate de
Sels de mercure en général
Soufre Iodure de.
Suie
Turbith mineral
— nitreux.

DÉCOLORANT

Bisulfite de soude

DENTIFRICES

Alun
Carbonate de chaux
— de magnesie
Charbon

Cochlearia
Corail
Gaïac
Magnésie calcinée
Mastic
Os de seiche
Pierre ponce
Phosphate de chaux
Quinquina
Ratanhia
Sels de quinine
Tartrate acide de potasse
Tannin

DÉPURATIFS

Bourrache
Chicorée
Douce-amère
Fumeterre
Patience
Pensée sauvage
Salsepareille
Saponaire.
Sassafras.
Squine

DERMIQUES

Acide chrysophanique
Anthrarobine
Arsacétine
Arsenicaux
Arsyline
Atoxyl.
Chrysaroline
Collodion
Cristalline
Eugallol
Goa Poudre de
Ichthyol.
Isarol
Monogallol
Naphtalan.
Petrolan
Petrosulfol
Saligallol
Sapolan.
Siccol
Thiol.
Thiosinamine
Tuménol.

DÉSINFECTANTS ET ANTI-SEPTIQUES

Acide azotique
— boro-salicylique
— phénique
Alphol.
Amyloforme.
Actol
Anodol.
Antiseptol.
Aristol.
Argent colloidal
Argonine.
Asaprol.
Aseptol
Betol
Benzozone
Benzoate de gaiacol
Bromol
Carbonate de gaïacol
Benzoate de naphtol β
Benzonaphtol
Brome
Chaux Hypochlorite de
Carbone Sulfure de
Carbure de calcium
Charbon
Chlore
Citrophene
Chinaphtol
Chinosol
Chloral
Chlorol
Chlorosalol
Chlorsalol
Créosoforme
Créosote
Cresalol.
Cresol
Coaltar
Cryophene
Cuivre Sulfate de
Dextroforme
Diiodoforme
Ectogan
Empyroforme
Enésol
Essence de melaleuca.
Eugenol
— iodé
Europhène
Fer Sulfate de
Formaline
Formol
Gaicol
— Phosphate de
Gomenol
Glutol
Hermitine
Hetraline
Huiles empyreumatiques et essentielles diverses
Hydrate de chloral
Hygrol
Iodoforme
Iodoformine
Iodoformoline.
Iodophène
Iodophénine
Iodure mercurique.
Itrol
Loretine
Lysol
Manganate (per) de potasse
Mercurique Chlorure.
Microcidine
Myrtol.
Naphtaline
Naphtol B et A.

Orthoforme
Oxygenee Eau
Oxylithe
Perborate de sodium
Percarbonate de potassium
Peroxyde d'hydrogène
— acetylé.
Phenate de soude
Pyoctanines.
Phénol sulforiciné
Protargol
Quebracho biancho
Quinosol
Salacétol
Salacresol
Salibromine
Salicylacétol
Salicylate de bismuth.
— de naphtol β.
Saliformine
Sanoforme
Siccol
Silicofluorure de mercure
Soude hypochlorite
— hyposulfite de
— bisulfite de
Sozoidol
Stéresol
Sublamine
Sulfophénate de soude
Sulfureux Acide
Thymol
Thioforme
Trioxymethylène
Vapeurs nitreuses
Zinc Sulfophenate de
— Sulfate de
— Chlorure de

DIABETIQUES (ANTI-)

Bleu de methylene
Bromures alcalins
Glycerine
Levure de biere
Levurine
Oxygene
Soude citrate de
— phosphate de.

DIAPHORÉTIQUES.

Alcool
Ammoniaque
Ammoniaque acetate d'
— carbonate d'
Ammoniaque Chlorhydrate d'
Antimoine Soufre doré d'.
— Oxyde blanc.
Aunée
Benzoique Acide.
Boissons chaudes.
Bourrache
Calomel
Camphre.
Douce amère
Foie de soufre.
Gaiac
Garou
Goudron végetal
Hemidesmus indicus
Jaborandi.
Kermes
Opiaces (Poudre de Dower)
Oranger amer.
Oranger doux.
Soufre
Sureau
Tilleul
Ulmaire.

DIARRHÉIQUES (ANTI-).

Aegle Marmelos
Airelle
Albumine
Astringents divers
Benzonaphtol
Benzoate de bismuth
Betol
Bismone
Bismuth S N
Bismuthol
Bismuthone
Cafe non torréfié
Calcium Carbonate de.
Calcium Oxyde de
Chaux Phosphates de.
Corne de cerf
Coto
Cotoïne
Dermatol
Diascordium
Erigeron Canadense
Guarana
Hordenine
Kolas africains
Lactique Acide
Lait
Magnesium Peroxyde de
Manganese Peroxyde de
Mastic
Monesia Buranhem
Opiacés
Naphtol α et β
Paracoto
Paracotoine
Plomb Acetate de
Riz
Salicaire
Salicylate de bismuth
Simarouba
Sulfite de bismuth
Talc
Tannin
Tannone

DIGESTIFS.

Aya Pana
Carica papaya
Chlorhydrique Acide.
Diastase.

Dyspeptine
Gastérine.
Lactique Acide
Maté
Pancréatine.
Pepsine
Soude Bicarbonate de

DIPHTHÉRIE.

Médicaments contre

Acide phénique.
Chlorate de potasse.
— de soude.
Collargol.
Iodate de potasse.
— de soude.
Lactique. Acide
Papaine.
Permanganate de potasse
Phénol. Sulfo-Riciné
Potasse Bicarbonate.
Sérum antidiphtérique.
Soude caustique.
— benzoate.
Trypsine

DIURÉTIQUES

Ache
Adonis vernalis.
Agurine.
Alkékenge
Ammoniaque Acétate
Ammoniaque Chlorhydrate de.
Apocynum Cannabinum
Arbutine
Arenaria Rubra
Asperges
Benzoïque Acide
Benzoate de calcium
Benzoate de soude.
Bourrache.
Buchu
Busserolle.
Caféine
Carvi
Cecropia obtusa.
Cerfeuil.
Cerise Queue de
Chiendent
Colchique
Cuivre Sulfate ammoniacal
Curcuma.
Digitale.
Digitaline.
Diurétine
Douce-amere.
Essence de térébenthine.
Ether azoteux
Etoxycaféine
Eupatorium perfoliatum.
Fenouil.
Fragon épineux.
Fraisier.
Framboisier.
Genêt.
Genévrier
Goudron végétal.
Groseille
Hemidesmus indicus
Hydrastis canadensis
Iodure de cafeine
Irisine
Lactose.
Lactoserum
Maïs
Oseille.
Pareira brava.
Parietaire
Phellandrie
Pin sauvage
Pissenlit.
Polygala de Virginie
Potassium Oxyde et carbonate.
Potasse Acétate
Potasse Azotate
Quillaya
Raifort
Sapin vrai.
Scille
Soude Acétate de
— Azotate de.
— Bicarbonate de
Strophantus hispidus
Tartrate de potasse neutre
Térébenthine
Terpine
Theocine
Tolu
Ulmaire.
Uropherine
Urotropine
Viburnum prunifolium
Yeble Fruits d'

DRASTIQUES CHOLAGOGUES ET HYDRAGOGUES

Agaric.
Aloes
Bryone
Chlorure d'argent
Colchique
Coloquinte
Croton Huile de.
Elatérine.
Ellebore noir.
Euphorbe
Evonymine
Gomme-gutte
Gratiole
Haseltia barorea
Leptandra Virginica
Jalap
Ricins Semences.
Scammonee.
Turbith

DYALYTIQUES.

Borate de soude.
Silicate de soude.

DYSENTÉRIQUES (ANTI-)

(*Voir Anti-diarrhéiques*)

Glycerine
Hedysarum gangeticum.
Hordénine
Santonine jaune.
Sérum antidysentérique.

DYSMÉNORRHÉIQUES (ANTI-)

(Voir *Emmenagogues.*)

Chlorure d'or et d'ammonium.

DYSPEPTIQUES (ANTI-)

Chlorhydrique. Acide.
Dermatol.
Diastase
Erythrol
Ingluvine
Lactate de soude
Lactique Acide
Malt
Maltine
Oxalate de cerium
Oxycamphre
Oxygene
Pancréatine
Pepsine

DYSPNÉIQUES (ANTI-)

Air comprimé
Antispasmodiques.
Azotite d'amyle
Belladone
Ethers divers
Euphorbia pilulifera.
Expectorants.
Grindelia
Iodures alcalins.
Iodure d'amyle
Lobelia Delessea
Lobelie enflée
Nitrite d'amyle
Oxygene
Papier nitré
Sulfure d'allyle
Valeriane et ses préparations

E

ÉDULCORANTS

Cristallose
Glucose
Dulcine
Reglisse
Lactose
Saccharine
Sucre de canne
— de lait

ÉMÉTIQUES

Apocodeine
Apomorphine
Cuivre Sulfate de
Ellebore blanc
Kermès
Iris.
Mercurique Sous-sulfate
Narcisse des pres Bulbes
Phytolacca decandra.
Pivoine officinale.
Sanguinarine (haute dose)
Yèble Racine
Zinc. Acétate de
— Sulfate de

ÉMÉTIQUES (ANTI-)

Astringents divers
Cascarille
Citrate de soude
Créosote
Menthol
Noix de Galle.
Quinquina

ÉMÉTO-CATHARTIQUES

Apocynum cannabinum
Emétique et sulfate de soude.
Ipécacuanha et rhubarbe

EMMÉNAGOGUES

Absinthe
Aconit.
Aloès
Amers
Apiol.
Armoise
Canchalagua.
Castoreum.
Cerfeuil
Dictame
Ellébore noir
Ergotine.
Ferrugineux
Gomme ammoniaque
Manganèse Carbonate de
— Peroxyde de.
— Sulfate de
Millefeuille
Myrrhe
Quinquina. Préparations de
Romarin.
Rue
Sabine.
Safran
Tanaisie.
Toniques divers

ÉMOLLIENTS.

(V. *Adoucissants.*)

Acanthe
Amandes douces
Amidon et fécule

Arachide.
Carragaheen.
Figuier
Fleurs pectorales
Guimauve racine
Laitue.
Lin.
Lis blanc.
Mercuriale annuelle
— vivace
Miel.
Morelle.
Pariétaire
Pomme de terre
Riz.
Talc.

ÉPILATOIRES.

Orpiment.
Poix
Sulfure sulfuré de calcium.

ÉPILEPTIQUES (ANTI-).

Argent. Azotate et chlorure d'.
— Protoxyde d'
Bromipine.
Bromures alcalins
Bromure d'ethylène
Bromure d'or
Coque du Levant
Cuivre sulfate ammoniacal.
Ether bromhydrique
Fève de Calabar
Gallium palustre
Gallobromol
Heracleum lanatum.
Hydrate d'amylène
Lactate de calcium
Picrotoxine
Pivoine.
Polybromure
Salin des marais
Valériane
Zinc. Bromure de
— Citrate de
— Lactate Oxyde Valérianate.

ESCARROTIQUES
(Voir *Caustiques*)

Acides concentrés organiques et minéraux.
Antimoine (chlorure d').
Arsénieux. Acide
Chelidoine (suc)
Cuivre. Acétate de
Mercurique Chlorure
Sabine.

EXCITANTS-STIMULANTS.

Acide nucleinique.
Ache.
Ail.
Alcool.
Anis vert
Aunée
Benjoin
Brucine
Cafe torréfié
Cannelle de Ceylan.
Cascarille
Cévadille.
Chlorhydrique. Acide
Coriandre
Cumin
Curcuma.
Dictame
Ether acétique.
— azoteux
— sulfurique.
Faham.
Fève de Saint-Ignace
Galanga.
Germandrée.
Gingembre
Girofles
Gomme ammoniaque.
Haschisch
Laurier commun.
Maniguette.
Melisse
Meum
Millefeuille
Millepertuis
Moutarde noire
Muscade et macis.
Myrrhe
Noix vomique
Opium (parfois)
Or Chlorure.
Phosphore
Phosphure de zinc
Pin sauvage.
Polygala de Virginie.
Pyrethre.
Rue.
Sabine.
Safran
Sagapenum.
Scille
Serpentaire de Virginie
Serpolet
Storax
Styrax
Succin
Sulfure d'allyle
Sureau
Thé
Thym
Vanille
Vinaigre
Zédoaire
Zymphene

EXPECTORANTS.

Acide benzoïque
Acore
Antimoine Oxyde blanc d'
— Soufre doré d'.

Apocodéine.
Apomorphine.
Aunee
Baumes divers.
Erysimum
Gomme ammoniaque
Goudron
Hysope
Ipecacuanha.
Iris
Kermès minéral
Naphtaline.
Polygala.
Scille.
Serpentaire.
Térébenthine.
Violette (racine)

EXPECTORANTS (ANTI-). ANTITUBERCULEUX.

Benzoate de gaïacol
Cacodylates.
Carbonate de gaïacol.
Créosal
Créosote
Crésol
Eosote
Gaïacetine
Gaïacol.
Gaiapérol
Géosote
Ipécacuanha
Phosphate de gaiacol.
Quillaya.
Tannosal
Thiocol

F

FÉBRIFUGES (ANTIPYRÉTIQUES)

Absinthe.
Alkékenge. Physaline
Alstonia
Amandes amères.
Ammoniaque chlorhydraté d'Analgene
Analgene
Angusture vraie
Apiol
Apolysine
Arrhenal
Arsenic. Sulfure jaune d'.
Arsenieux Acide.
Asa fœtida.
Café non torrefié.
Canchalague.
Cascarille
Cédron
Centaurée
Chinaphtol
Cinchonidine
Cinchonine Sulfate de.
Citrophène.
Cosaprine.
Cryophène.
Epine vinette.
Esculine.
Eucalyptus.
Euphorine
Euquinine.
Formanilide.
Frêne.
Gelsémium sempervirens
Gentiane.
Ginseng.
Hètre.
Houx.
Inga
Iodure de fer et quinine.
Lisianthus pendulus.
Lygosinate de quinine.
Marétine
Marronnier.
Ményanthe
Olivier Ecorces et feuilles.
Oxycamphre
Parthenium hysterophorus.
Pétrole
Phellandrie.
Picrique Acide.
Poivre noir
Potassium Chlorure de.
Protyline
Quassia amara.
Quebracho bianco.
Quinophenine
Quinoïdine
Quinquina gris
— jaune.
— rouge
Quinine
— Bromhydrate de
— Citrate de
Quinine et fer Citrate de
— Ferrocyanhydrate de
— Iodure d'iodhydrate
— Lactate de
— Salicylate de
— et Fer. Stéarate de.
— Sulfate de.
Quinine Tanate de
Quinine Valérianate de.
Quinidine.
Saule blanc.
Salicine.
Saligénine
Serpentaire de Virginie.
Simarouba
Sodium Chlorure de
Tanin.
Triphénine.
Tulipier
Valeriane.

FERRUGINEUX.

Sels de fer et substances qui contiennent ce metal

FOIE. AFFECTION DU.

Boldo.

FONDANTS.

Ammoniaque Chlorhydrate d'
Borique Acide
Borate de soude
Brome.
Bromure d'ammonium.
— de potassium
— de sodium.
Calomel
Cigue
Cuivre Oxyde noir de.
Eunatrol
Gomme ammoniaque
Iode
Iodhydrique. Acide
Iodure de fer
— de plomb
— de potassium
— de sodium
— de zinc
Lithine. Iodure de
Manganèse Iodure de
Mercure. Azotate de
Peptoniode.
Pissenlit
Potasse. Acetate de
Potassium. Chlorure de.
Saiodine
Sodium Chlorure de
Soude Hyposulfite de
Thyroïdes (corps) et préparations
Thyroïdine

FORTIFIANTS.

(Voir *Toniques*)
Albumoses
Alkarnose
Arrhenal
Asarcetine
Atoxyl
Cacodylates
Chaux Chlorhydro-phosphate de
Chaux. Hypophosphite de.
— Lactophosphate
Eubiose
Eulactol
Ferratine
Fersane
Globône
Gluton
Glycérophosphates
Hémoglobine
Hémol.
Huile de foie de morue
Kalodal
Manganèse (bioxyde de)
Nucléogene
Nutrane.
Nutrose
Pegnine
Peptone.
Pétrole
Plasmon
Poudre de viande.
Puro
Roborat
Sanatogène.
Somatose.

G

GALACTOGÈNES

Extrait de semences de cotonnier
Galega

GOITREUX (ANTI-)

Duboisia myoporoides
Eponge fine
Iodique Acide.
Iodoforme
Iodures alcalins
— de fer

GONORRHÉIQUES (ANTI-)

(Voir *Anti-blennorrhagiques*)

GRAVELLE (CONTRE)

Calcium Benzoate
Eaux minerales alcalines
Hydrangea arborescens
Lithine Benzoate de
— Borate de
— Salicylate de
Phosphorique Acide.
Soude Carbonate et bicarbonate

GOUTTEUX (ANTI-).

Acide nucleinique
Acide thyminique
Aluminate de soude.
Atophan
Benzoate de calcium.
— de soude
Citarine
Colchicine
Colchique
Gaiac
Gratiole
Ichtyolidine,
Lycetol
Lysidine
Lithine Benzoate de
— Carbonate de
Lithine Quinate de
Piperazine
Potasse Bicarbona
Propylamine
Raifort
Solurol
Styrax
Vératrine

H

HÉMORROÏDAUX (ANTI).

Astringents

Capsicum.
Chrysorabine
Hamamelis virginica.
Millefeuilles
Monésia Buranhem.
Peuplier.

HÉMOSTATIQUES.
(Antihémorragiques)

Adrenaline
Aluminium (poudre d')
Alun
Amadou
Antipyrine
Cardol
Chlorure de calcium.
Colophane
Cotarnine
Ergot de seigle.
Ergotine
Fer. Perchlorure de.
Erigeron canadense.
Gélatine.
Gui.
Guipsine
Hamamelis virginica.
Hydrastis canadensis.
Hydrastinine
Lactate de calcium
Matico
Monésia
Nitrite d'amyle
Ortie brûlante
Phenate de soude.
Sangdragon
Stypticine
Tannin
Tribromosalol.

HERPÉTIQUES (ANTI-)
(Voir *Antidartreux.*)

Aconit
Antimoine Soufre doré.
Arsenieux Acide.
Cacodylique (acide).
Daphne mezereum.
Dextrine
Gallanol
Guaco
Hydrocotyle asiatique.
Ichthyol
Mercureux Azotate
Mercurique Sous-sulfate
Ortie Grande.
Patience
Potasse Sulfure
Pyrogallique Acide.
Traumaticine.

HYDRAGOGUES
(Voir *Drastiques.*)

Agaric.
Argent. Azotate
Bryone.
Coloquinte
Gomme gutte.
Huile de Croton.
Jalap
Scamonnée
Yèble. Racine.

HYDROPIQUES (ANTI-).

Actinomeris helianthoides.
Alcalins
Digitale
Mancone
Phyllanthus Niruri.
Pivoine
Scille

HYPNOTIQUES

Acétone chloroforme
Amylène chloral
Bromodiéthylacétamide.
Bromures alcalins
Bromural.
Butylchloral
Cardol
Chanvre indien
Chloral Alcoolate de
— crotonique
— Hydrate de.
Chloralamide.
Chloralimide
Codeine.
Dionine
Dormiol
Feve de Calabar.
Hédonal.
Hydrate d'amylène
Hypnol
Hypnopyrine
Isopral
Lactophénine.
Hypnone.
Lactucarium.
Lithine Bromure de.
Méthylal.
Morphine et ses ls.
Narcéine.
Neuronal
Opium
Pantopon
Paraldéhyde.
Peronine
Quinochloral
Somnol
Sulfonal
Thridace.
Trional
Ural
Uréthane
Véronal

HYSTÉRIQUES (ANTI-)
(Voir *Antispasmodiques*)

Armoise

Atropine
Asa fœtida
Bromure.
Céphalopine
Ether bromhydrique
Lactate de zinc
Marrube blanc.
Pivoine
Polybromure
Tribromure d'allyle.
Trinitrine
Zinc Oxyde et valerianate.
Valeriane.

I

INCISIFS ou EXPECTORANTS (Voir a ce mot)

Asa fœtida
Polygala de Virginie.
Scille.

INCONTINENCE D URINE

Antipyrine
Belladone

IRRITANTS

Alcool
Cévadille.
Garou
Huile de Croton
Moutarde
Nicotine
Thapsia

L

LAITEUX (ANTI)

Canne de Provence.
Pervenche
Potasse Sulfate
Purgatifs

LAXATIFS.

Cascara sagrada.
Casse
Chicorée.
Evonymine.
Figuier
Fleurs pectorales
Framboisier.
Groseillier.
Huiles d'amandes douces.
Leptandra virginica.
Manne
Mannite
Mercuriale annuelle.
— vivace
Miel
Moutarde blanche.
Olives Huile d'
Pêcher
Polypode
Prunier commun
Psyllium
Raisin frais
Rhubarbe indigène
Roses pâles
Soude Acétate de.
Tamarin
Tartrate de potasse neutre
Tannin

LIENTÉRIQUES (ANTI-)

Ingluvine.
Pepsine

LITHONTRIPTIQUES

(Voir *Antigoutteux*)

Potasse Bicarbonate de.
Potassium Oxyde de
Soude Bicarbonate de

M

MASTICATOIRES

Galanga.
Mastic

MUCILAGINEUX.

Asperges
Carragahem
Coings Semences
Consoude
Gommes
Guimauve
Limaçons
Lin (semences)
Lis mauve
Psyllium
Violettes

MYDRIATIQUES.

Aconitine
Belladone.
Atropine
Bromhydrate de methylatropine.
Duboisine
Eumydrine
Euphtalmine
Homatropine
Hyoscine
Mydrol.
Napelline
Scopolamine.

MYDRIATIQUES (ANTI-

Fève de Calabar.
Eserine.

N

NARCOTIQUES. (*Stupéfiants.*)

Acide cyanhydrique.
Belladone
Cardol
Cyanure de potassium.
— de zinc.
Datura stramonium.
Dracontium fœtidum
Etoxycaféine.
Eucodine
Houblon
Huile volatile d'amandes amères
Hydrate d'amylène.
Hypnône
Hyoscyamine
Jusquiame
Laurier-cerise.
Morelle
Morphine Acetate de.
— Bromhydrate de
— Chlorhydrate de.
— Sulfate de
Narcéine
Nicotine
Opium
Pavot
Pantopon
Séronine
Phellandrie
Solanine.
Tribromosalol

NERVEUX (ANTI-).

(Voir *Antispasmodiques calmants.*)

NERVINS

(Voir *Stimulants*)

Anilipyrine
Antifébrine
Phénocolle
Rue.
Solanine.
Valyl

NÉVRALGIQUES (ANTI-).

Acétopyrine
Aconit
Aconitine
Agatine
Alphol
Anilipyrine
Antipyrine
Arsénieux Acide
Atropine
Benzacetine.
Benzosaline
Butylchloral.
Caféine.
Céphalopine.
Condurango
Cryophine
Duboisia myoporoides.
Esculine
Etoxycafeine.
Euquinine
Formanilide.
Gelsemium sempervirens.
Guarana
Guethol
Hedyosmum nutans
Iodopyrine
Malarine
Marronnier
Menthol
Napelline.
Narceine
Neurodine
Osmique. Acide
Parthenium Hysterophorus.
Phénacétine
Phénocolle
Pyranum
Quinine et ses sels
— Valérianate de.
Scopolamine
Solanine
Trigemine
Trinitrine
Triphénine
Valérianate d'ammoniaque.
— de fer
— de zinc

O

ODONTALGIQUES (ANTI-).

Alcoolats et teintures.
Camphre
Chloral
Chloroforme
Cochlearia
Cresol
Créosote
Cresson de Para
Ether
Formol
Gaïacol.
Opium
Paraguay-Roux

P

PARASITICIDES.

Benzine.
Benzoate de gaïacol
Cade Huile de
Carbonate de gaiacol.
Cévadille.
Chrysophanique Acide.
Coque du Levant
Cresol
Créosote

Epicarine
Fenouil
Foie de soufre
Gaïacol
Losophane.
Naphtol α et β
Phénate de soude
Soufre
Staphysaigre
Suie
Xylol

PECTORAUX.

(Voir *Béchiques*)

Capillaires.
Figuier
Fleurs pectorales
Jujubes
Lichen d'Islande
Lichen pulmonaire
Molene

PÉRIODIQUES (ANTI-)

Apiol.
Alstonia scholaris
Azadiracta Indica.
Cinchonine.
Cinchonine (Sulfate de).
Hydrastis canadensis.
Quinine et ses sels
Quinidine

PHTISIQUES (Voir **TUBERCULEUX**)

PRURIGINEUX (ANTI-).

Acide chrysophanique.
Anthracène.
Aunée
Bardane
Bromhydrate de méthylatropine
Chlorure de calcium
Guaco.
Laurier-cerise
Oxyde de zinc
Sels d'alumine

PSORIASIS (CONTRE).

Gutta-Percha.
Ichthyol
Naphtaline.
Pyrogallique (Acide)

PUPILLE. Contractants.

Esérine
Fève de Calabar.
Opium.

PUPILLE Dilatants.

Aconitine.
Atropine.
Duboisine
Homatropine
Napelline.

PURGATIFS

Agaric
Aloès
Aloïne.
Bryone.
Buis
Cainca
Calcium (Chlorure de)
Calomel
Cascara
Chélidoine
Chrysophanique (Acide)
Coloquinte
Concombre sauvage
Croton Tiglium
Elaterine
Ellebore blanc
— noir
Emétique
Emodine
Eupatorium perfoliatum
Euphorbe
Foie de soufre
Frêne
Garou
Genevrier
Gomme-gutte
Gratiole
Hièble.
Houx
Lierre (Baies de)
Lin purgatif
Magnesium (Chlorure de)
— (Oxyde de)
Magnesie (Acétate de)
— (Sulfate de).
Manne.
Mannite.
Mercureux (Chlorure)
Mercuriale annuelle
— Vivace
Muguet
Narcisse des prés.
Nerprun
Nicotiane
Pensée sauvage (Haute dose).
Phytolacca Decandria
Pivoine officinale
Podophylle
Polygala (Haute dose)
Potasse (Sulfate de)
Potassium (Chlorure de)
Purgatine
Purgène
Rhubarbe indigene
Ricin
Sanguinaire
Sené
Soude (Hyposulfite de).
— (Phosphate de)

Soude Sulfate de.
— Sulfovinate de.
Sodium Chlorure de
Soufre
Tartrate borico-potassique.
— de potasse-acide
— de potasse et de soude.
— de soude.
Thapsia

PUTRIDES (ANTI-).

(Voir *Désinfectants antiseptiques.*)

Alcool
Amyloforme
Borique acide.
Charbon
Chloral Alcoolate.
Chloral. Hydrate.
Dextroforme
Iodoforme
Orthoforme
Phénique Acide.
Sels de mercure.
Thymol.

PYRÉTIQUES (ANTI-).

Antipyrine
Arrhenal
Cinchonine
Cinchonidine
— Sulfate de.
Citrophene
Cosaprine
Crésalol
Cryophène
Ergotine
Ergot de seigle
Phénique Acide.
Pyramidon
Pyrantine
Quinine et ses sels.
Résorcine
Salicylique Acide.
Saligenine.
Salocolle
Salol.
Thalline
Thermodine

PYROSIS (CONTRE).

Alcalins
Oxalate de cérium

R

RACHITIQUES (ANTI-

Chaux Hypophosphite de.
Chaux Lactophosphate de
— Phosphate bibasique de
Garance
Huile de foie de morue.
Noyer Brou
Phosphorique Acide

RAFRAICHISSANTS

Bourrache
Citron
Framboisier
Groseille
Miel
Orange
Orge
Oseille
Oxalique Acide.
Oxalate de potasse.
Potiron
Raisin frais
Tamarin
Tartrate de potasse. Acide.
Tartrique Acide

RECONSTITUANTS

(Voir *Toniques*)

Hémogallol
Hemoglobine
Huile de foie de morue.
Nucléogène
Nutrose
Peptone
Poudre de viande
Sang
Septone

RESPIRATOIRES (AFFECTION DES VOIES).

Ammonium Bromure d'.
Anémonine
Arsenieux Acide
Créosote
Drosera
Eaux sulfureuses
Eucalyptol
Gaïacol
Marrube blanc
Soude Arséniate de.
— Benzoate de

RÉSOLUTIFS

Borate de soude
Brome
Cade Huile de
Cadmium Iodure de.
Camphre
Erysimum
Gomme ammoniaque.
Iode
Iodhydrique. Acide.
Mercure
Mercure Azotate
Plomb S -acétate de.
— Carbonate de.
Seigle.

RÉVULSIFS, RUBÉFIANTS

(Voir *Irritants*)

Acide acétique.
Brome
Carbone Sulfure.
Chloral hydraté
Chloroforme,
Croton tiglium
Essence de moutarde
— de terébenthine.
Gingembre
Huile de croton
Iode
Moutarde noire.
Poivre
Térébenthines
Thapsia
Tartre stibié.

RHUMATISMAUX (ANTI-).

Acétopyrine.
Acetylsalicylate de méthyle.
Aconit
Agatine.
Amygdophénine.
Anilipyrine
Antipyrine
Asaprol
Aspirine
Atophan
Atropine.
Autopyrine
Benzosaline
Citarine
Colchicine.
Colchique.
Condurango.
Cosaprine.
Crésalol
Duboisia Myoporoides.
Ellébore blanc.
Esculine
Gaïac
Glycosal.
Hazigne.
Ichtyol
Iodopyrine
Lithine Benzoate de
— Salicylate de
Lycopode.
Malakine.
Marronnier d'Inde
Mésotane.
Phénacétine.
Propylamine.
Pyranum
Rheumatine
Salacresol.
Salene
Salibromine
Salicylate d'amyle
Salicylate de méthyle
Salol
Salophène.
Soude Salicylate de.
Triméthylamine.
Ulmarene

RUBÉFIANTS.

(Voir *Révulsifs*)

Ail.
Ammoniaque. Carbonate d'.
Anémones.
Bryone
Emétique
Essence de térébenthine.
Euphorbe
Moutarde noire
Oignon commun.
Poivre noir.
Raifort
Sulfure d'allyle
Térébenthines.
Thapsia.

S

SALIVATION MERCURIELLE (CONTRE)

Chlorate de potasse
Chlorate de soude
Essence de térébenthine.
Iodate de potasse.
— de soude

SCORBUTIQUES (ANTI-)

Chlorate de potasse.
— de soude
Cochlearia
Cresson
— de Para.
Erysimum
Iodate de potasse.
— de soude.
Marrube blanc.
Ményanthe
Moutarde noire.
Patience
Potasse. Bicarbonate de.
Raifort

SCROFULEUX (ANTI-).

Antrakokali
Argent Chlorure d'
Arsacetine
Atoxyl
Baryum. —
— Iodure de
Calcium Chlorure de
— Iodure de
Eponge
Ferrugineux.
Fuligokali
Gynocardia odorata
Iode
Iodhydrique Acide
Iodique. Acide.
Iodoforme

Iodure d'ammonium
— de baryum
— de calcium
— de fer
— de fer et quinine.
— de manganese.
— de soufre
Mercure Sulfure de
Noyer Feuilles et brou
Pensee sauvage
Potassium Oxyde de
Scrofulaire
Soude Carbonate de
Sodium Chlorure de.
Suie

SÉDATIFS

Aconitine
Æthone
Anémonine.
Aniline
Antispasmine
Borique Acide
Bromethylformine
Bromure d'ammonium.
— de camphre
— de potassium.
— de sodium
Creosocamphre
Cyanhydrique Acide
Cyanure de Potassium.
Cyanure de zinc
Digitale
Epiosine
Ether de Kay
Eucodine
Houblon.
Laitue
Laurier-cerise
Morelle
Morphine et ses sels.
Napelline
Opium
Pantopon
Pavot
Piscidia erythrina.

SEPTIQUES (ANTI-).

Acétique. Acide.
Acétone
Actol
Airol
Alumnol
Alphol
Ammoniaque
Amyloforme
Aniodol
Antinosine
Antiseptol
Argonine
Argent colloidal.
Aristol
Asaprol
Aseptol
Betol.
Benzeugenol
Benzonaphtol
Benzozone
Bismuth S N
Borate de chaux
Boricine
Borique Acide
Borophénique. Acide
Bromol
Camphre
Carbone Sulfure de
Chinosol
Chlorhydrique Acide
Chloral
Chlorol
Chlorosalol
Chlorsalol
Citron
Cressol
Creosoforme
Creosote
Dermatol.
Diaphtol
Diiodoforme.
Ectogan
Empyroforme
Enesol
Essence de géranium.
Etain Chlorure d'
Eugenol
— iodé
Europhène
Fluorhydrique Acide
Fluorures
Fluorure d'argent
Formane
Formol
Gaïacol.
— Benzoate de.
— Carbonate de.
— Étylenate de
Gnesenol.
Glutol
Glycosal
Hermitine
Hermophényl
Hygrol
Hydrate de chloral.
Ichtalbine.
Ichtargan
Ichthoforme
Iode.
Iodocrésyl
Iodol.
Iodoforme
Iodoformine
Iodoformogene
Iodophène
Iodophénine
Itrol
Lactol
Lorétine.
Losophane
Lysol

Lysoforme
Magnesium. Peroxyde de.
Menthol
Mercure Sels de
— colloidal
Microcidine
Myrtol
Naphtol B et A
Nosophène
Oxylithe
Paraforme
Perborate de sodium
Percarbonate de potassium
Permanganate de potasse
Peroxyde d'hydrogène
— acetylé.
Phenique. Acide.
Phénol sulforiciné
Protargol
Quinaseptol
Quinosol.
Rétinol
Salacétol
Salacrésol
Salicylacétol
Saliformine.
Salinaphtol
Salicylique. Acide
Salol.
Salophène.
Sanoforme.
Soude Fluosilicat de
Sozoidol
Sublamine
Sulfite de bismuth
Sulphophenate de soude.
Tachiol
Thymol
Traumatol
Trioxymethylène
Vinaigre
Xéroforme
Zinc Chlorure de.
Zinc Sulfophénate de

SIALAGOGUES.

Antimoniaux.
Arécaline.
Betel.
Calomel.
Cresson.
Cresson de Para.
Gingembre.
Jaborandi.
Mastic
Masticatoires.
Mercuriaux.
Pilocarpine.
Pituri
Pyréthre.
Raifort.
Quassine
Tabac

SICCATIFS.

Airol
Amyloloforme
Aristol
Iodoforme
Dermatol
Empiroforme.
Lycopode
Nosophène
Plomb Acetate de
— S.-Acétate de.
— Carbonate de.
Plomb Deutoxyde de
— Tanate de.
Zinc Oxyde de.

SPASMODIQUES (ANTI-)

Argent Azotate d'.
Ammoniaque
Asa fœtida.
Atropine
Bornyval
Buchu
Camomille
Camphre
Camphre Bromure de
Cannelle de Ceylan.
Castoreum
Chanvre indien.
Chenopode
Chloroforme
Cicutine Bromhydrate de.
Cicutine
Creosote
Cuivre Sulfate de.
— Sulfate ammoniacal de
Datura stramonium
Dracontium fœtidum.
Drosera.
Duboisia Myoporoïdes.
Ether acetique.
— sulfurique
Fer Valerianate de.
Gaïacol.
Galbanum.
Gomme ammoniaque
Maniguette.
Marrube blanc.
Matricaire.
Mélisse.
Menthe aquatique.
— crépue.
— poivrée
— pouliot
— verte.
Metaux ferments
Musc
Narcisse des prés fleuri
Œillet rouge
Oranger amer.
Oranger doux.
Orange
Pétrole.
Quinine

Succin
Thym.
Tilleul
Trinitrine
Valérianate d'ammoniaque.
— de fer
— de zinc.
Valériane
Valérianique Acide.
Valyl.
Zinc. Acétate de
— Oxyde de
— Sulfate de.
— Valérianate de.

STERNUTATOIRES.

Ellébore blanc.
Euphorbe
Marjolaine.
Muguet
Pyrèthre.

STIMULANTS NERVINS

EXCITANTS

Absinthe.
Acide acétique
Acore.
Alcools
Ambre gris.
Ammoniaque
— Acétate d'.
— Chlorhydrate d'
Amyle. Nitrite d'.
Aneth.
Angélique.
Armoise
Arnica
Aya-Pana.
Badiane
Benzoïque. Acide.
Benoite.
Boldo
Camomille
Cannelle de Ceylan.
Cantharides.
Capsicum.
Cardamome.
Coto.
Creosol.
Créosote.
Cubèbe.
Essence de térébenthine.
Ether nitrique.
— sulfurique.
Eucalyptol.
Fraisier.
Gaïac.
Gaïacol.
Galbanum.
Galipot
Goudron végétal.
Hémoplase.
Hysope
Maniguette.
Marjolaine.
Marrube blanc.
Maté.
Matricaire
Menthe aquatique.
— crépue.
— poivrée.
Menthe pouliot.
— verte
Métaux ferments.
Musc
Palommier
Poivre noir.
Raifort
Romarin
Rue
Safran
Salsepareille.
Sanguinairine.
Saponaire.
Sauge
Squine
Térebenthines.
Tolu
Vanille
Vaniline.
Vin.
Winter. Ecorce de.
Zymphène

STIMULANTS (CONTRO)

Acide acétique.
Antimoine
Antimoine Soufre doré d'
— Sulfure d'.
Apomorphine
Carbonique Acide.
Cochlearia
Cubebe
Dracontium fœtidum.
Emétique
Gingembre
Heracleum Lanatum.
Ipécacuanha.
Kermès.
Potasse Azotate de.
Soude. Acétate de.

STOMACHIQUES.

Acore.
Aneth
Angelique.
Badiane.
Cajeput
Camomille
Cardamome.
Carvi
Centauree
Chardon bénit.
Chicorée.
Coca.
Colombo
Condurango.
Coriandre.
Coto.

ıel de bœuf.
enévrıer.
entıane.
ıngembre.
ırofles.
omme ammonıaque
Hysope.
Matricaıre
Menthe aquatıque.
— crépue
— poıvrée
— poulıot.
— verte
Monesıa Buranhem.
Noyer Brou.
Quassıa amara.
Romarın.
Scordıum.
Thé
Valıdol.
Verveıne commune.

TUPÉFIANTS

(Voır *Narcotıques*)

TYPTIQUES

(Voır *Astrıngents*)

UDORIFIQUES.

Aya pana
Bardane
Bourrache.
Buchu.
Buıs.
Douce-amère.
Eupatorıum perfolıatum
Galega
Genévrıer.
Houx.
Jaborandı.
Mélısse.
Pilocarpıne.
Salsepareılle
Saponaıre.
Sassafras.
Serpentaıre de Vırgınıe
Soude. Hyposulfite de
Squıne.
Sureau.
Verveine bleue.

SUDORIFIQUES (ANTI-)

Acide agaricıque
Acide camphorıque.
Agaric.
Atropine.
Bromhydrate de méthylatropıne
Camphorate de gaıacol.
Gacamphol.
Eumydrine.
Haschısch.
Méthylonıtrate d'atropıne.
Quınine. Tannate de
Sulfate d'atropıne
Tanın

SUPPURATIFS

(Voır *Excıtants*)

SYPHILITIQUES (ANTI-)

Anılarsénıate de soude (Atoxyle)
Aconıt
Antımoıne. Soufre doré d'
Arsenıeux Acıde
Arsénobenzol
Asparagınate de mercure
Cacodylate de sodıum
Calomel
— colloıdal
Daphné Mezereum
Dıamınodıoxyarsénobenzol
Genévrıer
Hectıne
Hermophényl
Huıle ıodo-ıodurée
Hydrargyrol
Hygrol.
Iodıpıne
Iodoforme
Iodure d'ammonıum
Iodure d'argent
— de potassıum
— de rubıdıum
— de sodıum.
— de zınc
Lıerre
Lıthıne Iodure de
Lıpıodıne
Lobélıe syphılıtıque.
Mercure.
— colloïdal
Mercure Cyanure de
— Cyanure (sulfo de)
— Peptonate de.
— Phénate de.
— Succınımıde de.
— Tannate de.
Mercureux Acétate.
— Azotate
Mercureux Chloro-ıodure.
— Chlorure
— Iodure
Mercurıque Azotate.
— Chlorure.
— Iodure.
— Oxyde
— Iodhydrargyrate d'ıodure
— de potassıum.
Mercurol.
Néosalvarsan
Nucléınate de mercure
Or
— Chlorure de.
— — (d') et de sodıum.
— Cyanure de.
— Oxyde d'
Platıne. Perchlorure de

Potasse Bichromate de
Préparation « 606 »
Résorcine
Salvarsan
Sozoiodolate de mercure
Sublamine
Thymol acétate de mercure

T

TEMPÉRANTS

(Voir *Adoucissants*)

Azotique Acide
Citrique Acide.
Lactique —
Lin
Maïs
Oxalique Acide
Sulfurique —
Tartrique —

TÉTANIQUES

Angusture fausse
Brucine
Curare
Fève de Calabar
— de Saint-Ignace
Noix vomique
Strychnine Arseniate de
— Azotate de
— Iodure d iodhydrate de
— Sulfate de

TÆNIAFUGES

Amandes ameres
Arécoline
Cousso
Cuivre Oxyde noir de.
Etain
Fougère male
Grenadier
Huile empyreumatique
Kamala
Moussena
Mûrier noir
Pelletierine
Potiron
Therébenthine Essence de.

THERMIQUES (ANTI-

Acétanilide
Antipyrine
Antinervine.
Antipyrine.
Apolysine.
Asaprol
Aspidospermine.
Aspirine
Autopyrine
Benzeugenol
Bismuth Salicylate de
Bromanilide
Bromoquinal
Camphorate de pyramidon.
Citrophène
Cryogenine
Hypnopyrine.
Iodopyrine
Kairine
Malakine
Lactoserum.
Phénacétine.
Phenol
Phénocolle
Pyramidon
Pyrantine
Salicybromanilide
Saligénine
Salicylique Acide
Thalline
Triphenine

TONIQUES DU CŒUR.

Actæa racemosa
Adonis vernalis.
Chicoree
Chlorhydrique Acide
Digitale
Germandree
Girofles
Gomme ammoniaque
Guarana
Hemidesmus Indicus
Ibogaine
Muguet

TONIQUES

Absinthe
Alcool
Aloès
Alstonia scholaris
Ammoniaque.
Argent Azotate d'
Armoise
Aunee
Azadirachta indica.
Boldo
Cacao torréfie
Cachou.
Cactus grandiflorus.
Cafe torréfie
Canchalagua.
Cascarille
Centaurée
Colombo
Cratægus oxyacantha
Eupatorium perfoliatum.
Fer Perchlorure de
— Sulfate de
Fumeterre
Gentiane
Hemogallol
Hémoglobine
Hemoplase
Houblon
Huile de foie de morue.
Hydrastis Canadensis.

Inga.
Iodure de fer
Ipécacuanha.
Kalodal
Kino.
Kolas africains
Lécithine
Laurier commun
Leptandra Virginica.
Manganèse. Carbonate de
— Iodure de.
Mastic
Ményanthe
Millefeuille
Muscade et macis
Myrrhe
Noix vomique.
Noyer
Nucléinate de fer.
Œillet rouge
Orange amere
Oxalate de fer
Peptonate de fer
Pissenlit.
Quassia amara
Quinidine
Quinine et ses sels
Quinquina gris
— jaune
— rouge
Quinium
Rhubarbe torrefiee
Sandaraque
Sanguinaire
Sauge.
Serpentaire de Virginie
Simarouba
Strychnine.
Ulmaire.
Viande. Poudre de
Viburnum prunifolium
Winter (écorce de).

TUBERCULEUX (ANTI-)

Alcool.
Allyle (sulfure d').
Anilarseniate de sodium.
Arsacétine
Arsenicaux sous toutes formes
Astringents divers
Atoxyl
Cacodylate de soude.
Cacodylate de strychnine.
Cinnamate de soude
Creosocamphre
Créosote et ses sels
Eucalyptus
Eugénol.
Eosote.
Ferrugineux
Fluorures.
Gabianol.
Gaiacétine.
Gaiacol
Gaiacol benzoate.
— carbonate
— éthylenate.
— phosphate.
— phosphite
— valerianate
Gaiacyl
Gaiaperol.
Gaiasanol
Glyceroarseniate de chaux.
Glycérophosphates divers
Goudron
Guethol
Hetol
Helenine.
Huile de foie de morue.
Iodoforme.
Lécithine
Methylarsinate de fer
— de quinine
— de soude
Phénol
Phosote
Phosphates alcalins et terreux.
Phosphate de cuivre
Phosphate et pyrophosphate de fer.
Phosphotal
Préparations alimentaires diverses
Tannosal.
Taphosote
Terpine
Terpinol
Toniques divers

U

URINAIRES (MALADIES DES VOIES).

(Voir *Balsamiques*)

Baume de Copahu
— de Gurgum.
— du Pérou
Benzoates alcalins.
Pichi
Salol.
Terébenthine et essence
Terpine.

V

VERMIFUGES

Absinthe
Absinthe maritime.
Acetone
Ail.
Aloès.
Alstonia scholaris.
Amers en général.
Andira Inermis.
Arecaline
Asa fœtida

Azedarac
Calomel.
Camphre
Carica Papaya.
Chénopode.
Coque du Levant.
Croton tiglium
Ellébore noir.
Essence de térébenthine.
Etain.
Fiel de bœuf
Fougère mâle.
Gomme gutte
Grenadier
Hasseltia arborea
Mercureux Chlorure
Mercureux Sulfure
Millepertuis
Mousse de Corse
Nicotiane en lavements
Papayer
Sabine
Santonine
Semen contra
Sethia acuminata
Sodium Chlorure de
Spigelie anthelmintique
Suie
Tabac
Tanaisie
Terebenthines
Thymol
Valériane
Zinc Valérianate de

VÉSICANTS

Acide acetique
Ammoniaque.
Cantharides.
Chloral
Euphorbe
Garou
Huile de croton
Iodure de méthyle
Tartre stibie

VOMITIFS

Apocodeine
Apomorphine
Arnica
Cadmium Sels de
Caïnca
Cuivre Sulfate de
Emetique
Ipecacuanha
Iris frais
Kermès
Mate
Pensee sauvage Haute dose.
Polygala Haute dose
Sodium Chlorure de
Tabac
Violette Racine de
Zinc Sulfate de.

VULNÉRAIRES.

Alcoolats et Teintures
Arnica
Lierre
— terrestre.
Millefeuille.
Millepertuis
Pervenche
Peuplier.

ÉVREUX, IMPRIMERIE CH. HÉRISSEY, PAUL HÉRISSEY, SUCCr.

www.ingramcontent.com/pod-product-compliance
Ingram Content Group UK Ltd.
Pitfield, Milton Keynes, MK11 3LW, UK
UKHW021924210726
13857UKWH00008B/15